中华医学会重症医学分会组织编写

U0722774

重症医学
2025

主　编　陈德昌　管向东　康　焰　马晓春

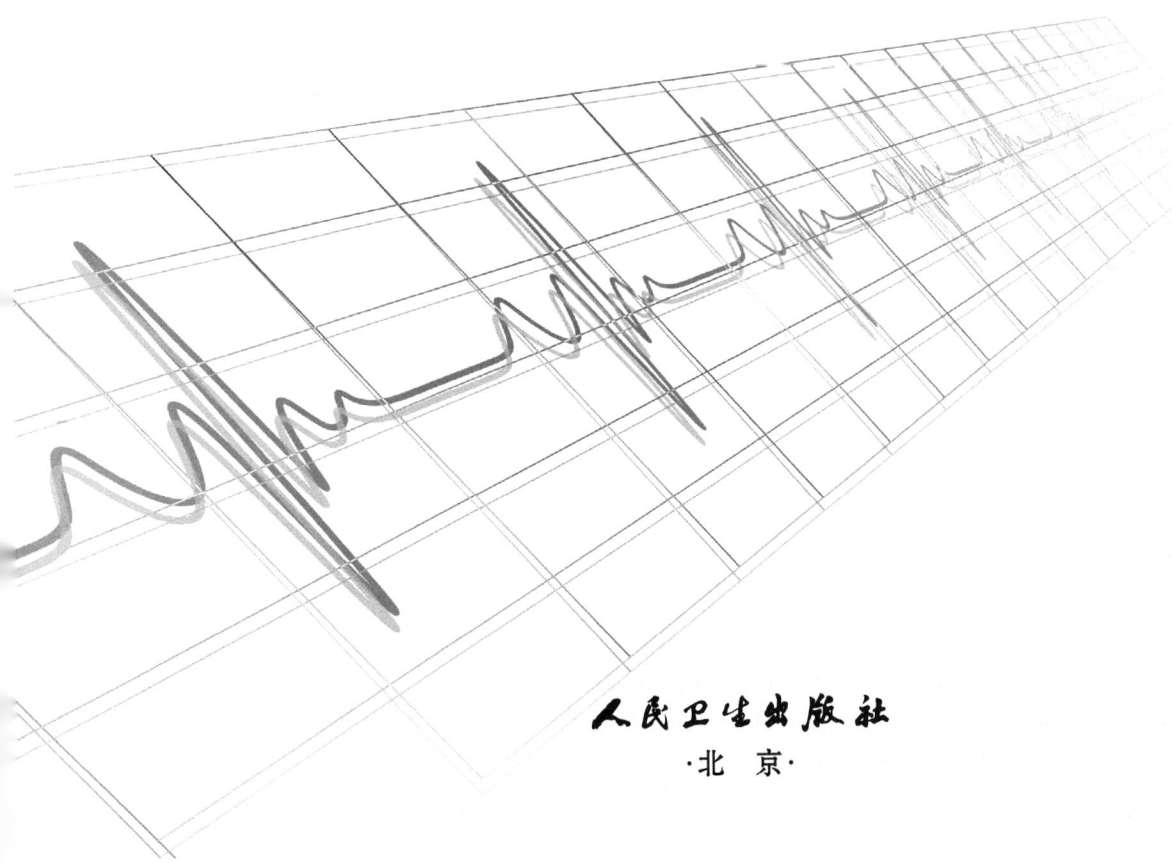

人民卫生出版社
·北京·

图书在版编目（CIP）数据

重症医学 . 2025 / 陈德昌等主编 . -- 北京：人民
卫生出版社，2025.5（2025.10重印）. --ISBN 978-7-117
-37933-5

Ⅰ. R459.7

中国国家版本馆 CIP 数据核字第 202508FJ63 号

人卫智网	www.ipmph.com	医学教育、学术、考试、健康，购书智慧智能综合服务平台
人卫官网	www.pmph.com	人卫官方资讯发布平台

重症医学 2025
Zhongzheng Yixue 2025

主　　编：陈德昌　管向东　康　焰　马晓春
出版发行：人民卫生出版社（中继线 010-59780011）
地　　址：北京市朝阳区潘家园南里 19 号
邮　　编：100021
E - mail：pmph @ pmph.com
购书热线：010-59787592　010-59787584　010-65264830
印　　刷：北京建宏印刷有限公司
经　　销：新华书店
开　　本：889×1194　1/16　　印张：31　　插页：1
字　　数：716 千字
版　　次：2025 年 5 月第 1 版
印　　次：2025 年 10 月第 3 次印刷
标准书号：ISBN 978-7-117-37933-5
定　　价：79.00 元
打击盗版举报电话：**010-59787491**　E-mail：**WQ @ pmph.com**
质量问题联系电话：**010-59787234**　E-mail：**zhiliang @ pmph.com**
数字融合服务电话：**4001118166**　E-mail：**zengzhi @ pmph.com**

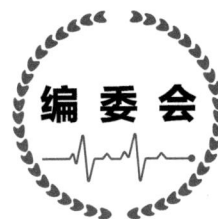

王晓莉　中国人民解放军总医院第一医学中心
王常松　哈尔滨医科大学附属第一医院
王瑞兰　上海交通大学医学院附属第一人民医院
毛　智　中国人民解放军总医院第一医学中心
毛佳玉　中国医学科学院北京协和医院
方　巍　山东第一医科大学附属省立医院
方伯梁　首都医科大学附属北京儿童医院
尹万红　四川大学华西医院
尹海燕　暨南大学附属第一医院
末亚平　西湖大学医学院附属杭州市第一人民医院
石香玉　西安交通大学第一附属医院
史　源　河南省人民医院
司　向　中山大学附属第一医院
皮　羽　广州医科大学附属第一医院
师　瑞　中山大学附属第一医院
吕　铖　中国人民解放军东部战区总医院
朱　英　西湖大学医学院附属杭州市第一人民医院
朱　然　中国医科大学附属第一医院
朱益可　东南大学附属中大医院
朱磊杰　北京大学人民医院
任　宏　上海交通大学医学院附属上海儿童医学中心
向淑麟　广西壮族自治区人民医院
刘　伟　内蒙古医科大学附属医院
刘　畅　武汉大学中南医院
刘　凯　复旦大学附属中山医院
刘　玲　东南大学附属中大医院
刘　娇　上海交通大学医学院附属瑞金医院
刘　艳　新疆维吾尔自治区人民医院
刘　健　甘肃省中心医院
刘　辉　中国人民解放军总医院第一医学中心
刘一娜　中国医科大学附属第一医院
刘仁怀　空军军医大学第一附属医院
刘艾然　东南大学附属中大医院
刘志勇　中南大学湘雅医院
刘丽霞　河北医科大学第四医院
刘灵娟　东南大学附属中大医院
刘松桥　东南大学附属中大医院
刘春峰　中国医科大学附属盛京医院

刘彦琦　哈尔滨医科大学附属第一医院

刘景仑　重庆医科大学附属第一医院

刘新艳　山东省公共卫生临床中心

汤　铂　中国医学科学院北京协和医院

许　媛　清华大学附属北京清华长庚医院

许晓兰　江苏省苏北人民医院

孙　畅　北京大学人民医院

孙　骎　东南大学附属中大医院

苏　伟　浙江大学医学院附属邵逸夫医院

苏婉婷　中国医科大学附属第一医院

杜　斌　中国医学科学院北京协和医院

杜　微　中国医学科学院北京协和医院

李　乐　武汉大学中南医院

李　旭　中国医科大学附属第一医院

李　易　四川大学华西医院

李　莉　浙江省人民医院

李　悦　哈尔滨医科大学附属第二医院

李　颖　新疆医科大学第一附属医院

李一鸣　武汉大学中南医院

李文雄　首都医科大学附属北京朝阳医院

李玉婷　吉林大学第一医院

李沂玮　西湖大学医学院附属杭州市第一人民医院

李建国　武汉大学中南医院

李素玮　大连医科大学附属第一医院

李笑男　大连医科大学附属第一医院

李维勤　中国人民解放军东部战区总医院

李尊柱　中国医学科学院北京协和医院

李颖川　同济大学附属第十人民医院

杨　杰　浙江大学医学院附属邵逸夫医院

杨　威　哈尔滨医科大学附属第一医院

杨　润　上海交通大学医学院附属仁济医院

杨　毅　东南大学附属中大医院

杨向红　浙江省人民医院

吴　倩　四川大学华西医院

吴志雄　复旦大学附属华东医院

吴健锋　中山大学附属第一医院

邱春芳　中山大学附属第一医院

何　梅　华中科技大学同济医学院附属协和医院

余　愿　华中科技大学同济医学院附属协和医院
余跃天　上海交通大学医学院附属仁济医院
谷万杰　暨南大学附属第一医院
沈延飞　浙江大学医学院附属浙江医院
沈佳诚　浙江省人民医院
宋　璇　山东省公共卫生临床中心
宋云林　新疆医科大学第一附属医院
宋文亮　中山大学附属第一医院
张　东　吉林大学第一医院
张　欢　四川大学华西医院
张　驰　四川大学华西医院
张　洁　广州医科大学附属第一医院
张　晟　上海交通大学医学院附属瑞金医院
张　涛　河北医科大学第四医院
张　润　浙江省人民医院
张　奥　上海交通大学医学院附属第一人民医院
张西京　空军军医大学第一附属医院
张丽娜　中南大学湘雅医院
张利鹏　内蒙古医科大学附属医院
张宗豪　东南大学附属中大医院
张晓艺　武汉大学中南医院
张琳琳　首都医科大学附属北京天坛医院
张睿智　首都医科大学附属北京世纪坛医院
张飘飘　浙江大学医学院附属第二医院
张露铭　暨南大学附属第一医院
陈　宇　空军军医大学第一附属医院
陈　辉　东南大学附属中大医院
陈军军　四川大学华西医院
陈晓迎　重庆医科大学附属第一医院
陈银银　河南省人民医院
陈德昌　上海交通大学医学院附属瑞金医院
邵自强　浙江省人民医院
苗明月　首都医科大学附属北京世纪坛医院
欧阳彬　中山大学附属第一医院
卓梦珂　中国医科大学附属第一医院
尚　游　华中科技大学同济医学院附属协和医院
尚秀玲　福州大学附属省立医院
罗　品　中南大学湘雅医院

高　堃　中国人民解放军东部战区总医院
郭　丰　浙江大学医学院附属邵逸夫医院
郭　鸿　甘肃省中心医院
郭利涛　西安交通大学第一附属医院
席　寅　广州医科大学附属第一医院
唐　韵　华中科技大学同济医学院附属协和医院
黄　曼　浙江大学医学院附属第二医院
黄丹蕾　复旦大学附属中山医院
常志刚　北京医院
康　凯　哈尔滨医科大学附属第一医院
康　焰　四川大学华西医院
章仲恒　浙江大学医学院附属邵逸夫医院
屠国伟　复旦大学附属中山医院
隆　云　中国医学科学院北京协和医院
彭志勇　武汉大学中南医院
韩　艺　哈尔滨医科大学附属第二医院
韩　伟　中国医学科学院基础医学研究所
韩　悦　首都医科大学附属北京朝阳医院
谢　云　上海交通大学医学院附属第一人民医院
谢　晖　上海交通大学医学院附属第一人民医院
谢克亮　天津医科大学总医院
谢剑锋　东南大学附属中大医院
蔡书翰　武汉大学中南医院
蔡译萱　东南大学附属中大医院
裴　飞　中山大学附属第一医院
管向东　中山大学附属第一医院
廖雪莲　四川大学华西医院
翟　傲　北京医院
熊　滨　广西壮族自治区人民医院
潘景业　温州医科大学附属第一医院
霍　焱　河北医科大学第四医院
瞿洪平　上海交通大学医学院附属瑞金医院

编写秘书

李　旭　中国医科大学附属第一医院
苗勇男　中国医科大学附属第一医院
代琳琳　中国医科大学附属第一医院
冯见双　中国医科大学附属第一医院

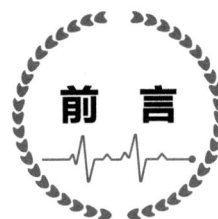

在科学技术日新月异、国际学术交流日益频繁且深入的当下,重症医学迈入高速发展的快车道。在此背景下,我国重症医学工作者秉持"兼容并蓄、博采众长"的学术理念,以"前沿、科学、专业、热点"为纲领,系统梳理并凝练2024—2025年度重症医学领域的突破性进展。本书不仅系统阐述了重症医学领域的最新理论突破,还囊括多中心临床研究、真实世界数据等循证医学证据,全面呈现了当前重症领域理论创新与临床实践的丰硕成果。

"重症医学年鉴"(简称年鉴)自首次出版以来,每年推出一册,至今已连续出版十五载。年鉴由中华医学会重症医学分会重症年鉴工作组精心编撰,始终秉持学术热忱和治学严谨的理念,汇集了国内200余位重症领域专家学者参与编写,其内容涵盖脓毒症、重症呼吸、重症血流动力学与重症心脏等23个重症相关重要板块,117个热点选题,系统梳理了2024年重症医学领域重要进展。

在基础研究与临床转化层面,本书从脓毒症分型、免疫表型动态监测到个体化液体复苏策略等临床实践,延伸至多组学整合分析、微循环精准评估与人工智能辅助决策等研究方法,深入解析重症领域的核心科学问题与发展趋势。在器官支持技术持续革新层面,本书总结了ECMO联合俯卧位通气、膈肌保护性通气、肾脏替代治疗的个体化调控等多器官交互支持技术;同时,着重介绍了重症超声、AI辅助决策等智能化工具在重症医学的应用现状及前景。在感染防控与耐药治理层面,本书提供了新型抗感染策略与快速病原诊断技术研究成果。此外,本书还聚焦老年、儿童、孕产妇及免疫抑制人群的差异化病理机制与干预路径,内容涵盖急性期救治、ICU后综合征、康复及人文关怀,有力推动学科向精准化、全周期管理的方向纵深发展。

期望本书能为广大重症同道提供宝贵参考,成为大家工作和学习中的良师益友。在编写过程中,团队对本书进行多次修订与审校,力求及时、准确地分享重症医学的前沿成果,但由于时间紧迫,信息海量,难免存在疏漏之处,恳请广大读者批评指正。

中华医学会重症医学分会

主任委员　陈德昌

2025 年 3 月

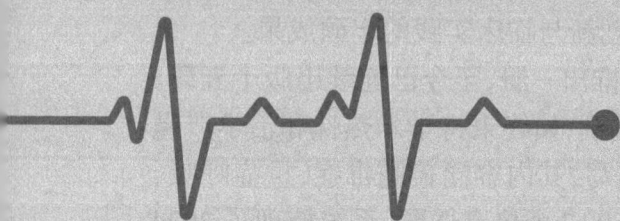

重症医学 **2025**

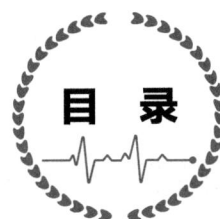

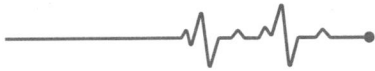

1 中国脓毒症流行病学现状

脓毒症是重症患者的首要死亡原因。全球疾病负担研究显示,2017 年全球脓毒症新发病例数约为 4 890 万例,其中 1 100 万患者死亡,占全球死亡人数的 19.7%,已经成为严重的公共卫生负担[1]。世界卫生大会与世界卫生组织同年将脓毒症列为全球卫生优先事项,并通过决议,旨在改进脓毒症的预防、诊断和管理[2]。与此同时,多项研究还指出,不同国家和地区脓毒症的流行病学差异巨大,亚洲地区的脓毒症疾病负担居于全球前列。因此,了解中国的脓毒症流行病学现状,能够为优化脓毒症诊疗策略、改善患者临床结局,以及制订和实施相关卫生健康政策提供基础数据。

一、基于 ICU 的脓毒症流行病学研究

有关中国 ICU 患者脓毒症流行病学的系统性研究始于 2004 年,研究者对 10 个外科 ICU 收治的重症患者进行了为期一年的前瞻性研究,投入了较多的资源[3]。后续研究采用的横断面试验设计仍被近年来的研究所沿用[4]。2019 年,亚洲 22 个国家 386 个 ICU 参加的研究表明,重症患者脓毒症的罹患率为 22.4%,住院病死率为 32.6%。来自中国的 73 个 ICU 参与了该项研究[5]。这一结果与近年来国内脓毒症的研究结果相近[4]。2016 年国内 44 个 ICU 参与的多中心前瞻性研究提示,在为期 2 个月的研究过程中,20.6% 的 ICU 患者罹患脓毒症,90 天病死率为 35.5%。统计分析表明,高龄、低体重、基础疾病(心力衰竭、血液系统肿瘤和免疫功能抑制)、感染部位(肺部与血流)、器官功能障碍、炎症反应和高乳酸血症是死亡的独立危险因素[6]。

基于重症患者进行的脓毒症流行病学研究,其优点在于生理指标及实验室检查资料齐全,因而脓毒症的诊断较为准确。然而,国外资料表明,超过半数的脓毒症患者在普通病房接受治疗,国内医院中这一比例更高达 86%。一方面,超过 40% 的感染性休克患者从未在 ICU 接受治疗。因此,针对 ICU 的脓毒症流行病学研究无疑会明显低估脓毒症的发病人数。另一方面,参研单位并非随机选择,无法代表不同地域、不同医院、不同类型 ICU 的情况,因而无法准确推测全国 ICU 患者中脓毒症的罹患率和病死率。一项荟萃分析总结了国内有关脓毒症流行病学的多项研究,重症患者脓毒症罹患率为 33.6%,但不同研究报告的脓毒症罹患率从 20.6% 到 50.8% 不等,这也从侧面证实了此类研究的上述局限性。

此外,2016 年脓毒症 3.0 版新定义发布后,国内尚没有前瞻性研究以更新 ICU 患者脓毒症的流行病学数据。回顾性资料表明,与根据全身炎症反应综合征标准定义的脓毒症 1.0 版相比,满足新定义的脓毒症患者人数约减少 45%,病死率约升高 50%（32.0% vs. 20.6%）[7]。因此,有必要根据脓毒症 3.0 版定义进行新的前瞻性研究。

二、基于人群的脓毒症流行病学研究

前已述及,以 ICU 为脓毒症流行病学的研究场景,一方面会遗漏在普通病房接受治疗的脓毒症患者,另一方面也无从了解风险暴露人群的情况,因而不能提供发病率与死亡率等流行病学数据。因此,通常可以采用以下方法进行研究（表 1-1-1）。

（一）基于住院病历的统计方法

脓毒症是感染引起的器官功能障碍,后者通过序贯器官衰竭评估（sequential organ failure assessment,SOFA）进行评价。因此,通过查询病历,可以得到脓毒症病例及其住院期间临床结局的准确信息。另外,手工查询住院病历耗时耗力,并不适用于大量住院病历的统计分析,此时可采取以下具体做法。

1. 基于病案首页的统计方法　将病案首页的出院诊断中包含感染和器官功能障碍的病例定义为脓毒症。此时需要研究者根据国际疾病分类（international classification of disease,ICD）编码,分别罗列各种感染及各种器官功能障碍的所有诊断清单。方法学虽然简单,但不同研究者提供的清单可能会得到迥异的研究结果。同时,感染并不一定是导致器官功能障碍的原因,存在一定的假阳性可能。

2. 基于电子病历的统计方法　根据 SOFA 评分可确定相应的筛查标准或算法,以确定脓毒症病例。不同算法的诊断准确率不同。例如,采用美国疾病控制预防中心成人脓毒症事件标准诊断脓毒症 3.0 的灵敏度为 51%,特异度为 88%。

（二）基于死因监测系统的统计方法

在死因监测系统查询各种感染作为死亡的直接与间接原因的病例,将其定义为脓毒症相关死亡病例。这一方法是基于如下假设,如果临床医师认为感染是导致患者死亡的直接或间接原因,那么患者一定出现感染导致的器官功能障碍或衰竭,即脓毒症。因为各个国家死因监测系统或覆盖全国所有人口（如美国）,或选择有代表性的死因监测点（如中国）,所以可以得到具有代表性的全人口数据,这也是采用死因监测系统进行脓毒症流行病学研究的最大优点。同时,其判断准确率也经过研究验证（阴性预测值为 83%,阳性预测值为 98%）。然而,若患者去世前未经医疗机构诊疗,则往往通过死因推断（verbal autopsy）确定死亡原因,存在一定的主观性。另外,根据死因诊断仅能确定脓毒症相关死亡病例,并不能确定脓毒症和死亡之间的因果关系,也无法得到发病率的相关数据。

近年来,中国危重病医学临床研究协作组（China Critical Care Clinical Trials Group,CCCCTG）采用上述统计方法,对脓毒症流行病学进行了系列研究。

首先,研究者对 2012 年 7 月 1 日至 2014 年 6 月 30 日期间北京市西城区月坛街道居民的所有 21 191 名成年人住院病历进行手工查阅。其中,1 716 例（8.1%）患者发生脓毒症,353 例（20.6%）患者在住院期间死亡。根据年龄及性别进行校正后,脓毒症的标化发病率为 461/10 万人,标化死亡率为 79/10 万人。据此推算,全国每年新发脓毒症成年患者 486 万例,死亡 83 万例。本研究最显著的特点在于人工查阅住院病历,根据临床资料诊断脓毒症,确保了结果的准确性。尽管研究结果不具有代表性,但也为此后的脓毒症流行病学研究提供了参照标准。

随后,研究者根据 2015 年全国死因监测系统(National Mortality Surveillance System, NMSS)数据,推算全国脓毒症相关标化死亡率为 67/10 万人,相当于全国每年超过 100 万人死于脓毒症,在死因排序中位居第四[8]。此外,脓毒症相关死亡率呈现明显的地区差异。男性、高龄与合并症是脓毒症相关死亡率的独立危险因素,而可支配收入及教育经历则是独立的保护性因素[9]。同时针对肿瘤患者人群进行分析,结果表明,脓毒症发病率和死亡率分别为 2 793/10 万肿瘤患者和 412 例 /10 万肿瘤患者,提示肿瘤患者中脓毒症的疾病负担高于其他患者。其中,男性肿瘤患者脓毒症发病率超过女性的 2 倍(4 118/10 万肿瘤患者 vs. 1 906/10 万肿瘤患者),病死率也显著高于女性患者(14.8% vs. 13.6%)[10]。

为了解全国范围内脓毒症发病率与死亡率的动态变化趋势,研究者利用国家医疗服务数据中心的住院患者病历首页数据库确定脓毒症发病率,根据全国死因监测系统数据推算脓毒症死亡率。结果显示,从 2017 年至 2019 年,脓毒症发病率从 342/10 万人增加到 430/10 万人,相当于年发病超过 600 万例。男性脓毒症发病率显著高于女性。10 岁以下儿童以及 65 岁以上老年人的发病率显著高于其他年龄段,分别占发病人数的 20% 和 57.5%。其中,1 岁以下婴幼儿脓毒症发病率超过 3 500/10 万人,85 岁以上老年人接近 5 000/10 万人。从 2006 年至 2020 年,年龄校正的脓毒症死亡率从 130.2/10 万人逐渐下降至 76.7/10 万人,每年死亡的脓毒症患者数从 83.4 万增加至 98.7 万,寿命损失年(years of life lost,YLL)也从 22.1 年下降到 17.3 年,其中,男性患者的寿命损失年显著高于女性患者(18.6 年 vs. 15.5 年)。

尽管流行病学资料有待丰富与完善,但现有证据仍提示,中国的脓毒症疾病负担可能超过高收入国家。后续的流行病学研究除需要聚焦脓毒症存活者的远期预后及生活质量外,还需要研究脓毒症的可预防性因素,这样才能对儿童、老年人及肿瘤患者等高风险人群采取有针对性的措施,减少或避免脓毒症的发生,从而有效降低脓毒症的疾病负担。

表 1-1-1　基于人群的脓毒症流行病学研究方法比较

研究方法		原理	评价
基于住院病历的统计方法	病案首页	将病案首页的出院诊断中包含感染和器官功能障碍的病例定义为脓毒症	• 感染和器官功能障碍的判定标准导致结果迥异 • 感染不一定是导致器官功能障碍的原因
	电子病历	根据 SOFA 评分可确定相应的筛查标准或算法,以确定脓毒症病例	• 不同算法的诊断准确率不同 • eSOFA 灵敏度为 51%,特异度为 88%

续表

研究方法	原理	评价
基于死因监测系统的统计方法	将直接或间接死亡原因中包含感染的病例定义为脓毒症相关死亡病例。这一方法是基于如下假设，如果临床医师认为感染是导致患者死亡的直接或间接原因，那么患者一定合并感染导致的器官功能障碍或衰竭即脓毒症	• 结果具有代表性 • 判定标准的阴性预测值为83%，阳性预测值为98% • 死因推断（verbal autopsy）存在一定的主观性 • 不能确定脓毒症和死亡之间的因果关系 • 无法得到发病率的相关数据

注：eSOFA. 美国疾病控制预防中心成人脓毒症事件 SOFA 评分；SOFA. 序贯器官衰竭评估。

（杜　斌）

参考文献

[1] RUDD K E, JOHNSON S C, AGESA K M, et al. Global, regional, and national sepsis incidence and mortality, 1990-2017: Analysis for the Global Burden of Disease Study[J]. Lancet, 2020, 395(10219): 200-211.

[2] REINHART K, DANIELS R, KISSOON N, et al. Recognizing sepsis as a global health priority: A WHO resolution[J]. N Engl J Med, 2017, 377(5): 414-417.

[3] CHENG B, XIE G, YAO S, et al. Epidemiology of severe sepsis in critically ill surgical patients in ten university hospitals in China[J]. Crit Care Med, 2007, 35(11): 2538-2546.

[4] ZHOU J, QIAN C, ZHAO M, et al. Epidemiology and outcome of severe sepsis and septic shock in intensive care units in China[J]. PLoS One, 2014, 9(9): e107181.

[5] LI A, LING L, QIN H, et al. Epidemiology, management, and outcomes of sepsis in ICUs among countries of differing national wealth across Asia[J]. Am J Respir Crit Care Med, 2022, 206(9): 1107-1116.

[6] XIE J, WANG H, KANG Y, et al. The epidemiology of sepsis in Chinese ICUs: A national cross-sectional survey[J]. Crit Care Med, 2020, 48(3): e209-e218.

[7] SINGER M, DEUTSCHMAN C S, SEYMOUR C W, et al. The third international consensus definition for sepsis and septic shock (sepsis-3)[J]. JAMA, 2016, 315(8): 801-810.

[8] WENG L, XU Y, YIN P, et al. National incidence and mortality of hospitalized sepsis in China[J]. Crit Care, 2023, 27(1): 84.

[9] DONG R, LIU W, WENG L, et al. Temporal trends of sepsis-related mortality in China, 2006-2020: A population-based study[J]. Ann Intensive Care, 2023, 13(1): 71.

[10] LU B, XU Y, LI N, et al. Overall and geographic pattern of incidence, fatality and mortality of sepsis among hospitalized non-child cancer patients in China: A nationwide cross-sectional study[J]. Sci Bull (Beijing), 2024, 69(11): 1637-1641.

2 脓毒症免疫精准化治疗

脓毒症是由宿主对感染反应失调导致的急性器官衰竭,是重症患者死亡的主要原因之一[1]。尽管免疫反应失调已被确认为脓毒症的关键病理机制,但目前针对免疫系统的治疗干预效果并不理想。我们团队在 *The British Medical Journal* 发表的脓毒症免疫调节治疗临床试验(TESTS 研究)显示,胸腺肽 α1 虽然不能整体降低脓毒症患者的 28 天病死率,但对老年和慢性病患者可能有益[2]。这说明采用统一的治疗方案可能忽视了患者个体差异,导致许多潜在有效的治疗方法未能显示明确疗效。因此,基于患者个体免疫特征的精准治疗可能是突破当前治疗瓶颈的关键。本文将探讨脓毒症的宿主免疫反应失调的新观点及实现精准免疫治疗的潜在策略。

一、脓毒症免疫反应失调的新观点

传统的脓毒症免疫生物学特征被定义为过度炎症和免疫抑制两种免疫反应[3],但根据该理论仍未开发出有效的免疫调节疗法[4],Shankar-Hari 等人[5]基于免疫学基本概念与脓毒症免疫生物学的关系,提出了脓毒症免疫反应失调的新观点:机体无法维持正常免疫平衡,导致免疫抵抗力、疾病耐受性、恢复力和炎症消退机制发生病理性破坏。

在这一新观点的框架下,我们需要了解几个要点。第一是免疫抵抗力,指机体感知到微生物威胁时通过中和作用或直接杀灭入侵微生物来保护人体。然而,这种保护机制也是一把双刃剑:在消灭病原体的同时会造成组织的附带损伤,影响正常的组织功能,给宿主带来显著的炎症负担。这种炎症状态已超出机体自身稳态机制的调节能力,需要主动干预才能使免疫系统恢复到基线平衡状态[6]。第二是疾病耐受性,这是一种独特的机体防御方式,通过降低机体对代谢功能障碍和组织损伤的易感性来减轻感染对机体的负面影响。这些损伤可能直接源于病原体,也可能间接由免疫反应引起。第三是恢复力,免疫稳态的恢复力依赖于免疫韧性,即抵抗机制和耐受机制之间的平衡。在脓毒症中,免疫韧性体现为免疫系统在限制炎症损害的同时,能够迅速恢复到疾病前状态的能力[7]。第四是炎症消退过程,这是一个积极主动的生理过程,在感染清除后发挥关键作用。炎症消退的特征包括抗炎症和修复基因(如白介素 -10 等)的表达上调、炎症细胞的有效清除,以及组织驻留巨噬细胞和树突状细胞的功能恢复。

虽然脓毒症免疫反应失调的新观点尚需要进一步验证,但其科学意义和临床价值已经显现。通过深入理解免疫抵抗力、疾病耐受性、恢复力和炎症消退这几个关键要素之间的相互关系,不仅有助于发现脓毒症的新特征,而且能够促进免疫功能评估的精确化,为治疗创新提供坚实的理论基础。

二、实现精准免疫治疗的潜在策略

目前,脓毒症免疫治疗面临的关键挑战在于疾病的高度异质性[8]。基于脓毒症免疫反应失调的新观点,我们需要重新思考脓毒症精准治疗的实现路径。新观点揭示了脓毒症免疫反应的多维度特征,这意味着临床治疗必须考虑患者在各个免疫维度上的具体表现,实现更精准的治疗。

（一）生物标志物导向策略

生物标志物评估已成为指导脓毒症免疫治疗的重要工具，可以评估免疫抵抗力。常用的指标包括淋巴细胞计数和单核细胞人类白细胞抗原-DR（mHLA-DR）表达水平等[9]。目前，基于单个生物标志物筛选受试者开展免疫治疗已在部分临床研究中应用。例如，一项使用重组粒细胞-巨噬细胞集落刺激因子（rGM-CSF）治疗脓毒症的研究，通过检测mHLA-DR，选择连续两天小于8 000mAb/C［monoclonal antibodies（mAb）per cell］免疫抑制脓毒症患者作为受试者，并且在治疗过程中动态检测mHLA-DR，当mHLA-DR大于15 000mAb/C时为治疗终点[10]。该研究成为脓毒症生物标志物导向治疗的经典研究。另外，Francois等[11]基于淋巴细胞计数小于900个/μl来选择需要进行重组白细胞介素-7（rIL-7）治疗的感染性休克患者，结果发现rIL-7可以显著增加受试者的淋巴细胞数目和功能。这些研究表明，采用生物标志物导向策略可以为特定免疫调节治疗筛选合适受试者。此外，新兴的组学技术已初步发现多个潜在的脓毒症免疫反应标志物，未来有望为临床应用提供更多的选择[12-13]。

（二）富集化策略

富集化策略作为一种创新的临床研究方法，通过整合病理生理和临床预后指标来识别高风险患者群体，可以评估免疫抵抗力和恢复力，从而提升临床试验的效能[14]。在脓毒症这类高度异质性的疾病中，这种策略显得尤为重要[15]。以Wong等人[16]的研究为例，他们通过对一项纳入288例感染性休克儿童的临床研究进行事后分析，首先使用儿科脓毒症生物标志物风险模型为每个受试者分配基线死亡率概率，再根据适应性免疫和糖皮质激素受体信号的基因特征，将受试者分配到不同的两种感染性休克类型（A型和B型）。最后发现富集在B型的感染性休克患儿对糖皮质激素治疗的反应性更佳。

近期，最具突破性的是PROVIDE试验，该研究首次证实了精准免疫治疗在脓毒症中的价值[17]。该研究根据血清铁蛋白浓度和循环mHLA-DR的表达水平，将脓毒症患者分为三种免疫类型：巨噬细胞活化样综合征（macrophage activation-like syndrome，MALS，诊断为高血清铁蛋白大于4 420ng/ml），脓毒症诱导的免疫麻痹（诊断为每单核细胞mHLA-DR受体5 000），以及不符合上述两类的中间状态。结果发现免疫治疗组中43%的患者在治疗7天后SOFA评分下降并存活，而安慰剂组为10%（P=0.042）。该研究证明MALS和免疫麻痹可以作为个体化脓毒症免疫治疗的分层依据。随后，一项随机、安慰剂对照的Ⅱ期临床试验（ImmunoSep，ClinicalTrials.gov注册号：NCT04990232）开始募集患者，旨在研究对脓毒症MALS或免疫麻痹患者进行个性化免疫治疗的疗效[18]。该研究中免疫治疗的方案取决于脓毒症患者的特异性免疫内型，即MALS患者接受白介素-1拮抗剂治疗，免疫麻痹者接受干扰素γ治疗。总之，这些研究不仅展示预后富集化策略在临床实践中的实用价值，也为个性化治疗方案的制订提供重要依据。

Cell杂志发表的一项突破性研究为金黄色葡萄球菌菌血症的预后评估提供了新视角[19]。该研究联合蛋白质组学和代谢组学技术，对25份正常人、99份菌血症幸存者及76份菌血症死亡患者的血清样本进行分析，从中筛选出超过10 000种特征标志物进行后续深度分析。通过使用多种计算策略来研究血清的复杂性，完整地呈现了宿主对感染的早期反应。该研究发现的生物标志物的预测能力远远超出了先前所报道的标志物，为富集策略开辟了新途径。这些研究不仅拓展了临床治疗的思路，更为脓毒症免疫治疗的预测富集策略提供了重要参考。

三、脓毒症精准治疗的困境与未来

生物标志物导向和富集化策略为脓毒症精准免疫治疗提供方向，特别是富集化策略借鉴肿瘤领域的经验，结合新兴组学技术，在识别治疗响应人群方面展现出巨大潜力。然而，从研究创新到临床实践的转化之路并非一帆风顺。要将这些前沿策略真正落地到日常临床实践中，仍需克服诸多现实挑战。首先，基于组学的诊断方法过于复杂，难以在普通临床实践中应用，这在脓毒症等急性疾病治疗中尤为突出，因为脓毒症的诊断和治疗并不局限于少数配备完善的医疗中心。其次，临床表型与内型的关联程度不明确，阻碍了研究成果融入现有临床指南。此外，临床环境缺乏足够的时间和资源处理复杂情况，同时缺乏对新概念整合的研究支持，而这些对精准医疗至关重要。最后，这类诊断方法成本较高，难以在现有医疗体系中获得经济支持。

为克服现有精准治疗的困境，Giamarellos-Bourboulis 等人[20]提出"脓毒症精准治疗阶梯"，将数据驱动的内表型引入临床实践。首先，在现有临床表型基础上，整合微生物学结果和基础免疫学参数，建立免疫内表型。这些参数可通过生物标志物检测、分子诊断和流式细胞术等实验室检查获得。其次，动态监测这些参数以评估疾病进展。在脓毒症临床试验中，将免疫学检测与组学技术数据相结合，建立特征化内表型与临床表型及免疫参数之间的关联。随后，通过验证试验，利用新定义的内表型对患者进行分层，开展治疗方案优化或预后预测。对已验证的内表型，开发适用于常规临床实践的简化检测方法，仅保留必要的关键参数。最终，将成功验证的精准医疗方案推广到不同场景，并致力于向不同层级医院推广这些研究成果。

综上所述，明确宿主的免疫反应状态对脓毒症的精准治疗至关重要。尽管一些生物标志物已显示出良好的应用前景，但在临床实践中仍需要开发更为全面的组合评估方法。为验证精准治疗策略的有效性，开展高质量的临床试验显得尤为重要。此外，精准免疫治疗的推广不应局限于专业医疗中心，而应着眼于在各级医院中实现生物标志物检测和免疫治疗的有效结合。这种模式的普及将有助于将免疫治疗发展成为脓毒症治疗的核心支柱之一，从而提高脓毒症患者的整体治疗效果。

（裴　飞　吴健锋）

参考文献

[1] SINGER M, DEUTSCHMAN C S, SEYMOUR C W, et al. The third international consensus definitions for sepsis and septic shock (sepsis-3)[J]. JAMA, 2016, 315(8): 801-810.

[2] WU J F, PEI F, ZHOU L X, et al. The efficacy and safety of thymosin α1 for sepsis (TESTS): Multicentre, double blinded, randomised, placebo controlled, phase 3 trial[J]. BMJ, 2025,

388: e082583.

[3] CAJANDER S, KOX M, SCICLUNA B P, et al. Profiling the dysregulated immune response in sepsis: Overcoming challenges to achieve the goal of precision medicine[J]. Lancet Respir Med, 2024, 12(4): 305-322.

[4] SANTACRUZ C A, PEREIRA A J, CELIS E, et al. Which multicenter randomized controlled trials in critical care medicine have shown reduced mortality? A systematic review[J]. Crit Care Med, 2019, 47(12): 1680-1691.

[5] SHANKAR-HARI M, CALANDRA T, SOARES M P, et al. Reframing sepsis immunobiology for translation: Towards informative subtyping and targeted immunomodulatory therapies[J]. Lancet Respir Med, 2024, 12(4): 323-336.

[6] MEIZLISH M L, FRANKLIN R A, ZHOU X, et al. Tissue homeostasis and inflammation[J]. Annu Rev Immunol, 2021, 39: 557-581.

[7] AHUJA S K, MANOHARAN M S, LEE G C, et al. Immune resilience despite inflammatory stress promotes longevity and favorable health outcomes including resistance to infection[J]. Nat Commun, 2023, 14(1): 3286.

[8] SINHA P, KERCHBERGER V E, WILLMORE A, et al. Identifying molecular phenotypes in sepsis: An analysis of two prospective observational cohorts and secondary analysis of two randomised controlled trials[J]. Lancet Respir Med, 2023, 11(11): 965-974.

[9] YAO R Q, REN C, ZHENG L Y, et al. Advances in immune monitoring approaches for sepsis-induced immunosuppression[J]. Front Immunol, 2022, 13: 891024.

[10] MEISEL C, SCHEFOLD J C, PSCHOWSKI R, et al. Granulocyte-macrophage colony-stimulating factor to reverse sepsis-associated immunosuppression: A double-blind, randomized, placebo-controlled multicenter trial[J]. Am J Respir Crit Care Med, 2009, 180(7): 640-648.

[11] FRANCOIS B, JEANNET R, DAIX T, et al. Interleukin-7 restores lymphocytes in septic shock: The IRIS-7 randomized clinical trial[J]. JCI Insight, 2018, 3(5): e98960.

[12] REYES M, FILBIN M R, BHATTACHARYYA R P, et al. An immune-cell signature of bacterial sepsis[J]. Nat Med, 2020, 26(3): 333-340.

[13] YAO R Q, LI Z X, WANG L X, et al. Single-cell transcriptome profiling of the immune space-time landscape reveals dendritic cell regulatory program in polymicrobial sepsis[J]. Theranostics, 2022, 12(10): 4606-4628.

[14] WONG H R. Intensive care medicine in 2050: Precision medicine[J]. Intensive Care Med, 2017, 43(10): 1507-1509.

[15] SCHUURMAN A R, REIJNDERS T D Y, KULLBERG R F J, et al. Sepsis: Deriving biological meaning and clinical applications from high-dimensional data[J]. Intensive Care Med Exp, 2021, 9(1): 27.

[16] WONG H R, ATKINSON S J, CVIJANOVICH N Z, et al. Combining prognostic and predictive enrichment strategies to identify children with septic shock responsive to

corticosteroids[J]. Crit Care Med, 2016, 44(10): e1000-e1003.

[17] LEVENTOGIANNIS K, KYRIAZOPOULOU E, ANTONAKOS N, et al. Toward personalized immunotherapy in sepsis: The PROVIDE randomized clinical trial[J]. Cell Rep Med, 2022, 3(11): 100817.

[18] KOTSAKI A, PICKKERS P, BAUER M, et al. ImmunoSep (personalised immunotherapy in sepsis) international double-blind, double-dummy, placebo-controlled randomised clinical trial: Study protocol[J]. BMJ open, 2022, 12(12): e067251.

[19] WOZNIAK J M, MILLS R H, OLSON J, et al. Mortality risk profiling of staphylococcus aureus bacteremia by multi-omic serum analysis reveals early predictive and pathogenic signatures[J]. Cell, 2020, 182(5): 1311-1327.

[20] GIAMARELLOS-BOURBOULIS E J, ASCHENBRENNER A C, BAUER M, et al. The pathophysiology of sepsis and precision-medicine-based immunotherapy[J]. Nat Immunol, 2024, 25(1):19-28.

3 脓毒症休克患者的心动过速需要控制吗?

心动过速是脓毒症休克患者常见的病理生理表现之一,其发生机制主要源于体内炎症因子的释放及交感神经系统的激活等因素。心动过速不仅直接影响心脏功能,如增加心肌耗氧量、缩短冠状动脉灌注时间和降低心输出量,还可诱发心肌缺氧、降低心室-动脉耦合效率,并可能加重微循环障碍,加剧炎症和器官功能损伤,影响脓毒症休克患者的预后。研究表明,重症患者心率超过 100 次 /min 为其死亡的独立危险因素[1]。因此,对脓毒症休克患者心动过速的管理具有重要治疗意义,但如何平衡其保护作用与潜在危害仍然存在争议。

一、心动过速在脓毒症休克中的病理生理意义

在脓毒症休克中,心动过速既有代偿性机制,也具有非代偿性或病理性作用。对于不同机制的心动过速,其心率控制可能引起不同的治疗效果。

(一)代偿性心动过速

在脓毒症休克的急性期,由于血管阻力显著下降,心脏通过增加心率来维持心输出量(cardiac output, CO),以确保组织灌注。尤其是在乳酸水平升高的患者中,心动过速可能发挥保护作用。机体通过释放去甲肾上腺素和肾上腺素,激活交感神经系统,继而通过心脏内(提高心率、加强心肌收缩力)和心脏外(收缩血管、促进糖原分解和糖异生、调节炎症因子释放和免疫细胞的募集)的一系列反应与疾病对抗。研究表明,脓毒症休克患者的高心输出量状态与血管阻力下降相伴,心率的增加是机体代偿循环紊乱的重要机制。然而,代偿性心动过速的"保护"作用并非无限制,交感神经系统的过度激活引发的持续心动过速可导致心脏氧供需失衡,对心血管系统和全身代谢造成损害。此外,心肌细胞长期暴露于高浓度儿茶酚胺中可直接导致细胞损伤及心脏抑制。

（二）病理性心动过速

持续的非代偿性心动过速会缩短舒张期时间，导致左心室充盈不足，冠状动脉灌注受限，心肌氧耗增加，并可能加剧心功能不全。特别是在脓毒症伴随高动力循环状态时，心动过速常与组织灌注不足和更高的病死率相关。一项包含 1 014 例脓毒症休克患者的回顾性研究表明，高左心室射血分数（LVEF ≥ 70%）患者的死亡风险显著增加，表明高动力状态与心动过速可能具有负面影响[2]。此外，另一项研究发现，LVEF 与病死率的关系呈"U"形曲线，无论是严重降低的 LVEF（< 25%）还是显著升高的 LVEF（≥ 70%）均与较高的病死率相关[3]。这些结果提示，在心动过速的高动力状态下，心率的增快可能并不能改善组织灌注，反而导致负面后果。

二、脓毒症休克心动过速是否需要控制心率之争

心动过速是否需要干预及如何干预是当前脓毒症休克治疗中的重要争议之一。近年来，短效 β 受体阻滞剂（如艾司洛尔和兰地洛尔）被提出作为控制心动过速的潜在治疗方案，但不同研究的结果存在明显差异。

（一）支持控制心率的研究

Morelli 等于 2013 年开展了在脓毒症休克患者中控制心率的第一个单中心随机对照研究，纳入了 77 例脓毒症休克患者，比较艾司洛尔和标准治疗在控制心率和预后方面的差异[4]。研究结果显示：艾司洛尔可有效降低心率至目标范围（80 ～ 94 次 /min），同时维持心输出量和动脉压，其 28 天和 90 天病死率显著低于对照组（28 天病死率：49.4% vs. 80.5%，$P < 0.05$），提示心率控制可能对脓毒症休克患者的生存产生积极影响。然而，该研究也存在争议，对照组 28 天病死率高达 80.5%，这一异常数据使研究结果的可推广性受到质疑。此外，尽管生存率改善，但艾司洛尔组氧输送（DO_2）下降 20%，引发了学者们对艾司洛尔是否可能导致组织灌注不足的担忧。随后，2020 年由日本进行了多中心 J-Land 3S 研究，评估了超短效选择性 $β_1$ 受体阻滞剂兰地洛尔在脓毒症相关快速性心律失常患者中的疗效和安全性[5]。研究发现：兰地洛尔组中更多患者在 24 小时内心率可控制在目标范围（60 ～ 94 次 /min），与对照组相比具有明显的治疗优势。在安全性方面，兰地洛尔组未观察到显著的不良事件，其安全性与对照组相当。在 28 天病死率方面，兰地洛尔组为 12%，对照组为 20%，差异未达统计学意义（$P=0.22$）。该研究进一步补充了关于 β 受体阻滞剂治疗心动过速的证据，特别是在合并快速性心律失常患者中的应用，但其对病死率的改善仍须进一步验证。

（二）不支持控制心率的研究

2023 年，Whitehouse 等在英国进行的多中心随机对照试验（STRESS-L）评估了短效 β 受体阻滞剂兰地洛尔在脓毒症休克患者中的应用[6]。研究纳入 126 例患者，结果显示尽管兰地洛尔组成功达到了心率目标（80 ～ 94 次 /min），但并未观察到器官功能评分（SOFA 评分）的改善，并且兰地洛尔组的 28 天和 90 天病死率高于对照组（28 天病死率：37.1% vs. 25.4%，$P=0.16$）。由于未能显示兰地洛尔对改善器官功能方面的获益，这项研究在仅入组 37% 的计划招募患者后即提前终止，表明兰地洛尔对脓毒症休克心动过速患者治疗益处和安全性的研究结果并不一致。随后 2024 年 10 月发表在 *Intensive Care*

Medicine 的欧洲多中心 LANDI-SEP 试验[7]，纳入了 196 例脓毒症休克患者，结果显示：兰地洛尔可有效降低和维持 24 小时后的心率目标（80 ～ 94 次 /min）（75.5% vs. 42.9%，$P < 0.001$），且不增加血管活性药的需求（57.1% vs. 66.3%，$P=0.19$），但同样未改善患者 28 天病死率（43.9% vs. 40.2%，$P=0.6$）。因此，研究结果不支持对未经选择的持续性心动过速脓毒症休克人群采取严格降低心率（< 95 次 /min）的治疗策略。但值得注意的是，亚组分析显示合并心房颤动的患者其病死率有降低趋势［ 34.6%（9/26）vs. 41.7%（10/24），$P=0.61$ ］。因此，需要进一步研究以确定可从心率控制中获益的脓毒症休克患者亚型。另外，上述两项研究在应用 β 受体阻滞剂的过程中均缺乏血流动力学监测，因此无法确定患者是否耐受 β 受体阻滞剂的治疗，部分患者在使用 β 受体阻滞剂的过程中可能已出现血流动力学不稳定，需要停止用药，对这部分患者进行严格的心率控制反而会引起组织灌注不良，增加病死率。

（三）如何解读矛盾的研究结果

目前，上述研究均显示 β 受体阻滞剂能有效控制心率，但控制心率对患者临床是否获益，尚无法给出确切结论[8]。不同研究结果的差异可能与以下因素有关。第一，患者选择差异。不同研究中患者的基线特征和疾病严重程度存在显著差异。例如，Morelli 等研究排除了严重心功能不全患者，而 STRESS-L 试验和 LANDI-SEP 则未进行排除。第二，缺乏血流动力学监测。现有研究中仅 Morelli 等在艾司洛尔使用过程中应用漂浮导管进行实时血流动力学监测，并且一旦 ScvO$_2$ 低于 65% 且伴有乳酸增加，则联用左西孟旦强心治疗，这降低了艾司洛尔可能带来的组织低灌注风险，而其他研究均缺乏详细的血流动力学监测，使得药物对心脏和组织灌注的具体影响难以全面评估。第三，目标人群不明确。目前尚无统一的标准区分代偿性和非代偿性心动过速，但对其的鉴别在指导 β 受体阻滞剂的使用方面极为重要，因为对于代偿性心动过速患者，强行控制心率非但不能给患者带来益处，反而可能引起血流动力学恶化。

三、脓毒症休克心动过速是否控制心率——动态监测与个体化治疗

对于脓毒症休克心动过速是否控制心率，需要考虑几个方面[9-11]。第一，筛选合适患者，尤其是区分是否为非代偿性心动过速[12]。Morelli 等人提出通过计算收缩压 - 重搏切迹压差（systolic-dicrotic notch pressure difference，SDP）以识别心动过速患者在使用艾司洛尔降低心率后出现循环系统失代偿的风险。作者发现，当 SDP 差异小于 35mmHg 时，可提示心室动脉失耦联，此时应用 β 受体阻滞剂更容易出现血流动力学恶化[13]。此外，对于高动力循环状态患者（如射血分数升高、心输出量过高），尤其存在动态流出道梗阻或心肌氧耗增加的患者，应用 β 受体阻滞剂可能获益，目前欧洲已有多中心研究正在进行（NCT04748796），期待其结果给予临床更多循证医学证据。相反，对于存在心功能不全（如射血分数 < 40% 或右心室功能障碍）的患者，β 受体阻滞剂可能增加低灌注和死亡的风险。第二，在启动 β 受体阻滞剂治疗过程中，需要对心血管功能和组织灌注进行全面监测，以降低潜在风险[14]。本团队发表在 *Annals of Intensive Care* 的研究[15]对兰地洛尔和艾司洛尔在治疗重症合并心动过速患者时的血流动力学效应进行对比，结果发现兰地洛尔或艾司洛尔的使用均会导致 ScvO$_2$ 显著降低伴随乳酸升高，其中兰地

洛尔组 ScvO$_2$ 由基线 80%（72% ～ 86%）最低降至 73%（63% ～ 78%），艾司洛尔组则降低更明显,由 74%（63% ～ 79%）降至 67%（53% ～ 72%）。并且在不同的 ScvO$_2$ 基线水平（＞ 80%,60% ～ 80%,＜ 60%）治疗反应也不尽一致。这提示在治疗过程中的血流动力学监测尤为重要,方法包括通过超声心动图评价左心室和右心室功能以识别潜在的流出道梗阻或心肌抑制,以及血流动力学监测的其他指标,包括心输出量、ScvO$_2$、乳酸、CO$_2$gap 等。

综上所述,脓毒症休克患者的心动过速控制仍是一个备受争议的问题。尽管短效 β 受体阻滞剂在控制心率方面显示出一定的疗效,但其对病死率和长期预后的影响尚未完全明确,且存在血流动力学恶化的潜在风险。因此,临床实践中对心动过速的干预应基于患者个体化分层管理,筛选合适的患者,并结合超声心动图和血流动力学监测进行动态评估。未来,需要大规模、精细分层的研究,以进一步明确心动过速管理的最适人群与最佳策略。

（师 瑞 司 向 管向东）

参考文献

[1] LEIBOVICI L, GAFTER-GVILI A, PAUL M, et al. Relative tachycardia in patients with sepsis: An independent risk factor for mortality[J]. QJM, 2007, 100(10): 629-634.

[2] CHOTALIA M, ALI M, HEBBALLI R, et al. Hyperdynamic left ventricular ejection fraction in ICU patients with sepsis[J]. Crit Care Med, 2022, 50(5): 770-779.

[3] DUGAR S, SATO R, CHAWLA S, et al. Is left ventricular systolic dysfunction associated with increased mortality among patients with sepsis and septic shock?[J]. Chest, 2023, 163(6): 1437-1447.

[4] MORELLI A, ERTMER C, WESTPHAL M, et al. Effect of heart rate control with esmolol on hemodynamic and clinical outcomes in patients with septic shock: A randomized clinical trial[J]. JAMA, 2013, 310(16): 1683-1691.

[5] KAKIHANA Y, NISHIDA O, TANIGUCHI T, et al. Efficacy and safety of landiolol, an ultra-short-acting beta1-selective antagonist, for treatment of sepsis-related tachyarrhythmia (J-Land 3S): A multicentre, open-label, randomised controlled trial[J]. Lancet Respir Med, 2020, 8(9): 863-872.

[6] WHITEHOUSE T, HOSSAIN A, PERKINS G D, et al. Landiolol and organ failure in patients with septic shock: The STRESS-L randomized clinical trial[J]. JAMA, 2023, 330(17): 1641-1652.

[7] REHBERG S, FRANK S, CERNY V, et al. Landiolol for heart rate control in patients with septic shock and persistent tachycardia. A multicenter randomized clinical trial (Landi-SEP)[J]. Intensive Care Med, 2024, 50(10): 1622-1634.

[8] DE BACKER D, ANNANE D. Beta-blockers in septic shock to optimize hemodynamics? We are not sure[J]. Intensive Care Med, 2016, 42(10): 1613-1614.

[9] JHA A K. Heart rate control in septic shock with tachycardia[J]. Intensive Care Med, 2025, 51(1): 217-218.

[10] BALIK M, TAVAZZI G, SLAMA M. Beta-blockers as antiarrhythmics in septic shock: A light at the end of the tunnel?[J]. Intensive Care Med, 2025, 51(1): 232-234.

[11] REHBERG S, DUSKA F. Heart rate control in septic shock: "Every journey begins with a first step" (Confucius)[J]. Intensive Care Med, 2025, 51(1): 222-223.

[12] DUSKA F, REHBERG S. Personalizing beta-blockade in septic shock: Finding the right rhythm and rate for the right patient[J]. Intensive Care Med, 2025, 51(1): 235-236.

[13] MORELLI A, ROMANO S M, SANFILIPPO F, et al. Systolic-dicrotic notch pressure difference can identify tachycardic patients with septic shock at risk of cardiovascular decompensation following pharmacological heart rate reduction[J]. Br J Anaesth, 2020, 125(6): 1018-1024.

[14] MANTZARLIS K, VAZGIOURAKIS V, MAKRIS D. Use of landiolol for patients with septic shock and organ failure[J]. JAMA, 2024, 331(8): 705.

[15] SI X, YUAN H, SHI R, et al. Comparison of the efficacy and safety of landiolol and esmolol in critically ill patients: A propensity score-matched study[J]. Ann Intensive Care, 2025, 15(1): 5.

4 糖皮质激素治疗脓毒症休克新证据

脓毒症被定义为宿主对感染反应失调引起的危及生命的器官功能障碍[1]，全球约20%的死亡与脓毒症有关[2]，是一个重大的公共卫生问题。脓毒症休克是脓毒症的一个亚型，其特征是容量复苏期间持续存在的低血压且血乳酸水平升高，病情复杂且凶险[3]，具有更高的死亡风险。目前，脓毒症休克患者中，早期充分的液体复苏、给予抗菌药物、控制感染源、有效地使用血管收缩药仍然是治疗的基本措施[3-4]。虽然糖皮质激素的应用已有几十年历史，但对于其利弊争议从未停止。糖皮质激素在脓毒症休克患者中的作用仍不确定。本文拟对近年来糖皮质激素治疗脓毒症休克患者的研究和进展进行探讨，以确定合适的药物剂量与受益人群。

一、糖皮质激素治疗脓毒症休克患者的病理生理学依据

脓毒症休克的病理生理过程涉及复杂的炎症反应和免疫调节失衡。病原体入侵和细胞损伤分别激活病原体相关分子模式和损伤相关分子模式，导致促炎性细胞因子（如TNF-α、IL-1、IL-6和IFN等）释放，引发全身性炎症反应综合征[5]。进而可导致血管内皮损伤、微循环障碍、组织灌注不足和器官功能障碍等严重后果。此外，脓毒症休克患者常并发下丘脑-垂体-肾上腺轴功能障碍，会导致强烈及持久的促炎症反应。这种功能障碍通常

由重症相关皮质类固醇功能不全和糖皮质激素抵抗引起[6]。

糖皮质激素具有抗炎和免疫调节作用,能够抑制促炎性细胞因子的释放、减少炎症细胞的活化与迁移、稳定溶酶体膜、改善血管内皮功能,并防止血管过度舒张和低血压[7-9]。外源性皮质激素的补充还可缓解皮质类固醇相对不足的问题。因此,糖皮质激素可能是改善脓毒症休克患者预后的潜在治疗方案。然而,糖皮质激素在脓毒症休克治疗中也存在一定争议,犹如一把"双刃剑"。一方面,其强大的抗炎作用可能抑制机体正常的免疫防御功能,增加患者发生感染并发症的风险,如细菌、真菌的继发感染等[10]。另一方面,不恰当的剂量可能导致一系列不良反应,如高血糖、高血压、消化道出血、精神症状等[11-12],这些不良反应可能进一步加重患者的病情,影响预后。

二、糖皮质激素治疗脓毒症休克患者的新证据

Schumer 于 1976 年首次临床报道大剂量甲泼尼龙和地塞米松可以改善脓毒症休克患者存活率[13],此后糖皮质激素作为辅助治疗手段的有效性和使用情况一直是研究热点。2018 年,两项大型随机临床试验报告了糖皮质激素治疗对脓毒症休克患者的影响。脓毒症休克试验中糖皮质激素治疗的辅助治疗(adjunctive sugar cortitoid therapy in septic shock trial,ADRENAL)是脓毒症管理领域的一项关键研究,结果表明,早期给予低剂量氢化可的松并未显著降低脓毒症休克患者的病死率。然而,该研究显示休克持续时间缩短,表明糖皮质激素治疗可能是脓毒症休克多模式治疗策略的关键组成部分。2024 年 White 等人发表了一项多中心回顾性研究,该研究显示 ADRENAL 试验的发表改变了昆士兰 ICU 的临床实践,增加了脓毒症休克患者的氢化可的松处方,并且氢化可的松的使用与患者 90 天病死率降低相关(14% vs. 24%,$HR=0.81$,95% CI 0.65 ～ 0.99,$P=0.044$),与脓毒症患者的 ICU 住院时间缩短相关($P=0.021$)[14]。相比之下,氢化可的松给药与其他次要结局:ICU 和医院病死率、28 天无创机械通气的存活天数,以及 28 天无血管收缩药的存活天数不存在统计学意义(均 $P > 0.05$)。该研究涉及 12 个 ICU 的 4 198 例患者,首次报道了 ADRENAL 试验对临床实践中氢化可的松使用的影响,同时为糖皮质激素的合理使用提供了重要参考。

另一项关键的研究为活化蛋白 C 和糖皮质激素治疗人类脓毒症休克(activated protein C and corticosteroids for human septic shock,APROCCHSS)试验,结果表明静脉使用 200mg 氢化可的松联合 50μg 氟氢可的松与安慰剂组相比可降低 90 天病死率[15]。2024 年 Walsham 等人发表了一项多中心、开放标签、Ⅱ期随机临床试验,研究人员比较了脓毒症休克患者接受以下治疗方案的疗效:单独使用静脉注射氢化可的松,或联合使用三种不同剂量(每日 50μg、100μg 或 200μg)的氟氢可的松,治疗持续 7 天后评估对患者预后的影响。该研究还进行了药代动力学研究以评估氟氢可的松的吸收。结果表明,不同剂量的肠内氟氢可的松联合氢化可的松与单独使用氢化可的松相比,两组的主要结局休克消退时间无显著差异(联合 50μg:$HR=0.93$,95% CI 0.59 ～ 1.49;联合 100μg:$HR=0.97$,95% CI 0.61 ～ 1.57;联合 200μg:$HR=1.01$,95% CI 0.63 ～ 1.62;$P=0.96$)[16]。单独使用氢化可的松、联合 50μg、联合 100μg 和联合 200μg 组的休克复发率分别为 23.7%、26.2%、16.7% 和 27%,组间无显著差异($P=0.80$)。单用氢化可的松组、联合 50μg、联合 100μg 和联合 200μg 组的

28 天病死率分别为 23.7%、16.7%、11.1% 和 10.8%,组间无显著差异(P=0.22)。此外,在器官衰竭评分、机械通气持续时间、ICU 和住院时间、钠和钾异常的发生率等次要结局中,两组间无显著差异(均 $P > 0.05$)。给予氟氢可的松后,大多数患者血浆中可检测到药物浓度,但血浆浓度变化大,体现出不同的吸收和生物利用度。该研究为临床医师在脓毒症休克患者中使用氢化可的松联合氟氢可的松治疗提供了剂量选择方面的参考依据,提示目前所测试的氟氢可的松剂量可能不会带来休克缓解等方面的额外获益,避免临床医师盲目增加氟氢可的松剂量。

导致糖皮质激素有效性出现争议的一种可能性是药物开始治疗的时间不同,2023 年本团队的一项研究显示,脓毒症休克患者使用氢化可的松的时间若延迟超过 12 小时,与一年内死亡风险增加相关(60.2% vs. 72.9%,HR=1.39,95% CI 1.13 ～ 1.71,P=0.002),同时与短期内死亡风险增加相关(28 天病死率:44.5% vs. 60.5%,HR=1.61,95% CI 1.28 ～ 2.03,$P < 0.001$;90 天病死率:51.7% vs. 66.0%,HR=1.48,95% CI 1.19 ～ 1.84,$P < 0.001$;院内病死率:41.2% vs. 59.5%,HR=1.63,95% CI 1.29 ～ 2.06,$P < 0.001$),与住院时间延长相关(9.4 天 vs. 9.5 天;HR=0.64,95%CI 0.51 ～ 0.79,$P < 0.001$)[17]。由此可见,糖皮质激素在脓毒症休克治疗领域的研究呈现出高度复杂性。患者个体的异质性、糖皮质激素的不同类型、用药剂量、治疗起始时机等多种因素存在复杂的相互作用,致使不同研究在糖皮质激素治疗脓毒症休克的疗效评估结果上存在显著差异乃至相悖的结论。

三、糖皮质激素治疗脓毒症休克共识和建议

2024 年,美国重症医学会(Society of Critical Care Medicine,SCCM)召集了一个国际专家小组,对 46 项随机对照试验进行了比较和分析,以提供更新的循证建议,解决糖皮质激素在重症患者管理中的应用问题[18]。

指南建议对脓毒症休克成年患者使用皮质类固醇,并且对于脓毒症休克的成年患者,建议不要给予高剂量 / 短时皮质类固醇(> 400mg/d 氢化可的松当量,持续 < 3 天)。建议每天静脉注射氢化可的松 200mg(连续输注,或每 6 小时分开用药),可联合使用氟氢可的松胃肠道给药,每天 50μg,共用 7 天或直至转出重症监护病房。

指南在对脓毒症和脓毒症休克进行的亚组分析中发现,二者在短期病死率方面并未呈现出明显的交互作用。因为糖皮质激素对神经系统的影响尚未确定,所以对于神经系统问题合并脓毒症患者使用该药物的情况,其获益或危害的证据相互矛盾。有关外科的脓毒症患者是否应使用糖皮质激素,在现有纳入的随机对照试验里,该亚组患者的代表性严重不足,并且从理论层面来考虑,使用糖皮质激素可能会对外科患者的伤口愈合及吻合效果产生潜在危害,所以该药物的安全性与有效性存疑。因为评估儿童的研究有限,脓毒症使用糖皮质激素的建议对该人群的普遍性尚不确定。

指南指出,对于脓毒症休克患者,糖皮质激素能够发挥出小至中度的理想疗效。尽管其对短期和长期病死率的影响程度不如社区获得性肺炎或急性呼吸窘迫综合征那么大,但从医院资源的角度来看,其对器官功能障碍的减少和休克的逆转具有重要意义。此外,鉴于全球脓毒症休克的高患病率和高病死率,即使相对效果较小,也能转化为较大的绝对效果。关于糖皮质激素的不良反应预测,如神经肌肉无力、高钠血症和高血糖等在研究中定

义不一,因此它们对患者的真正影响尚不清楚,尤其是长期影响。总体而言,专家组认为在脓毒症休克患者中使用糖皮质激素可能利大于弊。并且糖皮质激素价格低廉,如果它们的使用转化为对器官支持的需求减少,并能缩短住院时间,就将是降低脓毒症休克医疗保健成本的重要因素。

综上所述,在脓毒症休克患者中使用皮质类固醇是可行的,并且为医疗保健提供者所接受。因此,推荐脓毒症休克患者每天静脉注射氢化可的松 200mg(连续输注,或每 6 小时分开用药),可联合使用氟氢可的松胃肠道给药,每天 50μg,共用 7 天或直至转出重症监护病房。但目前缺乏关于糖皮质激素在不同脓毒症休克分型患者中的作用研究,在未来可通过精准医疗与优化策略,确定最有可能从糖皮质激素获益的脓毒症休克的患者表型与基因型。

(尹海燕　谷万杰　张露铭)

参考文献

[1]　SINGER M, DEUTSCHMAN C S, SEYMOUR C W, et al. The third international consensus definitions for sepsis and septic shock (sepsis-3)[J]. JAMA, 2016, 315(8): 801-810.

[2]　RUDD K E, JOHNSON S C, AGESA K M, et al. Global, regional, and national sepsis incidence and mortality, 1990-2017: Analysis for the global burden of disease study[J]. Lancet, 2020, 395(10219): 200-211.

[3]　EVANS L, RHODES A, ALHAZZANI W, et al. Surviving sepsis campaign: International guidelines for management of sepsis and septic shock 2021[J]. Crit Care Med, 2021, 49(11): e1063-e1143.

[4]　潘盼, 解立新. 拯救感染中毒症行动指南更新解读:问题与进展 [J]. 中华结核和呼吸杂志, 2024, 47(10): 901-905.

[5]　CICCHINELLI S, PIGNATARO G, GEMMA S, et al. PAMPs and DAMPs in sepsis: A review of their molecular features and potential clinical implications[J]. Int J Mol Sci, 2024, 25(2): 962.

[6]　SOBOLEWSKA J, DZIALACH L, KUCA P, et al. Critical illness-related corticosteroid insufficiency (CIRCI): An overview of pathogenesis, clinical presentation and management[J]. Front Endocrinol (Lausanne), 2024, 15: 1473151.

[7]　OBLING L E R, BESKE R P, MEYER M A S, et al. Inflammatory response after prehospital high-dose glucocorticoid to patients resuscitated from out-of-hospital cardiac arrest: A sub-study of the STEROHCA trial[J]. Resuscitation, 2024, 202: 110340.

[8]　薛述芳, 任金华, 陈力津, 等. 糖皮质激素在血液病患者粒细胞缺乏伴 PSI 评分中高危肺炎中的治疗效果 [J]. 中华血液学杂志, 2024, 45(11): 1035-1042.

[9]　MA K, LIU J F, ZHENG Z R, et al. The polarization of M2 macrophages can be adjusted to alleviate renal injury by methylprednisolone in sepsis-AKI[J]. Arch Biochem Biophys, 2023, 747: 109738.

[10] LI Z, DENNING D W. The impact of corticosteroids on the outcome of fungal disease: A systematic review and meta-analysis[J]. Curr Fungal Infect Rep, 2023, 17(1): 54-70.

[11] LIU J, DONG Y, CHEN J, et al. Corticosteroid in non-COVID-19 induced community-acquired pneumonia, a meta-analysis[J]. Heart Lung, 2024, 65: 59-71.

[12] 中华医学会内分泌学分会, 中国内分泌代谢病专科联盟. 糖皮质激素类药物临床应用指导原则(2023版)[J]. 中华内分泌代谢杂志, 2023, 39(4): 289-296.

[13] SCHUMER W. Steroids in the treatment of clinical septic shock[J]. Ann Surg, 1976, 184(3): 333-341.

[14] WHITE K C, CHABA A, MEYER J, et al. Rapid uptake of adjunctive corticosteroids for critically ill adults with septic shock following publication of ADRENAL trial. A multicenter, retrospective analysis of prescribing practices in Queensland intensive care units[J]. Anaesth Crit Care Pain Med, 2024, 43(6): 101435.

[15] ANNANE D, RENAULT A, BRUN-BUISSON C, et al. Hydrocortisone plus fludrocortisone for adults with septic shock[J]. N Engl J Med, 2018, 378(9): 809-818.

[16] WALSHAM J, HAMMOND N, BLUMENTHAL A, et al. Fludrocortisone dose-response relationship in septic shock: A randomised phase Ⅱ trial[J]. Intensive Care Med, 2024, 50(12): 2050-2060.

[17] ZHANG L, GU W J, HUANG T, et al. The timing of initiating hydrocortisone and long-term mortality in septic shock[J]. Anesth Analg, 2023, 137(4): 850-858.

[18] CHAUDHURI D, NEI A M, ROCHWERG B, et al. 2024 Focused update: Guidelines on use of corticosteroids in sepsis, acute respiratory distress syndrome, and community-acquired pneumonia[J]. Crit Care Med, 2024, 52(5): e219-e233.

5　脓毒症从综合征到亚型:精准医疗的共识报告和建议

　　脓毒症是感染引起失调宿主反应所导致的致命性器官功能不全的综合征。由于感染的病原体、感染部位、宿主合并症、年龄及基因遗传之间的差异,使得脓毒症的临床表现、治疗反应性及预后具有高度的异质性。尽管目前对脓毒症的发病机制有了更进一步的了解,但治疗仍缺乏特异性,因此,需要对脓毒症进行分门别类,探讨亚型,并针对不同的亚型采取精准治疗。近年来,研究者使用临床指标、生物标志物和基因组数据建立了一些脓毒症亚型。2023年3月18—20日,25位重症医学亚型相关专家在布鲁塞尔举行了圆桌会议,讨论了如何成功地将重症临床综合征转化为精准亚型,本文主要围绕此次圆桌会议形成的共识报告和建议进行讨论[1]。

一、脓毒症亚型的现有证据总结

　　近年来根据不同的数据及方法,研究者建立了很多种脓毒症亚型。包括:①应用临床大数据和机器学习算法建立的临床亚型,具有代表性的是 Seymour 等人根据临床大数据和机器学习方法建立的临床表型（α、β、γ和δ，共4个表型），每种表型具有不同的临床特征和预后。通过模拟的方法发现，既往的RCT数据中，改变某一表型患者出现的频率能够显著改变治疗的结果[2]。②根据转录基因组建立的脓毒症亚型，包括Mars1～4和SRS1～2型等[3-5]，每种亚型具有不同的免疫和炎症特征。③应用时序数据建立的亚型。由于脓毒症是一个随疾病进展和治疗反应引起的动态过程，患者特征会随时间的推移而改变，单一时间节点的静态分型可能不能全面指导整个病程的治疗。目前已有研究根据温度变化轨迹、器官功能障碍轨迹进行脓毒症分型[6]。最近有研究根据时间序列临床数据建立和验证了3种新的脓毒症亚表型，每种亚表型的炎症标志物水平存在差异，并对早期治疗表现出不同的反应[7]。

大多数亚型都是基于概率模型进行分组的，建立亚型的最终目标为：将患者分层为更为同质的亚群，具有可识别和可验证的特征，对不同的治疗措施具有异质性。但关于分类策略之间一致性和组合性的研究相对较少。一项多中心前瞻性观察性研究对4种亚型分类进行比较（根据临床数据、生物标志物数据及转录组数据），结果发现任何亚型方法之间都没有明确的关系[8]。

可能更有意义的研究是预测亚型的转变。有研究通过分析Seymour所建的每个亚型（α、β、δ、γ）在入ICU第2、4和7天的变化，发现大约40%的患者会发生亚型的转变，亚型半衰期为3～4天，与保留或转换为δ亚型的患者相比，保留或过渡到γ亚型的患者病死率较低。并且发现某些变量，如血浆蛋白生物标志物，可能作为即将发生亚型变化的早期指标[9]。但是由于脓毒症的复杂性，纵向数据的复杂建模在临床试验设计中的作用仍然很小[10]。

二、基于亚型精准治疗的要点

"精准医疗"的重点是基于相似的统一特征，确定哪些方法对一组患者有效。由于脓毒症发展迅速且病死率高，临床医师通常需要在数小时内做出治疗决定，因此对脓毒症患者进行精准医疗的首要步骤是通过临床体征或易于测量的生物标志物对患者亚型进行快速评估。脓毒症的不同疗效可能因患者亚组而异，治疗的益处（或危害）可能集中在一个或多个亚组中，已经有研究发现，不同的脓毒症亚型对液体治疗、活化蛋白C[11]、皮质类固醇[12]等治疗的反应不同。除了前瞻性验证外，包括人工智能在内的新方法也越来越多地用于发现潜在的聚类策略，进而确定个体患者的"最佳"治疗策略[13]等。

目前，大部分关于脓毒症亚型的研究，数据都来自回顾性数据，未来的研究须进一步将脓毒症亚型推向前瞻性临床应用，也有一些研究正致力于床旁实时分型及应用因果中介分析等方法将脓毒症亚型应用于临床治疗决策中，以更好地达到精准治疗的效果。为了在临床实践中应用亚型，需要进行前瞻性研究，并采用新的试验设计方法，如分层设计、伞式试验、篮式试验和适应性平台试验等。这些设计方法的目标是预测性富集，即选择具有特定生物学或生理学特征的患者群体，以提高对机制靶向治疗的反应性[1]。

三、基于亚型精准治疗的注意事项

随着亚型精准治疗被纳入临床试验和实践，其存在一些潜在的问题[1]。

1. 需要更多的数据来证明已识别的亚型在临床实践中是否具有实用性。理想的亚型要易于识别和建立,能预测治疗反应性,在不同人群中可重复。此外,目前定义的大多数亚型是基于概率模型,或通过评分分配到类别中。定义不同亚型的临界阈值将非常重要,这些阈值可能因不同的聚类方法或指标而不同。

2. 在医疗资源充足的环境中发现的亚型可能无法推广到医疗资源有限的环境中,因为在不同医疗资源的环境中,患者特征、危重症流行病学和医疗系统差异显著。亚型需要在具有不同患者病例组合的环境中进行验证,甚至重新生成。关于重症亚型的研究通常使用来自北美或欧洲重症监护队列的数据,然而,低收入和中等收入国家脓毒症的发病率亦很高,并且病死率更高。研究和治疗进展必须具有全球适用性,并对世界上需求最大的地区做出响应。

3. 不应加剧不平等现象。在危重症和精准医疗试验中,少数种族和民族群体、儿童及孕妇的代表性不足。研究参与的不平等不仅限制了新的治疗方法的获取,还导致证据质量低下,难以评估不同种族或民族在治疗结果上的差异。

4. 用于识别亚型的机器学习或人工智能模型有时被视为"黑箱",其内部机制难以理解。这些模型缺乏透明度,难以解释,这在确定危重症患者的治疗策略时是一个挑战,可能难以被医师所理解。

5. 精准亚型通常需要减少试验中接受治疗评估人群的比例,从而增加需要筛选以纳入试验的患者总数。样本量一直是危重症试验的关键限制因素,将亚型纳入试验可能会加剧这一挑战。此外,还需要考虑关于随机化使某些患者不能从研究治疗中获益的患者伦理问题,同时须考虑生物标志物的可信度等问题。

综上所述,目前对基于脓毒症亚型的精准医疗研究有了相当大的进展。从开始的仅限于队列研究和回顾性分析,到目前越来越多的研究开始前瞻性地对预测治疗进行分析,并且越来越注重时序分析。为了推动精准医疗在危重症医学中的发展,需要加强不同数据领域的整合(如临床、生物学、影像学和生理学数据),深入理解亚型的生物学机制,并开发针对特定亚型的靶向治疗策略。同时,还需要关注亚型的动态变化过程,以确定最佳的治疗时机和方法。另外,实现危重症精准治疗需要建立新的全球研究合作模式。通过国家临床试验机构、国际试验平台和生物标志物联盟等合作形式,促进数据共享,研究指标的标准化、定义和结果的开发,以及与利益相关者的沟通。

(朱磊杰　赵慧颖)

参考文献

[1]　GORDON A C, ALIPANAH-LECHNER N, BOS L D, et al. From ICU syndromes to ICU subphenotypes: Consensus report and recommendations for developing precision medicine in the ICU[J]. Am J Respir Crit Care Med, 2024, 210(2): 155-166.

[2]　SEYMOUR C W, KENNEDY J N, WANG S, et al. Derivation, validation, and potential treatment implications of novel clinical phenotypes for sepsis[J]. JAMA, 2019, 321(20): 2003-2017.

[3] ZHANG Z H, PAN Q, GE H Q, et al. Deep learning-based clustering robustly identified two classes of sepsis with both prognostic and predictive values[J]. EBioMedicine, 2020, 62: 103081.

[4] SCICLUNA B P, VAN VUGHT L A, ZWINDERMAN A H, et al. Classification of patients with sepsis according to blood genomic endotype: A prospective cohort study[J]. Lancet Respir Med, 2017, 5(10): 816-826.

[5] DAVENPORT E E, BURNHAM K L, RADHAKRISHNAN J, et al. Genomic landscape of the individual host response and outcomes in sepsis: A prospective cohort study[J]. Lancet Respir Med, 2016, 4(4): 259-271.

[6] XU Z, MAO C, SU C, et al. Sepsis subphenotyping based on organ dysfunction trajectory[J]. Crit Care, 2022, 26(1): 197.

[7] HAO C, HAO R, ZHAO H, et al. Identification and validation of sepsis subphenotypes using time-series data[J]. Heliyon, 2024, 10(7): e28520.

[8] VAN AMSTEL R B E, KENNEDY J N, SCICLUNA B P, et al. Uncovering heterogeneity in sepsis: A comparative analysis of subphenotypes[J]. Intensive Care Med, 2023, 49(11): 1360-1369.

[9] SLIM M A, VAN AMSTEL R B E, MÜLLER M C A, et al. Clinical subtype trajectories in sepsis patients admitted to the ICU: A secondary analysis of an observational study[J]. Crit Care Explor, 2024, 6(11): e1176.

[10] SCHUURMAN A R, SLOOT P M A, WIERSINGA W J, et al. Embracing complexity in sepsis[J]. Crit Care, 2023, 27(1): 102.

[11] SINHA P, KERCHBERGER V E, WILLMORE A, et al. Identifying molecular phenotypes in sepsis: An analysis of two prospective observational cohorts and secondary analysis of two randomised controlled trials[J]. Lancet Respir Med, 2023, 11(11): 965-974.

[12] ANTCLIFFE D B, GORDON A C. Why understanding sepsis endotypes is important for steroid trials in septic shock[J]. Crit Care Med, 2019, 47(12): 1782-1784.

[13] KOMOROWSKI M, CELI L A, BADAWI O, et al. The artificial intelligence clinician learns optimal treatment strategies for sepsis in intensive care[J]. Nat Med, 2018, 24(11): 1716-1720.

6 脓毒症的经验性抗感染治疗需关注厌氧微生物群

由于患者感染病情的复杂性,拯救脓毒症运动指南并没有提供明确的经验性抗感染治疗的方案。但抗感染治疗方案中一般会包括抗革兰氏阳性菌、革兰氏阴性菌和厌氧菌的药物,以求最大限度地覆盖敏感病原菌。但是此类方案大多数会打击甚至耗竭肠道厌氧共生菌,从而导致肠道致病菌过度生长和肠道细菌移位,全身免疫反应减弱,增加医院内获得性感染的风险,并与脓毒症患者的病死率增加有关,而减少使用不必要的抗厌氧菌抗菌药物和保存厌氧性肠道菌群可能会改善治疗结果 [1]。

一、厌氧菌群的重要性

肠道内的专性厌氧共生菌主要包括毛螺菌科、瘤胃球菌科和拟杆菌门,这些菌群几乎形成了整个人类肠道有益微生物群。专性厌氧菌可以通过消耗营养物质,生产短链脂肪酸——丁酸,并促进免疫球蛋白 A 的产生和分泌,从而遏制有害微生物(主要是需氧菌)的生长。丁酸盐是由参与膳食纤维发酵过程中的专性厌氧菌产生的,是最丰富的微生物代谢物之一,是肠道细胞的主要能量来源,可确保肠道屏障功能,防止有害病原体发生细菌移位(即从肠道进入血液)。厌氧共生菌的缺失导致肠球菌和肠杆菌科的迅速增殖,与脓毒症患者的不良预后密切相关[2]。一项包含 301 例危重患者的研究中发现,入院时过量肠球菌(超过微生物组总量的 30%)与 30 天病死率增加 19% 的风险密切相关。需氧菌的过度生长和患者病死率之间的关联可能是由丁酸浓度下降驱动的[3]。

丁酸是目前研究最多的厌氧菌代谢物,另有其他一些代谢物(如去氨基酪氨酸和次级胆汁酸)也表现出免疫调节和保护作用[4]。在人类中,肠道微生物群中的厌氧菌产生的免疫调节代谢物与脓毒症患者更好的预后和感染易感性降低相关。丁酸浓度与脓毒症患者的与感染相关的远期住院风险相关,丁酸浓度每增加 10%,与感染相关的住院风险降低约 20%[5]。专性厌氧肠道细菌参与对抗有害病原体过度增殖和随后的病原体远处转移的直接和间接机制,并增强器官的免疫反应。丁酸代谢物水平的下降通过上调组蛋白脱乙酰酶 3(HDAC3)和 mTOR 激酶活性来影响巨噬细胞的分化和代谢,从而导致抗菌肽产量减少[6]。此外,微生物代谢物的减少导致 $CD8^+$ T 淋巴细胞功能减弱,并导致通过 G 蛋白偶联受体 3(FFAR3)引起产生自骨髓的 $Ly6c^-$ 单核细胞生成减少,进而导致选择性激活的巨噬细胞数量减少,以致中性粒细胞趋化因子 CXCL1 的浓度增加。较高浓度的 CXCL1 可导致肺炎期间呼吸道内中性粒细胞的增加和组织损伤的加重,与此同时厌氧菌数量和种类的下降导致厌氧菌代谢物水平的下降,进一步导致了肺泡巨噬细胞的吞噬能力减弱[7]。

在脓毒症期间,厌氧肠道微生物群的保护作用并不局限于肠道。广谱抗菌药物(如氨苄西林、新霉素、甲硝唑和万古霉素)引起的肠道微生物群失调增加了小鼠细菌感染和病毒性肺炎的严重程度,并伴有干扰素应答缺陷和肺泡巨噬细胞吞噬能力受损。厌氧共生菌产生的代谢物可以经肠道吸收后转移到血液系统,并可远达至骨骼和远处器官(如肺),甚至进入干细胞和黏膜免疫细胞[8]。

二、经验性使用抗厌氧菌药物对患者预后的不良影响

存在需要抗厌氧菌药物覆盖的特定适应证的患者只占脓毒症患者的一小部分。70%～85% 的脓毒症住院患者为肺源性或尿源性脓毒症或其他已明确的脓毒症,病原体多以需氧菌为主[9]。但是这些患者的治疗用抗菌药物如碳青霉烯、哌拉西林 - 他唑巴坦等都具有抗厌氧菌的作用,仅有 3.5% 的患者的厌氧菌培养是阳性结果,血液培养只有 1% 的患者为厌氧菌阳性[10]。

在一项收集了 7 569 例脓毒症患者的研究中,研究者发现与使用万古霉素联合无抗厌氧菌效能抗菌药物头孢吡肟的患者相比,使用万古霉素联合使用存在抗厌氧菌效能的抗菌

药物哌拉西林 - 他唑巴坦的患者无器官衰竭天数更少,使用呼吸机和血管活性药物的时间更长,最关键的是,哌拉西林 - 他唑巴坦的使用与患者 90 天病死率增加 5% 相关。同时研究者发现,患者曾暴露于任何抗厌氧菌抗菌药物(如甲硝唑)与更差的预后相关。考虑到入选本次研究的患者是明确存在感染指征的患者,且既往很少应用抗菌药物,故研究排除了其他抗菌药物的干扰,其结论具有临床指导价值[11]。

但是同样需要注意的是,在既往的 ACORN 研究中,哌拉西林 - 他唑巴坦相比应用无抗厌氧菌效能的头孢吡肟的对照组,并未引起患者预后的恶化[12]。究其原因可能与以下因素相关:①预后的结果判定二者不同,ACORN 研究使用 14 天的病死率作为对比,而在本项研究中使用 90 天的预后进行对比,在 14 天的时候,两项研究均未体现出明显的差异,但在 90 天时,哌拉西林 - 他唑巴坦组体现出了显著的预后恶化;②与本项研究中抗菌药物相互干扰程度很低不同,ACORN 研究中患者的抗菌治疗存在着大量的交叉用药,没有限制和调整抗厌氧菌药物的使用,因而可能干扰预后;③ ACORN 研究中,仅有 54% 的患者有脓毒症,只有 8% 的患者入住重症监护病房,而本项研究中包括大量疾病程度危重的脓毒症患者,而患者的病情程度差异也可能是预后的影响因素。

肠道微生物群的破坏可能不仅发生在感染的急性期。一项研究显示存活超过 30 天的败血症患者中有超过 20% 出现了晚期死亡(2 年内),而晚期死亡的原因不能用败血症前的健康状况来解释,更大的可能是与肠道微生物菌群的破坏相关[13]。另有研究发现,肠道产丁酸细菌可能会影响肺炎患者住院 1 个月后的单核细胞和中性粒细胞的功能,这从另一个角度提示肠道菌群可能影响败血症患者的长期预后。在抗菌药物扰动后,肠道微生物群具有弹性可恢复的可能,但是恢复往往较为缓慢,菌群破坏后的再次平衡可能与暴露前的数量和种类组成不同。健康志愿者在使用抗菌药物组合(如美罗培南、庆大霉素、万古霉素或环丙沙星、万古霉素 + 甲硝唑等)后,肠道微生物群在 1.5 ～ 2 个月时恢复了基线组成,但是梭状芽孢杆菌和双歧杆菌在 6 ～ 31 个月时仍有种类和数量上的改变。在严重感染后,恢复速度可能会变慢。

三、厌氧菌感染的高危因素

抗厌氧菌治疗在目前脓毒症患者的治疗中屡受批评,但是需要注意的是,厌氧菌感染在脓毒症患者中仍然占有一定比例。一项研究显示,有 3.5% 的患者存在着厌氧菌培养的阳性结果;有脓毒症的住院患者中,有 1% 的患者血液培养为厌氧菌阳性[8]。厌氧菌可引起腹腔感染(但在胆管炎中罕见)、坏死性软组织感染和头颈部感染。在慢性头颈部感染中,厌氧菌是常见的致病菌,尤其是在口咽部,且厌氧菌的抗药性亦呈逐年上升趋势[14]。在上述疾病的治疗中,需要考虑覆盖厌氧菌的治疗。但是对于呼吸道感染的患者,目前的临床指南建议仅在患者发生脓胸或肺脓肿时才覆盖厌氧菌[15]。

综上所述,临床常见的脓毒症患者多以需氧菌感染为主,在排除了常见的厌氧菌感染高危人群后,应尽可能减少经验性抗厌氧菌治疗,在脓毒症患者中使用常规覆盖厌氧菌的抗菌药物可能弊大于利。

(赵春光　刘志勇)

参考文献

[1]　SINGER M, DEUTSCHMAN C S, SEYMOUR C W, et al. The third international consensus definitions for sepsis and septic shock (sepsis-3)[J]. JAMA, 2016, 315(8): 775-787.

[2]　ROBERT F J K, MICHIEL S, JOOST W, et al. Empiric anti-anaerobic antibiotics are associated with adverse clinical outcomes in emergency department patients[J]. Eur Respir J, 2023, 61(5): 2300413.

[3]　JOHN A M, IAN M S. Effect of selective decontamination of the digestive tract on hospital mortality in critically ill patients receiving mechanical ventilation: A randomized clinical trial[J]. JAMA, 2022, 328(19): 1911-1921.

[4]　CHANDER R R, BAKER J M, STEPHEN G, et al. In critically ill patients, anti-anaerobic antibiotics increase risk of adverse clinical outcomes[J]. Eur Respir J, 2023, 61(2): 2200910.

[5]　CHANDERRAJ R, ADMON A J, HE Y, et al. Mortality of patients with sepsis administered piperacillin-tazobactam vs cefepime[J]. JAMA Intern Med, 2024, 184(7): 769-777.

[6]　PRESCOTT H C, IWASHYNA T J. Improving sepsis treatment by embracing diagnostic uncertainty[J]. Ann Am Thorac Soc, 2019, 16(4): 426-429.

[7]　OHNUMA T, CHIHARA S, COSTIN B, et al. Epidemiology, resistance profiles, and outcomes of bloodstream infections in community-onset sepsis in the United States[J]. Crit Care Med, 2023, 51(9): 1148-1158.

[8]　MAZUSKI, JOHN E, TESSIE R, et al. The surgical infection society revised guidelines on the management of intra-abdominal infection[J]. Surg Infect (Larchmt), 2017, 18(1): 1-76.

[9]　WIERSINGA W J. Selective digestive decontamination: Not sure[J]. Intensive Care Med, 2023, 49(8): 984-986.

[10]　WITTEKAMP B H J, OOSTDIJK E A N, CUTHBERTSON B H, et al. Selective decontamination of the digestive tract (SDD) in critically ill patients: A narrative review[J]. Intensive Care Med, 2020, 46(2): 343-349.

[11]　BHALODI A A, VAN ENGELEN T S R, VIRK H S, et al. Impact of antimicrobial therapy on the gut microbiome[J]. J Antimicrob Chemother, 2019, 74(Suppl 1): i6-i15.

[12]　QIAN E T, CASEY J D, WRIGHT A, et al. Cefepime vs piperacillin-tazobactam in adults hospitalized with acute infection: The ACORN randomized clinical trial[J]. JAMA, 2023, 330(16): 1557-1567.

[13]　ROBERT F J K, XANTHE B, AUGUSTIJN M K, et al. Rectal microbiota are coupled with altered cytokine production capacity following community-acquired pneumonia hospitalization[J]. iScience, 2022, 25(8): 104740.

[14] STEVENS D L, BISNO A L, CHAMBERS H F, et al. Practice guidelines for the diagnosis and management of skin and soft tissue infections: 2014 update by the Infectious Diseases Society of America[J]. Clin Infect Dis, 2014, 59(2): e10-e52.

[15] SIESWERDA E, BAX H I, HOOGERWERF J J, et al. The 2021 Dutch Working Party on Antibiotic Policy (SWAB) guidelines for empirical antibacterial therapy of sepsis in adults[J]. BMC Infect Dis, 2022, 22(1): 687.

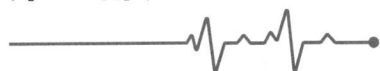

第二部分

1 WHO 2024 耐药菌优先处理清单概要

抗微生物耐药性(anti-microbial resistance,AMR)是 21 世纪一个重要的威胁全球健康的问题。耐碳青霉烯类鲍曼不动杆菌(carbapenem resistant *Acinetobacter baumannii*,CRAB)、耐甲氧西林金黄色葡萄球菌(methicillin-resistant *Staphylococcus aureus*,MRSA)和耐碳青霉烯类肠杆菌(carbapenem-resistant Enterobacteriaceae,CRE)等耐碳青霉烯类菌已在全球范围内广泛传播。耐药菌的增加使常规抗生素治疗无效,感染治愈率显著下降,患者病死率增加并造成严重的医疗负担。尽管抗微生物耐药性在全球范围内受到关注,但各国在应对 AMR 方面的行动和投入却存在差异。中国是全球抗生素使用量最大的国家之一,在医疗领域,特别是 ICU 中,由于患者病情复杂、细菌多样化及治疗需求迫切,抗生素滥用情况非常严重。本文通过探讨全球耐药菌流行趋势的变化,结合中国 ICU 环境,针对耐药菌防控提出切实可行的方案。

AMR 是人类面临的十大全球公共卫生威胁之一。据调查,2019 年估计有 495 万人死亡与抗生素耐药相关,其中 127 万人直接死于抗生素耐药,仅次于心脏病和脑卒中,AMR 已成为全球第三大疾病死因。与此同时,近期还有研究预估,到 2025 年抗生素耐药将直接造成 191 万患者死亡,而同期与抗生素耐药相关的死亡人数可能会增加到 822 万人。MRSA、耐多药结核菌、耐碳青霉烯类肺炎克雷伯菌和 CRE 等病原体的年死亡人数在 1990 年至 2021 年间增加了超过 25 000 例 [1]。这些病原体耐药性的增强成为威胁全球健康的主要原因。造成全球耐药菌泛滥的原因多样,其中抗生素处方增多和患者滥用是很重要的原因。一项基于 67 个国家抗生素消费趋势研究发现,从 2016 年到 2023 年,抗生素的消耗量增加了约 16%,每日剂量(defined daily dose,DDD)从 29.5 亿增加到 34.3 亿 [2]。

2024 年 5 月,世界卫生组织发布了更新后的最新细菌优先处理清单(bacterial priority pathogens list,BPPL)。该清单综合考虑了对公共卫生的危害、抗生素耐药性的趋势及治疗的可行性等多个维度,并对现有文献和优先病原体清单进行回顾,结合专家意见并进行评分,由得分高低将耐药菌分为关键、高度和中度优先级 [3],其中关键优先级病原体包含对抗生素耐药、具有高传播性和严重感染危险的病原体;高度优先级病原体是指在医疗环境中构成全球威胁的病原体;中度优先级病原体则是指在资源有限的环境中对脆弱人群造成威胁的病原体。

在 2024 年的 BPPL 中,关键优先级病原体将原有的耐碳青霉烯类药物铜绿假单胞菌剔除并放置于高度优先级,这是因为最近该菌报告的全球耐药性下降。尽管做出了调整,但对耐碳青霉烯类药物铜绿假单胞菌的检测依旧不能放松警惕。ICU 患者中近 14.3% 医院获得性血流感染是由铜绿假单胞菌引起的,在来自感染碳青霉烯类耐药铜绿假单胞菌(carbapenem-resistant *Pseudomonas aeruginosa*,CRPA)患者的 972 株菌株中 22% 检测到了碳青霉烯酶基因,并且 30% ~ 60% 分布于南美洲和中美洲、澳大利亚、中国和中东[4]。此外,CRAB、耐三代头孢菌素肠杆菌及 CRE 被列入关键优先级重点病原体[5];鲍曼不动杆菌是医院获得性感染的常见致病菌,其引起的感染是 ICU 患者并发症的常见来源;CRAB 在全球范围内广泛传播,一项在美国马里兰州开展的研究调查发现,在接受长期机械通气的患者中,鲍曼不动杆菌的检出十分常见,而其耐药菌 CRAB 更是占据一半以上[5];CRAB 的抗生素治疗一直以来是广受争议的问题之一,一旦鲍曼不动杆菌表现出碳青霉烯类耐药性,它通常已经获得了对大多数其他抗菌药物的耐药性,这就给临床工作带来了极大的困扰。近日,通过收集我国杭州 ICU 中采集的病原微生物的信息并进行基因组检测,发现患者体内 80.9% 是 CRAB,其中 ST164 突变体占据了 40.2%。ST164 自 2020 年开始进化,对碳青霉烯类药物的耐药性水平逐渐提升,未来将成为全球关注的高风险谱系[6]。CRAB 可以编码苯唑西林酶(oxacillinase,OXA),该酶介导了 β- 内酰胺类药物的耐药性;此外,其分离株通常会产生额外的丝氨酸 β- 内酰胺酶,同时氨基糖苷类修饰酶和染色体编码的喹诺酮耐药决定区的突变更加限制了 CRAB 的抗生素的使用。在一项早期的病例报告中报道了舒巴坦 - 度洛巴坦和美罗培南成功治疗难治性 CRAB 脑膜炎的过程[7]。美国感染病学会(Infectious Diseases Society of America,IDSA)在 2024 年抗生素耐药革兰氏阴性菌感染治疗指南中表明:对于 CRAB 的治疗应首选舒巴坦 - 度洛巴坦联合一种碳青霉烯类药物,次选替代方案为高剂量氨苄西林 - 舒巴坦联合至少一种其他药物(多黏菌素 B、米诺环素或头孢地尔)。

肠杆菌科细菌本身可以产生 β- 内酰胺酶,当该酶过量产生或获得编码广谱 β- 内酰胺酶(β-lactamase,ESBL)的基因时,该细菌就可能导致第三代头孢菌素(下称"三代头孢")耐药[8-9]。一项针对中国台湾地区的抗菌药物耐药性趋势监测显示:阴沟肠杆菌复合体(*Enterobacter cloacae complex*,ECC)对三代头孢的耐药率高达 29.3%。在其他国家 ECC 的耐药率高达 55.7%,在尼泊尔对 ESBL-E 产生的耐药率高达 80.3%[10]。为此,2021 年欧洲临床微生物学和感染病学会(European Society of Clinical Microbiology and Infectious Diseases,ESCMID)建议存在脓毒症的患者经验性使用碳青霉烯类药物,并积极收集微生物证据补充药敏结果,待后续病情稳定后依据药敏结果调整抗生素。同时该指南也不建议使用头孢西丁、头孢美唑、头孢吡肟、替加环素治疗三代头孢耐药的肠杆菌[11]。

CRE 表现出对碳青霉烯类抗生素的耐药性,世界各地有关 CRE 感染的报道越来越多,不同地区的发病率各不相同。一项对 17 个欧盟国家的 594 株携带碳青霉烯酶耐药基因的大肠埃希菌序列分析中,共发现了 18 种碳青霉烯酶变异株,主要以 OXA-244 和 OXA-48 最为常见,并分别在 14 个和 12 个国家中检测到,大肠杆菌高危谱系 ST131 中碳青霉烯酶基因的检出率增加严重威胁着人类健康[12]。近期中国学者也发现苍蝇 CRE 的携带率很高,在人类社区中可高达 15%,这些菌株和临床相关菌株有着密切的关联[13]。ICU 患者面临多重耐药菌（multiple drug-resistant organism，MDRO）定植的风险，尤其是 CRE 定植的风险，肠道微生物组可以防止这些病原菌的过度生长。有研究表明质子泵抑制剂（proton pump inhibitor，PPI）和抗生素的同时使用会显著改变肠道微生物组，并通过促进碳青霉烯类耐药基因（carbapenem-resistant gene，CRG）在肠道微生物组细菌之间的转移而增加 CRE 定植的风险。对于 CRE 的治疗一般不推荐联合用药，因为联合用药不仅没有提供额外的效果，反而增加抗生素不良事件的可能性。治疗产肺炎克雷伯菌碳青霉烯酶 CRE 感染建议优先使用头孢他啶 - 阿维巴坦；治疗产新德里金属 -β- 内酰胺酶（New Delhi metallo-beta-lactamase-1，NDM）或其他金属 -β- 内酰胺酶（metallo-beta-lactamases，MBL）的 CRE 感染建议使用头孢他啶 - 阿维巴坦联合氨曲南，建议在用药前检测 CRE 的产酶类型[14]。但是，近期的一项多国的前瞻性研究探讨了复杂腹腔感染或医院获得性肺炎患者细菌感染的治疗，比较了氨曲南 - 阿维巴坦与美罗培南的效果。发现氨曲南 - 阿维巴坦在药物比例和给药便利性上优于头孢他啶 - 阿维巴坦联合氨曲南的组合，氨曲南 - 阿维巴坦在治疗 MBL 感染中具有一定的潜力[15]，未来还需更多研究进行验证。

　　AMR 是 21 世纪全球公共卫生的重大威胁。抗菌药物耐药性问题需要多方协作、综合施策。各个医疗机构应该严格遵守国家抗生素的使用指导方针，避免不必要的抗生素使用。针对新生儿和老年人等高风险人群，应制订个性化抗生素的使用方案，减少耐药菌的感染风险。ICU 中大量使用抗生素将 ICU 推至抗生素规范化管理的风口浪尖，如何在保障患者安全的同时减少抗生素的滥用，成为每一个 ICU 医师值得深思的问题。未来我们需要实施更加有效的抗生素管理计划，优化抗生素使用策略，加强微生物学检测并实施个性化治疗，为保障患者安全和改善中国抗微生物耐药性提供中国方案。

（张　奥　王瑞兰）

参考文献

[1] GBD 2021 Antimicrobial Resistance Collaborators. Global burden of bacterial antimicrobial resistance 1990-2021: A systematic analysis with forecasts to 2050[J]. Lancet, 2024, 404(10459): 1199-1226.

[2] KLEIN E Y, IMPALLI I, POLEON S, et al. Global trends in antibiotic consumption during 2016-2023 and future projections through 2030[J]. Proc Natl Acad Sci U S A, 2024, 121(49): e2411919121.

[3] World Health Organization. WHO Bacterial Priority Pathogens List 2024: Bacterial pathogens of public health importance, to guide research, development, and strategies to prevent and control antimicrobial resistance[M]. Geneva: World Health Organization, 2024.

[4] TIMSIT J F. Treatment of severe carbapenem-resistant Pseudomonas aeruginosa infections: Still many uncertainties[J]. Lancet Infect Dis, 2024, 16: S1473-3099(24)00754-0.

[5] HARRIS A D, PINELES L, JOHNSON J K, et al. Prevalence of Acinetobacter baumannii and candida auris in patients receiving mechanical ventilation[J]. JAMA, 2023, 330(18): 1769-1772.

[6]   LIU H, MORAN R A, DOUGHTY E L, et al. Longitudinal genomics reveals carbapenem-resistant Acinetobacter baumannii population changes with emergence of highly resistant ST164 clone[J]. Nat Commun, 2024, 15(1): 9483.

[7]   TAMMA P D, IMMEL S, KARABA S M, et al. Successful treatment of carbapenem-resistant Acinetobacter baumannii meningitis with sulbactam-durlobactam[J]. Clin Infect Dis, 2024, 79(4): 819-825.

[8]   GARINET S, FIHMAN V, JACQUIER H, et al. Elective distribution of resistance to beta-lactams among Enterobacter cloacae genetic clusters[J]. J Infect, 2018, 77(3): 178-182.

[9]   POT M, REYNAUD Y, COUVIN D, et al. Wide distribution and specific resistance pattern to third-generation cephalosporins of *Enterobacter cloacae* complex members in humans and in the environment in Guadeloupe (French West Indies)[J]. Front Microbiol, 2021, 12: 628058.

[10] CHANG C Y, HUANG P H, LU P L. The resistance mechanisms and clinical impact of resistance to the third generation cephalosporins in species of Enterobacter cloacae complex in Taiwan[J]. Antibiotics, 2022, 11(9): 1153.

[11] PAUL M, CARRARA E, RETAMAR P, et al. European Society of Clinical Microbiology and Infectious Diseases (ESCMID) guidelines for the treatment of infections caused by multidrug-resistant Gram-negative bacilli (endorsed by European Society of Intensive Care Medicine)[J]. Clin Microbiol Infect, 2022, 28(4): 521-547.

[12] KOHLENBERG A, SVARTSTRÖM O, APFALTER P, et al. Emergence of *Escherichia coli* ST131 carrying carbapenemase genes, European Union/European Economic Area, August 2012 to May 2024[J]. Euro Surveill, 2024, 29(47): 2400727.

[13] ZHOU H, WANG H, CHEN K, et al. Epidemiological and genomic analysis revealed the significant role of flies in dissemination of carbapenem-resistant *Enterobacteriaceae* (CRE) in China[J]. J Hazard Mater, 2024, 480: 136374.

[14] TAMMA P D. Infectious Diseases Society of America 2024 guidance on the treatment of antimicrobial-resistant gram-negative infections[J]. Clin Infect Dis, 2024: ciae403.

[15] HEIL E L, MCCREARY E K. REVISITing treatment of metallo-β-lactamases[J]. Lancet Infect Dis, 2025, 25(2): 144-146.

2   雾化抗菌药物治疗耐药菌重症肺炎：是否仍有用武之地？

耐药菌重症肺炎病死率高，治疗难度大，对重症医学科医师是个极大的挑战。在多重耐药菌高检出率时代，ICU 内静脉注射联合辅助雾化抗生素治疗耐药菌重症肺炎越来越普遍，但具体实施过程缺乏规范性，且疗效无法准确进行归因评价。因此，雾化抗生素治疗耐药菌重症肺炎是否仍有用武之地，需要进一步准确评价。

一、雾化吸入抗生素的优势

雾化吸入抗生素的潜在优势是直接向肺部递送高浓度抗生素，通过支气管肺泡灌洗

（broncho-alveolar lavage，BAL）可检测肺泡抗生素浓度，肺部局部抗生素浓度比致病病原体的最低抑制浓度（minimum inhibitory concentration，MIC）高出数倍[1]。肺活检是检测药物浓度的金标准，但在临床研究中难以实施。气道吸引物也可用于分析并检测大气道药物浓度。动物实验证实，雾化阿米卡星治疗机械通气幼猪大肠杆菌肺炎，其局部浓度显著高于静脉给药后的浓度，也高于致病菌的MIC[2]。这些观察结果在呼吸机相关性肺炎（ventilator-associated pneumonia，VAP）的患者中得到进一步证实：对雾化阿米卡星重症患者的肺泡上皮衬液或气道吸引物的分析显示，肺部抗生素浓度非常高，显著高于相关细菌的MIC[3-5]。此外，雾化抗生素可以预防继发的多重耐药（multidrug-resistant，MDR）菌感染。Palmer等开展的一项随机对照研究纳入了43例VAP患者，其中，19例患者给予雾化吸入抗菌药物治疗，24例患者给予雾化吸入生理盐水安慰剂治疗。研究显示，雾化吸入抗菌药物组患者出现细菌耐药少于安慰剂组（0/19 vs. 8/24，$P=0.005\ 6$），且呈现更早脱离呼吸机的趋势（无呼吸机支持天数19天 vs. 0天，$P=0.034$）[6]。Lu等进行的一项随机对照试验纳入了40例铜绿假单胞菌所致VAP患者，结果显示雾化阿米卡星组的菌株对头孢他啶和阿米卡星敏感，而静脉治疗组50%患者检出耐药菌[7]。雾化患者的血浆抗生素浓度很低，明显低于静脉注射后的血浆浓度。低全身抗生素暴露和肺部局部高浓度之间的平衡可能为重症肺炎患者治疗提供优势，同时也有效避免了静脉给予抗生素的系统毒性。Abdellatif等进行的一项随机对照研究纳入149例VAP患者，分别接受雾化吸入或者静脉给予黏菌素治疗，结果显示雾化治疗组患者急性肾衰竭发生率显著降低（17.8% vs. 39.4%，$P=0.004$），这提示雾化吸入黏菌素的肾毒性相对较低[8]。

二、雾化吸入抗生素在重症肺炎中的应用

雾化抗生素临床上主要用于治疗碳青霉烯耐药（carbapenem-resistant organism，CRO）或广泛耐药（extensively drug resistant，XDR）细菌导致的VAP患者，使用的抗生素种类主要包括氨基糖苷类和黏菌素类。Lu等纳入了40例铜绿假单胞菌所致VAP患者，比较雾化吸入与静脉阿米卡星和头孢他啶的疗效差异，雾化吸入组治愈率高达70%[7]。一项荟萃分析比较了雾化吸入或静脉给药黏菌素对重症VAP患者的疗效，发现雾化吸入黏菌素的临床结局改善并不劣于静脉给药[9]。然而，辅助雾化抗生素对VAP的疗效仍然存在争议。Kollef等发起了一项双盲、随机对照试验，纳入143例革兰氏阴性菌VAP患者，随机分配至雾化吸入阿米卡星联合磷霉素组和雾化吸入生理盐水安慰剂组，仅发现辅助雾化吸入阿米卡星患者机械通气时间缩短[10]。Niederman等开展一项前瞻性、双盲、随机、安慰剂对照的Ⅲ期优效性临床试验，纳入了来自25个国家153个ICU的725例气管插管机械通气的革兰氏阴性菌感染肺炎患者，随机分配至辅助雾化吸入阿米卡星或雾化吸入生理盐水组，两组均联合了标准静脉抗生素治疗。研究发现两组患者生存率没有显著差异（75% vs. 77%，$P=0.43$），未能证明辅助雾化吸入阿米卡星可以改善患者结局[4]。然而该项研究中，约一半的病原菌为标准静脉抗生素的敏感菌株，对照组的治疗成功率比较高，显著降低了辅助雾化阿米卡星获益的可能性[4]。此外，Liu等开展的一项回顾性多中心观察性队列研究纳入了132例重症患者并发泛耐药革兰氏阴性（extensively drug-resistant Gram-negative，XDR GN）菌感染引起的VAP。其中，44例患者接受雾化联合静脉多黏菌素B治疗，88例患者

接受静脉多黏菌素 B 治疗。结果显示临床治愈率（43.2% vs. 27.3%，P=0.066）、细菌清除率（36.4% vs. 23.9%，P=0.132）以及 VAP 相关病死率（27.3% vs. 34.1%，P=0.428）、全因病死率（34.1% vs. 42.0%，P=0.378）在两组之间没有显著的统计学意义。然而，雾化联合静脉注射多黏菌素 B 治疗可获得更高比例的良好临床结局（77.3% vs. 58.0%，P=0.029）[11]。因此，目前除了 XDR GN 菌引起的 VAP，无论是单独雾化吸入抗生素还是与静脉抗生素联合使用治疗 VAP，都没有十分确切的证据。

三、雾化吸入抗生素的实施

欧洲临床微生物学和感染病学会（European Society of Clinical Microbiology and Infectious Disease，ESCMID）不建议 VAP 患者常规辅助雾化吸入抗生素治疗，理由是尽管辅助雾化吸入抗生素存在潜在有效性，但它引起呼吸系统不良反应的风险可能高于预期的获益[12]。然而，一项前瞻性观察研究，678 例重症患者（其中一半采用机械通气）使用了 9 714 次雾化吸入抗生素治疗，仅有不到 1% 的患者报告了副作用，而且副作用是轻微且可逆的，未见严重的不良事件，如气胸、支气管痉挛或过滤器阻塞等[13]。因此美国感染病学会（Infectious Disease Society of America，IDSA）和美国胸科学会（American Thoracic Society，ATS）给出了以下建议：对多黏菌素或氨基糖苷类抗生素敏感的病原体引起的 VAP，或在感染无法控制的情况下建议使用辅助雾化吸入抗生素[14]。目前明确批准或广泛使用的雾化吸入抗生素见表 2-2-1。

表 2-2-1　目前明确批准或广泛使用的雾化吸入抗生素

抗生素	适应证	剂型及剂量
妥布霉素	囊性纤维化患者，铜绿假单胞菌感染所致 HAP 或 VAP	专用雾化溶液，300mg，每日 2 次，28d 一疗程
阿米卡星	多重耐药革兰氏阴性菌（如鲍曼不动杆菌、肺炎克雷伯菌）引起的 HAP 或 VAP	须用注射剂配制，须谨慎使用，200 ～ 400mg，每日 2 次
多黏菌素 E	多重耐药革兰氏阴性菌（如铜绿假单胞菌、鲍曼不动杆菌）所致 HAP 或 VAP	须用注射剂配制，须谨慎使用，75 ～ 150mg（以黏菌素活性成分计），每日 2 次
氨曲南	囊性纤维化患者的铜绿假单胞菌慢性感染	专用雾化制剂，75mg，每日 3 次，28d 一疗程

注：HAP. 医院获得性肺炎（hospital acquired pneumonia）；VAP. 呼吸机相关性肺炎（ventilator-associated pneumonia）。

肺泡内抗生素如何有效达到目标浓度对雾化吸入抗生素仍然是一个挑战，尤其是有创和无创机械通气的患者，因此需要制订标准的雾化吸入流程（表 2-2-2）。雾化器的特性、雾化器在回路中的位置、雾化器的残留量、雾滴大小分布等因素都会影响肺内药物沉积，影响靶肺浓度，进而影响雾化吸入抗生素的疗效。振动筛孔雾化器在 ICU 是首选，尽管最昂贵，但其残余体积少（很少的药物浪费）且不干扰机械通气。雾化器在呼吸机回路中的位置对于输送预先设定的药物量至关重要，位置不当可导致气溶胶损失和低剂量输送。雾化过程中产生的液滴大小不均匀，中等大小的液滴（1 ～ 5μm）沉积在气道，最小颗粒沉积在远端气道。呼吸机的加温和加湿气体及气体流量也会影响颗粒大小，这些增加颗粒在回路和近端气道中撞击的百分比,从而限制了药物向远端肺的输送。

表 2-2-2　标准的机械通气雾化吸入抗生素流程

雾化前	雾化中	雾化后
评估雾化适应证	使用振动筛孔雾化器,置于吸气端距 Y 型管 15cm	评估患者有无呛咳、哮喘等副反应
若将静脉制剂用于雾化,应作好谈话告知	移除湿化器	做好口腔护理,清洁
气道廓清,吸除痰液	呼气端安装过滤器	
镇静、镇痛	容量控制模式	
按需吸入支气管扩张剂	恒定吸气流速	
	呼吸频率 12 次 /min,吸呼比 1∶1	
	潮气量 8ml/kg,适当增加 PEEP	
	吸气末暂停	

注:PEEP. 呼气末正压(positive end expiratory pressure)。

四、雾化吸入抗生素治疗的前景

雾化吸入抗生素治疗的未来:①开发高性能的雾化设备,增强抗生素在肺部的沉积。在幼猪模型上应用新的雾化装置吸入阿米卡星,达到了阿米卡星的高效率传递和低肺外沉积,但它在不同幼猪肺组织药物浓度差异很大。如果能够克服沉积的变异度,将可为机械通气患者的雾化吸入抗生素提供新装置。Niedermann 等在吸气试验中使用了一种高性能的网状雾化器,能与患者的吸气同步,减少了呼气过程中的药物损失,这对雾化吸入昂贵的药物非常重要[4]。②开发吸入抗感染的新疗法作为传统抗生素的辅助或替代疗法。噬菌体是一种天然的病毒和细菌杀手,雾化噬菌体疗法正在研究中,主要是在临床前阶段。在机械通气的铜绿假单胞菌肺炎仔猪中,吸入噬菌体可显著降低细菌负荷,也许可以将其作为辅助方案治疗多重耐药菌 VAP。免疫疗法是另一种探索途径。例如,panobacumab 是一种静脉注射的单克隆抗体,可有效地治疗铜绿假单胞菌感染的免疫功能低下小鼠。也可以考虑通过雾化局部给药,然而临床疗效仍需进一步验证。

综上所述,XDR 细菌导致的 VAP 治疗存在很大的挑战,辅助雾化吸入抗生素是一种可以尝试的治疗方案。未来的雾化吸入疗法应积极开发非抗生素类(噬菌体、单克隆抗体及鞭毛蛋白)抗感染药物。

(钱　航　余跃天　刘　娇)

参考文献

[1] ALVES J, ALP E, KOULENTI D, et al. Nebulization of antimicrobial agents in mechanically ventilated adults in 2017: An international cross-sectional survey[J]. Eur J Clin Microbiol Infect Dis, 2018, 37(4): 785-794.

[2] FERRARI F, GOLDSTEIN I, NIESZKOWSZKA A, et al. Lack of lung tissue and systemic accumulation after consecutive daily aerosols of amikacin in ventilated piglets with healthy lungs[J]. Anesthesiology, 2003, 98(4): 1016-1019.

[3] LUYT C E, CLAVEL M, GUNTUPALLI K, et al. Pharmacokinetics and lung delivery of PDDS-aerosolized amikacin (NKTR-061) in intubated and mechanically ventilated patients with nosocomial pneumonia[J]. Critical Care, 2009, 13(6): R200.

[4] NIEDERMAN M S, ALDER J, BASSETTI M, et al. Inhaled amikacin adjunctive to intravenous standard-of-care antibiotics in mechanically ventilated patients with Gram-negative pneumonia (INHALE): A double-blind, randomised, placebo-controlled, phase 3, superiority trial[J]. Lancet Infect Dis, 2020, 20(3): 330-340.

[5] BOISSON M, JACOBS M, GRÉGOIRE N, et al. Comparison of intrapulmonary and systemic pharmacokinetics of colistin methanesulfonate (CMS) and colistin after aerosol delivery and intravenous administration of CMS in critically ill patients[J]. Antimicrob Agents Chemother, 2014, 58(12): 7331-7339.

[6] PALMER L B, SMALDONE G C, CHEN J J, et al. Aerosolized antibiotics and ventilator-associated tracheobronchitis in the intensive care unit[J]. Crit Care Med, 2008, 36(7): 2008-2013.

[7] LU Q, YANG J, LIU Z, et al. Nebulized ceftazidime and amikacin in ventilator-associated pneumonia caused by Pseudomonas aeruginosa[J]. Am J Respir Crit Care Med, 2011, 184(1): 106-115.

[8] ABDELLATIF S, TRIFI A, DALY F, et al. Efficacy and toxicity of aerosolised colistin in ventilator-associated pneumonia: A prospective, randomised trial[J]. Annals of Intensive Care, 2016, 6(1): 26.

[9] TULLI G, MESSORI A, TRIPPOLI S, et al. Non-inferiority of colistin compared with standard care for the treatment of ventilator-associated pneumonia[J]. Int J Antimicrob Agents, 2017, 49(5): 638-641.

[10] KOLLEF M H, RICARD J D, ROUX D, et al. A randomized trial of the amikacin fosfomycin inhalation system for the adjunctive therapy of gram-negative ventilator-associated pneumonia: IASIS trial[J]. Chest, 2017, 151(6): 1239-1246.

[11] LIU J, SHAO M, XU Q, et al. Low-dose intravenous plus inhaled versus intravenous polymyxin B for the treatment of extensive drug-resistant Gram-negative ventilator-associated pneumonia in the critical illnesses: A multi-center matched case-control study[J]. Ann Intensive Care, 2022, 12(1): 72.

[12] RELLO J, SOLÉ-LLEONART C, ROUBY J J, et al. Use of nebulized antimicrobials for the treatment of respiratory infections in invasively mechanically ventilated adults: A position paper from the European Society of Clinical Microbiology and Infectious Diseases[J]. Clin Microbiol Infect, 2017, 23(9): 629-639.

[13] EHRMANN S, ROCHE-CAMPO F, BODET-CONTENTIN L, et al. Aerosol therapy in

intensive and intermediate care units: Prospective observation of 2808 critically ill patients[J]. Intensive Care Med, 2016, 42(2): 192-201.

[14] KALIL A C, METERSKY M L, KLOMPAS M, et al. Management of adults with hospital-acquired and ventilator-associated pneumonia: 2016 Clinical Practice Guidelines by the Infectious Diseases Society of America and the American Thoracic Society[J]. Clin Infect Dis, 2016, 63(5): e61-e111.

3　呼吸机相关性肺炎是否需要抗菌药物预防

呼吸机相关性肺炎（VAP）是机械通气超过 48 小时后发生的肺部感染，具有较高的发病率和病死率，给患者带来严重的生命威胁。随着抗菌药物耐药性的增加，VAP 的治疗变得愈发复杂，因此，预防措施显得尤为重要。然而，关于是否使用抗菌药物预防 VAP，尤其是静脉给药的方式，目前仍存在诸多争议。

一、能否用抗菌药物预防 VAP？

尽管对 VAP 发病机制的了解有所进展，形成了 VAP 预防的很多措施和流程，但 VAP 仍然是 ICU 内接受有创机械通气（invasive mechanical ventilation，IMV）患者的常见并发症。研究显示，ICU 内 IMV 患者的 VAP 患病率为 5%～40%，病死率估计为 13%～57%[1]。此外，与类似的未发生 VAP 的患者相比，已证明 VAP 与更长的 IMV 持续时间、更长的住院时间和更高的费用相关[2]。

目前已经提出了多种预防 VAP 的策略，包括使用氯己定定期进行口腔护理、预防性益生菌、预防性抗菌药物及使用镀银气管插管。其中，具有 30 多年研究历史的预防性抗菌药物使用一直是一个颇具争议的话题。一方面，使用预防性抗菌药物可能是直接杀死许多与 VAP 相关的潜在致病菌的最有效措施。另一方面，没有足够的证据证实预防性抗菌药物的有效性，而且预防性使用抗菌药物可能会导致多重耐药菌的出现，并引起不良事件，如肾毒性和支气管痉挛等。争议仍然存在，因此，美国胸科学会指南目前不建议将抗菌药物预防作为 VAP 的常规治疗方法。近期一项对 13 项研究（包括 1 819 例在 ICU 需要 IMV 的患者）进行的荟萃分析表明，与安慰剂相比，预防性抗菌药物可降低 VAP 发生率，但病死率相似。分析进一步表明，与通过呼吸道给药相比，通过静脉注射预防抗菌药物在预防 VAP 方面可能更有效，但差异不显著（$OR=0.66$，95% CI 0.34～1.3）。此外，研究还发现妥布霉素可能是通过呼吸道适用的针对 VAP 最有效的抗菌药物（有效率为 55.6%），氨苄西林 - 舒巴坦可能是最有效的静脉注射抗菌药物（有效率为 42.2%）。另一个预防性使用抗菌药物的重要因素是其可以缩短 IMV 持续时间和入住 ICU 的时间[3]。

二、VAP 抗菌药物预防相关的大型 RCT 带来的启示

近年来，两项具有里程碑意义的大型随机对照试验（RCT）为 VAP 的抗菌药物预防提供了新的视角。一项发表在 *The New England Journal of Medicine* 上的 AMIKINHAL 试验[4]，研究了雾化吸入阿米卡星对预防 VAP 的效果。结果显示，阿米卡星组 VAP 发生率显著低

于安慰剂组（15% vs. 22%，*P*=0.004），且感染呼吸机相关并发症的发生率也较低（18% vs. 26%，*P* < 0.05）。另一项发表在 *The Lancet Respiratory Medicine* 上的 PROPHY-VAP 试验[5]，探讨了早期给予单剂量头孢曲松预防 VAP 的可行性。研究发现，头孢曲松组患者的 VAP 风险、通气暴露、抗菌药物暴露、延长 ICU 和住院时间及病死率均有所降低，且未发现安全问题。这两项研究均表明，特定的预防性抗菌药物使用策略可能对降低 VAP 发生率具有积极作用。

从 AMIKINHAL 试验来看，吸入阿米卡星主要适用于至少接受 3 天机械通气的患者，且在 28 天随访期内能显著减轻 VAP 的负担。这种预防方法的优势在于直接作用于呼吸道，减少了全身抗菌药物的暴露，从而降低了耐药菌产生的风险。而 PROPHY-VAP 试验中的单剂量头孢曲松预防策略，则适用于需要入住 ICU 和机械通气的脑损伤患者。这种策略的优势在于早期干预，能够在细菌定植和感染发生之前提供保护。然而，需要注意的是，这两种预防方法均存在一定的局限性。吸入阿米卡星可能会引起气道刺激等局部不良反应，而单剂量头孢曲松的预防效果可能因患者的个体差异而有所不同。

局部抗菌药物预防方面，Hurley 等人基于 Cochrane 综述数据的模拟研究发现，与非抗菌方法相比，局部抗菌药物预防和口腔护理的间接影响可能会增加 ICU 患者的病死率[8]，其原因与预防后产生的群体效应有关。这一发现提示在实施局部抗菌药物预防措施时，需要仔细权衡其潜在的风险与益处。此外，开发新型预防策略，如使用组织相容且润滑的水凝胶导管，已显示出预防 VAP 的潜力。Kong 等人报道，季鏻盐功能化水凝胶导管不仅增强了组织相容性，还具有强大的广谱内在抗菌活性，能有效抑制多种耐药病原体的侵袭，并防止生物膜形成，为 VAP 的预防提供了新的视角[9]。

三、抗菌药物预防可能带来的不良影响

尽管抗菌药物预防在降低 VAP 发生率方面显示出一定的潜力，但同时也可能带来一系列不良影响。从卫生经济学角度来看，预防性使用抗菌药物会增加医疗成本，包括药物费用、监测费用，以及可能的不良反应处理费用。此外，预防性抗菌药物的使用可能会诱导耐药菌的产生，尤其是当抗菌药物使用不规范或剂量不足时，细菌更容易发生耐药变异。这不仅会增加后续治疗的难度，还可能导致耐药菌在医院内的传播，给其他患者带来风险。气道微生态紊乱也是抗菌药物预防可能引发的问题之一。近期的研究表明，预防性使用抗菌药物能够降低 VAP 的发生率，但同时也可能加剧耐药性问题。例如，Martin 等人[6]在 2024 年的研究中比较了在疑似非严重 VAP 患者中立即开始抗菌药物治疗与等待微生物学确认后再进行保守治疗的效果。研究发现，与立即开始抗菌药物治疗相比，等待微生物学确认并不会导致抗菌药物使用的减少，且两种策略在安全性结果上没有差异。提示在疑似 VAP 病例中，及时和适当的抗菌药物治疗至关重要。同时，UpToDate 在 2024 年的概述中强调[7]，了解抗微生物药物耐药性模式和抗微生物药物耐药性病原体感染的危险因素对于指导 VAP 的治疗决策至关重要。因此，在抗菌药物耐药性的背景下，预防 VAP 和呼吸机相关感染的策略对于降低选择耐药微生物的风险至关重要。正常情况下，气道内存在着复杂的微生物群落，它们相互制约、相互协作，维持着气道的微生态平衡。抗菌药物的使用可能会破坏这种平衡，导致某些微生物过度生长，从而引发新的感染或炎症反应。

四、争议与未来展望

两项权威期刊上的大型 RCT 阳性结果引发了关于 VAP 预防策略的广泛讨论。一方面，这些研究结果为预防性抗菌药物的使用提供了有力支持，表明在特定患者群体中，抗菌药物预防可能具有显著的临床收益。然而，另一方面，也有学者对这些结果持谨慎态度。他们认为，尽管 RCT 显示了预防性抗菌药物的短期效果，但长期来看，耐药菌的产生和传播可能会抵消这些短期效益，并且目前的研究还未能充分解决抗菌药物预防可能带来的其他潜在风险。因此，是否会改变指南推荐仍是一个需要深入探讨的问题。未来，我们需要更多的研究来进一步明确抗菌药物预防的适应证、最佳给药途径、抗菌药物种类和剂量等关键问题。同时，结合其他非药物预防措施，如优化气道管理、加强感染控制等，可能会取得更好的预防效果。此外，针对不同患者群体的个体化预防策略也应成为研究的重点方向。

总之，VAP 的预防是一个复杂而重要的问题，抗菌药物预防在降低 VAP 发生率方面具有一定的作用，但也存在诸多风险和挑战。在临床实践中，应根据患者的具体情况，权衡利弊，合理选择预防措施，并密切关注抗菌药物使用的潜在不良影响。

五、结论

VAP 的预防是重症医学中的一个重要议题。吸入阿米卡星（20mg/kg 理想体重，每日一次，治疗 3 天）对于接受 3 天以上机械通气的患者，以及单剂量头孢曲松预防（气管插管后 12 小时内静脉注射头孢曲松 2g）对于入住 ICU 的脑损伤患者具有一定的效果，但同时也带来了耐药性增加的风险。因此，临床上应根据患者的具体情况，合理使用抗菌药物，还需要进一步研究以确定最佳给药途径、抗菌药物类型和剂量。同时结合其他非药物预防措施，以实现 VAP 的有效预防。

（谢　晖　陈德昌）

参考文献

[1]　NISAR O, NISAR S, KHATTAK HAROON UR RASHID S, et al. Clinical and etiological exploration of ventilator-associated pneumonia in the intensive care unit of a developing country[J]. Cureus, 2023, 15(10): e47515.

[2]　AHMADIPOUR M, LASHKARI M, AHMADINEJAD M. Comparison of morbidity, mortality, and costs of VAP patients with non-VAP patients in the tertiary referral hospital of Kerman, Iran[J]. Tanaffos, 2023, 22(1): 61-69.

[3]　ZHA S, NIU J, HE Z, et al. Prophylactic antibiotics for preventing ventilator-associated pneumonia: A pairwise and Bayesian network meta-analysis[J]. Eur J Med Res, 2023, 28(1): 348.

[4]　EHRMANN S, BARBIER F, DEMISELLE J, et al. Inhaled amikacin to prevent ventilator-associated pneumonia[J]. N Engl J Med, 2023, 389(22): 2052-2062.

[5]　DAHYOT-FIZELIER C, LASOCKI S, KERFORNE T, et al. Ceftriaxone to prevent

early ventilator-associated pneumonia in patients with acute brain injury: A multicentre, randomised, double-blind, placebo-controlled, assessor-masked superiority trial[J]. Lancet Respir Med, 2024, 12(5): 375-385.

[6] MARTIN M, FORVEILLE S, LASCARROU J B, et al. Immediate vs. culture-initiated antibiotic therapy in suspected non-severe ventilator-associated pneumonia: A before-after study (DELAVAP)[J]. Ann Intensive Care, 2024, 14(1): 33.

[7] RAMIREZ J A. Overview of community-acquired pneumonia in adults - UpToDate[EB/OL]. (2024-11-12)[2025-02-20]. https://www.uptodate.com/contents/overview-of-community-acquired-pneumonia-in-adults.

[8] HURLEY J. Indirect (herd) effects of topical antibiotic prophylaxis and oral care versus non-antimicrobial methods increase mortality among ICU patients: Realigning Cochrane review data to emulate a three-tier cluster randomised trial[J]. BMJ Open, 2023, 13(11): e064256.

[9] KONG X, GUO G, YIMING B, et al. Tissue-compatible and lubricated hydrogel catheter with promising activity against polymicrobial infections for ventilator-associated pneumonia prevention[J]. Adv Healthc Mater, 2024, 13(30): e2401750.

4 从 BLING III 研究再谈脓毒症患者 β- 内酰胺类抗生素输注方式

2021 年版拯救脓毒症运动（Surviving Sepsis Campaign, SSC）指南指出，脓毒症或脓毒症休克患者使用 β- 内酰胺类抗生素，建议在负荷剂量后（after an initial bolus）采取持续输注（continuous infusion）的给药方式，这是一项基于中等证据的弱推荐建议[1]。然而，持续输注的给药方式是否可使患者获益并最终改变临床结局始终存在争议。BLING III 研究是迄今 ICU 领域样本量最大的比较持续或间歇输注 β- 内酰胺类抗生素治疗脓毒症的随机对照试验（randomized controlled trial, RCT），尽管其主要临床研究终点的差异无统计学意义，但研究发现持续输注确实存在降低死亡风险的趋势[2]。因此对于脓毒症患者 β- 内酰胺类抗生素的最佳给药方式，仍需要进一步深入探讨。

一、脓毒症的流行病学

据世界卫生组织数据，全球每年脓毒症发病人数超过 4 900 万，导致约 1 100 万人死亡，占全球总死亡人数的 20%。其流行病学呈现显著地域差异：中低收入国家负担最重，疾病发病人数甚至可占病例总数的 85%，非洲和东南亚地区因医疗资源匮乏导致病死率高达 40% ～ 60%。脓毒症的高危人群包括老龄患者（65 岁以上占 60%）、慢性病患者（糖尿病、肿瘤、慢性肝肾疾病）、免疫功能低下者及围产期妇女。值得注意的是，约 40% 的病例源于院内感染。近年来，多重耐药菌感染比例上升至 35%，显著增加治疗难度。

二、持续或间歇输注 β- 内酰胺类抗生素药代动力学差异及优缺点

2023 年，包含美国临床药学院（ACCP）、英国抗菌化疗学会（BSAC）、欧洲临床微生物学和感染病学会（ESCMID）、美国感染病学会（IDSA）、美国重症医学学会（SCCM）及感染

病药师协会(SIDP)等共 7 个学会共同颁布了推荐 β- 内酰胺类抗生素延长输注的专家共识[3]。这份共识将抗生素输注时间至少 3 小时定义为延长输注(prolonged infusion,PI),其中 PI 包括广泛延长输注(extended infusion,EI)和持续输注(continuous infusion,CI)。持续时间不超过 60 分钟的抗生素输注被定义为快速输注(short infusion,SI),持续时间在 60 分钟和 3 小时之间的输液未进行分类。

大量研究表明,重症患者 β- 内酰胺类抗生素的血浆浓度是可变且难以准确预测的。β- 内酰胺类抗生素的血浆浓度是时间依赖性的,定义为在给药间隔期间未结合或血浆蛋白游离的药物浓度(free,f)保持高于最低抑菌浓度(minimal inhibitory concentration,MIC)的时间(time,T),即 $\%fT > MIC$。对于重症患者,建议 PK/PD 的目标值为 $100\%fT > 4MIC$[4]。为了实现这一目标,需要每日给予高剂量的 β- 内酰胺类抗生素。同时,持续性 β- 内酰胺类抗生素静脉输注似乎是实现该 PK/PD 目标的最佳给药方式,特别是治疗高 MIC 的致病微生物,而不同的 β- 内酰胺类抗生素体外稳定性不同,推荐的负荷剂量及给药维持时间也不同[5-6],因此临床应用时需要进一步关注(表 2-4-1)。

表 2-4-1 不同抗生素治疗耐药革兰氏阴性菌时推荐的负荷剂量及给药方式

抗生素	负荷剂量	肌酐清除率正常患者的用药剂量
哌拉西林 - 他唑巴坦	9g,给药时间 > 30min	4.5g q.6 ~ 8h.(持续输注)
氨苄西林 - 舒巴坦	无	24g/12g
替莫西林	2g,给药时间 > 30min	2g q.8h.(持续输注)
头孢西丁	2g,给药时间 > 30min	2g q.8h.(持续输注)
头孢吡肟	2g,给药时间 > 30min	2g q.8h.(持续输注)
头孢他啶 - 阿维巴坦	2.5g,给药时间 > 30min	2.5g q.8h.(持续输注)
头孢洛扎 - 他唑巴坦	1g/0.5g,给药时间 > 30min HAP/CAP 3g,给药时间 > 30min	1g/0.5g q.6h.(持续输注) HAP/CAP:9g(持续输注)
亚胺培南 - 瑞来巴坦	无	500mg/250mg q.6h.(30min 给予负荷剂量,优选延长输注 > 3h)
美罗培南 - 韦博巴坦	2g/2g,给药时间 > 30min	2g/2g q.8h.(持续输注 > 3h)
头孢地尔	2g,给药时间 > 30min	2g q.6 ~ 8h.(持续输注 > 3h)
多黏菌素 E	4.5M IU	9M IU q.d.(持续输注 > 30min,优选延长输注 > 6h)
磷霉素	4g	4 ~ 8g q.6 ~ 8h.(输注时间 > 30min,优选 16 ~ 24g 持续输注)

注:HAP. 医院获得性肺炎;CAP. 社区获得性肺炎。

在 ICU 内对于 β- 内酰胺类抗生素有无不实施持续/延长输注的理由?通过持续输注 β- 内酰胺类抗生素将导致整个给药间隔期内持续存在稳态血浆浓度,大于 MIC 的时间更长,并增加微生物学清除率。但更好的 PK/PD 目标是否意味着更好的临床结果呢?大多数 β- 内酰胺类抗生素的半衰期为 1 ~ 2 小时,持续输注将改善它们的药代动力学目标。而抗生素的半衰期越长,持续输注的获益就相对有限。例如,头孢曲松的半衰期为 8 小时,间歇性每日两次给药将产生与持续输注相同的药代动力学效应。

三、BLING Ⅲ 研究的启示

过去 20 年已有多个 RCT 探讨了这个问题。2023 年发表在 *JAMA* 上的 MERCY 研究发现美罗培南持续输注与常规输注方式相比,患者 28 天病死率可降低 2%,但是关于患者远期预后及细菌耐药性方面的比较仍无法准确定义,需要进一步的研究证实 [7]。

2024 年发表在 *JAMA* 上的 BLING Ⅲ 研究是至今为止样本量最大的全球性关于比较 β-内酰胺类抗生素持续输注与间歇输注两种不同给药方式对于脓毒症患者预后的临床试验。BLING Ⅲ 研究中近 30 000 例患者接受了初筛,排除了 21 840 例,其中超过 24 小时接受抗生素治疗是主要的排除原因。入组患者平均年龄为 59 岁,以男性为主。约 70% 的患者在随机分组前的 24 小时内接受了血管活性药物治疗。入组人群中呼吸系统感染是导致脓毒症最常见的病因,其次是腹腔感染。最常见的病原体是大肠埃希菌、肺炎克雷伯菌、铜绿假单胞菌和甲氧西林敏感的金黄色葡萄球菌。在随机分组后 90 天内的全因病死率是该研究的主要结局。接受 β-内酰胺类抗生素持续输注的患者中,全因病死率为 24.9%,而间歇输注组为 26.8%,存在 1.9% 的病死率差异,但与间歇输注组相比,持续输注组的临床治愈率更高。该研究仅分析了哌拉西林-他唑巴坦和美罗培南,未提供细菌对这种经验性治疗的敏感性数据,且仅有 10% 的患者提供了 MIC 的数据。BLING Ⅲ 研究表明,尽管差异没有统计学意义,但使用负荷剂量后继续持续输注可使病死率降低约 2%,这意味着治疗 50 例患者可改善 1 例患者的预后结局。因此后续临床研究的开展应明确哪些患者可以最终从持续输注中获益。建议进一步分析存在肾功能亢进及感染高 MIC 病原体的患者,可能采取持续输注的策略会更加获益。在 BLING Ⅲ 研究中,持续输注可能需要更少的护理时间。

Abdul-Aziz 等在 *JAMA* 同期发表的一项荟萃分析包含了 BLING Ⅲ 研究的结果,旨在比较脓毒症患者中使用 β-内酰胺类抗生素持续输注与间歇输注的效果 [8]。研究者纳入 18 项 RCT,共包含 9 108 例患者,共有 17 项试验分析了 90 天全因病死率,其中 BLING Ⅲ 研究贡献了此荟萃分析中 77.1% 的患者。β-内酰胺类抗生素持续输注与间歇输注相比,90 天的全因病死率风险比(*RR*)为 0.86,95% 置信区间(*CI*)为 0.72 ~ 0.98,且有 99.1% 的后验概率表明持续输注可以降低 90 天的全因病死率。同样,β-内酰胺类抗生素的持续输注还与降低 ICU 死亡风险(*RR*=0.84,95% *CI* 0.70 ~ 0.97)和增加临床治愈率(*RR*=1.16,95% *CI* 1.07 ~ 1.31)相关。在两组之间次要结局未见到微生物学清除、抗生素相关不良事件和 ICU 住院时间的差异。

四、总结

BLING Ⅲ 研究是重症医学领域样本量最大的比较持续或间歇输注 β-内酰胺类抗生素对脓毒症患者预后水平的 RCT,因此,临床指南很可能会利用这项新的里程碑性的研究和相关荟萃分析建议 ICU 的成人患者使用持续性 β-内酰胺类抗生素输注方案。对于 ICU 的脓毒症患者,持续输注最好在急诊科入院时就开始。在纳入 BLING Ⅲ 研究的荟萃分析中提示,间歇输注 β-内酰胺类抗生素的患者存在感染部位浓度降低的风险。尽管抗生素耐药发生是多因素共同导致的,但低 β-内酰胺类抗生素水平可能会增加耐药率。因此,如果在 ICU 内广泛实施持续性 β- 内酰胺类抗生素的输注方式,则实施前后的耐药率监测将很重要。未来可针对 β- 内酰胺类抗生素持续输注的最佳时间、抗生素体外不稳定性,以及对临床工作量的潜在影响等因素确定研究方向。另外,其他 β- 内酰胺类抗生素尤其是新型的 β- 内酰胺类酶抑制剂复合制剂的最佳输注方式,并结合 MIC 及血药浓度监测如何制订最佳的给药方案也值得探讨。因此目前临床上仍然推荐以 BLING Ⅱ 研究为导向的 β- 内酰胺类抗生素延长输注方式,并在实践中积累经验,谨慎评估由延长输注过渡到持续输注的风险和利弊。

（王丽辉　余跃天）

参考文献

[1]　EVANS L, RHODES A, ALHAZZANI W, et al. Surviving sepsis campaign: International guidelines for management of sepsis and septic shock 2021[J]. Crit Care Med, 2021, 49(11): e1063-e1143.

[2]　DULHUNTY J M, BRETT S J, DE WAELE J J, et al. Continuous vs intermittent β-lactam antibiotic infusions in critically ill patients with sepsis: The BLING Ⅲ randomized clinical trial[J]. JAMA, 2024, 332(8): 629-637.

[3]　HONG L T, DOWNES K J, FAKHRIRAVARI A, et al. International consensus recommendations for the use of prolonged-infusion beta-lactam antibiotics: Endorsed by the American College of Clinical Pharmacy, British Society for Antimicrobial Chemotherapy, Cystic Fibrosis Foundation, European Society of Clinical Microbiology and Infectious Diseases, Infectious Diseases Society of America, Society of Critical Care Medicine, and Society of Infectious Diseases Pharmacists[J]. Pharmacotherapy, 2023, 43(8): 740-777.

[4]　ALAWYIA B, FATHIMA S, SPERNOVASILIS N, et al. Continuous versus intermittent infusion of beta-lactam antibiotics: Where do we stand today? A narrative review[J]. Germs, 2024, 14(2): 162-178.

[5]　MOUTON J W, VINKS A A. Continuous infusion of beta-lactams[J]. Curr Opin Crit Care, 2007, 13(5): 598-606.

[6]　MESCHIARI M, ASQUIER-KHATI A, TISEO G, et al. Treatment of infections caused by multidrug-resistant Gram-negative bacilli: A practical approach by the Italian (SIMIT) and French (SPILF) Societies of Infectious Diseases[J]. Int J Antimicrob Agents, 2024, 64(1): 107186.

[7]　MONTI G, BRADIC N, MARZAROLI M, et al. Continuous vs intermittent meropenem administration in critically ill patients with sepsis: The MERCY randomized clinical trial[J]. JAMA, 2023, 330(2): 141-151.

[8]　ABDUL-AZIZ M H, HAMMOND N E, BRETT S J, et al. Prolonged vs intermittent infusions of β-lactam antibiotics in adults with sepsis or septic shock: A systematic review and meta-analysis[J]. JAMA, 2024, 332(8): 638-648.

5 ICU内侵袭性真菌病新定义解读

2024年,*Intensive Care Medicine*发布了由7个国际学术组织专家组共同研讨制定的,针对非粒细胞缺乏、非典型免疫缺陷、ICU成年患者相关侵袭性真菌病(invasive fungal disease,IFD)诊断的专家共识(即FUNDICU定义,下文简称新定义)[1]。该新定义旨在为经典免疫功能低下患者群体之外的非中性粒细胞减少性ICU患者的IFD制定一套标准定义,可作为欧洲癌症研究与治疗组织(EORTC)和真菌病研究组教育与研究联盟(MSGERC)提供的IFD定义的补充[2]。本文将根据新定义,着重聚焦于非中性粒细胞减少的成人ICU患者中侵袭性念珠菌病及侵袭性曲霉病,为评估患者宿主因素和微生物学诊断提供标准化新定义,提高科研及临床应用的普适性和参考性。

一、侵袭性念珠菌病的新定义

侵袭性念珠菌病(invasive candidiasis,IC)是ICU中非中性粒细胞减少性危重成人患者中最常见的IFD。IC可分为两种非互斥形式:①念珠菌血症;②深部念珠菌病。ICU中非中性粒细胞减少的重症患者最常见的深部念珠菌病感染是腹腔念珠菌病(IAC)。

(一)确诊侵袭性念珠菌病

从正常无菌部位鉴定出念珠菌属即可定义IC(念珠菌血症或深部念珠菌病),念珠菌血症是非中性粒细胞减少的重症成人患者中最常见的IFD形式[3]。病原菌鉴定可通过直接显微镜检查、培养或组织学进行。与念珠菌属一致的芽生细胞的组织学证据可直接确定侵袭性念珠菌病,而对于菌丝或假菌丝,则需要通过聚合酶链反应(PCR)或培养进行菌种鉴定。

当患者无法确诊IC时,也可使用真菌抗原的生物标志物进行辅助诊断,主要包括血清生物标志物$(1,3)$-β-D-葡聚糖(BDG),但BDG的阳性预测值在不同研究之间差异很大,也因其无统一的使用阈值,从而限制其在临床中的应用[4-6]。

(二)临床诊断深部念珠菌病

临床诊断(probable)深部念珠菌病需要至少满足一项真菌学标准和至少一项临床标准。新定义最终确定了两项真菌学标准:①在胃肠道或泌尿生殖壁完整性改变(穿孔/手术)后,从腹腔、纵隔或胸膜腔间隙或脓肿/脓胸处无菌采集的标本中鉴定到念珠菌。标本最好在术中或在超声(US)引导或计算机断层扫描(CT)引导下抽吸,或于新留置24小时内的引流管中获取。然而,应始终考虑标本污染的可能性。值得注意的是,这一真菌学标准不适用于胃肠道或泌尿生殖器穿孔后(穿孔24小时内和收集腹膜液后)从腹膜液中分离出念珠菌。在穿孔超过24小时且进行感染灶控制的情况下或复发性腹膜炎(如吻合口瘘)的情况下,从腹膜中分离念珠菌(手术期间从腹内标本或24小时内插入的外部引流液中获得)定义了临床诊断深部念珠菌病的真菌学标准。同样的概念也适用于念珠菌性纵隔炎和食管穿孔后的胸膜炎/脓胸。②对于其他深部部位(以及没有穿孔的纵隔和腹部),伴发念珠菌可被认为是临床诊断深部念珠菌病的真菌学标准。在后一种情况下,该疾病应在研究中归类为经证实的IC(确诊念珠菌病+临床诊断深部念珠菌病)。

诊断深部念珠菌病的临床标准包括:①与侵袭性念珠菌病相符的眼底病变,或②与感染过程一致的影像学异常,在明确其他感染/非感染过程后仍无法解释。这些异常应存在于由直接接种或由于先前未被认识的血源性播散（例如 IAC、心内膜炎、骨髓炎、关节炎、纵隔炎、脑膜炎）而可能发展为 IC 的部位；非常重要的是，在所有采用临床诊断的深部念珠菌病定义的研究中，都应详细报告已排除其他诊断。

二、侵袭性曲霉病的新定义

侵袭性曲霉病（invasive aspergillosis，IA）主要报道于经典高危人群中，如血液恶性肿瘤患者或实体器官移植患者。在非中性粒细胞减少的危重症成人 ICU 患者中，IA 通常表现为侵袭性肺曲霉病（IPA）或支气管曲霉病（TBA）。

（一）确诊侵袭性曲霉病

通过从正常无菌部位或肺部活检或针吸活检获得的标本中获得组织学或细胞病理学证据，证明存在组织侵袭，同时检测到与曲霉菌属相符的菌丝（经培养或 PCR 确认），或者从与感染过程一致的病变中活检或针吸活检获得的标本中检测到曲霉菌属培养物，被定义为确诊 IA。

（二）临床诊断 IPA/TBA

临床诊断 IPA/TBA 应具备以下条件：①至少一种相符的体征或症状；②至少一项 ICU 宿主因素；③至少一项临床标准；④至少一项真菌学标准。唯一允许的例外情况是流行性感冒病毒等病毒感染患者可能出现 TBA，在没有相关的体征和症状的情况下也可以诊断。

应存在至少一项如下症状或体征（并且与 IPA 或 TBA 的部位 / 进展相符）：①至少 3 天的适当抗生素治疗后仍持续发热（必要时控制细菌感染的源头）；②至少退热 48 小时后复发，同时仍在使用抗生素并且没有其他明显诱因；③胸膜炎胸痛；④检查时肺部有胸膜摩擦感；⑤呼吸困难（不适用于在评估临床诊断 IPA/TBA 时通气超过 48 小时的患者，如果在开始通气时出现呼吸困难，则适用于前 48 小时）；⑥咯血；⑦尽管进行了适当的抗生素治疗和呼吸支持，但呼吸功能仍然恶化。

ICU 宿主因素包括：①流行性感冒病毒等病毒感染；②中度 / 重度慢性阻塞性肺疾病（COPD）；③失代偿性肝硬化；④未控制的人类免疫缺陷病毒（HIV）感染，CD4 细胞计数 < 200 个 /mm³；⑤实体肿瘤。

临床标准包括以下内容：①存在气管支气管溃疡和 / 或结节和 / 或支气管镜检查发现假膜和 / 或斑块和 / 或焦痂（定义为临床诊断 TBA）；②胸部 CT 发现肺部浸润，或出现不能归因于其他原因的空洞现象（定义为临床诊断 IPA）。

真菌学标准包括：①显微镜检查发现支气管肺泡灌洗液（BALF）中存在霉菌；② BALF 培养曲霉菌阳性；③血清半乳甘露聚糖（GM）> 0.5 光密度指数（ODI）；④ BALF 中半乳甘露聚糖≥ 1.0 ODI。

曲霉菌 PCR 的生物标志物可能有助于识别疑似 IPA/TBA 患者，并可促进早期治疗，但关于其在非中性粒细胞减少、危重 ICU 患者中的一般表现的总体证据仍然有限[7-8]。总体而言，GM 试验在临床诊断 IPA/TBA 时仍是首选方式[9]。

三、ICU 内侵袭性真菌病新定义的不同之处

首先，对于非粒细胞缺乏的 ICU 患者，通常合并各种基础疾病及具有多种 IFD 诱因，使得他们可能表现出不同程度的免疫应答改变，这些免疫应答改变可使 ICU 患者易发生

IFD[10]。新定义中对 IFD 的定义不适用于满足 EORTC/MSGERC 宿主因素的 ICU 患者。因此,新定义最大的不同之处在于聚焦于非中性粒细胞减少的成人 ICU 患者。

其次,对于 IC 的诊断也强调了外科手术对于解剖屏障的影响,以及对于标本培养结果的解读,以规范临床更恰当地进行诊断及采取后续相应临床诊疗行为。

最后,对于 IPA/TBA 的诊断,新定义结合目标宿主人群特点也定义了详细的临床标准,而对于生物标志物如半乳甘露聚糖试验(GM 试验),其循证医学证据主要来自血液科、移植科患者及艾滋病患者。此次针对 ICU 患者的 IFD 诊断标准更新,对许多诊断标准有更加具体化的阐述和细分。

四、ICU 内侵袭性真菌病新定义对临床诊疗行为的影响

新定义对临床诊疗行为可能产生一定影响[7](图 2-5-1、图 2-5-2)。例如,IC 的诊断特别强调了外科手术的重要性,特别是腹部手术,因为这类手术可能会影响肠道菌群和肠道通透性。此外,还有一些重要的临床证据,比如当怀疑念珠菌血流感染时,须邀请眼科医师检查眼底。另外,关于念珠菌的一些异常影像学证据也逐渐被提及。在 IA 诊断方面,流行性感冒病毒等病毒感染患者还是有肺结构病变,如 COPD 和支气管扩张,以及糖尿病、肝硬化,其 IA 的发生风险均有所增加,因而补充并定义该 ICU 人群的 IA 诊断使临床 IA 诊断能更恰当。

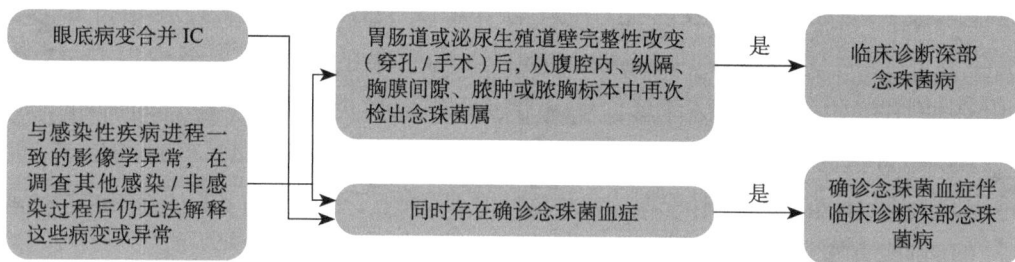

图 2-5-1 FUNDICU 共识 IC 临床诊断路径

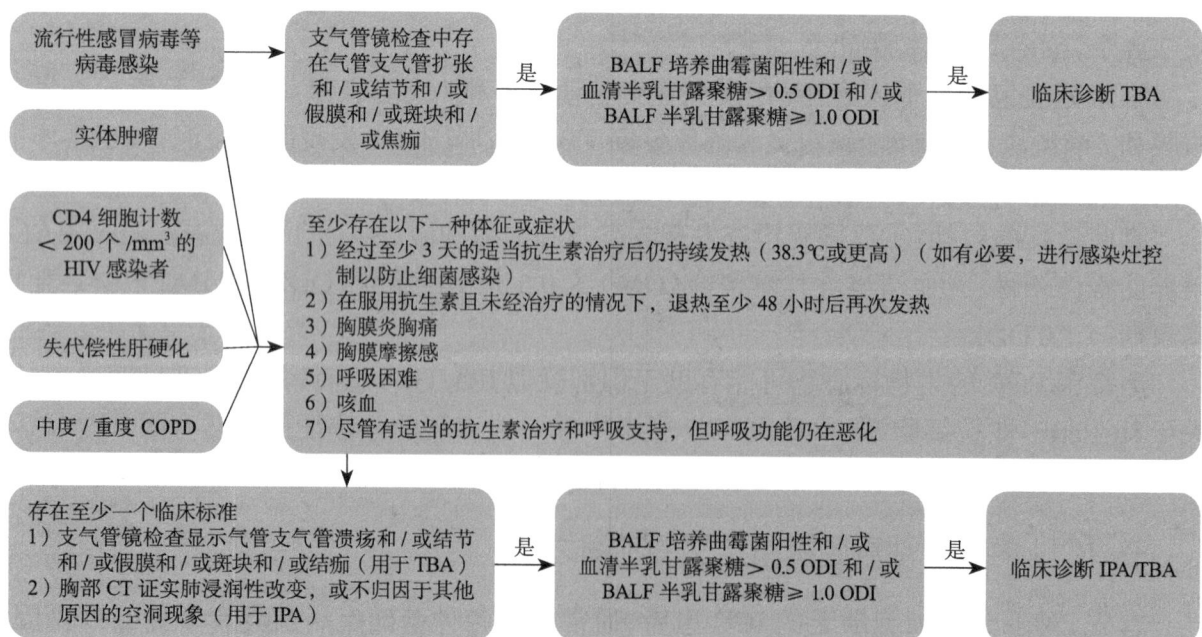

图 2-5-2 FUNDICU 共识 IA 临床诊断路径

FUNDICU 共识文件为 ICU 中无粒细胞缺乏的成年患者提供了 IC 和 IA 的定义,建议可用于指导相关临床研究。尽管仍存在许多差异,但如果该标准化定义能够得到广泛采纳,将有助于未来研究的设计,并增加其结果的可比性。最终使 IFD 的诊断标准化,并优化 IFD 危重患者的预后管理。

(瞿洪平)

参考文献

[1]　BASSETTI M, GIACOBBE D R, AGVALD-OHMAN C, et al. Invasive fungal diseases in adult patients in intensive care unit (FUNDICU): 2024 consensus definitions from ESGCIP, EFISG, ESICM, ECMM, MSGERC, ISAC, and ISHAM[J]. Intensive Care Med, 2024, 50(4): 502-515.

[2]　DONNELY J P, CHEN S C, KAUFFMAN C A, et al. Revision and update of the consensus definitions of invasive fungal disease from the European Organization for Research and Treatment of Cancer and the Mycoses Study Group Education and Research Consortium[J]. Clin Infect Dis, 2020, 71(6): 1367-1376.

[3]　ROGERS T R. Defining invasive fungal diseases for clinical research: A work in progress[J]. Clin Infect Dis, 2020, 71(6): 1377-1378.

[4]　CARELLI S, POSTERARO B, TORELLI R, et al. Prognostic value of serial (1, 3)-β-D-glucan measurements in ICU patients with invasive candidiasis[J]. Crit Care, 2024, 28(1): 236.

[5]　MIKULSKA M, ULLAH N, MAGNASCO L, et al. Lower (1,3)-beta-D-glucan sensitivity and in vitro levels in Candida auris and Candida parapsilosis strains[J]. Clin Microbiol Infect, 2024, 30(6): 822-827.

[6]　TRÄGER J, DRÄGER S, MIHAI S, et al. Detailed β-(1 → 3)-D-glucan and mannan antigen kinetics in patients with candidemia[J]. J Clin Microbiol, 2023, 61(11): e0059823.

[7]　TRAPAGA M R, BASSO R P. Aspergillosis in critically ill patients with and without COVID-19 in a tertiary hospital in southern Brazil[J]. Mycopathologia, 2024, 189(3): 48.

[8]　CHUN J Y, JEONG S J, KIM S, et al. Performance of the galactomannan test for the diagnosis of invasive pulmonary aspergillosis using non-invasive proximal airway samples[J]. J Infect, 2024, 88(6): 106159.

[9]　GHAZANFARI M, YAZDAN C J, DAVOODI L, et al. Comparative analysis of galactomannan lateral flow assay, galactomannan enzyme immunoassay and BAL culture for diagnosis of COVID-19-associated pulmonary aspergillosis[J]. Mycoses, 2022. 65(10): 960-968.

[10]　BASSETTI M, SCRDULLER L, GIACOBBE D R, et al. Developing definitions for invasive fungal diseases in critically ill adult patients in intensive care units. Protocol of the FUNgal infections Definitions in ICU patients (FUNDICU) project[J]. Mycoses, 2019. 62(4): 310-319.

6 血流感染：抗生素短疗程的再认识

传统上，血流感染常采用较长的抗生素疗程以确保治疗的"安全边际"。然而，随着感染学和抗菌药物研究的深入，越来越多的证据表明，长疗程并非绝对必要。当前的研究倾向于在保证疗效的前提下缩短治疗时间，以减少不良反应、住院费用和耐药风险。近年来，关于短疗程治疗血流感染的新认识和新证据逐渐增多。

一、血流感染的传统疗程及短疗程概况

过去对于血流感染，临床上常见的经验做法是选择较长时间、足疗程的治疗以确保病原菌被彻底清除。此种思路下，美国感染病学会（Infectious Diseases Society of America，IDSA）等亦推荐血流感染常规治疗 10 ～ 14 天，尤其是当致病菌不明或是革兰氏阳性菌（如金黄色葡萄球菌、粪肠球菌、肺炎链球菌等）和真菌感染，以及合并心内膜炎、骨关节感染、深部脓肿等情况时，疗程可延长至 4 ～ 6 周甚至更久，以降低复发和并发症风险[1-2]。然而，随着抗生素的长期广泛使用，容易选择出耐药菌株，同时也可能带来显著的不良反应，如肝肾功能损害、药物过敏、二重感染（如艰难梭菌感染）等。此外，住院时间延长及医疗成本上升，也增加了患者及社会医疗系统的负担。

出于减少耐药发生率、降低医疗成本及减轻患者负担的考虑，近年来短疗程抗生素治疗（short-course therapy）在临床实践中受到越来越多的关注。血流感染短疗程治疗指的是在特定前提条件下，将传统 10 ～ 14 天或更长的抗生素疗程缩短至 7 ～ 10 天（甚至更短）的一种治疗策略，旨在保证疗效的同时尽量减少抗生素相关副作用和耐药产生，优化医疗资源利用，改善患者预后[3]。

血流感染的抗生素短程治疗并非适用于所有患者，也并不是将所有 10 ～ 14 天的用药"一刀切"地缩短为 7 天。该策略强调个体化评估与严格适应证，核心前提包括：明确病原学并合理选择敏感药物、充分控制感染源、临床病情明显好转且患者基础状况较好，并且在治疗过程中能密切随访，以便及时发现并处理可能的复发或并发症[4]。在许多情况下，对于临床稳定、病灶已得到有效控制且病原菌为敏感革兰氏阴性菌（如大肠埃希菌、克雷伯菌属、肠杆菌属、敏感假单胞菌等）的血流感染，约 7 天的短程治疗可取得与传统 10 ～ 14 天疗程相似的疗效，因而逐渐被更多研究和指南所接受[5-6]。真菌感染的病程往往长于细菌感染，新型药物（如棘球白素类）在短程治疗中的应用尚处于探索阶段，目前多数专家仍建议遵循 2 周以上的传统[7]。对于由产超广谱 β- 内酰胺酶或碳青霉烯酶等耐药菌引起的血流感染，由于病情复杂、患者基础情况较差、可选抗菌药物有限，一般也不推荐明显缩短疗程[8]。

二、血流感染短疗程治疗的临床研究证据

Yahav 等的研究主要针对单纯革兰氏阴性菌菌血症患者，通过比较 7 天和 14 天两种疗程，发现两组在复发率及病死率方面均无显著差异[9]。Von Dach 等则指出，在基于 C 反应蛋白（CRP）指导的情况下，7 天疗程在革兰氏阴性菌血流感染的 30 天临床失败率与 14 天

疗程相当[10]。Crotty 等的研究显示,对于继发于社区获得性肺炎的肺炎链球菌菌血症患者,更短的疗程或许更加合适[11]。Perez 等在一项荟萃分析中提出,对于金黄色葡萄球菌菌血症,短疗程可能有减少耐药压力、降低抗生素相关不良反应风险、节省医疗成本和缩短住院时间在内的多重潜在优势,但仍需更多随机对照试验(randomized control trial,RCT)加以证实[12]。这些研究共同表明,短疗程在某些情况下可作为传统 14 天疗程的有效替代选择,并有助于减少耐药发生及抗生素相关不良事件。

2024 年发表于 *The New England Journal of Medicine* 的 BALANCE 试验[13]是一项针对血流感染短疗程治疗的大规模多中心随机对照研究,涵盖了来自 7 个国家的 74 家医院,共纳入 3 608 例患者。其中,1 814 例患者被分配至 7 天抗生素治疗组,1 794 例患者被分配至 14 天抗生素治疗组。该研究旨在比较两种不同疗程(7 天与 14 天)的治疗效果。主要结果显示,对于住院的血流感染患者,7 天治疗与 14 天治疗在 90 天内全因病死率上具有非劣效性,两组分别为 14.5% 与 16.1%(差异 −1.6%,95.7% *CI* −4.0% ~ 0.8%)。此外,两组在医院病死率、ICU 病死率和菌血症复发率等次要指标上并无显著差异,而在 28 天内无抗生素使用天数方面,7 天组的中位数(19 天)显著高于 14 天组(14 天)。同时,两组在抗菌药物相关不良事件、艰难梭菌感染及耐药菌感染或定植的发生率上亦无显著差异。该研究结果表明,无论病原种类和感染源的基础差异,通过采用 7 天的短疗程治疗方案,患者不仅能够获得与 14 天长疗程治疗相当的临床疗效,还能在不增加复发风险的前提下,显著降低医疗成本,减少抗生素使用相关的潜在不良反应,推动抗生素的合理使用,并有助于降低抗菌药物耐药性选择压力。该研究为血流感染的抗生素治疗提供了新的治疗策略,尤其在病原学明确且感染源得到充分控制的患者群体中,提供了短疗程治疗作为传统长疗程治疗有效替代方案的有力证据。

三、重症患者血流感染疗程时长的个体化决策

重症患者的血流感染通常伴有复杂的基础疾病、免疫功能低下或多器官功能不全等风险,临床治疗难度与决策复杂度均较高。为在有效控制感染的同时尽可能减少抗生素相关耐药与不良事件,个体化疗程选择至关重要。

在制定最优疗程时,应综合评估患者的病情严重程度、免疫功能状态及感染源控制情况,并结合快速诊断技术与药敏试验结果来精准确定病原体及耐药谱。在此基础上,通过动态监测患者的临床反应和炎症标志物水平,合理选择短疗程或长疗程抗菌治疗:对于临床症状与炎症指标显著改善、感染源已被有效去除或引流、中性粒细胞计数恢复正常且病原菌为明确的敏感革兰氏阴性菌者,可考虑短疗程[14];而对于病原菌存在多重耐药或高毒力(如耐甲氧西林金黄色葡萄球菌、耐万古霉素肠球菌等)、真菌感染、感染源无法彻底清除、免疫功能显著受损(如中性粒细胞极度减少、器官移植后等)或感染复杂(合并心内膜炎、骨关节感染、深部脓肿等)的病例,则应酌情延长疗程[15]。整个治疗过程强调多学科协作和实时再评估,通过个体化、精准化的治疗策略,力求在确保有效控制感染的同时最大限度降低耐药和不良反应风险,最终改善重症患者的临床结局。

综上所述,对病原学明确、感染源控制良好且临床稳定的血流感染患者,短疗程(7 ~ 10 天)与传统长疗程(10 ~ 14 天)疗效相当,并能减少不良反应、耐药风险和医疗负担。

然而,短疗程并非适用于所有复杂状况,其应用仍须结合患者具体情况及感染特征进行个体化评估,尤其在高毒力或多重耐药菌感染、免疫功能严重受损、合并心内膜炎或深部脓肿时,仍需选择延长疗程。未来需更多的大规模、多中心随机试验,以明确短疗程的适应证与安全边界,并通过多学科协作及个体化诊疗优化临床预后。

(黄　曼　张飘飘)

参考文献

[1]　DENNING D W. Global incidence and mortality of severe fungal disease[J]. Lancet Infect Dis, 2024, 24(7): e428-e438.

[2]　KOUIJZER I J E, FOWLER V G, TEN OEVER J. Redefining Staphylococcus aureus bacteremia: A structured approach guiding diagnostic and therapeutic management[J]. J Infect, 2023, 86(1): 9-13.

[3]　LEE R A, STRIPLING J T, SPELLBERG B, et al. Short-course antibiotics for common infections: What do we know and where do we go from here?[J]. Clin Microbiol Infect, 2023, 29(2): 150-159.

[4]　BAHRS C, RIEG S, HENNIGS A, et al. Short-course versus long-course antibiotic treatment for uncomplicated vancomycin-resistant Enterococcal bacteraemia: A retrospective multicentre cohort study[J]. Clin Microbiol Infect, 2023, 29(2): 200-207.

[5]　LEE R A, CENTOR R M, HUMPHREY L L, et al. Appropriate use of short-course antibiotics in common infections: Best practice advice from the American College of Physicians[J]. Ann Intern Med, 2021, 174(6): 822-827.

[6]　MO Y, BOORAPHUN S, LI A Y, et al. Individualised, short-course antibiotic treatment versus usual long-course treatment for ventilator-associated pneumonia (REGARD-VAP): A multicentre, individually randomised, open-label, non-inferiority trial[J]. Lancet Respir Med, 2024, 12(5): 399-408.

[7]　PUUMALA E, FALLAH S, ROBBINS N, et al. Advancements and challenges in antifungal therapeutic development[J]. Clin Microbiol Rev, 2024, 37(1): e0014223.

[8]　TAMMA P D, HEIL E L, JUSTO J A, et al. Infectious Diseases Society of America 2024 guidance on the treatment of antimicrobial-resistant gram-negative infections[J]. Clin Infect Dis, 2024: ciae403.

[9]　YAHAV D, FRANCESCHINI E, KOPPEL F, et al. Seven versus 14 days of antibiotic therapy for uncomplicated gram-negative bacteremia: A noninferiority randomized controlled trial[J]. Clin Infect Dis, 2019, 69(7): 1091-1098.

[10]　VON DACH E, ALBRICH W C, BRUNEL A S, et al. Effect of C-reactive protein-guided antibiotic treatment duration, 7-day treatment, or 14-day treatment on 30-day clinical failure rate in patients with uncomplicated gram-negative bacteremia: A randomized clinical trial[J]. JAMA, 2020, 323(21): 2160-2169.

[11] CROTTY M, DEVALL H, COOK N, et al. Short versus long antibiotic duration in Streptococcus pneumoniae bacteremia[J]. Open Forum Infect Dis, 2024, 11(9): ofae478.

[12] GRILLO PEREZ S, DIAZ-BROCHERO C, GARZON HERAZO J R, et al. Short-term versus usual-term antibiotic treatment for uncomplicated *Staphylococcus aureus* bacteremia: A systematic review and meta-analysis[J]. Ther Adv Infect Dis, 2024, 11: 20499361241237615.

[13] DANEMAN N, RISHU A, PINTO R, et al. Antibiotic treatment for 7 versus 14 days in patients with bloodstream infections[J]. N Engl J Med, 2024.

[14] KUBO K, KONDO Y, YOSHIMURA J, et al. Short-versus prolonged-course antibiotic therapy for sepsis or infectious diseases in critically ill adults: A systematic review and meta-analysis[J]. Infect Dis (Lond), 2022, 54(3): 213-223.

[15] CORONA A, DE SANTIS V, AGAROSSI A, et al. Antibiotic therapy strategies for treating gram-negative severe infections in the critically ill: A narrative review[J]. Antibiotics (Basel), 2023, 12(8): 1262.

第三部分

重症血流动力学与重症心脏

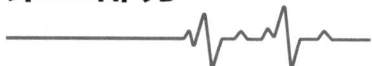

1 容量反应性合并静脉淤血：如何液体治疗

有关液体治疗，尤其是对于感染性休克患者容量反应性的判断是重中之重，目前指南建议使用动态指标判断有无容量反应性，进而指导最佳化液体治疗。判断容量反应性的金标准是容量负荷试验，试验后心输出量明显增加为容量反应性阳性，大约一半住进 ICU 的患者是容量反应性阳性。将容量反应性评估纳入临床实践是安全的，可以避免对容量无反应患者输注液体，减少医源性损害。然而，预测容量反应性存在一定的临床挑战：关于液体复苏的目标出现了一个常见的误解，认为需要给有容量反应性的患者持续输液直到他们没有容量反应性，液体治疗的目标是使容量反应性消失。还有一个普遍的观点认为患者有容量反应性就不会发展为静脉淤血。最近越来越多的专家建议在复苏的早期阶段（挽救和优化阶段）整合容量反应性概念以预防静脉淤血，最终目标是改善组织灌注，同时不增加液体诱导再损伤风险，因为静脉淤血的存在与器官灌注受损和器官功能障碍有关。如何整合容量反应性与静脉淤血的判断并应用于液体治疗之中，是目前临床中的热门话题。

一、VExUS 可用于监测液体复苏时的静脉淤血

在 ICU 中进行血流动力学复苏期间，提高器官灌注而不发生淤血是至关重要的。复苏的第一步是通过静脉输液增加宏观血流（即心输出量，或每搏输出量），然而，过量给予液体可能会引起静脉内压力升高，如果合并炎症导致的毛细血管渗漏，可能导致进一步器官损伤。

可以使用左心和右心不同的静脉淤血指标，如血流动力学监测或床边超声评估所获得的指标。这些参数包括右心淤血指标：中心静脉压、腹部器官静脉淤血指数等；左心淤血指标：左心室充盈压估算（如 E/e'）和血管外肺水（EVLW）指标，也可以通过肺超声进行无创评估。这些参数的异常值与器官功能障碍和病死率有关[1]。2020 年 William Beaubien-Souligny 等[2]介绍了静脉充盈超声评分（venous excess ultrasound score，VExUS score）来预测心脏手术后急性肾损伤（acute kidney injury，AKI），VExUS 结合扩张的下腔静脉（inferior vena cava，IVC）（≥ 2cm）的分级与 AKI 进展的相关性强。VExUS 是一反映腹腔器官淤血的评分系统：正常肝静脉收缩期 S 峰和舒张期 D 峰均为反向，S 峰幅度高于

D 峰;S 峰低于 D 峰是中度异常,S 峰反转是重度异常。正常门静脉血流速度在心动周期变化 < 30%,在 30% ~ 50% 之间为中度异常,≥ 50% 为重度异常;正常肾静脉在心动周期 S 峰和 D 峰是连续的,若 S 峰和 D 峰不连续为中度异常,仅出现舒张期 D 峰为重度异常。VExUS 定义了从 A 到 E 共 5 类,Grade 1 ~ 3 共 3 个等级。VExUS A ~ C 包括 IVC 评估,VExUS D ~ E 不包括 IVC 评估。静脉回流对器官灌注很重要,与 "CVP 越低越好的理念" 相契合。VExUS 不仅可用于预测 AKI,现在更多用于腹部器官优化静脉回流的动态评估。

在重症患者中,容量反应性和静脉淤血共存的研究数据以前是缺乏的,目前已有一些研究聚焦于此,提供了很多临床实际工作的参考。了解这一关系可以进一步帮助临床医师通过将静脉输液的获益和副作用纳入决策过程,以进行个性化液体复苏。

二、容量反应性与静脉淤血可能共存

发表于 *Critical Care* 的一篇智利 3 个 ICU 参与的多中心、前瞻性、横断面观察性研究[1],对符合入组条件的重症患者在进入 ICU 后 24 小时内的单一时间点进行评估,同时测量容量反应性状态和静脉淤血情况。容量反应性根据临床情况评估,参考有无心律失常、自主通气等,从脉压变异率、每搏量变异率、被动抬腿试验、容量负荷试验中选择合适的试验方法。静脉淤血指标中,右心静脉淤血评估包括 CVP 和腹部器官淤血 VExUS 评分;左心淤血指标包括侧壁 E/e'(左室充盈压)和肺部超声评分(LUS)。如果下列指标中至少有一个是阳性的,就认为静脉淤血存在:CVP > 12mmHg,LUS > 10 分,VExUS > 1 分,侧壁 E/e' > 10。在该研究的患者队列中,有容量反应性患者占 38%,没有容量反应性患者占 62%。有容量反应性组与没有容量反应性这两组间,有 1 个静脉淤血指标的分布比例在两组间没有显著差异(53% vs. 57%,P=0.69);有 2 个或者 3 个静脉淤血指标的患者在两组间分布比例也相似(15% vs. 21%,P=0.4)。在有 0 个、1 个、2 ~ 3 个静脉淤血指标的患者中,并没有发现液体平衡量的差异性。该研究的主要结果可以总结如下:在入院 24 小时内有急性循环功能障碍的机械通气患者中,静脉淤血的发生率很高,且与容量反应性无关,没有发现液体平衡与静脉淤血指标之间的存在联系。在该队列中,超过一半的有容量反应性患者可能存在潜在的液体不耐受,因为他们至少有 1 个静脉淤血指标,大约 1/4 有容量反应性患者有 2 个或更多静脉淤血指标。此外,这组患者在第 7 天出现 AKI 的概率更高。这个结果可能会促使临床医师提高对输液潜在危险的认识,而且对于有容量反应性的患者,同样也应该提高对输液潜在危险的认识。

三、有容量反应性和静脉淤血共存时的液体管理策略

既然有容量反应性的患者也有可能合并存在静脉淤血,那么在有容量反应性的患者给予液体负荷后,再观察静脉淤血情况的改变似乎更有意义。*Critical Care* 上发表了一项单中心、前瞻性、观察性研究[3],纳入了 40 例心外科手术后入 ICU 患者,年龄中位数为 62 岁,约 2/3 为男性,且均接受了心外科瓣膜手术。入选标准为接受机械通气并出现急性循环衰竭(存在灌注不足,伴或不伴低血压)的患者;患者有 "容量反应性",容量反应性定义为被动抬腿(PLR)试验后 1 分钟左心室流出道流速时间积分(LVOT-VTI)增加 12%;患者液体

耐受性良好，液体耐受良好的定义为门静脉搏动指数（PVPI）＜50%，反之液体不耐受定义为 PVPI≥50%。

随即这部分患者在 10 分钟内接受 7ml/kg 乳酸林格液输注。主要终点是输注后 2 分钟，早期静脉淤血，即液体不耐受（PVPI≥50%）的发生率。研究发现，接受乳酸林格液输注后，45% 的患者出现了充血现象（PVPI≥50%），比较扩容后液体耐受组与不耐受组，两组在 VTI 增加方面的差异并不显著。此外，约 1/3 的患者发展为 AKI，其中 17.5% 的患者在 7 天内进展为严重 AKI（KDIGO 2 级或 3 级）。这些结果表明，液体治疗虽然能短暂改善心输出量，但可能导致静脉淤血的加重，尤其是在液体不耐受的患者中。

同时这项研究发现：PLR 后 PVPI 可有效预测存在容量反应性的患者给予液体负荷后是否会发生静脉淤血，从而识别右室舒张受限的患者。PLR 测试后测得的 PVPI 具有极高的预测价值（AUC=0.998），能够有效预测液体引起的早期静脉淤血，提示右心舒张储备不足。换句话说，PLR 能预测有无容量反应性，同时也可以预测有无静脉淤血的风险，因此可以指导心脏围手术期患者的液体管理，有助于防止不必要的液体输注和相关并发症的发生。需要强调的是在临床实践中监测淤血状态的重要性，尤其是在进行液体治疗时，可能需要更加个体化的管理策略，以避免液体超负荷对患者的影响。此外，研究还表明，乳酸林格液输注后的 PVPI 能够更好地预测淤血状态，这为临床决策提供了重要的参考依据。

总之，动态测量方法评估容量反应性优于静态测量方法，不仅基于容量反应性也基于容量耐受性。早期器官充血是通过测量心脏充盈压（如中心静脉压或肺动脉楔压）来评估的，但复苏时忽略了门静脉高压或"器官充血"的早期迹象。最近，多普勒超声已被用于非侵入性地评估充血（即液体"不耐受"）。笔者认为，液体耐受 - 不耐受和反应 - 无反应的二分法应由经典的弗兰克 - 斯塔林机制（Frank-Starling mechanism）统一。同时评估前负荷（例如 VExUS）和每搏输出量（例如 LVOT-VTI）可以及早发现血流动力不稳定的病因并提供治疗方案的建议。如果在这一步骤之后考虑使用静脉输液，PLR 动态评估是有帮助的，特别是有容量反应性但是可能合并静脉淤血的患者，尤其值得推荐。

（杜　微）

参考文献

[1] MUÑOZ F, BORN P, BRUNA M, et al. Coexistence of a fluid responsive state and venous congestion signals in critically ill patients: A multicenter observational proof-of-concept study[J]. Crit Care, 2024, 28(1): 52.

[2] BEAUBIEN-SOULIGNY W, ROLA P, HAYCOCK K, et al. Quantifying systemic congestion with point-of-care ultrasound: Development of the venous excess ultrasound grading system[J]. Ultrasound J, 2020, 12(1): 16.

[3] MOROSANU B, BALAN C, BOROS C, et al. Incidence, predictability, and outcomes of systemic venous congestion following a fluid challenge in initially fluid-tolerant preload-responders after cardiac surgery: A pilot trial[J]. Crit Care, 2024, 28(1): 339.

2　基于微循环评估容量反应性

液体治疗是急性循环衰竭患者治疗的基石,也是休克复苏最常用的手段[1]。重症患者如果短时间内通过补充一定量液体(250 ~ 500ml),心输出量(CO)或每搏输出量(SV)较前增加,增加的常用标准:研究终点若为 SV,一般认为 SV 增加 12% 以上为阳性;若研究终点为 CO,一般认为增加 15% 以上为阳性,即认为患者存在容量反应性,患者心功能处于弗兰克 - 斯塔林(Frank-Starling)曲线的上升支。多年的临床实践发现,重症患者中仅有 50%的病例存在容量反应性,意味着许多患者可能经历了无获益的扩容过程[2],甚至加重了组织和器官水肿,使病情进一步恶化[3]。因此容量反应性的判断是实施容量治疗的前提。在现实医疗中不是每例患者都能持续进行 CO 或 SV 的监测以判断容量反应性,因此一些床旁易获得、与 CO 及其变化相关的替代指标进入了重症专家的视野。目前已有研究探索通过测量灌注指数(perfusion index,PI)、毛细血管再充盈时间(capillary refill time,CRT)和旁流暗场成像(sidestream dark field imaging,SDF)的变化评估容量反应性。而容量反应性的评估也从大循环宏观血流动力学,逐渐延伸至微循环层面。本文即对微循环预测容量反应性相关进展进行综述。

一、灌注指数预测容量反应性

灌注指数(PI)是反映血流灌注能力的指标,是脉搏血氧仪检测到光的搏动分量和非搏动分量间的比率。搏动的血流成分越多,PI 值就越大,其反映大循环和微循环共同作用的结果,与 CO 密切相关。有研究发现,存在容量反应性的患者,扩容后流速时间积分(velocity time integral,VTI)和 PI 均会增加,且 ΔPI 与 ΔVTI 存在明显相关性。ΔPI 预测容量反应性的 AUROC 为 0.82,以 5% 为临界值,其阳性预测值可达 92%,但阴性预测值仅为 54%[4]。在另一项研究中,Beurton 等[5]发现无论是 PLR 还是容量负荷试验,在容量反应性阳性组,PI 和心指数变化之间存在显著相关性($r=0.64$,$P < 0.001$)。以 PI 增加 > 9% 为标准,预测容量反应性的灵敏度为 91%(76% ~ 98%),特异度为 79%(63% ~ 90%),AUROC 为 0.89($P < 0.0001$)。

容积描记变异指数(plethysmographic variability index,PVI)是无创自动测量 PI 随呼吸变化的衍生参数,其在急性循环衰竭患者中具有良好的容量反应性预测能力[6]。在最新的研究中,Chiara 等人[7]将无自主呼吸的机械通气患者潮气量由 6ml/kg 理想体重增加到 8ml/kg 理想体重并监测脉压变异率、PI 和 PVI 的变化,发现脉压变异率、前额 PI、指尖 PI 的变化预测容量反应性的 AUROC 分别为 0.95、0.98 和 0.85,前额 PVI 和指尖 PVI 变化预测容量反应性的 AUROC 也均超过了 0.5。上述结果提示了动态应用 PI 及衍生指标在容量反应性方面具有一定可靠性,未来可能成为床旁无创、连续监测容量反应性的新指标。

在 PI 应用于容量反应性判定的过程中还须注意以下问题[8]:①由于在液体反应性预测研究[4]中阳性预测值比阴性预测值更突出,因此,PI 的变化更易筛选出容量反应性阳性患者,但 PI 无变化并不能完全排除没有容量反应性;②应注意 PI 信号的准确率,湿冷的四肢末梢、低体温和应用大剂量升压药均可能干扰 PI 的测量;③PI 是外周血流搏动成分和非搏动成分之间的比值,不适用于接受 ECMO 等血流以恒流为主的患者;④PI 还受到自主神经反应调节的影响,应尽量避免疼痛等影响自主神经活动因素的干扰,在短时间内对 PI 的变化进行评估。

二、毛细血管再充盈时间预测容量反应性

毛细血管再充盈时间(CRT)是床旁可逆的、简便易行地评估微循环灌注的指标。其定义为在施加压力导致指端末梢出现苍白后,远端毛细血管床恢复红润所需的时间。CRT 可以对流量增加提供实时响应,已被应用于目标导向性的休克复苏。有研究显示:CRT 在扩容过程中可迅速改善,开始补液后 6 ~ 8 分钟显著下降,10 ~ 12 分钟下降幅度达到最大 [9]。在一项纳入 34 例感染性休克患者的观察性研究 [10] 中,对 9 例存在容量反应性的患者实施标准容量负荷试验,观察到 CRT 从 5(3.5 ~ 7.6)秒下降到 4(2.4 ~ 5.1)秒,且存在显著性差异。9 例患者中 7 例出现 CRT 的改善。而在心脏外科手术后 V-A ECMO 辅助的患者中,也证实了 CRT 在有液体反应组中显著下降[1.7(1.5 ~ 2.1)秒 vs. 1.2(1 ~ 1.3)秒,$P=0.01$],而在无反应组中保持稳定。CRT 变化阈值为 23% 时,预测容量反应性的 AUC 为 0.68,灵敏度为 79%,特异度为 69%,其是评估容量反应性的可靠工具 [11]。

CRT 的临床应用中也需要注意以下问题:首先,CRT 的测量可能受到伴随病情,以及人为操作和判断的干扰,例如是否既往存在外周血管病变、使用大剂量血管收缩药物、按压指端末梢的力度和时间、测量恢复时间的精准性等因素的影响,因此测量方法学必须要高度统一,甚至使用精密机械的辅助。其次,目前的探索主要以观察性或回顾性研究为主,其临床价值还需要大规模前瞻性随机对照研究来验证。

三、旁流暗场成像预测容量反应性

旁流暗场成像(SDF)通过床旁监测浅表组织(通常是舌下)微血管结构和红细胞流动速度评估重症患者是否存在微循环障碍,可以判定休克复苏效果,对复苏方向也有一定提示意义。Eva 等人发现 [12],在液体复苏有反应的患者中,SDF 衍生的微循环灌注和氧合指标均有升高,包括微血管血流指数[3.2(2.9 ~ 3.8)AU vs. 3.9(3.0 ~ 4.0)AU,$P=0.006$]、血管密度[11.1(10.3 ~ 12.1)mm vs. 12.1(11.4 ~ 13.0)mm,$P=0.019$]、功能毛细血管密度[15.0(13.2 ~ 17.4)mm/mm^2 vs. 16.2(15.0 ~ 17.8)mm/mm^2,$P=0.030$]、激光多普勒血流[216(31 ~ 347)AU vs. 278(36 ~ 365)AU,$P=0.035$]、微血管血氧饱和度[51%(34% ~ 59%)vs. 54%(47% ~ 61%),$P=0.006$]。但只有微血管血流指数(AUC 0.69 ± 0.10,$P=0.048$)、微血管血氧饱和度(AUC 0.73 ± 0.09,$P=0.015$)的变化能够反映 SV 的增加。此研究提示,在监测液体反应性方面,SDF 评估组织灌注和氧合情况不亚于有创血流动力学监测,但其折点阈值还需大规模研究来探索。SDF 预测容量反应性对设备和操作技术的高需求也限制了其应用。

综上所述,液体治疗也是一种特殊的"药物"治疗,具有疗效的个体差异性和相应的副作用 [13],因而需要避免不必要的液体输注,在扩容前进行容量反应性评估 [14]。引入 PI、CRT 等新的微循环替代指标,为容量反应性预测研究开拓了一片新天地。与大循环功能

血流动力学指标关注全身血流量变化相比,微循环指标更聚焦于容量调整对局部血流的改善,也更接近于组织层面的灌注和氧合。根据大循环与微循环偶联理论,大循环血流恶化伴随着微循环同步恶化,大循环改善对微循环血流恢复也有促进作用。但大循环和微循环还可能出现失偶联现象。即使大循环指标正常,微循环灌注仍可能不足。通过微循环指标监测提示可能需要进一步的干预。此外在应用微循环指标评估容量反应性时,还要关注血管硬化、缩血管药物、体温对其的影响。现有的研究成果已证实了微循环指标的临床价值,而其适用人群、适用场景和阈值标准,都需要未来进一步研究来验证。

(汤 铂 隆 云)

参考文献

[1] EVANS L, RHODES A, ALHAZZANI W, et al. Surviving sepsis campaign: International guidelines for management of sepsis and septic shock 2021[J]. Intensive Care Med, 2021, 47(11): 1181-1247.

[2] MALBRAIN M, LANGER T, ANNANE D, et al. Intravenous fluid therapy in the perioperative and critical care setting: Executive summary of the International Fluid Academy (IFA)[J]. Ann Intensive Care, 2020, 10(1): 64.

[3] MESSINA A, ROBBA C, CALABRO L, et al. Perioperative liberal versus restrictive fluid strategies and postoperative outcomes: A systematic review and metanalysis on randomised-controlled trials in major abdominal elective surgery[J]. Crit Care, 2021, 25(1): 205.

[4] HASANIN A, KARAM N, MUKHTAR A M, et al. The ability of pulse oximetry-derived peripheral perfusion index to detect fluid responsiveness in patients with septic shock[J]. J Anesth, 2021, 35(2): 254-261.

[5] BEURTON A, TEBOUL J L, GAVELLI F, et al. The effects of passive leg raising may be detected by the plethysmographic oxygen saturation signal in critically ill patients[J]. Crit Care, 2019, 23(1): 19.

[6] MALLAT J, LEMYZE M, FISCHER M O. Passive leg raising test induced changes in plethysmographic variability index to assess fluid responsiveness in critically ill mechanically ventilated patients with acute circulatory failure[J]. J Crit Care, 2024, 79: 154449.

[7] BRUSCAGNIN C, SHI R, ROSALBA D, et al. Testing preload responsiveness by the tidal volume challenge assessed by the photoplethysmographic perfusion index[J]. Crit Care, 2024, 28(1): 305.

[8] ELSHAL M M, HASANIN A M, MOSTAFA M, et al. P Lethysmographic peripheral perfusion index: Could it be a new vital sign?[J]. Front Med (Lausanne), 2021, 8: 651909.

[9] RAIA L, GABARRE P, BONNY V, et al. Kinetics of capillary refill time after fluid challenge[J]. Ann Intensive Care, 2022, 12(1): 74.

[10] HERNANDEZ G, VALENZUELA E D, KATTAN E, et al. Capillary refill time response to a fluid challenge or a vasopressor test: An observational, proof-of-concept study[J]. Ann

Intensive Care, 2024, 14(1): 49.

[11] HARIRI G, LUXEY X, WENGER S, et al. Capillary refill time assessment after fluid challenge in patients on venoarterial extracorporeal membrane oxygenation: A retrospective study[J]. J Crit Care, 2024, 82: 154770.

[12] KLIJN E, VAN VELZEN M H, LIMA A P, et al. Tissue perfusion and oxygenation to monitor fluid responsiveness in critically ill, septic patients after initial resuscitation: A prospective observational study[J]. J Clin Monit Comput, 2015, 29(6): 707-712.

[13] MONNET X, TEBOUL J L. My patient has received fluid. How to assess its efficacy and side effects?[J]. Ann Intensive Care, 2018, 8(1): 54.

[14] DE BACKER D, AISSAOUI N, CECCONI M, et al. How can assessing hemodynamics help to assess volume status?[J]. Intensive Care Med, 2022, 48(10): 1482-1494.

3　缩血管药物对休克患者前负荷的影响

休克时使用缩血管药物的主要目的是增加动脉血压、保证周围组织灌注,缩血管药物对心血管系统的作用机制是复杂的。不同种类、剂量的缩血管药物,以及在患者不同的血流动力学状态下,缩血管药物对前负荷的影响也是不同的。恰当的缩血管药物治疗可以避免不必要的液体输注、改善心输出量[1]。本文将对近年来相关进展进行总结,希望为临床实现最优化的血流动力学治疗策略提供参考。

一、缩血管药物可通过增加静脉回流影响前负荷

缩血管药物对前负荷的影响取决于自身的作用机制及用药时血流动力学的状态。心输出量受到静脉回流及心脏泵功能相互作用的影响,而静脉回流由平均循环充盈压、右房压和静脉回流阻力来决定[2]。增加平均循环充盈压的主要方法除了补液之外,还可以通过压力感受器,交感神经兴奋等机制介导静脉血管收缩,使非张力血容量转化为张力血容量,达到"自我补液"的作用[3]。去甲肾上腺素、去氧肾上腺素、血管升压素均有上述作用[4]。

2024 年 Jakob 团队[5]对 20 例接受胃肠道手术全麻的患者使用动脉导管和 LiDCO 监护仪进行血流动力学监测。全麻诱导后待患者血流动力学稳定,采用头高脚低位使所有患者均表现有液体反应性(前负荷依赖期),即每搏量变异率(stroke volume variation, SVV) > 12%。然后以 15 ~ 20μg/min 的剂量启用去氧肾上腺素,其是一种纯 α_1 受体激动剂,没有正性肌力的作用。研究中使用 LiDCO 监护仪连续测量心输出量等血流动力学参数,并记录 3 个时间点的数值:基线时、前负荷依赖期、使用去氧肾上腺素后液体反应性恢复正常时(SVV < 12%)。基线时 SVV 为 10% ± 3%,心指数为 (2.6 ± 0.4) L/$(min \cdot m^2)$,每搏输出量指数为 (43 ± 7) ml/m^2。头低脚高位造成的前负荷依赖期时 SVV 为 19% ± 4%,心指数为 (2.2 ± 0.4) L/$(min \cdot m^2)$,每搏输出量指数为 (35 ± 7) ml/m^2。去氧肾上腺素输注后 SVV 降低至 6% ± 3%,心指数增加至 (2.6 ± 0.5) L/$(min \cdot m^2)$,每搏输出量指数增加至 (49 ± 11) ml/m^2。所有的 $P < 0.001$。研究证明去氧肾上腺素在前负荷依赖状态下,可增加静脉回流,提高心

脏每搏输出量和心输出量。

二、不同剂量缩血管药物对前负荷影响的差异

液体复苏时,补液的同时联合使用去甲肾上腺素,由于后者的收缩静脉效应,补充的液体会进入一个体积更小的静脉网络中,进一步升高平均循环充盈压,促进静脉回流,从而产生类似增强补液治疗的效果。基于上述理论,去甲肾上腺素的缩静脉效应若存在剂量依赖性,高剂量的去甲肾上腺素比低剂量的去甲肾上腺素可更大幅度地提高平均循环充盈压。MacDonald 团队[6]通过被动抬腿模拟补液来验证了这一假设。他们对 30 例脓毒症休克患者使用去甲肾上腺素使平均动脉压维持在 65 ～ 70mmHg,有高血压病史的患者平均动脉压维持在 80 ～ 85mmHg。去甲肾上腺素由 0.32(0.18 ～ 0.62)μg/(kg·min)降至 0.26(0.13 ～ 0.50)μg/(kg·min)($P < 0.001$)。平均动脉压降低 10%(7% ～ 20%),全身平均循环充盈压降低 9%(4% ～ 19%)。通过被动抬腿模拟静脉补液,补充等量的液体,高剂量去甲肾上腺素组全身平均循环充盈压升高的幅度比低剂量去甲肾上腺素组更高[13%(9% ～ 19%) vs. 11%(6% ～ 16%),$P < 0.001$]。说明高剂量的去甲肾上腺素比低剂量的去甲肾上腺素对前负荷的影响更大。

三、不同血流动力学状态会对缩血管药物的效应造成影响

去氧肾上腺素升高动脉压在不同的研究中显示不同的作用机制,可能与用药前血流动力学的状态相关。2024 年 Iizuka 等人[7]选择 42 例行全麻择期手术的成年患者(其中前负荷依赖组 23 例,前负荷非依赖组 19 例),利用 HemoSphere 高级监测平台动态监测每搏输出量、每搏量变异率、心输出量等血流动力学指标,并对比两组患者在给予 1mg 去氧肾上腺素使用前后血流动力学相关参数的差异。结果显示在去氧肾上腺素给药后,前负荷依赖组患者的每搏输出量显著增加,心率显著减慢,外周血管阻力明显增加,心输出量无明显变化;而前负荷非依赖组患者的每搏输出量无显著变化,心率显著减慢,外周血管阻力明显增加,心输出量显著下降。这个结果跟前述 Jakob 的研究[5]似乎有些矛盾,仔细分析发现,该结果可能和用药时患者基础的血流动力学状态和药物剂量不同有关。

Jakob 的研究[5]中患者用药前心输出量为(2.2 ± 0.4)L/(min·m²),同时 SVV 为 19% ± 4%,容量反应空间更大,且使用的去氧肾上腺素剂量更小。而在 Iizuka 的研究[7]中用药前心输出量为(3.7 ± 0.9)L/(min·m²),同时 SVV 为 17.8% ± 7.1%,容量反应空间更小,且使用的去氧肾上腺素剂量更大。虽然使用去氧肾上腺素后两个研究的容量反应性都有所改善,但高剂量的去氧甲肾上腺素外周阻力显著更高,且反跳性地导致心率减慢,最终导致心输出量显著降低。综合这两项研究,临床医师应用去氧肾上腺素前,不仅需要评价患者的容量反应性,用药后也应动态评估心率、后负荷及心输出量,以避免潜在的心输出量降低导致的不良效应。综上所述,缩血管药物可通过对静脉血管的收缩作用促进静脉回流,增加心输出量。去甲肾上腺素随剂量增加,促静脉回流的效应增强。去氧肾上腺素在前负荷依赖期可通过缩静脉效应增加心输出量,但随着去氧肾上腺素剂量增加,缩动脉效应可能超过缩静脉效应,导致后负荷增加,反跳性心率减慢,心输出量降低。因此,应用缩血管药物前应动态评估患者的基础容量状况,以了解患者是否需要继续补液[8],且使用缩血管

药物过程中也应动态监测患者的血流动力学状态,避免后负荷过度增加导致的心输出量减少,甚至导致循环进行性恶化[9-10]。

(张　欢　廖雪莲)

参考文献

[1] DENG C, BELLOMO R, MYLES P. Systematic review and meta-analysis of the perioperative use of vasoactive drugs on postoperative outcomes after major abdominal surgery[J]. Br J Anaesth, 2020, 124(5): 513-524.

[2] MAGDER S. The use of Guyton's approach to the control of cardiac output for clinical fluid management[J]. Ann Intensive Care, 2024, 14(1): 105.

[3] VAN GENDEREN M E, BARTELS S A, LIMA A, et al. Peripheral per-fusion index as an early predictor for central hypovolemia in a-wake healthy volunteers[J]. Anesth Analg, 2013, 116(2): 351-356.

[4] OSPINA-TASCÓN G A, ALDANA J L, GARCÍA MARÍN A F, et al. Immediate norepinephrine in endotoxic shock: Effects on regional and microcirculatory flow[J]. Crit Care Med, 2023, 51(8): e157-e168.

[5] HØJLUND J, CIHORIC M, FOSS N B. Vasoconstriction with phenylephrine increases cardiac output in preload dependent patients[J]. J Clin Monit Comput, 2024, 38(5): 997-1002.

[6] ADDA I, LAI C, TEBOUL J L, et al. Norepinephrine potentiates the efficacy of volume expansion on mean systemic pressure in septic shock[J]. Crit Care, 2021, 25(1): 302.

[7] IIZUKA Y, YOSHINAGA K, AMITANI S, et al. Prediction of preload dependency using phenylephrine-induced peripheral perfusion index during general anaesthesia: A prospective observational study[J]. BMC Anesthesiol, 2024, 24(1): 88.

[8] MONNET X, LAI C, OSPINA-TASCON G, et al. Evidence for a personalized early start of norepinephrine in septic shock[J]. Crit Care, 2023, 27(1): 322.

[9] GORDON A C, MASON A J, THIRUNAVUKKARASU N, et al. Effect of early vasopressin vs norepinephrine on kidney failure in patients with septic shock: The VANISH randomized clinical trial[J]. JAMA, 2016, 316(5): 509-518.

[10] VINCENT J L, ANNONI F. Vasopressor therapy[J]. J Clin Med, 2024, 13(23): 7372.

4　肺可复张性影响 PEEP 对肺血管的阻力效应

在急性呼吸窘迫综合征(acute respiratory distress syndrome,ARDS)需机械通气的患者中,呼气末正压(positive end-expiratory pressure,PEEP)的应用一方面能够改善气体交换、呼吸力学,但另一方面也可能产生血流动力学负面作用,临床上可能会造成治疗困境。PEEP 的心血管效应主要是影响了右心的前负荷和后负荷。PEEP 首先通过增加胸腔内压减少了静脉回流的压力梯度,从而降低了右心的前负荷,降低静脉回流。其次,PEEP 还能够通过增加跨肺压,造成肺血管阻力升高,从而增加右心的后负荷,直接或通过室间隔左移降低心输出量。然而,PEEP 对肺血管阻力(pulmonary vascular resistance,PVR)的作用受到肺容积和跨肺压的复杂影响。肺血管分为位于肺泡间隔的"肺泡"血管和位于肺泡以外的"肺泡外"血管。如果能够通过肺复张的方式,使得肺容积从塌陷状态提高到功能残气量的水平,肺组织的复张伴随肺泡外血管变宽,PVR 最终降低。而在肺过度膨胀的状态下,肺容积从功能残气量水平进一步提高,肺泡压力及跨肺压压迫肺泡血管,PVR 最终升高。因此,根据上述生理学理论,肺血管阻力和肺容积的相互关系呈"U"形曲线,当肺容积处于功能残气量时,PVR 处于"U"形曲线的最低点。

基于上述原理,法国的 Monnet 教授和 Teboul 教授猜测,PEEP 的应用并不一定都会导致 PVR 升高,PEEP 对肺容积的影响可能对 PVR 有双向性作用。上述团队近期发表了一项研究讨论了 PEEP 对 ARDS 患者 PVR 的影响,该研究发表于 *American Journal of Respiratory and Critical Care Medicine*[1]。

一、不同 ARDS 患者中 PEEP 对 PVR 的影响不同

该研究共纳入了 23 例 ARDS 患者,研究者采用肺动脉导管和超声心动图来测量患者的血流动力学指标,采用食管压力监测来测量患者的呼吸力学指标。为探讨不同的肺可复张性的前提下 PEEP 对肺血管阻力的影响,研究者分别在低 PEEP 和高 PEEP〔比低 PEEP 高 980.67Pa(10cmH₂O)〕时对上述指标进行了监测。该研究采用复张-膨胀比(R/I)进行肺可复张性评估,将 R/I < 0.5 定义为低肺可复张性,将 R/I ≥ 0.5 定义为高肺可复张性。由此,纳入患者被分为低肺可复张性组(10 例)和高肺可复张性组(13 例)。研究发现,将 PEEP 从 4(2 ~ 5)cmH₂O 提高到 14(12 ~ 15)cmH₂O 时,低肺可复张性患者的 PVR 从 160(120 ~ 297)dyn·s/cm⁵ 升高至 243(166 ~ 380)dyn·s/cm⁵($P < 0.01$),而高肺可复张性患者的 PVR 则没有显著变化,从 224(185 ~ 289)dyn·s/cm⁵ 至 235(168 ~ 300)dyn·s/cm⁵($P=0.55$)。同时,提高 PEEP 使得低可复张性患者的右心室与左心室舒张末期面积比明显增加,从 0.54(0.50 ~ 0.59)至 0.64(0.56 ~ 0.70)($P < 0.01$),而高可复张性患者则无明显变化,从 0.70(0.65 ~ 0.79)至 0.68(0.58 ~ 0.80)($P=0.48$)。研究者认为:在 ARDS 机械通气的患者中,PEEP 仅在引起明显的肺过度膨胀时才会增加 PVR,而当 PEEP 引起肺复张时则对 PVR 没有影响。根据肺可复张性指导 PEEP 滴定可以降低其对血流动力学的负面影响。

二、PEEP 影响 PVR 的血流动力学机制

PVR 的变化受到了平均肺动脉压(mean pulmonary artery pressure,MPAP)、肺动脉楔压(pulmonary artery occlusion pressure,PAOP)差值及心输出量的共同影响。该研究结合肺动脉导管、超声心动图以及被动抬腿试验(passive leg raising test,PLR)的方法,充分探讨了应用 PEEP 后血流动力学改变及影响 PVR 的具体机制。该研究发现,低肺可复张性组患者 PVR 的增加不是心输出量的变化导致的,而是受到 MPAP 与 PAOP 差值变大的影响。同时既往研究认为,PEEP 可通过降低右心前负荷从而降低心输出量[2]。而该研究却

发现,无论患者是否具有肺可复张性,提高 PEEP 仅在有前负荷反应性的 ARDS 患者中会降低心输出量。并且该研究首次在 ARDS 患者中验证了先前已被大量动物研究证实的 PVR 和肺容积的"U"形曲线关系。这些发现对于 ARDS 患者的临床治疗路径具有重大的指导意义,表明了 PEEP 影响 PVR 的效应取决于肺可复张性的程度。此外,该研究通过床旁超声评估分析 PEEP 的 PVR 效应对心功能的影响。通过收集右心室与左心室舒张末期面积的比值评估右心室扩张程度,通过收集三尖瓣环收缩期位移(tricuspid annulus plane systolic excursion,TAPSE)和肺动脉收缩压(pulmonary artery systolic pressure,PASP)的比值评估右室-肺动脉偶联情况[3]。该研究结果表明,在低肺可复张性组患者中,PEEP 的增加使得右心室与左心室舒张末期面积比明显增加、TAPSE/PASP 比值恶化,即加重右心功能障碍。

三、床旁可复张性评估导向 PEEP 设置,避免增加 PVR

对于肺血管阻力和肺容积相互关系的"U"形曲线,当肺容积处于功能残气量时,PVR 处于"U"形曲线的最低点。在临床实践中很难直接测定功能残气量,因此可复张性的评估变得更为重要。通过评估肺可复张性指导 PEEP 滴定,从而获得最佳肺容量状态,避免增加 PVR,将是未来研究的新方向。该研究是通过复张-膨胀比(R/I)进行肺可复张性评估的。R/I 法通过比较可复张肺顺应性(Crec)和婴儿肺的顺应性,从而预测气体在复张肺组织和婴儿肺(过度膨胀)之间分配的可能性。需要注意的是目前仍无统一的评估肺可复张性的标准,除了该研究采用的 R/I 法,还包括影像学评估(如电阻抗断层扫描、CT 和超声监测)、呼吸力学评估[如 P-V 曲线或环法、呼气末肺容量(EELV)和静态肺顺应性法]等均在临床上应用,也各有优劣[4-5]。而 R/I 法易操作,不需要搬动患者,不需要特殊的设备床旁即刻可获得,更容易临床应用。

ARDS 的病理生理机制同时影响了气道和肺血管系统,其特点是肺顺应性下降、肺内分流、无效腔通气[6]。其中肺泡塌陷及过度膨胀都可能影响 PVR,损害右心功能[7]。该研究还收集了 PEEP 对气体交换、肺顺应性及跨肺压的影响,以验证根据 R/I 法获得的高可复张性和低可复张性的分类,例如其中通过 R/I 法评估获得的高可复张性组患者,提高 PEEP 后氧合指数显著改善。对于 ARDS 患者,肺泡过度膨胀区(Ⅰ区)和肺泡塌陷区(Ⅲ区)往往是同时存在的,二者均可导致 PVR 显著升高,而 PEEP 诱导的肺泡复张和过度膨胀是连续性的存在。因此 R/I 法并非单纯将 ARDS 患者区分成可复张性高低的两个组,而是反映了可复张区域和过度膨胀区域的相对平衡。该研究也通过灵敏度分析证明了 R/I 同 PEEP 诱导的 PVR 变化之间的连续性关系。

基于目前研究,认为通过滴定 PEEP 改善肺泡塌陷和通过限制潮气量及驱动压避免肺泡扩张,是目前临床实践的主体[8]。该研究基于 PVR 和肺容积的"U"形曲线关系,首次在 ARDS 患者中验证了 PEEP 对 PVR 的影响与传统观念的认识并不相同,从而提出了最佳肺容量状态的概念,未来可能需要更进一步的大样本临床试验及系统性文献回顾进行验证。

四、总结

在实行肺保护性机械通气的 ARDS 患者中,PEEP 仅在低肺可复张性的情况下增加 PVR 和右心后负荷,而在高肺可复张性的情况下并无影响。高水平的 PEEP 仅在具有前负荷反应性的情况下,会降低心脏前负荷、影响心输出量。这表明,通过 R/I 法评估肺可复张性并评估前负荷反应性,有助于根据患者情况个性化滴定 PEEP,最终实现改善呼吸力学与避免血流动力学负面效应的平衡。

（毛佳玉 隆 云）

参考文献

[1] CAPPIO BORLINO S, HAGRY J, LAI C, et al. The effect of positive end-expiratory pressure on pulmonary vascular resistance depends on lung recruitability in patients with acute respiratory distress syndrome[J]. Am J Respir Crit Care Med, 2024, 210(7): 900-907.

[2] LAI C, SHI R, BEURTON A, et al. The increase in cardiac output induced by a decrease in positive end-expiratory pressure reliably detects volume responsiveness: The PEEP-test study[J]. Crit Care, 2023, 27(1): 136.

[3] BASHLINE M J, SIMON M A. Use of tricuspid annular plane systolic excursion/pulmonary artery systolic pressure as a non-invasive method to assess right ventricular-PA coupling in patients with pulmonary hypertension[J]. Circ Cardiovasc Imaging, 2019, 12(9): e009648.

[4] PENNATI F, ALIVERTI A, POZZI T, et al. Machine learning predicts lung recruitment in acute respiratory distress syndrome using single lung CT scan[J]. Ann Intensive Care, 2023, 13(1): 60.

[5] NAKAYAMA R, BUNYA N, KATAYAMA S, et al. Correlation between the hysteresis of the pressure-volume curve and the recruitment-to-inflation ratio in patients with coronavirus disease 2019[J]. Ann Intensive Care, 2022, 12(1): 106.

[6] GUÉRIN C, ALBERT R K, BEITLER J, et al. Prone position in ARDS patients: Why, when, how and for whom[J]. Intensive Care Med, 2020, 46(12): 2385-2396.

[7] COSTA E L V, SLUTSKY A S, BROCHARD L J, et al. Ventilatory variables and mechanical power in patients with acute respiratory distress syndrome[J]. Am J Respir Crit Care Med, 2021, 204(3): 303-311.

[8] QADIR N, SAHETYA S, MUNSHI L, et al. An update on management of adult patients with acute respiratory distress syndrome: An official American Thoracic Society clinical practice guideline[J]. Am J Respir Crit Care Med, 2024, 209(1): 24-36.

5 左心源性右心功能不全的药物治疗新探索

慢性心力衰竭根据左室射血分数可分为射血分数降低心衰（HFrEF）、射血分数中间值心衰（HFmrEF）、射血分数保留心衰（HFpEF）。慢性心力衰竭可见于 20% ～ 30% 的重症患者，随着人口老龄化的加重，这一比例仍在持续攀升[1]。当慢性心力衰竭患者因各种原因进入 ICU 治疗时，其心功能状态面临着巨大挑战，尤其是继发右心功能障碍。此时的治疗目标为改善左心收缩功能，降低肺毛细血管楔压、降低右心后负荷、改善右心肺动脉失偶联。

尽管改善左心收缩功能、改善氧合、纠正高碳酸血症、合理设置呼气末正压、维持肺容量接近功能残气量等干预措施可以减少肺血管阻力[2]，但右心功能障碍在许多情况下仍难以完全恢复。近年来，部分心力衰竭治疗新药展现出改善右室肺动脉失偶联及右心功能障碍的潜能。本文拟对以上药物作用机制及其对右心后负荷和右室肺动脉偶联的影响进行探讨。

一、左心源性右心功能不全的特点

左心源性右心功能不全的特点是肺毛细血管楔压升高大于 15mmHg[3]。可见于慢性心力衰竭和急性左心收缩功能障碍的患者，左房压力增高后通过向肺血管传递（肺毛细血管楔压升高），导致肺血管阻力升高和顺应性降低，增加右心的后负荷[4]。值得注意的是，ICU患者可能同时伴有导致右心后负荷增加的其他因素，如急性呼吸窘迫综合征、脓毒症，以及各种原因导致肺血管收缩和不当机械通气[5]。当右心后负荷（包括肺血管阻力和肺动脉顺应性）显著增加而右心无法适应代偿和 / 或右心收缩功能障碍时，即出现右室肺动脉失偶联，这种状态不仅是右心超负荷的早期表现[6]，是慢性心力衰竭患者死亡的独立危险因素[7]，更与重症患者的不良预后密切相关[8]。因此，降低右心后负荷、优化右室肺动脉偶联对于改善患者预后具有重要意义[2]。

二、左心源性右心功能不全的药物治疗探索

（一）钠 - 葡萄糖耦联转运体 2 抑制剂

钠 - 葡萄糖耦联转运体 2（sodium-glucose linked transporter 2，SGLT2）抑制剂达格列净通过抑制肾脏近曲小管中的 SGLT2，减少葡萄糖的重吸收，增加尿糖排泄，从而降低血糖水平，最初被批准用于治疗 2 型糖尿病，后经 DAPA-HF 试验和 DELIVER 试验分别证实其可用于 HFrEF 患者和 HFpEF 患者。目前其在肺血管负荷和右室肺动脉偶联中的作用正被逐步证实。

2024 年发表的 CAMEO-DAPA 试验的二次分析，探讨了达格列净在 HFpEF 患者中对右室肺动脉偶联及右心后负荷的作用[9]。首先，研究发现达格列净在运动中改善了 HFpEF 患者的肺动脉顺应性和弹性，降低了脉动性肺血管负荷。其次，研究发现达格列净可以提高右心室功能：肺动脉搏动指数升高。最后，该研究通过右心导管确证达格列净显著改善了运动负荷下的右室肺动脉失偶联。值得注意的是，该研究显示达格列净改善右室肺动脉偶联的机制之一是药物降低了运动负荷后的肺毛细血管楔压（差异 -6.1mmHg，95% CI -11.3 ～ -0.9mmHg，P=0.02），从而减轻右心室后负荷及右房压力，表明达格列净可以通过降低左房充盈压间接优化右室肺动脉偶联，为达格列净改善 HFpEF 患者结局提供了新的证据。因此，达格列净在左心源性右心功能不全的患者中有较大的治疗潜力。

此外,部分重症患者虽然在入室前左心功能正常,但而因手术、创伤、感染等因素可引起左房充盈压的升高[10],进一步加重患者的右心后负荷,并减少前向血流。针对此类患者,达格列净能否改善患者的血流动力学状态,尤其是跨肺循环功能障碍仍待进一步证实。目前已证实在重症患者中使用达格列净的安全性尚可,但其可能的获益人群仍待研究,更加积极并针对双心室的床边血流动力学监测可能是解决该问题的关键。

(二)可溶性鸟苷酸环化酶刺激剂

可溶性鸟苷酸环化酶刺激剂通过直接激活可溶性鸟苷酸环化酶,增加环磷酸鸟苷合成,进而扩张血管、降低肺动脉压力,减轻右心室负担,并改善右室与肺动脉的偶联[11]。目前多版国际指南已推荐左室射血分数降低的心力衰竭患者在急性加重后,在新四联基础上加用维立西呱,可降低心血管死亡风险[12-13]。目前发现,其获益机制与其改善右心前负荷与后负荷、优化右室肺动脉偶联相关。

2024年发表的一项回顾性研究探讨了维立西呱在HFrEF患者中对右心室肺动脉偶联及右心后负荷的作用[11]。首先,该研究发现维立西呱显著降低了血浆BNP水平[对数转换后,与基线相比:(2.46 ± 0.51) vs. (2.14 ± 0.58),$P < 0.000\ 1$],表明其改善了心脏功能和负荷。其次,该研究同时发现维立西呱减少了左心室舒张末期容积指数和收缩末期容积指数,表明其促进了左心室的逆重塑[左心室舒张末期容积指数(LVEDVI):(113.5 ± 46.3) vs. (103.6 ± 51.0),$P=0.005\ 6$;左心室收缩末期容积指数(LVESVI):(82.0 ± 41.9) vs. (72.8 ± 44.7),$P=0.007\ 7$]。再次,也是该研究最大的亮点,发现维立西呱显著提高了TAPSE/PASP比值[(0.56 ± 0.29) vs. (0.92 ± 1.09),$P < 0.000\ 1$],表明其改善了右室肺动脉偶联,同时减少了右心室的功能障碍。值得肯定的是,该研究填补了维立西呱在右心室治疗领域的空白,为右心功能障碍的治疗提供了新证据。但该研究仅采用超声指标,并未纳入右心导管数据(如肺血管阻力、心输出量),无法全面评估维立西呱对肺循环的血流动力学影响,同时该单中心回顾性分析样本量较小($n=65$)。尽管存在回顾性设计的局限性,但研究结果为维立西呱在右心功能障碍治疗中的应用提供了重要循证依据,同时为未来探索双心室联合治疗策略奠定了基础。

该研究的重要意义在于,研究人群中约50%患者存在右心室功能不全(TAPSE < 17mm),维立西呱的疗效为这类高危人群提供了潜在治疗靶点。基于以上证据,维立西呱不仅适用于左心功能不全,还能直接降低右室肺动脉偶联和降低右心后负荷,提示该药物在左心源性右心功能不全的治疗中可能具有潜在的重要价值。尽管存在回顾性设计的局限性,但研究结果仍为未来探索双心室联合治疗策略奠定了基础。随着更多高质量证据的积累,维立西呱有望成为继发性右心功能障碍治疗的新药物。

(三)前列腺素类药物

该类药物通过扩张肺动脉、抑制血小板聚集和抗炎途径降低肺动脉压[14]。近年发现吸入伊洛前列素不仅可降低肺动压力,还可以独立改善右心收缩功能障碍(由压力容积环评估,不依赖于后负荷),从而优化右室肺动脉偶联并增加心输出量。COMBAT-SHINE研究及此前研究均发现,全身应用伊洛前列素并未影响感染性休克患者的血流动力学状态[15],而吸入给药途径可能具有更好的安全性。目前研究发现,针对左心相关肺动脉高压患者,单次吸入伊洛前列素后,平均肺动脉压和肺血管阻力分别降低15%和20%($P < 0.01$),同

时心输出量轻度增加[16]。考虑到吸入给药高选择性和安全性,这为左心源性右心功能不全患者的联合药物治疗提供了新的思路。

综上,新近研究发现部分心力衰竭治疗新药改善左心功能的同时,在改善右心功能和优化右心肺动脉偶联方面也展现出积极效果。特别是达格列净和维立西呱,能够有效降低右心后负荷、改善肺血管顺应性,并在临床试验中取得了初步的正面结果。未来研究应继续探索这些药物在不同病理状态下的疗效,尤其对于重症患者群体。并结合漂浮导管、超声心动图等多种监测手段,全面评估药物对右心功能及肺血流动力学的影响。

(宋文亮　吴健锋)

参考文献

[1]   SAVARESE G, BECHER P M, LUND L H, et al. Global burden of heart failure: A comprehensive and updated review of epidemiology[J]. Cardiovasc Res, 2023, 118(17): 3272-3287.

[2]   CAPPIO B S, HAGRY J, LAI C, et al. The effect of positive end-expiratory pressure on pulmonary vascular resistance depends on lung recruitability in patients with acute respiratory distress syndrome[J]. Am J Respir Crit Care Med, 2024, 210(7): 900-907.

[3]   MARON B A, BORTMAN G, DE MARCO T, et al. Pulmonary hypertension associated with left heart disease[J]. Eur Respir J, 2024, 64(4): 2401344.

[4]   ARRIGO M, PRICE S, HARJOLA V P, et al. Diagnosis and treatment of right ventricular failure secondary to acutely increased right ventricular afterload (acute cor pulmonale): A clinical consensus statement of the Association for Acute CardioVascular Care of the European Society of Cardiology[J]. Eur Heart J Acute Cardiovasc Care, 2024, 13(3): 304-312.

[5]   LANSPA M J, CIRULIS M M, WILEY B M, et al. Right ventricular dysfunction in early sepsis and septic shock[J]. Chest, 2021, 159(3): 1055-1063.

[6]   VONK NOORDEGRAAF A, WESTERHOF B E, WESTERHOF N. The relationship between the right ventricle and its load in pulmonary hypertension[J]. J Am Coll Cardiol, 2017, 69(2): 236-243.

[7]   GORTER T M, HOENDERMIS E S, VAN VELDHUISEN D J, et al. Right ventricular dysfunction in heart failure with preserved ejection fraction: A systematic review and meta-analysis[J]. Eur J Heart Fail, 2016, 18(12): 1472-1487.

[8]   BOWCOCK E, HUANG S, YEO R, et al. The value of right ventricular to pulmonary arterial coupling in the critically ill: A National Echocardiography Database of Australia (NEDA) substudy[J]. Ann Intensive Care, 2024, 14(1): 10.

[9]   REDDY Y N V, CARTER R E, SORIMACHI H, et al. Dapagliflozin and right ventricular-pulmonary vascular interaction in heart failure with preserved ejection fraction: A secondary analysis of a randomized clinical trial[J]. JAMA Cardiol, 2024, 9(9): 843-851.

[10] BOWCOCK E M, MCLEAN A. Bedside assessment of left atrial pressure in critical care: A multifaceted gem[J]. Crit Care, 2022, 26(1): 247.

[11] HASHIMOTO T, YOSHITAKE T, SUENAGA T, et al. Effectiveness of vericiguat on right ventricle to pulmonary artery uncoupling associated with heart failure with reduced ejection fraction[J]. Int J Cardiol, 2024, 415: 132441.

[12] HEIDENREICH P A, BOZKURT B, AGUILAR D, et al. 2022 AHA/ACC/HFSA guideline for the management of heart failure: Executive summary: A report of the American College of Cardiology/American Heart Association Joint Committee on clinical practice guidelines[J]. Circulation, 2022, 145(18): e876-e894.

[13] METRA M, TOMASONI D, ADAMO M, et al. Worsening of chronic heart failure: Definition, epidemiology, management and prevention. A clinical consensus statement by the Heart Failure Association of the European Society of Cardiology[J]. Eur J Heart Fail, 2023, 25(6): 776-791.

[14] GALIÈ N, CHANNICK R N, FRANTZ R P, et al. Risk stratification and medical therapy of pulmonary arterial hypertension[J]. Eur Respir J, 2019, 53(1): 1801889.

[15] BESTLE M H, STENSBALLE J, LANGE T, et al. Iloprost and organ dysfunction in adults with septic shock and endotheliopathy: A randomized clinical trial[J]. JAMA Netw Open, 2024, 7(9): e2432444.

[16] OLSCHEWSKI H, SIMONNEAU G, GALIE N, et al. Inhaled iloprost for severe pulmonary hypertension[J]. N Engl J Med, 2002, 347(5): 322-329.

6　基于微循环评估血管活性药物治疗反应性

重症医学对血管活性药物的治疗反应性评估主要基于宏观血流动力学指标,比如血压、心输出量,而往往有宏观循环改善但组织灌注异常持续存在的临床场景,主要原因是微循环状态评估的缺失导致宏观循环微循环失偶联难以发现。旁流暗场成像(sidestream dark field imaging,SDF)通过显微技术捕捉红细胞在毛细血管中的运动,可实时观察微循环状态并动态监测微循环多种参数,从而识别不同血流动力学紊乱的微循环障碍特征。基于以上特点,SDF可以从微循环血流分布重构、灌注异质性改善等维度改进血管活性药物的治疗反应性的评估。

一、休克时存在大循环与微循环失偶联

常用的血管活性药物治疗方法包括缩血管药物、正性肌力药物、扩血管药物,这些方法往往通过提升灌注压、提升心肌收缩力等机制增加心输出量,而心输出量也是既往评估药物治疗反应性的核心指标。随着SDF临床使用的逐步增加,一些既往熟知的"有效"方法却不能看到SDF监测指标的显著改善。

作为缩血管药物的首选,去甲肾上腺素(norepinephrine,NE)对微循环的影响是双刃剑,既可通过提升前向灌注压改善微循环,也可通过收缩毛细血管降低微血管密度而加剧

微循环恶化。Dubin 等[1]通过调控 NE 剂量将脓毒症休克患者平均动脉压（MAP）维持水平提高至 85mmHg，虽然宏观循环指标显著提升，但 SDF 舌下毛细血管微血管流动指数（microvascular flow index，MFI）及灌注毛细血管百分比（proportion of perfused vessels，PPV）并无显著变化，提示在成人脓毒症休克患者中增加 NE 剂量将 MAP 提高至 85mmHg 并不必然改善微循环灌注。

在正性肌力药物方面，既往已有研究证实多巴酚丁胺虽可改善宏观血流动力学指标，但对改善微循环灌注作用有限[2]，尤其对脓毒症休克患者，甚至可能存在潜在风险[3]。

在扩血管药物方面，Boerma 等[4]在经充分液体复苏的脓毒症休克患者中给予静脉注射硝酸甘油（30 分钟内 2mg 负荷量，随后 2mg/h 静脉泵入），结果显示，与安慰剂组相比，两组患者舌下微循环参数无明显差异。

二、休克时如何改善微循环

虽然在上述应用 NE、多巴酚丁胺、硝酸甘油等血管活性药物后对整体重症人群未看到微循环改善效应，但通过 SDF 舌下微循环参数监测，在某些特定人群临床场景中使用上述药物可发现微循环的显著改善，同时单独或联合使用其他血管活性药物也体现出改善微循环的潜力。

对于有高血压病史的脓毒症休克患者，已证实在液体复苏达标后通过增加 NE 提升 MAP 水平，可见到 SDF 舌下微循环参数明显提升[5-6]。相似的是，在多巴酚丁胺研究中所有患者使用改善微循环效能有限，但对于基线灌注血管密度（PVD）$\leqslant 12mm/mm^2$ 的患者，多巴酚丁胺可显著改善 PVD［由（9.1±4.3）mm/mm^2 上升至（12.5±4.8）mm/mm^2］，提示其微循环效应可能部分依赖于患者初始微循环受损的严重程度，而应用 SDF 可以早期发现这部分患者[7]。硝酸甘油虽然在脓毒症休克患者中不能改善微循环，但 Bertacchi 等[8]针对心源性休克患者舌下局部使用 1% 硝酸甘油，发现功能性毛细血管密度和红细胞流速均明显增加。Greenwood 等[9]也在心血管手术后休克患者局部使用硝酸甘油后，发现 MFI、PPV、PVD 和红细胞流速明显增加，微循环异质性指数（MHI）明显降低，说明硝酸甘油可以对心源性休克患者的微循环改善提供帮助。

亚甲蓝可通过抑制诱导型一氧化氮合酶（iNOS）的功能，减少病理性一氧化氮生成，达到拮抗脓毒症休克血管麻痹性扩张的目的。Maurin 等[10]在一项前瞻性开放标签队列研究中，纳入 25 例心脏手术后有顽固性血管麻痹综合征的患者，静脉注射 1.5mg/kg 亚甲蓝，并在基线及亚甲蓝输注 1 小时后评估舌下微循环。结果发现，尽管患者的心指数和 MAP 均已达标，但仍存在严重微循环障碍（MFI < 2.6）；亚甲蓝输注后，SDF 监测舌下微循环的多个指标（如 MFI、PPV、PVD）均显著改善。

目前临床常用的另一类正性肌力药物为钙离子增敏剂（左西孟旦），Morelli 等[11]在一项随机、双盲对照临床试验中，纳入经充分容量复苏且 MAP 达标的脓毒症休克患者，随机接受左西孟旦［0.2μg/（kg·min）］或多巴酚丁胺［5μg/（kg·min）］治疗 24 小时。研究结果显示，与多巴酚丁胺相比，左西孟旦显著改善了舌下微循环血流，尤其是小血管与中等血管的 MFI、PVD 及异质性指数（heterogeneity index，HI）等参数表现更为显著。

伊洛前列素是一种新型的前列环素类血管扩张剂，具有显著的血管扩张作用。Bar 等[12]

在一项大动物模型研究中探讨了伊洛前列素与 NE 联合早期干预对肠道缺血 - 再灌注损伤后微循环灌注的影响。结果显示,联合使用 NE 和伊洛前列素能显著改善舌下及肠道微循环,而宏观循环参数则无明显变化,这提示新型血管扩张剂可能在改善微循环方面具有重要作用。

综上所述,使用血管活性药物后不应只是关注 MAP 等大循环指标,还应重视微循环评估。对于某些特定患者人群,在特定的临床场景可能获益。SDF 的临床应用使评估血管活性药物的微循环治疗反应性成为可能,同时提高了重症医师对血管活性药物的微循环治疗效应的认知。当然,目前基于 SDF 监测指标调整血管活性药物使用,能否改善重症患者结局尚需要进一步明确。

(徐前程　胡　波)

参考文献

[1]　DUBIN A, POZO M O, CASABELLA C A, et al. Increasing arterial blood pressure with norepinephrine does not improve microcirculatory blood flow: A prospective study[J]. Crit Care, 2009, 13(3): R92.

[2]　DE BACKER D, CRETEUR J, DUBOIS M J, et al. The effects of dobutamine on microcirculatory alterations in patients with septic shock are independent of its systemic effects[J]. Crit Care Med, 2006, 34(2): 403-408.

[3]　HERNANDEZ G, BRUHN A, LUENGO C, et al. Effects of dobutamine on systemic, regional and microcirculatory perfusion parameters in septic shock: A randomized, placebo-controlled, double-blind, crossover study[J]. Intensive Care Med, 2013, 39(8): 1435-1443.

[4]　BOERMA E C, KOOPMANS M, KONIJN A, et al. Effects of nitroglycerin on sublingual microcirculatory blood flow in patients with severe sepsis/septic shock after a strict resuscitation protocol: A double-blind randomized placebo controlled trial[J]. Crit Care Med, 2010, 38(1): 93-100.

[5]　XU J Y, MA S Q, PAN C, et al. A high mean arterial pressure target is associated with improved microcirculation in septic shock patients with previous hypertension: A prospective open label study[J]. Crit Care, 2015, 19(1): 130.

[6]　FIORESE COIMBRA K T, DE FREITAS F G R, BAFI A T, et al. Effect of increasing blood pressure with noradrenaline on the microcirculation of patients with septic shock and previous arterial hypertension[J]. Crit Care Med, 2019, 47(8): 1033-1040.

[7]　ENRICO C, KANOORE EDUL V S, VAZQUEZ A R, et al. Systemic and microcirculatory effects of dobutamine in patients with septic shock[J]. J Crit Care, 2012, 27(6): 630-638.

[8]　BERTACCHI M, WENDEL-GARCIA P D, HANA A, et al. Nitroglycerin challenge identifies microcirculatory target for improved resuscitation in patients with circulatory shock[J]. Intensive Care Med Exp, 2024, 12(1): 76.

[9]　GREENWOOD J C, TALEBI F M, JANG D H, et al. Topical nitroglycerin to detect

reversible microcirculatory dysfunction in patients with circulatory shock after cardiovascular surgery: An observational study[J]. Sci Rep, 2022, 12(1): 15257.

[10] MAURIN C, PORTRAN P, SCHWEIZER R, et al. Effects of methylene blue on microcirculatory alterations following cardiac surgery: A prospective cohort study[J]. Eur J Anaesthesiol, 2022, 39(4): 333-341.

[11] MORELLI A, DONATI A, ERTMER C, et al. Levosimendan for resuscitating the microcirculation in patients with septic shock: A randomized controlled study[J]. Crit Care, 2010, 14(6): R232.

[12] BAR S, DIAPER J, FONTAO F, et al. Early and concomitant administration of norepinephrine and ilomedin improves microcirculatory perfusion without impairing macrocirculation in an intestinal ischemia-reperfusion injury swine model: A randomized experimental trial[J]. Shock, 2024.

7 氨基酸预防急性肾损伤，聚焦肾脏血流动力学

急性肾损伤（acute kidney injury，AKI）是重症患者常见的严重并发症，与高病死率和不良预后密切相关。AKI 是一种高异质性综合征，主要分为脓毒症性、缺血再灌注损伤和肾毒性三大类，其中约 75% 的病例由肾脏血流动力学改变导致肾小球滤过率下降引起。肾脏血流丰富，健康成人肾血流量（RBF）约 1 200ml/min，相当于心输出量的 20% ～ 25%，但肾血流量分布不均匀，94% 血流分布在肾皮质层，6% 血流分布在肾髓质层。肾脏属于血流自身调节能力强的器官，在动脉血压 80 ～ 180mmHg 范围内，肾脏能通过肌源性反应、管球反馈及肾脏局部产生的腺苷、一氧化氮（nitric oxide，NO）和前列腺素等调节出、入球小动脉直径来维持肾血流相对恒定，以确保在不同生理状态下维持正常的肾功能，这也表明优化肾脏血流动力学有助于 AKI 防治。近年来的研究发现，静脉输注氨基酸可能改善肾脏血流动力学、动员肾脏功能储备，可作为 AKI 一种潜在的预防措施，因而受到关注。基于这一理论，意大利的 Landoni 教授及研究团队进行了一项多国、双盲、随机、安慰剂对照试验（PROTECTION 试验）以探索静脉输注氨基酸对心脏手术患者术后 AKI 的预防效果，该研究发表于 *The New England Journal of Medicine*[1]。

一、氨基酸预防急性肾损伤的循证证据

近年，多项小样本的随机对照试验（randomized controlled trial，RCT）[2-5] 探索了静脉输注氨基酸预防心脏手术相关 AKI 的疗效，结果发现氨基酸输注与安慰剂相比能够显著增加心脏手术患者术后尿量和肾小球滤过率、降低 AKI 发生率，其中接受谷氨酰胺治疗的心脏手术患者的组织金属蛋白酶抑制剂 -2 联合胰岛素样生长因子结合蛋白 -7、肾损伤分子 -1 和中性粒细胞明胶酶相关脂蛋白水平均显著降低，表明氨基酸输注可能对肾脏具有一定的结构性保护作用，尤其是在肾小管损伤层面 [4]。另外，在泌尿外科手术 [6] 及产科手术 [7] 患者的 RCT 研究中也发现了氨基酸降低 AKI 发生率的趋势。为进一步确认氨基酸输注在预防 AKI 方面的效果和安全性，急需大样本、多中心、设计良好的随机双盲 RCT 研究。

PROTECTION 试验正是在这样的背景下应运而生。该试验由意大利、克罗地亚和澳大利亚的 22 个中心共同完成,纳入了 3 511 例接受体外循环心脏手术的成人患者,随机分为氨基酸干预组(1 759 例)和安慰剂组(1 752 例)。氨基酸干预组在手术期间至术后 72 小时内持续静脉滴注 2g/(kg 理想体重·d)的平衡型氨基酸混合液(10% L- 氨基酸),每日最高输注剂量 100g,对照组接受等量林格液。主要研究终点为心脏手术后 7 天内 AKI 的发生率,次要终点包含 AKI 严重程度、连续性肾脏替代治疗(CRRT)的使用及治疗时长、入住 ICU 时间、住院时间、机械通气持续时间,以及 ICU 出院时或随机化后 30、90 或 180 天记录的任何原因导致的死亡。结果显示,氨基酸组术后 7 天内 AKI 发生率显著降低(26.9% vs. 31.7%,RR=0.85,P=0.002),且严重 AKI(KDIGO 3 期)风险下降近半(1.6% vs. 3.0%,RR=0.56),需要肾脏替代治疗的比例下降(1.4% vs. 1.9%)。两组之间在其他次要结果或不良事件方面没有显著差异。值得注意的是,亚组分析表明,慢性肾病[eGFR < 60ml/(min·1.73m^2)]患者同样获益(RR=0.86)。因此,该研究表明在接受心脏手术的成年患者中,持续 72 小时内静脉输注氨基酸可减少心脏术后 AKI 风险,且安全性良好。这一发现对于全球每年超过两百万例接受心脏手术的患者具有重要的临床意义。

在 PROTECTION 试验基础上,近期的 2 篇荟萃分析和系统评价进一步探索了氨基酸的肾保护作用。Pruna 等人 [8] 的研究纳入 15 项研究(含 PROTECTION 试验),涵盖 4 544 例围手术期患者,手术包括了泌尿、骨科、心脏、产科的手术及腹部相关手术,结果显示静脉氨基酸输注使 AKI 的风险降低了 34%(RR=0.66),且严重 AKI(KDIGO 3 期)的风险降低了 45%(RR=0.55)。亚组分析证实,心脏手术患者获益尤为显著(RR=0.73)。另一项由 Jiang 等 [9] 完成的荟萃分析(7 项 RCT,505 例患者)同样显示,氨基酸组 AKI 发生率降低了 19%(RR=0.81),并显著增加尿量(MD=308.87,95% CI 168.68 ～ 449.06,P < 0.000 1),但对肾脏替代治疗需求和病死率无显著差异。两项荟萃分析的纳入研究数量不同(15 项 vs. 7 项),差异主要源于方法学选择:Pruna 等纳入非随机设计以扩大证据广度,且主要研究对象为围手术期患者,而 Jiang 等的研究对象为危重症和心脏大血管手术患者,并且严格限定为高质量 RCT 以提升结论可信度。但两者均证实氨基酸的疗效具有"场景特异性"——心脏手术、大血管手术等血流动力学波动显著的高危患者获益明确,而其他危重症患者的证据仍有限。此外,输注时机至关重要,术中输注较术后干预效果更优(RR=0.68 vs. 1.13),提示在肾脏缺血再灌注损伤启动前即开始给予氨基酸输注可能有更好的肾保护作用。

二、氨基酸输注预防 AKI 机制,聚焦肾脏血流动力学

PROTECTION 试验的研究者在文中探讨了氨基酸对肾脏保护作用的相关机制,强调静脉短期氨基酸输注提供肾脏保护作用的关键因素可能是通过改善肾脏灌注、增加肾血流、动员肾脏功能储备来提高估算的肾小球滤过率 [10],推测这一效果主要通过抑制肾小管 - 肾小球反馈实现的。氨基酸可作用于致密斑,减少其对入球小动脉的收缩信号,从而增加肾小球的血流灌注 [11]。此外,内源性硝酸酯类血管扩张剂——NO 来源于 L- 精氨酸,动物研究发现大鼠输注氨基酸期间 NO 可介导肾小球高滤过和肾血管扩张,氨基酸通过增加皮质一氧化氮合酶的活性及前列腺素的释放,促进入球小动脉的舒张,增加肾小球的血流灌注,从而提高肾小球滤过率 [12]。氨基酸对肾脏的保护作用还体现在其能够改善肾皮质和肾

髓质的氧合状态。在近期的一项动物研究中,通过直接测量肾脏水平的氧分压,发现给予氨基酸溶液后,肾皮质和髓质的氧合均得到了显著改善,尤其在缺血或低灌注状态下,这一作用可能保护易受损的肾髓质[13]。此外,过量滤过的氨基酸超过近端小管重吸收能力时,通过钠依赖性共转运机制引发渗透性利尿,可减少肾小管阻塞风险,并促进毒素清除[13]。部分氨基酸制剂如谷氨酰胺可通过清除自由基、抗炎等机制减轻氧化应激导致的肾损伤[14]。可惜的是 PROTECTION 试验并未对输注氨基酸对肾脏血流动力学的影响进行具体监测,如通过肾血流超声造影或近红外光谱等方法监测心脏手术后患者的肾脏灌注指标,可更清晰地了解患者肾脏血流动力学状态,进一步证实氨基酸输注改善肾脏血流动力学的具体病理生理学特征。

三、氨基酸输注预防 AKI 的局限性与争议

PROTECTION 试验虽然在探索静脉输注氨基酸预防心脏手术后 AKI 方面取得了突破性进展,为临床实践提供了重要的循证医学支持,但该研究的局限性也为未来的临床转化提出了挑战。第一,PROTECTION 试验中仅使用血清肌酐水平来诊断 AKI,而未结合尿量进行诊断。尽管在敏感性分析中加入尿量数据后结果依然稳定,但仅依赖血清肌酐水平可能遗漏一些早期或轻度的肾功能损伤。第二,该研究未测量反映肾小管损伤的生物标志物(如中性粒细胞明胶酶相关脂蛋白或肾损伤分子 -1)。这些生物标志物在评估肾损伤的严重程度和预后方面具有重要意义,缺乏这些数据,难以确切判断氨基酸输注是通过结构性保护,即减轻肾小管损伤,还是仅仅通过功能性保护,即调节血流动力学来保护肾功能。第三,该研究还存在未制订严格的 AKI 预防方案、未提及地区收入及种族差异、缺乏肾活检数据及肌酐基线获取时间等不足,它们可能也会对研究结果产生一定影响。第四,未评估氨基酸输注对患者长期肾功能和预后的影响。第五,对照组选择也可能引入偏倚,林格液可能导致高氯血症,加重肾脏损伤[15],这可能夸大了氨基酸输注的获益。第六,基线肾功能的分层不足,未能充分考虑不同肾功能状态患者的差异,这可能影响了研究结果的可比性和普适性。

氨基酸输注预防 AKI 临床转化也存在不小的争议。首先具体输注方案,不同研究中氨基酸输注的剂量和输注时长存在显著差异,例如 PROTECTION 试验采用 2g/kg 理想体重剂量,而另有研究则使用固定剂量[5],且输注时长也从 2 小时至 72 小时不等[1-9]。其次合适的受益人群,目前的研究大多集中于心脏手术患者,因此氨基酸对肾功能的保护作用结论尚不能推广至脓毒症 / 脓毒症休克、创伤等危重症人群。此外,氨基酸输注可能引发代谢负担或其他副作用,现有研究未充分评估。

四、氨基酸输注预防 AKI 未来研究方向

未来的研究应聚焦于解决上述局限性和争议,以推动氨基酸输注在 AKI 预防中的临床应用。首先,精准化干预策略是关键。未来研究应根据肾功能储备和基线估算肾小球滤过率对患者进行分层,优先关注高风险人群,有助于更精准地评估氨基酸输注效果,并优化干预策略。其次,应结合血清肌酐和其他 AKI 生物标志物,以更全面地评估结构性损伤,这将有助于明确氨基酸输注是否真正减轻了肾小管损伤。再次,须深化对氨基酸作用机制

的探索,进一步揭示氨基酸输注调控肾脏功能储备的分子通路,探索其与自噬、线粒体功能等细胞保护机制的关联。最后,还需要更多的数据来评估这种干预措施对长期预后的影响,包括慢性肾病的发生或进展、患者的生活质量和卫生经济学效益。这将为临床应用提供更坚实的理论基础。在优化给药策略方面,未来的研究应探索不同氨基酸配方(如支链氨基酸、精氨酸)的疗效差异,以及输注时机(术前、术中或术后)对结局的影响。这将有助于确定最佳剂量和配方,以及输注的最优时机。另外,未来研究应探索氨基酸输注在脓毒症、创伤和移植等情况下预防 AKI 的效果,特别是存在炎症和氧化应激时。这将扩大其应用范围并惠及更多患者,同时为临床提供更有效的 AKI 预防方法。

综上所述,氨基酸输注通过改善肾血流动力学显示出预防 AKI 的潜力,PROTECTION 试验为迄今最强的临床研究证据,标志着肾保护从"被动支持"迈向"主动调控"的新阶段,但机制争议和次要结局的阴性结果需要谨慎解读。未来的研究需要结合生物标志物、精准分层和长期随访,以推动从"功能改善"到"硬终点获益"的转化。这不仅将为心脏手术相关 AKI 的预防提供更有力的策略,也将为其他类型 AKI 的管理提供新的思路。

(张　润　杨向红)

参考文献

[1] LANDONI G, MONACO F, TI L K, et al. A randomized trial of intravenous amino acids for kidney protection[J]. N Engl J Med, 2024, 380(24): 2307-2317.

[2] PU H, DOIG G S, HEIGHES P T, et al. Intravenous amino acid therapy for kidney protection in cardiac surgery patients: A pilot randomized controlled trial[J]. J Thorac Cardiovasc Surg, 2019, 157(6): 2356-2366.

[3] JIN L, HAN X, YU Y, et al. Intraoperative thermal insulation in off-pump coronary artery bypass grafting surgery: A prospective, double blind, randomized controlled, single-center study[J]. Ann Transl Med, 2020, 8(19): 1220.

[4] WEISS R, MEERSCH M, GERKE M, et al. Effect of glutamine administration after cardiac surgery on kidney damage in patients at high risk for acute kidney injury: A randomized controlled trial[J]. Anesth Analg, 2023, 137(5): 1029-1038.

[5] KAZAWA M, KABATA D, YOSHIDA H, et al. Amino acids to prevent cardiac surgery-associated acute kidney injury: A randomized controlled trial[J]. JA Clin Rep, 2024, 10(1): 19.

[6] BRUSASCO C, VALENZI F M, MICALI M, et al. Perioperative intravenous amino acid infusion in major urologic surgery[J]. J Clin Med, 2023, 12(20): 6614.

[7] POKHAREL K, SUBEDI A, TRIPATHI M, et al. Effect of amino acid infusion during cesarean delivery on newborn temperature: A randomized controlled trial[J]. BMC Pregnancy Childbirth, 2021, 21(1): 3734.

[8] PRUNA A, LOSIGGIO R, LANDONI G, et al. Amino acid infusion for perioperative functional renal protection: A meta-analysis[J]. J Cardiothorac Vasc Anesth, 2024, 38(12): 3076-3085.

[9] JIANG W, SHI K, SHAO J, et al. Protective effect of intravenous amino acid on kidney function: A systematic review and meta-analysis of randomized controlled trials[J]. J Crit Care, 2025, 85: 154937.

[10] JUFAR A H, LANKADEVA Y R, MAY C N, et al. Renal functional reserve: From physiological phenomenon to clinical biomarker and beyond[J]. Am J Physiol Regul Integr Comp Physiol, 2020, 319(6): R690-R702.

[11] NADIM M K, FORNI L G, BIHORAC A, et al. Cardiac and vascular surgery-associated acute kidney injury: The 20th International Consensus Conference of the ADQI (acute disease quality initiative) group[J]. J Am Heart Assoc, 2018, 7(11): e008834.

[12] BAIARDO R M, LANDONI G, MONTI G, et al. Amino acids and the kidney: Friends or foes?[J]. Curr Opin Clin Nutr Metab Care, 2025, 28(2): 156-159.

[13] JUFAR A H, EVANS R G, MAY C N, et al. The effects of recruitment of renal functional reserve on renal cortical and medullary oxygenation in non-anesthetized sheep[J]. Acta Physiol (Oxf), 2023, 237(4): e13919.

[14] EGBUJOR M C, OLANIYAN O T, EMERUWA C N, et al. An insight into role of amino acids as antioxidants via NRF2 activation[J]. Amino Acids, 2024, 56(1): 23.

[15] MERTENS P R. Intravenous amino acids and kidney protection[J]. N Engl J Med, 2024, 391(20): 1963-1964.

8 颅脑创伤时去甲肾上腺素的脑血流效应

去甲肾上腺素（norepinephrine，NE）作为一种高效的 α 受体激动剂，在创伤性脑损伤（traumatic brain injury，TBI）患者血流动力学管理中扮演了关键角色，常被用于提升 TBI 患者平均动脉压和恢复组织灌注。然而，其对不同严重程度 TBI 患者脑血流量（cerebral blood flow，CBF）的具体影响及作用尚未明确。NE 对 CBF 的作用与多种因素紧密相关，具有双向性和复杂性，包括脑血流自动调节功能状态、脑功能障碍严重程度，以及全身血流动力学状态（如平均动脉压的波动幅度及治疗前的基础血压水平）等[1-4]。掌握这些相互作用对于重症颅脑创伤患者脑血流管理的优化至关重要。本文旨在探讨 NE 对不同严重程度 TBI 患者 CBF 的影响及其相关因素，为制订更精准的脑血流分层管理策略提供理论依据。

一、TBI 患者严重程度不同，NE 的脑血流效应不同

2004 年 Steiner 及其研究团队[5]针对重度创伤性脑损伤患者开展了一项前瞻性随机对照试验，探讨 NE 的应用对平均动脉压和脑血流速度的影响。研究结果表明，通过 NE 治疗分别使平均动脉压维持在 65mmHg、75mmHg 和 85mmHg 时，在血压稳定 20 分钟时记录脑血流速度分别达到了（57.5 ± 19.9）cm/s、（61.3 ± 22.3）cm/s 和（68.4 ± 24.8）cm/s，提示在重度 TBI 患者中，NE 在提升平均动脉压同时，亦会导致脑血流速度显著增加。2007 年 Chieregato 等人[6]对 16 例重度创伤性脑损伤患者在去甲肾上腺素诱导高血压期间进行研究。发现当脑灌注压较基线值升高 20% 时，CBF 较基线值显著减少［（34.9 ± 13.6）ml/

（100g·min）降至（27.9 ± 13.5）ml/（100g·min）］。这表明,去甲肾上腺素诱导的脑灌注压升高可能会引起血脑屏障的暂时破坏,导致血管收缩,局部灌注恶化。2020 年 Froese 等人[7]发表的系统性综述中纳入了 62 项动物研究和 26 项临床研究,发现去甲肾上腺素在不同研究中区域脑血流量（regional CBF,rCBF）或整体脑血流量（global CBF）有增加也有减少,结论不一致。在注射去甲肾上腺素期间,整体和区域脑血流量的变化取决于治疗方法和模型 /患者的情况,差异很大,考虑与未区分创伤性脑损伤的严重程度导致结果的不一致性相关。可见去甲肾上腺素对脑血流量的影响要么不可预测,要么可以忽略不计,这些发现对临床实践提出了挑战。

　　2024 年,Meng 等[2]人发表的荟萃分析中纳入了 2000 年以来的 28 篇研究,研究对象包括健康受试者、TBI 和重症患者,并进行了数据二次分析,发现在健康人群和轻度脑损伤患者中,NE 提升了平均动脉压,但脑血流速度未发生显著改变,而在重度 TBI 患者和重症患者中,NE 不仅显著提高了平均动脉压,还导致脑血流速度显著增加。2023 年Lakshmegowda 及其团队[1]针对 34 例蛛网膜下腔出血患者开展了一项前瞻性观察研究,其干预方法是使用去甲肾上腺素以 0.05μg/（kg·min）的速度开始输注,输注速度每 5 分钟增加 0.05μg/（kg·min）,使收缩压升高,分别超过基线值的 20% 和 40%,当血压稳定在各水平5 分钟后,记录此时大脑中动脉血流速度。该研究结果显示在脑血流调节功能受损的患者中,大脑中动脉收缩期峰值、舒张末期流速和平均流速随着目标血压升高而显著升高,而在脑血流调节功能完好者中未出现上述现象,提示只有血流调节功能受损的重度脑损伤患者在使用去甲肾上腺素维持血压时,才会引起脑血流速度显著增加,而轻中度脑损伤患者的脑血流调节功能保留时,NE 引起的血压升高不会明显改变脑血流量。

二、TBI 患者需要应用 NE 时,须加强监测,避免脑过灌注

　　这些研究结果凸显了在不同病理状态和疾病严重程度情况下个性化使用 NE 的重要性。NE 的脑血流效应主要与脑血流自动调节功能的完整性相关。在脑血流自动调节功能完整的个体中,例如健康人群和轻度脑损伤患者,NE 引起的血压升高通常不会显著增加脑血流量,可能是因为 NE 引起脑灌注压升高时,脑血管反射性收缩调节脑血流量,避免了血压波动直接影响脑血流。然而,在脑血流自动调节功能受损的情况下,例如严重 TBI 患者,这种反射性调节可能减弱或消失,导致 NE 引起的血压升高直接转化为脑血流量的增加,所以使用 NE 后可短暂引起血压升高,但这种增加可能仅在短期内维持脑灌注。长期而言,过度的血流增加可能加剧脑水肿和颅内压的升高,进一步加重脑组织的损伤。

　　因此,对脑血流自动调节功能受损的重度 TBI 患者使用 NE 时,需要实施动态监测以追踪脑血流及颅内压的波动,以保证安全且有效地应用 NE,在维持全身血压的同时,最大程度地保护和改善脑血流供应,以实现整体和局部血流的最佳平衡。

（罗　品　张丽娜）

参考文献

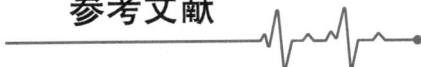

［1］　LAKSHMEGOWDA M, MUTHUCHELLAPAN R, SHARMA M, et al. The effect of pharmacologically induced blood pressure manipulation on cardiac output and cerebral blood flow velocity in patients with aneurysmal subarachnoid hemorrhage[J]. Indian J Crit Care Med, 2023, 27(4): 254-259.

[2] MENG L, SUN Y, ZHAO X, et al. Noradrenaline-induced changes in cerebral blood flow in health, traumatic brain injury and critical illness: A systematic review with meta-analysis[J]. Anaesthesia, 2024, 79(9): 978-991.

[3] CLAASSEN J A H R, THIJSSEN D H J, PANERAI R B, et al. Regulation of cerebral blood flow in humans: Physiology and clinical implications of autoregulation[J]. Physiol Rev, 2021, 101(4): 1487-1559.

[4] VU E L, BROWN C H, BRADY K M, et al. Monitoring of cerebral blood flow autoregulation: Physiologic basis, measurement, and clinical implications[J]. Br J Anaesth, 2024, 132(6): 1260-1273.

[5] STEINER L A, JOHNSTON A J, CZOSNYKA M, et al. Direct comparison of cerebrovascular effects of norepinephrine and dopamine in head-injured patients[J]. Crit Care Med, 2004, 32(4): 1049-1054.

[6] CHIEREGATO A, TANFANI A, COMPAGNONE C, et al. Cerebral blood flow in traumatic contusions is predominantly reduced after an induced acute elevation of cerebral perfusion pressure[J]. Neurosurgery, 2007, 60(1): 112-115.

[7] FROESE L, DIAN J, GOMEZ A, et al. The cerebrovascular response to norepinephrine: A scoping systematic review of the animal and human literature[J]. Pharmacol Res Perspect, 2020, 8(5): e00655.

9　2024 ESICM 临床实践指南:成人重症患者的液体治疗（第 1 部分:复苏液体选择）解读

液体治疗是重症患者救治的常用手段,晶体液、人工胶体和白蛋白是临床常用的复苏液体,在临床实践中,根据液体的可用性、对不同液体生理特性的理解、临床医师的偏好、应用场景和地区而选择不同的复苏液体。2024 年 6 月,欧洲重症医学会（ESICM）发布了成人重症患者液体治疗临床实践指南的第 1 部分[1],该部分主要涉及复苏液体选择,另外两个部分则将分别围绕液体用量和液体清除展开。本文主要针对复苏液体的选择进行解读,以指导临床液体使用。

一、指南内容范围和核心要点概述

该指南聚焦于成人重症患者常用复苏液体的应用,主要涉及晶体液（包括等渗盐水和平衡晶体液）以及白蛋白的使用问题,针对小容量高渗或等渗晶体液在成人危重症患者中的应用也进行了探讨。明确未涉及其他类型的胶体液,如羟乙基淀粉和明胶。同时,在特定临床情境下的液体选择未纳入指南范畴,包括烧伤患者管理中的液体选择策略、用于控制颅内压增高的高渗溶液的使用,以及旨在提升血清白蛋白水平的白蛋白溶液的应用。

指南提出了 11 项关于使用平衡晶体液、等渗盐水和白蛋白作为成人重症患者复苏液体的循证建议。在白蛋白与晶体液对比中，综合考虑疗效、成本、资源可及性和患者接受度等因素，针对一般情况下的重症、脓毒症、急性呼吸衰竭、创伤性脑损伤（traumatic brain injury，TBI）、围手术期及出血或有出血风险、肝硬化等不同患者群体分别给出推荐。除了对成人肝硬化重症患者推荐使用白蛋白进行液体复苏（极低确定性证据，条件性推荐）外，对一般重症、脓毒症、急性呼吸衰竭、创伤性脑损伤和围手术期及出血或有出血风险的重症患者均推荐晶体液进行液体复苏，其中对创伤性脑损伤患者推荐等渗盐水。

在成人重症患者的治疗中，液体复苏至关重要，而选择何种复苏液体会影响患者的预后。

二、各类成人重症患者复苏液体推荐与解读分析

指南针对不同种类的成人重症疾病患者给出了复苏液体选择的循证建议，旨在为临床医师提供参考。

（一）一般重症患者

指南推荐：建议使用晶体液而非白蛋白、使用平衡晶体液而非等渗盐水、使用等渗晶体液而非小容量高渗液体进行容量扩张（有条件推荐，证据确定性分别为中等、低、极低）。

解读分析：综合大量研究，晶体液在多数情况下与白蛋白疗效相当，但成本更低、可用性更高；平衡晶体液相对于等渗盐水，可降低高氯血症等不良反应风险[2]；小容量高渗液体虽有一定优势，但综合考虑其不良反应、成本及可用性，等渗晶体液仍是更优选择。

指南基于现有临床研究优先推荐晶体液用于大多数成年重症患者的液体复苏，因其在病死率、住院时间和肾功能保护方面与白蛋白无显著差异，且更具经济性和可及性[3-4]。仅在肝硬化患者中，因白蛋白可能改善血流动力学，指南倾向于其使用，而 TBI 患者因 4% 白蛋白溶液的低渗可能加重脑水肿，推荐使用等渗盐水。在脓毒症、围手术期、急性呼吸衰竭等情况下，白蛋白未显示出明显优势，仍以晶体液为首选[5]。然而，有研究表明白蛋白在脓毒症休克患者中可能降低病死率，因此专家组建议，对于接受 30ml/kg 晶体液复苏后血流动力学仍不稳定的感染性休克患者，可考虑补充白蛋白，其中血流动力学不稳定定义包括去甲肾上腺素［0.4μg/（kg·min）］无法维持平均动脉压（mean arterial pressure，MAP）≥ 65mmHg、MAP 频繁波动或合并明显毛细血管渗漏综合征[6]。此外，对于合并心肌功能受损或心源性休克的患者，白蛋白补充应谨慎进行，而接受高血浆蛋白结合率抗生素治疗的脓毒症患者，建议补充白蛋白以优化药代动力学和药效学。对于出血已得到控制的失血性休克患者，建议输注人血白蛋白，以纠正低血容量和低白蛋白血症[6]。

指南对平衡晶体液与等渗盐水的使用进行了评估，强调平衡晶体液在一般重症患者和特定病理状态下的潜在益处。等渗盐水高氯含量可能增加高氯性酸中毒和急性肾损伤风险，而平衡晶体液因成分更接近生理状态，在病死率、住院时长和肾脏替代治疗需求方面可能具备一定优势。氯离子开放性与氯离子限制性静脉输液策略在住院病死率、住院时间、ICU 住院时间以及出院后需要肾脏替代治疗的比例方面均无显著差异[2]。对于脓毒症患者，平衡晶体液可能降低病死率（$RR=0.93 \sim 0.935$），但差异不显著，仍需进一步

研究。然而,在 TBI 患者中,RCT 研究提示平衡晶体液可能增加病死率,尤其是低渗液体如乳酸林格液,可能加重脑水肿,因此优先推荐等渗盐水。生理盐水因高氯含量可能导致高氯性酸中毒、肾血流减少及肾损伤,其安全性受到质疑。大规模临床研究(SMART、SALT-ED)显示,平衡盐溶液可降低严重肾脏不良事件的发生率,尤其适用于大量输液的重症患者。在 ICU 中,使用多种电解质溶液的危重成人患者死亡或急性肾损伤的风险低于使用生理盐水[7]。相比乳酸盐平衡液,醋酸盐平衡液代谢更快,受肝肾功能影响较小,可能在肝肾功能受损或高乳酸血症患者中更具优势。尽管荟萃分析显示醋酸盐平衡液可能是最有效的复苏液体,但仍需要进一步大规模 RCT 研究以验证其优越性。总体而言,液体治疗应优先选择更接近生理的平衡盐溶液,以减少酸碱失衡和肾损伤,优化患者结局。

该推荐意见综合了多方面证据,在临床实践中具有广泛的指导意义。但对于平衡晶体液的应用,须关注其在不同地区的供应情况,当其应用有限时,优先用于有大量复苏液体需求、高氯血症或酸中毒患者;无法获取平衡晶体液时,等渗盐水可作为替代;小容量高渗液体的使用需进一步研究特定受益亚组。

(二)脓毒症患者

指南推荐:建议使用晶体液而非白蛋白、使用平衡晶体液而非等渗盐水进行容量扩张(均为有条件推荐,证据确定性分别为中等、低)。

解读分析:从病理生理角度,脓毒症时内皮完整性受损[6],液体易分布到间质和细胞内,晶体液虽扩容效果可能稍逊于白蛋白,但综合安全性和有效性,晶体液更具优势。平衡晶体液因较低的氯化物含量,可降低急性肾损伤风险,对脓毒症患者可能更有利,目前的研究在病死率等方面虽无统计学意义[7-10],综合考虑仍推荐平衡晶体液而非等渗盐水。

该推荐意见基于中等或低确定性证据,在临床应用中具有一定指导价值,但仍需更多的研究以明确脓毒症不同阶段液体选择的差异。研究中使用的 4% 白蛋白溶液是低渗的(260mmol/L),20%～25% 浓缩白蛋白溶液作为复苏液体的作用有待研究;需要进一步评估特定脓毒症患者亚组使用白蛋白的效果及成本效益。

(三)急性呼吸衰竭患者(包括 ARDS)

指南推荐:建议使用晶体液而非白蛋白进行扩容(有条件推荐,证据确定性极低)。

解读分析:急性呼吸窘迫综合征(acute respiratory distress syndrome,ARDS)患者肺泡毛细血管通透性增加,液体易积聚到肺泡空间。虽有数据表明白蛋白与呋塞米同时使用可改善氧合,但综合考量,晶体液仍是更优选择。

该推荐意见证据确定性极低,仅有 3 项 RCT 研究涉及 197 例呼吸衰竭患者[11-13],反映出该领域研究尚不充分。目前缺乏对白蛋白或其他液体对 ARDS 患者以患者为中心结局影响的临床试验,临床应用中须谨慎权衡。

(四)围手术期及出血或有出血风险的患者

指南推荐:建议使用晶体液而非白蛋白进行扩容(有条件推荐,证据确定性极低)。

解读分析:晶体液大量给药时虽更易引起稀释性凝血病,但与白蛋白相比,在病死率、急性肾损伤及输血量等方面无显著差异,且综合成本、可用性等因素,晶体液更适宜。

现有证据多基于较旧的随机对照试验,当代研究较少,证据确定性极低。临床使用时须结合实际情况,同时期待更多高质量研究提供更可靠依据。

(五)肾损伤患者

指南推荐:建议使用平衡晶体液而非等渗盐水进行扩容(有条件推荐,证据确定性极低)。

解读分析:肾损伤患者扩容目的是改善灌注并维持液体平衡,避免损害肾功能。平衡晶体液在减少肾脏替代治疗、降低移植物功能延迟风险等方面有一定优势[7]。

该推荐意见证据确定性极低,相关研究较少。临床使用时须关注平衡晶体液的可用性和成本,同时期待更多研究明确其在肾损伤患者中的最佳应用方案。

(六)创伤性脑损伤患者

指南推荐:建议使用等渗盐水而非白蛋白、使用等渗盐水而非平衡晶体液进行容量扩张(均为有条件推荐,证据确定性极低)。

解读分析:TBI 患者需要维持足够脑灌注压,同时要避免脑水肿。4% 白蛋白溶液可能会增加颅内压[14],SAFE 试验亚组分析显示,使用 4% 白蛋白溶液可能增加 TBI 患者 28 天病死率;平衡晶体液渗透压略低于等渗盐水,有研究[15]显示与病死率增加相关,故等渗盐水是更合适的选择。

该推荐意见证据确定性极低,且部分结论主要基于 SAFE 试验事后亚组分析[16-17]。虽有后续研究支持生理合理性,但仍需更多高质量研究验证,特别是验证高渗(20% ~ 25%)白蛋白溶液在重度 TBI 患者中的安全性和有效性[18]。

(七)肝硬化重症患者

指南推荐:建议使用白蛋白而非晶体液进行扩容(有条件推荐,证据确定性极低)。

解读分析:晚期肝硬化患者血流动力学复杂,白蛋白不仅能扩容,还具有抗氧化、抗炎及结合毒素等有益作用[19-20]。虽成本较高,但综合考虑其对患者的潜在益处,推荐使用白蛋白。

该推荐意见证据确定性极低,且成本效益数据有限。未来还需要进一步研究白蛋白不同浓度在该人群中的容量扩张作用,以及成本效益情况。

综上所述,2024 年 ESICM 成人重患者液体治疗临床实践指南建议对一般的成人重症、脓毒症、急性呼吸衰竭、合并肾损伤、围手术期及出血或有出血风险的重症患者使用平衡晶体液进行液体复苏,对 TBI 患者使用等渗盐水进行液体复苏,对肝硬化的重症患者使用白蛋白进行液体复苏。

(李一鸣　蔡书翰)

参考文献

[1] ARABI Y M, BELLEY-COTE E, CARSETTI A, et al. European Society of Intensive Care Medicine clinical practice guideline on fluid therapy in adult critically ill patients. Part 1: The choice of resuscitation fluids[J]. Intensive Care Med, 2024, 50(6): 813-831.

[2] YUNOS N M, BELLOMO R, HEGARTY C, et al. Association between a chloride-liberal vs chloride-restrictive intravenous fluid administration strategy and kidney injury in critically ill

adults[J]. JAMA, 2012, 308(15): 1566-1572.

[3] TAYLOR C, YANG L, FINFER S, et al. An international comparison of the cost of fluid resuscitation therapies[J]. Aust Crit Care, 2021, 34(1): 23-32.

[4] RUNKEN M C, CARACENI P, FERNANDEZ J, et al. The cost-effectiveness of albumin in the treatment of decompensated cirrhosis in Germany, Italy, and Spain[J]. Health Econ Rev, 2019, 9(1): 22.

[5] ANNANE D, SIAMI S, JABER S, et al. Effects of fluid resuscitation with colloids vs crystalloids on mortality in critically ill patients presenting with hypovolemic shock: The CRISTAL randomized trial[J]. JAMA, 2013, 310(17): 1809-1817.

[6] YU Y T, LIU J, HU B, et al. Expert consensus on the use of human serum albumin in critically ill patients[J]. Chin Med J (Engl), 2021, 134(14): 1639-1654.

[7] FINFER S, MICALLEF S, HAMMOND N, et al. Balanced multielectrolyte solution versus saline in critically ill adults[J]. N Engl J Med, 2022, 386(9): 815-826.

[8] YOUNG P, BAILEY M, BEASLEY R, et al. Effect of a buffered crystalloid solution vs saline on acute kidney injury among patients in the intensive care unit: The SPLIT randomized clinical trial[J]. JAMA, 2015, 314(16): 1701-1710.

[9] SEMLER M W, WANDERER J P, EHRENFELD J M, et al. Balanced crystalloids versus saline in the intensive care unit. The SALT randomized trial[J]. Am J Respir Crit Care Med, 2017, 195(10): 1362-1372.

[10] SEMLER M W, SELF W H, WANDERER J P, et al. Balanced crystalloids versus saline in critically ill adults[J]. N Engl J Med, 2018, 378(9): 829-839.

[11] METILDI L A, SHACKFORD S R, VIRGILIO R W, et al. Crystalloid versus colloid in fluid resuscitation of patients with severe pulmonary insufficiency[J]. Surg Gynecol Obstet, 1984, 158(3): 207-212.

[12] VAN DER HEIJDEN M, VERHEIJ J, VAN NIEUW A G, et al. Crystalloid or colloid fluid loading and pulmonary permeability, edema, and injury in septic and nonseptic critically ill patients with hypovolemia[J]. Crit Care Med, 2009, 37(4): 1275-1281.

[13] FINFER S, BELLOMO R, BOYCE N, et al. A comparison of albumin and saline for fluid resuscitation in the intensive care unit[J]. N Engl J Med, 2004, 350(22): 2247-2256.

[14] IGUCHI N, KOSAKA J, BERTOLINI J, et al. Differential effects of isotonic and hypotonic 4% albumin solution on intracranial pressure and renal perfusion and function[J]. Crit Care Resusc, 2018, 20(1): 48-53.

[15] ZAMPIERI F G, CAVALCANTI A B, DI TANNA G L, et al. Balanced crystalloids versus saline for critically ill patients (BEST-Living): A systematic review and individual patient data meta-analysis[J]. Lancet Respir Med, 2024, 12(3): 237-246.

[16] TSENG C H, CHEN T T, WU M Y, et al. Resuscitation fluid types in sepsis, surgical, and trauma patients: A systematic review and sequential network meta-analyses[J]. Crit Care, 2020, 24(1): 693.

[17] MYBURGH J, COOPER D J, FINFER S, et al. Saline or albumin for fluid resuscitation in patients with traumatic brain injury[J]. N Engl J Med, 2007, 357(9): 874-884.

[18] WIEDERMANN C J. Use of hyperoncotic human albumin solution in severe traumatic brain injury: Revisited-a narrative review and meta-analysis[J]. J Clin Med, 2022, 11(9): 2662.

[19] DURAND F, KELLUM J A, NADIM M K. Fluid resuscitation in patients with cirrhosis and sepsis: A multidisciplinary perspective[J]. J Hepatol. 2023, 79(1): 240-246.

[20] VALERIO C, THEOCHARIDOU E, DAVENPORT A, et al. Human albumin solution for patients with cirrhosis and acute on chronic liver failure: Beyond simple volume expansion[J]. World J Hepatol, 2016, 8(7): 345-354.

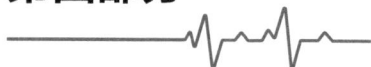

第四部分

重症呼吸

1 无创呼吸支持下的呼吸驱动监测和管理

无创呼吸支持,包括无创通气、持续气道正压通气和经鼻高流量氧疗,现已在全球范围内越来越多地用于治疗多种病因所致的急性呼吸衰竭。无创呼吸支持的优势在于给予患者呼吸支持的同时保留了自主呼吸的益处,但对于急性呼吸衰竭的患者而言,自主呼吸是把"双刃剑",过强的呼吸驱动和呼吸努力可导致自戕性肺损伤(patient self-inflicted lung injury,P-SILI),从而导致不良的临床结局,因此积极监测和控制不当的呼吸驱动和呼吸努力是无创呼吸支持过程中的关键内容。本文拟介绍近年来床旁监测呼吸驱动与呼吸努力的重要方法,并对无创呼吸支持过程中避免 P-SILI 及延迟插管的个体化目标及调控策略展开讨论。

急性低氧血症型呼吸衰竭(acute hypoxemic respiratory failure,AHRF)是 ICU 常见的急危重症,占 ICU 住院患者的 10% ～ 15% 及接受机械通气患者的 20% ～ 25%,其中呼吸支持是治疗核心 [1]。近年来,无创呼吸支持(NRS)包括无创通气(non-invasive ventilation,NIV)、持续气道正压通气(continuous positive airway pressure,CPAP)及经鼻高流量氧疗(high flow nasal therapy,HFNC),在 AHRF 管理中的应用日益广泛 [2]。研究表明,NRS 可改善氧合、减少气管插管需求,并降低机械通气相关并发症,从而改善预后 [3]。然而,其疗效因病因及病情严重程度而异 [4-8]。因此,不同类型及严重程度的 AHRF 患者的最佳 NRS 策略仍需进一步研究证实。

一、NRS 策略下呼吸驱动监测的必要性

(一)保留自主呼吸的优势

NRS 策略在 AHRF 患者中的应用具有显著优势,通过无创呼吸支持,患者能够在机械通气的同时维持自主呼吸功能,这不仅有助于减少对呼吸肌的依赖,还对肺部和膈肌的功能保护具有重要意义。

首先,保留自主呼吸能够有效减少对膈肌的抑制作用。膈肌是呼吸的重要驱动肌肉,其功能的保留对于肺部通气和气体交换至关重要。无创呼吸支持通过提供辅助通气,减少膈肌的负担,使其功能保持正常。这不仅有助于肺泡的充分扩张,促进气体交换,也能够预防膈肌的萎缩和功能衰退,尤其在长期机械通气患者中,膈肌的功能损害可能成为呼吸衰

竭的进一步恶化因素。

其次,保留自主呼吸对肺部的保护作用不可忽视。自主呼吸的存在能够维持正常的呼吸动力学,促进肺部的动态顺应性和肺通气的均匀性。自主呼吸可通过胸腔内负压的产生促进肺的通气,帮助减少肺泡塌陷,提高肺容积,降低肺泡不张的风险。此外,患者的自然呼吸模式有助于维持气道清除功能,通过咳嗽反射和呼吸道压力变化,有效排除肺部分泌物,降低肺部感染的风险。

(二)呼吸驱动异常的风险

AHRF 患者的呼吸驱动可能发生异常激活,从而导致 P-SILI 的发生及不良临床结局。肺部炎症水肿、疼痛及呼吸支持策略不当等因素可导致呼吸驱动过强,进而造成强烈吸气的过大潮气量,这会增加肺泡的应力和剪切力,同时膈肌过度牵拉,从而引发 P-SILI 和膈肌疲劳[8]。多项临床观察和实验数据都提示 P-SILI 的存在。尽管 NRS 被推荐应用于 AHRF 患者,但当患者存在过强的呼吸驱动时,则可能面临治疗失败,近些年调查研究显示,NRS 治疗失败率达 28% ~ 48%。Kang 等人[9]研究结果表明当患者接受 HFNC 治疗失败时,晚期插管(即开始 HFNC 治疗 48 小时后)与 ICU 病死率显著升高、撤机拔管的成功率较低、无呼吸机天数较短相关。LUNG SAFE 调查研究[10]显示 NIV 用于 15% 的急性呼吸窘迫综合征患者,其中 $PaO_2/FiO_2 < 150mmHg$ 的患者有更高的 NIV 治疗失败率及 ICU 病死率。

因此,在 NRS 治疗过程中,及时监测呼吸驱动的变化显得尤为重要。呼吸驱动的异常激活可能预示着 NRS 失败的风险,需要通过动态评估来决定是否启动侵入性机械通气[11]。积极监测呼吸驱动的变化,控制过强的自主呼吸引起的肺损伤,对于预防延迟插管和改善患者预后具有重要意义[12]。

二、如何监测呼吸驱动

呼吸驱动是指由呼吸中枢发出的神经冲动的强度,而呼吸努力则反映了呼吸肌的机械性输出,包括肌肉收缩的幅度和频率。在神经 - 肌肉传导及呼吸肌功能正常的情况下,呼吸驱动的强度直接决定了呼吸努力的程度。在病理状态下,低氧、二氧化碳潴留、疼痛、焦虑、肺部炎性渗出及肺泡塌陷等因素可导致呼吸驱动的增强,从而引发过强的呼吸努力,产生超出生理范围的跨肺压,从而引发 P-SILI。根据呼吸驱动的生理路径,动态监测呼吸驱动可通过自上而下的层次结构,量化其在呼吸肌活动、压力变化及肺通气功能上的表现。

(一)呼吸肌层面

呼吸驱动是由呼吸中枢发出的神经冲动强度,膈肌作为主要的呼吸驱动效应器,其电活动和机械活动直接反映了呼吸驱动的强度。膈肌电活动指数(EAdi)是评估膈肌活动的重要指标,其生理范围个体差异较大。正常情况下,吸气时 EAdi 的峰值约为 15μV,大多数情况下在 10μV 以上[13]。Liu 等人[14]通过计算单位 EAdi 驱动下的潮气量变化,提出了神经通气效能的概念。此外,在呼气末阻断的情况下,根据单位 EAdi 驱动下的气道压力变化计算神经机械效能,这些参数可作为评估膈肌负荷和功能的重要指标。

尽管膈肌超声已成为床旁评估膈肌功能的常用手段,但现有研究尚未明确膈肌运动幅度是否能够直接反映呼吸驱动的大小,因此仍需要进一步研究其在呼吸驱动监测中的应用价值。

（二）压力变化层面

1. 跨膈压 跨膈压（P_{di}）可以准确反映膈肌的机械活动强度，正常范围为 294.2 ～ 1 176.8Pa（3 ～ 12cmH_2O）。P_{di} 的曲线下面积与呼吸频率（RR）的乘积定义为经膈肌压力 - 时间乘积（PTP_{di}），PTP_{di} 反映了吸气时间和呼吸频率对呼吸驱动的影响。

2. 食管压 当食管测压管球囊位置准确和充气良好的情况下，食管压（P_{es}）可以准确地反映胸膜腔内压（P_{pl}）的变化[15]。尽管 ΔP_{es} 是否有害的阈值尚无确切数据，但超过 0.98 ～ 1.18kPa（10 ～ 12cmH_2O）的 ΔP_{es} 值可能被认为是 P-SILI 发展的风险阈值，其随时间的监测可能在早期识别 NRS 失败中具有重要价值[16]。

3. 气道压相关指标 评估呼吸驱动和呼吸努力的气道压指标包括了测量起始呼吸压力（$P_{0.1}$），其定义为吸气相开始后 100 毫秒内气道压力下降的负值[17]。在保留自主呼吸的机械通气患者中，超过约 343.23Pa（3.5cmH_2O）的 $P_{0.1}$ 值提示高呼吸驱动，这反映了呼吸肌的显著激活[18]。然而，在严重的呼吸肌无力中，该方法的可靠性降低，而且在 NRS 中的实用性尚无证据支持。

（三）通气层面

自主呼吸努力的评估可以通过监测潮气量（V_t）、呼吸频率（RR）和浅快呼吸指数（RSBI）来进行。Carteaux 等[19]在一项研究中发现，62 例接受 NIV 治疗的 AHRF 患者中，$V_t > 9.5$ml/kg 与 NIV 治疗失败独立相关。这一结果在 FLORALI 试验的事后分析中得到了进一步证实[20]，该分析表明，在相同的压力支持条件下，与未需要插管的患者相比，接受插管的患者具有更高的呼吸频率和更大的潮气量。Berg 等[21]的研究证实，RSBI > 105 次 /L 与 NIV 治疗失败和较高的病死率显著相关（$OR=3.70$，95% CI 1.14，$P=0.03$）。因此，NRS 过程中，需密切监测 RR、V_t 及 RSBI，以对患者自主呼吸努力进行评估。然而以上指标仅从单一角度考虑患者的呼吸努力，近期 Liu 等人基于 AHRF 患者早期呼吸驱动与努力增强可能以 V_t 增加为突出表现的病理生理基础，提出了 VOX 指数的概念，并通过进一步研究指出 VOX 指数可以作为 AHRF 患者 HFNC 失败的新的早期预测指标。该指数的前提是，与 ROX 指数的关键组成部分呼吸频率相比，V_t 可以更好地估计呼吸驱动的早期增加。在调整了潜在的混杂因素后，研究结果显示较高的 VOX 指数仍然与较低的 HFNC 失败风险独立相关。在 HFNC 启动的前 2 小时和前 6 小时内，VOX 指数在评估 HFNC 失败时具有 0.88（95% CI 0.79 ～ 0.97）和 0.93（95% CI 0.86 ～ 0.99）的鉴别潜力[22]。与 ROX 指数相比，VOX 指数能更好地预测患者 NRS 的成功与否。后续仍待进一步大规模研究探讨 VOX 指数指导插管时机的临床价值。

三、监测导向的呼吸驱动管理

（一）镇痛镇静药物控制呼吸驱动

严格监测呼吸驱动力的主要目的是在发现其过度激活的早期征象后，及时采取干预措施进行调节。正如前述所述，P-SILI 主要发生于高呼吸驱动所导致的自主呼吸过程中。因此，将呼吸功及呼吸频率控制在生理阈值范围内，有助于防止肺损伤的进一步加重。采用以控制呼吸驱动力为目标的镇静策略，能够提高 NRS 的成功率，减少有创机械通气的需求。

Kassis 等人提出"肺保护性镇静（lung-protective sedation）"的概念，该策略旨在优化患者与呼吸机的相互作用,以实现同步性,而非以唤醒为主要目标。在这一策略框架下,应通过直接测量患者与呼吸机的同步性及呼吸功,客观评估镇静效果[23]。目前,在接受 NRS 治疗的 AHRF 患者中,镇静药物的使用主要用于改善患者对治疗的耐受性。HFNC 相较于 NIV 具有更好的耐受性,然而,针对接受 HFNC 的 AHRF 患者使用镇静药物的临床研究仍较为有限。相反,NIV 治疗的耐受性问题是导致治疗中断的主要因素之一,常见原因包括疼痛、不适、谵妄或幽闭恐惧症等引起的面罩不耐受。理想情况下,在低氧血症患者接受镇静治疗时,应确保呼吸抑制及上呼吸道损伤最小化,同时维持患者易于唤醒的状态。在此背景下,Yang 等人开展了一项荟萃分析,以评估 NIV 治疗期间应用镇静及镇痛药物的临床疗效。结果表明,在 AHRF 患者中,镇静药物的应用可降低插管率及谵妄发生率,并缩短 ICU 住院时间,提示镇静策略在优化 NIV 管理中的重要作用[24]。

(二)呼吸驱动的非药物控制

针对高呼吸驱动力及其潜在诱因的综合管理对于预防肺部和膈肌损伤至关重要。除直接干预呼吸驱动力外,临床管理应着重识别并纠正可能导致其增加的非呼吸因素,例如疼痛、不适、代谢性酸中毒、发热及其他应激源。及时识别并干预这些诱发因素,有助于减少不必要的呼吸功消耗,优化患者的通气状态。非药物干预措施包括优化 NRS 设置,如轮换接口以减少局部压力损伤、个体化调整通气参数以改善患者与设备的同步性,以及通过有效的心理干预和镇痛措施缓解患者的焦虑与不适。通过综合应用药物与非药物策略,最大程度地优化 NRS 的舒适性和治疗效果,降低有创通气的需求,同时减少呼吸相关的继发性损伤,改善患者预后[25-26]。

综上所述,NRS 是 AFRH 患者的重要治疗策略,但 NRS 过程中过强的呼吸驱动与呼吸努力不仅与 AHRF 的严重程度相关,还可能导致进一步肺和膈肌损伤。临床医师在管理过程中,应该常规对患者的自主呼吸驱动和呼吸努力进行监测。目前可采用多种指标和监测技术来评估患者的呼吸驱动与呼吸努力,从非常简单的(如 V_t、RSBI、ΔP、ΔP_{occ}、$P_{0.1}$)到更复杂和耗时的(如 P_L、P_{mus}、神经肌肉效能、神经通气效能)。在管理存在自主呼吸的 AHRF 患者时,监测、镇痛镇静及适当的呼吸支持策略(包括清醒俯卧位)应被视为密不可分的关键环节。这些综合措施有助于精确评估并调控患者的呼吸驱动及呼吸努力水平,从而保证患者在 NRS 治疗过程中的安全。

(孙　骎　刘　玲)

参考文献

[1]　OCZKOWSKI S, ERGAN B, BOS L, et al. ERS clinical practice guidelines: High-flow nasal cannula in acute respiratory failure[J]. Eur Respir J, 2022, 59(4): 2101574.

[2]　FRAT J P, THILLE A W, MERCAT A, et al. High-flow oxygen through nasal cannula in acute hypoxemic respiratory failure[J]. N Engl J Med, 2015, 372(23): 2185-2196.

[3]　PITRE T, ZERAATKAR D, KACHKOVSKI G V, et al. Noninvasive oxygenation strategies in adult patients with acute hypoxemic respiratory failure: A systematic review and network meta-analysis[J]. Chest, 2023, 164(4): 913-928.

[4] OSPINA-TASCÓN G A, CALDERÓN-TAPIA L E, GARCÍA A F, et al. Effect of high-flow oxygen therapy vs conventional oxygen therapy on invasive mechanical ventilation and clinical recovery in patients with severe COVID-19: A randomized clinical trial[J]. JAMA, 2021, 326(21): 2161-2171.

[5] PERKINS G D, JI C, CONNOLLY B A, et al. Effect of noninvasive respiratory strategies on intubation or mortality among patients with acute hypoxemic respiratory failure and COVID-19: The RECOVERY-RS randomized clinical trial[J]. JAMA, 2022, 327(6): 546-558.

[6] FERREYRO B L, ANGRIMAN F, MUNSHI L, et al. Association of noninvasive oxygenation strategies with all-cause mortality in adults with acute hypoxemic respiratory failure: A systematic review and meta-analysis[J]. JAMA, 2020, 324(1): 57-67.

[7] ARABI Y M, ALDEKHYL S, AL QAHTANI S, et al. Effect of helmet noninvasive ventilation vs. usual respiratory support on mortality among patients with acute hypoxemic respiratory failure due to COVID-19: The HELMET-COVID randomized clinical trial[J]. JAMA, 2022, 328(11): 1063-1072.

[8] GRIECO D L, MENGA L S, ELEUTERI D, et al. Patient self-inflicted lung injury: Implications for acute hypoxemic respiratory failure and ARDS patients on non-invasive support[J]. Minerva Anestesiol, 2019, 85(9): 1014-1023.

[9] KANG B J, KOH Y, LIM C M, et al. Failure of high-flow nasal cannula therapy may delay intubation and increase mortality[J]. Intensive Care Med, 2015, 41(4): 623-632.

[10] BELLANI G, LAFFEY J G, PHAM T, et al. Noninvasive ventilation of patients with acute respiratory distress syndrome. Insights from the LUNG SAFE study[J]. Am J Respir Crit Care Med, 2017, 195(1): 67-77.

[11] CARRILLO A, GONZALEZ-DIAZ G, FERRER M, et al. Non-invasive ventilation in community-acquired pneumonia and severe acute respiratory failure[J]. Intensive Care Med, 2012, 38(3): 458-466.

[12] ANNA M, FEDERICO G, SIMONE R, et al. Monitoring and modulation of respiratory drive in patients with acute hypoxemic respiratory failure in spontaneous breathing[J]. Intern Emerg Med, 2024, 19(8): 2105-2119.

[13] GOLIGHER E C, JONKMAN A H, DIANTI J, et al. Clinical strategies for implementing lung and diaphragm-protective ventilation: Avoiding insufficient and excessive effort[J]. Intensive Care Med, 2020, 46(12): 2314-2326.

[14] PIQUILLOUD L, BELONCLE F, RICHARD J M, et al. Information conveyed by electrical diaphragmatic activity during unstressed, stressed and assisted spontaneous breathing: A physiological study[J]. Ann Intensive Care, 2019, 9(1): 89.

[15] YOSHIDA T K H, BROCHARD L. Esophageal pressure monitoring: Why, when and how?[J]. Curr Opin Crit Care, 2018, 24(3): 216-222.

[16] BERTONI M, TELIAS I, URNER M, et al. A novel non-invasive method to detect excessively high respiratory effort and dynamic transpulmonary driving pressure during

mechanical ventilation[J]. Crit Care, 2019, 23(1): 346.

[17] KONDILI E, ALEXOPOULOU C, XIROUCHAKI N, et al. Estimation of inspiratory muscle pressure in critically ill patients[J]. Intensive Care Med, 2010, 36(4): 648-655.

[18] TELIAS I, SPADARO S. Techniques to monitor respirator drive and inspiratory effort[J]. Curr Opin Crit Care, 2020, 26(1): 3-10.

[19] BERTONI M, TELIAS I, URNER M, et al. A novel non-invasive method to detect excessively high respiratory effort and dynamic transpulmonary driving pressure during mechanical ventilation[J]. Crit Care, 2019, 23(1): 346.

[20] BRABRAND M, HALLAS P, FOLKESTAD L, et al. Measurement of respiratory rate by multiple raters in a clinical setting is unreliable: A crosssectional simulation study[J]. J Crit Care, 2018, 44: 404-406.

[21] BERG K M, LANG G R, SALCICCIOLI J D, et al. The rapid shallow breathing index as a predictor of failure of noninvasive ventilation for patients with acute respiratory failure[J]. Respir Care, 2012, 57(10): 1548-1554.

[22] CHEN D, HEUNKS L, PAN C, et al. A novel index to predict the failure of high-flow nasal cannula in patients with acute hypoxemic respiratory failure: A pilot study[J]. Am J Respir Crit Care Med, 2022, 206(7): 910-913.

[23] KASSIS E B, BEITLER J R, TALMOR D. Lung-protective sedation: Moving toward a new paradigm of precision sedation[J]. Intensive Care Med, 2023, 49(1): 91-94.

[24] YANG B, GAO L, TONG Z. Sedation and analgesia strategies for non-invasive mechanical ventilation: A systematic review and meta-analysis[J]. Heart Lung, 2024, 63: 42-50.

[25] GRIECO D L, MAGGIORE S M, ROCA O, et al. Non-invasive ventilatory support and high-flow nasal oxygen as first-line treatment of acute hypoxemic respiratory failure and ARDS[J]. Intensive Care Med, 2021, 47(8): 851-866.

[26] MESSIKA J, MARTIN Y, MAQUIGNEAU N, et al. A musical inter vention for respiratory comfort during noninvasive ventilation in the ICU[J]. Eur Respir J, 2019, 53(1): 1801873.

2　急性呼吸衰竭患者气管插管时机选择:关注自主呼吸努力

急性呼吸衰竭(acute respiratory failure, ARF)患者的最佳气管插管时机仍不明确。早期插管可以预防肺和膈肌损伤,减缓疾病进展,但会导致过多的有创通气暴露;而延迟插管可以避免不必要的有创通气,但会增加插管患者的病死率。目前传统的气管插管指征在指导临床插管决策中存在局限性,没有充分权衡插管的获益与风险。自主呼吸努力相关的呼吸生理指标可以更早、更精准地预测气管插管,为插管时机的选择提供新的视角,但其应用也充满挑战。

一、传统气管插管指征的局限性

传统气管插管指征包括呼吸指标、循环生物学标志物、临床评分和研究中定义的指征。

PaO_2/FiO_2 是临床气管插管决策常用的呼吸指标,但其应用存在以下局限性:首先,尽管 PaO_2/FiO_2 与疾病的严重程度密切相关,数值越低则插管风险越大 [1],但其插管阈值目前仍不明确,固定的阈值也并不适用于所有 ARF 患者;其次,PaO_2/FiO_2 动态监测的难度大,检测结果还受到 FiO_2 和氧疗设备的影响 [2];最后,PaO_2/FiO_2 仅反映患者的氧合功能,不能反映肺的通气功能。所以,单一的 PaO_2/FiO_2 不能作为临床气管插管的决策依据。循环生物学标志物和临床评分没有常规用于指导临床插管决策。

临床研究定义的气管插管指征涵盖呼吸、神经和循环系统等多个维度 [3]。临床研究中的插管指征与真实临床实践不一致,大部分符合插管指征的患者并没有接受气管插管,一项随机对照临床研究发现,在符合预先定义的插管指征的患者中,只有 40%～45% 的患者最终接受了气管插管 [4]。此外,不同临床研究中的指标类型和插管阈值均存在差异,同样无法有效指导临床气管插管的决策。

二、VOX 指数指导气管插管决策

经鼻高流量氧疗(high flow nasal oxygen,HFNO)和无创通气(noninvasive ventilation,NIV)是 ARF 患者目前最主要的无创呼吸支持策略。HFNO 和 NIV 一方面可以改善氧合,避免气管插管;另一方面,治疗失败会导致延迟插管,增加患者的病死率。尽管治疗失败的患者在无创呼吸支持早期会出现氧合的改善,但通常伴随较强的自主呼吸努力,氧合改善会进一步延长患者自主呼吸努力相关肺损伤的暴露,最终导致自戕性肺损伤(patient self-inflicted lung injury,P-SILI),这是治疗失败后患者病死率增加的关键原因。及时的气管插管、实施肺保护性通气是减轻 P-SILI、降低病死率的关键措施。与 PaO_2/FiO_2 等传统指标相比,自主呼吸努力相关的生理指标可以更早、更精准地预测气管插管,为气管插管时机的选择提供新的视角。

在 ARF 早期阶段,自主呼吸努力增强表现为潮气量增加,高潮气量与 P-SILI 的发生密切相关。一项随机对照研究的二次分析发现,与没有接受气管插管的患者相比,需要气管插管患者的潮气量更大 [5];且潮气量 > 9ml/kg 理想体重是预测气管插管的独立危险因素。杨毅等 [6] 在国际上率先基于氧合(SpO_2/FiO_2)和潮气量(V_t)构建了反映呼吸驱动的床旁新指标——潮气量 - 氧合(volume-oxygenation,VOX)指数,计算公式为 $VOX=SpO_2/(FiO_2 \times V_t)$。研究共纳入 62 例接受 HFNO 治疗的 ARF 患者,28 天内气管插管率为 46.8%,结果发现需要气管插管患者的 VOX 指数在 0 小时、2 小时和 6 小时均显著高于没有接受气管插管的患者,进一步发现提示 VOX 指数在 0 小时、2 小时和 6 小时预测气管插管的受试者操作特征曲线下面积(AUROC)分别为 0.84(95% *CI* 0.75～0.94),0.88(95% *CI* 0.79～0.97)和 0.93(95% *CI* 0.83～0.98),均显著高于不同时间点的 ROX 指数和 SpO_2/FiO_2。VOX 指数同时兼顾氧合和呼吸驱动,能够更好地指导临床气管插管的决策。

三、VOX 指数指导气管插管面临的挑战和对策

尽管 VOX 指数在指导气管插管决策中具有可行性,但距离真正应用到临床实践仍面临一系列的挑战。首先,VOX 指数指导气管插管的有效性研究是单中心、小样本研究,仍需要进行多中心、前瞻性验证。其次,预测气管插管与临床指导气管插管的阈值不同,目

前 VOX 指数的研究仅报告预测阈值,没有提供临床实践的阈值。预测阈值通常基于约登指数选择,但考虑到气管插管为有创操作,临床实践的阈值应结合特异度和阳性似然比,最大程度减少假阳性率和不必要的气管插管。Roca 等[7] 开发 ROX 指数指导气管插管,基于约登指数发现 ROX < 4.88 能准确预测 HFNC 患者是否需要气管插管;但在临床实践中,通过结合最大特异度和最大阳性似然比,定义 ROX 指数的插管阈值为 2.85(2 小时)、3.47(6 小时)和 3.85(12 小时),目前仍需要研究进一步明确 VOX 指数指导临床气管插管的阈值。最后,目前也缺乏随机对照研究评估 VOX 指数在指导气管插管中的有效性,需要比较 VOX 指数与传统指标对 ARF 患者插管率、肺损伤和预后的影响,以确定 VOX 指数在指导气管插管中的有效性。

目前有研究探讨其他自主呼吸努力指标在指导气管插管决策中的可行性,包括床旁能快速获得的呼吸困难评分量表、通过呼吸力学监测获得的食管压摆动和鼻腔内压摆动,以及通过超声监测的膈肌增厚分数[8],同样可以作为替代的自主呼吸努力的指标,以指导临床气管插管的决策。

(一)呼吸困难评分量表评估指导气管插管

呼吸困难 Borg 量表和视觉模拟评分量表可以在床旁实时评估患者的呼吸努力。Dangers 等[9] 通过修订的 Borg 量表评估 ARF 患者在 NIV 治疗后的呼吸困难,发现呼吸困难评分 ≥ 4 的患者比评分 < 4 的患者有更高的 NIV 失败风险(定义为插管或者死亡)。另一项研究通过视觉模拟评分量表评估入 ICU 患者的呼吸困难,发现入 ICU 时合并中重度呼吸困难的患者与接受气管插管显著相关[10]。呼吸困难评分量表是床旁简单、快速的评估工具,能够辅助临床气管插管决策的制定,但评分量表的评估会受到疼痛、镇静、谵妄、语言障碍和意识障碍的影响。

(二)呼吸力学指标指导气管插管

食管压摆动(ΔP_{es})是反映呼吸努力强度的金标准,可以预测 ARF 患者的气管插管风险。一项单中心研究纳入 39 例接受面罩 NIV 的 ARF 患者,通过留置食管压导管监测 ΔP_{es},发现 NIV 治疗 2 小时后,ΔP_{es} 下降至少 $10cmH_2O$($1cmH_2O=0.098kPa$)与气管插管风险降低显著相关[11];Grieco 等[12] 开展的一项研究同样发现头盔 NIV 治疗后的 ΔP_{es} 下降与气管插管风险降低有关。这提示 NIV 治疗后患者的呼吸努力如果没有明显改善,则接受气管插管的风险较高。清醒患者置入食管压导管可能导致严重不耐受,这限制了其在临床的应用。

HFNO 治疗期间的鼻腔内压摆动(ΔP_{nose})是反映呼吸努力强度的替代指标。ΔP_{nose} 通过鼻塞直接测量,无须置入食管压导管,且与 ΔP_{es} 有较强的相关性,具有更好的临床普适性。Roberto 等[13] 纳入 102 例接受 HFNO 治疗的 ARF 患者,发现 HFNO 治疗 2 小时后的 ΔP_{nose} 可以准确预测 24 小时内的气管插管,AUROC 为 0.98(95% CI 0.96 ~ 1),最佳阈值为 $5.1cmH_2O$。

(三)膈肌超声指标指导气管插管

较强的自主呼吸努力通常伴随膈肌的过度收缩。通过膈肌超声计算膈肌增厚分数(diaphragm thickening fraction,DTF)可以反映膈肌的收缩强度,也是呼吸努力强度的替代指标。一项前瞻性研究纳入 18 例接受 NIV 的 ARF 患者,通过超声动态监测患者的 DTF,

发现 DTF 在 36% ～ 37% 时可以较好地预测气管插管,AUROC 在 0.76 ～ 0.84[14]。另一项研究发现,DTF 的动态变化而非基线 DTF 与气管插管风险更相关[15]。

综上所述,与 PaO_2/FiO_2 等传统指标相比,VOX 指数等自主呼吸努力相关的指标可以更早、更精准地预测气管插管。但上述指标真正应用到临床实践仍存在一定的距离,未来研究需要进一步验证指标的可重复性、明确插管阈值,并开展随机对照研究评价指标的有效性。

(陈　辉　杨　毅)

参考文献

[1]　KARBING D S, KJAERGAARD S, SMITH B W, et al. Variation in the PaO_2/FiO_2 ratio with FiO_2: Mathematical and experimental description, and clinical relevance[J]. Crit Care, 2007, 11(6): R118.

[2]　PREDILETTO I, D'ANTONI L, CARBONARA P, et al. Standardizing PaO_2 for $PaCO_2$ in P/F ratio predicts in-hospital mortality in acute respiratory failure due to COVID-19: A pilot prospective study[J]. Eur J Intern Med, 2021, 92: 48-54.

[3]　CARRIÉ C, RIEU B, BENARD A, et al. Early non-invasive ventilation and high-flow nasal oxygen therapy for preventing endotracheal intubation in hypoxemic blunt chest trauma patients: The OptiTHO randomized trial[J]. Crit Care, 2023, 27(1): 163.

[4]　HAKIM R, WATANABE-TEJADA L, SUKHAL S, et al. Acute respiratory failure in randomized trials of noninvasive respiratory support: A systematic review of definitions, patient characteristics, and criteria for intubation[J]. J Crit Care, 2020, 57: 141-147.

[5]　FRAT J P, COUDROY R, RAGOT, et al. Predictors of intubation in patients with acute hypoxemic respiratory failure treated with a noninvasive oxygenation strategy[J]. Crit Care Med, 2018, 46(2): 208-215.

[6]　CHEN D, HEUNKS L, PAN C, et al. A novel index to predict the failure of high-flow nasal cannula in patients with acute hypoxemic respiratory failure: A pilot study[J]. Am J Respir Crit Care Med, 2022, 206(7): 910-913.

[7]　ROCA O, CARALT B, MESSIKA J, et al. An index combining respiratory rate and oxygenation to predict outcome of nasal high-flow therapy[J]. Am J Respir Crit Care Med, 2019, 199(11): 1368-1376.

[8]　LEE K G, ROCA O, CASEY J D, et al. When to intubate in acute hypoxaemic respiratory failure? Options and opportunities for evidence-informed decision making in the intensive care unit[J]. Lancet Respir Med, 2024, 12(8): 642-654.

[9]　DANGERS L, MONTLAHUC C, KOUATCHET A, et al. Dyspnoea in patients receiving noninvasive ventilation for acute respiratory failure: Prevalence, risk factors and prognostic impact: A prospective observational study[J]. Eur Respir J, 2018, 52(2): 1702637.

[10]　MENGA L S, GRIECO D L, ROSÀ T, et al. Dyspnoea and clinical outcome in critically ill

patients receiving noninvasive support for COVID-19 respiratory failure: *Post hoc* analysis of a randomised clinical trial[J]. ERJ Open Res, 2021, 7(4): 00418-2021.

[11] TONELLI R, FANTINI R, TABBÌ L, et al. Early inspiratory effort assessment by esophageal manometry predicts noninvasive ventilation outcome in *de novo* respiratory failure: A pilot study[J]. Am J Respir Crit Care Med, 2020, 202(4): 558-567.

[12] GRIECO D L, MENGA L S, RAGGI V, et al. Physiological comparison of high-flow nasal cannula and helmet noninvasive ventilation in acute hypoxemic respiratory failure[J]. Am J Respir Crit Care Med, 2020, 201(3): 303-312.

[13] TONELLI R, CORTEGIANI A, MARCHIONI A, et al. Nasal pressure swings as the measure of inspiratory effort in spontaneously breathing patients with *de novo* acute respiratory failure[J]. Crit Care, 2022, 26(1): 70.

[14] MERCURIO G, D'ARRIGO S, MORONI R, et al. Diaphragm thickening fraction predicts noninvasive ventilation outcome: A preliminary physiological study[J]. Crit Care, 2021, 25(1): 219.

[15] DARGENT A, HOMBREUX A, ROCCIA H, et al. Feasibility of non-invasive respiratory drive and breathing pattern evaluation using CPAP in COVID-19 patients[J]. J Crit Care, 2022, 69: 154020.

3　气管插管前预充氧

气管插管是 ICU 最常见的操作之一[1]。在 ICU 进行气管插管时,半数重症患者在气管插管时可能会发生危及生命的并发症[2]。在插管过程中,低氧血症(hypoxemia)是最常见且最严重的并发症之一。气管插管期间的低氧血症不仅增加了插管失败的风险,还可能导致严重的生理后果,包括多器官功能衰竭,甚至心搏骤停及死亡[3]。气管插管前预充氧(preoxygenation)可以显著降低气管插管过程中发生低氧血症的风险[4],从而在气道管理出现困难时为操作人员争取更多时间。预充氧被普遍推荐为气管插管麻醉诱导前的国际标准[5-6]。不同预充氧方法对插管期间低氧血症发生的影响也各有差异,本文通过分析近期的相关研究,阐述气管插管前预充氧的选择。

一、气管插管前的不同预充氧方式的特点

在当前的临床治疗中,大多数患者气管插管前的预充氧是通过氧气面罩进行的。氧气面罩设置简单,理想条件下可输送高达 100% 的吸入氧浓度(FiO_2)。然而,氧气面罩并不提供正压及通气支持,无法改善患者的通气和肺泡的氧合,且当面罩与面部贴合不严密时,由于环境空气的混入,实际吸入的 FiO_2 可能低至 50%[7]。很多重症患者存在肺顺应性降低或肺不张,此时使用氧气面罩可能是无效的。

经鼻高流量氧疗(high flow nasal cannula, HFNC)是 ICU 中广泛使用的一种设备,在插管喉镜操作期间,面罩需要被移除,这意味着患者的预充氧被中断,就此而言 HFNC 可能是有益的。早在 2019 年,法国的 Guitton 等人对非严重低氧血症($PaO_2/FiO_2 > 200mmHg$)的

患者进行了插管前预充氧的研究,与面罩吸氧相比,证实使用 HFNC 可以改善患者预氧合,减少插管期间的严重低氧血症[8]。

无创通气(noninvasive ventilation,NIV)也称为双水平气道正压通气,是重症患者预充氧的替代方案。NIV 使用紧密贴合的面罩和高速气流,可提供高达 100% 的 FiO_2;通过提供持续气道正压,不仅能提高氧合水平,还能改善气道通畅,防止肺泡塌陷,从而为插管提供更稳定的氧合支持。然而,NIV 需要更多的时间来准备,并且 NIV 可能会增加插管期间误吸胃内容物的风险[9-10]。

二、无创预充氧显著降低气管插管期间低氧血症的发生率

目前的国际指南指出,NIV 或氧气面罩都是可以接受的重症患者气管插管前的预充氧方式[11]。而之前两个小样本的随机对照研究比较了 NIV 和面罩吸氧预充氧的效果,发现存在差异[12-13]。因此,Gibbs 等人进行了插管前氧合检查(PREOXI)研究[14],研究首次通过大规模多中心随机对照试验(RCT),评估 NIV 作为预充氧策略在紧急气管插管中的安全性和有效性。

PREOXI 研究是在美国 15 个医疗中心的 24 个急诊科和 ICU 进行的多中心、非盲、随机平行组的临床研究,共纳入 1 301 例需要接受紧急插管的成人重症患者。研究结果发现,NIV 可显著减少低氧血症的发生,其中 NIV 组低氧血症发生率为 9.1%(57/624),显著低于氧气面罩组的 18.5%(118/637)(ARD=-9.4%,95% CI -13.2% ~ -5.6%,$P < 0.001$)。且 NIV 组的氧合稳定性更优,其中 NIV 组插管后最低 SpO_2 中位数为 99%,氧气面罩组为 97%(中位数差异为 2%)。在安全性方面,两组误吸率(NIV 组 0.9% vs. 氧气面罩组 1.4%)、术后胸部影像学异常率相似,且 NIV 组心搏骤停风险更低(NIV 组 0.2% vs. 氧气面罩组 1.1%)。亚组优势:肥胖(BMI ≥ 30kg/m^2)、ARDS、基线 SpO_2 ≤ 92% 的患者获益更显著(风险降低 60% 以上)。

三、PREOXI 研究带来的思考

PREOXI 研究具有显著的意义。首先,PREOXI 研究推动了临床实践变革,该研究结果表明,NIV 在插管前预充氧中的效果优于传统面罩给氧,其作用机制主要是提供更高的 FiO_2 和持续气道正压。NIV 能够有效防止肺泡塌陷,维持肺泡开放,改善通气血流比例,进而改善肺泡的通气氧合功能,提升氧储备,减少气管插管过程中的低氧血症。NIV 同时可减少插管过程中呼吸肌做功,延长插管期间的安全窒息时间。其显著降低低氧血症的优势,可能促使国际指南将 NIV 列为重症患者插管前的首选预充氧方式,尤其适用于急性呼吸衰竭基线低氧($SpO_2 < 92\%$)、ARDS 及肥胖患者。

其次,PREOXI 研究挑战了传统观念。第一,误吸风险可控。既往担忧 NIV 的正压通气可能增加误吸,但 PREOXI 研究的数据显示其误吸率与面罩组无差异,安全性得到验证。第二,有技术可行性。85.9% 的插管由住院医师或专科医师完成,表明 NIV 在常规临床场景中具有推广空间,无须依赖高年资医师。

最后,PREOXI 研究填补了无创预充氧在紧急气管插管中的证据空白。此前研究如 Baillard 等的研究虽证实 NIV 在低氧血症患者中的优势,但样本量小($n=61$)且局限于单中

心。PREOXI 研究通过多中心大样本设计,覆盖急诊与 ICU 中多种重症人群,结论更具普适性。而 2018 年发表在 *British Journal of Anaesthesia* 上的研究,探讨了使用 NIV 进行预氧合是否能有效降低 ICU 中低氧血症危重患者器官功能障碍的发生率,同样也是不足 200 例的小样本研究,然而重症患者长期预后本身就是一个多因素影响的复杂结果,仅仅考虑插管时预充氧很难观察到远期预后改善。PREOXI 研究主要聚焦于急诊和 ICU 插管过程中的氧合优化,强调了 NIV 在减少插管过程中低氧血症发生率方面的优势。无论样本量还是结局指标,PREOXI 研究都有更强的适应性,更具有信服力。

此研究的局限性首先是排除了紧急插管患者,约 20.2% 的筛查病例因插管过于紧急被排除,可能低估 NIV 在极端高危场景中的价值。其次,高流量给氧作为新兴预充氧方式,目前使用非常广泛。而在喉镜操作期间,无论是面罩还是 NIV 均需要被移除,这意味着患者的充氧被中断,就此而言,HFNC 可能是有益的。HFNC 作为 ICU 插管的预氧合设备有如下优势:流量最高可达 60L/min,产生一定的呼气末正压;吸氧浓度能达 100%;只要将 HFNC 鼻塞固定在适当的位置,就能在整个插管过程中进行窒息氧合;患者耐受性好。因此,2019 年在 *Intensive Care Med* 上发表的 FLORALI-2 研究,发现高流量氧疗与传统面罩预充氧相比,HFNC 在 ICU 插管期间可获得与面罩给氧相似的血氧饱和度。而且 HFNC 能够提高气管插管安全性,并有利于在非严重低氧血症的 ICU 患者中进行预氧合后进行呼吸暂停氧合 [8]。此研究未对比高流量给氧(high-flow oxygen therapy,HFOT)或者 HFNC 与 NIV 的联合策略,未来仍需要进一步探索。

PREOXI 研究为 ICU 气管插管前预充氧的管理树立了新标杆,但其临床转化须平衡以下矛盾:①资源与技术的平衡。NIV 依赖设备与培训,在资源匮乏地区可能面临推广障碍,须开发更便携、易操作的 NIV 设备。②个体化决策。并非所有患者均适合 NIV,临床医师须综合评估患者病理生理状态、插管紧迫性及团队经验,选择最优的预充氧策略。③指南更新与教育。国际指南须纳入 PREOXI 证据,同时加强医护人员对 NIV 操作的规范化培训,避免技术门槛成为推广瓶颈。

综上所述,PREOXI 研究不仅证实了 NIV 在插管前预充氧中的显著优势,更推动重症医学从"被动氧合"向"主动干预"迈进。未来,随着技术革新与更多高质量研究的涌现,个体化、精准化的预充氧方案将成为可能,最终实现"更低风险、更高成功率"的气道管理目标。

(许晓兰　郑瑞强)

参考文献

[1] MARTIN M, DECAMPS P, SEGUIN A, et al. Nationwide survey on training and device utilization during tracheal intubation in French intensive care units[J]. Ann Intensive Care, 2020, 10(1): 2.

[2] DE JONG A, MOLINARI N, TERZI N, et al. Early identification of patients at risk for difficult intubation in the intensive care unit: Development and validation of the MACOCHA score in a multicenter cohort study[J]. Am J Respir Crit Care Med, 2013, 187(8): 832-839.

[3] RUSSOTTO V, MYATRA S N, LAFFEY J G, et al. Intubation practices and adverse peri-intubation events in critically ill patients from 29 countries[J]. JAMA, 2021, 325(12): 1164-1172.

[4] MOSIER J M, HYPES C D, SAKLES J C. Understanding preoxygenation and apneic oxygenation during intubation in the critically ill[J]. Intensive Care Med, 2017, 43(2): 226-228.

[5] FERK C, MITCHELL V S, MCNARRY A F, et al. Difficult Airway Society 2015 guidelines for management of unanticipated difficult intubation in adults[J]. Br J Anaesth, 2015, 115(6): 827-848.

[6] APFELBAUM J L, HAGBERG C A, CONNIS R T, et al. 2022 American Society of Anesthesiologists practice guidelines for management of the difficult airway[J]. Anesthesiology, 2022, 136(1): 31-81.

[7] CAPUTO N D, OLIVER M, WEST J R, et al. Use of end tidal oxygen monitoring to assess preoxygenation during rapid sequence intubation in the emergency department[J]. Ann Emerg Med, 2019, 74(3): 410-415.

[8] GUITTON C, EHRMANN S, VOLTEAU C, et al. Nasal high-flow preoxygenation for endotracheal intubation in the critically ill patient: A randomized clinical trial[J]. Intensive Care Med, 2019, 45(4): 447-458.

[9] LURIA O, RESHEF L, BARNEA O. Analysis of non-invasive ventilation effects on gastric inflation using a non-linear mathematical model[J]. Resuscitation, 2006, 71(3): 358-364.

[10] CARRON M, FREO U, BAHAMMAM A S, et al. Complications of non-invasive ventilation techniques: A comprehensive qualitative review of randomized trials[J]. Br J Anaesth, 2013, 110(6): 896-914.

[11] HIGGS A, MCGRATH B A, GODDARD C, et al. Guidelines for the management of tracheal intubation in critically ill adults[J]. Br J Anaesth, 2018, 120(2): 323-352.

[12] BAILLARD C, FOSSE J P, SEBBANE M, et al. Noninvasive ventilation improves preoxygenation before intubation of hypoxic patients[J]. Am J Respir Crit Care Med, 2006, 174(2): 171-177.

[13] BAILLARD C, PRAT G, JUNG B, et al. Effect of preoxygenation using non-invasive ventilation before intubation on subsequent organ failures in hypoxaemic patients: A randomised clinical trial[J]. Br J Anaesth, 2018, 120(2): 361-367.

[14] GIBBS K W, SEMLER M W, DRIVER B E, et al. Noninvasive ventilation for preoxygenation during emergency intubation[J]. N Engl J Med, 2024, 390(23): 2165-2177.

4 急性呼吸窘迫综合征机械通气模式之争：容量控制通气与压力控制通气

急性呼吸窘迫综合征（acute respiratory distress syndrome，ARDS）作为重症医学科最具挑战性的疾病之一，其年发病率约为 10.4/10 万人，但病死率高达 40% ～ 50%，仍是 ICU 患者的主要致死原因 [1]。该综合征以弥漫性肺泡损伤、肺泡 - 毛细血管通透性增加及间质性肺水肿为特征,尽管治疗策略持续优化,机械通气仍然是改善其氧合和预后的重要手段,但需要在实施过程中精准平衡呼吸支持与呼吸机相关肺损伤(ventilation induced lung injury, VILI)的关系。值得注意的是,容量控制通气(volume control, VC)与压力控制通气(pressure control, PC)作为临床最常用的两种基础模式,其在不同病理生理阶段的 ARDS 患者中如何实现个体化选择,仍是研究争议焦点。本文将结合最新循证证据,系统阐述两种通气模式的临床应用价值及选择策略。

一、容量控制通气与压力控制通气的基本概念及争议

机械通气模式的演变始终围绕"精准控制"与"损伤预防"的双重需求展开。自 20 世纪 50 年代 VC 模式确立其基础地位后,PC 模式在 20 世纪 80 年代逐渐兴起,二者虽同属定容／定压通气的经典范式,但其作用机制与临床效应存在本质差异[2-3]。

1. 容量控制通气力学特征　VC 模式以预设潮气量为绝对控制目标,通过恒定流速(方波气流)强制输送固定容量。其核心优势体现在:严格保障每分通气量,尤其适用于需要精准控制 $PaCO_2$ 的重度 ARDS 患者;方波气流产生的恒定流速可维持较高的平均气道压,对肺泡复张具有促进作用。但该模式的机械能(mechanical energy)集中于吸气初期,由于气道压力会随肺顺应性的变化而波动,当肺顺应性显著下降时,气道峰压(PIP)易突破安全阈值,且出现区域性肺泡过度牵张。

2. 压力控制通气动态调控　PC 模式则以预设吸气压力为控制核心,采用减速气流(递减波)实现容量递送。其独特优势在于:减速气流在吸气早期迅速建立目标压力,促进塌陷肺泡开放,同时后期流速降低减少肺泡剪切力;严格限制气道平台压(P_{plat}),从源头上降低气压伤风险[4]。但该模式存在显著局限:潮气量会随呼吸系统顺应性(C_{rs})和气道阻力(R_{aw})实时波动,在肺力学状态不稳定时易导致通气不足或 CO_2 潴留。

在气体交换效率方面,PC 的递减流速特征在理论上有更均匀的气体分布和更低的肺泡内压,这可能在改善氧合方面具有一定优势。部分研究指出 PC 模式下患者表现出肺顺应性和氧合的改善[5],然而其他研究则未观察到显著差异[6]。

人机不同步是另一个争议焦点。研究显示,PC 的减速流量波形可以更好地匹配患者的吸气需求,从而改善同步性,减少患者呼吸功[7]。然而,PC 的自主呼吸机制也可能在未受控的情况下导致潮气量显著波动,尤其是在跨肺压显著升高的情况下,对局部肺泡的损伤可能更加严重[8]。相对而言,VC 通过控制固定的潮气量,虽然可能引起不同步,但在设置得当的情况下可以有效防止自主呼吸驱动导致的潮气量超标。而且,随着现代呼吸机技术的发展,VC 模式也可以通过流速触发和压力支持等功能来优化同步性,缩小这一差距。

目前,许多随机对照试验和观察性研究都未能在 PC 和 VC 的主要临床结局(如氧合、机械通气时间和病死率)上得出明确的差异[3,9]。一些研究报告称,PC 在改善肺顺应性、氧合和患者舒适性方面可能具有优势,但这种优势在许多研究中未能达到统计学意义。此外,由于试验设计和患者异质性的问题,研究结果的外推性也存在一定的局限性。例如,在纳入有自主呼吸患者的 PC 研究常常发现其对跨肺压的控制不稳定,而在完全被动通气患者中,这一问题可能不显著。

二、最新研究进展分析

在 ARDS 早期，一些患者通常需要深度镇静或肌松来管理高呼吸驱动。过度镇静可能导致膈肌功能下降，而过强的呼吸会增加"患者自发性肺损伤"的风险。最近的研究提出了一种肺和膈保护策略——允许非同步无辅助的自主呼吸的压力控制通气模式（PC-SV），通气目标为保证自发通气占总分钟通气的 10% ~ 50%，且自主呼吸潮气量不超过 6ml/kg 预计体重。通过每天至少三次观察呼吸机的每分通气量趋势曲线来评估自主呼吸的贡献。根据结果调整镇静或呼吸机设置，以保持自主呼吸目标，避免膈肌萎缩及过强呼吸。2024 年，Richard 等人开展的 700 例中重度 ARDS 多中心 RCT 显示，与传统的容量辅助控制通气模式（ACV）相比，PC-SV 虽未显著改善 60 天病死率（34.6% vs. 33.5%）和 28 天无通气时间，但在镇静剂用量和低氧血症辅助治疗需求（33.1% vs. 41.3%）方面展现出优势，提示其在维持生理性呼吸节律和减少医源性并发症方面具有潜在价值 [10]。值得注意的是，该研究系统验证了"肺 - 膈保护"策略的临床转化效果，尽管主要结局未达预期，但次要指标的改善为后续精准亚组分析提供了方向。

机械能的计算在儿科 ARDS 领域受到了挑战——儿童使用递减波流速通气（PC）时，尽管机械功数值 [0.49J/（min·kg）vs. 0.46J/（min·kg）] 较方波流速（VC）更低，但 30% 的机械功用于克服气道阻力（成人仅 10%），这提示传统基于成人的通气评估体系须进行儿童特异性改良 [11]。

有研究表明 PC 与 VC 模式下气囊压力随时间推移均显著下降（$P < 0.001$），但组间差异无统计学意义（$P=0.458$），这颠覆了传统认为通气模式波动可能影响气囊密闭性的假设，强调无论选择何种模式，定时气囊压力监测均应作为标准化护理流程 [12]。与此同时，新型通气模式的探索为临床实践注入新可能。流量控制通气（FCV）是一种相对较新的通气方式，其特点是恒定的吸气和呼气流量，确保气道压力的线性上升和下降。在主动呼气时，呼吸机使中央气流减速，延缓肺泡闭合，减少肺萎陷。其在单肺通气动物模型中展现出显著优势：与压力调节容量控制（PRVC）模式相比，FCV 使氧分压提升了 10.5%（169.9mmHg vs. 153.7mmHg），二氧化碳清除效率提高 23%，同时将气道峰压降低 24%（22.0cmH$_2$O vs. 27.4cmH$_2$O），其通过优化气流分布减少肺泡剪切力的机制值得深入探究 [13]。

三、急性呼吸窘迫综合征患者的个体化通气策略

VC 在需要严格控制潮气量时是首选，尤其适用于早期 ARDS 患者，特别是中重度 ARDS 患者。VC 可以直接设定目标潮气量，确保通气策略的精准执行，符合肺保护策略。对于合并代谢性酸中毒或高碳酸血症的患者，VC 模式可以有效维持设定的潮气量和每分通气量，确保 CO$_2$ 的稳定。气道阻力大或分泌物较多时，VC 通过恒定流速维持通气的稳定性，避免 PC 模式下潮气量骤降。此外，VC 还可以监测呼吸力学参数，如平台压（P_{plat}）和驱动压（ΔP），用于评估肺部应力和应变，从而调整 PEEP。

PC 在一些特殊情况下更加合适。首先，若患者需要严格限制气道峰压和平台压，特别是在平台压高于 30cmH$_2$O 时，PC 模式能够通过设定吸气压力上限，避免气压伤。PC 模式对于严重肺不均一性患者，或反复出现气道峰压超限的情况，具有较好的控制效果。此外，

当人机不同步显著时,PC 的减速气流波形有助于改善吸气触发困难和流量饥饿,降低呼吸功。在血流动力学不稳定的患者中,PC 模式对静脉回流和心输出量的影响较小,因此适用于休克或右心功能不全的患者。PC 模式联合高 PEEP 时,在肺复张后可能更有利于气体分布和氧合改善,尤其在个体化评估后。

总体来说,VC 模式适用于需要严格潮气量控制、每分通气量需求较高,以及需要进行呼吸力学监测的患者。而 PC 模式则更适用于气压伤风险高、人机不同步显著,以及血流动力学不稳定的患者。在临床实践中,不论选择 VC 还是 PC 模式,都需要确保潮气量、平台压和驱动压在安全范围内,并根据实时血气分析、呼吸力学监测和多器官功能状态进行动态调整。结合多模态监测[如食管压监测、电阻抗断层成像(EIT)评估等],可针对不同的肺泡塌陷或过度膨胀情况,选择最合适的通气模式和 PEEP 水平。必要时,可结合俯卧位通气、肌松药或体外生命支持(ECMO)等治疗手段。

ARDS 机械通气时,没有哪种通气模式明显优于其他模式,临床医务人员可根据自己的经验选择 VC 或 PC,但更为重要的是,应仔细地评估患者病情并进行个体化的参数设置。在具体的临床实践中,平衡 "有效气体交换" 与 "肺部保护" 始终是治疗的核心目标。随着医疗技术的不断进步,ARDS 的机械通气策略正朝着个体化和精准化的方向不断演进。未来的研究可能不再局限于单一模式的优劣比较,而是更加关注如何基于患者实时生理数据进行动态调整与优化,这种转变可能会大幅提升治疗效果并降低并发症风险。另外,人工智能与大数据技术正逐步渗透至机械通气领域,通过智能算法实时分析患者的动态数据并识别人机对抗,可为临床提供个性化参数建议。技术的进一步成熟,都将为复杂的 ARDS 患者管理提供全新的、更加优化的机械通气支持策略。

(钟　鸣　刘　凯　王禹娴)

参考文献

[1]　ESTEBAN A, ANZUETO A, FRUTOS F, et al. Characteristics and outcomes in adult patients receiving mechanical ventilation: A 28-day international study[J]. JAMA, 2002, 287(3): 345-355.

[2]　ESTEBAN A, FERGUSON N D, MEADE M O, et al. Evolution of mechanical ventilation in response to clinical research[J]. Am J Respir Crit Care Med, 2008, 177(2): 170-177.

[3]　GARNEIRO A J, ABBONA H, GORDO-VIDAL F, et al. Pressure versus volume controlled modes in invasive mechanical ventilation[J]. Med Intensiva, 2013, 37(4): 292-298.

[4]　PRELLA M, FEIHL F, DOMENIGHETTI G. Effects of short-term pressure-controlled ventilation on gas exchange, airway pressures, and gas distribution in patients with acute lung injury/ARDS: Comparison with volume-controlled ventilation[J]. Chest, 2002, 122(4): 1382-1388.

[5]　CADI P, GUENOUN T, JOURNOIS D, et al. Pressure-controlled ventilation improves oxygenation during laparoscopic obesity surgery compared with volume-controlled ventilation[J]. Br J Anaesth, 2008, 100(5): 709-716.

[6]　LESSARD M R, GUÉROT E, LORINO H, et al. Effects of pressure-controlled with different

I:E ratios versus volume-controlled ventilation on respiratory mechanics, gas exchange, and hemodynamics in patients with adult respiratory distress syndrome[J]. Anesthesiology, 1994, 80(5): 983-991.

[7] KALLET R H, CAMPBELL A R, ALONSO J A, et al. The effects of pressure control versus volume control assisted ventilation on patient work of breathing in acute lung injury and acute respiratory distress syndrome[J]. Respir Care, 2000, 45(11): 1416-1424.

[8] MACINTYRE N. Counterpoint: Is pressure assist-control preferred over volume assist-control mode for lung protective ventilation in patients with ARDS? No[J]. Chest, 2011, 140(2): 290-292.

[9] ESTEBAN A, ALÍA I, GORDO F, et al. Prospective randomized trial comparing pressure-controlled ventilation and volume-controlled ventilation in ARDS: For the Spanish Lung Failure Collaborative Group[J]. Chest, 2000, 117(6): 1690-1696.

[10] RICHARD J M, BELONCLE F M, BEDUNEAU G, et al. Pressure control plus spontaneous ventilation versus volume assist-control ventilation in acute respiratory distress syndrome: A randomised clinical trial[J]. Intensive Care Med, 2024, 50(10): 1647-1656.

[11] PERCY A G, KEIM G, BHALLA A K, et al. Mechanical power in decelerating flow versus square flow ventilation in pediatric acute respiratory distress syndrome[J]. Anesthesiology, 2024, 141(6): 1095-1104.

[12] NASROLAHZADEH S, NOURIAN J, KHOSRAVI A, et al. Comparison of the effect of pressure control and volume control ventilation on endotracheal tube cuff pressure in patients undergoing general anesthesia and mechanical ventilation: A parallel randomized clinical trial[J]. BMC Anesthesiol, 2023, 23(1): 300.

[13] SCHRANC Á, DIAPER J, SÜDY R, et al. Benefit of flow-controlled over pressure-regulated volume control mode during one-lung ventilation: A randomized experimental crossover study[J]. Anesth Analg, 2023, 136(3): 605-612.

5　急性呼吸窘迫综合征的 PEEP 设置:是否存在最佳 PEEP?

呼气末正压(positive end expiratory pressure,PEEP)是急性呼吸窘迫综合征(acute respiratory distress syndrome,ARDS)患者机械通气中的一个重要参数,旨在通过维持肺泡开放改善氧合,但其设置须在肺保护与膈肌功能维护之间取得平衡。尽管临床提出了多种 PEEP 滴定方法,但"最佳 PEEP"的概念仍缺乏统一标准,且现有策略对患者预后的改善效果有限。本文旨在讨论 PEEP 设置的生理基础、临床困境及个体化策略,重点探讨肺与膈肌保护的双重目标,以期为临床实践提供参考。

一、急性呼吸窘迫综合征患者 PEEP 设置的重要性

ARDS 时肺泡塌陷导致无法有效通气,而肺血流仍然灌注这些区域,甚至由于这部分区域炎症反应更重,血流进一步增加,导致肺内分流显著增加,引起顽固性低氧血症。PEEP

的应用可以减少肺泡塌陷,提高通气区域的血流灌注,使通气血流比例(V/Q)更加均衡,进而改善氧合。此外,合理的 PEEP 设置可以更好地保护肺和膈肌。

(一)肺保护

ARDS 的病理核心是弥漫肺泡损伤,以及肺泡 - 毛细血管屏障破坏导致的病理生理变化,除了维持氧合外,机械通气的目标是进行肺保护并避免呼吸机相关肺损伤(ventilator induced lung injury,VILI)[1]。ARDS 时,肺泡在周期性开放与塌陷过程中承受的剪切力显著增加,激活局部炎症反应,释放 IL-6、TNF-α 等促炎性细胞因子,进而加重 ARDS 的病理损伤。适当 PEEP 可稳定呼气末肺泡容积,避免肺泡反复塌陷,降低肺泡壁应力和应变,当 PEEP 使肺泡维持在开放状态时,肺组织应力可降低 30% ～ 50%,显著减少肺组织损伤的累积效应[1],从而降低局部炎症反应,减少肺损伤。

(二)膈肌保护

膈肌是人体最主要的呼吸肌,在正常情况下,膈肌的收缩和舒张驱动气体的流入和流出。然而,在 ARDS 患者中,过强的呼吸驱动、机械通气和 PEEP 的应用等因素可能改变膈肌的工作模式和功能,继而带来膈肌损伤。过高 PEEP 状态下,膈肌受到胸腔内压力的制约,其活动受到抑制,无法充分发挥功能,导致呼吸肌肉的无效收缩,并可能引起膈肌疲劳,肌纤维发生结构性变化,最终导致膈肌失用性萎缩[2]。PEEP 设置过低可能因反复的肺泡塌陷,肺内气体摆动(pendelluft)现象导致肺损伤的加重及低氧血症的发生,并刺激过强的呼吸驱动。Pendelluft 现象不仅增加了呼吸功,增加了膈肌的负担,而且不均匀的通气可能导致膈肌无法有效收缩,进而增加了膈肌疲劳的风险[3]。

因此,在 PEEP 滴定过程中,膈肌保护和肺保护之间的平衡至关重要,必须根据患者的具体病情,采取合理的 PEEP 滴定策略。

二、急性呼吸窘迫综合征患者 PEEP 设置的困境

尽管 PEEP 在 ARDS 管理中发挥着至关重要的作用,多项的研究显示特定的 PEEP 滴定方法具有改善氧合、降低肺应变、改善肺顺应性等生理效应,但 PEEP 的设定目前仍缺乏统一标准,也缺乏特定方法滴定 PEEP 能改善 ARDS 患者预后的临床证据。

(一)PEEP 的滴定与 ARDS 患者预后

多项大型随机对照试验(如 ART、ALVEOLI、ExPress 和 LOV 试验)评估了 PEEP 在 ARDS 患者中的效果,尽管较高 PEEP 在改善氧合方面有所优势,但其对生存率的影响并不显著。ART 研究更是发现高 PEEP 组氧合改善但病死率上升,其原因可能与肺复张手法联合应用有关。荟萃分析也显示,选择性使用高 PEEP 和复张操作能够改善氧合,但未能显著提高生存率,甚至在部分患者中可能增加死亡风险[4]。从目前证据显示,希望使用相对简便的"高"或"低"PEEP 来应对 ARDS 患者的 PEEP 滴定问题似乎比较困难,尽管 2024 年美国胸科学会指南建议中重度 ARDS 患者采用较高的 PEEP,但不进行肺复张手法,以减少肺部损伤,此推荐为条件性推荐和低到中等质量证据[5]。而欧洲重症协会则给出了"未能作出有效推荐"的意见,但同样反对长时间高压力的肺复张手法[6]。可见目前证据对于制定一致意见仍存在困难,研究的异质性和个体化差异导致缺乏一种具有广泛适用性的标准策略,进一步加大了在临床实践中推广统一方案的难度[7]。

（二）ARDS 异质性对 PEEP 效应的影响

ARDS 患者 PEEP 滴定的多项临床研究未能改善患者病死率,目前普遍认为与 ARDS 较大的异质性相关。不同 ARDS 患者的病因、肺损伤分布、肺泡可复张性、炎症反应程度和血流动力学状态存在显著差异。ARDS 的异质性显著影响 PEEP 的作用,导致固定或单一的 PEEP 滴定方法在不同患者群体中的效果存在较大变异[8]。这种异质性主要体现在肺部病变分布、肺泡可复张性、肺顺应性及血流动力学反应等方面,使得 PEEP 的优化面临挑战。例如,不同原因导致的 ARDS,其病变部位可能存在较大差异,肺外源性 ARDS 的病变以重力依赖区局灶性变化为主,而肺内源性 ARDS 的病变可能更弥漫,以地图样、非局灶性的病变为主。病变严重程度不一样的肺区域其顺应性变化也有较大差异。使顺应性最差的肺泡维持开放所需要的 PEEP 必然会导致顺应性好的肺泡过度膨胀。无奈通气参数的设置存在唯一性,肺内异质性越大,单一 PEEP 设置所导致的塌陷或过度膨胀区域占比就越高。因此,ARDS 的高度异质性对 PEEP 的效应和肺保护效果存在显著影响,导致 PEEP 设置可能在某些患者中过度或不足,从而影响预后。因此,PEEP 的设置应更加个体化,综合考虑患者的病理生理特点、肺可复张性、病变分布和炎症反应,以实现最佳器官保护效果。

三、PEEP 的个体化设置

如前所述,ARDS 患者的肺部病理损伤呈现显著的异质性,包括肺泡损伤的分布、肺顺应性、肺泡可复张性、肺血流动力学状态等方面的差异。这些差异导致单一的 PEEP 滴定策略无法满足所有患者的需求。个体化 PEEP 调整不仅以改善氧合为目标,更应同时考虑肺保护与膈肌保护。

（一）可复张性的评估

每例 ARDS 患者的肺泡可复张性不同,这决定了 PEEP 设置的合理范围。高可复张性患者通常需要较高的 PEEP 来复张塌陷的肺泡,而低复张性患者则可能无法从高 PEEP 中获益,甚至可能因为过度膨胀导致 VILI。因此,个体化 PEEP 的滴定策略应基于肺可复张性评估。目前临床中常采用 R/I 比值(recruitment-to-inflation ratio,R/I)、CT 影像学、肺部超声[9]或电阻抗断层扫描(EIT)[10-11]等方法评估肺泡的可复张性。这些方法能够帮助判断患者的肺复张潜力,从而设定合理的 PEEP 水平。例如,高复张性患者(如脓毒症或全身炎症引起的 ARDS)可以使用较高的 PEEP 来有效复张肺泡;而对于低复张性患者(如肺泡已纤维化或重度水肿的患者),则应该避免使用过高 PEEP。目前指南也明确反对长时间高压力的肺复张,以免造成肺泡过度膨胀,而加重 VILI。

（二）ARDS 表型和 PEEP 滴定

不同的 ARDS 表型与肺可复张性之间存在一定的相关性,依据表型进行 PEEP 的滴定可作为个体化 PEEP 设置的方法之一。目前依据不同表型的特征,如病因(肺内源性、肺外源性)、严重程度(轻中度、中重度)、炎症亚型(高炎症型、低炎症型)、影像学分布特征(局灶型、弥漫型)等,对 PEEP 的滴定均有相关研究,并显示出表型导向的方法似乎能获得更好的效果[12]。但不同表型的区分方法仍未能统一,如高炎症亚型的炎症指标组合及阈值、影像分布特征的具体勾画方法等,均未形成一致并容易推广的方法。并且表型的区分错误可能会导致 PEEP 的不利影响[6]。因此,表型导向的 PEEP 滴定虽然是个体化滴定的趋势,但仍然需要进一步探索。

(三)联合俯卧位通气的 PEEP 滴定

某些情况下,即使采取了个性化的 PEEP 滴定策略,可能优化了大部分肺泡的通气与塌陷之间的平衡,但对于 ARDS 患者肺部病变的不均一性,很难避免仍然存在区域性的肺泡过度充气或塌陷的情况。俯卧位通气作为 ARDS 的重要治疗手段,其病理生理相应也得到广泛研究。俯卧位通气除了可以改善氧合外,更重要的是可以改善肺的不均一性,以及促进重力依赖区肺组织的复张。研究显示,俯卧位结合不同 PEEP 滴定策略,尤其在较低 PEEP 滴定策略下,能够显著改善氧合和血流动力学,改善患者的生存预后[13]。可见,俯卧位通气的合理应用,避免为了复张肺而使用过高的 PEEP;同时也通过改善了肺的均一性,使 PEEP 的滴定更容易达到维持肺开放的目的,也避免了不合理的过高 PEEP 所带来的肺损伤和膈肌损伤的风险。

(四)血流动力学导向的 PEEP 滴定

过高的 PEEP 可能导致静脉回流减少和右心负荷增加,尤其在低血容量或右心功能不全的患者中,因此,个体化 PEEP 调整应结合血流动力学评估[14]。动态血流动力学可通过中心静脉压、肺动脉压监测,超声评估右心功能,调整 PEEP 水平,确保肺保护的同时避免过高 PEEP 导致的血流动力学不稳定。对于血流动力学不稳定的患者,应谨慎滴定 PEEP 水平,从较低 PEEP 开始滴定,以避免对肺循环以及体循环造成较大波动。

考虑到 PEEP 可能带来对肺、膈肌、血流动力学方面的不良影响,应维持其有利生理效应和对重要脏器保护之间的平衡,因此有效性和安全性的监测是 PEEP 设置过程中不可缺少的一部分。从肺保护的角度考虑,应包括肺顺应性、跨压监测(吸气末和呼气末跨肺压)、肺应变、机械能、肺部超声和 EIT 监测;从膈肌保护角度考虑,应包括跨膈压、超声膈肌活动度和厚度监测等[15]。通过有效性和安全性的监测来实现最佳的肺保护、膈肌保护,以及血流动力学效应。

总之,ARDS 患者的 PEEP 设置应以实现其有利的生理效应为目的,同时达到肺保护和膈肌保护。单一 PEEP 设置策略很难适应于存在高度异质性的 ARDS 患者,"One Size Fits All"的最佳 PEEP 水平似乎是不可能的。通过个体化的 PEEP 调整策略,结合肺可复张性评估、ARDS 表型特征和俯卧位通气等手段,可以更好地优化 PEEP 设置,改善患者预后,以达到"最佳 PEEP"的效应。

(赵　丽　徐永昊)

参考文献

[1]　BATTAGLINI D, ROCA O, FERRER R. Positive end-expiratory pressure optimization in ARDS: Physiological evidence, bedside methods and clinical applications[J]. Intensive Care Med, 2024, 50(5): 762-765.

[2]　SPIESSHOEFER J, KERSTEN A, ENRIQUEZ GEPPERT J, et al. State-of-the-art opinion article on ventilator-induced diaphragm dysfunction: Update on diagnosis, clinical course,

and future treatment options[J]. Respiration, 2023, 102(1): 74-82.

[3] BERTONI M, SPADARO S, GOLIGHER E C. Monitoring patient respiratory effort during mechanical ventilation: Lung and diaphragm-protective ventilation[J]. Crit Care, 2020, 24(1): 106.

[4] BALL L, SERPA NETO A, TRIFILETTI V, et al. Effects of higher PEEP and recruitment manoeuvres on mortality in patients with ARDS: A systematic review, meta-analysis, meta-regression and trial sequential analysis of randomized controlled trials[J]. Intensive Care Med Exp, 2020, 8(Suppl 1): 39.

[5] QADIR N, SAHETYA S, MUNSHI L, et al. An update on management of adult patients with acute respiratory distress syndrome: An official American Thoracic Society clinical practice guideline[J]. Am J Respir Crit Care Med, 2024, 209(1): 24-36.

[6] GRASSELLI G, CALFEE C S, CAMPOROTA L, et al. ESICM guidelines on acute respiratory distress syndrome: Definition, phenotyping and respiratory support strategies[J]. Intensive Care Med, 2023, 49(7): 727-759.

[7] EDGINTON S, KRUGER N, STELFOX H T, et al. Methods for determining optimal positive end-expiratory pressure in patients undergoing invasive mechanical ventilation: A scoping review[J]. Can J Anaesth, 2024, 71(11): 1535-1555.

[8] SIUBA M T, BULGARELLI L, DUGGAL A, et al. Differential effect of positive end-expiratory pressure strategies in patients with ARDS: A Bayesian analysis of clinical subphenotypes[J]. Chest, 2024, 166(4): 754-764.

[9] CAMMAROTA G, BRUNI A, MORETTINI G, et al. Lung ultrasound to evaluate aeration changes in response to recruitment maneuver and prone positioning in intubated patients with COVID-19 pneumonia: Preliminary study[J]. Ultrasound J, 2023, 15(1): 3.

[10] SONGSANGVORN N, XU Y, LU C, et al. Electrical impedance tomography-guided positive end-expiratory pressure titration in ARDS: A systematic review and meta-analysis[J]. Intensive Care Med, 2024, 50(5): 617-631.

[11] JONKMAN A H, ALCALA G C, PAVLOVSKY B, et al. Lung recruitment assessed by electrical impedance tomography (RECRUIT): A multicenter study of COVID-19 acute respiratory distress syndrome[J]. Am J Respir Crit Care Med, 2023, 208(1): 25-38.

[12] MATTHAY M A, ARABI Y M, SIEGEL E R, et al. Phenotypes and personalized medicine in the acute respiratory distress syndrome[J]. Intensive Care Med, 2020, 46(12): 2136-2152.

[13] BOESING C, GRAF P T, SCHMITT F, et al. Effects of different positive end-expiratory pressure titration strategies during prone positioning in patients with acute respiratory distress syndrome: A prospective interventional study[J]. Crit Care, 2022, 26(1): 82.

[14] JOSEPH A, PETIT M, VIEILLARD-BARON A. Hemodynamic effects of positive end-expiratory pressure[J]. Curr Opin Crit Care, 2024, 30(1): 10.

[15] MOUSA A, KLOMPMAKER P, TUINMAN P R. Setting positive end-expiratory pressure: Lung and diaphragm ultrasound[J]. Curr Opin Crit Care, 2024, 30(1): 53.

6　急性呼吸窘迫综合征膈肌保护性通气：机制与挑战

急性呼吸窘迫综合征（acute respiratory distress syndrome，ARDS）是 ICU 常见的严重威胁人类健康的临床综合征，机械通气是其重要治疗手段，但不恰当的机械通气设置及应用也与 ARDS 的不良结局显著相关。膈肌保护性通气是一种旨在限制机械通气对膈肌功能的有害影响、保障机械通气安全的策略。实施这一方法要求临床医师促进患者的呼吸努力，精确平衡膈肌活动的生理水平。在 ARDS 的救治过程中，从控制通气到辅助通气的过渡与切换，膈肌保护性通气的应用尤其具有挑战性。本文拟对近几年膈肌保护性通气策略的机制、监测及干预手段展开讨论，为临床实践中膈肌的保护性治疗措施提供依据。

一、膈肌损伤的机制

机械通气与膈肌功能障碍之间存在密切关联。尽管机械通气是引起膈肌虚弱的一个重要因素，但在危重症患者中，其他因素，如全身炎症反应和某些药物的使用，也可能参与膈肌功能的损害。因此，当前我们更倾向于使用"危重病相关膈肌虚弱（CRIM）"这一术语，而非"呼吸机引起的膈肌功能障碍（VIDD）"，以更准确地反映其多因素的病因学。

已被证实的有创机械通气对膈肌损伤的机制主要有以下四方面：失用性萎缩、高驱动所致膈肌损伤、膈肌离心性损伤、PEEP 引起的膈肌纵向萎缩。过度的呼吸机辅助，尤其是过高的吸气支持，可能会减少或完全抑制患者的自主呼吸驱动，导致膈肌的活动减少，从而引起失用性萎缩[1]。相反，过低的辅助支持则使得膈肌承受过度负荷，长期过度工作可导致膈肌损伤，这一点已经在动物模型和临床研究中得到了验证。此外，膈肌在呼气时延长，其离心负荷是指膈肌在呼气（离心负荷）时因过度负荷而收缩，在人机不同步情况下，呼吸机和膈肌出现相反方向的运动而损伤膈肌的肌纤维。由于膈肌是圆顶形状的平滑肌，当机械通气期间施加的呼气末压力过大时，随着 PEEP 作用于肺部且呼气末肺容积的增加，增加的 PEEP 和呼气末肺容积会使膈肌纤维缩短，以维持每个肌节的最佳长度，此时在收缩期间，致使肌肉的长度 - 张力关系会处于机械劣势，甚至导致肌节脱落，也称为膈肌纵向萎缩[2]。尽管这两种机制在理论上可能会对膈肌造成损伤，但其临床意义仍需要进一步研究确认。

二、膈肌损伤的监测

过强的呼吸驱动和呼吸努力可导致膈肌损伤，因此在辅助通气过程中监测呼吸驱动和呼吸努力尤为重要。呼吸驱动定义为呼吸中枢发出神经冲动的强度；而呼吸努力则定义为呼吸肌的机械性输出，包括呼吸肌收缩的幅度和频率[3]，在临床床旁可通过呼吸机波形或呼吸肌产生的压力变化来评估，常见的参数包括 $P_{0.1}$ 和 P_{occ}。ΔP_{occ} 可用于估算呼吸肌肉压（P_{mus}）和动态跨肺压（$\Delta P_{L,dyn}$）。最新的研究表明，P_{occ} 在评估高膈肌努力患者时的效能优于 $P_{0.1}$[4]。

在辅助通气过程中，当吸气肌放松时，吸气末的平台压力（P_{plat}）可能会超过峰值压力（P_{peak}）。P_{plat} 与 P_{peak} 之间的差异被称为压力肌肉指数（PMI），这一指标已被用来衡量辅助通气过程中患者的呼吸努力。近期研究表明，PMI 在预测辅助通气过程中低与高呼吸努力方面具有较高的可靠性[5]。

超声技术已被应用于床边量化膈肌功能,膈肌增厚分数(TFdi)被认为可能作为评估呼吸努力的替代指标,有助于识别低膈肌活动(即过度辅助)的患者[6]。然而,TFdi 与膈肌收缩力之间的确切关系尚存在争议。目前尚无充分证据表明 TFdi 在评估呼吸努力方面优于 P_{occ}。此外,膈肌超声技术的一个局限性是无法进行持续的动态监测。

通过食管测压法可以评估食管压力的变化值(ΔP_{es}),进而估算呼吸肌产生的压力(ΔP_{mus})。ΔP_{mus} 的计算方法为在给定的潮气量下测量食管压力(P_{es})与胸壁弹性回缩压力($P_{cw,rel}$)的差值。对于膈肌的特定吸气努力,通常通过跨膈压(ΔP_{di})进行量化,其计算方式是胃压(P_{ga})与食管压(P_{es})之间的差值。在呼气过程中,P_{ga} 的增加则表明呼气肌的活动。

膈肌电活动(EAdi)反映了来自脑干的神经呼吸驱动,而非膈肌实际产生的收缩。EAdi 通过配备多个电极的专用鼻胃管进行监测,能够提供关于呼吸驱动的信息。由于个体间信号差异较大,目前尚未建立 EAdi 的具体目标值。尽管如此,EAdi 在监测过度辅助及患者与呼吸机的交互方面特别具有临床意义。该技术的主要局限性在于其依赖专用的呼吸机设备,限制了其广泛应用。

三、膈肌损伤的预防

(一)神经呼吸驱动的调节

在危重症患者的不同阶段,控制通气与辅助通气之间过渡及切换的过程中,常因缺乏有效的监测而导致患者呼吸努力过强或呼吸机辅助不足,从而导致肺损伤或膈肌损伤的加重[7]。因此,有效调节神经性呼吸驱动及其后续的呼吸努力是减少膈肌损伤的重要策略。

1. **吸气支持和镇静剂滴定式使用** 机械通气过程中,避免因辅助过度或不足引起的膈肌损伤是关键内容,这需要在治疗过程中注意保留适当的自主呼吸,在减少 P-SILI 及人机不同步的同时又避免长时间控制通气。适度的吸气支持水平和镇静剂的精确滴定应用是调节神经呼吸驱动的重要措施。目前两项生理学随机对照试验研究探讨了滴定式设置吸气支持水平的效果[7-8]。这些研究表明,采用系统化的吸气支持(及镇静剂)滴定策略,有助于在设定的肺部和膈肌保护性通气目标范围内实施通气。然而,这些试验的持续时间较短(< 24 小时),因此尚无法得出关于该策略长期可行性及其对患者临床结局的影响的结论。此外,结果显示并非所有患者都能实现肺部和膈肌保护性目标,这提示可能需要额外的干预手段。

2. **PEEP 对神经性呼吸驱动和呼吸努力的作用** PEEP 在调节神经呼吸驱动和呼吸努力方面的作用较为复杂。较高的 PEEP 可能通过多种机制影响呼吸努力:首先,如果较高的 PEEP 改善肺顺应性(如塌陷肺泡重新开放),则可能降低呼吸努力;而若 PEEP 导致肺顺应性下降(例如肺泡过度膨胀),则呼吸努力可能增加[9]。其次,PEEP 会增加呼气末容积,从而导致膈肌纤维拉伸[10],这使得膈肌纤维偏离其最佳长度 - 张力关系,进而降低其收缩效率[11]。此外,实验数据表明,PEEP 可通过纵向萎缩作用导致膈肌重塑,且较低的 PEEP 可能增加膈肌偏心收缩的程度,目前这一机制尚未在体内得到完全确认。总之,近期不少研究探讨了 PEEP 变化对神经呼吸驱动和呼吸努力的影响。然而,由于多种机制之间的复杂相互作用,PEEP 的临床效果难以预测。因此,在实施 PEEP 作为膈肌保护性通气的干预措施时,必须根据每位患者的具体情况进行个体化滴定。

3. 二氧化碳对神经呼吸驱动的影响　二氧化碳是调节神经呼吸驱动的关键因素。体外二氧化碳去除能够减少通气需求,并有效减轻自发呼吸患者的神经呼吸驱动。在一项生理学随机对照试验中,在优化吸气支持和镇静药物的前提下,通过增加气流速(以促进体外二氧化碳去除)可实现病毒感染所致 ARDS 患者肺和膈肌保护性通气的可能性[12]。最近,一项计算机模拟试验的结果进一步支持了体外二氧化碳去除在减轻神经性呼吸驱动中的潜在作用,该研究采用先前发表的患者 - 呼吸机相互作用数学模型,在具有临床相关生理特征的模拟患者群体($n=5\,000$)中进行了计算机模拟临床试验,发现许多患者需要体外二氧化碳清除($ECCO_2R$)联合机械通气和镇静才能达到低驱动压(LDP)目标;对于弹性阻力和通气比率中度异常的患者,$ECCO_2R$ 增加了达到 LDP 目标的概率[13]。未来的研究应重点探讨体外二氧化碳去除的最佳策略,尤其是在过度呼吸努力的患者中,如何实现从受控通气到辅助机械通气的平稳过渡,并同时确保膈肌保护性目标的达成。

(二)膈肌的神经 - 机械解耦

通过药理学手段诱导膈肌的神经 - 机械解耦是一种新的实验性治疗策略,以减少过度的呼吸努力,同时保持膈肌的活动。最初,这一策略是在使用低剂量的罗库溴铵来诱导部分神经肌肉阻滞时被提出的[8]。近年来的研究表明,当常规干预措施未能有效减轻呼吸努力时,部分神经肌肉阻滞能够被患者较好地耐受,并且在一定程度上减轻呼吸努力[8]。此外,另一种策略是采用局部麻醉药物利多卡因进行膈神经的外周神经阻滞[13-14]。在一项包含 9 例患者的概念验证研究中,双侧膈神经阻滞能够在短期内显著降低潮气量(V)、峰值跨肺压(peak transpulmonary pressure)及跨肺驱动压(ΔP_L)。

需要指出的是,药理学诱导的膈肌神经 - 机械解耦并不减少神经呼吸驱动的强度,而是通过限制膈肌产生压力的能力来减轻过度的呼吸努力。事实上,这种干预可能会导致神经呼吸驱动的增加,从而可能加剧患者的呼吸窘迫感。进一步的研究仍然需要探讨这种策略在长期应用中的可行性和安全性,特别是在维持数小时至数天的干预过程中。

(三)膈神经刺激

膈神经刺激是一项新兴技术,涉及对膈神经或其周围区域应用电刺激或磁刺激,以诱导膈肌收缩。膈肌神经刺激的主要理论基础是,在控制机械通气过程中防止膈肌的失用性萎缩,或者在难以脱机的患者中通过增强膈肌力量来改善呼吸功能。此外,相较于单纯的机械通气,膈神经刺激可能通过激活更多重力依赖区的肺泡,进而降低肺部应力和应变。

目前关于膈神经刺激的概念验证研究、可行性研究,以及在危重患者中初步应用的随机对照试验均取得了积极结果,表明膈神经刺激在理论和实践中具有潜力[15]。然而,尽管初步结果令人鼓舞,仍需更多的数据支持,特别是在长期可行性方面。此外,更为重要的是,必须进一步验证膈神经刺激对膈肌功能、肺部应力和应变及临床相关结局指标的具体影响。

综上所述,膈肌保护性通气在 ARDS 患者的治疗中具有重要意义。机械通气的不当应用及不合适的机械通气设置可能通过抑制或过度激活膈肌活动导致膈肌功能障碍。因此,精准的监测手段对于评估患者的呼吸驱动和呼吸努力,以及膈肌功能尤为关键。在治疗策略上,调节吸气支持、个体化 PEEP 水平及采用膈神经刺激或药理性神经机械 - 解耦等创新性干预措施,能够显著减少膈肌损伤的风险。然而,当前的技术和策略在临床应用中仍存在局限性,进一步的研究应聚焦于优化监测指标和干预手段,以实现更精确、更个体化的通气管理,最终改善 ARDS 患者的预后。

（孙　骏）

参考文献

[1] HOOIJMAN P E, BEISHUIZEN A, WITT C C, et al. Diaphragm muscle fiber weakness and ubiquitin-proteasome activation in critically ill patients[J]. Am J Respir Crit Care Med, 2015, 191(10): 1126-1138.

[2] DE VRIES H J, JONKMAN A H, HOLLEBOOM M C, et al. Diaphragm activity during expiration in ventilated critically ill patients[J]. Am J Respir Crit Care Med, 2024, 209(7): 881-883.

[3] JONKMAN A H, DE VRIES H J, HEUNKS L M A. Physiology of the respiratory drive in ICU patients: Implications for diagnosis and treatment[J]. Crit Care, 2020, 24(1): 104.

[4] DE VRIES H J, TUINMAN P R, JONKMAN A H, et al. Performance of noninvasive airway occlusion maneuvers to assess lung stress and diaphragm effort in mechanically ventilated critically ill patients[J]. Anesthesiology, 2023, 138(3): 274-288.

[5] GAO R, ZHOU J X, YANG Y L, et al. Use of pressure muscle index to predict the contribution of patient's inspiratory effort during pressure support ventilation: A prospective physiological study[J]. Front Med (Lausanne), 2024, 11: 1390878.

[6] BIANCHI I, GRASSI A, PHAM T, et al. Reliability of plateau pressure during patient triggered assisted ventilation. Analysis of a multicentre database[J]. J Crit Care, 2022, 68: 96-103.

[7] DE VRIES H J, JONKMAN A H, DE GROOTH H J, et al. Lung-and diaphragm-protective ventilation by titrating inspiratory support to diaphragm effort: A randomized clinical trial[J]. Crit Care Med, 2022, 50(2): 192-203.

[8] DIANTI J, FARD S, WONG J, et al. Strategies for lung-and diaphragm-protective ventilation in acute hypoxemic respiratory failure: A physiological trial[J]. Crit Care, 2022, 26(1): 259.

[9] BELLO G, GIAMMATTEO V, BISANTI A, et al. High vs low PEEP in patients with ARDS exhibiting intense inspiratory effort during assisted ventilation: A randomized crossover trial[J]. Chest, 2024, 165(6): 1392-1405.

[10] FORMENTI P, MIORI S, GALIMBERTI A, et al. The effects of positive end expiratory pressure and lung volume on diaphragm thickness and thickening[J]. Diagnostics (Basel), 2023, 13(6): 1157.

[11] WIDING H, PELLEGRINI M, CHIODAROLI E, et al. Positive end-expiratory pressure limits inspiratory effort through modulation of the effort-to-drive ratio: An experimental crossover study[J]. Intensive Care Med Exp, 2024, 12(1): 10.

[12] JUNG C, GILLMANN H J, STUEBER T. Modification of respiratory drive and lung stress

by level of support pressure and ECMO sweep gas flow in patients with severe COVID-19-associated acute respiratory distress syndrome: An exploratory retrospective analysis[J]. J Cardiothorac Vasc Anesth, 2024, 38(1): 221-229.

[13] RATANO D, ZHANG B, DIANTI J, et al. Lung- and diaphragm-protective strategies in acute respiratory failure: An in silico trial[J]. Intensive Care Med Exp, 2024, 12(1): 20.

[14] PEREIRA S M, SINEDINO B E, COSTA E L V, et al. Phrenic nerve block and respiratory effort in pigs and critically ill patients with acute lung injury[J]. Anesthesiology, 2022, 136(5): 763-778.

[15] MORRIS I S, BASSI T, BELLISSIMO C A, et al. Proof of concept for continuous on-demand phrenic nerve stimulation to prevent diaphragm disuse during mechanical ventilation (STIMULUS): A phase 1 clinical trial[J]. Am J Respir Crit Care Med, 2023, 208(9): 992-995.

7　急性脑损伤患者的机械通气:需要遵循"肺保护性通气策略"吗?

急性脑损伤(acute brain injury,ABI)患者经常需要机械通气或其他形式的呼吸支持。由于气道保护性反射丧失或呼吸驱动力降低而发生呼吸衰竭,还有发生肺部并发症[如肺炎或急性呼吸窘迫综合征(acute respiratory distress syndrome,ARDS)]的风险。机械通气具有通过控制动脉二氧化碳分压来确保可靠氧气输送并调节脑血流动力学的机制,同时,由于胸膜腔内压、中心静脉压和颅内压之间存在复杂的生理相互作用,广泛实施的肺保护性通气策略在重症颅脑损伤患者中应用的安全性和有效性仍不确定。本文拟通过收集近年"ABI合并ARDS患者的机械通气是否需要遵循'肺保护性通气策略'"相关的临床研究,进行分析和比较,旨在对ABI合并ARDS患者实施肺保护性通气策略是否可使患者获益展开讨论。

一、ABI患者并发ARDS的病理生理学依据

ARDS在ABI患者中很常见,发生率为5%～40%[1]。一项前瞻性研究通过纳入192例有神经系统疾病的患者,研究结果发现35%的患者并发ARDS[2]。蛛网膜下腔出血患者中约15%～40%的患者发生了急性肺损伤(ALI)和ARDS,在创伤性脑损伤患者中ALI和ARDS的发生率约为20%～25%[3]。ABI患者并发ARDS的病理生理过程复杂,有学者描述了导致ARDS发生的机制,包括神经炎症、神经递质介导及神经源性肺水肿管理不良等。总体上,目前ABI患者并发ARDS病理生理依据和解释以交感神经激活和冲击伤理论、双重打击理论较为常见[3]。

(一)交感神经激活和冲击伤理论

ABI是一种急性生物力学过程,在疾病初始阶段,颅内压(intracranial pressure,ICP)增加,交感神经过度激活导致儿茶酚胺大量释放入血,可能导致神经源性肺水肿及免疫抑制的发生。同时这种儿茶酚胺风暴导致循环血容量从体循环向肺循环转移,导致肺静水压增加、肺毛细血管通透性增加及肺水肿形成。因此在ICP患者中早期抑制交感风暴发生可能有助于保持肺毛细血管-肺泡膜的完整性。

（二）双重打击理论

ABI 发生后，颅内炎症级联反应被激活，小胶质细胞和星形胶质细胞分泌过量促炎性细胞因子破坏血脑屏障，细胞因子向体循环中的释放增强，导致全身炎症级联反应的激活，从而可能引起包括肺在内的全身多器官功能障碍，即"第一次打击"。经历"第一次打击"后的 ABI 患者颅外器官会由于机械通气、手术治疗、感染等原因，导致炎症反应二次增强，即"第二次打击"，从而加重器官功能障碍[4]。

二、肺保护性通气增加 ABI 患者不良预后发生

与其他重症患者不同，ABI 患者历来接受较高的潮气量（tidal volume，V_T）和较低的呼气末正压（positive end expiratory pressure，PEEP）。2014 年 9 月至 2018 年 12 月，Mascia 等人完成了首个在 ABI 人群中进行的肺保护性通气的多中心随机对照试验，在意大利的 8 个中心纳入了 2 584 例重型脑损伤患者，经筛查后的 190 例 ABI 患者被随机分配到肺保护性通气组（V_T 6ml/kg 理想体重和 PEEP 8cmH$_2$O）或常规通气组（$V_T \geqslant$ 8ml/kg 理想体重和 PEEP 4cmH$_2$O）。两组患者均采用容量辅助 / 控制通气模式，调整呼吸频率以维持 PaCO$_2$ 在 35 ～ 38mmHg 之间，同时保护性通气策略允许的最大呼吸速率为不超过 35 次 /min。当 PaCO$_2$ 大于 38mmHg 且呼吸频率大于 35 次 /min 时，V_T 可增加至 7ml/kg 理想体重。两组患者的 PaO$_2$ 目标均为 80 ～ 100mmHg。研究主要结局是 28 天的病死率、呼吸机依赖性或 ARDS 的发生。

两组患者的基线特征大致相似，保护性通气组的潮气量、驱动压更低，而呼吸频率、PEEP 和每分通气量、通气血流比和机械功率显著更高。同时在保护性通气组中，第 2 天和第 6 天 PaCO$_2$ 显著升高，第 2 天和第 4 天中心静脉压也显著升高。与研究预期结果相反，保护性肺通气组患者预后情况较常规通气组明显更差。与常规通气组相比，肺保护性通气组的主要结局发生率更高（61.5% vs. 45.3%）。而且肺保护性通气组的病死率（28.9% vs. 15.1%；P=0.02）和呼吸机依赖性较高（42.3% vs. 27.9%；P=0.039），而 ARDS 的发生率相似（30.8% vs. 22.1%；P=0.179）。同时接受保护性肺通气的患者 6 个月时的结局也更差（死亡或持续性植物状态的相对风险为 1.55；95% CI 1.00 ～ 2.42；P=0.044）[5]，无呼吸机天数显著少于常规通气组。两组的 ICU 住院时间、总住院时间、28 天内呼吸机相关性肺炎发生率，第 28 天的平均和最大 SOFA 评分相似。第一周的全身炎症因子浓度变化结果显示 IL-1RL1 有不同程度的下降，而 TNFR、TNF-α、IL-1ra 和 ANG 有不同程度的升高，CCL 在组间有相反的趋势。该研究结果与以往在其他病理背景（如 ARDS 患者）中观察到的肺保护性通气策略的益处形成鲜明反差。分析其原因可能有：①保护性通气组的 PaCO$_2$ 显著更高，脑血管对 CO$_2$ 的反应性可能导致脑血流显著增加，从而升高 ICP，而且较高的 PEEP 可能通过升高中心静脉压来阻碍脑静脉回流，这可能有进一步增加颅内压的风险。②研究人群在入组前并未合并 ARDS，且肺部力学特征表明不易发展为呼吸机相关肺损伤，尽管肺保护性通气策略在驱动压和机械功率等指标上表现更好，但患者肺部状态良好可能未达到需要肺保护通气的标准，并且实施的肺保护性通气策略可能产生对颅脑功能不利影响，从而无法受益。③保护性通气组通气参数设置较为固定，未根据个体差异进行个体化动态调整，这可能对某些患者预后产生不良影响。④该研究由于资金原因提前终止研究，这在一定程

度上可能导致统计效能不足,无法完全排除假阴性结果的可能性。

三、ABI 合并 ARDS 实施肺保护的策略

当 ABI 患者合并发生 ARDS 时,其治疗管理往往极具挑战,因为受损伤肺和脑的最佳治疗目标往往不同,并且缺乏临床研究提供指导。关于呼吸机模式选择,目前通常选用容量辅助控制或压力辅助控制通气,以达到早期精确管理 V_T 和动脉二氧化碳分压($PaCO_2$)的目标,后期当患者情况好转时再过渡到压力或容量支持模式。关于 V_T 的设置,在容量控制模式下将 V_T 设置在 4～8ml/kg 理想体重之间,同时确保平台压(P_{plat})≤30cmH$_2$O,对于大多数 ABI 患者,该范围内的潮气量及平台压设置是安全的[6]。PEEP 是改善氧合和肺顺应性的保护性通气策略的一部分,PEEP 不仅能防止肺泡塌陷,而且能使塌陷的肺泡复张。因此 ABI 合并 ARDS 的机械通气基本原则是符合呼吸生理学特点,在满足合适的脑灌注压的前提下的保护性肺通气。

目前最新的欧洲重症医学学会(European Society of Intensive Care Medicine,ESICM)临床指南建议肺保护性通气的目的是尽量减少继发性脑损伤的风险,以逐步分步的方式应用肺保护性通气策略,从损伤性较低和较安全的治疗开始,并保留侵入性较强的治疗方法用于难治性颅内高压病例。例如,ESICM 关于 ABI 患者动脉血氧分压(PaO_2)及 $PaCO_2$ 目标值设置,共识建议:不论有无临床 ICP 显著升高,ABI 患者的 PaO_2 目标均建议在 80～120mmHg 范围内。最近的一项研究结果发现,在 ABI 患者中,$PaO_2 < 92$mmHg 或 $PaO_2 > 156$mmHg 均与较高的住院病死率相关[7-8],这表明随着更多观察性研究的实施,最佳 PaO_2 目标可能会发生变化。另外,严格控制 $PaCO_2$ 的目的是防止低碳酸血症引起的脑血管收缩或高碳酸血症引起的脑血管舒张导致的脑缺/充血。Chiara Robba 等人通过对 1 476 例 ABI 患者入 ICU 第一周内异常 $PaCO_2$ 值的发生率进行分析发现,重度低碳酸血症($PaCO_2$ 26～31mmHg)或高碳酸血症($PaCO_2 > 45$mmHg)与住院病死率增加之间存在显著相关性[9]。最新指南不仅建议无临床显著 ICP 升高的 ABI 患者的最佳 $PaCO_2$ 的目标范围在 35～45mmHg 之间,还支持在脑疝和/或 ICP 突然升高的 ABI 患者急性管理中的暂时性使用过度通气方法。最近的西雅图共识确定了 18 项干预措施,分为 1、2 和 3 级。基本治疗包括维持体内平衡(例如避免发热、镇痛和镇静、插管及以常氧和常碳酸为目标的机械通气)。如果 ICP 增加,建议使用第 1 级策略。该策略包括将脑灌注压(cerebral perfusion pressure,CPP)维持在 60～70mmHg,深度镇痛镇静以降低 ICP,脑渗透治疗,靶向 $PaCO_2$ 至 35～38mmHg,以及抗癫痫预防用药。对于 ICP 持续升高的患者,可以采用第 2 级治疗,如将 $PaCO_2$ 目标降低至 32～35mmHg、神经肌肉阻滞和提高平均动脉压以增加 CPP。最后,在难治性颅内高压的情况下,开展具有创伤性和高并发症风险的第 3 层治疗(例如巴比妥类药物、低温、去骨瓣减压术)[10-16]。

针对 ICP 正常的 ABI 合并 ARDS 的患者应使用低 V_T 及 PEEP 滴定的肺保护性机械通气策略,共识认为"强烈建议,但无证据"。对于无颅内高压的 ABI 合并 ARDS 患者,应在优化镇静镇痛的前提下实施肺保护性通气(如呼吸机模式选择容量控制模式,潮气量设置在 4～8ml/kg 理想体重的范围内,P_{plat}≤30cmH$_2$O,呼吸频率 20～25 次/min,PEEP≤5cmH$_2$O),同时严格监测脑血管功能,最好使用多模式神经监测方法。

然而,对于是否应在 ICP 升高的 ABI 合并 ARDS 的患者中使用肺保护性通气,指南尚未达成共识。根据氧合指数(PaO_2/FiO_2)的不同将 ARDS 分为轻度(PaO_2/FiO_2 200 ～ 300mmHg)、中度(PaO_2/FiO_2 100 ～ 200mmHg)、重度($PaO_2/FiO_2 < 100$mmHg)。ICP 升高的 ABI 伴轻度 ARDS 患者:针对这类患者在驱动压 < 15cmH_2O 时,可以根据临床表现优化通气设置,如调整潮气量及 PEEP、呼吸速率以改善氧合及实现 $PaCO_2$ 目标。如果 ICP 仍然升高,可以考虑使用神经肌肉阻滞剂治疗。同时若 ICP 仍然不稳定,无法达到保护性通气目标,或氧合指数进一步下降,应尝试俯卧位通气并密切监测 ICP 变化,或者 ICP 无法控制,则应尝试体外膜氧合技术(extracorporeal membrane oxygenation,ECMO)或体外 CO_2 清除(extracorporeal carbon dioxide removal,ECCO_2R)治疗[6-7]。除此之外,对于合并难治性颅内高压的 ABI 患者,为达到通气目标和肺保护性策略设置,可考虑亚低温、巴比妥类药物和去骨瓣减压术治疗。

在 ICP 升高的 ABI 伴中度 ARDS 患者中,除了先前的肺保护性通气策略外,即使在西雅图指南第 1 阶段也可以使用神经肌肉阻滞剂或俯卧位通气来优化通气。俯卧位可以应用,特别是如果患者处于西雅图指南的第 1 级和第 2 级时,但在难治性颅内高压患者中应谨慎使用。如果这些保护性策略仍不能达到目标氧合和 $PaCO_2$,可以考虑更积极的治疗[6-7]。

对于 ICP 升高的 ABI 伴重度 ARDS,除了上述策略外,应讨论 ARDS 和 ABI 更进一步的治疗阶梯。如无禁忌,在任何阶段都可以考虑 ECMO 和俯卧位治疗。ECMO 支持治疗可以优化动脉血气并最大限度地减少机械通气强度,同时可以纳入多模式神经监测并最大限度地减少 ICP 增加的风险[6]。

总体上,针对 ABI 伴 ARDS 这类患者,临床医师的重点可能需要根据动态演变的器官特异性生理学在 ICP 控制和肺保护,以及充分气体交换之间找到最佳平衡点。

(张丽娜　夏伟平)

参考文献

[1] MROZEK S, GOBIN J, CONSTANTIN J M, et al. Crosstalk between brain, lung and heart in critical care[J]. Anaesth Crit Care Pain Med, 2020, 39(4): 519-530.

[2] HOESCH R E, LIN E, YOUNG M, et al. Acute lung injury in critical neurological illness[J]. Crit Care Med, 2012, 40(2): 587-593.

[3] ZIAKA M, EXADAKTYLOS A. Brain-lung interactions and mechanical ventilation in patients with isolated brain injury[J]. Crit Care, 2021, 25(1): 358.

[4] ZIAKA M, EXADAKTYLOS A. Pathophysiology of acute lung injury in patients with acute brain injury: The triple-hit hypothesis[J]. Crit Care, 2024, 28(1): 71.

[5] ASEHNOUNE K, MROZEK S, PERRIGAULT P F, et al. A multi-faceted strategy to reduce ventilation-associated mortality in brain-injured patients. The BI-VILI project: A nationwide quality improvement project[J]. Intensive Care Med, 2017, 43(7): 957-970.

[6] CINOTTI R, TARAN S, STEVENS R D. Setting the ventilator in acute brain injury[J]. Intensive Care Med, 2024, 50(9): 1513-1515.

[7]　ROBBA C, POOLE D, MCNETT M, et al. Mechanical ventilation in patients with acute brain injury: Recommendations of the European Society of Intensive Care Medicine consensus[J]. Intensive Care Med, 2020, 46(12): 2397-2410.

[8]　ROBBA C, BATTAGLINI D, CINOTTI R, et al. Individualized thresholds of hypoxemia and hyperoxemia and their effect on outcome in acute brain injured patients: A secondary analysis of the ENIO study[J]. Neurocrit Care, 2024, 40(2): 515-528.

[9]　ROBBA C, CITERIO G, JABER S. Beyond peer review: Rethinking scientific publishing with AI. Author's reply[J]. Intensive Care Med, 2024, 50(10): 1717-1718.

[10]　GUÉRIN C, REIGNIER J, RICHARD J C, et al. Prone positioning in severe acute respiratory distress syndrome[J]. N Engl J Med, 2013, 368(23): 2159-2168.

[11]　THELANDERSSON A, CIDER A, NELLGåRD B. Prone position in mechanically ventilated patients with reduced intracranial compliance [J]. Acta Anaesthesiol Scand, 2006, 50(8): 937-941.

[12]　ROTH C, FERBERT A, DEINSBERGER W, et al. Does prone positioning increase intracranial pressure? A retrospective analysis of patients with acute brain injury and acute respiratory failure[J]. Neurocrit Care, 2014, 21(2): 186-191.

[13]　BERNON P, MROZEK S, DUPONT G, et al. Can prone positioning be a safe procedure in patients with acute brain injury and moderate-to-severe acute respiratory distress syndrome?[J]. Crit Care, 2021, 25(1): 30.

[14]　MASCIA L, FANELLI V, MISTRETTA A, et al. Lung-protective mechanical ventilation in patients with severe acute brain injury: A multicenter randomized clinical trial (PROLABI)[J]. Am J Respir Crit Care Med, 2024, 210(9): 1123-1131.

[15]　TARAN S, STEVENS R D. Does lung protective ventilation work in acute brain injury?[J]. Am J Respir Crit Care Med, 2024, 210(9): 1073-1075.

[16]　CHESNUT R, AGUILERA S, BUKI A, et al. A management algorithm for adult patients with both brain oxygen and intracranial pressure monitoring: The Seattle International Severe Traumatic Brain Injury Consensus Conference (SIBICC)[J]. Intensive Care Med, 2020, 46(5): 919-929.

8　自主呼吸试验筛查新思路：模式与频次

机械通气是 ICU 中最重要的器官支持手段[1]，每年有 2 000 万的患者接受机械通气治疗。然而众所周知，随着机械通气时间的延长，患者呼吸机相关性肺炎（ventilator associated pneumonia，VAP）的发生率逐渐增加，ICU 住院时间显著延长，且死亡风险显著增加[2]。因此，从患者开始接受机械通气治疗的时候，就需要思考何时开始撤机，撤机的时间大约占到整个机械通气时间的 40%。然而，一旦撤机失败再次插管，患者的死亡风险就显著增加。临床上在尽可能缩短机械通气时间的同时要避免撤机失败。因此，筛查和评估机械通气患者是否可以成功撤机并拔管具有重要意义。

一、自主呼吸试验可以有效指导临床撤机

自主呼吸试验(spontaneous breathing trial,SBT)是指机械通气患者经过评估通过撤机筛查标准,降低呼吸机支持条件,通过低水平压力支持或者自主呼吸一段时间,评价患者的耐受自主呼吸的能力,预测撤机成功的可能性。早在 1996 年,Ely 等人的研究 [3] 便提出每天筛查并在通过筛查条件的患者中进行 SBT,可以显著减少机械通气时间和重症监护的费用,同时减少并发症的发生。后续研究也进一步证实与常规治疗相比,SBT 导向的撤机流程显著缩短了机械通气时间和 ICU 住院时间 [4-6],流程化的撤机目前已经广泛地运用于临床。

二、自主呼吸试验的方式及频次仍然存在争议

尽管 SBT 对于成功撤机非常重要,但是 SBT 的模式和频次尚无定论。目前临床常用的 SBT 方式通常包括三种:低水平压力支持通气(pressure-support ventilation,PSV),持续气道正压通气(continuous positive airway pressure,CPAP)和 T 管试验。两项关于重症患者撤机实践的大型观察性研究结果显示,低水平 PSV 和 T 管试验是两种最常用的 SBT 技术 [7-8]。T 管是一种低阻力呼吸装置,可以维持稳定的局部氧气环境,没有瓣膜和呼吸机回路,可以准确地评估患者的自主呼吸能力 [9]。然而 T 管试验时没有呼吸机的支持,甚至需要额外做功克服人工气道的阻力,因此在 SBT 过程中对患者呼吸能力的要求更高。而低水平 PSV 可给予一定的呼吸支持,用于克服人工气道的阻力,同时给予一定的 PEEP 水平维持氧合。研究显示,相对于 T 管试验,低水平 PSV 的患者在 SBT 期间和拔管后呼吸功显著降低 [10-12],可以使得在没有 PSV 支持的情况下无法通过 SBT 的患者,经 PSV 可以通过 SBT。然而,临床医师也担心这种情况在增加 SBT 成功率而拔管的同时,会由于低估拔管后呼吸做功而增加再插管的风险。最近一项随机对照研究显示,与较激进的 SBT 策略(PS 8cmH$_2$O+PEEP 5cmH$_2$O)相比,更为保守的 SBT 策略(PS 5cmH$_2$O+PEEP 0cmH$_2$O)可以显著缩短机械通气时间,且不增加再插管率 [13]。

一项纳入 4 个随机对照试验(randomized control trial,RCT)的临床荟萃分析表明,与 T 管试验和 CPAP 相比,使用低水平 PSV 可以显著提高机械通气患者的 SBT 成功率(84.6% vs. 76.7%;*RR*=1.11;95% *CI* 1.02 ~ 1.18)以及拔管成功率(75.4% vs. 68.9%;*RR*=1.09;95% *CI* 1.02 ~ 1.18)[14]。美国胸科医师学会 / 美国胸科学会撤机指南也建议针对机械通气患者,采用低水平 PSV 来进行 SBT[14]。最近一项纳入 40 项 RCT 的网状荟萃分析比较了不同 SBT 方式对 SBT 成功率、拔管成功率以及再插管率的影响。结果显示,与 T 管试验相比,PSV 可以显著提高 SBT 的成功率以及拔管成功率,且没有增加再插管率的风险 [13]。然而纳入荟萃分析的研究存在样本量较小,研究质量较低等问题,目前关于 SBT 的首选模式仍然缺乏高质量证据。此外,几乎没有研究将 SBT 的模式与频次结合起来进行比较,从而为临床上患者的脱机策略提出指导。

三、FAST-NAWC 研究带来新的思考

针对目前撤机时 SBT 的方式和频次仍然存在争议,Burns 等人在北美 23 个中心开展

了一项随机对照研究（FAST-NAWC 研究，以下称 FAST 研究），采用 2×2 析因设计，比较 PSV 与 T 管试验，以及每日一次与每日多次 SBT 对撤机时间的影响[14]。该试验共纳入 797 例接受有创机械通气至少 24 小时并且通过 SBT 筛查的重症患者，按照统计分析计划比较每日一次与多次筛查，以及 T 管试验与 PSV 对结局的影响，并假设交叉干预之间无交互作用。结果显示，与每日一次进行 SBT 相比，每日多次实施 SBT 没有缩短成功撤机的时间[HR=0.88（95% CI 0.76 ～ 1.03）; P=0.12]，相似的，与 T 管试验相比，PSV 也同样没有缩短成功撤机的时间[HR=1.06（95% CI 0.91 ～ 1.23）; P=0.45]。然而，与初始假设不同，分析结果显示筛查频率和 SBT 模式之间存在显著的交互作用，并进行了二次分析，结果显示当使用 PSV 进行每日一次的 SBT 时，成功撤机所需要的时间最短。

　　FAST 研究有几个关键发现。第一，通过筛选频次或 SBT 模式，确认了拔管时间的主要影响因素。第二，在 SBT 频次和 SBT 模式之间发现了一种意料之外的交互作用，需要进行成对比较。第三，当使用 PSV 时，与每日一次 SBT 相比，更频繁的 SBT 增加了成功拔管的时间。相反，当使用 T 管试验时，筛查频率并不影响成功拔管的时间。第四，当使用每日一次筛查时，与 T 管试验相比，PSV 并没有缩短成功拔管的时间，但 PSV 显著缩短了首次成功 SBT 的时间，此外也可以缩短 ICU 住院时间和住院时间。FAST 研究提示在有进一步的研究证据之前，进行每日一次的 SBT 并使用 PSV 似乎更为合理，值得临床尝试。

　　FAST 研究的析因设计是发现使用低水平 PSV 进行每日一次的 SBT 显著缩短成功撤机时间的重要因素。如何处理背景治疗因素是临床研究设计中需要考虑的一个关键点。例如，比较 SBT 频率对撤机的影响能会将使用何种 SBT 方式的选择权留给临床医师，从而导致基于临床医师偏好的 T 管试验和压力支持 SBT 混合存在；或者研究可能会严格规定通过试验方案使用的 SBT 技术（如所有患者都必须使用 T 管试验）。由于 SBT 方式不是随机而是基于临床医师的偏好，这样的试验设计无法回答关于交互作用的问题。尽管 FAST 研究中的交互作用在之前并没有被考虑到，但研究者通过一系列的统计方法，来确定 SBT 频次联合 SBT 方式的作用。FAST 研究采用析因设计可以识别一种前期没有考虑到但具有重要临床意义的交互作用，从而发现了临床最佳的 SBT 方法。

　　FAST 研究中还有一些其他的问题值得重视。第一，研究是非盲的，而主要观察终点也很大程度上依赖临床医师的管理，如即使 SBT 通过，但由于各种临床原因导致患者并没有直接拔管，此时就可能会对结果产生偏倚。第二，研究排除了气管切开的患者，而气管切开与气管插管的人工气道的阻力不同，可能会影响 PSV 与 T 管试验比较的结果。此外，FSAT 研究在北美进行，也可能无法推广到我国的患者，需要临床实践证实。第三，该研究的其他重要临床重点如 ICU 病死率、90 天病死率、呼吸机依赖的比例及存活患者 6 个月的生活质量均没有显著差异，也值得未来研究进一步探索。

　　总之，以 SBT 为核心的撤机流程在临床广泛应用，可以显著缩短机械通气时间。关于 SBT 筛查的频次与方式，全球实践仍有着较大差异，目前的指南中尚没有高质量的证据表明更优的 SBT 的频次与方式。撤机方案的制订往往与患者病情的严重程度、医护人员的判断、医疗条件等有密切的联系。最新的 FAST 研究使用 PSV 方式进行每日一次 SBT，可以显著缩短成功撤机的时间，值得临床推广应用，以期获得更多的证据。同时临床须进行更为精准的个体化评估，从而在成功拔管的同时减少再插管的风险。

（王一昀　谢剑锋）

参考文献

[1]　NETO A S, BARBAS C S V, SIMONIS F D, et al. Epidemiological characteristics, practice of ventilation, and clinical outcome in patients at risk of acute respiratory distress syndrome in intensive care units from 16 countries (PRoVENT): An international, multicentre, prospective study[J]. Lancet Respir Med, 2016, 4(11): 882-893.

[2]　WEINBERGER J, COCOROS N, KLOMPAS M. Ventilator-associated events: Epidemiology, risk factors, and prevention[J]. Infect Dis Clin North Am, 2021, 35(4): 871-899.

[3]　ELY E W, BAKER A M, DUNAGAN D P, et al. Effect on the duration of mechanical ventilation of identifying patients capable of breathing spontaneously[J]. N Engl J Med, 1996, 335(25): 1864-1869.

[4]　KOLLEF M H, SHAPIRO S D, SILVER P, et al. A randomized, controlled trial of protocol-directed versus physician-directed weaning from mechanical ventilation[J]. Crit Care Med, 1997, 25(4): 567-574.

[5]　MARELICH G P, MURIN S, BATTISTELLA F, et al. Protocol weaning of mechanical ventilation in medical and surgical patients by respiratory care practitioners and nurses: Effect on weaning time and incidence of ventilator associated pneumonia[J]. Chest, 2000, 118(2): 459-467.

[6]　BLACKWOOD B, BURNS K E A, CARDWELL C R, et al. Protocolized versus non-protocolized weaning for reducing the duration of mechanical ventilation in critically ill adult patients[J]. Cochrane Database Syst Rev, 2014, 11: CD006904.

[7]　BURNS K E A, RAPTIS S, NISENBAUM R, et al. International practice variation in weaning critically ill adults from invasive mechanical ventilation[J]. Ann Am Thorac Soc, 2018, 15(4): 494-502.

[8]　BURNS K E A, RIZVI L, COOK D J, et al. Ventilator weaning and discontinuation practices for critically ill patients [J]. JAMA, 2021, 325(12): 1173-1184.

[9]　BIEN M Y, SHUI LIN Y, SHIH C H, et al. Comparisons of predictive performance of breathing pattern variability measured during T-piece, automatic tube compensation, and pressure support ventilation for weaning intensive care unit patients from mechanical ventilation[J]. Crit Care Med, 2011, 39(10): 2253-2262.

[10]　BURNS K E A, SADEGHIRAD B, GHADIMI M, et al. Comparative effectiveness of alternative spontaneous breathing trial techniques: A systematic review and network meta-analysis of randomized trials[J]. Crit Care, 2024, 28(1): 194.

[11]　SKLAR M C, BURNS K, RITTAYAMAI N, et al. Effort to breathe with various spontaneous breathing trial techniques: A physiologic meta-analysis[J]. Am J Respir Crit Care Med, 2017,

195: 1477-1485.

[12] HERNÁNDEZ MARTÍNEZ G, RODRIGUEZ P, SOTO J, et al. Effect of aggressive vs conservative screening and confirmatory test on time to extubation among patients at low or intermediate risk: A randomized clinical trial[J]. Intensive Care Med, 2024, 50(2): 258-267.

[13] BURNS K E, SOLIMAN I, ADHIKARI N K J, et al. Trials directly comparing alternative spontaneous breathing trial techniques: A systematic review and meta-analysis[J]. Crit Care, 2017, 21(1): 127.

[14] BURNS K E A, WONG J, RIZVI L, et al. Frequency of screening and spontaneous breathing trial techniques: A randomized clinical trial[J]. JAMA, 2024, 332(21): 1808-1821.

9　人工智能辅助撤机

机械通气是治疗呼吸衰竭、急性呼吸窘迫综合征（ARDS）、多器官功能衰竭等重症疾患的重要支持手段，但其持续使用也同样存在并发症风险，例如呼吸机相关性肺炎（VAP）、气道损伤、呼吸肌无力等[1]。为了避免此类并发症，改善整体预后，适时撤离呼吸机也是 ICU 每日评估的重要目标之一。撤机失败是指在撤机后 48 小时内因呼吸衰竭需要重新插管的情况，在 ICU 患者中其发生率约为 10% ～ 25%[2]，同时与高病死率、住院时间延长及高医疗费用等密切相关。传统撤机评估主要依赖于自主呼吸试验（spontaneous breathing trial，SBT）、浅快呼吸指数、最大吸气压等生理参数和医护人员的临床经验，具有较大的主观性。然而，重症患者具有复杂的生理状态和病理特征，传统评估的准确率和个体化程度有限，是撤机失败的重要因素之一。

近年来，人工智能（artificial intelligence，AI）技术为智能撤机提供了新的解决方案。通过机器学习（machine learning，ML）、深度学习（deep learning，DL）和强化学习（reinforcement learning，RL）等技术，AI 可以处理海量的异质化数据，构建精确的撤机预测和决策模型，并实现实时动态风险评估。目前 AI 在撤机领域的潜在优势包括提高撤机成功率、减少并发症、个性化撤机策略及优化资源分配。本文基于近期研究，阐述 AI 在撤机中的应用优势、面临的挑战及未来发展方向。

一、人工智能在撤机领域的应用优势

（一）AI 模型可高效利用数据提升预测效能

AI 在撤机中的核心应用是构建数据驱动的预测模型，通过整合患者的生理参数、实验室检查结果和病史等多维数据，辅助撤机决策。相较于基于浅快呼吸指数等传统指标所构建的预测模型灵敏度和特异度较低的情况，机器学习相关算法如随机森林（random forest，RF）、梯度提升树（gradient boosting decision tree，GBDT）等模型能够识别重要特征并综合分析其与撤机成功的关联，在病情复杂的重症患者中优势更为显著。2024 年的一项研究将患者分为有 AI 干预和无 AI 干预，结果显示基于极限梯度提升算法（eXtreme Gradient Boosting，XGBoost）的模型在撤机成功率预测中的 AUC 达到 0.908，明显优于传统方法[3]。此外，结合多种算法的集成学习方法则能够进一步提高预测准确率，特别是在数据分布不

111

均的情况下。除此之外，AI 还展现出迁移学习（transfer learning，TL）的巨大潜力。迁移学习通过利用来自相似患者群体的数据和经验，可以为数据较为稀缺的新群体提供有效的预测。Fleuren 等人[4]在研究中得出的结论所示，拔管前的呼吸机相关参数，以及 BMI 等因素，在其他人群中同样具有一定的预测价值。基于这些已有的知识，AI 可以通过相对简单的再次训练，迅速适应新患者群体，从而有效地预测其是否能够成功脱机。

在机器学习的基础上，深度学习模型则通过多层神经网络来模拟人大脑工作方式，其主要包括卷积神经网络（convolutional neural network，CNN）、循环神经网络（recurrent neural network，RNN）等。因其对复杂数据模式的捕捉能力，以及 RNN 和长短期记忆网络（long short-term memory，LSTM）模型中时间变量的参与使得其被较多应用于肺保护性通气策略、呼吸机参数预测[5-6]及动态评估等方向。

（二）AI 模型实现撤机失败的动态风险评估

撤机是一个需要准备及动态评估的过程。在撤机过程中患者可能出现多种不可预测的生理变化，因此动态风险评估对及时干预至关重要。在脱机过程中，需要持续通过床旁监护设备采集实时数据，如呼吸频率、潮气量和动脉氧分压等，AI 模型能够持续利用这些数据分析患者的生理状态并提供风险预警，从而实现实时动态监测与预警[7]。2022 年 Zen 等的一项研究利用 LSTM 对拔管前 4 小时为步长的时间序列数据进行分析，由此来预测拔管失败可能性，其 AUROC 达到了 0.828，高于存在校准偏差情况下的 RF 及 XGBoost 对拔管失败的预测能力[8]。

此外，除了新型模型的开发，AI 与传统预警模型的结合也具有重要意义。Kim 等的研究通过在图神经网络模型（graph neural network，GNN）的基础上构造的 FT-GAT（feature tokenizer graph attention network）模型来优化 SBT 结果的解读，其首次通过将表格数据特征转换为图结构以预测 SBT 的成功概率，从而显著减少了 SBT 的假阳性和假阴性[9]。而在 Tandon 等的研究中[10]，其将胸部影像学数据与深度学习模型结合，使用预训练的 ResNet50 深度学习模型和迁移学习的方式结合 CXR 图像来预测拔管结果并取得了良好的预测效能。而也正是数字、文字及图像之间的互相转化使得 AI 具备了持续、可修正的预测能力。

相较于上述模型，强化学习模型则不需要大量的标记数据来进行学习，而是通过不断"试错"来进行学习达到实现人机交互的目的[11]，也正是如此，其可通过动态调整撤机策略，使者能够以更低的风险完成撤机过程。当前 AI 驱动的实时监测系统主要依赖于强化学习闭环系统（reinforcement learning-driven closed-loop system，RLDCLS）。结合 AI 的闭环系统则是赋予了 AI 的"自反馈"能力，这使得 AI 可以实时调整机械通气参数，根据患者的恢复情况优化撤机时机。在 2024 年的一项荟萃分析中[12]，研究者共纳入了 51 项关于 6 种闭环通气模式的研究，结果显示闭环通气不劣于 ICU 人员实施的通气策略，且闭环通气可减少 ICU 工作量，甚至改善患者预后，但是其在撤机方面的研究当前较少。

（三）AI 模型辅助制定个性化的撤机策略

当前研究表明，重症患者之间存在着显著的个体差异，这凸显了"个体化治疗"策略的重要性。理论上，只要数据量和数据的层次足够丰富，AI 就可以实现"个体化"策略的制定，但是目前 AI 技术仅能在标准化预测与治疗的基础上提供个性化的撤机决策支持。AI 模型制定撤机策略是通过对数据的训练、特征的提取,以及流程与参数的设计过程来实现的,因此相较于主观化的评估过程,AI 的评估更加具有"参考性"。而在个体化模型的实现过程中,一方面其可通过对关键变量的筛选及时间序列的扩充来实现对患者历史数据及生理参数的整合分析。另一方面,在其设定的标准上再添加人类的主观因素,可取得相对于人类主观上更加系统和客观的个体化撤机策略。

二、AI 在智能撤机中面临的挑战及解决策略

与 AI 在其他医学问题中一样,AI 辅助的智能撤机仍然面临挑战与质疑。Stivi 等[13]就 AI 预测脱机提出了疑问,涉及数据量、数据质量、可解释性及"黑箱"效应、伦理及责任问题,以及临床应用价值等多个方面。

(一)数据质量与获取

1. 数据异质性、缺失与噪声 ICU 数据来源多样,不同设备和采集标准的差异性对模型的训练和推广构成挑战。未来需要建立统一的数据采集和标准化流程。另外,实时监测数据可能存在缺失值或异常值,特别是在 ICU 患者中,如何在复杂环境及干扰中获得真实可靠的数据,以及如何通过数据清洗和插补技术处理这些问题是关键。

2. 多中心数据共享 当前的大量有关 AI 与撤机的预测研究中,均使用的是单中心小样本数据[3-4,14],这对于 AI 模型的训练是极其不利的,建立多中心数据库以实现数据共享和模型验证是必要的。此外,在多中心数据库建设过程中,应特别注意保持数据参数的一致性,由此确保理想数据的有效纳入[4]。

3. 隐私保护和伦理问题 AI 在临床中的使用是一个值得思考的问题,患者和医疗提供者应该充分地保证 AI 应用的安全性、隐私保护和数据使用的适当性。Montomoli 等人[15]的报告充分凸显出了 AI 算法在 ICU 中使用时所体现出的伦理相关问题。也正是出于此考虑,现如今并没有完整的证据来确定 AI 在预测撤机中的实际应用情况。

(二)模型的可解释性

当前,AI 在医学领域的模型的可解释性问题始终是一道难关。首先便是"黑箱"问题。许多 AI 模型,尤其是深度学习模型,其内部运作机制复杂且缺乏透明性,导致医护人员难以理解其预测结果的来源和依据。这种不透明性不仅可能引发医疗决策上的疑虑,还可能影响医患之间的信任关系。因此,提高模型的可解释性,让 AI 系统的决策过程更加清晰明了,对于促进医护人员的理解和信任至关重要。

其次,可视化工具在解析 AI 模型决策过程中扮演着重要角色。近年来,SHAP(SHapley Additive exPlanations)和 LIME(local interpretable model-agnostic explanations)等技术被广泛应用于提高模型的可解释性。这些技术能够通过简化模型或提供特征重要性评分等方式,帮助理解复杂模型的决策依据。然而,尽管这些可视化工具在理论上具有显著优势,但其临床实用性仍需要进一步验证。如何在保证模型性能的同时,提高模型的可解释性,并将其有效地应用于临床实践中,是当前 AI 医学研究的重要课题。

(三)临床验证与推广

在临床验证与推广的过程中,尽管 AI 技术展现出了巨大的潜力与优势,但仍存在一些不足之处。特别是 AI 模型在不同患者群体和医疗机构中的适用性,仍须进行严格的验证。

患者的个体差异、疾病类型的多样性及医疗机构之间的治疗流程和标准差异,都可能对 AI 模型的准确率和有效性产生影响。因此,确保 AI 模型能够在各种环境下稳定工作,是临床推广的重要前提 [15]。

AI 模型在医学领域的伦理挑战,是当前阻碍其实现高度可解释性及广泛临床验证与推广的核心因素。尽管"虚拟人群"的构建作为一种方法存在,但其接受度仍有待提升。相比之下,"反事实思维"作为一种策略,可能更易于被接受并有效应用于临床验证的研究及实践中。此外,如何将 AI 技术无缝嵌入现有的工作流程,提高医护人员的接受度,也是 AI 在临床应用中的关键挑战。医护人员需要理解和信任 AI 的决策过程,才能有效地将其应用于临床实践中,这需要 AI 开发者与医护人员密切合作,共同探索最适合的 AI 应用方式,以确保 AI 技术能够为患者带来更好的治疗效果。

总之,人工智能为智能撤机提供了全新的技术支持,通过数据驱动的预测模型、动态风险评估和个性化策略,显著提高了撤机的成功率。然而,AI 在数据质量、模型可解释性和临床应用中的挑战仍须克服。未来,随着技术的不断发展和多中心验证的深入,AI 在智能撤机领域的应用前景将更加广阔。

(沈延飞　丁新元)

参考文献

[1]　VAHEDIAN-AZIMI A, GOHARI-MOGHADAM K, RAHIMI-BASHAR F, et al. New integrated weaning indices from mechanical ventilation: A derivation-validation observational multicenter study[J]. Front Med (Lausanne), 2022, 9: 830974.

[2]　GE Y, LI Z, XIA A, et al. Effect of high-flow nasal cannula versus non-invasive ventilation after extubation on successful extubation in obese patients: A retrospective analysis of the MIMIC-Ⅳ database[J]. BMJ Open Respir Res, 2023, 10(1): e001737.

[3]　LIN Y H, CHANG T C, LIU C F, et al. The intervention of artificial intelligence to improve the weaning outcomes of patients with mechanical ventilation: Practical applications in the medical intensive care unit and the COVID-19 intensive care unit: A retrospective study[J]. Medicine (Baltimore), 2024, 103(12): e37500.

[4]　FLEUREN L M, DAM T A, TONUTTI M, et al. Predictors for extubation failure in COVID-19 patients using a machine learning approach[J]. Crit Care, 2021, 25(1): 448.

[5]　GRAMMENOS G, EXARCHOS T P. Pressure prediction on mechanical ventilation control using bidirectional long-short term memory neural networks[J]. Adv Exp Med Biol, 2023, 1424: 31-40.

[6]　HAGAN R, GILLAN C J, SPENCE I, et al. Comparing regression and neural network techniques for personalized predictive analytics to promote lung protective ventilation in intensive care units[J]. Comput Biol Med, 2020, 126: 104030.

[7]　RONY M K K, PARVIN M R, FERDOUSI S. Advancing nursing practice with artificial intelligence: Enhancing preparedness for the future[J]. Nurs Open, 2024, 11(1): 10.

[8] ZENG Z, TANG X, LIU Y, et al. Interpretable recurrent neural network models for dynamic prediction of the extubation failure risk in patients with invasive mechanical ventilation in the intensive care unit[J]. BioData Min, 2022, 15(1): 21.

[9] KIM G H, KIM J W, KIM K H, et al. FT-GAT: Graph neural network for predicting spontaneous breathing trial success in patients with mechanical ventilation[J]. Comput Methods Programs Biomed, 2023, 240: 107673.

[10] TANDON P, NGUYEN K A, EDALATI M, et al. Development and validation of a deep learning classifier using chest radiographs to predict extubation success in patients undergoing invasive mechanical ventilation[J]. Bioengineering (Basel), 2024, 11(6): 626.

[11] MODARES H, RANATUNGA I, LEWIS F L, et al. Optimized assistive human-robot interaction using reinforcement learning[J]. IEEE Trans Cybern, 2016, 46(3): 655-667.

[12] GOOSSEN R L, SCHULTZ M J, TSCHERNKO E, et al. Effects of closed loop ventilation on ventilator settings, patient outcomes and ICU staff workloads: A systematic review[J]. Eur J Anaesthesiol, 2024, 41(6): 438-446.

[13] STIVI T, PADAWER D, DIRINI N, et al. Using artificial intelligence to predict mechanical ventilation weaning success in patients with respiratory failure, including those with acute respiratory distress syndrome[J]. J Clin Med, 2024, 13(5): 1505.

[14] XU H, MA Y, ZHUANG Y, et al. Machine learning-based risk prediction model construction of difficult weaning in ICU patients with mechanical ventilation[J]. Sci Rep, 2024, 14(1): 20875.

[15] MONTOMOLI J, BITONDO M M, CASCELLA M, et al. Algor-ethics: Charting the ethical path for AI in critical care[J]. J Clin Monit Comput, 2024, 38(4): 931-939.

10　拔管后的序贯呼吸支持策略

有创机械通气是重症患者呼吸支持的重要手段。随着患者病情改善,通过自主呼吸试验(spontaneous breathing trial,SBT)评估撤机,撤离并拔除气管插管是患者康复过程中的关键步骤。10%～20%的患者可能出现拔管失败,拔管失败与延长ICU和住院时间及病死率增加显著相关[1]。拔管后恰当的序贯呼吸支持能够降低患者拔管失败及再插管率。本文拟对近年拔管后呼吸支持相关临床研究进行分析,旨在为患者拔管后序贯呼吸支持策略的选择提供依据。

一、拔管后序贯呼吸支持是成功脱机的重要手段

成功通过SBT并不意味着患者完全恢复自主呼吸功能,部分高危患者拔管后可能面临拔管失败再插管的风险。拔管后主要病理生理变化可分为气道变化和心肺功能变化。气道状态改变通常与喉水肿等引起的上呼吸道阻塞导致的呼吸窘迫相关,气道分泌物过多、呼吸肌无力等也可能导致拔管失败。其次,拔管后由于正压通气的撤离,患者部分肺泡会发生陷闭和肺不张,静脉回流增加,右心室前负荷增加,可能导致肺水肿和充血性心力衰

竭。此外,呼吸功和呼吸肌耗氧量增加可能进一步诱发和加重呼吸及心力衰竭。

适当的拔管后呼吸支持可帮助患者顺利过渡至完全自主呼吸状态,不仅可用于预防拔管后呼吸衰竭和再次插管,还可用于治疗轻度的拔管后呼吸衰竭,减少相关并发症,改善患者预后。拔管后序贯无创呼吸支持方法包括:传统氧疗(conventional oxygen therapy,COT)、高流量鼻氧疗(high-flow nasal oxygen,HFNO)和无创通气(non-invasive ventilation,NIV)。

不同序贯呼吸支持策略的获益程度与患者拔管后病理生理机制相关。与传统氧疗相比,NIV 和 HFNO 能够提供不同程度的呼气末正压和呼吸支持,改善肺泡通气,防止肺不张,同时减少呼吸功,降低氧消耗,从而减少拔管失败高风险患者拔管后的再插管率。同时合理的呼吸支持还能提高患者的舒适度,加快康复进程。

二、NIV 和 HFNO 序贯呼吸支持对撤机的影响

采用 NIV 和 HFNO 序贯呼吸支持可以显著降低高危撤机失败患者的再插管率,但对合并慢性阻塞性肺疾病(chronic obstructive pulmonary disease,COPD)、肥胖或术后高危患者的影响有所不同。

NIV 和 HFNO 均可有效用于 COPD 患者序贯撤机。HFNO 和 NIV 在 COPD 患者中拔管后序贯支持的再插管率总体没有显著差异,但亚组分析显示在未合并高碳酸血症的患者中,NIV 组的再插管率明显低于 HFNO 组 [2]。近期一项临床研究 [3] 显示 HFNO 在 COPD 合并高碳酸血症患者拔管后减少呼吸衰竭方面不劣于 NIV,且具有良好耐受性,提示 HFNO 或许可作为不能耐受 NIV 的 COPD 合并高碳酸血症患者拔管后的替代呼吸支持方式。

肥胖是撤机失败的常见高危因素。肥胖危重患者基于 NIV 策略与氧疗策略(COT 和 HFNO)撤机有效性的随机对照研究显示拔管后序贯 NIV 能够降低肥胖患者 3 天内治疗失败率,再插管率从 13% 降低到 9%,明显优于 COT 和 HFNO [4]。另外一项随机对照研究显示肥胖危重患者 NIV 与 HFNO 序贯撤机的 7 天内再插管率(23.6% vs. 33.3%)差异无统计学意义,但存在样本量不足风险 [5]。最近一项纳入 7 项随机对照研究的临床荟萃分析 [6] 评估了肥胖危重患者拔管后无创呼吸支持治疗(NIV、HFNO、COT、NIV+HFNO)的有效性,与 COT 和 HFNO 相比,单独使用 NIV 或 NIV 联合使用 HFNO 可减少拔管后肥胖危重患者的再插管率,并降低病死率。因此 NIV 序贯策略预防肥胖重症患者拔管失败的效果优于 HFNO。

超过 2 周的长程机械通气患者撤机也是临床常见问题。一项单中心、前瞻性临床研究显示在采用 HFNO 进行拔管后呼吸支持的患者再次插管风险高于 NIV [7],可能与长程机械通气呼吸肌虚弱,NIV 可以更好进行呼吸支持有关。急性脑损伤(acute brain injury,ABI)患者拔管后 HFNO 和 NIV 序贯支持撤机失败无显著差异。一项随机对照试验的二次分析发现预防性使用 HFNO 或无创正压通气与 ABI 患者的再插管风险之间无相关性 [8]。这些患者再次插管可能的主要原因是神经功能障碍或气道保护性反射丧失,因此无法从这两种形式的呼吸支持中获益。

序贯应用无创呼吸支持可改善术后患者拔管后早期呼吸功能。与 NIV 联合 HFNO 相

比,高危腹部手术后患者单独应用预防性 HFNO 可显著降低肺部并发症[9]。与使用传统文丘里面罩相比,术后序贯 NIV 能够促进肥胖患者肺功能和氧合的改善,显著降低患者术后72 小时内急性呼吸衰竭的发生率[10]。无创呼吸支持在术后患者中的应用还需要进一步探索,并明确不同类型手术患者从中获益的影响因素。

三、拔管后呼吸支持的个性化选择

拔管后序贯呼吸支持可改善拔管后不良预后,降低再插管率,降低病死率,但不同研究普适性不一,不同患者影响各异。应对患者拔管失败的危险因素、呼吸衰竭的潜在病理生理及临床状况进行全面评估的基础上进行拔管后序贯呼吸支持策略的个体化选择[11]。

(一)序贯呼吸支持失败风险预测

明确拔管后序贯呼吸支持治疗失败的危险因素能够避免延迟再插管,改善患者预后。Hryciw 等系统回顾了文献中预测拔管后 NIV 失败的相关因素,发现疾病严重程度和肺炎是拔管后 NIV 失败的重要预测因素,呼吸频率、心率、氧合指数和浅快呼吸指数(rapid shallow breathing index,RSBI)等临床指标能够帮助识别拔管后 NIV 失败高风险的患者。序贯 NIV 失败的高危患者应早期进行这些危险因素的动态评估,以明确再插管患者,避免延迟再插管。

临床应用 ROX 指数、VOX 指数等可以预测 HFNO 失败,从而有助于降低再插管率和缩短 ICU 住院时间。ROX 指数由 SpO_2、FiO_2 和呼吸频率算出,与 HFNO 治疗失败呈负相关,根据 ROX 指数可指导呼吸支持策略,降低患者再插管率和缩短 ICU 住院时间[12]。基于患者潮气量建立的 VOX 指标可更准确地早期预测患者 HFNO 失败,提高 HFNO 治疗成功率。纳入 ROX 指数、SOFA 评分和患者年龄等多项指标建立预测模型,可有效识别拔管后高 HFNO 失败风险患者,模型明显优于单一预测指标,但仍需要进一步评估及优化。

(二)拔管后呼吸支持方式的选择

合并撤机失败风险患者拔管后序贯呼吸支持方式(NIV 或 HFNO)需要进行个体化选择。HFNO 可预防拔管失败风险低或中等的重症患者拔管后低氧的发生,避免升级为 NIV 或再插管,但在改善拔管失败风险高的患者预后方面存在争议。合并 ≥ 4 个拔管后失败危险因素的患者更能从预防性 NIV 治疗中获益,疗效明显优于 HFNO(再插管率 23.9% vs. 45.3%)[13]。随后进行的一项随机试验结果进一步证实 NIV 序贯策略在防止高危患者拔管后 7 天内再插管方面优于 HFNO。

临床应用中,不同的序贯无创呼吸支持方式的联合使用可能更利于避免拔管失败,与单独 HFNO 相比,NIV 与 HFNO 交替联合使用显著降低了拔管失败高危的肥胖患者再插管风险[14]。

序贯无创呼吸支持参数设置可能对患者预后产生影响。Ruan 等[15] 开展了一项随机对照试验比较 HFNO 不同流速对拔管患者序贯治疗的影响,结果显示不同流速在包括 48 小时内再插管或使用 NIV 的复合结局方面并无显著差异,但 40L/min 组患者在最初 24 小时内呼吸支持升级的比例更高,亚组分析显示 60L/min 流速可能对拔管前氧合较差的患者有获益的趋势。

总之,拔管后序贯 HFNO 和 NIV 支持可显著降低高危患者拔管后呼吸衰竭和再插管的发生率,不同患者需要结合实际情况选择合理的个体化序贯支持策略。未来的研究应侧重于针对特定人群,预测不同呼吸支持策略的获益和失败风险,选择合适的支持方式,尽可能减少再插管的风险,改善患者预后。

（朱益可　刘松桥）

参考文献

[1] JABER S, QUINTARD H, CINOTTI R, et al. Risk factors and outcomes for airway failure versus non-airway failure in the intensive care unit: A multicenter observational study of 1514 extubation procedures[J]. Crit Care, 2018, 22(1): 236.

[2] FENG Z, ZHANG L, YU H, et al. High-flow nasal cannula oxygen therapy *versus* non-invasive ventilation for AECOPD patients after extubation: A systematic review and meta-analysis of randomized controlled trials[J]. Int J Chron Obstruct Pulmon Dis, 2022, 17: 1987-1999.

[3] KETAN P S, KUMAR R, MAHENDRAN A J, et al. Post-extubation high-flow nasal cannula oxygen therapy *versus* non-invasive ventilation in chronic obstructive pulmonary disease with hypercapnic respiratory failure[J]. Monaldi Arch Chest Dis, 2024, 94(2): 2576.

[4] DE JONG A, BIGNON A, STEPHAN F, et al. Effect of non-invasive ventilation after extubation in critically ill patients with obesity in France: A multicentre, unblinded, pragmatic randomised clinical trial[J]. Lancet Respir Med, 2023, 11(6): 530-539.

[5] HERNÁNDEZ G, DIANTI J, PAREDES I, et al. Humidified noninvasive ventilation versus high-flow therapy to prevent reintubation in patients with obesity: A randomized clinical trial[J]. Am J Respir Crit Care Med, 2025, 211(2): 222-229.

[6] PENSIER J, NAUDET-LASSERRE A, MONET C, et al. Noninvasive respiratory support following extubation in critically ill adults with obesity: A systematic review and network meta-analysis[J]. EClinicalMedicine, 2025, 79: 103002.

[7] TSENG C-W, CHAO K-Y, WU H-L, et al. Effectiveness of high-flow nasal cannulae compared with noninvasive positive-pressure ventilation in preventing reintubation in patients receiving prolonged mechanical ventilation[J]. Sci Rep, 2023, 13(1): 4689.

[8] TARAN S, DIAZ-CRUZ C, PERROT B, et al. Association of noninvasive respiratory support with extubation outcomes in brain-injured patients receiving mechanical ventilation: A secondary analysis of the ENIO prospective observational study[J]. Am J Respir Crit Care Med, 2023, 208(3): 270-279.

[9] LOCKSTONE J, PARRY S M, DENEHY L, et al. Non-invasive positive airway pressure therapy to reduce postoperative lung complications following upper abdominal surgery (NIPPER PLUS): A pilot randomised control trial[J]. Physiotherapy, 2022, 117: 25-34.

[10] JABER S, PENSIER J, FUTIER E, et al. Noninvasive ventilation on reintubation in patients

with obesity and hypoxemic respiratory failure following abdominal surgery: A post hoc analysis of a randomized clinical trial[J]. Intensive Care Med, 2024, 50(8): 1265-1274.

[11] HERNÁNDEZ G, HILL N S. How to prevent postextubation respiratory failure[J]. Curr Opin Crit Care, 2025, 31(1): 93-100.

[12] ISHIHARA A, OKADA H, MORI T, et al. Effectiveness of early high-flow nasal oxygen therapy after extubation of patients in the intensive care unit[J]. J Crit Care, 2024, 83: 154840.

[13] HERNÁNDEZ G, VAQUERO C, ORTIZ R, et al. Benefit with preventive noninvasive ventilation in subgroups of patients at high-risk for reintubation: A post hoc analysis[J]. J Intensive Care, 2022, 10(1): 43.

[14] THILLE A W, COUDROY R, NAY M-A, et al. Beneficial effects of noninvasive ventilation after extubation in obese or overweight patients: A post hoc analysis of a randomized clinical trial[J]. Am J Respir Crit Care Med, 2022, 205(4): 440-449.

[15] RUAN S-Y, KUO Y-W, HUANG C-T, et al. Effect of flow rates of high-flow nasal cannula on extubation outcomes: A randomized controlled trial[J]. Chest, 2024: S0012-3692(24)05729-5.

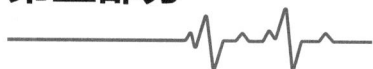

第五部分

1　扩大尿道口消毒范围能否降低导管相关性尿路感染？

在 ICU 中，导管相关性尿路感染（catheter-associated urinary tract infections，CAUTI）一直是医院感染防控的重点关注领域[1]。尿道口周围消毒是预防 CAUTI 的关键环节[2-3]，但现有文献中针对消毒范围的实证研究尤为匮乏。2024 年 5 月 13 日发表于 *Critical Care* 的一项随机对照试验（randomized controlled trial，RCT）为降低 CAUTI 提供了一个潜在的新策略。这项研究聚焦于重症昏迷患者，探索了扩大尿道口消毒范围（对比常规尿道口消毒方案增加肛周 15cm 皮肤消毒）对预防 CAUTI 发生的潜在效果[4]。研究结果证实：扩大尿道口消毒范围能显著降低重症昏迷患者 CAUTI 发生率，尤其是在 10 天内短期导尿的患者中，女性和糖尿病患者获益更多。本文将深入解析该研究，全面评估扩大尿道口消毒范围在 CAUTI 预防中的临床价值，为临床实践提供循证医学参考。

一、CAUTI 的流行病学

CAUTI 是危重症患者中最常见的医院获得性感染（HAI）之一，约占医院获得性尿路感染的 75%[5]，其中 65%～70% 的 CAUTI 是可以预防的[6]。研究表明，大约 15%～25% 的住院患者需使用导尿管，而导尿管每留置一天，CAUTI 发生风险将增加 3%～7%[1,3,7]。一项为期 14 年在黎巴嫩进行的回顾性队列研究表明，ICU 中 CAUTI 发生率可达 3.2/1 000 导尿管日，显著高于普通病房（1.4/1 000 导尿管日）[8]。值得关注的是，CAUTI 不仅影响患者舒适度，还会显著延长住院时间、增加医疗费用和并发症风险[9]。

二、尿道口周围微生物群落和 CAUTI 的关系

CAUTI 的发生与尿道口周围微生物群落密切相关。研究发现，尿道口及其周围微生物群落构成了一个复杂的微生态环境，其中包含多种潜在致病菌。最常见的微生物包括大肠埃希菌（*Escherichia coli*）、克雷伯菌属（*Klebsiella spp.*）、奇异变形杆菌（*Proteus mirabilis*）、粪肠球菌（*Enterococcus faecalis*）和腐生葡萄球菌（*Staphylococcus saprophyticus*）[10-11]。这些微生物并非总是处于致病状态，而是作为机会致病菌长期定植于尿道口周围，潜在地增加 CAUTI 发生风险[11]。

人体皮肤是一个极其复杂的生态系统，既是身体的防御屏障，又可能成为致病微生

物的滋生温床。尿道口周围皮肤密集分布的汗腺和皮脂腺,为微生物繁殖提供了理想的湿润环境[12-13]。有研究显示,超过 80% 的 CAUTI 患者存在大便失禁[14],肠道微生物通过粪便污染迅速蔓延,尿道口周围区域成为病原体传播的关键通道,显著增加感染风险。尿道黏膜和上皮细胞通过抵抗病原菌的入侵,从而维持尿道微生物生态平衡[15]。然而,导尿管的侵入性使用会破坏尿道的天然防御屏障,使得尿道口周围原本定植的微生物乘虚而入[9,16]。细菌黏附并在导管表面形成生物膜,某些细菌(如奇异变形杆菌)通过产生尿素酶改变局部尿液 pH,加速钙盐结晶,从而阻塞导尿管和损害尿路,促进 CAUTI发生[17]。

三、扩大尿道口消毒与降低 CAUTI 的关系

2010 年,中华人民共和国卫生部(现国家卫生健康委员会)发布的《导尿管相关尿路感染预防与控制技术指南(试行)》对尿道口消毒操作流程提出了基本要求,为临床实践提供了重要指导。指南强调了尿道口充分消毒和使用一次性消毒棉球的重要性,并针对男性和女性分别规定了消毒步骤[18]。然而,指南未明确界定消毒的具体范围和标准。既往的国际权威指南,包括欧洲泌尿外科协会泌尿感染分会(European Association of Urology Section of Infections in Urology,ESIU)等组织于 2008 年更新的《欧洲和亚洲 CAUTI 管理与预防指南》,以及美国医疗保健流行病学学会(Society for Healthcare Epidemiology of America,SHEA)、美国感染病学会(Infectious Diseases Society of America,IDSA)、感染控制和流行病学专业人员协会(Association for Professionals in Infection Control and Epidemiology,APIC)、美国医院协会(American Hospital Association,AHA)及联合委员会共同协作制定的《急症医院 CAUTI 预防策略:2022 年更新版》[2-3],均仅笼统地建议消毒尿道口周围区域,但未详细阐述消毒范围。2022 年,亚太地区感染控制协会(Asia Pacific Society of Infection Control,APSIC)发布的《APSIC 预防 CAUTI 指南》同样未对消毒范围和顺序进行深入阐释[5]。这些指南反映了 CAUTI 预防策略中消毒范围界定的现实挑战,急需开展针对性的实证研究。

2024 年,Qin 等开展了一项单中心单盲前瞻性随机对照临床试验——*Efficacy of expanded periurethral cleansing in reducing catheter-associated urinary tract infection in comatose patients: A randomized controlled clinical trial*(扩大尿道口周围消毒对降低昏迷患者 CAUTI 的效果:一项随机对照试验),旨在评估扩大尿道口周围消毒能否减少昏迷患者发生 CAUTI[4]。值得注意的是,该研究是首个评估扩大尿道口消毒范围对预防 CAUTI 作用的随机对照试验。

这项研究纳入 669 例从 2019 年 9 月至 2023 年 12 月入住郑州人民医院 ICU 并且留置导尿管至少 10 天的昏迷患者,最终 446 例患者(试验组 225 例,对照组 221 例)完成了全程试验。该研究使用 10% 聚维酮碘(povidone-iodine)进行消毒。需要说明的是,原文在描述干预措施时都是使用"cleansing"一词,仅在一处使用"cleaning(清洁)"。鉴于该研究所用的聚维酮碘属于消毒剂,故本文统一将相关术语译为"消毒"。

对照组患者接受常规尿道口消毒方案(女性消毒范围及顺序:尿道口→小阴唇→大阴唇→耻骨隆起和腹股沟→外阴和会阴;男性消毒范围及顺序:尿道口→龟头→冠状沟→

阴茎→阴部和阴囊→外阴和会阴),试验组患者则进行扩大尿道口消毒(女性消毒范围及顺序:尿道口→小阴唇→大阴唇→耻骨隆起和腹股沟→外阴和会阴→肛周 15cm 皮肤;男性消毒范围及顺序:尿道口→龟头→冠状沟→阴茎→阴部和阴囊→外阴和会阴→肛周 15cm 皮肤)。主要观察终点为置入导尿管后第 3、7、10 天 CAUTI 的累计发生率。次要观察终点是 CAUTI 的微生物学结果分析。在试验组和对照组中,两组导尿管置管后第 3 天 CAUTI 发生率(2.22% vs. 3.17%,P=0.54)和第 7 天的 CAUTI 发生率(5.33% vs. 8.14%,P=0.24)无显著差异,但在置管第 10 天试验组显著低于对照组(10.22% vs. 21.27%,P=0.001)。

紧接着,研究者进行两组 CAUTI 发生致病菌的比较,研究发现试验组细菌性 CAUTI 和多菌种 CAUTI 发生率均显著低于对照组(4.89% vs. 10.86%,P=0.02;0.89% vs. 4.07%,P=0.03),大肠埃希菌和肠球菌为主要致病菌。真菌引起的 CAUTI 在试验组中也低于对照组,但差异不显著(4.44% vs. 6.33%,P=0.38)。

考虑到诸多混杂因素,研究者又展开了进一步分析。研究结果显示,女性和糖尿病患者这两个高风险亚组获益相对更多。女性患者 CAUTI 发生率从 29.52% 降至 9.85%,糖尿病患者从 40.85% 降至 17.72%。多变量分析进一步证实,女性性别(HR=2.01,95% CI 1.14 ～ 3.53)和糖尿病状态(HR=4.22,95% CI 2.41 ～ 7.40)是 CAUTI 的独立危险因素,而扩大尿道口消毒范围的干预方案(HR=0.36,95% CI 0.20 ～ 0.66)是显著的保护因素。

该研究选择昏迷患者这一高风险人群,扩展了尿道口局部消毒的传统方法。昏迷患者由于免疫功能下降、排泄功能障碍,CAUTI 发生风险显著高于普通患者。研究团队将消毒范围从传统的尿道口扩大到肛门周围 15cm,为 CAUTI 高风险人群的感染预防提供了新的思路。对于 CAUTI 的高风险人群,如 ICU 患者、长期导尿患者、糖尿病患者、免疫功能受损患者、老年患者及女性患者[3-4],扩大尿道口消毒范围可能具有一定的预防价值。这些群体因其特殊的生理和免疫脆弱性,更需要系统性的尿道口消毒干预。通过精准识别这些高风险人群并实施扩大尿道口消毒范围的策略,可有效减少 CAUTI,减轻患者痛苦和医疗负担。

该研究首次探索了将尿道口消毒范围扩大至肛门周围 15cm 的效果,初步发现扩大尿道口消毒范围能显著降低重症昏迷患者,尤其是短期(≤ 10 天)导尿的女性和糖尿病患者的 CAUTI 发生率。这一方法在降低 CAUTI 发生率方面展现出一定潜力,并为后续研究提供了一个可参考的预防 CAUTI 的尿道口消毒范围及应用人群。期待未来通过多中心、大样本随机对照试验等高质量的 RCT 研究及系统评价/荟萃分析,全面评估该消毒策略的安全性和有效性,并探索不同人群的个性化消毒策略,制定尿道口消毒预防 CAUTI 的指南及规范化标准,指导临床实践。

(周雪花　潘景业)

参考文献

[1]　GOULD C V, UMSCHEID C A, AGARWAL R K, et al. Guideline for prevention of

catheter-associated urinary tract infections 2009[J]. Infect Control Hosp Epidemiol, 2010, 31(4): 319-326.

[2]　TENKE P, KOVACS B, BJERKLUND JOHANSEN T E, et al. European and Asian guidelines on management and prevention of catheter-associated urinary tract infections[J]. Int J Antimicrob Agents, 2008, 31 Suppl 1: S68-S78.

[3]　PATEL P K, ADVANI S D, KOFMAN A D, et al. Strategies to prevent catheter-associated urinary tract infections in acute-care hospitals: 2022 update[J]. Infect Control Hosp Epidemiol, 2023, 44(8): 1209-1231.

[4]　QIN X, ZHAO H, QIN W, et al. Efficacy of expanded periurethral cleansing in reducing catheter-associated urinary tract infection in comatose patients: A randomized controlled clinical trial[J]. Crit Care, 2024, 28(1): 162.

[5]　LING M L, CHING P, APISARNTHANARAK A, et al. APSIC guide for prevention of catheter associated urinary tract infections (CAUTIs)[J]. Antimicrob Resist Infect Control, 2023, 12(1): 52.

[6]　UMSCHEID C A, MITCHELL M D, DOSHI J A, et al. Estimating the proportion of healthcare-associated infections that are reasonably preventable and the related mortality and costs[J]. Infect Control Hosp Epidemiol, 2011, 32(2): 101-114.

[7]　SAINT S, TRAUTNER B W, FOWLER K E, et al. A multicenter study of patient-reported infectious and noninfectious complications associated with indwelling urethral catheters[J]. JAMA Intern Med, 2018, 178(8): 1078-1085.

[8]　SHMOURY A H, HANNA W, ZAKHOUR J, et al. Epidemiology and microbiology of catheter-associated urinary tract infections: A 14-year surveillance study at a tertiary care center in Lebanon[J]. J Infect Public Health, 2024, 17(5): 825-832.

[9]　GOMILA A, CARRATALÀ J, ELIAKIM-RAZ N, et al. Clinical outcomes of hospitalised patients with catheter-associated urinary tract infection in countries with a high rate of multidrug-resistance: The COMBACTE-MAGNET RESCUING study[J]. Antimicrob Resist Infect Control, 2019, 8: 198.

[10]　FLORES-MIRELES A L, WALKER J N, CAPARON M, et al. Urinary tract infections: Epidemiology, mechanisms of infection and treatment options[J]. Nat Rev Microbiol, 2015, 13(5): 269-284.

[11]　STEWART E, HOCHSTEDLER-KRAMER B R, KHEMMANI M, et al. Characterizing the urobiome in geriatric males with chronic indwelling urinary catheters: An exploratory longitudinal study[J]. Microbiol Spectr, 2024, 12(11): e0094124.

[12]　BYRD A L, BELKAID Y, SEGRE J A. The human skin microbiome[J]. Nat Rev Microbiol, 2018, 16(3): 143-155.

[13]　HWANG K, BAIK S H. Distribution of hairs and sweat glands on the bodies of Korean adults: A morphometric study[J]. Acta Anat (Basel), 1997, 158(2): 112-120.

[14]　PERRIN K, VATS A, QURESHI A, et al. Catheter-associated urinary tract infection (CAUTI)

in the NeuroICU: Identification of risk factors and time-to-CAUTI using a case-control design[J]. Neurocrit Care, 2021, 34(1): 271-278.

[15] ABRAHAM S N, MIAO Y. The nature of immune responses to urinary tract infections[J]. Nat Rev Immunol, 2015, 15(10): 655-663.

[16] KÖVES B, MAGYAR A, TENKE P. Spectrum and antibiotic resistance of catheter-associated urinary tract infections[J]. GMS Infect Dis, 2017, 5: Doc06.

[17] PELLING H, NZAKIZWANAYO J, MILO S, et al. Bacterial biofilm formation on indwelling urethral catheters[J]. Lett Appl Microbiol, 2019, 68(4): 277-293.

[18] 中华人民共和国卫生部办公厅. 导尿管相关尿路感染预防与控制技术指南（试行）[S]. 卫办医政发〔2010〕187 号, 2010.

2 泌尿道感染的预防、诊断和治疗指南解读

一、总述

尿路感染（urinary tract infection, UTI）是全球范围内最常见的感染之一，严重影响患者生活质量并带来沉重的临床负担、经济负担。UTI 表现出不同的病因和临床严重程度，由于缺乏高效检测方法及耐药性加剧，使临床诊断和治疗面临诸多挑战，经常导致传统实践性指南的建议强度与证据质量脱节。应该通过制定以患者为中心的临床指南，来填补证据和推荐强度之间的差距，提供更务实、贴合不同临床环境的建议来预防、诊断和治疗 UTI。2024 年 11 月 4 日 *JAMA Network Open* 发布了由全球专家共同制定的《儿童和成人尿路感染的预防、诊断和管理指南》。现就指南中成人尿路感染尤其重症患者相关的更新内容进行介绍。

二、预防策略

现有充分的高质量证据表明，蔓越莓制品能够有效降低 UTI 女性患者及 UTI 易感人群在干预后出现症状性、经培养证实的尿路感染风险，但在老年人、有膀胱排空问题的人、孕妇中没有明确建议[1]。局部雌激素可有效减少绝经妇女复发性 UTI 的发生率[2]。在膀胱解剖结构完整的患者中使用乌洛托品可作为预防性抗生素的替代品[3]。抗生素针对预防 UTI 的作用证据质量不足，对于复发性 UTI 女性患者预防性使用抗生素甲氧苄啶 / 磺胺甲噁唑（trimethoprim/sulfamethoxazol, TMP/SMX）有效[4-5]。同等条件下间歇性治疗和持续性治疗之间没有显著差异。尚无明确推荐增加饮水量、口服或阴道给予益生菌、*D*-甘露糖是否可以预防尿路感染。

三、诊断和诊断管理

（一）诊断

膀胱炎和肾盂肾炎通常通过体征和症状，以及有炎症证据（脓尿）和尿液中存在病原菌来进行临床诊断。膀胱炎通常表现为排尿困难、尿急和耻骨上疼痛，不表现出发热等全

身感染体征,肾盂肾炎包括膀胱炎症状并表现出发热和腰痛等全身症状。复杂的 UTI 缺乏标准的临床定义,尿液中存在病原菌及可能涉及导管或其他异物、解剖结构异常或免疫抑制或全身症状等复杂因素,需要个体化分析及诊断。尿液分析(urinalysis,UA)对于非脓尿患者可以帮助排除感染,但脓尿诊断感染的阳性预测值极低[6],UTI 诊断应主要基于临床症状,UA 结果仅供参考[7]。UTI 很少是发热的原因,除非存在尿路梗阻、泌尿外科手术史或免疫功能低下,因此对住院发热患者行常规 UA 和尿培养检查可能导致过度检查和滥用抗生素,对于复杂或疑似肾盂肾炎的复发性 UTI 患者,尿培养有助于指导针对性治疗。

(二)诊断管理

UTI 的有效管理取决于适当的诊断检测和抗菌药物治疗,因此基于症状的检测是关键,以防止无症状菌尿(ASB)的过度治疗[8]。尿液培养是目前确认疑似感染患者病原体的参考标准。尽管 10 万菌落形成单位(CFU)/ml 被认为是细菌尿和诊断尿毒症的历史标准阈值,但较低的 CFU 计数仍然可以提示有症状患者的严重感染。分子检测灵敏度高,但无法区分真正的感染和 ASB,且不能确定细菌活力或定量,因此可能导致过度治疗,需更多研究明确其作用[9]。

影像学检查如 CT 和超声对 UTI 诊断有帮助,但须根据症状和需求选择。CT 在初始诊断中作用有限,但对症状持续或恶化时,以及对结石、脓肿检测有帮助。超声更安全易得,是年轻、妊娠和移植患者的首选。磁共振成像在识别移植物感染方面可能有优势。

四、治疗

经验性治疗 UTI 可根据当地耐药特性提供针对最常见病原体的抗微生物药物,并达到足够的药物浓度。在重症患者中尤其对于血流动力学不稳定的,如果特别担心产生超广谱 β- 内酰胺酶的细菌,经验性地使用碳青霉烯类药物治疗可能是合理的,对于导管相关尿路感染(catheter-associated urinary tract infection,CAUTI)患者,最好在开始经验治疗之前更换或停止现有导管。

UTI 治疗失败可能是由临床失败、微生物学失败或它们的组合引起的,在观察性研究中确定的治疗失败的常见流行病学危险因素包括高龄、糖尿病、感染性休克、妊娠和免疫抑制,重症 UTI 患者往往伴有多种基础疾病或危险因素,治疗失败的风险较高。

成人急性膀胱炎患者最佳治疗持续时间根据不同抗生素达到不同药物浓度的时间为 3 ～ 5 天[10-11]。成人急性肾盂肾炎治疗时间:氟喹诺酮类药物为 5 ～ 7 天,剂量优化的 β- 内酰胺类药物为 7 天。根据现有的观察数据,CAUTI 的适当治疗,结合导尿管更换和 / 或移除治疗时间为 5 ～ 7 天;当感染源控制后,来自泌尿系统的革兰氏阴性菌血症治疗持续时间为 7 天。既往医疗治疗暴露、既往抗生素使用,以及 UTI 病史或已知定植似乎是导致多重耐药微生物(multi drug resistant organism,MDRO)的 UTI 发展的最一致和最重要的估计指标,其治疗方案取决于确定的生物体和特定的耐药机制。在感染得到控制、抗菌药物有效的前提下,根据解剖位置和临床严重程度,以及对治疗的临床反应来确定治疗持续时间是合理的。在感染得到初步控制、病原体及药敏试验结果明确后,应尽早进行降阶梯治疗,这通常发生在治疗开始后的 3 ～ 5 天内,具体时间取决于患者病情和实验室检查结果,此外使用全部或大部分口服方案治疗各种 UTI 与仅静脉治疗的结果相当,并可能减少住院时间和不良事件 [12-13]。

五、特殊人群和泌尿生殖系统综合征

无症状尿路感染在老年患者中普遍存在,对无症状患者的过度检测和过度治疗率很高。通过临床评分,医师可以了解患者的病情严重程度,从而判断是否需要紧急处理或住院治疗 [14]。UTI 也是一种肾移植后的严重并发症,致病微生物的范围很广,包括典型的尿路病原体、非典型病原体和 MDRO。这种复杂性需要将免疫抑制个体和临床症状结合,肾移植受者无症状菌尿的常规治疗会增加耐药微生物的定植,但不会提供明显的益处,移植后前 2 个月应避免使用 [15]。对于气肿性膀胱炎和肾盂肾炎,如致病菌是大肠埃希菌和克雷伯菌属等常见病原体,早期适当应用抗生素是合理的。肾脓肿和肾周脓肿通常是由革兰氏阴性菌或金黄色葡萄球菌等生物体的血源性播种引起的,通常需要选择脓肿引流,并使用合适的单药进行治疗。急性前列腺炎症状明显且迅速出现,治疗主要为抗菌消炎,可静脉给予或口服抗生素 [16]。慢性前列腺炎症状相对较轻但持续时间较长,治疗更为复杂,可能包括长期口服药物及物理治疗。导尿管相关前列腺炎在一定程度上可以通过前列腺特异性抗原(PSA)进行辅助判断,但需要注意其局限性,还需要结合临床症状、前列腺液常规检查、尿液分析、影像学检查等其他检查结果进行综合评估。

常规膀胱镜支架置入或肾造瘘管置入,术前使用抗生素似乎不能减少感染;而常规膀胱镜检查和尿动力学检查时也不需要对无症状患者预防性使用抗生素 [17]。大多数接受经皮肾镜取石术的无泌尿系统并发症患者,单剂抗菌预防似乎可以降低感染风险,对于重症患者,可以合理考虑延长术前给药时间。

大多数非细菌性 UTI 是由念珠菌属引起的,美国 25% 的 ICU 非细菌性 UTI 归因于念珠菌属,但大多数念珠菌尿路感染是无症状的,有症状首选氟康唑和两性霉素 B,因为它们具有良好的尿药代动力学和药效学,但没有 RCT 可用于确定最佳治疗选择或持续时间。

六、结论

ICU 患者通常具备多种特征,如基础疾病多、免疫功能低下、各类管路留置、病情严重且复杂等,这使得他们成为医院感染的高危人群。因此我们在临床诊断及治疗时,通过综合评估临床表现,结合检测手段,合理使用抗菌药物、建立基于院感防控的耐药监控体系,密切观察病情、综合治疗、提高患者免疫力,以及规范操作技术等措施,方可有效降低重症患者 UTI 的院感率、提高治疗效果、改善预后。

(王孝茹 药言伟)

参考文献

[1] MANTZOROU M, GIAGINIS C. Cranberry consumption against urinary tract infections: Clinical stateof- the-art and future perspectives[J]. Curr Pharm Biotechnol, 2018, 19(13): 1049-1063.

[2] HOOTON T M, VECCHIO M, IROZ A, et al. Effect of increased daily water intake in premenopausal women with recurrent urinary tract infections: A randomized clinical trial[J]. JAMA Intern Med, 2018, 178(11): 1509-1515.

[3] SIMUNIĆ V, BANOVIĆ I, CIGLAR S, et al. Local estrogen treatment in patients with urogenital symptoms[J]. Int J Gynaecol Obstet, 2003, 82(2): 187-197.

[4] JENT P, BERGER J, KUHN A, et al. Antibiotics for preventing recurrent urinary tract infection: Systematic review and meta-analysis[J]. Open Forum Infect Dis, 2022, 9(7): ofac327.

[5] AUTORE G, BERNARDI L, GHIDINI F, et al. Antibiotic prophylaxis for the prevention of urinary tract infections in children: guideline and recommendations from the Emilia-Romagna Pediatric Urinary Tract Infections (UTI-Ped-ER) study group[J]. Antibiotics (Basel), 2023, 12(6): 1040.

[6] ADVANI S D, POLAGE C R, FAKIH M G. Deconstructing the urinalysis: A novel approach to diagnostic and antimicrobial stewardship[J]. Antimicrob Steward Healthc Epidemiol, 2021, 1(1): e6.

[7] NELSON Z, ASLAN A T, BEAHM N P, et al. Guidelines for the prevention, diagnosis, and management of urinary tract infections in pediatrics and adults: A WikiGuidelines Group consensus statement[J]. JAMA Netw Open, 2024, 7(11): e2444495.

[8] WERNEBURG G T, RHOADS D D. Diagnostic stewardship for urinary tract infection: A snapshot of the expert guidance[J]. Cleve Clin J Med, 2022, 89(10): 581-587.

[9] SZLACHTA-MCGINN A, DOUGLASS K M, CHUNG U Y R, et al. Molecular diagnostic methods versus conventional urine culture for diagnosis and treatment of urinary tract infection: A systematic review and meta-analysis[J]. Eur Urol Open Sci, 2022, 44: 113-124.

[10] KIM D K, KIM J H, LEE J Y, et al. Reappraisal of the treatment duration of antibiotic regimens for acute uncomplicated cystitis in adult women: A systematic review and network meta-analysis of 61 randomised clinical trials[J]. Lancet Infect Dis, 2020, 20(9): 1080-1088.

[11] WAGENLEHNER F, PERRY C R, HOOTON T M, et al. Oral gepotidacin versus nitrofurantoin in patients with uncomplicated urinary tract infection (EAGLE-2 and EAGLE-3): Two randomised, controlled, double-blind, double dummy, phase 3, non-inferiority trials[J]. Lancet, 2024, 403(10428): 741-755.

[12] MOEHRING R W, YARRINGTON M E, WARREN B G, et al. Evaluation of an opt-out protocol for antibiotic de-escalation in patients with suspected sepsis: A multicenter, randomized, controlled trial[J]. Clin Infect Dis, 2023, 76(3): 433-442.

[13] MCALISTER M J, ROSE D T, HUDSON F P, et al. Oral β-lactams vs. fluoroquinolones and trimethoprim/sulfamethoxazole for step-down therapy for *Escherichia coli*, *Proteus mirabilis*, and *Klebsiella pneumoniae* bacteremia[J]. Am J Health Syst Pharm, 2023, 80(suppl1): S33-S41.

[14] BARNES H C, WOLFF B, ABDUL-RAHIM O, et al. A randomized clinical trial of standard versus expanded cultures to diagnose urinary tract infections in women[J]. J Urol, 2021, 206(5): 1212-1221.

[15] ANTONIO M E E, CASSANDRA B G C, EMILIANO R J D, et al. Treatment of asymptomatic bacteriuria in the first 2 months after kidney transplant: A controlled clinical trial[J]. Transpl Infect Dis, 2022, 24(6): e13934.

[16] YANG Y, SHIGEMURA K, MAEDA K, et al. The harmful effects of overlooking acute bacterial prostatitis[J]. Int J Urol, 2024, 31(5): 459-463.

[17] BRADSHAW A W, PE M, BECHIS S K, et al. Antibiotics are not necessary during routine cystoscopic stent removal: A randomized controlled trial at UC San Diego[J]. Urol Ann, 2020, 12(4): 373-378.

第六部分

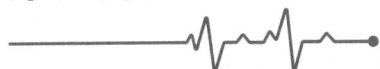

重症凝血与创伤

1 JAAM-2 弥散性血管内凝血诊断标准

弥散性血管内凝血(disseminated intravascular coagulation,DIC)是多种病因导致的、危及重症患者生命的临床综合征。DIC 诊断没有金标准,依赖于评分系统。不同病因导致的 DIC 的病理生理机制不同,因此适用不同的 DIC 评分。尤其脓毒症诊断标准于 2016 年更新,日本急诊医学学会(Japanese Association of Acute Medicine,JAAM)的 DIC 评分不再适用于脓毒症 DIC 的诊断,因此近年来经历多次修订。本文拟介绍目前用于脓毒症 DIC 的各评分,重点阐述 2024 年更新的 JAAM-2 DIC 诊断标准[1]。

一、脓毒症患者适用的 DIC 评分及存在的不足

目前临床常用的 DIC 评分包括 2001 年国际血栓与止血协会(International Society on Thrombosis and Haemostasis,ISTH)提出的 ISTH 评分[2]和 2006 年提出的 JAAM 评分[3],其均整合了多个临床和实验室指标,但并非基于脓毒症患者提出,因此用于诊断脓毒症 DIC 有一定局限性。如 ISTH 评分中包含纤维蛋白原,其作为急性相反应蛋白在脓毒症中多增高,因此用来判断脓毒症凝血功能障碍的价值有限;纤维蛋白标志物无确切界值,主观影响大;灵敏度差,符合 ISTH 显性 DIC 评分的患者可能已经处于 DIC 的晚期阶段,导致治疗延迟。JAAM 评分灵敏度高,但特异度中等;随着 2016 年脓毒症定义的更新,提出了脓毒症 3.0 诊断标准[4],删除了全身炎症反应综合征(systemic inflammatory response syndrome,SIRS)指标,而 JAAM 评分中沿用 SIRS 使其用于诊断脓毒症 DIC 已不合适。随后 2017 年及 2018 年提出的脓毒症凝血功能障碍的诊断标准,分别为脓毒症导致凝血病(sepsis-induced coagulopathy,SIC)[5]和脓毒症相关凝血病(sepsis-associated coagulopathy,SAC)[6]评分,与 ISTH 评分和 JAAM 评分相比,SIC 评分和 JAAM 评分灵敏度高、特异度差,但纳入评分的指标相对简单,便于临床应用[7]。SIC 评分虽然是针对脓毒症患者制定的,且灵敏度高达到 95%,但特异度仅为 18%,JAAM 评分及 ISTH 评分与 SIC 评分联合应用,与单独应用相比并没有进一步提高灵敏度和特异度[8],这也可能是 SIC 评分没有在临床广泛应用的原因之一。因此,至今并没有特别适用于脓毒症 DIC 的评分标准,自脓毒症定义更新后,随之而来的是对 JAAM DIC 评分的不断修订。

二、抗凝血酶活性替代 SIRS 的修订 JAAM 评分

随着脓毒症 3.0 诊断标准的更新,2016 年 Iba 等人[9]对 JAAM DIC 评分进行了修订,应用抗凝血酶(antithrombin,AT)活性替代 SIRS 评分,具体的评分标准见表 6-1-1。该评分标准的建立基于对 819 例接受重组人血栓调节蛋白(recombinant human thrombomodulin,rhTM)治疗的脓毒症患者的分析,AT 活性 < 70% 是预测 28 天病死率的独立危险因素 [OR=1.522(95% CI 1.065 ~ 2.176);P=0.021],该组患者 28 天病死率达到 35.5%,明显高于 AT 活性 ≥ 70% 的脓毒症患者(26.5%,P=0.020 5)。因此,修订 JAAM 评分中 AT 活性 < 70% 计 1 分,≥ 70% 不计分,总分 ≥ 4 分可诊断 DIC。修订 JAAM 评分在预测脓毒症 DIC 患者病死率方面与原标准相近,但其优势在于删除 SIRS 引入 AT 活性进行评分,更能评价凝血功能紊乱,且有助于及时识别适合接受 rhTM 抗凝治疗的脓毒症患者。然而,该研究有一定的局限性:①纳入的均是已经根据原 JAAM 评分诊断为脓毒症 DIC 的患者,并没有对尚未诊断但可能发展成 DIC 的患者进行评价;②纳入的是应用 rhTM 治疗的脓毒症 DIC 患者,因此根据修订 JAAM 评分界定的抗凝治疗人群,并不适用于其他抗凝药;③ AT 活性的阈值是经验性设定的,需要通过大样本临床研究来界定;④并没有和 ISTH 评分进行比较。可能由于以上原因,该评分标准没有在临床广泛应用。

表 6-1-1　JAAM、修订 JAAM 和 JAAM-2 DIC 评分

指标	评分	JAAM	修订 JAAM	JAAM-2
血小板计数	3 分	< 80×10^9/L,或 24h 内下降 > 50%	< 80×10^9/L,或 24h 内下降 > 50%	< 80×10^9/L,或 24h 内下降 > 50%
	1 分	≥ 80×10^9/L 且 < 120×10^9/L,或 24h 内下降 30% ~ 50%	≥ 80×10^9/L 且 < 120×10^9/L,或 24h 内下降 30% ~ 50%	≥ 80×10^9/L 且 < 120×10^9/L,或 24h 内下降 30% ~ 50%
纤维蛋白(原)降解产物 /(μg·ml^{-1})	3 分	≥ 25	≥ 25	≥ 25
	1 分	10 ~ < 25	10 ~ < 25	10 ~ < 25
国际标准化比值	1 分	≥ 1.2	≥ 1.2	≥ 1.2
SIRS 评分	1 分	≥ 3 分		
抗凝血酶活性	1 分		< 70%	
诊断 DIC 所需总分		≥ 4 分	≥ 4 分	≥ 3 分

三、JAAM-2 DIC 评分

因为 JAAM DIC 评分不再适用于脓毒症患者,2024 年日本学者对 JAAM 评分系统又进行了修订,提出了 JAAM-2 DIC 评分标准[1]。JAAM-2 DIC 评分去除了 JAAM 标准中的 SIRS 评分,总分 ≥ 3 分诊断为 DIC(见表 6-1-1),并基于前期日本对成年脓毒症患者进行的三个多中心队列研究(J-septic DIC,FORECAST 和 SPICE-ICU),纳入其中符合脓毒症 3.0 标准的患者,评价该评分用于预测预后及判断启动抗凝治疗时机的效能。结果表明,该评

分在预测前述三个数据库中的脓毒症患者住院病死率方面，均与 JAAM DIC 评分等效；抗凝治疗可以降低 DIC（JAAM 评分≥ 4 分或 JAAM-2 评分≥ 3 分）患者的病死率。与 2016 年 Iba 等人[9] 提出的纳入 AT 活性的修订 JAAM DIC 评分不同，对 JAAM-2 DIC 评分诊断效能的评价中纳入了应用不同种类抗凝药物的患者，如 AT、rhTM、肝素 / 肝素类药物和丝氨酸蛋白酶抑制剂等；且纳入了已经发生和未发生 DIC 的患者，因此，JAAM-2 DIC 评分标准在保持诊断和预测预后效能不降低的同时，用于临床更简明、实用、有效。

JAAM-2 DIC 评分标准摒弃了不能直接体现凝血 / 纤溶失衡的 SIRS 评分，凸显了凝血指标在 DIC 诊断中的核心地位；通过精简评分内容，使得临床医师能够迅速而准确地确定 DIC 诊断，并及时启动抗凝治疗，改善患者预后。然而，JAAM-2 DIC 评分亦有其局限性：①效能验证基于回顾性研究数据，有待于前瞻性研究进一步评价；②没有与其他用于诊断脓毒症的 DIC 评分，如 ISTH 评分、SIC 评分或 SAC 评分进行比较。后续还需要开展多中心、大样本的临床研究来进一步评价其在脓毒症患者中的应用价值。

总之，DIC 诊断还没有金标准，目前仍依赖于评分系统。ISTH 显性 DIC 评分、SIC 评分、JAAM-2 DIC 评分用于脓毒症 DIC 诊断具有重要意义，但均存在局限性。在临床实践中，须结合病因、病理生理机制、临床表现、实验室检查指标等综合判断，选取最适合的 DIC 评分。未来将结合人工智能对 DIC 患者分型，制定个体化的评分标准，并通过多中心、大样本的临床研究验证其诊断、指导抗凝治疗和判断预后的效能，进而有助于早期发现、早期干预改善患者预后。

（卓梦珂　李　旭）

参考文献

[1] YAMAKAWA K, UMEMURA Y, MOCHIZUKI K, et al. Proposal and validation of a clinically relevant modification of the Japanese Association for Acute Medicine Disseminated Intravascular Coagulation diagnostic criteria for sepsis[J]. Thromb Haemost, 2024, 124(11): 1003-1012.

[2] TAYLOR F B, TOH C H, HOOTS W K, et al. Towards definition, clinical and laboratory criteria, and a scoring system for disseminated intravascular coagulation[J]. Thromb Haemost, 2001, 86(5): 1327-1330.

[3] GANDO S, IBA T, EGUCHI Y, et al. A multicenter, prospective validation of disseminated intravascular coagulation diagnostic criteria for critically ill patients: Comparing current criteria[J]. Crit Care Med, 2006, 34(3): 625-631.

[4] SINGER M, DEUTSCHMAN C S, SEYMOUR C W, et al. The third international consensus definitions for sepsis and septic shock (sepsis-3)[J]. JAMA, 2016, 315(8): 801-810.

[5] IBA T, NISSIO M D, LEVY J H, et al. New criteria for sepsis-induced coagulopathy (SIC) following the revised sepsis definition: A retrospective analysis of a nationwide survey[J]. BMJ Open, 2017, 7(9): e017046.

[6] LYONS P G, MICEK S T, HAMPTON N, et al. Sepsis-associated coagulopathy severity

predicts hospital mortality[J]. Crit Care Med, 2018, 46(5): 736-742.

[7] YAMAKAWA K, YOSHIMURA J, ITO T, et al. External validation of the two newly proposed criteria for assessing coagulopathy in sepsis[J]. Thromb Haemost, 2019, 119(2): 203-212.

[8] HELMS J, SEVERAC F, MERDJI H, et al. Performance of disseminated intravascular coagulation scoring systems in septic shock patients[J]. Ann Intensive Care, 2020, 10(1): 92.

[9] IBA T, DI NISIO M, THACHIL J, et al. Revision of the Japanese Association for Acute Medicine (JAAM) disseminated intravascular coagulation (DIC) diagnostic criteria using antithrombin activity[J]. Crit Care, 2016, 20: 287.

2 脓毒症相关凝血病的发生及预后的预警模型

脓毒症相关凝血病（SIC）是脓毒症导致的血管内皮细胞损伤和凝血功能紊乱。据统计，全世界有 24.0% ～ 60.0% 的脓毒症患者发生 SIC，在我国则高达 67.9%，若进展为弥散性血管内凝血（disseminated intravascular coagulation，DIC）则病死率增高 2 倍[1-4]。目前 SIC 的诊断标准包括血小板计数、国际标准化比值（international normalized ratio，INR）和序贯器官衰竭评分（sequential organ failure assessment，SOFA），当评分 ≥ 4 分时诊断为 SIC[5]。近年来一些研究结合不同的临床指标和评分系统应用列线图或机器学习提出了 SIC 预测模型，以便更早识别和评估高危患者。列线图模型具有可视化直观性并易于结果解释，适合临床医师和患者快速理解预测结果，机器学习模型则在处理复杂数据和追求更高预测精度的场景中更具优势。本文对近年来 SIC 发生及预后的预测模型进行总结。

一、预测 SIC 发生及预后的列线图模型

列线图模型以其直观易懂、精确度高、保留变量连续性、整合多个概率尺度及易于判断变量重要性等优点，在临床预测中发挥着重要作用。2024 年 Li 等[6] 开发了一种结合临床标志物和评分系统的列线图模型预测脓毒症 SIC 发生概率。研究连续招募 2022 年 1 月至 2023 年 4 月的患者，构成回顾性分析的训练队列以内部验证列线图；2023 年 5 月至 2023 年 11 月的患者构成前瞻性分析的验证队列进行外部验证。结果显示：训练队列（n=548）和验证队列（n=245）的 SIC 发病率分别为 55.1% 和 49.4%。休克患者（OR=4.499；P < 0.001）、较高的 INR（OR=349.384；P < 0.001）和较低的血小板计数（OR=0.985；P < 0.001）预测 SIC 的概率更高。该列线图模型显示出良好的区分度和校准度，训练队列和验证队列的受试者工作特征曲线下面积（area under the receiver operating characteristic curve，AUROC）分别为 0.879 和 0.872。该列线图模型可以直观且有效地预测 SIC，纳入的指标符合病理生理和临床过程，临床可行性好，能够帮助医师早期预警 SIC 的发生并作出干预决策。未来的研究可以考虑纳入更多的预测因子，进一步优化模型，并在多中心数据集上进行验证，以提高模型的泛化能力和预测精度。

2021 年 Lu 等[7] 使用 MIMIC-Ⅲ数据库进行了一项回顾性队列研究，用于预测 SIC 患者的 28 天死亡风险，共纳入 9 432 例脓毒症患者，其中 3 280 例（34.8%）患者在首次 ICU

入院时被诊断为 SIC。在列线图模型开发中,共纳入 13 个变量(包括年龄、肝脏疾病、平均心率、平均血压、平均呼吸频率、平均体温、是否应用去甲肾上腺素、乳酸最高值、凝血酶原时间最高值、平均红细胞分布宽度、平均红细胞体积、血小板最低值、肌酐最高值)。在预测 28 天死亡风险时,列线图在训练队列和验证队列中表现出良好的区分度(AUROC 分别为 0.78 和 0.81)。列线图的校准斜率为 0.91,根据决策曲线分析,列线图与其他疾病严重程度评分相比,获得更多的净效益。该列线图模型为 SIC 患者 28 天死亡风险预测提供了一种有效、准确且实用的预警工具,有助于临床医师更好地早期评估患者预后并制定相应的治疗策略。

以上两个列线图模型均显示出良好的预测性能和临床可行性。其中,Li 等的列线图模型是通过早期预测 SIC 的发生而实现早期预警,模型简单实用。Lu 等的列线图模型可以预测 SIC 患者预后,研究对象是已经发生 SIC 的患者,纳入患者数量较多,有助于更准确地评估 SIC 患者的 28 天死亡风险。临床实践过程中医师可根据预警目的不同来选择合适的列线图模型。

二、预测 SIC 发生及预后的机器学习模型

机器学习模型能够从大量数据中学习并作出预测或决策。Cui 等[8] 开发了一个实时顺序预警模型,设计了包括新算法在内的 8 种机器学习模型用于 SIC 和脓毒症相关 DIC 发病前 8 ~ 48 小时的早期预警。结果显示:8 个预测模型中 XGBoost 模型预测性能最好,可以提前 48 小时预测 SIC 和脓毒症相关 DIC 事件,AUROC 分别为 0.929 和 0.91。新型 ODE-RNN 模型实现了在任意时间点的连续预测,在发病前 8 小时预测 SIC 和脓毒症相关 DIC 的 AUROC 分别为 0.962 和 0.936。该预警模型通过结合多种机器学习算法,成功实现了提前 48 小时对 SIC 和脓毒症相关 DIC 的早期预警。该模型具有高预测精度、早期预警和连续预测的特点,能够为临床医师提供有力的决策支持。未来的研究可以进一步优化模型设计,提高其在不同临床环境中的适用性和预测精度。

Umemura 等[9] 进行了一项成人脓毒症(不包括显性 DIC)患者(n=912)的回顾性观察性研究,目标变量是根据 ISTH 显性 DIC 标准对患者是否发展为显性 DIC 进行二元分类。解释变量是脓毒症诊断后 7 天内的基线数据和时间序列数据。采用 Light Gradient Boosted Machine(LightGBM)方法构建预测模型。结果显示:有 139 例患者在脓毒症诊断后 7 天内发展为显性 DIC。在训练队列中预测 7 天内显性 DIC 发生的灵敏度、特异度和 AUROC 分别为 84.4%、87.5% 和 0.867,在验证队列中分别为 95.0%、75.9% 和 0.851。该机器学习模型在预测成人脓毒症患者是否发展为显性 DIC 方面表现出色,其灵敏度、特异度和 AUROC 均高于传统 DIC 评分系统。

Liu 等[10] 基于 MIMIC-IV 数据库建立了一个机器学习模型用于预测 SIC 患者的院内死亡风险。利用单变量特征选择进行特征筛选,通过计算 AUC 和 95% CI 来确定最优模型,使用 Shapley Additive Explanation(SHAP)来解释最优模型。共纳入 3 112 例 SIC 患者,其中 ICU 住院死亡 757 例(25%),单变量特征选择从原始特征中挑选出 20 个最关键的变量。在开发的 10 个机器学习模型中,堆叠集成模型的 AUC 最高(0.795),阴离子间隙和年龄成为预测 SIC 患者死亡风险最重要的特征。该研究构建的机器学习模型(堆叠集成模型)

在 SIC 患者院内死亡风险的预测能力好,其预测能力优于 XGBoost 模型和 LightGBM 模型,堆叠集成模型具有较高的准确率和可解释性,为临床医师提供了有力的预后评估支持工具。

Zhou 等[11] 分别从 MIMIC-Ⅲ、MIMIC-Ⅳ 和 eICU-CRD 数据库中筛选出了 3 280 例、2 798 例和 1 668 例 SIC 患者,选择了 17 个特征来构建机器学习预测模型。结果显示:XGBoost 模型在预测 SIC 患者 28 天病死率方面表现最佳,在 MIMIC-Ⅲ(内部验证集)、MIMIC-Ⅳ 和 eICU-CRD 数据库中的 AUC 分别为 0.828、0.913 和 0.923,精确召回曲线下面积(area under the precision recall curve,AUPRC)分别为 0.807、0.796 和 0.921,准确率分别为 78.5%、88.5% 和 89.1%。重要性排序和 SHAP 分析显示初始 SOFA 评分、红细胞分布宽度(red blood cell distribution width,RDW)和年龄是 XGBoost 模型中最关键的前三个特征。与传统评分系统相比,XGBoost 模型在预测 SIC 患者的 28 天死亡风险方面表现更优,有潜力提高 SIC 患者的临床诊疗水平。而且该机器学习模型具有高精度、高解释性、良好的泛化能力等优势,为 SIC 患者的临床诊疗提供了新的有力工具。

机器学习模型是一类依赖于计算机算法的模型,构建过程更加复杂,涉及大量的数据处理和算法调优,其通过从数据中学习并作出预测或决策,表现出较高的预测准确率和早期预警能力,优于传统评分系统。在构建用于预测 SIC 发生的机器学习模型时,现有的文献研究表明 XGBoost 模型和 LightGBM 模型是较为合适的选择,尤其 Umemura 等构建的模型可预测 7 天内发生显性 DIC,能更早预警进而早期干预。针对 SIC 预后的预测模型构建中,文献则表明堆叠集成模型更具优势,因此,Liu 等构建的模型更优。

三、展望

内皮损伤和凝血功能障碍在脓毒症的发病机制中起着重要作用,已有研究发现中性粒细胞外陷阱(neutrophil extracellular trap,NET),血管生成素 -2(angiopoietin-2,Ang-2),多糖包被降解产物黏结蛋白聚糖(syndecan)-1 等在预测 SIC 或脓毒症相关 DIC 发生和不良预后方面具有较好的预测价值,并有可能成为 SIC 早期预警的潜在生物标志物[12-15]。相信未来随着临床应用的普及,结合这些潜在生物标志物开发的预测模型有可能进一步提高 SIC 早期预警的准确率,有助于更有效地早期识别和管理 SIC,从而改善患者预后。

(李玉婷　张　东)

参考文献

[1] YAMAKAWA K, YOSHIMURA J, ITO T, et al. External validation of the two newly proposed criteria for assessing coagulopathy in sepsis[J]. Thromb Haemost, 2019, 119(2): 203-212.

[2] TANAKA C, TAGAMI T, KUDO S, et al. Validation of sepsis-induced coagulopathy score in critically ill patients with septic shock: *Post hoc* analysis of a nationwide multicenter observational study in Japan[J]. Int J Hematol, 2021, 114(2): 164-171.

[3] SINGH B, HANSON A C, ALHURANI R, et al. Trends in the incidence and outcomes of

disseminated intravascular coagulation in critically ill patients (2004-2010): A population-based study[J]. Chest, 2013, 143(5): 1235-1242.

[4] DING R, WANG Z, LIN Y, et al. Comparison of a new criteria for sepsis-induced coagulopathy and International Society on Thrombosis and Haemostasis disseminated intravascular coagulation score in critically ill patients with sepsis 3.0: A retrospective study[J]. Blood Coagul Fibrinolysis, 2018, 29(6): 551-558.

[5] IBA T, NISIO M D, LEVY J H, et al. New criteria for sepsis-induced coagulopathy (SIC) following the revised sepsis definition: A retrospective analysis of a nationwide survey[J]. BMJ Open, 2017, 7(9): e017046.

[6] LI Y, ZHANG L, WANG Y, et al. Development and validation of a nomogram for predicting sepsis-induced coagulopathy in septic patients: Mixed retrospective and prospective cohort study[J]. Thromb Haemost, 2025, 125(2): 108-119.

[7] LU Z, ZHANG J, HONG J, et al. Development of a nomogram to predict 28-day mortality of patients with sepsis-induced coagulopathy: An analysis of the MIMIC-Ⅲ database[J]. Front Med (Lausanne), 2021, 8: 661710.

[8] CUI R, HUA W, QU K, et al. An interpretable early dynamic sequential predictor for sepsis-induced coagulopathy progression in the real-world using machine learning[J]. Front Med (Lausanne), 2021, 8: 775047.

[9] UMEMURA Y, OKADA N, OGURA H, et al. A machine learning model for early and accurate prediction of overt disseminated intravascular coagulation before its progression to an overt stage[J]. Res Pract Thromb Haemost, 2024, 8(5): 102519.

[10] LIU X, NIU H, PENG J. Improving predictions: Enhancing in-hospital mortality forecast for ICU patients with sepsis-induced coagulopathy using a stacking ensemble model[J]. Medicine (Baltimore), 2024, 103(14): e37634.

[11] ZHOU S, LU Z, LIU Y, et al. Interpretable machine learning model for early prediction of 28-day mortality in ICU patients with sepsis-induced coagulopathy: Development and validation[J]. Eur J Med Res, 2024, 29(1): 14.

[12] MEI H, JIANG Y, LUO L, et al. Evaluation the combined diagnostic value of TAT, PIC, tPAIC, and sTM in disseminated intravascular coagulation: A multi-center prospective observational study[J]. Thromb Res, 2019, 173: 20-26.

[13] MAO J Y, ZHANG J H, CHENG W, et al. Effects of neutrophil extracellular traps in patients with septic coagulopathy and their interaction with autophagy[J]. Front Immunol, 2021, 12: 757041.

[14] YU W K, MCNEIL J B, WICKERSHAM N E, et al. Angiopoietin-2 outperforms other endothelial biomarkers associated with severe acute kidney injury in patients with severe sepsis and respiratory failure[J]. Crit Care, 2021, 25(1): 48.

[15] LI Y, LI H, WANG Y, et al. Potential biomarkers for early diagnosis, evaluation, and prognosis of sepsis-induced coagulopathy[J]. Clin Appl Thromb Hemost, 2023, 29: 10760296231195089.

3　脓毒症患者输注血浆保护内皮多糖包被：值得探讨

脓毒症时宿主对感染产生的固有免疫应答能触发内皮细胞释放黏附分子、趋化因子、炎症因子，伴随交感肾上腺系统的高度活化，这一过程导致内皮细胞损伤并释放肝素酶等，引起内皮多糖包被脱落，进而产生毛细血管渗漏、组织水肿、组织低灌注及器官功能损伤，即内皮病[1]。对创伤患者及低血容量性休克动物模型的研究发现，与使用晶体液复苏相比，输注血浆可减少多糖包被脱落，促进多糖包被的早期修复[2]。脓毒症与创伤具有相似的内皮病变特征，基于创伤研究发现的血浆输注与多糖包被损伤减轻的现象是否在脓毒症患者中也能产生保护效应值得思索。

一、脓毒症引起的内皮多糖包被破坏

内皮细胞多糖包被是一层覆盖于血管系统管腔表面的脆弱绒毛状结构，主要成分包括膜结合蛋白多糖、高度硫酸化的分泌型糖胺聚糖侧链和非硫酸化的高分子量多糖透明质酸，内皮细胞黏附分子（包括选择素和整合素）、血浆蛋白和可溶性糖蛋白也参与了多糖包被的构成。多糖包被对炎症反应高度敏感，低剂量内毒素也能引起多糖包被的厚度削弱。脓毒症通过多种途径引起多糖包被破坏，包括：激活基质金属蛋白酶、肝素酶、透明质酸酶、凝血酶、弹力蛋白酶、活性氧自由基等引起蛋白水解反应[3]；血管生成素（angiopoietin，Ang）-1/Ang-2 比值失调导致 Tie2 活性下降、肝素酶释放增加[4]；低白蛋白血症和大量晶体液复苏加重多糖包被的降解等。

二、血浆保护多糖包被的证据

生理条件下，内皮多糖包被中含有的亲水性多糖与多种血浆蛋白结合从而维持结构稳定。白蛋白作为整合多糖包被最重要的血浆蛋白成分，还具有结合细菌产物、促进 T 细胞活化、减少核因子 -κB（nuclear factor-κB，NF-κB）活化和肿瘤坏死因子 -α（tumor necrosis factor-α，TNF-α）表达等免疫调节作用，这为保护多糖包被提供了理论基础。Job 等应用 4%白蛋白处理牛肺血管内皮细胞后发现，白蛋白不但增加了多糖包被的厚度，还浓度依赖性地改善了多糖包被的柔软度[5]。用含有 1% 白蛋白的组氨酸 - 色氨酸 - 酮戊二酸盐溶液灌注冷缺血后的猪心脏发现其冠状动脉流出液中的 syndecan-1 和硫酸乙酰肝素含量减少，提示白蛋白减轻了内皮多糖包被的降解[6]。一项 II 期临床试验纳入了 72 例腹部外科手术后合并应激状态的成人患者，比较了输注白蛋白和生理盐水 / 平衡盐对内皮多糖包被成分的影响，结果显示白蛋白组术后第一天硫酸乙酰肝素水平低于生理盐水 / 平衡盐输注组，且发生手术相关并发症的比例下降[7]。

失血性休克模型的基础研究提示输注血浆可保护内皮多糖包被。Torres 等[8]使用乳酸林格液或新鲜冰冻血浆对失血性休克大鼠进行复苏，发现输注新鲜冰冻血浆的大鼠血浆 syndecan-1 水平降低、内皮细胞多糖包被厚度增加。Kozar 等[9]通过电子显微镜观察失血性休克大鼠的毛细血管后小静脉发现，输注血浆后 3 小时内多糖包被形态出现部分恢复，伴随肺组织 syndecan-1 表达恢复。体外实验表明新鲜冰冻血浆能增加肺血管内皮

syndecan-1 的表达，且 syndecan-1 水平与输注的血浆呈剂量和时间依赖性，小鼠敲除编码 syndecan-1 的 *Sdc1* 基因后，输注血浆对肺血管内皮的保护效应削弱[10]。

脓毒症的基础和临床研究也评价了输注血浆对内皮多糖包被的作用。内毒素诱导的肺血管内皮细胞损伤模型中应用血浆处理能减轻细胞间黏附分子 -1（intercellular adhesion molecule-1，ICAM-1）、血管细胞黏附分子 -1（vascular cell adhesion molecule-1，VCAM-1）和 Ang-2 表达，并减轻内皮细胞渗漏现象[11]。Chang 等[12]对盲肠结扎穿孔模型大鼠分别使用新鲜血浆和生理盐水复苏，发现输血浆组大鼠血 syndecan-1 水平及肺湿干重比更低、氧合指数及 48 小时存活率更高。Straat 等[13]观察了 33 例非出血但合并凝血病的重症患者（其中 45% 为脓毒症）输注血浆（12ml/kg）前后的炎症因子及内皮细胞标志物水平，结果显示输注血浆后可显著降低血液循环中 TNF-α（11.3pg/ml vs. 2.3pg/ml；$P < 0.01$）和 syndecan-1（675pg/ml vs. 565pg/ml；$P < 0.01$）水平，说明输注血浆可减少内皮细胞多糖包被脱落。Clausen 等[14]进行了一项感染性休克患者使用病毒灭活血浆及醋酸林格液复苏的Ⅱa 期随机对照临床试验，结果显示两组的微血管灌注、血浆 syndecan-1、可溶性 E 选择素、血栓调节蛋白水平无显著差异。

尽管基础研究和少量临床研究发现了一些输注血浆或血浆蛋白成分减轻多糖包被破坏的现象，但这些研究大多为失血性休克相关，目前也没有大样本临床研究证据支撑脓毒症患者接受血浆治疗可以保护多糖包被。无论创伤或脓毒症临床研究都没有获得足够证据提示血浆输注与临床获益现象是通过保护多糖包被实现的。

三、脓毒症患者输注血浆与保护多糖包被的研究前景

血浆成分除白蛋白有助于多糖包被的稳定，还包括 1- 磷酸鞘氨醇（sphingosine-1 phosphate，S1P）、抗凝血酶和脂联素，其对于减轻多糖包被损伤并促进其修复仍有积极意义。在模拟休克的流体动力学环境中培养人脐静脉内皮细胞，使用 S1P 处理后减轻了 syndecan-1 和硫酸乙酰肝素脱落，S1P 还能抑制基质金属蛋白酶对多糖包被的降解作用[15]。大鼠微血管研究显示 S1P 低于 100nmol/L 导致血管渗漏溶质增加，而 S1P 浓度升至 300nmol/L 以上能够维持血管屏障功能[16]。输注血浆理论上有助于脓毒症患者维持必要的 S1P 水平，生理条件下人血浆中 S1P 浓度约 100 ～ 500nmol/L，但不同血浆制剂，包括新鲜冰冻血浆、解冻或干燥血浆中白蛋白，其 S1P 含量未必能够达到此水平。但血浆含有的多种蛋白成分可能通过不同机制稳定多糖包被，且输注血浆并不增加严重不良事件和死亡风险。

总之，探讨脓毒症患者输注血浆是否保护多糖包被，不仅要评价多糖包被脱落成分在血浆中的水平、微血管渗漏现象及器官功能障碍，也要关注输注血浆对白蛋白、S1P、抗凝血酶、脂联素等稳定多糖包被的血浆蛋白成分产生何种影响。抗凝血酶、脂联素等血浆丝氨酸蛋白酶可能通过哪些机制减轻脓毒症引起的多糖包被损伤也需要进一步研究。

（刘一娜　马晓春）

参考文献

[1]　DOLMATOVA E V, WANG K, MANDAVILLI R, et al. The effects of sepsis on endothelium

and clinical implications[J]. Cardiovasc Res, 2021, 117(1): 60-73.

[2] GRUEN D S, BROWN J B, GUYETTE F X, et al. Prehospital plasma is associated with distinct biomarker expression following injury[J]. JCI Insight, 2020, 5(8): e135350.

[3] SULLIVAN R C, ROCKSTROM M D, SCHMIDT E P, et al. Endothelial glycocalyx degradation during sepsis: Causes and consequences[J]. Matrix Biol Plus, 2021, 12: 100094.

[4] DROST C C, ROVAS A, KÜMPERS P. Protection and rebuilding of the endothelial glycocalyx in sepsis: Science or fiction?[J]. Matrix Biol Plus, 2021, 12: 100091.

[5] JOB K M, O'CALLAGHAN R, HLADY V, et al. The biomechanical effects of resuscitation colloids on the compromised lung endothelial glycocalyx[J]. Anesth Analg, 2016, 123(2): 382-393.

[6] JACOB M, PAUL O, MEHRINGER L, et al. Albumin augmentation improves condition of guinea pig hearts after 4 hr of cold ischemia[J]. Transplantation, 2009, 87(7): 956-965.

[7] YANASE F, TOSIF S H, CHURILOV L, et al. A randomized, multicenter, open-label, blinded end point, phase 2, feasibility, efficacy, and safety trial of preoperative microvascular protection in patients undergoing major abdominal surgery[J]. Anesth Analg, 2021, 133(4): 1036-1047.

[8] TORRES L N, SONDEEN J L, JI L, et al. Evaluation of resuscitation fluids on endothelial glycocalyx, venular blood flow, and coagulation function after hemorrhagic shock in rats[J]. J Trauma Acute Care Surg, 2013, 75(5): 759-766.

[9] KOZAR R A, PENG Z, ZHANG R, et al. Plasma restoration of endothelial glycocalyx in a rodent model of hemorrhagic shock[J]. Anesth Analg, 2011, 112(6): 1289-1295.

[10] WU F, PENG Z, PARK P W, et al. Loss of syndecan-1 abrogates the pulmonary protective phenotype induced by plasma after hemorrhagic shock[J]. Shock, 2017, 48(3): 340-345.

[11] SCHECK M, VELTEN M, KLASCHIK S, et al. Differential modulation of endothelial cell function by fresh frozen plasma[J]. Life Sci, 2020, 254: 117780.

[12] CHANG R, HOLCOMB J B, JOHANSSON P I, et al. Plasma resuscitation improved survival in a cecal ligation and puncture rat model of sepsis[J]. Shock, 2018, 49(1): 53-61.

[13] STRAAT M, MÜLLER M C, MEIJERS J C, et al. Effect of transfusion of fresh frozen plasma on parameters of endothelial condition and inflammatory status in non-bleeding critically ill patients: A prospective substudy of a randomized trial[J]. Crit Care, 2015, 19: 163.

[14] CLAUSEN N E, MEYHOFF C S, HENRIKSEN H H, et al. Plasma as endothelial rescue in septic shock: A randomized, phase 2a pilot trial[J]. Transfusion, 2024, 64(9): 1653-1661.

[15] DIEBEL L N, LIBERATI D M, HLA T, et al. Plasma components to protect the endothelial barrier after shock: A role for sphingosine 1-phosphate[J]. Surgery, 2022, 171(3): 825-832.

[16] CURRY F E, CLARK J F, ADAMSON R H. Erythrocyte-derived sphingosine-1-phosphate stabilizes basal hydraulic conductivity and solute permeability in rat microvessels[J]. Am J Physiol Heart Circ Physiol, 2012, 303(7): H825-H834.

4　口服抗凝药物的患者接受不同手术时的用药调整

直接口服抗凝剂(direct oral anticoagulant,DOAC)通过直接抑制凝血酶(凝血因子Ⅱa)或凝血因子Ⅹa抑制血栓形成,由于其作用机制单一,受食物、药物等影响较小,无须常规监测凝血功能等优势,目前已成为心房颤动患者的卒中预防及静脉血栓栓塞的预防和治疗的一线抗凝药物,特别是在出血风险较高的老年人群中。长期服用 DOAC 的患者围手术期如何合理应用这些药物以兼顾预防血栓形成和降低出血风险,需要临床医师作出合理决策。

一、DOAC 对围手术期影响的生理学依据

在择期手术(通常需要全身 / 脊髓麻醉的外科手术)或非外科手术治疗(通常不需要全身 / 脊髓麻醉的非外科手术干预,如结肠镜检查或活检)时须考虑 DOAC 的清除半衰期,以确保围手术期 DOAC 的抗凝作用降至最低或无抗凝作用残留。在肌酐清除率(creatinine clearance rate,CrCl)> 30ml/min 的患者中,Ⅹa 因子抑制剂(阿哌沙班、利伐沙班和艾多沙班)的清除半衰期为 8 ～ 12 小时。凝血酶抑制剂达比加群主要通过肾脏清除,因此其清除半衰期在 CrCl ≥ 50ml/min 的患者中为 10 ～ 14 小时,在 CrCl 30 ～ 49.9ml/min 的患者中为 18 ～ 24 小时。DOAC 起效快,效果通常在服用后 2 ～ 3 小时达到高峰,可能增加手术或非外科手术后出血的风险。

二、根据手术风险程度调整 DOAC 应用方案

当选择围手术期 DOAC 治疗方案时,临床医师应将择期手术或非外科手术治疗的出血风险分为最小风险、低至中等风险和高风险[1],同时也应考虑其他可能影响出血风险的因素,如既往出血史和恶性肿瘤活动期。

(一)最小风险手术患者中的应用

最小风险手术包括:心脏装置植入(例如起搏器或心脏复律除颤器装置)、经桡动脉冠状动脉造影、小型皮肤科手术(如基底细胞和鳞状细胞皮肤癌、光化性角化病或癌前病变或癌性皮肤痣的切除)、超声乳化(白内障)术、小型牙科手术(如拔牙、牙齿修复、洁牙或补牙)等。对于这类手术,DOAC 可以继续使用,或者如果担心出血可以在手术当天停药。一项对 846 例接受导管消融治疗的非瓣膜性心房颤动患者进行的前瞻性研究提示,无论是否停用 DOAC,术后 30 天内发生症状性血栓栓塞和大出血事件的风险均较低(0.7% vs. 1.2%),且差异无统计学意义[2]。一项对 1 326 例接受心脏植入式电子装置手术患者的多中心观察性研究指出,停用和不停用 DOAC 器械相关出血(1.7% vs. 5.2%;P=0.03)和血栓事件的发生率(1.4% vs. 0;P=0.04)均较低,但差异存在统计学意义[3]。一项关于长期应用 DOAC 并需要包括心脏装置植入的非外科手术治疗的荟萃分析指出,与术前 1 ～ 4 天停用 DOAC 相比,部分研究提示不停药可能增加出血风险,但并非所有研究均得到此结论,因此对于此类患者应在围手术期继续 DOAC 或短期停用 DOAC[4]。两项包括 1 024 例接受小型牙科手术的荟萃分析指出,DOAC 似乎是一种安全的药物,与暂时停用 DOAC 相比,不停药的

患者大出血发生率没有增加,因此不需要因为简单的拔牙而停止或改变治疗[5-6]。

(二)低至中等风险手术患者中的应用

出血风险较低至中等的手术包括:腹腔镜胆囊切除术、经股动脉冠状动脉造影、腹部疝修补术、胃肠内镜检查(无论是否取活检)、腹部子宫切除术、结肠镜检查(无论是否取活检)、淋巴结活检、痔疮手术、足部或手部手术、支气管镜检查(无论是否取活检)。这类手术应在术前 1 天停药,并在术后 1 天恢复应用 DOAC。

(三)高风险手术患者中的应用

出血风险较高的手术包括:任何采用脊髓或硬膜外麻醉的手术、大型恶性肿瘤切除手术(如肺、食管、胃、结肠、肾或肝胆部位)、大型骨科手术(如髋关节或膝关节置换术)、大型修复整形外科手术(如恶性肿瘤切除)、非恶性肿瘤重大胸腹部手术(如结肠切除术)、经尿道前列腺或膀胱切除术、特定活检(如肾活检)、特定胃肠道手术(如内镜下逆行胰胆管造影术)、血管丰富器官的手术(如肾脏手术)、密闭空间区域的手术(如心脏手术)、深部神经阻滞术。此类手术应在术前 2 天停药,并在术后 2 天恢复 DOAC。

一项多中心前瞻性研究(PAUSE)纳入了 3 007 例使用 DOAC 的心房颤动患者,采用标准化围手术期 DOAC 方案进行管理,即在低出血风险手术前 1 天及高出血风险手术前 2 天停用 DOAC,低出血风险手术后 1 天及高出血风险手术后 2 ~ 3 天恢复 DOAC,术后 30 天内大出血和动脉血栓栓塞的风险较低:低至中等出血风险手术大出血发生率,阿哌沙班组为 1.35%(95% CI 0 ~ 2.00%),达比加群组为 0.90%(95% CI 0 ~ 1.73%),利伐沙班组为 1.85%(95% CI 0 ~ 2.65%);动脉血栓栓塞(短暂性脑缺血发作、卒中和系统性栓塞)发生率,阿哌沙班组为 0.16%(95% CI 0 ~ 0.48%),达比加群组为 0.60%(95% CI 0 ~ 1.33%),利伐沙班组为 0.37%(95% CI 0 ~ 0.82%);高出血风险手术患者中大出血发生率,阿哌沙班组为 2.96%(95% CI 0 ~ 4.68%),达比加群组为 0.88%(95% CI 0 ~ 2.62%),利伐沙班组为 2.95%(95% CI 0 ~ 4.76%)[7]。一项回顾性单中心研究评估了 525 例接受外科手术患者的围手术期 DOAC 管理,发现围手术期 DOAC 的使用由主治医师决定,缺乏标准化管理,有 2.9% 的患者发生大出血,0.8% 发生动脉血栓栓塞[8],不良事件发生率高于使用标准化 DOAC 管理的 PAUSE 研究。

由此可见,对于接受最小出血风险手术的患者,可以不中断 DOAC,术前每日服用两次 DOAC 的患者可在手术日早晨停用,每日服用一次 DOAC 的患者可延迟至术后晚间服药。对于接受低至中度出血风险手术的患者,建议在术前 1 天[约 30 ~ 36 小时(3 个半衰期)]停用 DOAC,并在术后 1 天恢复用药。对于接受高出血风险外科手术的患者,建议术前 2 天[约 60 ~ 68 小时(5 个半衰期)]停用 DOAC,术后 2 天恢复。

三、停药期间的肝素替代方案

美国胸科医师学会实践指南不建议在围手术期停用 DOAC 期间进行肝素替代治疗,考虑其可能会增加出血风险,但停用 DOAC 可能导致抗凝作用减弱或消失,从而增加动脉血栓栓塞的风险。一项对长期服用 DOAC 并需要择期手术的荟萃分析指出,在需要停用 DOAC 的患者中,低分子量肝素替代治疗显著增加出血风险。但对于接受高风险手术并伴有静脉血栓栓塞的患者(如大关节置换手术),应在术后 24 小时内开始使用低剂量(预防性）低分子量肝素，并在恢复 DOAC 之前持续使用 2～3 天[4]。

四、常用 DOAC 的作用监测及拮抗方法

2018 年国际血液学标准化理事会推荐液相色谱串联质谱（LC-MS/MS）法作为测量 DOAC 浓度的金标准。DOAC 浓度低于 50ng/ml 认定临床上无显著抗凝作用，低于 30ng/ml 认定无 DOAC 残留。PAUSE 研究的一项亚组分析表明，DOAC 浓度低于 30ng/ml 或 30～50ng/ml 不增加围手术期出血风险[7]。一项队列研究纳入了 1 579 例因髋部骨折接受手术治疗并服用 DOAC 的患者，结果显示 DOAC 浓度 < 50ng/ml 的患者与未使用任何抗凝剂的患者相比，输血率和 30 天病死率无显著差异，因此 DOAC 浓度 < 50ng/ml 时进行手术是安全的[8]。在评估择期手术的围手术期 DOAC 管理的 PAUSE 试验中，超过 97% 的患者 48 小时 DOAC 浓度 < 50ng/ml[7]。因此，如果没有检测 DOAC 浓度的条件，可以考虑在停用 DOAC 48 小时后进行手术。比较停用 DOAC 48 小时内与 48 小时后进行髋部骨折手术的两组患者，在 30 天病死率或输血率方面没有显著差异（$P=0.67$）[9]。近日，国外麻醉相关专家组发布的 2024 国际共识声明指出，对末次服用 DOAC 时间 < 36 小时的老年患者，可考虑进行髋部骨折手术[10]。因此对于不能检测 DOAC 浓度的髋部骨折手术，可以考虑在停用 DOAC 48 小时内进行手术，但建议服用最后一剂 DOAC 和手术之间间隔至少是 24 小时。美国胸科医师学会指南不建议在择期手术前常规监测 DOAC 浓度，因为 DOAC 水平的临床重要性仍不十分确定，且许多医疗中心无法检测 DOAC 浓度。在应用 DOAC 并需要手术的患者中，有 2%～3% 需行紧急手术（6 小时内）或急诊手术（24 小时内），此时检测 DOAC 浓度可能有帮助，因为此类患者发生出血（17%～23%）、血栓栓塞（7%～16%）和死亡（2%～6%）的风险均较高。对于紧急手术，如果可以检测 DOAC 浓度，当 ≥ 50ng/ml 时需要使用 DOAC 拮抗剂，而低于 50ng/ml 可在不进行拮抗的情况下进行手术；如果无法检测 DOAC 浓度，且是在术前 48 小时内服用的最后一剂 DOAC，应考虑使用 DOAC 拮抗剂[11]。

DOAC 特异性拮抗剂包括 Andexanet alfa 用于阿哌沙班或利伐沙班拮抗、依达赛珠单抗用于达比加群拮抗等。依达赛珠单抗是一种单克隆抗体 Fab 片段，对达比加群具有高亲和力，可迅速逆转其抗凝作用，是唯一一种在非出血患者紧急手术或干预前被批准用于拮抗达比加群的药物。Andexanet alfa 是一种重组 Xa 因子诱导蛋白，在口服 Xa 因子抑制剂的个体中，能迅速降低 Xa 因子抑制剂和游离药物水平，并增加凝血酶生成。ANNEXA-4 研究发现，与应用 DOAC 相关的急性大出血患者中，Andexanet alfa 治疗显著降低了 Xa 因子抑制剂活性（降低 92%），对 82% 的患者在 12 小时内显示出良好的止血效果[12]。2024 年，ANNEXA-I 研究纳入了 530 例脑出血患者，评估了 Andexanet alfa 对 DOAC 的拮抗作用，发现与常规治疗（其中 85.5% 应用了凝血酶原复合物）相比，Andexanet alfa 止血效果更显著（67.0% vs. 53.1%；$P=0.003$），但缺血性卒中发生率（6.5% vs. 1.5%）和血栓事件发生率（10.3% vs. 5.6%；$P=0.048$）也显著增加，提示有卒中或血栓病史的患者应慎用 Andexanet alfa[13]。凝血酶原复合物通过提供高水平的凝血因子来增加凝血酶的产生，从而拮抗 DOAC 的抗凝作用。一项荟萃分析纳入了 33 项研究（2 568 例患者），评价凝血酶原复合物拮抗 DOAC 大出血的有效性和安全性，结果提示，止血率为 80%（95% CI 75%～84%），30 天病

死率为 15%（95% *CI* 11% ～ 19%），血栓栓塞不良事件发生率为 3%（95% *CI* 2% ～ 5%）[14]。一项纳入了 16 项研究共 2 977 例患者的荟萃分析评估了 Andexanet alfa 和凝血酶原复合物的疗效和安全性，结果显示 Andexanet alfa 组止血率更高［*RR*=1.10（95% *CI* 1.01 ～ 1.20）；*P*=0.02］、总病死率较低［*RR*=0.67（95% *CI* 0.51 ～ 0.88）;*P*=0.004］，但是血栓栓塞发生率更高［*RR*=1.47（95% *CI* 1.01 ～ 2.15）;*P*=0.046］[15]。

综上所述，当应用 DOAC 的患者进行择期手术或非外科手术治疗时，可以应用标准化管理方案，不需要检测 DOAC 浓度或使用肝素替代治疗。当服用 DOAC 的患者需要紧急或急诊手术时，当 DOAC 浓度升高或不能检测时，可能需要应用拮抗剂。

（苏婉婷　丁仁彧）

参考文献

[1] DOUKETIS J D, SPYROPOULOS A C. Perioperative management of patients taking direct oral anticoagulants: A review[J]. JAMA, 2024, 332(10): 825-834.

[2] NAKAMURA K, NAITO S, SASAKI T, et al. Uninterrupted vs interrupted periprocedural direct oral anticoagulants for catheter ablation of atrial fibrillation: A prospective randomized single-centre study on post-ablation thrombo-embolic and haemorrhagic events[J]. Europace, 2019, 21(2): 259-267.

[3] CRETA A, VENTRELLA N, EARLEY M J, et al. DOACs vs. vitamin K antagonists during cardiac rhythm device surgery: A multicenter propensity-matched study[J]. JACC Clin Electrophysiol, 2024, 10(1): 121-132.

[4] SHAH S, NAYFEH T, HASAN B, et al. Perioperative management of vitamin K antagonists and direct oral anticoagulants: A systematic review and meta-analysis[J]. Chest, 2023, 163(5): 1245-1257.

[5] LÓPEZ-GALINDO M, GRAU-BENÍTEZ M. Systematic review on the effects of the discontinuation of the anticoagulant therapy and the postoperative bleeding, in patients under new oral anticoagulants after dental extraction[J]. J Clin Exp Dent, 2023, 15(4): e338-e345.

[6] PESCE P, PIN L, PIN D, et al. Effect of different anticoagulants and antiplatelets on intraoral bleeding time during professional oral hygiene session[J]. BMC Oral Health, 2024, 24(1): 957.

[7] DOUKETIS J D, SPYROPOULOS A C, DUNCAN J, et al. Perioperative management of patients with atrial fibrillation receiving a direct oral anticoagulant[J]. JAMA Intern Med, 2019, 179(11): 1469-1478.

[8] LEE J, KONG X, HAYMART B, et al. Outcomes in patients undergoing periprocedural interruption of warfarin or direct oral anticoagulants[J]. J Thromb Haemost, 2022, 20(11): 2571-2578.

[9] P'NG S S, TEH Y W, REYNOLDS S, et al. Pre-operative direct oral anticoagulant level measurement reduces time to surgery in hip fracture patients[J]. Geriatr Orthop Surg Rehabil, 2024, 15: 21514593221142187.

[10] MITCHELL R J, WIJEKULASURIYA S, MAYOR A, et al. Principles for management of hip fracture for older adults taking direct oral anticoagulants: An international consensus statement[J]. Anaesthesia, 2024, 79(6): 627-637.

[11] LEVY J H, SHAW J R, CASTELLUCCI L A, et al. Reversal of direct oral anticoagulants: Guidance from the SSC of the ISTH[J]. J Thromb Haemost, 2024, 22(10): 2889-2899.

[12] CONNOLLY S J, CROWTHER M, EIKELBOOM J W, et al. Full study report of andexanet alfa for bleeding associated with factor Ⅹa inhibitors[J]. N Engl J Med, 2019, 380(14): 1326-1335.

[13] CONNOLLY S J, SHARMA M, COHEN A T, et al. Andexanet for factor Ⅹa inhibitor-associated acute intracerebral hemorrhage[J]. N Engl J Med, 2024, 390(19): 1745-1755.

[14] MILIOGLOU I, FARMAKIS I, NEUDEKER M, et al. Prothrombin complex concentrate in major bleeding associated with DOACs: An updated systematic review and meta-analysis[J]. J Thromb Thrombolysis, 2021, 52(4): 1137-1150.

[15] SARHAN K, MOHAMED R G, ELMAHDI R R, et al. Efficacy and safety of Andexanet alfa versus four factor prothrombin complex concentrate for emergent reversal of factor Ⅹa inhibitor associated intracranial hemorrhage: A systematic review and meta-analysis[J]. Neurocrit Care, 2024.

5　重症患者铁剂联合促红细胞生成素治疗贫血减少红细胞输注

贫血在重症患者中是一个常见的问题,不仅影响患者的氧输送能力,还可能导致并发症的增加,延长住院时间并降低生活质量[1]。红细胞输注是治疗贫血的一种主要手段,但其潜在的危害不可忽视,包括输血反应、容量负荷、感染、静脉血栓栓塞(venous thromboembolism, VTE)等问题[2]。此外,医疗资源的不足和红细胞供应紧张也使得过度依赖输血成为一个亟待解决的问题。既往研究发现,非输血药物治疗能减少红细胞应用,包括促红细胞生成素(erythropoietin, EPO)、铁剂、维生素 D_3、缺氧诱导因子脯氨酰羟化酶抑制剂(hypoxia inducible factor prolyl hydroxylase inhibitor, HIF-PHI)等[3]。铁剂联合 EPO 治疗逐渐成为一种替代选择,本文重点讨论该联合治疗在适用的重症患者群体中的作用及临床价值。

一、铁剂联合 EPO 治疗贫血的药理作用

有效的红细胞生成需要足够的铁储备和足够的 EPO 刺激。铁剂为骨髓提供合成红细胞所需的原料,而 EPO 则通过刺激红细胞生成血红蛋白(hemoglobin, Hb)。联合治疗的优势在于不仅能够纠正铁缺乏,还能通过增强骨髓的红细胞生成能力,增加红细胞数量,提高 Hb、血细胞比容、血清铁蛋白水平来改善贫血,减少血液制品输注的依赖[4]。

二、铁剂联合 EPO 治疗贫血的适用人群

(一)慢性肾脏病相关贫血重症患者

慢性肾脏病(chronic kidney disease, CKD)患者常因肾功能不全导致 EPO 生成减少,同时伴有铁代谢紊乱,因此容易出现肾性贫血。根据相关指南,铁剂联合 EPO 已成为治疗肾性贫血的重要手段。指南建议,CKD 患者在进行 EPO 治疗前,应先纠正铁缺乏。当铁缺乏得到纠正后,若 Hb < 100g/L,应尽快给予 EPO 治疗。而对于 Hb < 90g/L 的 CKD 患者,应同时进行铁剂和 EPO 治疗,避免 Hb 进一步降低带来危害[5]。联合治疗期间需监测铁蛋白、转铁蛋白饱和度(transferrin saturation, TSAT)、Hb 水平,以确保治疗有效性,避免铁过载或 EPO 抵抗。

(二)其他慢性重症贫血患者

长期卧床的慢性重症患者(如慢性炎症、重症肺病、神经系统疾病)常因慢性炎症、营养不良等干扰铁代谢和 EPO 反应,从而抑制红细胞生成,导致贫血。因此,单独补充铁剂或 EPO 难以奏效,铁剂联合 EPO 治疗更具优势,可提高血红蛋白水平,减少输血依赖,并改善组织氧供[6]。

三、铁剂联合 EPO 治疗贫血的临床证据

(一)减少红细胞输注需求

目前证据显示,静脉给予铁剂和 EPO,纠正铁缺乏症以治疗贫血可显著减少围手术期红细胞输注,尤其是在重大手术患者的围手术期,铁剂和 EPO 的使用较为广泛。一项前瞻性观察性研究显示,在预计需要进行输血的心脏手术患者中,接受药物(铁剂、EPO、叶酸、维生素 B_{12})复合治疗干预的患者减少了红细胞输注,并且在术后前 7 天内的 Hb 浓度、网织红细胞计数及网织红细胞 Hb 含量均超过未接受药物干预的患者[7]。另一研究也证实了类似的观点,与单独铁剂治疗相比,EPO 联合铁剂治疗在提高术后 Hb 水平、网织红细胞计数和减少围手术期红细胞输注单位方面更有效[8]。这些结果强调了静脉铁剂和 EPO 等药物处理对提高术后 Hb 水平和减少红细胞输注的重要性,术后前 3 个月的贫血发生率也从 90% 降至 30%[9],并且静脉铁剂和 EPO 的给药显示出显著的安全性,没有任何报告的不良结局[10]。因此,对于贫血的重症患者,通过这种非输血治疗方法,可以加速红细胞的生成和提高 Hb 水平,有效避免因贫血引发的低氧血症,从而减少对红细胞输注的依赖,降低输血带来的风险。

(二)对静脉血栓栓塞和感染的影响

铁剂联合 EPO 治疗可以降低血栓形成事件的发生率[7]。2024 年,Yoshihiro 等人的一篇荟萃分析显示,单独使用 EPO 或铁剂并未增加 VTE 发生率,而二者联合使用时更是降低了 VTE 的发生风险[3]。这表明,铁剂与 EPO 联合治疗在一定程度上是安全的,尤其是在需要长期治疗的患者群体中。尽管 EPO 单独使用可能会增加感染风险,但铁剂与 EPO 联合使用通过改善贫血、减少输血需求并增强免疫功能,可以间接降低感染的风险[3]。因此,铁剂和 EPO 联合使用不仅能有效治疗贫血,还可能通过改善机体免疫功能和氧供来减少感染风险。同时,在合理使用的情况下,还能保持较低的血栓形成风险。

（三）安全性与疗效

研究显示,单纯静脉铁剂治疗可能存在发生危及生命的急性不良反应和致命过敏反应的风险[11]。高水平的 EPO 会导致红细胞增多症,增加血液黏度,可能增加脑卒中、脑损伤以及血栓形成的风险[12]。所以铁剂和 EPO 联合治疗的安全性也受到了广泛关注。在多项临床研究中,静脉铁剂与 EPO 联合应用的不良反应发生率显著低于单一用药组,且不良反应均轻微且可控,没有出现严重不良反应事件[13-14]。Choi 等的一项队列研究结果证实铁剂联合 EPO 治疗的心脏外科患者术后病死率、VTE 风险显著低于接受红细胞输注的患者,术后 Hb 水平显著高于红细胞输注组[15]。对于重症患者而言,非输血治疗不仅能够避免因输血引发的不良反应,还能通过提高 Hb 水平,改善氧气输送能力,进而改善患者的临床结局。此外,非输血治疗还可以减少对血液资源的依赖,减轻社会和患者的负担。

综上所述,铁剂联合 EPO 治疗重症患者贫血在非输血治疗中发挥重要作用。这种联合治疗通过改善铁储备和刺激红细胞生成,不仅能够减少红细胞输注需求,还可以降低输血带来的危害。铁剂联合 EPO 具有良好的安全性,并且能够在提高 Hb 水平的同时改善患者的临床结局。

（皮　羽　徐永昊）

参考文献

[1] JEON J, KANG D, PARK H, et al. Impact of anemia requiring transfusion or erythropoiesis-stimulating agents on new-onset cardiovascular events and mortality after continuous renal replacement therapy[J]. Sci Rep, 2024, 14(1): 6556.

[2] 卫新, 严海雅, 冷玉芳, 等. 输血与血液保护研究热点解析 [J]. 临床麻醉学杂志, 2021, 37(3): 325-328.

[3] YOSHIHIRO S, HONGO T, YAMAMOTO M, et al. Pharmacotherapy for reducing RBC transfusion for patients in the ICU: A systematic review and network meta-analysis[J]. Crit Care Med, 2024, 52(4): 618-625.

[4] HANDS K, DARU J, EVANS C, et al. Identification and management of preoperative anaemia in adults: A British Society for Haematology guideline update[J]. Br J Haematol, 2024, 205(1): 88-99.

[5] 中国医师协会肾脏内科医师分会肾性贫血指南工作组. 中国肾性贫血诊治临床实践指南 [J]. 中华医学杂志, 2021, (20): 1463-1502.

[6] NAIDU S A G, CLEMENS R A, NAIDU A S. SARS-CoV-2 infection dysregulates host iron (Fe)-redox homeostasis (Fe-R-H): Role of Fe-redox regulators, ferroptosis inhibitors, anticoagulants, and iron-chelators in COVID-19 control[J]. J Diet Suppl, 2023, 20(2): 312-371.

[7] SPAHN D R, SCHOENRATH F, SPAHN G H, et al. Effect of ultra-short-term treatment of patients with iron deficiency or anaemia undergoing cardiac surgery: A prospective

randomised trial[J]. Lancet, 2019, 393(10187): 2201-2212.

[8] KEI T, MISTRY N, CURLEY G, et al. Efficacy and safety of erythropoietin and iron therapy to reduce red blood cell transfusion in surgical patients: A systematic review and meta-analysis[J]. Can J Anaesth, 2019, 66(6): 716-731.

[9] SAOUR M, BLIN C, ZEROUAL N, et al. Impact of a bundle of care (intravenous iron, erythropoietin and transfusion metabolic adjustment) on post-operative transfusion incidence in cardiac surgery: A single-centre, randomised, open-label, parallel-group controlled pilot trial[J]. Lancet Reg Health Eur, 2024, 43: 100966.

[10] CHARBONNEAU H, SAVY S, SAVY N, et al. Comprehensive perioperative blood management in patients undergoing elective bypass cardiac surgery: Benefit effect of health care education and systematic correction of iron deficiency and anemia on red blood cell transfusion[J]. J Clin Anesth, 2024, 98: 111560.

[11] GRINO M, RIGAUX M, LAGARDE A V, et al. Hypophosphatemia after injectable iron treatments in adults: Comparison between ferric carboxymaltose and iron sucrose[J]. Ann Pharm Fr, 2023, 81(5): 790-800.

[12] FAYED B, LUO S, YASSIN A E B. Challenges and recent advances in erythropoietin stability[J]. Pharm Dev Technol, 2024, 29(9): 930-944.

[13] 李青如 , 王东 , 吕勇 , 等 . 重组人促红素与罗沙司他治疗腹膜透析肾性贫血患者的临床疗效观察 [J]. 内蒙古医学杂志 , 2024, 56(3): 354-360.

[14] 黄思飞 , 朱礼阳 , 王越 , 等 . 人促红素注射液联合多糖铁复合物胶囊对维持性血液透析肾性贫血患者贫血指标及铁代谢指标的影响 [J]. 临床医学 , 2024, 44(4): 90-93.

[15] CHOI U E, NICHOLSON R C, FRANK S M, et al. Use of preoperative erythropoietin-stimulating agents is associated with decreased thrombotic adverse events compared to red blood cell transfusion in surgical patients with anaemia[J]. Vox Sang, 2024, 119(11): 1174-1182.

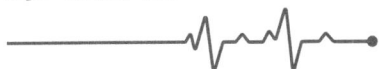

第七部分

重症神经

1 创伤性脑损伤输血策略：开放与限制

创伤性脑损伤(traumatic brain injury，TBI)是严重的全球性健康挑战，可导致严重的残疾和死亡[1]。TBI通常涉及原发性和继发性损伤机制。原发性损伤是不可逆的，治疗的核心是限制由于过度应激、炎症、氧化应激、凋亡、细胞死亡和轴突变性引起的二级和三级损伤[2]。贫血是影响TBI预后的关键因素之一，红细胞输注是改善TBI患者失血性休克和因贫血导致脑氧输送不足的有效手段，但TBI人群中的最佳血红蛋白阈值和红细胞输注策略仍存在争议[3]。随着近年来一些高质量RCT研究的开展，对TBI患者采取开放性红细胞输注策略或者限制性红细胞输注策略有了更多的循证医学证据。本文将对TBI患者贫血的病理生理和红细胞输注策略的研究现状进行综述。

一、创伤性脑损伤患者的贫血

贫血是TBI患者的常见问题，约45.8%的中重度TBI患者在住院的前48小时内出现贫血，并且贫血对脑组织氧合和总体预后有重要影响[4-6]。TBI患者贫血的形成机制包括：创伤出血导致的红细胞丢失和红细胞存活率降低；全身炎症反应对红细胞生成素产生负面影响而导致造血功能降低，以及红细胞不能摄入铁；静脉液体复苏和出血导致的血液稀释[7]。

贫血导致大脑组织氧输送减少，从而对TBI患者造成继发性脑损伤。血红蛋白是影响脑氧合的主要因素，因为向脑输送的氧(DO_2)是动脉血氧含量(CaO_2)和脑血流量(CBF)的乘积($DO_2=CaO_2 \times CBF$)，其中$CaO_2=$ 血红蛋白浓度 × 动脉血氧饱和度 ×1.39+0.003× 动脉氧分压，CBF由心输出量和脑血管阻力确定。在与贫血相关的氧含量降低的情况下，激活CBF的生理代偿机制可以抵消大脑DO_2的降低[7]。在健康个体中，6g/dl的临界血红蛋白阈值以上都可以通过代偿机制维持脑组织氧合。但TBI患者大脑血流自动调节功能受损[8]，TBI后数小时内CBF全面减少，进一步削弱了大脑的代偿能力[9]。在低于血红蛋白9g/dl水平下，较低的脑血管储备功能不足以维持足够的氧输送，从而导致贫血诱导的脑功能障碍。贫血的有害影响不仅限于氧气输送减少，还可导致全身缺氧，损害心脏和肾脏等重要器官的功能，进一步延迟患者的康复。

贫血被认为会加重TBI患者继发性脑损伤，并与不良预后相关[10]。低血红蛋白水平是缺血区域和创伤性血管痉挛发展的预测因子,存在贫血的 TBI 患者,住院时间较长,医疗费用较高,神经功能预后较差,并且贫血显著增加严重病例的病死率[11-13]。但是 TBI 患者贫血与不良预后之间的关系存在争议,一些 TBI 预后和神经功能损伤与贫血的相关性研究结果存在差异[7],其原因可能为不同研究中贫血和 TBI 严重程度的定义不一致、血红蛋白测量时间点不同、缺乏对急性住院期间输注红细胞的考虑、不同的治疗措施,以及其他残余混杂因素。总之,贫血通过减少大脑组织的氧输送,对 TBI 患者造成继发性脑损伤这一观点是被普遍认可的,只是需要通过更加严谨的循证医学证据去寻找影响 TBI 患者预后的血红蛋白阈值和最佳红细胞输注策略。

二、创伤性脑损伤患者的红细胞输注策略

在 TBI 患者中,缺氧导致继发性脑损伤的风险很高,改善缺氧的方式包括增加氧含量和提高血红蛋白水平。由于大脑的自动调节机制,增加氧含量可能导致脑血流量的减少,并且这种减少可能导致大脑部分区域灌注不足,特别是在大脑自动调节受损的情况下。维持大脑携氧能力的经典方法是在 TBI 患者中输注红细胞以维持血红蛋白。红细胞输注对 TBI 患者大脑和全身的影响具有重要意义,不但可以增加大脑的氧输送,也有助于血流动力学的稳定[14]。红细胞输注也有一些风险,如引发炎症反应、导致输血相关急性肺损伤[15],以及输血相关循环超负荷[16]、输血代谢效应等。因此需要仔细计划和个体化输血策略,以最大限度地提高患者获益,同时最大限度地减少潜在的危害。

创伤性脑损伤患者的红细胞输注策略包括开放性红细胞输注策略和限制性红细胞输注策略。各医疗中心的输血策略存在很大差异。基于维持最佳携氧能力的理论原理,最初的红细胞输注策略为开放性红细胞输注策略(即输注红细胞以维持血红蛋白水平大于 10g/dl 或血细胞比容大于 30%)。但后来的临床实践转向限制性输注红细胞策略(即在血红蛋白水平较低时再进行输血,维持血红蛋白浓度 7g/dl),并认为开放性红细胞输注策略可能是不必要的,甚至可能有害,这种红细胞输注策略会导致血液黏度增加或内皮功能障碍,从而损害大脑自动调节功能。由于研究结果存在矛盾,关于 TBI 患者的最佳红细胞输注策略一直存在争议。许多临床试验和荟萃分析都支持在 TBI 患者中限制性红细胞输注策略至少与开放性红细胞输注策略一样有效,甚至可能优于自由输血策略。第一个证明开放性红细胞输注策略没有额外益处的是对 TRICC 试验中 TBI 患者的回顾性分析,结果显示,> 10g/dl 和 > 7g/dl 两个阈值的预后和并发症均没有差异[17]。后来有研究显示维持血红蛋白浓度 > 10g/dl 并不能改善 6 个月时的神经预后,且与较高的不良事件发生率相关[18]。荟萃分析也支持限制性红细胞输注策略[10]。从社会经济学角度来看,在对 1 565 例 TBI 患者的回顾性分析中,开放性红细胞输注策略和限制性红细胞输注策略之间临床预后没有差异,但限制性红细胞输注策略每年可节省约 115 000 美元(约人民币 83 万元)的住院费用[19]。血红蛋白 > 7g/dl 的限制性阈值似乎是可行和适当的,但“一刀切”的方法和设定任何血红蛋白阈值都不是 TBI 患者输血的最佳方法。在某些患者群体中,认识到与限制性红细胞输注策略的潜在风险至关重要。有学者认为限制性红细胞输注策略可能会加重重度 TBI 患者的缺氧,尽管限制性输血策略通常是安全的,但可能并不适用于所有的 TBI 病例[20]。考虑到脑组织缺氧、脑自动调节和代谢状态等因素,基于红细胞输注的初始生理反应,需要个体化

的滴定红细胞治疗,以预测获益或风险。

三、开放与限制:最新的证据

创伤性脑损伤患者采用开放性红细胞输注策略还是限制性红细胞输注策略仍然没有定论。一项聚焦于急性脑损伤患者红细胞输注阈值实践的国际调查显示:超过 60% 的受访者认为在急性脑损伤患者中开展开放性红细胞输注策略和限制性红细胞输注策略的随机对照试验是必要的,41% 的受访者认为进一步的研究应该验证限制性输血策略和神经监测指导策略的价值 [21]。在这种背景下,越来越多的探索创伤性脑损伤输血策略的研究被开展。

一项值得关注的研究是对 CENTER-TBI 研究(一项针对欧洲 TBI 患者的大型多中心、前瞻性、观察性研究)的二次分析 [22]:在这项分析研究中,前 7 天每日最低血红蛋白水平被分类为 < 7.5g/dl,7.5 ～ 9.5g/dl 和 > 9.5g/dl 三个等级;基于输血前的血红蛋白水平,输血策略被描述为"限制性"或"开放性"(例如 < 7.5g/dl 或 7.5 ～ 9.5g/dl)。最终 1 231 例 TBI 患者被纳入分析,结果显示各中心的输血阈值存在较大差异,血红蛋白水平升高与不良神经预后发生率的降低独立相关(OR=0.78;95% CI 0.70 ～ 0.87),并且血红蛋白水平升高与病死率降低相关(OR=0.88;95% CI 0.76 ～ 1.00),血红蛋白水平低于 7.5g/dl 与病死率增加相关(OR=3.21;95% CI 1.59 ～ 6.49)。这项研究提示低血红蛋白水平(< 7.5g/dl)与重度 TBI 患者的长期不良神经预后及高病死率独立相关。另外一项研究对 TRAHT 试验(一项开放标签、平行、可行性、随机对照试验)进行了事后分析,结果显示随机接受限制性红细胞输注策略(血红蛋白 < 7g/dl)患者的脑血流速度较高,且脑血管痉挛和弥漫性缺血性损伤的发生率更高 [6]。然而,这些研究并非针对 TBI 患者的输血策略开展的临床试验,证据等级不高。

HEMOTION 试验 [23] 和 TRAIN 试验 [24] 是针对 TBI 中输血阈值和红细胞输注策略开展的两项前瞻性 RCT 研究,这两项研究均在 2024 年发布了研究结果。

HEMOTION 试验 [23] 全名为颅脑创伤优化输血阈值试验,在加拿大、英国、法国和巴西的 34 个中心进行,采用前瞻性、随机、开放标签、盲终点(PROBE)设计。研究纳入中重度 TBI 合并贫血的患者,分别采取开放性输血策略(血红蛋白水平 ≤ 10g/dl 时输血)和限制性输血策略(血红蛋白水平 ≤ 7g/dl 时输血)。主要结局是 6 个月后的神经系统结局(GOSE 评分),次要结局包括 6 个月时的病死率、功能独立性、生活质量和抑郁症状。最终这项研究共纳入 742 例患者,其中使用开放性输血策略的 364 例患者中,68.4% 出现不良结局;使用限制性输血策略的 358 例患者中,73.5% 出现不良结局(调整后绝对差异为 5.4%,95% CI -2.9% ～ 13.7%)。开放性输血策略组在部分功能独立性和生活质量量表上得分较高,但两组在病死率和抑郁症状上无显著差异。两组静脉血栓栓塞事件发生率均为 8.4%,急性呼吸窘迫综合征发生率分别为 3.3%(开放组)和 0.8%(限制组)。在这项国际多中心随机对照试验中,开放性输血策略并未减少 6 个月时颅脑创伤患者不良神经结局的风险。

TRAIN 试验 [24] 是一项多中心、Ⅲ期、平行组、开放标签、评估员 - 盲法、随机临床试验,旨在探讨两种不同的血红蛋白输血阈值对急性脑损伤患者神经系统预后的影响。该研究在 22 个国家的 72 个重症监护病房进行。共招募 850 例创伤性脑损伤、动脉瘤性蛛网膜下腔出血或脑出血患者,随机分配在 28 天内接受开放性输血策略(血红蛋白 < 9g/dl;n=408)或限制性输血策略(血红蛋白 < 7g/dl;n=442);其中 820 例完成试验,806 例有主要结果数据,393 例开放性输血策略组,413 例限制性输血策略组。统计结果显示开放性输血策略组中 246 例患者(62.6%)神经系统预后不佳,而限制性输血策略组中 300 例患者(72.6%)神经系统预后不佳[绝对差异:-10.0%(95% CI -16.5% ~ -3.6%);调整相对风险 0.86(95% CI 0.79 ~ 0.94);P=0.002],两组之间的 6 个月病死率没有差异。在开放性输血策略组中,397 例患者中有 35 例(8.8%)至少有 1 次脑缺血事件,而限制性输血策略组中 423 例患者中有 57 例(13.5%)[RR=0.65(95% CI 0.44 ~ 0.97)]。因此在本研究中,与接受限制性输血策略相比,急性脑损伤患者接受开放性输血策略时 180 天出现不良神经预后的可能性更低。

这两项前瞻性研究的结果并不完全一致,仍然不能确定 TBI 患者的最佳输血策略。一项包含了 HEMOTION 试验和 TRAIN 试验在内的荟萃分析[25],共纳入 5 项随机对照研究的 1 528 例患者,结果显示,与开放性输血策略相比,限制性输血策略对病死率(RR=1.00,95% CI 0.80 ~ 1.24,I^2=0)或六个月时的不良神经预后(RR=1.06,95% CI 0.94 ~ 1.20,I^2=47%)没有影响。

综上所述,贫血是中、重度 TBI 患者常见的问题,合适的红细胞输注策略对于提高 TBI 患者的生存率和减少继发性脑损伤至关重要,临床医师必须平衡贫血相关脑损伤的风险和同种异体输血的危害。HEMOTION 试验和 TRAIN 试验为 TBI 的输血实践提供了更高质量的循证医学证据,结果支持限制性红细胞输注策略不会增加 TBI 患者病死率。但是基于目前临床研究证据对于神经系统结局影响的不确定性,目前仍不能确定最佳血红蛋白阈值和红细胞输注策略,随着一些脑灌注和脑氧合管理的先进监测技术的发展,在严密监测下优化和整合输血方案,可能有助于进一步提高 TBI 患者神经系统预后。

(陈晓迎 刘景仑)

参考文献

[1] HA E J. Optimizing RBC transfusion strategies in traumatic brain injury: Insights on early resuscitation and cerebral oxygenation[J]. Korean J Neurotrauma, 2024, 20(3): 137-145.

[2] THAPA K, KHAN H, SINGH T G, et al. Traumatic brain injury: Mechanistic insight on pathophysiology and potential therapeutic targets[J]. J Mol Neurosci, 2021, 71(9): 1725-1742.

[3] FILIPOVIC M G, LUEDI M M. Transfusion strategies in traumatic brain injury: A clinical debate[J]. J Clin Anesth, 2023, 90: 111233.

[4] ASHRAF M, KAMBOH U A, ZUBAIR M, et al. Prevalence of anemia in pediatric patients of traumatic brain injury and problems associated with management in a developing country: Unfolding of an underrated comorbidity[J]. Surg Neurol Int, 2021, 12: 75.

[5] VANHALA H, JUNTTILA E, KATAJA A, et al. Incidence and associated factors of anemia in patients with acute moderate and severe traumatic brain injury[J]. Neurocrit Care, 2022,

37(3): 629-637.

[6] GOBATTO A L N, SOLLA D, BRASIL S, et al. Progressive hemorrhagic injury and ischemia after severe traumatic brain injury according to hemoglobin transfusion thresholds: A *post-hoc* analysis of the transfusion requirements after head trauma trial[J]. Crit Care, 2024, 28(1): 218.

[7] EAST J M, VIAU-LAPOINTE J, MCCREDIE V A. Transfusion practices in traumatic brain injury[J]. Curr Opin Anaesthesiol, 2018, 31(2): 219-226.

[8] ROBINSON C P. Moderate and severe traumatic brain injury[J]. Continuum (Minneap Minn), 2021, 27(5): 1278-1300.

[9] POBLETE R A, ZHONG C, PATEL A, et al. Post-traumatic cerebral infarction: A narrative review of pathophysiology, diagnosis, and treatment[J]. Neurol Int, 2024, 16(1): 95-112.

[10] FLOREZ-PERDOMO W A, GARCÍA-BALLESTAS E, MARTINEZ-PEREZ R, et al. Hemoglobin levels as a transfusion criterion in moderate to severe traumatic brain injury: A systematic review and meta-analysis[J]. Br J Neurosurg, 2021, 37(6), 1473-1479.

[11] KOMURCU O, DOST B, OZDEMIR E, et al. Red blood cell transfusion and hemoglobin level on neurological outcome in the first 24 hours of traumatic brain injury[J]. Am J Emerg Med, 2022, 59: 74-78.

[12] BILGI K, GOPALAKRISHNA K N, CHAKRABARTI D, et al. Outcome prediction of TBI: Are there parameters that affect the impact and crash models?[J]. World Neurosurg, 2021, 146: e590-e596.

[13] LITOFSKY N S, MARTIN S, DIAZ J, et al. The negative impact of anemia in outcome from traumatic brain injury[J]. World Neurosurg, 2016, 90: 82-90.

[14] GOBATTO A L N, LINK M A, SOLLA D J, et al. Transfusion requirements after head trauma: A randomized feasibility controlled trial[J]. Crit Care, 2019, 23(1): 89.

[15] TUNG J P, CHIARETTI S, DEAN M M, et al. Transfusion-related acute lung injury (TRALI): Potential pathways of development, strategies for prevention and treatment, and future research directions[J]. Blood Rev, 2022, 53: 100926.

[16] BULLE E B, KLANDERMAN R B, PENDERGRAST J, et al. The recipe for TACO: A narrative review on the pathophysiology and potential mitigation strategies of transfusion-associated circulatory overload[J]. Blood Rev, 2022, 52: 100891.

[17] MCINTYRE L A, FERGUSSON D A, HUTCHISON J S, et al. Effect of a liberal versus restrictive transfusion strategy on mortality in patients with moderate to severe head injury[J]. Neurocrit Care, 2006, 5(1): 4-9.

[18] ROBERTSON C S, HANNAY H J, YAMAL J M, et al. Effect of erythropoietin and transfusion threshold on neurological recovery after traumatic brain injury: A randomized clinical trial[J]. JAMA, 2014, 312(1): 36-47.

[19] NGWENYA L B, SUEN C G, TARAPORE P E, et al. Safety and cost efficiency of a restrictive transfusion protocol in patients with traumatic brain injury[J]. J Neurosurg, 2018,

128(5): 1530-1537.

[20] LEROUX P. Haemoglobin management in acute brain injury[J]. Curr Opin Crit Care, 2013, 19(2): 83-91.

[21] BADENES R, ODDO M, SUAREZ J I, et al. Hemoglobin concentrations and RBC transfusion thresholds in patients with acute brain injury: An international survey[J]. Crit Care, 2017, 21(1): 159.

[22] GUGLIELMI A, GRAZIANO F, BOGOSSIAN E G, et al. Haemoglobin values, transfusion practices, and long-term outcomes in critically ill patients with traumatic brain injury: A secondary analysis of CENTER-TBI[J]. Crit Care, 2024, 28(1): 199.

[23] TURGEON A F, FERGUSSON D A, CLAYTON L, et al. Liberal or restrictive transfusion strategy in patients with traumatic brain injury[J]. N Engl J Med, 2024, 391(8): 722-735.

[24] TACCONE F S, RYNKOWSKI BITTENCOURT C, MØLLER K, et al. Restrictive vs liberal transfusion strategy in patients with acute brain injury: The train randomized clinical trial[J]. JAMA, 2024, 332(19): 1623-1633.

[25] YUAN X, ZHANG S, WAN J, et al. Efficacy of restrictive versus liberal transfusion strategies in patients with traumatic brain injury: A systematic review and meta-analysis of randomized controlled trials[J]. Ann Intensive Care, 2024, 14(1): 177.

2 急性血管性脑损伤患者预防发热改善预后？

中枢神经系统是对热最为敏感的组织之一。研究显示,约 90% 的急性血管性脑损伤患者在发病后的前 7 天内会出现发热。无论发热的病因如何,其发生与患者的高病死率、住院时间延长及神经功能预后不良显著相关[1-2]。急性血管性脑损伤主要包括脑出血、缺血性脑卒中和蛛网膜下腔出血等类型。值得注意的是,当急性血管性脑损伤患者在发病后 24 小时内出现发热,其短期死亡风险将增加 2.2 倍。

从临床前和临床数据来看,发热会显著增加脑组织耗氧量,破坏血脑屏障的完整性,促进兴奋性神经递质(如谷氨酸)和氧自由基的过量生成。此外,发热还可触发促炎性细胞因子的释放,诱导神经元凋亡,从而加速继发性神经元死亡。基于这些病理生理机制,理论上,预防发热可能通过阻断继发性脑损伤的级联反应来改善神经功能预后,同时避免因诱导低温而带来的潜在风险(如感染、凝血功能异常、心律失常等)。然而,近期多项临床研究表明,在急性血管性脑损伤患者中,主动体温管理的临床获益尚不明确,其是否能改善患者神经功能预后仍存在争议[2-4]。因此,本文将围绕这一热点问题展开讨论。

一、发热对神经系统的影响

发热是急性血管性脑损伤后常见的临床表现,其病因主要包括感染、药物相关性发热、血栓栓塞性发热和神经源性发热。其中,神经源性发热多发生于脑损伤急性期,约占发热病因的 28% ～ 50%,常见于急性血管性脑损伤、创伤性脑损伤(traumatic brain injury, TBI)或额叶损伤等[5]。研究表明,发热的发生率及持续时间与脑组织的继发性损伤程度、神经功能预后及病死率有显著相关性。在 TBI 患者中,体温正常至轻度升高(< 38℃)、中度发热(38 ～ 39℃)和高热(> 39℃)的病死率分别为 6.0%、13.6% 和 37.0%。

急性血管性脑损伤后发热的机制复杂,涉及神经内分泌、炎症反应及代谢紊乱等多种病理生理过程。其中,主要原因是直接和间接原因导致的脑干或下丘脑损伤,引起体温调定点上移,进而诱导机体产热增加和散热抑制[6-7]。此外,在脑缺血发生后数小时至数天内,大量体循环和颅内促炎性细胞因子和致热性细胞因子,尤其是 IL-1、IL-6、TNF-α 和 β 干扰素等表达上调,引起发热反应。同时,促炎介质还可通过增加内皮细胞和血管周围巨噬细胞前列腺素 E2(prostaglandin E2,PGE2)的表达,促使 PGE2 通过特定转运体穿过血脑屏障。当 PGE2 作用于视前下丘脑区域时,可进一步上调体温调定点,导致发热[7]。此外,细胞代谢的改变,如无氧代谢增强及缺血再灌注损伤,也可通过增加能量消耗和氧化应激反应促进产热[8]。

发热引起的脑组织继发性损伤是一个多因素参与的复杂过程。首先,发热导致内皮细胞损伤、放大神经炎症反应、破坏血脑屏障,并激活热敏神经元,使神经元暴露于炎症环境中。同时,内皮细胞发生自噬,导致脑水肿加剧、颅内压升高和诱导神经元细胞凋亡[8-10]。其次,发热会增加脑血流量、血容量和受损区域的缺血容积,提高脑代谢,进一步加重脑水肿。此外,发热还可刺激兴奋性氨基酸和氧自由基生成,抑制蛋白水解酶的活性并影响线粒体功能,使线粒体膜通透性改变,最终导致神经细胞凋亡、坏死等不同类型的程序性或病理性死亡[8,10-12]。

大量研究表明,大脑核心温度通常比外周体温高 0.3 ～ 0.9℃,这种从大脑到外周的热梯度分布可能与大脑的高代谢密切相关[9,13]。研究表明,当外周体温升高时,大脑核心温度的上升幅度呈线性增加。这种温度变化是导致脑血流自动调节功能受损的关键因素之一,使颅内压显著升高[11,14]。值得注意的是,即使大脑核心温度仅升高 1 ～ 2℃,也可能放大继发性脑损伤的级联效应[15]。

近年来的动物实验揭示了目标体温控制的神经保护机制,包括降低神经细胞的代谢率,减少脑组织对能量和氧的需求,从而纠正氧供与氧耗的失衡状态,改善脑组织酸中毒。此外,目标体温控制还可以显著减轻脑损伤相关的炎症反应,缓解脑水肿,降低颅内压,保护受损的神经元细胞。其潜在机制涉及多个层面:抑制内源性脑损害因子(如兴奋性氨基酸)的释放,抑制自由基生成,改善线粒体功能障碍,促进神经元内泛素合成,抑制 Ca^{2+} 超载,减轻脂质过氧化反应,抑制脑组织血小板活化因子生成,以及降低一氧化氮合酶活性和细胞凋亡水平等[16-18]。基于此,目前主流观点认为,目标体温控制作为改善急性脑损伤患者预后的重要临床干预措施,具有显著的临床应用价值和广阔的发展前景[19]。

二、急性血管性脑损伤患者的目标体温控制

目标体温控制是神经重症管理的重要策略之一,涉及不同程度的体温控制,包括预防发热、治疗性低温和发热治疗。预防发热是指在急性颅脑损伤后 2.5 小时内,继发性脑损伤之前,控制核心温度于 36℃ 至 37.5℃ 之间,避免温度升高至 37.5℃ 以上[20];治疗性低温定义为应用物理和药物方法将体温降到既定目标水平(32℃ ≤核心温度≤ 36℃),并维持在恒定的温度,一段时间后缓慢恢复至正常体温,并且避免体温反跳;发热治疗是指当核心温

度超过 37.5℃时,开始降温治疗,也有部分缺血性脑卒中指南将阈值设定为 38℃ [2,21]。

在心搏骤停领域,对体温的控制被定义为目标体温管理,高质量的目标体温管理(指治疗性低温)对于改善心搏骤停后缺氧缺血性脑病患者的神经功能预后具有关键作用 [22]。在 TBI 领域,多中心随机临床研究结果显示,早期预防性低温治疗并未显著改善严重颅脑外伤患者的临床结局,因此不推荐常规应用 [23-24]。根据欧洲危重症医学会(ESICM)和北美颅脑创伤研究联合会(NACCS)发布的最佳实践共识,对于 TBI 患者,建议将目标核心体温控制在 36.0℃至 37.5℃之间;在颅内压控制不佳的情况下,可考虑采用治疗性低温(即目标核心温度 ≤ 36.0℃)作为辅助治疗手段 [25]。

与其他原因导致的脑损伤不同,急性血管性脑损伤患者的目标体温控制仍存在争议。2015 年,美国心脏协会(American Heart Association,AHA)和美国卒中协会(American Stroke Association,ASA)联合发布的《自发性脑出血诊疗指南》中,首次将脑出血患者的发热治疗列为Ⅱb级推荐,提示该治疗方案可能具有临床合理性 [26]。然而,同年欧洲卒中组织(European Stroke Organization,ESO)发布的指南则指出,针对急性缺血性卒中患者,现有体温管理证据尚不充分,因此不建议预防性发热治疗或诱导低温治疗作为改善神经功能预后或提高存活率的常规治疗方法 [27]。《中国重症脑血管病管理共识 2015》建议,对于体温超过 38℃的缺血性脑卒中患者,可以采用药物降温联合物理降温的综合干预措施,但该建议的证据级别仅为 C 级 [28]。随着研究证据的积累,2019 年,AHA/ASA 针对急性缺血性卒中患者的早期管理指南进行了更新,明确指出对于体温超过 38.0℃的脑卒中患者,临床医师应识别和纠正发热原因,同时实施降温治疗,尽管低温诱导治疗的效果尚不明确 [29]。最新发布的《中国急性缺血性卒中诊治指南 2023》在参考国际指南的基础上,进一步强调了发热原因鉴别与降温处理的重要性 [30]。这些指南的差异反映了不同地区在循证医学证据解读和临床实践模式上的多样性,同时也凸显了急性血管性脑损伤患者目标体温控制领域仍存在诸多未解之谜,该领域急需开展大规模、多中心的随机对照试验来验证不同体温管理策略的有效性和安全性,以期为临床实践提供更可靠的理论依据。

三、预防发热在急性血管性脑损伤中的临床研究结果

迄今为止,关于预防性发热管理的研究相对较少。2015 年,一项纳入 38 679 例脑卒中或脑外伤患者的大规模队列研究表明,体温超过 37.4℃与较高的住院病死率相关,但在校正疾病严重程度后,发现仅当体温峰值超过 39℃时,患者死亡风险才显著增加,提示发热可能只是重型颅脑损伤的一个伴随现象而非独立危险因素 [31]。

2023 年,由 19 名国际神经重症监护专家组成的神经保护治疗共识审查(neuroprotective therapy consensus review,NTCR)小组对目标体温控制指南进行了重要更新。针对脑出血、动脉瘤性蛛网膜下腔出血或急性缺血性卒中患者,专家组建议当体温达到 37.5℃且确认为神经源性发热时,应在 1 小时内启动降温治疗,并将体温维持在 36.0 ~ 37.5℃ [20]。同样在 2023 年,荷兰开展的一项多中心、Ⅲ期临床试验(PRECIOUS 研究)评估了对乙酰氨基酚预防性降温对急性脑卒中老年患者 90 天的功能预后的影响。研究结果显示,与对照组相比,预防发热并未改善 90 天功能结局或降低病死率 [32]。紧随其后的 2024 年,美国波士顿大

学公布了具有里程碑意义的 INTREPID 研究的结果,其为迄今为止规模最大的多中心、盲法结局、随机对照研究,该研究纳入了来自 43 个中心的 686 例急性血管性脑损伤患者,随机分为预防性发热组(目标体温 37℃)或标准治疗组(仅在体温 ≥ 38℃时给予药物降温治疗)。研究结果表明,虽然预防性发热可以有效降低患者的发热负担,但并未改善 3 个月时的神经功能结局[33]。

这些研究结果共同表明,尽管预防性发热可以改善发热负担,但其对改善长期神经功能的影响可能有限,提示我们需要进一步探讨预防性体温管理在神经保护中的具体作用机制和临床价值。

四、总结和展望

发热是急性血管性脑损伤患者常见的临床并发症。由于高温对受损脑组织具有显著的毒性作用,理论上无论发热的具体病因如何,都可能通过相似的病理生理机制影响患者的神经功能预后。然而,目前支持使用目标体温控制的高级别证据主要来源于心搏骤停后恢复自主循环但仍处于昏迷的患者亚群。相比之下,在急性血管性脑损伤领域,尚缺乏高级别的循证医学数据支持常规应用预防性发热或治疗性低温,且多项大规模临床研究未能证实其临床获益。

当前指南推荐对急性血管性脑损伤患者进行发热预防和干预,主要是基于观察性研究中发现发热与不良预后之间的相关性。然而,尽管采取了积极的体温管理措施,但这些措施并不能显著改善患者的临床结局。因此,急需开展更深入的机制研究和临床试验,以揭示新的信号机制和治疗途径,阐明不同体温波动模式对脑损伤进展的影响机制,探索个体化体温管理的最佳时间窗和目标温度,为未来制定更个体化的治疗策略提供科学依据。这些研究结果将有助于优化急性血管性脑损伤患者的综合管理,最终改善患者的神经功能预后和生活质量。

（李沂玮　刁孟元）

参考文献

[1] WILLMS J F, BOSS O, KELLER E. Safety, feasibility, and efficiency of a new cooling device using intravenous cold infusions for fever control[J]. Neurocrit Care, 2019, 30(1): 149-156.

[2] BOGOSSIAN E G, TACCONE F S. Fever management in acute brain injury [J]. Curr Opin Crit Care, 2022, 28(2): 130-137.

[3] ZHANG Y, JIANG M W, SONG B Y, et al. Trends and hotspots of the neuroprotection of hypothermia treatment: A bibliometric and visualized analysis of research from 1992 to 2023[J]. CNS Neurosci Ther, 2024, 30(6): e14795.

[4] VAN DER WORP H B, MACLEOD M R, BATH P M, et al. Therapeutic hypothermia for acute ischaemic stroke. Results of a European multicentre, randomised, phase III clinical trial[J]. Eur Stroke J, 2019, 4(3): 254-262.

[5]　GOUVÊA BOGOSSIAN E, SALVAGNO M, FIORE M, et al. Impact of fever on the outcome non-anoxic acute brain injury patients: A systematic review and meta-analysis[J]. Crit Care, 2024, 28(1): 367.

[6]　SVEDUNG WETTERVIK T, HÅNELL A, RONNE-ENGSTRÖM E, et al. Temperature changes in poor-grade aneurysmal subarachnoid hemorrhage: Relation to injury pattern, intracranial pressure dynamics, cerebral energy metabolism, and clinical outcome[J]. Neurocrit Care, 2023, 39(1): 145-154.

[7]　CHAI C Z, HO U C, KUO L T. Systemic inflammation after aneurysmal subarachnoid hemorrhage[J]. Int J Mol Sci, 2023, 24(13): 10943.

[8]　WALTER E J, HANNA-JUMMA S, CARRARETTO M, et al. The pathophysiological basis and consequences of fever[J]. Crit Care, 2016, 20(1): 200.

[9]　ITO H, HOSOMI S, NISHIDA T, et al. A review on targeted temperature management for cardiac arrest and traumatic brain injury[J]. Front Neurosci, 2024, 18: 1397300.

[10]　GODOY D A, MURILLO-CABEZAS F, SUAREZ J I, et al. "THE MANTLE" bundle for minimizing cerebral hypoxia in severe traumatic brain injury[J]. Crit Care, 2023, 27(1): 13.

[11]　MEIER K, LEE K. Neurogenic fever[J]. J Intensive Care Med, 2017, 32(2): 124-129.

[12]　冯方, 王芙蓉. 亚低温治疗在急性重症缺血性脑卒中的应用 [J]. 内科急危重症杂志, 2017, 23(3): 3.

[13]　WANG H, WANG B, NORMOYLE K P, et al. Brain temperature and its fundamental properties: A review for clinical neuroscientists[J]. Front Neurosci, 2014, 8: 307.

[14]　ADATIA K, GEOCADIN R G, HEALY R, et al. Effect of body temperature on cerebral autoregulation in acutely comatose neurocritically ill patients[J]. Crit Care Med, 2018, 46(8): e733-e741.

[15]　CREMER O L, KALKMAN C J. Cerebral pathophysiology and clinical neurology of hyperthermia in humans[J]. Prog Brain Res, 2007, 162: 153-169.

[16]　付润, 沈骁, 章淬, 等. 心搏骤停后亚低温脑保护的研究进展 [J]. 医学综述, 2019, 25(1): 76-81.

[17]　CAI J, ABUDOU H, CHEN Y, et al. The effects of ECMO on neurological function recovery of critical patients: A double-edged sword[J]. Front Med (Lausanne), 2023, 10: 1117214.

[18]　CHAO C M, HSU C C, HUANG C C, et al. Selective brain cooling achieves peripheral organs protection in hemorrhagic shock resuscitation via preserving the integrity of the brain-gut axis[J]. Int J Med Sci, 2021, 18(13): 2920-2929.

[19]　BLAYA M, TRUETTNER J, ZHAO W, et al. Mild hyperthermia aggravates glucose metabolic consequences in repetitive concussion[J]. Int J Mol Sci, 2020, 21(2): 609.

[20]　LAVINIO A, ANDRZEJOWSKI J, ANTONOPOULOU I, et al. Targeted temperature management in patients with intracerebral haemorrhage, subarachnoid haemorrhage, or acute ischaemic stroke: Updated consensus guideline recommendations by the Neuroprotective Therapy Consensus Review (NTCR) group[J]. Br J Anaesth, 2023, 131(2): 294-301.

[21]　POWERS W J, RABINSTEIN A A, ACKERSON T, et al. Guidelines for the early management of patients with acute ischemic stroke: 2019 update to the 2018 guidelines for the early management of acute ischemic stroke: A guideline for healthcare professionals from the American Heart Association/American Stroke Associatio[J]. Stroke, 2019, 50(12): e344-e418.

[22]　北京医学会急诊分会, 京津冀急诊急救联盟, 中国医学救援协会心肺复苏分会, 等. 心脏骤停后高质量目标温度管理专家共识 (2024)[J]. 中华急诊医学杂志, 2024, 33(8): 1091-1097.

[23]　COOPER D J, NICHOL A D, BAILEY M, et al. Effect of early sustained prophylactic hypothermia on neurologic outcomes among patients with severe traumatic brain injury: The polar randomized clinical trial[J]. JAMA, 2018, 320(21): 2211-2220.

[24]　DOCHERTY A, EMELIFEONWU J, ANDREWS P J D. Hypothermia after traumatic brain injury[J]. JAMA, 2018, 320(21): 2204-2206.

[25]　LAVINIO A, COLES J P, ROBBA C, et al. Targeted temperature control following traumatic brain injury: ESICM/NACCS best practice consensus recommendations[J]. Crit Care, 2024, 28(1): 170.

[26]　HEMPHILL J C, GREENBERG S M, ANDERSON C S, et al. Guidelines for the management of spontaneous intracerebral hemorrhage: A guideline for healthcare professionals from the American Heart Association/American Stroke Association[J]. Stroke, 2015, 46(7): 2032-2060.

[27]　NTAIOS G, DZIEDZIC T, MICHEL P, et al. European Stroke Organisation (ESO) guidelines for the management of temperature in patients with acute ischemic stroke[J]. Int J Stroke, 2015, 10(6): 941-949.

[28]　中华医学会神经病学分会, 中华医学会神经病学分会脑血管病学组. 中国重症脑血管病管理共识 2015[J]. 中华神经科杂志, 2016(3): 192-202.

[29]　POWERS W J, RABINSTEIN A A, ACKERSON T, et al. Guidelines for the early management of patients with acute ischemic stroke: 2019 update to the 2018 guidelines for the early management of acute ischemic stroke: A guideline for healthcare professionals from the American Heart Association[J]. Stroke, 2019, 50(12): e344-e418.

[30]　中华医学会神经病学分会, 中华医学会神经病学分会脑血管病学组. 中国急性缺血性卒中诊治指南 2023[J]. 中华神经科杂志, 2024, 57(6): 523-559.

[31]　SAXENA M, YOUNG P, PILCHER D, et al. Early temperature and mortality in critically ill patients with acute neurological diseases: Trauma and stroke differ from infection[J]. Intensive Care Med, 2015, 41(5): 823-832.

[32]　DE JONGE J C, SLUIS W M, REININK H, et al. Prevention of infections and fever to improve outcome in older patients with acute stroke (PRECIOUS): A randomised, open, phase Ⅲ, multifactorial, clinical trial with blinded outcome assessment[J]. Lancet Reg Health Eur, 2023, 36: 100782.

[33] GREER D M, HELBOK R, BADJATIA N, et al. Fever prevention in patients with acute vascular brain injury: The INTREPID randomized clinical trial[J]. JAMA, 2024, 332(18): 1525-1534.

3　疑似和确诊颈椎损伤患者气管插管指南概要

颈椎损伤患者的气道管理是一项高度复杂且具有挑战性的任务。气管插管作为关键的气道保护措施,其实施过程需要注意脊髓神经保护。对疑似或确诊颈椎损伤的患者,在插管过程中稍有不慎就可能导致颈椎不稳定,进一步损伤脊髓或加重神经功能损伤。临床操作中,如何降低插管过程中颈椎活动对脊髓损伤是核心问题。由于气管插管对颈椎损伤患者的安全性至关重要,2024 年 *Anesthesiology* 发表了疑似或确诊颈椎损伤患者气道管理指南,本文将重点围绕如何"减少颈椎活动防止损伤,合理使用声门上气道装置,插管喉镜选择,加强颈椎损伤气管插管操作培训"解读,从而帮助临床医务人员理解指南核心并更好地应用于临床实践中。

一、深刻认识颈椎损伤患者气管插管是"高风险"操作

在严重创伤的情况下,约 2% 的患者有脊髓损伤,其中约 45% 的患者有颈髓损伤[1]。气管插管是颈椎骨折合并呼吸衰竭患者抢救的重要措施之一[2],然而对颈椎损伤患者气道插管常伴随着高风险性,这包括:增加现有神经功能缺损恶化(继发性脊髓损伤)或导致新脊髓损伤(原发性脊柱损伤)的风险。

神经功能损伤恶化是指因操作不当使患者神经传导功能进一步恶化,表现为肢体运动或感觉功能丧失。引发神经功能损伤的主要原因是颈椎的过度伸屈或旋转。在气管插管操作前,常使用面罩来给患者预充氧气。然而,面罩通气与其他气道管理操作相比,会导致更多的颈椎运动,这与开放气道时使头部倾斜和下颌部抬起的体位密切相关[3]。常规直接喉镜气管插管常需要头后仰以达到"三点一线"的气管插管,以便暴露声门,常导致颈椎过度伸屈,加重脊髓损伤[4]。新脊髓损伤是指插管操作导致原本未受损的脊髓结构受到新的损害,例如插管工具的不当使用、不合适的喉镜叶片或气管导管可能直接导致机械性冲击,对颈椎稳定性产生破坏性影响。Kim 等人的研究表明,盲目插入喉镜或气管导管可能导致脊髓局部压迫甚至断裂[5]。为此,如何合理进行气道管理,避免气管插管过程中加重脊髓损伤至关重要。

二、疑似或确认颈椎损伤患者气管插管指南的最新建议

(一)减少气管插管操作引发的颈椎活动

在气管插管前的预充氧和面罩通气期间,应尽量减少颈椎运动。研究表明,面罩通气与其他气道管理操作相比,会导致更多的颈椎运动[3]。这与打开气道的操作,如头部倾斜加下颌抬起("抬头举颏法")手法密切相关[6]。Sawada 等人研究了使用双手下颌推力对 20 例非肥胖健康患者颈椎运动的影响,结果表明下颌推力对颈椎 C_0—C_4 前向运动无明显影响,同时,椎间角度变化也较少。Prasarn 等人在具有不稳定的 C_1—C_2 损伤(齿状突 2 型

骨折）的尸体模型中,通过 3D 电磁运动分析测量颈椎节段运动,比较了抬头举颏法和下颌推力手法对颈椎运动的影响;研究表明,与下颌推力相比,抬头举颏法明显导致更多的颈椎屈伸、轴向旋转和侧向弯曲[7-8]。因此,指南提出当需要简单的操作来维持气道时,应使用下颌推力,而不是头部倾斜加下颌抬起。在此,根据指南建议,总结为在预充氧和面罩通气期间,尽量减少颈椎运动;当需要简单的动作维持气道通气时,避免抬头举颏法,以防颈椎移位。

（二）声门上装置选择对颈椎的保护作用

目前已有相应研究评估声门上气道装置对颈椎运动影响。Inan 等人的研究比较了喉罩与喉镜气管插管对颈椎运动的影响,其影像学证据表明,喉罩使颈椎 C_2—C_3 的运动减少,但对 C_1—C_2 的运动无影响[9]。此外,Sahin 等人也通过影像学对声门上气道装置对颈椎运动的影响进行评估,发现喉罩使颈椎 C_0—C_3 阶段的运动均减少[10]。总体而言,在疑似或确诊颈椎损伤的情况下,声门上气道装置可减少颈椎移动。目前,对于声门上装置的使用,指南建议应根据气道管理需求使用,而不是作为用于减少疑似或确诊颈椎损伤患者头颈部运动的气道装置。此外,针对声门上装置的使用,优先选用第二代声门上装置。

（三）颈椎损伤患者气管插管时的喉镜选择

气管插管时常用喉镜基本分为两大类:视频喉镜和直接喉镜。通过影像学测定颈椎节段 C_1—C_5 的运动,发现直接喉镜对椎体移位的影响明显大于视频喉镜。值得注意的是,用直接喉镜进行气管插管的 16 次尝试中只有 1 次成功,而使用视频喉镜的成功率为 100%[11]。在颈椎固定患者中,几项系统评价报告了视频喉镜与直接喉镜相比,其安全方面具有优越性[12-14]。总体而言,在尝试保持脊柱固定的情况下,多项研究数据支持使用视频喉镜进行气管插管,其可以明显提高首次成功插管率。然而,没有数据表明直接喉镜检查与继发性脊髓损伤的风险更大有关,因此还需要更多的临床研究来精确地指导临床实践。在一项纳入 46 例颈椎不稳定患者研究中,发现在气管插管过程中,使用纤维支气管镜进行清醒气管插管时,C_1—C_2 节段颈椎活动较少,与可视喉镜插管组相比,两组均没有患者出现任何神经并发症,且两种技术插管成功率相近。目前指南表示,尽可能使用电子喉镜对疑似或确诊颈椎损伤的患者进行气管插管;当遇到插管困难时,也可考虑使用气管插管的辅助用具,例如放置探针或探条引导气管插管;此外,对疑似或确诊颈椎损伤的患者进行气管插管的临床医师应定期接受使用颈椎固定视频喉镜的培训。

（四）加强颈椎损伤患者气管插管的教育培训

在颈椎损伤的情况下进行气道管理风险较高,因此,精心规划、做好准备并优化人为导致的损伤因素,或许能改善患者预后。对怀疑或确诊颈椎损伤的患者,往往需要在手术室之外进行气管插管,这就带来了与环境（如空间有限、光线不佳）,以及后勤保障（如设备可用性）和操作人员（如压力增大、认知负荷过重风险增加）相关的额外的非操作难题。尽管目前未发现与该情形下人为因素导致损伤相关的特定高质量或中等质量数据,但许多通用的预防人为因素导致损伤的原则可能具有价值,包括:使用可降低插管操作导致颈椎损伤加重风险的认知辅助工具和清单;在插管前后保持时刻警惕的策略;帮助为特定患者确定最佳气管插管技术的决策流程 / 顺序（如 T-DODAR）;以及改善任务管理和团队协作的技巧。为此,指南中建议对于怀疑或确诊颈椎损伤患者,进行气道管理前,应考虑多学科规划和准备,以及人为因素的优化。

综上所述,颈椎损伤患者的气管插管是一项复杂而高风险的操作,需要平衡神经保护与气道开放之间的矛盾。目前,尽管缺乏基于高质量证据的标准化指南,但通过减少颈椎活动、合理使用设备、加强培训,可以显著提高操作的安全性和成功率。此外,在对疑似或确诊颈椎损伤的患者进行气道管理之前,应进行多学科规划和优化插管方案。解读并推广颈椎损伤患者气管插管指南的实施,不仅有助于减少并发症的发生,更能提升临床医师的风险管理能力。未来的研究应致力于大规模的随机对照试验和多中心研究,进一步完善针对颈椎损伤患者的气道管理指南,并推动其在全球范围内的推广和应用。

(谢克亮)

参考文献

[1] WILES M D, ILIFF H A, BROOKS K, et al. Airway management in patients with suspected or confirmed cervical spine injury: Guidelines from the Difficult Airway Society (DAS), Association of Anaesthetists (AoA), British Society of Orthopaedic Anaesthetists (BSOA), Intensive Care Society (ICS), Neuro Anaesthesia and Critical Care Society (NACCS), Faculty of Prehospital Care and Royal College of Emergency Medicine (RCEM)[J]. Anaesthesia, 2024, 79(8): 856-868.

[2] WAGHMARE U M, SINGH A. Prehospital cervical spine (C-spine) stabilization and airway management in a trauma patient: A review[J]. Cureus, 2024, 16(2): e54815.

[3] BAO F P, ZHANG H G, ZHU S M. Anesthetic considerations for patients with acute cervical spinal cord injury[J]. Neural Regen Res, 2017, 12(3): 499-504.

[4] GOEL R, ANAND L K, SINGH M, et al. Comparison of different types of stylets with no-stylet technique for intubation with C-MAC D-Blade® videolaryngoscope in simulated difficult airway: A prospective randomized study[J]. Turk J Anaesthesiol Reanim, 2021,49(6): 445-452.

[5] D'ARVILLE A, WALKER M, LACEY J, et al. Airway management in the adult patient with an unstable cervical spine[J]. Curr Opin Anaesthesiol, 2021, 34(5): 597-602.

[6] HAUSWALD M, SKLAR D P, TANDBERG D, et al. Cervical spine movement during airway management: Cinefluoroscopic appraisal in human cadavers[J]. Am J Emerg Med, 1991, 9(6): 535-538.

[7] PRASARN M L, HORODYSKI M, SCOTT N E, et al. Motion generated in the unstable upper cervical spine during head tilt-chin lift and jaw thrust maneuvers[J]. Spine J, 2014, 14(4): 609-614.

[8] DONALDSON W R, HEIL B V, DONALDSON V P, et al. The effect of airway maneuvers on the unstable C1-C2 segment. A cadaver study[J]. Spine (Phila Pa 1976), 1997, 22(11): 1215-1218.

[9] INAN G, BEDIRLI N, OZKOSE S Z. Radiographic comparison of cervical spine motion using LMA Fastrach, LMA CTrach, and the Macintosh laryngoscope[J]. Turk J Med Sci,

[10] SAHIN T, ARSLAN Z I, AKANSEL G, et al. Fluoroscopic comparison of cervical spine motion using LMA CTrach, C-MAC videolaryngoscope and Macintosh laryngoscope[J]. Turk J Anaesthesiol Reanim, 2018, 46(1): 44-50.

[11] ROMITO J W, RICCIO C A, BAGLEY C A, et al. Cervical spine movement in a cadaveric model of severe spinal instability: A study comparing tracheal intubation with 4 different laryngoscopes[J]. J Neurosurg Anesthesiol, 2020, 32(1): 57-62.

[12] SINGLETON B N, MORRIS F K, YET B, et al. Effectiveness of intubation devices in patients with cervical spine immobilisation: A systematic review and network meta-analysis[J]. Br J Anaesth, 2021, 126(5): 1055-1066.

[13] CABRINI L, BAIARDO R M, FILIPPINI M, et al. Tracheal intubation in patients at risk for cervical spinal cord injury: A systematic review[J]. Acta Anaesthesiol Scand, 2020, 64(4): 443-454.

[14] HUNG K C, CHANG Y J, CHEN I W, et al. Comparison of video-stylet and video-laryngoscope for endotracheal intubation in adults with cervical neck immobilisation: A meta-analysis of randomised controlled trials[J]. Anaesth Crit Care Pain Med, 2021, 40(6): 100965.

4 中重度颅脑外伤患者预防性抗癫痫治疗的优化

创伤性脑损伤(traumatic brain injury, TBI)作为重症神经领域常见的急重症之一,在交通事故、工业事故和战争环境中尤为常见,造成了沉重的公共卫生负担。中重度 TBI 定义为需要住院治疗的,且有急性影像学异常(如蛛网膜下腔出血、硬膜下或硬膜外血肿、脑挫伤、脑出血、脑室内出血、颅骨骨折)的 TBI,但是不限定格拉斯哥昏迷评分(Glasgow Coma Score, GCS)或昏迷时间[1]。中重度 TBI 患者由于损伤严重,常常面临多种并发症的风险,其中癫痫是较为常见的一种并发症。中重度 TBI 患者发生癫痫的风险显著增加,这不仅影响患者的康复进程,还可能对其生活质量及生命安全构成严重威胁[2]。但是,对于中重度 TBI 患者是否需要使用预防性抗癫痫治疗,一直是临床上关注和讨论的问题。本文旨在对 2024 年中重度 TBI 患者预防性抗癫痫治疗的临床研究进行分析和比较,以期为临床实践提供参考。

一、颅脑外伤与癫痫的关系

癫痫是 TBI 患者常见的并发症,其发病机制复杂,涉及脑组织损伤、炎症反应、神经递质失衡等多个方面。TBI 后脑组织可能因机械性损伤、缺血缺氧、血肿压迫等因素发生结构性和功能性改变,导致神经元异常放电,从而引发癫痫[3]。中重度 TBI 患者由于损伤程度较重,癫痫的发生率更高。癫痫不仅影响患者的神经功能恢复,还可能诱发脑水肿、颅内压升高等严重并发症,进一步加重脑损伤[4]。中重度 TBI 后,患者可能出现不同类型的癫痫发作,包括早期癫痫和晚期癫痫。早期癫痫通常发生在颅脑损伤后的 7 天内,而晚期癫痫则可能在数月或数年后才出现。癫痫的发作与颅脑损伤的严重程度、损伤部位,以及是否存在其他并发症等因素密切相关。因此,对于中重度 TBI 患者,控制癫痫的发作具有重要意义。

二、中重度 TBI 患者预防性抗癫痫治疗的争议

关于中重度 TBI 患者是否需要进行预防性抗癫痫治疗,目前临床上存在较大的争议。一方面,一些研究认为预防性抗癫痫治疗可以降低癫痫的发作风险,有助于患者的康复;另一方面,也有研究认为预防性抗癫痫治疗的效果并不显著,甚至可能带来一些副作用。

(一)支持预防性抗癫痫治疗的观点

一些研究指出,对于中重度 TBI 患者,尤其是存在癫痫高危因素的患者,进行预防性抗癫痫治疗可以降低癫痫的发作风险。这些高危因素包括广泛的脑挫伤、颅骨凹陷性骨折、颅内血肿、开放性颅脑损伤等[5]。预防性抗癫痫治疗通常使用左乙拉西坦、苯妥英等药物,这些药物可以通过影响神经元放电来降低癫痫的发作风险。

此外,一些研究还发现,预防性抗癫痫治疗可以促进患者的神经功能恢复,减少脑组织的进一步损伤。这可能是因为抗癫痫药物具有神经保护作用,可以减轻颅脑损伤后的炎症反应和神经元损伤,甚至可以预防创伤性脑损伤后痴呆症[6]。

(二)反对预防性抗癫痫治疗的观点

然而,也有研究对预防性抗癫痫治疗的效果表示质疑。一些研究发现,预防性抗癫痫治疗并不能显著降低晚期癫痫的发生率[7],还可能带来一些副作用,如嗜睡、头晕、发热、皮疹等,甚至可能影响患者的认知功能和肝功能。预防性抗癫痫治疗的药物选择和疗程也存在一定的争议。不同的药物具有不同的作用机制和副作用,因此需要根据患者的具体情况进行个体化的选择。同时,抗癫痫药物的疗程和剂量也需要根据患者的恢复情况和癫痫发作的风险进行评估和调整[8]。

三、2024 年中重度 TBI 患者预防性抗癫痫治疗的新进展

(一)药物选择

近年来,随着新药研发的进展,越来越多的抗癫痫药物被用于 TBI 患者的预防性治疗。其中,左乙拉西坦和苯妥英是两种常用的抗癫痫药物。

1. **左乙拉西坦**　左乙拉西坦是一种新型抗癫痫药物,具有作用机制独特、副作用小等优点。多项研究表明,左乙拉西坦在预防 TBI 后癫痫发作方面具有一定的疗效。左乙拉西坦能够显著降低 TBI 后癫痫的发生率,且副作用较少。接受左乙拉西坦治疗的存活患者的长期预后优于接受苯妥英治疗的患者[9]。此外,左乙拉西坦还具有较好的耐受性和安全性,适用于长期使用。

左乙拉西坦的临床用法是在给予负荷剂量后再使用至少 750～1 000mg 的维持剂量,每日两次。但是对于危重症患者,左乙拉西坦的终末半衰期较短,左乙拉西坦的药物代谢和全身清除速度更快,因此建议使用更高的维持剂量[10]。一项针对神经重症患者的药代动力学研究表明,每日两次 500mg 的左乙拉西坦剂量达到治疗水平的概率不到 25%,可能需要高达 3 000～4 000mg/d 的剂量[10]。在一项针对成年神经重症患者(包括 TBI、蛛网膜下腔出血、脑出血和幕上神经外科手术)的前瞻性研究中,与低剂量左乙拉西坦(500mg,每

日两次)相比,使用 750 ～ 1 000mg,每日两次剂量的左乙拉西坦可使达到目标药物浓度的概率增加两倍,并且使临床或脑电图监测提示的癫痫发作的概率降低 68%[8]。对于肌酐清除率< 30ml/min 的患者或需要肾脏替代治疗的患者,可考虑使用较低剂量的左乙拉西坦(500mg,每日一次或两次)。透析后可能需要重新使用左乙拉西坦。

2. 苯妥英　苯妥英是一种传统的抗癫痫药物,临床上已使用多年。然而,近年来的一些研究表明,苯妥英在预防 TBI 后癫痫方面的疗效并不优于其他新型抗癫痫药物,且副作用较多。例如,苯妥英可能导致皮疹、肝功能异常等不良反应,且在使用过程中需要密切监测血药浓度[11]。因此,苯妥英在预防 TBI 后癫痫方面的应用受到一定限制。与左乙拉西坦相比,相关研究没有发现苯妥英在减少早期癫痫发作或降低病死率方面有更好的效果,但在不良事件的发生上,苯妥英明显增多。左乙拉西坦在癫痫发作终止率(RR=0.94,95% CI 0.87 ～ 1.01)、癫痫发作终止时间(MD=0.44,95% CI -0.60 ～ 1.49)和药物方面与苯妥英相似,(RR=1.12,95% CI 0.86 ～ 1.45)。安全性结果显示,苯妥英组与左乙拉西坦组之间存在显著差异(RR=1.44,95% CI 1.14 ～ 1.81)[12]。这些发现与研究设计(随机与非随机)的差异没有相关性。总体而言,各项研究结果的理想效应(包括癫痫的控制率、病死率)的差异不大,不良事件的发生率均较低,证据的总体确定性非常低。

(二)使用时机和疗程

对于中重度 TBI 患者,何时开始使用抗癫痫药物及使用多长时间是临床上关注的重点问题。2024 年,美国神经重症学会(NCS)发布了《成人中重度 TBI 住院患者预防性抗癫痫治疗指南》(2024 版指南)[1],为临床决策提供了重要参考。

1. 使用时机　2024 版指南指出,对于无临床或脑电图癫痫发作史的中重度 TBI 住院患者,可以在首次住院期间预防性使用抗癫痫药物或不使用抗癫痫药物。这一建议基于多项荟萃分析结果,这些研究未发现使用或不使用抗癫痫药物在预防早发型癫痫发作、晚发型癫痫发作、不良反应或病死率等方面存在显著差异[13-14]。因此,临床医师应根据患者的具体情况和医院资源等因素综合考虑是否使用抗癫痫药物。如果出现以下情况,建议使用抗癫痫药物,如果没有,那抗癫痫药物就不是必需的。

TBI 患者中,无症状性癫痫(subclinical epileptiform discharge,SED)的发生率约为10% ～ 30%,中重度 TBI 患者中的 SED 发生率显著高于轻度 TBI 患者,而 SED 会增加 TBI 患者癫痫发作的风险、认知功能障碍、神经心理后遗症及康复的效果,因此,对于中重度 TBI 患者进行脑电图监测以早期发现 SED 至关重要。

首先,对于进行连续脑电图监测的患者,表现为癫痫高风险脑电图特征(例如,短暂发作性节律性放电、单侧周期性放电、单侧节律性增量、双侧独立周期性放电、散发性癫痫样放电、频率> 2Hz 的任何周期性或节律性模式,和 / 或存在叠加的节律性、尖锐性或快速性活动),建议预防性使用抗癫痫药物[15-16]。其次,应根据具体情况评估癫痫发作的风险和癫痫发作后遗症的估计严重程度(例如颅内压升高)及与抗癫痫药物使用相关的不良事件风险(例如镇静、发热、谵妄)。对于颅内压升高或有严重占位性病变且有脑干疝风险的患者,选择经验性预防可能是合理的,因为癫痫发作可能导致颅内压显著升高。

2. 疗程　关于抗癫痫药物的疗程,2024 版指南建议短疗程(≤7天)而非长疗程(> 7天)使用。这一建议同样基于荟萃分析结果,这些研究未发现长疗程使用抗癫痫药物在预防癫痫发作方面优于短疗程。在一项随机对照试验中,与安慰剂组相比,接受苯妥英治疗的患者的认知结果更差,并且在停止苯妥英后有所改善,这表明长期使用苯妥英会产生有害影响[17],且经济成本较高。同样,在不同的研究中未发现抗癫痫药物使用时间较长与使用时间较短的患者在晚期癫痫发作方面有任何差异。因此,临床医师应权衡利弊,合理选择抗癫痫药物的疗程。

(三)脑电图监测在预防性抗癫痫治疗中的作用

脑电图(EEG)监测是一种常用的神经电生理检查方法,能够实时记录大脑的电活动。在中重度 TBI 患者的预防性抗癫痫治疗中,EEG 监测具有重要作用[18]。量化脑电图(qEEG)的临床应用简化了临床医师解读的过程,在临床上得到了广泛的应用,为癫痫的监测带来了更多的便利。脑电图监测有以下作用。

1. 早期发现癫痫发作和诊断无症状性癫痫 EEG 监测能够早期发现癫痫发作,从而及时采取干预措施。对于 TBI 后存在癫痫发作风险的患者,常规进行 EEG 监测有助于及时发现并处理癫痫发作,减少癫痫对患者的影响。在重症监护室中,由于镇痛镇静药物的使用,临床有相当一部分癫痫是无症状性癫痫。即患者 EEG 监测提示癫痫样放电,但是患者无肢体抽动等典型的临床症状。EEG 监测能够准确发现并识别无症状性癫痫,为临床治疗提供依据[19]。

2. 评估抗癫痫药物疗效 EEG 监测还能够评估抗癫痫药物的疗效。通过比较使用抗癫痫药物前后的 EEG 变化,可以判断抗癫痫药物是否有效以及是否需要调整用药方案。这对于优化抗癫痫药物的使用具有重要意义。

3. 预测癫痫发生风险 此外,EEG 监测还能够预测癫痫发生风险。一些研究表明,TBI 后 EEG 出现癫痫样活动(包括偶发性癫痫样放电)会显著增加 TBI 后癫痫的风险[20-21]。因此,对于 EEG 出现异常放电的患者,应更加关注其癫痫发生风险,并采取相应的预防措施。

(四)其他预防性治疗措施

除了抗癫痫药物治疗外,中重度 TBI 患者的预防性抗癫痫治疗还包括其他多种措施。这些措施旨在减少脑组织损伤、促进神经修复和减轻炎症反应等方面发挥作用[22]。

1. 控制颅内压 颅内压升高是 TBI 后常见的并发症之一,也是导致癫痫发生的重要因素之一。因此,控制颅内压是预防性抗癫痫治疗的重要措施之一。临床上可以通过使用脱水剂、利尿剂等药物来降低颅内压,从而减少癫痫的发生风险。

2. 营养支持 营养支持是 TBI 患者治疗中的重要组成部分。合理的营养支持能够促进神经修复和减轻炎症反应,从而降低癫痫的发生风险。对于 TBI 患者,应给予高蛋白、高能量、富含维生素和矿物质的饮食,以满足其营养需求。

3. 康复治疗 康复治疗是 TBI 患者恢复功能的重要手段之一。通过物理治疗、职业治疗、心理治疗等措施,可以促进患者神经功能的恢复和减轻癫痫等后遗症的影响。对于存在癫痫风险的患者,应更加重视康复治疗的作用,并制订相应的康复计划。

四、未来展望

随着医学技术的不断进步和新药研发的持续推进,中重度 TBI 患者的预防性抗癫痫治疗将迎来更多的新进展。以下是对未来几个方面的展望。

（一）新药研发与应用

新药研发是推动中重度 TBI 患者预防性抗癫痫治疗进展的重要动力。未来，将有更多新型抗癫痫药物涌现，这些新药将具有更好的疗效、更少的副作用和更高的安全性。例如布立西坦[23]，其为新型第三代抗癫痫发作药物，能够以高亲和力和高选择性结合中枢突触囊泡蛋白（SV2A），发挥更强、更持久的疗效。它还能够迅速穿过血脑屏障，在服药后约 1小时内达到最大血浆浓度，从而快速发挥抗癫痫发作的疗效。适用于 16 岁及以上癫痫患者的部分性发作，同时说明书中提供了 4 岁以上儿童患者的推荐剂量，便于对患儿按照体重制订给药方案。作为第三代抗癫痫药物，布立西坦备受广大临床医师的期待。与前代药物相比，其在作用机理、药代动力学方面具有显著优势，且副作用更少。特别是，布立西坦对认知功能有潜在改善作用，对情绪影响也较少，这使其在儿童癫痫的应用中显示出良好的前景[24]。

（二）个体化治疗

个体化治疗是未来医学发展的重要趋势之一。对于中重度 TBI 患者的预防性抗癫痫治疗，个体化治疗意味着根据患者的具体情况（如年龄、性别、病情严重程度、遗传背景等）制订个性化的治疗方案。这将有助于提高治疗效果、减少不良反应并降低医疗成本。未来，随着基因组学和蛋白组学等技术的不断发展[25]，个体化治疗将成为可能。

（三）多学科协作

中重度 TBI 患者的预防性抗癫痫治疗需要多学科协作。神经外科、神经内科、重症医学科、康复医学科等多个学科应共同参与患者的治疗过程，形成多学科团队。通过多学科协作，可以制订更加全面、科学的治疗方案，从而提高治疗效果并降低并发症的发生率。未来，随着医疗模式的转变和医疗技术的进步，多学科协作将成为中重度 TBI 患者治疗的重要模式之一。

五、结论

2024 年，中重度 TBI 患者预防性抗癫痫治疗取得了新的进展。在抗癫痫药物选择方面，左乙拉西坦等新型药物逐渐得到广泛应用；在抗癫痫药物使用时机和疗程方面，短疗程使用成为主流趋势；在脑电监测方面，EEG 监测在预防性抗癫痫治疗中的作用日益凸显；在其他预防性治疗措施方面，控制颅内压、营养支持和康复治疗等措施也发挥着重要作用。未来，随着新药研发、个体化治疗、多学科协作等技术的不断发展，中重度 TBI 患者的预防性抗癫痫治疗将迎来更多的新进展和突破。

（赵建祥　尚秀玲）

参考文献

[1] FRONTERA J A, GILMORE E J, JOHNSON E L, et al. Guidelines for seizure prophylaxis in adults hospitalized with moderate-severe traumatic brain injury: A clinical practice guideline for health care professionals from the Neurocritical Care Society[J]. Neurocrit Care, 2024,

40(3): 819-844.

[2] WILES M D. Management of traumatic brain injury: A narrative review of current evidence[J]. Anaesthesia, 2022, 77 Suppl 1: 102-112.

[3] PEASE M, GUPTA K, MOSHÉ S L, et al. Insights into epileptogenesis from post-traumatic epilepsy[J]. Nat Rev Neurol, 2024, 20(5): 298-312.

[4] ANWER F, OLIVERI F, KAKARGIAS F, et al. Post-traumatic seizures: A deep-dive into pathogenesis[J]. Cureus, 2021, 13(4): e14395.

[5] PEASE M, MITTAL A, MERKAJ S, et al. Early seizure prophylaxis in mild and moderate traumatic brain injury: A systematic review and meta-analysis[J]. JAMA Neurol, 2024, 81(5): 507-514.

[6] LOCSKAI L F, ALYENBAAWI H, ALLISON W T. Antiepileptic drugs as potential dementia prophylactics following traumatic brain injury[J]. Annu Rev Pharmacol Toxicol, 2024, 64: 577-598.

[7] ANGRIMAN F, TARAN S, ANGELONI N, et al. Antiseizure medications in adult patients with traumatic brain injury: A systematic review and bayesian network meta-analysis[J]. Crit Care Explor, 2024, 6(10): e1160.

[8] VALDES E, FANG T, BOFFA M, et al. Optimal dosing of levetiracetam for seizure prophylaxis in critically ill patients: A prospective observational study[J]. Crit Care Med, 2024, 52(1): e1-e10.

[9] KARAMIAN A, FARZANEH H, TAHERI M, et al. Effectiveness of levetiracetam versus phenytoin in preventing seizure in traumatic brain injury patients: A systematic review and meta-analysis[J]. Clin Neurol Neurosurg, 2024, 240: 108251.

[10] ONG C, GOH P, TEO M M, et al. Pharmacokinetics of levetiracetam in neurosurgical ICU patients[J]. Crit Care, 2021, 64: 255-261.

[11] HUO X, XU X, LI M, et al. Effectiveness of antiseizure medications therapy in preventing seizures in brain injury patients: A network meta-analysis[J]. Front Pharmacol, 2022, 13: 1001363.

[12] FENG Y, CHEN Y, JIA Y, et al. Efficacy and safety of levetiracetam versus (fos)phenytoin for second-line treatment of epilepticus: A meta-analysis of latest randomized controlled trials[J]. Seizure, 2021, 91: 339-345.

[13] GLASER A C, KANTER J H, MARTINEZ-CAMBLOR P, et al. The effect of antiseizure medication administration on mortality and early posttraumatic seizures in critically ill older adults with traumatic brain injury[J]. Neurocrit Care, 2022, 37(2): 538-546.

[14] PEASE M, ZAHER M, LOPEZ A J, et al. Multicenter and prospective trial of anti-epileptics for early seizure prevention in mild traumatic brain injury with a positive computed tomography scan[J]. Surg Neurol Int, 2022, 13: 241.

[15] GRAU-LÓPEZ L, FLORES-PINA B, JIMÉNEZ M, et al. Epileptiform electroencephalogram discharges increase seizure recurrence risk in patients with acute symptomatic seizure due to

a structural brain lesion[J]. Seizure, 2024, 117: 56-59.

[16] ROSENTHAL E S. Seizures, status epilepticus, and continuous EEG in the intensive care unit[J]. Continuum (Minneap Minn), 2021, 27(5): 1321-1343.

[17] HARRIS L, HATELEY S, TSANG K T, et al. Impact of anti-epileptic drug choice on discharge in acute traumatic brain injury patients[J]. Neurol, 2020, 267(6): 1774-1779.

[18] PYRZOWSKI J, KAŁAS M, MAZURKIEWICZ-BEŁDZIŃSKA M, et al. EEG biomarkers for the prediction of post-traumatic epilepsy: A systematic review of an emerging field[J]. Seizure, 2024, 119: 71-77.

[19] BITAR R, KHAN U M, ROSENTHAL E S. Utility and rationale for continuous EEG monitoring: A primer for the general intensivist[J]. Crit Care, 2024, 28(1): 244.

[20] KONG T, ABDUL AZEEM M, NAEEM A, et al. Epileptiform activity predicts epileptogenesis in cerebral hemorrhage[J]. Ann Clin Transl Neurol, 2022, 9(9): 1475-1480.

[21] CAMPOS-FERNÁNDEZ D, MONTES A, THONON V, et al. Early focal electroencephalogram and neuroimaging findings predict epilepsy development after aneurysmal subarachnoid hemorrhage[J]. Epilepsy Behav, 2024, 156: 109841.

[22] GOLUB V M, REDDY D S. Post-traumatic epilepsy and comorbidities: Advanced models, molecular mechanisms, biomarkers, and novel therapeutic interventions[J]. Pharmacol Rev, 2022, 74(2): 387-438.

[23] LATTANZI S, CANAFOGLIA L, CANEVINI M P, et al. Adjunctive brivaracetam and sustained seizure frequency reduction in very active focal epilepsy[J]. Epilepsia, 2023, 64(11): 2922-2933.

[24] LAGAE L, KLOTZ K A, FOGARASI A, et al. Long-term safety and efficacy of adjunctive brivaracetam in pediatric patients with epilepsy: An open-label, follow-up trial[J]. Epilepsia, 2023, 64(11): 2934-2946.

[25] BRUCKHAUS A A, ASIFRIYAZ T, KRIUKOVA K, et al. Exploring multimodal biomarker candidates of post-traumatic epilepsy following moderate to severe traumatic brain injury: A systematic review and meta-analysis[J]. Epilepsia, 2025, 66(1): 6-32.

5　ECMO 期间的脑监测

体外膜氧合（extracorporeal membrane oxygenation, ECMO）期间的脑监测有助于及时掌握脑供血供氧状态、早期发现脑损伤，以及根据脑监测情况调整治疗以预防进一步脑损伤的发生。本文梳理和总结了近年在 ECMO 治疗期间脑监测领域的研究进展，结合最新指南，为读者提供该领域的综述。

一、ECMO 期间脑监测的重点

ECMO 期间脑监测的重点是急性脑缺血、新发脑出血、脑水肿与脑灌注[1]。急性脑缺血、脑水肿与 ECMO 前严重循环衰竭及 ECMO 期间低灌注有关[2]。而脑出血的高危因素包括疾病相关凝血功能障碍、抗凝药物使用、血小板功能或数量异常等。此外,脑功能性损伤同样值得关注,如认知功能障碍、长期神经精神症状等[3]。

二、ECMO 期间脑监测的难点与挑战

传统的神经系统体格检查是脑监测的基础,通过评估意识、脑干功能、肌力、肌张力、生理与病理反射,能够早期发现神经系统的功能损伤。然而,ECMO 早期的深镇静或肌松药使用影响了对意识状态和脑干功能以及肌力与肌张力的评估。

传统的 CT 与 MRI 能早期识别脑出血、脑缺血与脑水肿,但由于 ECMO 患者生命体征不稳定,以及患者与多种仪器和管路连接,限制了 CT 与 MRI 等影像学检查的进行。

此外,凝血紊乱及抗凝治疗的高出血风险限制了有创脑监测的进行,如有创颅内压监测、有创脑组织氧监测等。

三、ECMO 期间脑监测的新策略

传统的神经系统查体及影像学检查依然是 ECMO 脑监测的基石,但由于其在 ECMO 患者的局限性,有必要增加新的脑监测手段,如非侵入性监测技术的创新与应用、多模态监测方案的优化,以及引入人工智能辅助分析。

(一)非侵入性脑监测技术的革新

非侵入性脑监测在 ECMO 患者中的应用至关重要,其既降低了治疗风险,也为临床决策提供了可靠信息[4-5]。近年来,近红外光谱(near-infrared spectroscopy,NIRS)与功能性近红外光谱(functional near-infrared spectroscopy,fNIRS)在评估脑组织氧供需平衡,预测缺氧性脑损伤方面发挥重要作用[6-7];脑损伤生物标志物(血 NSE、S100β 浓度)提供了判断脑损伤程度的分子层面信息[8-10];经颅多普勒(transcranial Doppler,TCD)和量化脑电图(quantitative electroencephalography,qEEG)等技术监测脑血流动力学与电活动异常,为临床干预提供实时数据支持[11-12]。这些技术的综合应用,为精准脑监测奠定了基础。

(二)多模态监测与个体化策略

多模态监测通过整合多种监测方法(如 NIRS、TCD、EEG 等),提供了对脑功能的全面评估。2023 年,一项单中心、前瞻性、观察性研究[13]纳入了 15 例成人 ECMO(11 例 V-A ECMO,4 例 V-V ECMO)患者,采用 NIRS 监测脑血流自动调节(cerebral autoregulation,CA)的动态变化,结合动脉平均压(mean arterial pressure,MAP)与脑氧饱和度(regional cerebral oxygen saturation,rSO_2)计算脑氧饱和指数(cerebral oximetry index,COx)评估 CA 水平,并获得最佳 MAP(MAP optimal pressure,MAP_{OPT}),结果显示 MAP_{OPT} 的时长与较好的长期神经结局呈正相关。2024 年的另一项单中心、前瞻性、观察研究[12]纳入了 11 例 V-A ECMO 支持的新生儿,通过 NIRS 监测脑区氧饱和度(cerebral regional oxygen saturation,$CrSO_2$)及振幅整合脑电图(amplitude-integrated EEG,aEEG)评估神经结局。结果显示,$CrSO_2$ 下降和 aEEG 异常与不良神经结局显著相关。不过,目前并没有公认的、适用于所有 ECMO 患者的标准多模态监测方案,临床医师需要根据患者病因、病情严重程度和治疗目

标制定个体化多模态监测策略。对于心功能不全需要应用 ECMO 的患者,治疗过程中应重点关注血压和脑血流;而对于呼吸衰竭需要使用 ECMO 治疗的患者,则应加强血氧饱和度和缺氧迹象的监测;对于脓毒症 ECMO 患者,应重点监测感染导致的脑功能变化及谵妄风险;对于心搏骤停的 ECMO 患者,则需要强化 EEG 和神经功能评估[14]。这种因人制宜、因病而异的监测方案的选择,有助于临床医师在复杂的治疗环境中制定精准决策,优化患者神经保护效果。

(三)人工智能辅助脑监测

随着监测技术的多样化,大量数据的复杂性对临床分析提出了挑战。人工智能(artificial intelligence,AI)和机器学习(machine learning,ML)的引入,为脑监测提供了强有力的支持。AI 通过模式识别可以快速检测 EEG 中的癫痫活动或 NIRS 中的脑氧波动,实现异常预警[15-16];通过分析患者脑监测的特定数据,AI 可推荐最优 ECMO 参数设置(如血流速率、氧合水平),实现个性化治疗优化[17]。在多模态数据整合中,AI 能实现对复杂信号的持续监测与趋势分析,早期揭示脑功能的动态变化[18-19]。目前,AI 可实现自动分析脑电图、NIRS 与 TCD 数据,为医师提供早期干预提示,并减少人为失误风险[20-22]。趋势分析不仅能捕捉瞬时变化,还能帮助临床医师理解患者脑功能随治疗演变的全过程。AI 技术结合临床实践,将为 ECMO 患者带来更高效、更精准的神经保护,并显著改善长期预后。

四、最新指南对 ECMO 期间脑监测的建议

由于 ECMO 脑监测尚处于发展初期,现有研究结果存在较大异质性,不同技术在实际应用中的效果和可行性尚未达成一致。针对这一现状,2024 年《体外膜氧合患者脑监测中国专家共识》[23] 和 ELSO 共识指南《成人体外膜氧合患者的神经监测与管理》[24] 相继发布,为临床脑监测提供了更加系统化和规范化的指导。这些指南在总结当前监测手段的基础上,对适用范围、技术选择以及监测策略的实施提出了具体建议。通过对比两个指南的内容,可以更全面地了解现阶段 ECMO 脑监测技术的应用现状及其优化方向,从而为未来的临床实践提供科学依据和实践指导,具体见表 7-5-1。

表 7-5-1 ECMO 相关脑损伤监测和治疗指南比较

监测维度	中国专家共识	ELSO 共识指南	异同点
神经系统体格检查	• 强调基础神经功能评估(GCS、FOUR 评分、脑干反射等) • 镇静药物可能干扰评估,必要时暂停药物后重新检查	• 建议在插管前或插管后立即完成基础评估(GCS、RASS 评分) • 提倡间断镇静,减少长期镇静干扰,优先使用短效非苯巴比妥类药物	相同点:均认可神经系统体格检查是脑监测的基础,均关注镇静药物对评估的干扰 不同点:ELSO 指南更关注标准化的镇静管理策略
血浆脑损伤标志物	• 推荐动态监测 NSE、S100β、GFAP 等,识别神经损伤早期变化,预测不良神经结局	提到 ABI 生物标志物的重要性,但未具体列出推荐的标志物种类	相同点:均认为生物标志物可用于脑损伤风险评估 不同点:中国专家共识提供了具体标志物和动态监测策略,而 ELSO 指南仅提出其重要性

监测维度	中国专家共识	ELSO 共识指南	异同点
脑血流监测	• 推荐 TCD 或 TCCD 作为动态监测工具,可用于检测脑缺血、脑充血、非搏动性脑血流等 • 关注 V-A ECMO 非搏动性流对脑血流的影响,并将其与脑出血风险联系	• 强调使用 NIRS 监测脑氧合水平,同时结合脑血流监测 • 提到在 V-A ECMO 中,NIRS 可用于诊断左右脑氧合差异,有助于指导治疗	相同点:均强调动态监测脑血流的重要性 不同点:中国专家共识更偏向 TCD/TCCD,而 ELSO 指南更注重 NIRS 与脑氧结合监测价值
影像学监测	• 推荐 CT 平扫为首选,CTA 和 CTP 作为补充手段,MRI 因设备限制不常用 • 指出 V-A ECMO 患者可能出现假阳性,必要时调节流量以减少误差	• 推荐头部 CT 和 CTA 作为诊断工具,特别是在卒中患者中用于排除大血管闭塞或脑出血,同时结合影像学检查评估缺血半影	相同点:两者均推荐 CT 平扫为首选工具,必要时使用 CTA 和 CTP 补充 不同点:中国专家共识更关注 V-A ECMO 导致的影像假阳性问题,ELSO 指南更注重卒中的综合影像学评估
EEG 监测	• 推荐 ≥ 24 小时连续 qEEG 监测,特别用于癫痫发作、脑功能状态和镇静后苏醒延迟患者 • 强调 EEG 抑制背景和异常振幅模式与不良神经预后的相关性	• 长时程 cEEG 被推荐用于 ECPR 患者,重点监测癫痫发作、脑缺血和脑电活动异常 • 建议结合神经影像和生物标志物进一步综合评估预后	相同点:均强调 EEG 对癫痫发作和脑功能状态的监测价值 不同点:中国专家共识更关注 EEG 背景异常的预后价值,ELSO 指南强调其在 ECPR 患者中的特定应用
ICP 监测	• 推荐无创 ICP 监测(如 ONSD),超声测量方便快捷,可床旁动态操作,推荐阈值为 ≥ 5.0mm • 不建议常规使用侵入性 ICP 监测,以避免 ECMO 期间的抗凝相关风险	• 推荐侵入性 ICP 监测,仅用于脑室内出血或脑积水的极危重患者,同时注意术中和术后出血风险	相同点:均提及 ICP 监测的重要性 不同点:中国专家共识更偏向无创监测(ONSD),而 ELSO 指南明确了侵入性 ICP 监测的特定适用场景
脑氧监测	推荐 NIRS 监测 rSO_2 变化,监测低氧或脑高灌注综合征的风险,建议结合趋势分析评估患者脑氧供需平衡	强调 NIRS 在 V-A ECMO 脑氧差异诊断中的作用,特别在高氧血症患者中,监测 PaO_2 > 300mmHg 的风险	相同点:均推荐 NIRS 作为主要脑氧监测手段 不同点:中国专家共识更多聚焦趋势分析,而 ELSO 指南更注重结合脑氧差异与 PaO_2 异常评估
长期随访与预后	更偏向急性期脑损伤监测,未详细讨论长期随访策略	推荐随访评估,采用改良 Rankin Scale 或 Glasgow Outcome Scale Extended 等工具,关注生活质量和长期神经功能恢复	相同点:均强调早期发现脑损伤对预后的重要性 不同点:ELSO 指南更系统化地讨论了长期随访策略,中国专家共识更聚焦于急性期的脑保护和干预

续表

监测维度	中国专家共识	ELSO 共识指南	异同点
镇静管理	关注镇静和肌松药物对监测结果的干扰,建议必要时暂停镇静药物后重新评估神经功能状态	提倡标准化镇静策略,推荐间断镇静,优选短效非苯巴比妥类药物以减少长期镇静带来的副作用,RASS 评分用于监测镇静深度	相同点:均关注镇静药物对监测的影响 不同点:ELSO 指南更关注通过标准化管理优化镇静效果,而中国专家共识更强调暂停药物后的再评估

注:GCS. Glasgow coma scale, 格拉斯哥昏迷量表;FOUR, Full Outline of Unresponsiveness Scale, 全面无反应性评估;Rankin Scale. Rankin 神经功能缺损评分;GCSE. Glasgow Outcome Scale Extended, 格拉斯哥预后量表扩展版;RASS. Richmond Agitation and Sedation Scale, Richmond 躁动 - 镇静评分;V-A ECMO. veno-arterial extracorporeal membrane oxygenation, 静脉 - 动脉体外膜氧合;NIRS. near-infrared spectroscopy, 近红外光谱技术;rSO₂. regional cerebral oxygen saturation, 局部脑氧饱和度;PaO₂. pressure of arterial oxygen, 动脉氧饱和度;ICP. intra-cranial pressure, 颅内压;ONSD. optic nerve sheath diameter, 视神经鞘直径;ELSO. Extracorporeal Life Support Organization, 体外生命支持组织;ECPR. extracorporeal cardio-pulmonary resuscitation, 体外膜氧合辅助心肺复苏;cEEG. continuous electroencephalography, 持续脑电图;qEEG.quantitative electroencephalography, 定量脑电图;TCD.transcranial Doppler, 经颅多普勒超声;TCCD. transcranial color coded Doppler, 经颅彩色多普勒超声;ABI. acute brain injury, 急性脑损伤;NSE. neuron-specific enolase, 神经元特异性烯醇化酶;S100β. central nervous system specific protein β, 中枢神经特异性蛋白 β;GFAP. glial fibrillary acidic protein,胶质纤维酸性蛋白;CT. computed tomography, 计算机断层扫描;CTA. computed tomography angiography, 计算机辅助断层血管造影;CTP. computed tomography perfusion, 计算机辅助灌注成像;MRI. magnetic resonance imaging, 磁共振成像。

五、小结

与非 ECMO 治疗的患者相比,ECMO 患者脑监测的需求更加迫切,主要因其在治疗过程中易发生出血、缺血及癫痫等一系列神经系统并发症。多模态监测方案,包括非侵入性技术(如 NIRS、EEG)与影像学检查(如 CT/MRI)的结合,是全面评估脑功能的关键。尽管仍存在诸多挑战与不确定的因素,但结合当前脑监测指南早期识别脑损伤、缺血、出血及癫痫等并发症对于优化治疗、改善预后至关重要。推动 ECMO 脑监测技术的改进和应用,将为 ECMO 患者的长期康复带来更大可能性。

(邱春芳　欧阳彬)

参考文献

[1] KHANDUJA S, KIM J, KANG J K, et al. Hypoxic-ischemic brain injury in ECMO: Pathophysiology, neuromonitoring, and therapeutic opportunities[J]. Cells, 2023, 12(11): 1546.

[2] THEMAS K, ZISIS M, KOUREK C, et al. Acute ischemic stroke during extracorporeal membrane oxygenation (ECMO): A narrative review of the literature[J]. J Clin Med 2024, 13(19): 6014.

[3] KALRA A, KANG J K, KHANDUJA S, et al. Long-term neuropsychiatric, neurocognitive, and functional outcomes of patients receiving ECMO: A systematic review and meta-analysis[J]. Neurology, 2024, 102(3): e208081.

[4] DAR I A, KHAN I R, MADDOX R K, et al. Towards detection of brain injury using

multimodal non-invasive neuromonitoring in adults undergoing extracorporeal membrane oxygenation[J]. Biomed Opt Express, 2020, 11(11): 6551-6569.

[5] MCDEVITT W M, FARLEY M, MARTIN-LAMB D, et al. Feasibility of non-invasive neuro-monitoring during extracorporeal membrane oxygenation in children[J]. Perfusion, 2023, 38(3): 547-556.

[6] GOMEZ A, FROESE L, GRIESDALE D, et al. Prognostic value of near-infrared spectroscopy regional oxygen saturation and cerebrovascular reactivity index in acute traumatic neural injury: A Canadian High-Resolution Traumatic Brain Injury (CAHR-TBI) cohort study[J]. Crit Care, 2024, 28(1): 78.

[7] KAZAZIAN K, ABDALMALAK A, NOVI S L, et al. Functional near-infrared spectroscopy: A novel tool for detecting consciousness after acute severe brain injury[J]. Proc Natl Acad Sci U S A, 2024, 121(36): e2402723121.

[8] ROBBA C, GRAZIANO F, PICETTI E, et al. Early systemic insults following traumatic brain injury: Association with biomarker profiles, therapy for intracranial hypertension, and neurological outcomes: An analysis of CENTER-TBI data[J]. Intensive Care Med, 2024, 50(3): 371-384.

[9] CZEITER E, AMREIN K, GRAVESTEIJN B Y, et al. Blood biomarkers on admission in acute traumatic brain injury: Relations to severity, CT findings and care path in the CENTER-TBI study[J]. EBioMedicine, 2020, 56: 102785.

[10] WERNER J K, ALBRECHT J, CAPALDI V F, et al. Association of biomarkers of neuronal injury and inflammation with insomnia trajectories after traumatic brain injury: A TRACK-TBI study[J]. Neurology, 2024, 102(8): e209269.

[11] REDDAN T, MALOUF M, VENUGOPAL P, et al. Pre-operative transcranial Doppler ultrasound assessment of cerebral collateral circulation in children undergoing veno-arterial extracorporeal membrane oxygenation or cardiac surgery[J]. J Med Radiat Sci, 2024.

[12] YU L S, CHEN X H, ZHOU S J, et al. Using cerebral regional oxygen saturation and amplitude-integrated electroencephalography in neonates on extracorporeal membrane oxygenation: Preliminary experience from a single center[J]. BMC Pediatr, 2024, 24(1): 590.

[13] ZHANG L Q, CHANG H, KALRA A, et al. Continuous monitoring of cerebral autoregulation in adults supported by extracorporeal membrane oxygenation[J]. Neurocrit Care, 2024, 41(1): 185-193.

[14] BIANZINA S, SINGH Y, IACOBELLI R, et al. Use of point-of-care ultrasound (POCUS) to monitor neonatal and pediatric extracorporeal life support[J]. Eur J Pediatr, 2024, 183(4): 1509-1524.

[15] ASHOORI M, O'TOOLE J M, GARVEY A A, et al. Machine learning models of cerebral oxygenation (rcSO$_2$) for brain injury detection in neonates with hypoxic-ischaemic encephalopathy[J]. J Physiol, 2024, 602(22): 6347-6360.

[16] RICHARD C, SCHRIGER D, WEINGROW D. Rapid electroencephalography and artificial

intelligence in the detection and management of nonconvulsive seizures[J]. Ann Emerg Med, 2024, 84(4): 422-427.

[17] CHEN W, WU J, ZHANG Z, et al. Artificial intelligence-assisted echocardiographic monitoring in pediatric patients on extracorporeal membrane oxygenation[J]. Front Cardiovasc Med, 2024, 11: 1418741.

[18] KALRA A, BACHINA P, SHOU B L, et al. Using machine learning to predict neurologic injury in venovenous extracorporeal membrane oxygenation recipients: An ELSO Registry analysis[J]. JTCVS Open, 2024, 21: 140-167.

[19] XIE Y R, CASTRO D C, RUBAKHIN S S, et al. Multiscale biochemical mapping of the brain through deep-learning-enhanced high-throughput mass spectrometry[J]. Nat Methods, 2024, 21(3): 521-530.

[20] MAO L, HONG X, HU M. Identifying neuroimaging biomarkers in major depressive disorder using machine learning algorithms and functional near-infrared spectroscopy (fNIRS) during verbal fluency task[J]. J Affect Disord, 2024, 365: 9-20.

[21] BRENNER A, KNISPEL F, FISCHER F P, et al. Concept-based AI interpretability in physiological time-series data: Example of abnormality detection in electroencephalography[J]. Comput Methods Programs Biomed, 2024, 257: 108448.

[22] BAIG A A, MANION C, KHAWAR W I, et al. Cerebral emboli detection and autonomous neuromonitoring using robotic transcranial Doppler with artificial intelligence for transcatheter aortic valve replacement with and without embolic protection devices: A pilot study[J]. J Neurointerv Surg, 2024, 16(11): 1167-1173.

[23] 中国医师协会体外生命支持专业委员会. 体外膜氧合患者脑监测中国专家共识 [J]. 中华医学杂志, 2024, 104(9): 662-673.

[24] CHO S M, HWANG J, CHIARINI G, et al. Neurological monitoring and management for adult extracorporeal membrane oxygenation patients: Extracorporeal Life Support Organization consensus guidelines[J]. Crit Care, 2024, 28(1): 296.

6　心搏骤停后神经功能预后评估：颅脑 CT 的价值

心搏骤停已成为世界各国面临的主要致死因素之一。随着心肺复苏（cardiopulmonary resuscitation, CPR）技术在全球范围内的持续深入推广与广泛应用，心搏骤停患者实现自主循环恢复的数量呈现出日益增长的趋势。然而，令人担忧的是，大量临床数据统计显示，在这些成功复苏的患者群体中，仍有 45% ~ 70% 的人难逃缺血缺氧性脑病的结局，进而引发极为严重的神经功能障碍，甚至最终死亡[1]。因此，复苏后神经功能的精准评估可引导医疗资源合理分配，对预后差的患者避免过度治疗，对有恢复潜力者，及时给予低温、神经保护药物等治疗，提升康复可能；从医疗质量角度，借助颅脑 CT 分析脑结构，洞察脑损伤，制订个性方案，降低病死率与致残率，也可推动多学科发展。因此，评估心肺复苏后昏迷患者的神经功能预后仍是目前心搏骤停研究领域的热点和难题[2]。

根据欧洲复苏委员会（European Resuscitation Council，ERC）和欧洲重症监护医学学会（European Society for Intensive Care Medicine，ESICM）的报告，神经影像学上的"弥漫和广泛性的缺氧损伤"预示着心搏骤停后的不良预后 [3]。颅脑 CT 可被广泛应用于心搏骤停复苏后患者神经系统检查，并能初步预测神经功能预后 [4-5]。本文主要介绍颅脑 CT 在心搏骤停后神经系统预后评估中的作用。

一、颅脑 CT 灰质 / 白质比在心搏骤停后神经功能预后评估中的作用

近年来，已经有不少研究表明早期颅脑 CT 灰质 / 白质比例（gray white matter ratio，GWR）下降与心搏骤停后神经系统不良预后相关 [6]。韩国 Lee 等人在一项涉及 164 例患者的回顾性研究中证实较低的 GWR 与非心源性心搏骤停患者的神经系统预后差有关 [7]。一项国内的回顾性研究同样指出，低 GWR 与心搏骤停复苏后神经预后差有关，尤其是基底神经节区 GWR < 1.18；这项研究同样证实了在 24 ～ 72 小时内进行 CT 时预测效果最好，小于 24 小时的 CT 检查无法预测患者预后 [8]。Char 等人对 119 例患者进行回顾性研究发现，心搏骤停患者接受视神经鞘直径测量（ONSD）联合 GWR 评估可以更好地预测神经系统的不良预后 [9]。

但是需要特别指出的是，目前对于 GWR 评估预后很难做出精确数值推荐。最新的心搏骤停幸存者神经预后指南提出，虽然 GWR 可以在颅内多个部位进行测量，但循证医学证据结论受到人群预后因素测量、研究参与者偏倚的影响 [10]。近期报道指出，颅脑 CT 检查时机不同可以导致 GWR 推荐阈值不同，心搏骤停后 48 小时内 CT 检查 GWR 阈值小于 1.18 可 100% 预测患者死亡（n=12）。而心搏骤停后 24 小时内 CT 检查 GWR 阈值小于 1.22 可预测患者植物状态或死亡状态，其灵敏度为 63%，特异度为 100%，阳性预测值为 100%，阴性预测值为 56%[11]。此外 GWR 低于 1.10 是评估心搏骤停患者预后不良的指标，与 CT 时间无关。由于严重缺氧缺血损伤患者的 GWR 随着时间的推移而降低，晚期颅脑 CT（骤停后 24 小时）与早期 CT（骤停后 < 6 小时）相比，预测不良预后的灵敏度更高 [12]。由于预测部位不同，GWR 的阈值也存在差异。一般情况下，感兴趣的部位在基底节及皮质区域 [13]。但人工评估不可避免存在偏倚，在一项囊括了神经科、放射科医师在内的多名医师评估心搏骤停患者颅脑 CT 缺氧缺血性脑损伤的研究中，发现存在大量观察者之间的差异 [14]。美国 Beekman 等人同样指出，心搏骤停早期，放射科医师和神经科医师之间对颅脑 CT 检查结果的影像学解释存在较大差异，两者对心搏骤停后缺氧缺血性脑损伤的严重程度的判断一致性很差 [15]。因而，心肺复苏后昏迷患者早期神经功能预后评估专家共识的推荐意见中，头颅 CT（骤停后 < 48 小时）GWR 降低可用于评价缺血缺氧后脑损伤，但须联合其他指标评估不良预后。

二、颅脑 CT 标准化及自动化评估对预后的预测

采用颅脑 CT 进行标准化和自动化评估，以预测神经功能预后，排除各种偏倚，尤其是研究人员的偏倚，具有十分重要临床意义。近期多项研究正在进行心搏骤停患者颅脑 CT 标准化及自动化评估。在两项前瞻性研究中，Lang 团队开发了一套影像学评估方案，通过验证预先制定的诊断标准，用于评估心搏骤停后缺血缺氧性脑病患者的神经功能恢复情

况。其研究中将原始图像由不了解临床数据的审查员使用标准化方案进行评估。评估内容包括评估是否存在"严重缺血缺氧性脑病"。放射密度将在预先指定的感兴趣区域进行量化，以计算基底节区的 GWR[17]。除此之外，德国 Kenda 等人通过对心搏骤停后颅脑 CT 的 GWR 自动量化来评估患者预后预测。得出以下结论：颅脑 CT 的 GWR 自动量化是预测心搏骤停后不良神经系统预后的一种很有前景的工具，具有高特异度和中低灵敏度。基底节区 GWR 预测效果最好，在心搏骤停后 24 小时后进行 CT 检查，灵敏度显著提高（从38% 提高至 49%）[18]。

近期许多研究对计算机算法自动化和标准化评估与手动评估进行了系统比较。Kenda 等人发表了一种计算机算法，其回顾性地对 95 例心搏骤停患者颅脑 CT 的 GWR 进行量化，该算法使用标准化大脑空间来识别感兴趣的区域，并与人工手动评估进行比较。这篇文章初步说明，在心搏骤停患者的颅脑 CT 检查中，手工评估与计算机自动评估在 GWR 测定方面具有高度一致性。但文章同时指出，个体患者 GWR 测量的临床相关偏差强调了额外的定性评估的必要性[19]。在另一项最新发表的多中心随机对照研究中，Lang 等人设计了两项对比方案：一项是 7 位国际评估者采用预先公布的方案在临床信息不知情的情况下对心搏骤停患者 CT 的 GWR 进行定性和定量评估。另一项是应用标准化和自动化的评估办法在人工评估区域进行计算。研究结果提示自动 GWR 的总体预后准确率与人工获得的 GWR 无显著差异[20]。这些研究无论是回顾性的，还是前瞻性的，都在论证自动化和标准化评估与人工评估没有显著差异。

三、结论与展望

需要强调的是，颅脑 CT 作为心搏骤停指南推荐预测因子，证据质量其实是低的[2,13,21]。指南同样指出神经系统检查、神经电生理监测、生物标志物等多项检查可以作为心搏骤停患者神经功能预后的预测指标。此外，颅脑 MRI 检查，尤其是 DWI 及 ADC，作为评价心搏骤停后脑缺血性改变比颅脑 CT 更加灵敏[16]，但颅脑 CT 检查在临床工作中操作更便捷，成本更低，对重症患者安全性能更高，也更容易推广，因此具有不可替代的地位。多项研究也提出了颅脑 CT 是一种高度特异性的神经预后的预测工具，无论评估方法如何，在心搏骤停后 24 小时后进行 CT 检查对不良预后预测的灵敏度最高[8,11,20]，有文献提示灵敏度为41%，特异度为 100%[20]。而 GWR 作为指南唯一推荐的 CT 预测指标被广泛研究，并得出了一些成果，如 GWR 最佳研究部位一般是基底节区，阈值 < 1.10[20,22]。此外，值得注意的是近期韩国一项研究指出颅脑实质 CT 值也可以作为心搏骤停患者脑水肿的定量测量，以预测患者的神经预后[23]。但是需要认识到，这些 CT 预测指标，无论是 CT 值还是视神经鞘直径，都需要进一步回顾性及前瞻性的临床研究进行验证。

还需要注意，颅脑 CT 标准化及自动化评估虽然取得了一些回顾性研究的支持，前瞻性研究也证实其与人工评估没有明显差异，但由于临床样本数量限制，人工评估中自证预言（self-fulfilling prophecy）作用以及设计本身的原因，目前仍无法确定颅脑 CT 标准化及自动化评估可完全用于预测心搏骤停患者神经系统预后。个体患者仍应该采用个体化的综合评估，GWR 的临床测量也更加侧重于定性评估。

（方 巍）

参考文献

[1] LEE B K, JEUNG K W, SONG K H, et al. Prognostic values of gray matter to white matter ratios on early brain computed tomography in adult comatose patients after out-of-hospital cardiac arrest of cardiac etiology[J]. Resuscitation, 2015, 96: 46-52.

[2] PERMAN S M, ELMER J, MACIEL C B, et al. 2023 American Heart Association focused update on adult advanced cardiovascular life support: An update to the American Heart Association guidelines for cardiopulmonary resuscitation and emergency cardiovascular care[J]. Circulation, 2024, 149(5): e254-e273.

[3] NOLAN J P, SANDRONI C, BÖTTIGER B W, et al. European Resuscitation Council and European Society of Intensive Care Medicine guidelines 2021: Post-resuscitation care[J]. Intensive Care Med, 2021, 47(4): 369-421.

[4] ELMER J, STEINBERG A, CALLAWAY C W. Paucity of neuroprognostic testing after cardiac arrest in the United States[J]. Resuscitation, 2023, 188: 109762.

[5] JÄRPESTAM S, MARTINELL L, RYLANDER C, et al. Post-cardiac arrest intensive care in Sweden: A survey of current clinical practice[J]. Acta Anaesthesiol Scand, 2023, 67(9): 1249-1255.

[6] METTER R B, RITTENBERGER J C, GUYETTE F X, et al. Association between a quantitative CT scan measure of brain edema and outcome after cardiac arrest[J]. Resuscitation, 2011, 82(9): 1180-1185.

[7] LEE B K, KIM W Y, SHIN J, et al. Prognostic value of gray matter to white matter ratio in hypoxic and non-hypoxic cardiac arrest with non-cardiac etiology[J]. Am J Emerg Med, 2016, 34(8): 1583-1588.

[8] WANG G N, CHEN X F, LV J R, et al. The prognostic value of gray-white matter ratio on brain computed tomography in adult comatose cardiac arrest survivors[J]. J Chin Med Assoc, 2018, 81(7): 599-604.

[9] CHAE M K, KO E, LEE J H, et al. Better prognostic value with combined optic nerve sheath diameter and grey-to-white matter ratio on initial brain computed tomography in post-cardiac arrest patients[J]. Resuscitation, 2016, 104: 40-45.

[10] RAJAJEE V, MUEHLSCHLEGEL S, WARTENBERG K E, et al. Guidelines for neuroprognostication in comatose adult survivors of cardiac arrest[J]. Neurocrit Care, 2023, 38(3): 533-563.

[11] TACCONE F S, BAAR I, DE DEYNE C, et al. Neuroprognostication after adult cardiac arrest treated with targeted temperature management: Task force for Belgian recommendations[J]. Acta Neurol Belg, 2017, 117(1): 3-15.

[12] STREITBERGER K J, ENDISCH C, PLONER C J, et al. Timing of brain computed tomography and accuracy of outcome prediction after cardiac arrest[J]. Resuscitation, 2019, 145: 8-14.

[13] SANDRONI C, D'ARRIGO S, CACCIOLA S, et al. Prediction of poor neurological outcome in comatose survivors of cardiac arrest: A systematic review[J]. Intensive Care Med, 2020, 46(10): 1803-1851.

[14] CARAGANIS A, MULDER M, KEMPAINEN R R, et al. Interobserver variability in the recognition of hypoxic-ischemic brain injury on computed tomography soon after out-of-hospital cardiac arrest[J]. Neurocrit Care, 2020, 33(2): 414-421.

[15] BEEKMAN R, MACIEL C B, ORMSETH C H, et al. Early head CT in post-cardiac arrest patients: A helpful tool or contributor to self-fulfilling prophecy?[J]. Resuscitation, 2021, 165: 68-76.

[16] 心肺复苏后昏迷患者早期神经功能预后评估专家共识组. 心肺复苏后昏迷患者早期神经功能预后评估专家共识 [J]. 中华急诊医学杂志, 2019, 28(2): 156-162.

[17] LANG M, LEITHNER C, SCHEEL M, et al. Prognostic accuracy of head computed tomography for prediction of functional outcome after out-of-hospital cardiac arrest: Rationale and design of the prospective TTM2-CT-substudy[J]. Resusc Plus, 2022, 12: 100316.

[18] KENDA M, SCHEEL M, KEMMLING A, et al. Automated assessment of brain CT after cardiac arrest: An observational derivation/validation cohort study[J]. Crit Care Med, 2021, 49(12): e1212-e1222.

[19] KENDA M, CHENG Z, GUETTLER C, et al. Inter-rater agreement between humans and computer in quantitative assessment of computed tomography after cardiac arrest[J]. Front Neurol, 2022, 13: 990208.

[20] LANG M, KENDA M, SCHEEL M, et al. Standardised and automated assessment of head computed tomography reliably predicts poor functional outcome after cardiac arrest: A prospective multicentre study[J]. Intensive Care Med, 2024, 50(7): 1096-1107.

[21] RAJAJEE V, MUEHLSCHLEGEL S, WARTENBERG K E, et al. Guidelines for neuroprognostication in comatose adult survivors of cardiac arrest[J]. Neurocrit Care, 2023, 38(3): 533-563.

[22] LANG M, NIELSEN N, ULLÉN S, et al. A pilot study of methods for prediction of poor outcome by head computed tomography after cardiac arrest[J]. Resuscitation, 2022, 179: 61-70.

[23] IN Y N, KIM H I, PARK J S, et al. Association between quantitative analysis of cerebral edema using CT imaging and neurological outcomes in cardiac arrest survivors[J]. Am J Emerg Med, 2024, 78: 22-28.

7　心肺复苏后的重症监测治疗管理：指南解读

　　心搏骤停是指心脏机械活动的突然停止，导致全身组织器官发生严重缺血、缺氧，出现多器官功能紊乱及障碍。其全球的发病率约为（30～97）/10万，而在我国院前心搏骤停（out of hospital cardiac arrest, OHCA）发生率为97.1/10万，出院存活率仅为1.2%[1-2]。为了提高心搏骤停后患者的生存率，重点在于提升心搏骤停后ICU治疗的水平，这包括对循环系统、神经系统等关键方面的管理。本文结合 2024 年美国心脏协会和神经危重症协会（American Heart Association and Neurocritical Care Society）发表的 *Critical Care Management of Patients After Cardiac Arrest*（心搏骤停后患者的重症监测治疗管理）[3]，对近年来心肺复苏后神经系统管理、血流动力学管理、目标体温管理、重症监测治疗技术进展及其他方面展开讨论，并重点关注最新研究进展。

一、心肺复苏后的神经系统管理

心搏骤停后脑损伤是最常见的并发症之一，也是导致死亡和残疾的主要原因。心搏骤停后脑损伤包括完全性脑缺血和再灌注引起的原发性损伤，以及复苏后数小时至数天内发生的继发性损伤。继发性脑损伤可能由脑组织缺血缺氧、脑水肿、颅内压升高和癫痫发作引起[4]。

（一）脑水肿及颅内压升高

新指南强调了早期识别和管理颅内压升高（elevated intracranial pressure）和脑水肿（brain edema）的必要性。建议在有脑水肿和颅内压升高临床指标的患者中使用侵入性颅内压监测[3]。其中脑水肿包括细胞毒性和血管源性，是缺氧 / 缺血性脑损伤的常见并发症，并与不良预后相关。在心搏骤停后的患者中，弥漫性脑水肿被认为是导致颅内压（intracranial pressure，ICP）升高的主要机制。早期研究发现，部分患者在低温治疗及复温阶段如出现 ICP 升高超过 20mmHg，则可能与不良临床结局相关。尽管脑水肿常作为初始缺氧 / 缺血和随后的缺血再灌注损伤的并发症出现，但也可能由其他潜在可预防的因素加剧或引起。目前，关于这一领域的证据尚不充分，无法明确支持治疗脑水肿会导致颅内压升高的观点。因此，在处理脑水肿时，我们仍然采用标准的降颅内压治疗方法[5]。

（二）癫痫与发作间期连续体

心搏骤停后有 9% ～ 36% 的昏迷患者被诊断为癫痫发作，表现为全身性或局灶性抽搐或肌阵挛性活动，并与体温管理无关，通常在临床上不易察觉，仅通过脑电图（EEG）诊断。指南建议在确认癫痫发作时进行治疗，但不建议对成年心搏骤停后幸存者进行癫痫预防。治疗癫痫发作或癫痫持续状态时，研究通常使用苯二氮䓬类药物、丙戊酸钠、左乙拉西坦或苯妥英作为一线和二线治疗。三线治疗通常包括连续麻醉输注，如丙泊酚、咪达唑仑或氯胺酮[6]。

发作间期连续体（ictal-interictal continuum，IIC）指的是那些不符合癫痫发作或癫痫持续状态标准的异常周期性或节律性脑电图模式，这些模式可能对脑功能产生影响或导致脑损伤。尽管如此，目前对于哪些类型的 IIC 能够从抗癫痫药物治疗中获益尚不明确。指南强调了多模态神经监测的潜在益处，在某些特定病例中，可能需要采取更积极的治疗措施，包括进一步的影像学检查和 / 或增加侵入性脑电图监测。这些治疗和监测方法的选择，以及它们对患者预后的影响，仍是未来研究的重要方向[7]。

（三）镇痛和镇静管理

在心搏骤停复苏后，机械通气患者通常在 ICU 接受镇痛、镇静和神经肌肉阻断药。指南中指出，对心搏骤停后昏迷患者进行温度控制，以减少机械通气时间及加快苏醒，首选短效镇静镇痛药物。相比于咪达唑仑和吗啡，丙泊酚、瑞芬太尼和芬太尼更受欢迎。在温度控制期间根据需要使用神经肌肉阻断药，应间断给药而不是连续输注，但需要注意神经肌肉阻断药的应用可能会掩盖癫痫发作[8]。这部分研究在近些年成为神经系统管理的重要环节,其与血管张力、心肌收缩力、全身代谢活动和机械通气的相互作用是复杂的,需要进一步研究。

二、心肺复苏后的循环系统管理

心搏骤停后复苏患者的循环系统管理至关重要,其目的是改善心搏骤停后的患者预后,防止低血压引发的器官灌注不足,以及避免高血压导致的额外损伤,约有 50% ～ 70% 的患者发生停搏后低血压和休克。新的指南对心肺复苏术后患者的血流动力学管理提出了新的建议,特别是在血压目标和血管活性药物的使用方面。休克可由心源性、低血容量性和脓毒症等多种原因共同引起,通常很难确定休克是由骤停导致的还是在骤停前就存在[9]。

(一)平均动脉压

多项回顾性和前瞻性观察研究报道,平均动脉压(mean arterial pressure,MAP)> 65mmHg 与更高的生存率和更好的神经系统预后相关。但针对不同类型的心搏骤停,MAP 目标有所不同,Dumas 团队发现,对于以持续的冠状动脉缺血和心力衰竭症状为主的心搏骤停后患者,较低的 MAP 目标可能是有益的;而对于以颅内高压和脑缺氧为主的心搏骤停后患者,较高的 MAP 目标可能是有益的[10]。在没有常规使用高级脑监测的 ICU 中,除非有不良后果的证据,否则应将 MAP 目标设定在 > 80mmHg 左右;在常规使用无创性脑血管自身调节监测的 ICU 中,将 MAP 维持在或接近预测的最佳平均动脉压可能有助于改善患者预后[3]。

(二)血管活性药物

与传统的脓毒症休克一样,停搏后血压下降的治疗方法是液体复苏和血管活性药物。在血管活性药物方面,既往的指南建议将去甲肾上腺素作为一线药物[11],2024 年指南进一步明确了不同患者群体的血压目标,Bougouin 团队的一项观察性研究比较了肾上腺素和去甲肾上腺素在停搏后休克患者中的作用,发现肾上腺素给药与更高的全因病死率相关[12]。也有相关研究发现,多巴胺与非心搏骤停相关性心源性休克患者的心律失常和更高的病死率相关,而肾上腺素与去甲肾上腺素相比,有更多的正性肌力作用,但可能增加乳酸酸中毒风险并可能导致难治性心源性休克的发生。因此,去甲肾上腺素通常被推荐作为心搏骤停后患者的一线血管活性药物[13]。

(三)机械循环支持

早在 2015 年,AHA 就对于病因可逆的心搏骤停患者,推荐医疗机构对其实施快速体外心肺复苏支持(extracorporeal cardiopulmonary resuscitation,ECPR),Belohlavek 及其同事在 2022 年对 256 例 OHCA 患者进行早期有创 ECPR 和标准治疗组之间的对照研究,结果病例数虽有差距,但并无统计学意义[14]。

对于部分依靠液体复苏、血管加压剂和收缩性药物仍无法维持足够灌注的患者,以及可治疗的综合征(如心脏压塞和肺栓塞)已经得到解决的患者,增加临时机械循环支持(mechanical circulatory support,MCS),包括主动脉内球囊反搏、经皮心室辅助装置,或静脉-动脉体外膜氧合(V-A ECMO),可以有效地增加心输出量以达到血流动力学目标[15]。MCS 的使用在心肺复苏术后自主呼吸循环恢复患者中近年来得到了越来越多的应用。2024 年指南对机械循环支持在心肺复苏术后患者中的应用提出了新的建议,进一步明确了适应证和禁忌证,但目前针对 V-A ECMO 用于心搏骤停,尚无随机对照试验证明其益处[14]。

三、心肺复苏后的目标体温管理

前期的实验模型和临床研究表明,高热与更严重的神经损伤相关,低温治疗理论上可以减轻继发性脑损伤并改善神经系统预后,因此目标体温的管理被认为是一种标准做法[5]。

然而在 Dankiewicz 等人[16]的研究中发现,定向低体温(32～34℃)与常温(36～37.5℃)相比,全因病死率没有差异。一项由 Levy 等人[17]发起的随机临床试验表明,与常温(36～37℃)相比,心源性休克患者在静脉 ECMO 后早期低体温(33～34℃)并不能提高生存率。Hassager 等人[18]研究了在心搏骤停后 36～72 小时内积极使用设备预防体温升高,并不会导致患者死亡或严重残疾或昏迷的比例出现明显改变。虽然指南对这些数据进行了综合,仍然建议在目标体温为 32～36℃ 的情况下进行至少 24 小时目标体温管理,然后再进行至少 72 小时的降温预防[3],但在未来有可能会改变这一建议。

在 2024 年,William 团队开展的一项多中心、随机、适应性分配的临床试验,其核心目标是确定成人心搏骤停后昏迷幸存者最适宜的最短降温时间,以实现最佳治疗效果。该研究旨在探究延长降温时间是否能够提高神经功能恢复患者的比例,或者进一步改善已经恢复良好的患者的神经功能。目前,这项试验仍在进行之中,后续其研究成果可能会影响体温管理策略[19]。

四、心肺复苏后的颅脑监测技术

未来的研究可能集中于使用先进的癫痫发作监测技术,例如颅内脑电图和先进的脑成像(例如计算机断层扫描灌注、磁共振成像灌注或正电子发射断层扫描),以提供更多的诊断见解并帮助指导治疗。

近年来,有创脑组织供氧监测成为研究热点,该研究可用于指导心搏骤停后的干预措施。将脑组织氧监测纳入多模式神经学监测方案,以指导心搏骤停后的治疗是一个新趋势,方法包括监测颈静脉球的氧饱和度,其是脑氧输送充分性的替代指标[20]。但心搏骤停后患者颈静脉球氧饱和度和实质脑组织氧的最佳靶点尚不清楚,仍需要进一步探究。

综上所述,心肺复苏后的重症管理是一个多方面的综合治疗过程,随着医学技术的不断进步和临床研究的深入,我们对心搏骤停后患者管理的认识也在不断更新。2024 年新指南提供了基于最新研究和专家共识的更新和循证建议,强调了个体化管理方法、多模态监测及多学科团队在管理心肺复苏术后患者中的重要性。尽管仍有许多问题需要进一步研究和解答,但通过精细化、个体化的治疗策略,我们有望进一步提高患者的生存率和改善其神经系统预后。未来的研究将继续探索更有效的治疗手段和方法,以期为心搏骤停后的患者提供更优质的医疗服务。

(张睿智　苗明月　周建新)

参考文献

[1]　MARTIN S S, ADAY A W, ALMARZOOQ Z I, et al. 2024 Heart Disease And Stroke

Statistics: A report of us and global data from the American Heart Association[J]. Circulation, 2024, 149(8): e347-e913.

[2] 中国心脏骤停与心肺复苏报告编写组, 徐峰, 陈玉国. 中国心脏骤停与心肺复苏报告 (2022 年版) 概要 [J]. 中国循环杂志, 2023, 38(10): 1005-1017.

[3] HIRSCH K G, ABELLA B S, AMORIM E, et al. Critical care management of patients after cardiac arrest: A scientific statement from the American Heart Association and Neurocritical Care Society[J]. Circulation, 2024, 149(2): e168-e200.

[4] HIRSCH K G, FISCHBEIN N, MLYNASH M, et al. Prognostic value of diffusion-weighted MRI for post-cardiac arrest coma[J]. Neurology, 2020, 94(16): e1684-e1692.

[5] NOLAN J P, SANDRONI C, ANDERSEN L W, et al. ERC-ESICM guidelines on temperature control after cardiac arrest in adults[J]. Resuscitation, 2022, 172: 229-236.

[6] KIGUCHI T, OKUBO M, NISHIYAMA C, et al. Out-of-hospital cardiac arrest across the world: First report from the International Liaison Committee on Resuscitation (ILCOR)[J]. Resuscitation, 2020, 152: 39-49.

[7] GREENBLATT A S, LUI F. Ictal-interictal continuum[M]. StatPearls, Treasure Island, Florida: StatPearls Publishing, 2024.

[8] MOSKOWITZ A, ANDERSEN L W, RITTENBERGER J C, et al. Continuous neuromuscular blockade following successful resuscitation from cardiac arrest: A randomized trial[J]. J Am Heart Assoc, 2020, 9(17): e017171.

[9] BURSTEIN B, VALLABHAJOSYULA S, TERNUS B, et al. The prognostic value of lactate in cardiac intensive care unit patients with cardiac arrest and shock[J]. Shock, 2021, 55(5): 613-619.

[10] DUMAS F, BOUGOUIN W, GERI G, et al. Emergency percutaneous coronary intervention in post-cardiac arrest patients without st-segment elevation pattern: Insights from the procat II registry[J]. JACC Cardiovasc Interv, 2016, 9(10): 1011-1018.

[11] NOLAN J P, SANDRONI C, BÖTTIGER B W, et al. European Resuscitation Council and European Society of Intensive Care Medicine guidelines 2021: Post-resuscitation care[J]. Intensive Care Med, 2021, 47(4): 369-421.

[12] BOUGOUIN W, SLIMANI K, RENAUDIER M, et al. Epinephrine versus norepinephrine in cardiac arrest patients with post-resuscitation shock[J]. Intensive Care Med, 2022, 48(3): 300-310.

[13] SINGH A, JEFFERSON J. Post-cardiac arrest care[J]. Emerg Med Clin North Am, 2023, 41(3): 617-632.

[14] BELOHLAVEK J, SMALCOVA J, ROB D, et al. Effect of intra-arrest transport, extracorporeal cardiopulmonary resuscitation, and immediate invasive assessment and treatment on functional neurologic outcome in refractory out-of-hospital cardiac arrest: A randomized clinical trial[J]. JAMA, 2022, 327(8): 737-747.

[15] GELLER B J, SINHA S S, KAPUR N K, et al. Escalating and de-escalating temporary mechanical circulatory support in cardiogenic shock: A scientific statement from the American

Heart Association[J]. Circulation, 2022, 146(6): e50-e68.

[16] DANKIEWICZ J, CRONBERG T, LILJA G, et al. Hypothermia versus normothermia after out-of-hospital cardiac arrest[J]. N Engl J Med, 2021, 384(24): 2283-2294.

[17] LEVY B, GIRERD N, AMOUR J, et al. Effect of moderate hypothermia vs normothermia on 30-day mortality in patients with cardiogenic shock receiving venoarterial extracorporeal membrane oxygenation: A randomized clinical trial[J]. JAMA, 2022, 327(5): 442-453.

[18] HASSAGER C, SCHMIDT H, MØLLER J E, et al. Duration of device-based fever prevention after cardiac arrest[J]. N Engl J Med, 2023, 388(10): 888-897.

[19] MEURER W J, SCHMITZBERGER F F, YEATTS S, et al. Influence of Cooling duration on Efficacy in Cardiac Arrest Patients (ICECAP): Study protocol for a multicenter, randomized, adaptive allocation clinical trial to identify the optimal duration of induced hypothermia for neuroprotection in comatose, adult survivors of after out-of-hospital cardiac arrest[J]. Trials, 2024, 25(1): 502.

[20] SEKHON M S, GOODERHAM P, MENON D K, et al. The burden of brain hypoxia and optimal mean arterial pressure in patients with hypoxic ischemic brain injury after cardiac arrest[J]. Crit Care Med, 2019, 47(7): 960-969.

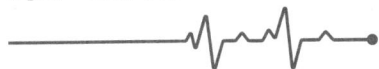

第八部分

重症镇静镇痛

1 ECMO 支持下丙泊酚药代动力学的改变

近年来,体外膜氧合(extracorporeal membrane oxygenation,ECMO)作为循环和 / 或呼吸支持的重要技术,在危重症患者救治中使用逐年增加。合理使用镇静药物有助于 ECMO 患者的管理,提高患者的舒适度,并尽可能地减少谵妄的发生[1-2]。丙泊酚是一种短效至中效静脉麻醉药,具有起效快、恢复迅速、镇静催眠效果良好等特点,被作为镇静药物广泛使用。研究人员发现,由于丙泊酚具有高度亲脂性和高蛋白结合率,加之患者病理生理学改变,ECMO 支持下的药代动力学(pharmacokinetics,PK)可能发生相应变化。本文拟结合近年来针对 ECMO 支持下药代动力学研究新进展进行分析,旨在探讨 ECMO 支持下丙泊酚的 PK 特点及临床的合理使用。

一、ECMO 支持下药物代谢动力学的变化规律

通常情况下药物治疗浓度取决于药物特异性生物利用度、分布容积(V_d)和清除率(CL)。ECMO 患者 PK 常发生较大变化,虽然研究数据相对有限,但 ECMO 已被证明通过三种方式影响 PK:管路吸附、V_d 改变和 CL 改变[3]。

由于全身血液稀释、血管内皮损伤、血浆蛋白浓度异常或终末器官功能障碍等,ECMO 患者药物的血管内和血管外分布可能发生较大变化。血浆蛋白浓度的变化可能会影响未结合药物的浓度水平,蛋白质结合率较高的药物甚至可能产生毒性作用。若患者肝脏代谢或肾脏清除率发生改变,药物的 CL 可能发生变化。ECMO 管路通常由塑料和 / 或硅树脂制成,与血液具有很大的接触面积,导致药物发生吸附作用,使得生物利用度降低和 V_d 升高。药物吸附的程度取决于多种因素,包括药物的化学性质、胶体液性质(如血液制品、白蛋白)、ECMO 管路组件及膜肺的材料与表面积等[4-6]。

二、ECMO 支持下丙泊酚的药代动力学改变

高亲脂性药物更容易溶解在有机材料中。2015 年 Lemaitre 等人对体外 ECMO 管路中多种药物的药物损失进行了实验评估[7],该研究发现丙泊酚在 ECMO 管路中有显著损失,其药物浓度在 ECMO 建立 30 分钟后下降 70%,5 小时后仅剩 11%,24 小时后几乎全部消失。该研究还分别研究了聚氯乙烯(polyvinyl chloride,PVC)环境、氧化环境和温度等单因素对

丙泊酚药物浓度的影响,发现丙泊酚浓度降低的原因不仅是 PVC 材料吸附,还可能是药物与管路中某些物质发生了氧化反应。

在一项针对不同蛋白质结合率药物在体外 ECMO 模型中回收率的研究发现,蛋白质结合率高的药物,如头孢曲松、卡泊芬净和硫喷妥钠,在 ECMO 管路中的回收率显著降低。对于具有相似脂溶性的药物,蛋白质结合率可能决定管路中药物的损失情况 [8]。虽然该项研究没有测定丙泊酚的药物损失情况,但由于丙泊酚兼具较高的蛋白质结合率及高度的亲脂性,其在 ECMO 管路中的消耗进一步增加。

对于 ECMO 患者体内丙泊酚 PK 的数据一直较为缺乏。2024 年 Morales Castro 等人进行了一项前瞻性单中心的 PK/PD 研究,采用高效液相色谱 - 串联质谱法测量了 V-V ECMO 期间丙泊酚和芬太尼的总浓度,发现在进行 V-V ECMO 支持的患者中,ECMO 启动后 10 分钟内清除率显著增加,在 ECMO 支持超过 8 小时后趋于稳定。Morales Castro 等人还指出,虽然患者状态指数(patient state index,PSI)可准确描述镇静深度,且 PSI 与丙泊酚血浆浓度密切相关,但患者呼吸努力的变化与药物血浆浓度无关,研究还发现丙泊酚和芬太尼的 PK 改变存在性别差异 [9]。

三、ECMO 支持状态下丙泊酚的合理使用

丙泊酚常被制备为脂肪乳剂,既往的研究曾报道脂肪乳剂在 ECMO 中可能导致"分层"和"沉积",进而引发血栓形成,增加 ECMO 氧合器故障的风险,使得其安全性受到一些临床医师的质疑。2020 年的一项回顾性观察研究发现,丙泊酚的使用与氧合器故障的发生率增加无关 [10]。进一步亚组分析发现,在未进行抗凝治疗的患者中,丙泊酚也并未增加氧合器故障的风险,提示在 ECMO 支持状态下,丙泊酚作为镇静药物合理使用是安全的。

一项体外研究通过比较 ECMO 患者单次大剂量给予丙泊酚和持续输注给药,发现在持续输注期间,丙泊酚回收率＞80%,即使在输注停止后,高水平的回收率仍然持续存在,而单次大剂量给药时,丙泊酚回收率始终较低 [11]。提示在持续给药的情况下,ECMO 管路对丙泊酚的吸附是可饱和的,为去除吸附影响、优化 ECMO 患者的药物剂量提供了指导。

尽管多项体外研究显示丙泊酚在 ECMO 管路中易被吸附,并伴有明显的浓度下降 [7-8],但在体内研究中,却并未发现丙泊酚剂量需求显著上升。在一项单中心回顾性研究中,在主要因急性呼吸窘迫综合征(acute respiratory distress syndrome,ARDS)而接受 V-V ECMO 的患者中,丙泊酚的日总剂量中位数在 ECMO 支持期间并未显著增加。在接受 ECMO 支持的患者中,丙泊酚的使用剂量可能因患者的原发疾病而异,丙泊酚的需求剂量与患者的疾病严重程度、器官功能状态等因素有关 [12]。

ECMO 支持期间,丙泊酚药物浓度在短时间内迅速下降,但持续给药相较单次大剂量给药,ECMO 对药物吸收更易达到饱和,药物清除率及回收率可维持在相对稳定的状态,提示临床使用丙泊酚镇静需采取持续输注给药方式 [13-14]。即使大部分临床研究中并未发现 ECMO 支持导致患者丙泊酚需求显著上升,但病因差异、个体肝肾功能状态差异、性别差异等多种因素共同决定了丙泊酚的临床应用应该是个体化的。

长时间大剂量应用丙泊酚镇静时,应当警惕丙泊酚输注综合征(propofol infusion syndrome,PIS),表现为代谢性酸中毒、高甘油三酯血症、肝酶升高和心血管衰竭等,在儿童

ECMO 支持患者中应尤为注意[14-16]。在 V-V ECMO 支持期间,镇静药物的使用利于维持肺休息和呼吸机同步,故以往建议采取深镇静的策略[17-18]。而 Morales Castro 等人的研究指出,在达到深镇静的情况下(PSI < 40),呼吸努力的变化与丙泊酚的血浆浓度无关,提示过度加深镇静不一定能达到肺保护与呼吸机同步的目的[9]。

在减少管路对丙泊酚的吸附层面,研究人员也进行了更进一步的探索。Nitish 等人发现使用聚氧乙烯 - 聚氧丙烯 - 聚氧乙烯嵌段共聚物(Poloxamer 188 和 Poloxamer 407)形成的胶束和聚乙二醇(PEG)修饰的脂质体来包裹丙泊酚,形成亲水性外壳,可防止其吸附到 ECMO 管路组件上,尤其是 PEG 修饰的脂质体丙泊酚,在 48 小时后使得丙泊酚的回收率高达 83.98%[19],为优化丙泊酚在 ECMO 状态下的 PK 稳定性奠定了基础。

四、小结

ECMO 支持下丙泊酚的药代动力学会发生较大改变,主要由 ECMO 管路组件对药物的吸附、药物分布容积的变化、清除率增加,以及管路中发生氧化作用所致,也可能与患者个体因素有关。药物的缓慢持续输注可能有助于药物浓度达到稳态。丙泊酚在 ECMO 支持下的 PK 数据仍然缺乏,对临床的指导有限,建议在 ECMO 支持下使用丙泊酚时以持续的方式滴定给药、密切监测不良反应,有条件的中心可进行丙泊酚药物治疗监测以优化临床用药策略。

(黄丹蕾　屠国伟)

参考文献

[1] MACLAREN G, BRODIE D, LORUSSO R, et al. Extracorporeal Life Support: The ELSO Red Book[M]. 6th ed. Ann Arbor, Michigan: Extracorporeal Life Support Organization, 2022.

[2] ROMERA-ORTEGA M A, CHAMORRO-JAMBRINA C. Analgo-sedation strategies in patients with ECMO[J]. Med Intensiva (Engl Ed), 2023, 47(3): 165-169.

[3] CHENG V, ABDUL-AZIZ M H, ROBERTS J A, SHEKAR K. Optimising drug dosing in patients receiving extracorporeal membrane oxygenation[J]. J Thorac Dis, 2018, 10(Suppl 5): S629-S641.

[4] SHERWIN J, HEATH T, WATT K. Pharmacokinetics and dosing of anti-infective drugs in patients on extracorporeal membrane oxygenation: A review of the current literature[J]. Clin Ther, 2016, 38(9): 1976-1994.

[5] PATEL M, ALTSHULER D, LEWIS T C, et al. Sedation requirements in patients on venovenous or venoarterial extracorporeal membrane oxygenation[J]. Ann Pharmacother, 2020, 54(2): 122-130.

[6] LAMM W, NAGLER B, HERMANN A, et al. Propofol-based sedation does not negatively influence oxygenator running time compared to midazolam in patients with extracorporeal membrane oxygenation[J]. Int J Artif Organs, 2019, 42(5): 233-240.

[7] LEMAITRE F, HASNI N, LEPRINCE P, et al. Propofol, midazolam, vancomycin and

cyclosporine therapeutic drug monitoring in extracorporeal membrane oxygenation circuits primed with whole human blood[J]. Crit Care, 2015, 19: 40.

[8]   SHEKAR K, ROBERTS J A, MCDONALD C I, et al. Protein-bound drugs are prone to sequestration in the extracorporeal membrane oxygenation circuit: Results from an *ex vivo* study[J]. Crit Care, 2015, 19: 164.

[9]   MORALES CASTRO D, BALZANI E, ABDUL-AZIZ M H, et al. Propofol and fentanyl pharmacokinetics and pharmacodynamics in extracorporeal membrane oxygenation[J]. Ann Am Thorac Soc, 2024.

[10] BAKDACH D, AKKARI A, GAZWI K, et al. Propofol safety in anticoagulated and nonanticoagulated patients during extracorporeal membrane oxygenation[J]. ASAIO J, 2021, 67(2): 201-207.

[11] KHURANA N, SÜNNER T, HUBBARD O, et al. Direct and continuous dosing of propofol can saturate *ex vivo* ECMO circuit to improve propofol recovery[J]. J Extra Corpor Technol, 2023, 55(4): 194-196.

[12] REN X, AI Y, ZHANG L, et al. Sedation and analgesia requirements during venovenous extracorporeal membrane oxygenation in acute respiratory distress syndrome patients[J]. Perfusion, 2023, 38(2): 313-319.

[13] PATEL J S, KOODA K, IGNERI L. A narrative review of the impact of extracorporeal membrane oxygenation on the pharmacokinetics and pharmacodynamics of critical care therapies[J]. Ann Pharmacother, 2023, 57(6): 706-726.

[14] DREUCEAN D, HARRIS J E, VOORE P, et al. Approach to sedation and analgesia in COVID-19 patients on venovenous extracorporeal membrane oxygenation[J]. Ann Pharmacother, 2022, 56(1): 73-82.

[15] SIGALA M I, DREUCEAN D, HARRIS J E, et al. Comparison of sedation and analgesia requirements in patients with SARS-CoV-2 versus non-SARS-CoV-2 acute respiratory distress syndrome on veno-venous ECMO[J]. Ann Pharmacother, 2023, 57(9): 1005-1015.

[16] ZIMMERMAN K O, DALLEFELD S H, HORNIK C P, et al. Sedative and analgesic pharmacokinetics during pediatric ECMO[J]. J Pediatr Pharmacol Ther, 2020, 25(8): 675-688.

[17] LITTLE K M, KOSTEN T A. Focus on fentanyl in females: Sex and gender differences in the physiological and behavioral effects of fentanyl[J]. Front Neuroendocrinol, 2023, 71: 101096.

[18] SCOTT B L, BONADONNA D, OZMENT C P, et al. Extracorporeal membrane oxygenation in critically ill neonatal and pediatric patients with acute respiratory failure: A guide for the clinician[J]. Expert Rev Respir Med., 2021, 15(10): 1281-1291.

[19] KHURANA N, WATKINS K, GHATAK D, et al. Reducing hydrophobic drug adsorption in an *in-vitro* extracorporeal membrane oxygenation model[J]. Eur J Pharm Biopharm, 2024, 198: 114261.

2　镇静药物的中国临床研究

镇痛镇静是重症患者治疗中重要的组成部分[1]。目前,ICU 患者最常使用的镇静药物是苯二氮䓬类药物、丙泊酚和右美托咪定,但它们在使用过程中仍存在一些问题。传统的苯二氮䓬类药物起效慢,容易蓄积,可导致镇静时间延长和苏醒延迟[2];丙泊酚具有较强的呼吸循环抑制作用,且长时间、大剂量使用时须警惕丙泊酚输注综合征、高甘油三酯血症及胰腺炎的发生[3];右美托咪定抑制交感神经活动,易发生心动过缓和低血压等不良反应[4]。为了克服上述缺点,近年来国内企业研发了多种新型镇静药物(包括苯磺酸瑞马唑仑、磷丙泊酚二钠和环泊酚等);中国的重症医学专家率先开展了多项临床研究探索其用于 ICU 机械通气患者镇静的有效性和安全性,为在全球各国 ICU 中应用奠定了基础。

一、苯磺酸瑞马唑仑

苯磺酸瑞马唑仑是一种新型静脉注射用超短效苯二氮䓬类药物,其合成是通过在咪达唑仑的化学结构中引入丙酸甲酯苯磺酸盐侧链得来,作用机制与咪达唑仑类似,通过特异性结合中枢 γ 氨基丁酸 A 型(gamma-aminobutyric acid subtype A,GABA$_A$)受体上的苯二氮䓬结合位点产生镇静作用[5-6]。苯磺酸瑞马唑仑能被非特异性组织酯酶迅速水解为几乎不具有药理活性的羧酸代谢物,对老年人和肾功能或肝功能损伤患者(重度肝功能损伤患者除外)不需要进行特定的剂量调整[7],这种独特的不依赖肝肾功能代谢特点使苯磺酸瑞马唑仑成为重症患者较为理想的镇静药物。而且研究表明,苯磺酸瑞马唑仑长时间输注或重复给药时不容易产生蓄积,其镇静作用可被氟马西尼特异性拮抗[8-9]。

苯磺酸瑞马唑仑在国内上市以后,华中科技大学同济医学院附属协和医院尚游教授团队开展了系列临床研究探索其用于 ICU 机械通气患者镇静的安全性和有效性。首先探索了苯磺酸瑞马唑仑用于 ICU 非心脏手术后机械通气患者镇静的有效剂量,研究选择术后机械通气的患者,从 0.1mg/(kg·h)开始剂量递增,研究发现在充分镇痛的基础上,持续静脉泵注 0.125～0.15mg/(kg·h)的苯磺酸瑞马唑仑可提供轻至中度镇静作用,即 Richmond 躁动镇静评分(Richmond Agitation-Sedation Scale,RASS)-3～0 分,且镇静起效快,安全性好[10]。

在随后的探索中,研究团队评估了苯磺酸瑞马唑仑用于 ICU 长时间(≥ 24 小时)机械通气患者镇静的有效性和安全性。60 例患者随机接受苯磺酸瑞马唑仑和丙泊酚镇静,目标同样为轻至中度镇静,RASS 评分在 -3～0 分[11]。结果显示,在充分镇痛的基础上,苯磺酸瑞马唑仑的持续输注剂量中位数是 0.18mg/(kg·h),两组的镇静成功率、7 天内无有创机械通气时间、ICU 住院时间和 28 天全因病死率无显著差异,发生最多的不良事件是低血压,苯磺酸瑞马唑仑组和丙泊酚组分别有 73.3% 和 76.7% 的患者发生低血压,使用升压药进行干预的患者比例均为 60.0%,两组的不良事件发生率和需要进行干预的患者比例也无差异。

重度急性呼吸窘迫综合征等危重症患者需要深镇静。因此,研究团队继续探索苯磺酸瑞马唑仑用于 ICU 机械通气患者深镇静的有效性和安全性[12]。60 例患者随机接受苯磺酸瑞马唑仑和丙泊酚深镇静,目标 RASS 评分为 –4 分或 –5 分,研究发现在充分镇痛的基础上,以 0.60mg/(kg·h)的剂量中位数持续输注苯磺酸瑞马唑仑可以实现深镇静的目标,两组的镇静成功率均为100%,且7天内无有创机械通气时间、拔管成功率、ICU住院时间、28天全因病死率和不良事件发生率均无显著差异。

以上的研究初步证明了苯磺酸瑞马唑仑用于ICU机械通气患者镇静的有效性和安全性。为了提供确定的证据,研究团队开展了一项多中心、随机、非劣效研究,评估苯磺酸瑞马唑仑用于长时间机械通气的ICU患者镇静的有效性和安全性,该研究正在进行中[13]。此外,为了明确苯磺酸瑞马唑仑在ICU肾功能受损患者中应用的安全性,研究团队将比较ICU肾功能受损患者和肾功能正常患者中苯磺酸瑞马唑仑的药代动力学特征,目前该研究已完成患者招募(NCT06153498)。

二、磷丙泊酚二钠

磷丙泊酚二钠是中国首款水溶性丙泊酚前体药物,可被内皮细胞表面的碱性磷酸酶代谢,水解释放活性代谢产物丙泊酚发挥作用[14]。与丙泊酚相比,磷丙泊酚二钠代谢产生的丙泊酚血药浓度更平稳,呼吸和循环抑制更轻微,且水溶性更好、辅料中不含脂肪乳,对于ICU内需要长时间镇静的患者,或血流动力学不稳定、由高脂血症导致的重症急性胰腺炎患者,磷丙泊酚二钠不仅可以维持有效的镇静作用,还可以彻底避免脂肪乳剂带来的副作用。考虑到磷丙泊酚二钠的药理学特点对于ICU危重症患者具有一定优势,尚游教授团队首先探索了磷丙泊酚二钠用于ICU术后机械通气患者镇静的有效剂量及安全性,研究选择术后机械通气的镇静患者,从2.0mg/(kg·h)开始剂量递增,目标RASS评分为-3~0分,研究发现在充分镇痛的基础上,持续静脉泵注3.0~3.5mg/(kg·h)的磷丙泊酚二钠可提供轻至中度镇静作用,其间血流动力学稳定,无严重不良事件发生[15]。

随后研究团队以丙泊酚为对照,探讨磷丙泊酚二钠在ICU长时间(≥24小时)机械通气患者中的有效性和安全性,目标为浅、中度镇静。结果显示在充分镇痛的基础上,磷丙泊酚二钠的持续输注剂量中位数是4.33mg/(kg·h)。考虑到磷丙泊酚二钠的代谢产物可能会引起中毒症状,研究团队测定了磷丙泊酚二钠试验组和丙泊酚对照组血样和尿液中代谢产物甲酸盐的含量,发现两组的甲酸盐浓度都没有超出生理范围,且两者无显著差异,研究中也没有出现甲酸盐中毒的临床征象,因此不必过度担忧其代谢产物的蓄积问题[16]。

三、环泊酚

环泊酚是一种新型2,6-二取代苯酚衍生物,在丙泊酚的结构基础上引入环丙基形成R型手性结构,其脂溶性比丙泊酚更高,游离态易穿过血脑屏障,与$GABA_A$受体的亲和力约为丙泊酚的4~5倍,具有起效快、恢复快、效价高等特点[17-18]。环泊酚已被证明比丙泊酚更有效,因为其在较低剂量下就能达到与丙泊酚相同的镇静或麻醉效果,这种增强的效力可能会降低整体药物负荷,并可能降低剂量相关不良反应的风险,因此在脂质摄入、注射痛、血压和呼吸方面可能比丙泊酚更具有优势[19]。

中山大学附属第一医院管向东教授团队针对环泊酚在ICU内的应用开展了系列临床研究。第一项研究是以丙泊酚为对照的Ⅱ期临床研究,探讨环泊酚用于ICU机械通气患者镇静的有效性、安全性和药代动力学特征,目标RASS评分在-2~+1分,用药时长为6~

24 小时[20]。研究共纳入了 39 例患者,结果表明环泊酚组的镇静达标时间、整体不良事件发生率均与丙泊酚组没有显著差异,血药浓度变化趋势与丙泊酚组基本类似。该研究显示环泊酚用于 ICU 机械通气患者镇静的有效性和安全性与丙泊酚相当,为重症患者的镇静治疗提供了新选择。

第二项多中心Ⅲ期临床研究观察了环泊酚在更广泛的 ICU 患者中的镇静特点,研究团队纳入了 21 个中心共 135 例患者,目标 RASS 评分在 -2 ～ +1 分,用药时长为 6 ～ 24 小时。研究发现环泊酚组的镇静成功率不劣于丙泊酚组,两组的不良反应发生率无显著差异,血药浓度变化趋势基本相同,说明对于接受短时间镇静的 ICU 患者来说,环泊酚的镇静效果不劣于丙泊酚。

研究团队还对以上的Ⅱ、Ⅲ期临床研究数据进行了汇总分析,比较了环泊酚和丙泊酚在重症患者镇静治疗早期的无低血压发生率。研究共纳入 174 例接受机械通气的 ICU 患者进行汇总分析,结果显示在给药 30 分钟后,环泊酚组达到镇静目标且未发生低血压的患者比例显著高于丙泊酚组(93.0% vs. 81.0%,$P=0.018$),且实现早期无低血压镇静达标与较少的药物相关不良事件、拔管时间缩短、减少镇静药物剂量调整次数相关。

四、总结

新型镇静药物的研发上市,为 ICU 的危重患者镇静提供了新的选择,上述研究表明,这些新型镇静药物用于 ICU 机械通气患者均表现出了良好的有效性和安全性。但是大规模的临床研究仍较少,期待进行中的大规模高质量研究给出更加充分的循证依据。

(唐　韵　尚　游)

参考文献

[1] DEVLIN J W, SKROBIK Y, GÉLINAS C, et al. Clinical practice guidelines for the prevention and management of pain, agitation/sedation, delirium, immobility, and sleep disruption in adult patients in the ICU[J]. Crit Care Med, 2018, 46(9): e825-e873.

[2] MCKENZIE C A, MCKINNON W, NAUGHTON D P, et al. Differentiating midazolam over-sedation from neurological damage in the intensive care unit [J]. Crit Care, 2005, 9(1): R32-R36.

[3] ROBERTS R J, BARLETTA J F, FONG J J, et al. Incidence of propofol-related infusion syndrome in critically ill adults: A prospective, multicenter study[J]. Crit Care., 2009, 13(5): R169.

[4] JAKOB S M, RUOKONEN E, GROUNDS R M, et al. Dexmedetomidine vs midazolam or propofol for sedation during prolonged mechanical ventilation: Two randomized controlled trials[J]. JAMA, 2012, 307(11): 1151-1160.

[5] BIRGENHEIER N M, STUART A R, EGAN T D. Soft drugs in anesthesia: Remifentanil as prototype to modern anesthetic drug development[J]. Curr Opin Anaesthesiol, 2020, 33(4): 499-505.

[6] KILPATRICK G J, MCINTYRE M S, COX R F, et al. CNS 7056: A novel ultra-short-acting benzodiazepine[J]. Anesthesiology, 2007, 107(1): 60-66.

[7] STÖHR T, COLIN P J, OSSIG J, et al. Pharmacokinetic properties of remimazolam in subjects with hepatic or renal impairment[J]. Br J Anaesth, 2021, 127(3): 415-423.

[8] SCHÜTTLER J, EISENRIED A, LERCH M, et al. Pharmacokinetics and pharmacodynamics of remimazolam (CNS 7056) after continuous infusion in healthy male volunteers: Part I. pharmacokinetics and clinical pharmacodynamics[J]. Anesthesiology, 2020, 132(4): 636-651.

[9] WORTHINGTON M T, ANTONIK L J, GOLDWATER D R, et al. A Phase I b, dose-finding study of multiple doses of remimazolam (CNS 7056) in volunteers undergoing colonoscopy[J]. Anesth Analg, 2013, 117(5): 1093-1100.

[10] TANG Y, YANG X, SHU H, et al. Remimazolam besylate for sedation of postoperative patients in intensive care units: A phase I, open label, dose-finding study[J]. Chin Med J (Engl), 2022, 135(17): 2134-2136.

[11] TANG Y, YANG X, YU Y, et al. Remimazolam besylate versus propofol for long-term sedation during invasive mechanical ventilation: A pilot study[J]. Crit Care, 2022, 26(1): 279.

[12] TANG Y, GAO X, XU J, et al. Remimazolam besylate versus propofol for deep sedation in critically ill patients: A randomized pilot study[J]. Crit Care, 2023, 27(1): 474.

[13] YANG X, TANG Y, DU R, et al. Long-term sedation with remimazolam besylate versus propofol in critically ill patients during invasive mechanical ventilation: A study protocol for a multicenter randomized non-inferior trial[J]. Front Pharmacol, 2023, 14: 1139872.

[14] MOHRIEN K M, JONES G M, MACDERMOTT J R, et al. Remifentanil, ketamine, and fospropofol: A review of alterative continuous infusion agents for sedation in the critically ill[J]. Crit Care Nurs Q, 2014, 37(2): 137-151.

[15] GAO X, YANG X, SHU H, et al. Fospropofol disodium for sedation of postoperative ICU patients: A dose-finding study[J]. Am J Ther, 2024, 31(4): e435-e439.

[16] GAO X, YANG X, TANG Y, et al. Fospropofol disodium versus propofol for long-term sedation during invasive mechanical ventilation: A pilot randomized clinical trial[J]. J Clin Anesth, 2024, 95: 111442.

[17] LIAO J, LI M, HUANG C, et al. Pharmacodynamics and pharmacokinetics of HSK3486, a novel 2, 6- disubstituted phenol derivative as a general anesthetic[J]. Front Pharmacol, 2022, 13: 830791.

[18] QIN L, REN L, WAN S, et al. Design, synthesis, and evaluation of novel 2,6- disubstituted phenol derivatives as general anesthetics[J]. J Med Chem, 2017, 60(9): 3606-3617.

[19] PETKAR S, BELE A, PRIYA V, et al. Pharmacological insights and clinical applications of ciprofol: A narrative review[J]. Cureus, 2024, 16(8): e68034.

[20] LIU Y, YU X, ZHU D, et al. Safety and efficacy of ciprofol vs. propofol for sedation in intensive care unit patients with mechanical ventilation: A multi-center, open label, randomized, phase 2 trial[J]. Chin Med J (Engl), 2022, 135(9): 1043-1051.

3　心脏大血管外科手术后患者的镇痛镇静优化策略

心脏大血管外科手术后患者由于经历了大手术、体外循环等创伤性操作,部分患者需在 ICU 度过术后最关键的恢复阶段。这类患者往往存在较严重的基础疾病,术中可能存在创伤大、失血多等特点,术后易发生低心排血量综合征、全身炎症反应、心律失常,以及由于疼痛可能造成的咳痰困难等问题,因此在 ICU 内实施精细化管理尤为重要。其中镇痛镇静是术后管理的一项非常重要的治疗措施,合理的镇痛镇静策略不仅可以减少患者的疼痛、增加舒适感、维持氧供需平衡、避免过度应激带来的一系列不良反应,还对维持良好的血流动力学和器官功能保护具有重要意义。传统的心脏手术后镇痛镇静模式为阿片类药物、苯二氮䓬类和丙泊酚等药物的单药或联合使用,存在许多不良反应,近年来在多模态镇痛、药物优化等方面有较多的进展,通过优化这类患者的镇痛镇静策略,可以有效促进患者术后快速恢复,实现早拔管、早康复锻炼、早出 ICU、早出院,并提高满意度[1-3]。

一、优化镇痛药物和非药物方案

ICU 内最常用的阿片类药物有显著的镇痛效果,但副作用也比较多。近年来在优化镇痛药物应用方面主要聚焦在利用非阿片类药物镇痛[4]。心脏大血管外科手术患者的管理贯穿术前、术中、术后的整个围手术期,因此术中麻醉及术后的程序化镇痛也有一定的进展。

2024 年的一项纳入 6 192 例心脏手术患者的回顾性倾向性匹配研究[5]发现,在接受冠脉搭桥和/或心脏瓣膜手术的患者当天即给予对乙酰氨基酚可以明显降低患者急性肾损伤的发生率,缩短患者术后机械通气时间。2023 年一项荟萃分析[6]纳入了 48 个研究,6 273 例心脏手术后患者,结果提示右美托咪定可以显著缩短患者的气管插管时间、ICU 住院时间,降低术后谵妄的发生率,且并不显著引起患者心动过缓及低血压。氯胺酮也有镇痛的效果,心脏手术后与其他镇痛药物联合使用能优化临床结局。如 2022 年开展的一项随机对照研究[7]表明,冠脉搭桥术后患者,与单用右美托咪定镇静相比,氯胺酮联合右美托咪定镇痛镇静可以显著减少术后芬太尼的用量[(45.65 ± 8.23) μg vs. (146.01 ± 14.18) μg,$P < 0.001$],显著缩短患者机械通气时间[(344.65 ± 43.89) 分钟 vs. (446.60 ± 73.75) 分钟,$P < 0.001$],两组患者的心率、平均动脉压、镇痛镇静评分无显著差异。Zhaksylyk 团队[8]在 2023 年纳入的 9 项 RCT 研究的荟萃分析表明,开胸患者术后联合使用氯胺酮镇痛可以显著降低术后第一天的疼痛评分[$SMD = -0.73 (-1.27 \sim -0.18)$],并显著减少术后 1 ~ 3 天阿片类药物的使用总量[$SMD = -2.75 (-4.14 \sim -1.36)$]。利多卡因作为一种酰胺类局部麻醉药,可以通过静脉、局部或胸膜内等多种途径给药途径来缓解心脏手术后患者的疼痛。术中在置入引流管前局部使用 2% 利多卡因可以显著减少术后的疼痛评分和芬太尼累积使用剂量,同样,胸膜内给予 2% 利多卡因也可以显著减少疼痛评分,并明显改善呼吸力学。但静脉使用利多卡因在改善疼痛方面无显著获益,患者的总病死率、住院时间或 ICU 住院时间也没得到显著改善[9]。

近年来一些探索聚焦在心脏手术围手术期程序性的多药物联合镇痛模式,以减轻患者术后疼痛评分、对阿片类药物的需求、急性疼痛发生率,以改善临床结局。2023 年一项单中心前瞻性随机对照研究[10]纳入了 108 例心脏手术患者,围手术期程序性地采用多药物联合镇痛方案:术前 1 小时使用加巴喷丁、对乙酰氨基酚;麻醉诱导时联合氯胺酮,利多卡因和右美托咪定维持麻醉,术后在常规镇静剂基础上加用氯胺酮、利多卡因、右美托咪定。与传统的镇痛模式相比,程序性多药物联合镇痛组患者术后舒芬太尼用量明显减少(135.72μg vs. 94.85μg,P=0.000),补救性镇痛发生率显著减低(57.4% vs. 31.5%,P=0.007)。以上关于心脏围手术期程序性的多药联合镇痛模式的研究证据级别较低,未来仍需要开展大型的多中心的随机对照研究制定更精准的镇痛决策。

除了药物的优化方案之外,超声引导下神经阻滞在心脏手术患者的应用也取得了显著的进展,包括技术精密度的提高、新型局麻药的应用、人工智能辅助系统的引入等。这些治疗有机地将术中术后镇痛融为一体,因此 ICU 医师也应该有所了解。超声引导下胸椎旁阻滞可以显著减轻切口部位的疼痛,并有助于降低术后肺部并发症的风险[11]。2024 年 Nair 研究团队[12]筛选了 607 例研究竖脊肌阻滞镇痛效果的文献资料,分析了 16 项随机对照试验,包括 1 110 例儿童及成人心脏手术后患者。研究结果显示与未使用局部神经阻滞的患者相比,竖脊肌平面阻滞组患者在术后 48 小时内阿片类药物使用总量显著减少。不同时间间隔的疼痛评分显著降低,患者的机械通气时间更短、首次康复运动时间更早,ICU 和总住院时间更短。

二、镇静药物的优化

心脏手术围手术期的镇静药物优化需要综合考虑患者的安全性、有效性及术后恢复的质量。随着医学技术的发展,特别是对于老年患者和高风险手术患者,选择合适的镇静药物及其剂量变得尤为重要。丙泊酚对循环的抑制作用限制了其在心脏手术围手术期的应用。右美托咪定具有镇痛、镇静、抗焦虑的作用,与传统的镇静药物相比,右美托咪定对呼吸的抑制作用最弱。2023 年一项荟萃分析[13]纳入 14 个研究,共 1 360 例心脏手术后患者的结果显示,对比丙泊酚,右美托咪定可以缩短机械通气时间和 ICU 住院天数,在减少术后心房颤动及谵妄方面也显示一定的优势。

在临床实践中,对各种镇静药物的综合评价对于确定安全有效的镇静方案至关重要。2024 年,一项纳入了 18 项随机对照研究[14](1 652 例患者),共 13 种镇静方案的网状荟萃分析对 ICU 成人心脏手术后患者的不同镇静策略进行了全面比较。结果发现与丙泊酚相比,心脏手术后患者给予右美托咪定联合氯胺酮镇静方案和七氟醚方案可以显著缩短患者机械通气的时间。从累积排序曲线下面积(surface under the cumulative ranking curve,SUCRA)来看,在缩短机械通气方面,右美托咪定与氯胺酮联用镇静方案最佳(SUCRA=0.966),其次是七氟醚(SUCRA=0.866)和氯胺酮与丙泊酚联用(SUCRA=0.779)。在 ICU 住院时长及总住院时长方面,其他镇静方案与丙泊酚相比没有显著优势。在 ICU 住院时长方面,根据 SUCRA,右美托咪定联合氯胺酮镇静方案 ICU 住院时间最短(SUCRA=0.867),其次是七氟醚(SUCRA=0.726)和右美托咪定(SUCRA=0.714)。在总住院时间方面,根据 SUCRA,七氟醚可能是最佳镇静方案(SUCRA=0.822)。这些发现对心脏手术患者围手术期镇静策略和用药管理具有潜在的指导意义。

总之,随着新药研发,医疗技术的进步和临床经验的积累,心脏手术中应用多模式镇痛技术不仅可以改善患者的镇痛体验,还可以促进患者术后康复,减少住院时间,进而提升整体医疗服务质量。心脏手术患者镇痛镇静策略应贯穿术前、术中、术后的整个围手术期,尤其是在术前就可能需要多学科的讨论并制定相应的策略,并从术中延续到术后。程序性多药物模式、微创镇痛技术及优化镇静策略等未来仍需开展更多高质量的研究,为更合理的镇痛镇静策略提供依据。

（张　欢　陈军军　廖雪莲）

参考文献

[1] LIU Z, KARAMESINIS A D, PLUMMER M, et al. Epidemiology of persistent postoperative opioid use after cardiac surgery: A systematic review and metaanalysis[J]. Br J Anaesth, 2022, 129(3): 366-377.

[2] KWANTEN L E, O'BRIEN B, ANWAR S. Opioid-based anesthesia and analgesia for adult cardiac surgery: History and narrative review of the literature[J]. J Cardiothorac Vasc Anesth, 2019, 33(3): 808-816.

[3] YAKUBI M, CURTIS S, ANWAR S. Perioperative pain management for cardiac surgery[J]. Curr Opin Anaesthesiol, 2025, 38(1): 25-29.

[4] LOBOVA V A, ROLL J M, ROLL M L C. Intraoperative methadone use in cardiac surgery: A systematic review[J]. Pain Med, 2021, 22(12): 2827-2834.

[5] YOUNG A M, STROBEL R J, ROTAR E P, et al. Perioperative acetaminophen is associated with reduced acute kidney injury after cardiac surgery[J]. J Thorac Cardiovasc Surg, 2024, 167(4): 1372-1380.

[6] POON W H, LING R R, YANG I X, et al. Dexmedetomidine for adult cardiac surgery: A systematic review, meta-analysis and trial sequential analysis[J]. Anaesthesia, 2023, 78(3): 371-380.

[7] RAI S A, FURQAN A, KHAN M I, ET AL. Dexmedetomidine alone or with ketamine in addition to routine fentanyl administration in post cardiac surgery patients: A randomized controlled trial[J]. J Postgrad Med Inst, 2022, 36(1): 39-43.

[8] ZHAKSYLYK A, ABDILDIN Y G, SULTANGAZIN S, et al. The impact of ketamine on pain-related outcomes after thoracotomy: A systematic review with meta-analysis of randomized controlled trials[J]. Front Med (Lausanne), 2024, 11: 1394219.

[9] BOSWELL M R, MOMAN R N, BURTOFT M, et al. Lidocaine for postoperative pain after cardiac surgery: A systematic review[J]. J Cardiothorac Surg, 2021, 16(1): 157.

[10] JIN L, LIANG Y, YU Y, et al. Evaluation of the effect of new multimodal analgesia regimen for cardiac surgery: A Prospective, randomized controlled, single-center clinical study[J]. Drug Des Devel Ther, 2023, 17: 1665-1677.

[11] CAPUANO P, SEPOLVERE G, TOSCANO A, et al. Fascial plane blocks for cardiothoracic

surgery: A narrative review[J]. J Anesth Analg Crit Care, 2024, 4(1): 20.

[12] NAIR A, SAXENA P, BORKAR N, et al. Erector spinae plane block for postoperative analgesia in cardiac surgeries: A systematic review and meta-analysis[J]. Ann Card Anaesth, 2023, 26(3): 247-259.

[13] SATTAR L, REYAZ I, RAWAT A, et al. Comparison between dexmedetomidine and propofol for sedation on outcomes after cardiac surgery in patients requiring mechanical ventilation: A meta-analysis of randomized- control trials[J]. Cureus, 2023, 15(7): e42212.

[14] HU Q, LIU X, XIANG Y, et al. Comparing different postoperative sedation strategies for patients in the intensive care unit after cardiac surgery: A systematic review of randomized controlled trials and network meta-analysis[J]. Basic Clin Pharmacol Toxicol, 2024, 135(2): 180-194.

4　右美托咪定在急性呼吸衰竭患者无创通气中的应用再认识

对于急性或慢性呼吸衰竭患者,无创通气(noninvasive ventilation,NIV)可有效缓解呼吸困难,最大限度地减少呼吸肌疲劳。根据多个临床指南建议,NIV 应该是急性呼吸衰竭(acute respiratory failure,ARF)的一线治疗,以减少对有创机械通气和气管插管的需求[1-2]。同时,与有创机械通气相比,NIV 具有减少患者痛苦和呼吸机相关性肺炎的发生等优势。但 NIV 常因不耐受而中止,转为气管插管有创机械通气。在此之前,临床常尝试使用非药物措施及镇痛镇静治疗改善人机同步性。本文拟对近年来右美托咪定在急性呼吸衰竭患者无创通气不耐受的应用研究开展比较分析,评价其临床价值与可能风险。

一、无创通气患者接受镇痛镇静治疗的病理生理基础

无创通气广泛用于治疗各种病因所致的急性呼吸衰竭,以减少气管插管率及提高撤机成功率。近年来,ICU 外的呼吸支持需求激增,无创通气被更加广泛用于医院环境的重症患者救治。现有证据支持无创通气用于慢性阻塞性肺疾病急性加重伴高碳酸血症、心源性肺水肿、急性呼吸衰竭、创伤、术后呼吸衰竭、序贯撤机、拔管后高风险预防与治疗及舒缓治疗。然而,NIV 常常因无法实现治疗目标和不耐受等原因失败,20% ～ 50% 接受 NIV 的 ARF 患者最终需要气管插管,NIV 失败导致气管插管时机延迟会增加患者病死率。由于 NIV 高失败率与患者不适应有关,所有旨在提高患者对 NIV 耐受性的干预措施受到了越来越多的关注。NIV 采用的连接界面是首要考虑的因素,连接界面种类、型号、固定装置、面颈部的匹配度、NIV 的时长等都是影响气体泄漏、皮肤受压和不适的重要因素,鼻罩和口鼻罩的耐受性最差,头盔耐受性更好。通气模式与参数设置在 NIV 的成功中也起着关键作用,压力支持通气(pressure support ventilation,PSV)舒适度优于控制通气,神经调节通气辅助模式(neurally adjusted ventilatory assist,NAVA)优于 PSV。其他导致患者不适的情况还包括人机不同步、气体加温湿化设置不当,以及呼吸机噪声、患者体位、情绪等因素。在全面排查这些导致患者 NIV 不耐受的因素后,镇痛镇静治疗就成为管理急性呼吸衰竭患者继续接受 NIV 治疗的选项。镇静剂可改善通气、平息焦虑、促进睡眠,调节自主神经系统应激

反应,最终改善患者对 NIV 的耐受性,降低 NIV 失败率。部分临床研究已经证明了在 NIV 期间使用右美托咪定、咪达唑仑、丙泊酚和瑞芬太尼进行镇静的有效性和安全性,其中苯二氮䓬类药物、丙泊酚和阿片类药物是最常选择的镇痛镇静剂。近年来,右美托咪定和氯胺酮的应用已逐渐增加。近期调查研究发现,不同国家和地区的医师对无创通气镇痛镇静治疗选择存在各自的偏好,总体来讲,北美重症医师选择镇痛镇静治疗的占比要显著高于欧洲,且北美医师首选镇静治疗,而欧洲医师更多选择阿片类药物;重症医师选择使用镇痛镇静的比例又要高于非重症医师,这可能与 ICU 的监测环境与人力资源等因素有关。

二、右美托咪定在无创通气的临床应用

(一)右美托咪定在无创通气中的临床价值

右美托咪定作为一种 α_2 受体激动剂,具有镇静、抗焦虑、交感神经和镇痛作用,对呼吸功能的抑制最小,其血流动力学效应包括一过性高血压、心动过缓和低血压。右美托咪定通过激活蓝斑中的突触前和突触后 α_2 受体发挥其催眠作用,从而诱导类似于自然睡眠的无意识状态,患者易于保持清醒和合作。基础及临床研究还证实,右美托咪定具有心脏保护效应,可以改善心肌缺血再灌注损伤,降低谵妄发生率,降低机械通气时间与 ICU 住院时间。

随着右美托咪定应用于临床,其也被尝试用于无创通气的躁动患者,目前已证实其满意的镇静效果与安全性,且较咪达唑仑更易达到清醒镇静目标水平,甚至缩短机械通气时间与住院时间。随后,右美托咪定被拓展应用于儿童、新生儿治疗。Lewis 等 [3] 进行了一项系统评价,共纳入了 12 项随机对照研究(738 例患者),结果显示,与其他镇静策略或者安慰剂比较,右美托咪定组显著降低了气管插管需求($RR=0.54$;95% CI 0.41 ～ 0.71)、谵妄($RR=0.34$;95% CI 0.22 ～ 0.54)和 ICU 住院时间(平均差值:-2.40 天;95% CI -3.51 ～ -1.29 天),但右美托咪定增加了心动过缓($RR=2.80$;95% CI 1.92 ～ 4.07)和低血压的发生率($RR=1.98$;95% CI 1.32 ～ 2.98)。而 Yang 等 [4] 的最新系统评价则得出结论,NIV 期间使用镇痛镇静治疗可以降低气管插管与谵妄风险,且右美托咪定的上述效应超过所有其他药物。

右美托咪定与其他无创通气镇痛镇静药物比较,其优势不一。研究显示,右美托咪定与丙泊酚比较,在胸部外科手术短期无创通气治疗中,安全性与有效性相似 [5]。但在撤机困难的患者中,右美托咪定可以提升人机同步性,而丙泊酚可能引起镇静过深。与右美托咪定比较,瑞芬太尼在心脏外科手术后无创通气不耐受患者中可以 15 分钟快速起效,并在早期(1 ～ 3 小时内)率先达到镇静目标,但后续两者临床效应保持一致 [6]。与氯胺酮相比,右美托咪定镇静达标率更高,但也更易发生血压、心率下降,对额外镇痛治疗的需求更高。同时,也有资料显示,对于无创通气不耐受且初始镇痛镇静失败的患者,接受右美托咪定作为补救治疗措施可以提升无创通气的成功率 [7]。清醒俯卧位增加了患者的不适与疼痛,导致镇痛镇静治疗需求增加。刘玲教授团队在对患者实施延长清醒俯卧位的研究中,发现延长俯卧位的患者镇静治疗比例更高(8.3% vs. 6.9%),其中右美托咪定是主要选择(7.3% vs. 5.9%)[8]。

(二)无创通气接受右美托咪定治疗的安全性

右美托咪定临床应用中具有心率下降和低血压等不良反应,SPICE Ⅲ研究中甚至报道

了使用研究剂量后发生心脏停搏等严重不良事件。近期,Dunbar 等 [9] 开展的一项基于美国全国性医疗数据库的真实世界研究结果显示,美国因急性呼吸衰竭实施无创通气的住院患者接受镇痛镇静药物的比例高达 26.7%,其中单独接受右美托咪定治疗者占比为 0.4%,接受右美托咪定及阿片类药物和 / 或苯二氮䓬类药物者占比为 0.6%,右美托咪定的使用比例从 2010 年的 0.1% 增加至 2020 年的 2.0%。所有接受无创通气的患者中,7.4% 的患者接受了气管插管操作,接受任何镇痛镇静治疗药物的患者气管插管和死亡的风险均显著升高,其中右美托咪定增加风险最高。这一来自真实世界数据的研究结论与本文先前引用的研究结果相互矛盾,对现有临床实践提出了重要挑战。

Dunbar 等 [9] 的研究存在下列几个不足及未清晰展示的地方。首先是该研究队列为回顾性,并未说明患者在医院内的救治场所,存在患者在 ICU 外接受呼吸支持的可能。鉴于美国机械通气主要由呼吸治疗师实施管理的临床管理特征,选用镇痛镇静治疗的偏好更强,但 ICU 外医护人员对无创通气技能及镇痛镇静药物知识的掌握可能存在不足,导致患者呼吸状态监测不到位、患者疼痛躁动水平与呼吸状态评估不足、镇痛镇静过度或不足、药物不良反应监测不及时等风险,延误了插管时机,进而增加病死率。同时,该研究中的急性呼吸衰竭患者插管比例与病死率均远低于国际同类研究,与 LUNG SAFE 等国际多中心研究对比,该研究中的 ARDS 患者的插管率与病死率要远低于国际平均水平,有过度诊断 ARDS 风险。随着人们对呼吸驱动异常的认识加深,无创通气模式对呼吸驱动的调控不足,患者本身过强的呼吸驱动会引发患者自我诱发的肺损伤。现有的呼吸驱动调控及膈肌保护通气的措施中,除镇痛镇静效应外,右美托咪定还具有一定的呼吸调控效应 [10]。

三、总结和展望

综上所述,虽然近期真实世界数据研究提示在急性呼吸衰竭患者使用右美托咪定增加了气管插管发生率与病死率,但这一研究存在临床场景多变、治疗实施与评价能力不足等诸多限制。这项研究也为急性呼吸衰竭患者应用无创通气的临床实践发出了一些提示:虽然右美托咪定在药理机制上对重症患者有诸多优势,在重症患者的镇痛镇静治疗中扮演重要角色,但是在临床实践中必须重视药物本身的安全特性、临床使用场景、医护人员配置、镇痛镇静与无创通气管理胜任能力等。只有各方面都达到了上述要求,才能提升无创通气镇痛镇静治疗的质量,保障患者的生命安全。

（王　波）

参考文献

[1] PERKINS G D, JI C, CONNOLLY B A, et al. Effect of respiratory strategies on intubation or mortality among patients with acute hypoxemic respiratory failure and COVID-19: The RECOVERY-RS randomized clinical trial[J]. JAMA, 2022, 327(6): 546-558.

[2] GRIECO D L, MENGA L S, CESARANO M, et al. Effect of helmet noninvasive ventilation vs high-flow nasal oxygen on days free of respiratory support in patients with COVID-19 and moderate to severe hypoxemic respiratory failure: The HENIVOT randomized clinical

trial[J]. JAMA, 2021, 325(17): 1731-1743.

[3] LEWIS K, PITICARU J, CHAUDHURI D, et al. Safety and efficacy of dexmedetomidine in acutely ill adults requiring noninvasive ventilation: A systematic review and meta-analysis of randomized trials[J]. Chest, 2021, 159(6): 2274-2288.

[4] YANG B, GAO L, TONG Z. Sedation and analgesia strategies for non-invasive mechanical ventilation: A systematic review and meta-analysis[J]. Heart Lung, 2024, 63: 42-50.

[5] BIAŁKA S, COPIK M, KARPE J, et al. Effect of dexmedetomidine or propofol sedation on haemodynamic stability of patients after thoracic surgery[J]. Anaesthesiol Intensive Ther, 2018, 50(5): 359-366.

[6] HAO G W, WU J Q, YU S J, et al. Remifentanil vs dexmedetomidine for cardiac surgery patients with noninvasive ventilation intolerance: A multicenter randomized controlled trial[J]. J Intensive Care, 2024, 12(1): 35.

[7] AKHTAR M H, HALEEM S, TAUHEED N, et al. Dexmedetomidine as conduit for non-invasive ventilation (NIV) compliance in COVID-19 and chronic obstructive pulmonary disease (COPD) patients in intensive care unit (ICU) setting: Case series[J]. Cureus, 2023, 15(1): e33981.

[8] LIU L, SUN Q, ZHAO H, et al. Prolonged vs shorter awake prone positioning for COVID-19 patients with acute respiratory failure: A multicenter, randomized controlled trial[J]. Intensive Care Med, 2024, 50(8): 1298-1309.

[9] DUNBAR P J, PETERSON R, MCGRATH M, et al. Analgesia and sedation use during noninvasive ventilation for acute respiratory failure[J]. Crit Care Med, 2024, 52(7): 1043-1053.

[10] GOLIGHER E C, JONKMAN A H, DIANTI J, et al. Clinical strategies for implementing lung and diaphragm-protective ventilation: Avoiding insufficient and excessive effort[J]. Intensive Care Med, 2020, 46(12): 2314-2326.

5 基于人工智能的谵妄新亚型分类

谵妄是 ICU 患者中常见的急性脑功能障碍。其特征包括注意力不集中、思维混乱、意识水平改变和波动,是一组具有高度异质性的临床综合征。研究表明,谵妄对重症患者的临床结局有不良影响,如增加病死率、延长 ICU 住院时间和机械通气时间,增加脱机难度和认知功能障碍,降低生活质量等。目前尚无特异性的干预措施来有效管理谵妄。谵妄分型倡议(delirium subtyping initiative,DSI)提出"谵妄谱系综合征"的概念[1],即谵妄患者之间可能具有不同的生理参数、认知功能、环境因素、脆弱性、潜在机制、危险因素、病因和临床表现等。如果将所有谵妄患者统一实施"规范"管理,则难以让所有患者都从中获益,并可能阻碍对其潜在病理生理机制的识别。因此,为进行更细致的特征描述,避免对谵妄患者采取"一刀切"式的临床管理模式,有必要加强对 ICU 谵妄患者的亚型分类研究。值得注意的是,当前几乎没有任何指南建议根据亚型来进行谵妄管理[2]。基于亚型识别出能够从特定治疗中受益的患者群体,实施针对性的谵妄患者个体化精准化管理,可能是改善谵妄管理的关键突破点之一。

一、基于传统临床分型的谵妄亚型：现状及问题

目前对谵妄亚型的研究大多基于精神运动症状（如高活动型、低活动型和混合型）[3]或临床危险因素（包括镇静、缺氧、脓毒症和代谢改变相关亚型等）[4]。一项纳入了 131 项研究的系统性范围综述分析了不同运动分型的治疗方式上的差异[5]，发现与其他运动亚型相比，混合型谵妄患者更频繁地接受了抗精神病药物、α_2 受体激动剂、苯二氮䓬类药物和丙泊酚的治疗。相比之下，高活动型谵妄患者比混合型或低活动型谵妄患者更多地接受针对谵妄的药理学干预策略。然而，精神运动亚型和临床危险因素亚型往往共存或完全依赖于临床诊断，这导致了在选择治疗人群时的不精确性，因此可能影响到最终的治疗效果[6]。三项大型随机对照试验（EuRIDICE、MIND-USA、AID-ICU）均探讨了氟哌啶醇对谵妄的疗效[7-9]，并进行基于精神运动亚型和 / 或临床危险因素亚型的亚组分析，但在不同亚型中并未发现该药物治疗效应的异质性。基于精神运动症状或临床危险因素这种单一变量进行谵妄的亚型分类并不能全面反映其潜在的病理生理机制。鉴于谵妄是由多种危险因素和诱发因素引起的高异质性的综合征[10]，其治疗极具挑战性，通过精细化的亚型划分来实现精准治疗则显示出巨大的研究潜力。

二、基于人工智能的谵妄新亚型分类：研究进展

相比之下，基于人工智能的机器学习方法可以在没有预设结果的情况下进行亚组分类，在医学领域中已被用来识别不同亚组在临床试验二次分析中表现出的治疗反应差异[11-13]。其中，数据驱动的机器学习模型对于疾病亚型的精准识别和管理至关重要[14-15]，通过无监督学习的方法如潜类别分析（latent class analysis，LCA），可以对未标记的数据集进行训练，以识别相似变量，并精准识别出更有可能从特定治疗中受益的亚型，并通过训练模型来预测不同亚型的治疗反应差异。

基于人工智能的新亚型分类方法已经被广泛应用于重症疾病的亚型识别，包括脓毒症、急性呼吸窘迫综合征[16]等。例如，发表在 *JAMA* 上的一项"急诊脓毒症内表型"的研究[17]通过 K 均值聚类的方法衍生出了 4 种亚型，即 α、β、γ 和 δ。这些亚型在临床特征和器官功能障碍模式方面存在显著差异。研究者进一步通过对 ACCESS、PROWESS 和 ProCESS 等临床试验进行计算机模拟，发现了不同干预措施的治疗效果在这四种亚型中的异质性。国内章仲恒团队也应用类似方法提出了数据驱动的脓毒症亚型和精准治疗策略[18]，并创新地使用主成分分析来识别脓毒症的疾病轴[19]，用于表征脓毒症的异质性。鉴于脓毒症与谵妄都是病因机制复杂且高度异质性的临床综合征，这提示我们，人工智能技术在精准识别和管理谵妄亚型以及实施精准治疗方面具有广阔的研究前景。

然而，目前利用人工智能进行谵妄亚型分类的研究还处于初步阶段，截至目前，仅有一项 2024 年发表的研究报道了重症患者中数据驱动的谵妄亚型[20]。Potter 等人通过收集来自两个大型前瞻性多中心研究队列（BRAIN-ICU 和 MIND-ICU）的数据，纳入 ICU 收治的急性呼吸衰竭或休克患者，并采用 ICU 意识模糊评估法（Confusion Assessment Method for the Intensive Care Unit，CAM-ICU）来判断是否发生谵妄。研究人员使用 LCA 对从电子健

康记录中提取的候选变量(包括基线信息、临床特征和治疗方式等变量)进行了学习与聚类,从而衍生出了四种不同的谵妄新亚型,比较了这些亚型之间在临床特征、治疗方式以及临床结局的差异。

四种亚型分别占比 50%、18.3%、17.4% 和 14.2%。亚型 1 的患者在谵妄发作前往往接受了更多的丙泊酚和更少的阿片类药物,在谵妄之前有更好的呼吸状态;亚型 2 患者在谵妄发作前 24 小时内有更多的低血压和更严重的肾损伤,亚型 3 患者通常更年轻,更肥胖,在谵妄前的 24 小时内肌钙蛋白水平更高,并有更多的缺氧发作次数;亚型 4 患者机械通气时间更长,Richmond 躁动镇静评分(Richmond Agitation-Sedation Scale,RASS)更低,肝功能更差,乳酸水平更高,在谵妄发病前接受的苯二氮䓬类和阿片类药物比其他亚型更多。预后结局方面,亚型 2 和 4 的患者无谵妄或昏迷的存活天数中位数少于亚型 1 和 3 的患者(19 天 /19 天 vs. 25 天 /24 天,$P < 0.001$)。亚型 4 的谵妄持续时间中位数比亚型 1(6 天 vs. 3 天,$P < 0.001$)、亚型 2(6 天 vs. 4 天,$P=0.01$)和亚型 3(6 天 vs. 3 天,$P < 0.01$)长。此外,亚型 4 的昏迷天数中位数比亚型 1(4 天 vs. 2 天,$P < 0.001$)、亚型 2(4 天 vs. 1 天,$P < 0.001$)和亚型 3(4 天 vs. 2 天,$P < 0.001$)长。患者的存活率也因不同亚型而异,生存分析 Kaplan-Meier 曲线显示四种亚型中亚型 2 的患者 30 天病死率最高,32% 的患者在入组后 30 天内死亡,28% 的患者在重症监护室死亡。然而对幸存者进行 3 个月和 12 个月随访并未能发现认知评分在不同表型中有统计学意义。

这项大型、多中心、前瞻性的研究通过易获取的电子病历数据驱动,衍生出四种谵妄亚型。与基于传统临床分型的谵妄亚型不同,这种谵妄新亚型分类从人口学特征、临床特点、治疗方式和预后等方面揭示了先前分型方法未能识别出的异质性。作为首个应用人工智能算法开展谵妄亚型分类的研究,它为后续的研究树立了风向标。当然,该研究也存在一些局限性,如依赖于回顾性数据、数据缺失率高、缺乏前瞻性验证,以及未分析新亚型在特定治疗的疗效差异等,未来的相关研究需要更加注重数据的质量和研究设计。

三、总结和展望

尽管面临诸多挑战,基于人工智能的谵妄亚型分类研究仍然展现了极大的前景。Bowman 等人提出的用于识别重症疾病亚表型的框架 [6] 为研究者提供了宝贵的参考。该框架包括以下步骤:①详细记录症状。在临床层面上细致记录患者的生理指标、精神状态、行为特征、认知变化和实验室检测结果,为后续的分析提供坚实的数据基础。②促进大型异质性的研究队列。在全球范围建立协作网络,汇集来自不同地理区域、种族背景和社会经济状况的患者数据,以确保数据的多样性和广泛代表性。③聚类分析。基于症状表现、生物学标志物及其他相关变量,利用机器学习模型衍生不同亚组。通过聚类分析识别、验证和映射亚表型的稳定性,以便更好地理解每个亚表型的特征。基于聚类分析的结果,为每一种亚表型制定个性化的治疗策略,提高治疗效果,改善预后。

基于人工智能的数据驱动谵妄亚型分类有望揭示精神运动亚型、临床危险因素亚型等无法解释的异质性。这种新亚型分类能够用于计算机模拟的干预性试验中,评估不同亚型对特定治疗方法的反应差异,从而指导临床医师更精确地选择治疗策略,实现基于亚型的特异性治疗,提高治疗效果。此外,这种数据驱动的分类方法有望对重症谵妄的病理生理机制提供新见解,以期实现重症谵妄的个体化管理和精准治疗。然而,尽管基于人工智能的谵妄亚型分类显示出巨大潜力,但目前相关的报道仍然很少,研究仍处于初步探索阶段,并且缺乏对不同亚型在临床试验中针对不同治疗方法反应差异性的验证。这表明,在这一领域仍有大量的研究空间和改进余地。

综上所述,基于人工智能的谵妄新型分类方法通过细致分析不同亚型的特征及其对治疗的反应,不仅有望提升重症患者谵妄的治疗效果,也为个性化谵妄管理开辟新路径。这种新分类方法不仅依赖于患者的基本生理数据、症状记录,还须整合更为复杂的实验室检测结果,通过机器学习算法分析海量且多维度的数据集,以识别出具有独特病理机制和临床表现的新亚型,从而为精准谵妄管理提供基础。

（吴　倩　王　敏　康　焰）

参考文献

[1] BOWMAN E M L, BRUMMEL N E, CAPLAN G A, et al. Advancing specificity in delirium: The delirium subtyping initiative [J]. Alzheimers Dement, 2024, 20(1): 183-194.

[2] ZHOU W, BAI X, YANG Y, et al. Revelations of delirium subtype research: A bibliometric analysis of publications in the past twenty years in the field[J]. Asian J Psychiatr, 2023, 83: 103561.

[3] ESPINOZA R T, KAUFMAN A. COVID-19 delirium and motoric subtypes: Opportunities to improve outcomes[J]. J Clin Psychiatry, 2023, 84(5): 23com14814.

[4] GIRARD T D, THOMPSON J L, PANDHARIPANDE P P, et al. Clinical phenotypes of delirium during critical illness and severity of subsequent long-term cognitive impairment: A prospective cohort study[J]. Lancet Respir Med, 2018, 6(3): 213-222.

[5] LA COUR K N, ANDERSEN-RANBERG N C, WEIHE S, et al. Distribution of delirium motor subtypes in the intensive care unit: A systematic scoping review[J]. Crit Care, 2022, 26(1): 53.

[6] BOWMAN E M L, CUNNINGHAM E L, PAGE V J, et al. Phenotypes and subphenotypes of delirium: A review of current categorisations and suggestions for progression[J]. Crit Care, 2021, 25(1): 334.

[7] SMIT L, SLOOTER A J C, DEVLIN J W, et al. Efficacy of haloperidol to decrease the burden of delirium in adult critically ill patients: The EuRIDICE randomized clinical trial[J]. Crit Care, 2023, 27(1): 413.

[8] MART M F, BOEHM L M, KIEHL A L, et al. Long-term outcomes after treatment of delirium during critical illness with antipsychotics (MIND-USA): A randomised, placebo-controlled, phase 3 trial[J]. Lancet Respir Med, 2024, 12(8): 599-607.

[9] ANDERSEN-RANBERG N C, POULSEN L M, PERNER A, et al. Haloperidol for the treatment of delirium in ICU patients[J]. N Engl J Med, 2022, 387(26): 2425-2435.

[10] ORMSETH C H, LAHUE S C, OLDHAM M A, et al. Predisposing and precipitating factors

associated with delirium: A systematic review[J]. JAMA Netw Open, 2023, 6(1): e2249950.

[11]　KOTFIS K, MESA P, ELY E W. How to end quiet suffering in the intensive care unit? Identifying and treating hypoactive delirium[J]. Intensive Care Med, 2024, 50(10): 1695-1698.

[12]　WEIDMANN A E, WATSON E W. Novel opportunities for clinical pharmacy research: Development of a machine learning model to identify medication related causes of delirium in different patient groups[J]. Int J Clin Pharm, 2024, 46(4): 992-995.

[13]　YOUNG M, HOLMES N E, KISHORE K, et al. Natural language processing diagnosed behavioural disturbance phenotypes in the intensive care unit: Characteristics, prevalence, trajectory, treatment, and outcomes[J]. Crit Care, 2023, 27(1): 425.

[14]　POTTER K M, PRENDERGAST N T, BOYD J G. From traditional typing to intelligent insights: A narrative review of directions toward targeted therapies in delirium[J]. Crit Care Med, 2024, 52(8): 1285-1294.

[15]　STRATING T, SHAFIEE HANJANI L, TORNVALL I, et al. Navigating the machine learning pipeline: A scoping review of inpatient delirium prediction models[J]. BMJ Health Care Inform, 2023, 30(1): e100767.

[16]　SIUBA M T, BULGARELLI L, DUGGAL A, et al. Differential effect of positive end-expiratory pressure strategies in patients with ARDS: A Bayesian analysis of clinical subphenotypes[J]. Chest, 2024, 166(4): 754-764.

[17]　SEYMOUR C W, KENNEDY J N, WANG S, et al. Derivation, validation, and potential treatment implications of novel clinical phenotypes for sepsis[J]. JAMA, 2019, 321(20): 2003-2017.

[18]　ZHANG Z, CHEN L, SUN B, et al. Identifying septic shock subgroups to tailor fluid strategies through multi-omics integration[J]. Nat Commun, 2024, 15(1): 9028.

[19]　ZHANG Z, CHEN L, LIU X, et al. Exploring disease axes as an alternative to distinct clusters for characterizing sepsis heterogeneity[J]. Intensive Care Med, 2023, 49(11): 1349-1359.

[20]　POTTER K M, KENNEDY J N, ONYEMEKWU C, et al. Data-derived subtypes of delirium during critical illness[J]. EBiomedicine, 2024, 100: 104942.

6　深镇静患者的镇静深度监测：脑电图及相关衍生指标

镇痛镇静是重症患者常用和重要的治疗和支持手段之一。目前,ICU 中镇静深度主要遵循最小化镇静原则[1-2]。对于一些特殊患者,比如重度 ARDS、应用神经肌肉阻滞药物、癫痫持续状态、严重颅内高压、严格制动等情况,长时间、深镇静可能是必不可少的支持手段之一。然而,长时间、深镇静也存在一定风险,如增加感染机会、导致谵妄、延长机械通气时间和住院时间,甚至增加病死率等,因此,监测这类患者的镇静深度就显得更为重要。

对于深镇静或者意识障碍的患者,目前传统的临床评估手段存在一定局限性。现有的 RASS 评分和 SAS 评分虽然是目前评估成人重症患者镇静质量和深度的最有效和最可靠的工具,却无法满足深镇静的患者镇静深度的评估。因此,最近的指南及共识指出,在深镇静无反应的患者中,相比主观评价工具,脑电技术或可更加准确地滴定镇静深度[2-3]。这方面的循证医学证据尚欠缺,但是近年来发表了部分研究和专家共识,本文对其进行回顾以探讨脑电图(electroencephalogram,EEG)及其相关衍生指标如脑电双频指数(electroencephalogram bispectral index,BIS)在深镇静期间监测方面的应用价值。

一、脑电图及相关衍生指标的监测原理

EEG 通过记录大脑神经元的电活动来反映大脑皮质的功能状态。不同的脑电波频段与患者的意识水平和镇静深度密切相关。在 ICU 内,除了常规 EEG 之外,处理脑电图(processed electroencephalography,pEEG)和量化脑电图(quantitative electroencephalogram,qEEG)由于其操作的简易性和诊断的便捷性,更常用于脑功能的监测。不同于常规 EEG 的 10 ~ 20 通道,pEEG 通常采用 2 ~ 4 通道从额叶采集脑电图信号,并利用特定的算法对原始脑电图数据进行自动分析和处理,常用的 pEEG 技术有 BIS、患者状态指数(patient state index,PSI)、状态熵(state entropy,SE)和量子意识指数(quantum consciousness index,qCON)等,其中,BIS 是较经典的镇静 / 麻醉深度监测技术。qEEG 则将传统脑电信号通过数学变换进行频域和时域的压缩,以量化直观图谱的形式反映患者脑功能状态[4]。

二、长时间、深镇静的患者在脑电图及相关衍生指标指导下的镇痛镇静

作为对 RASS 评分和 SAS 评分等临床评估工具的补充,EEG 及相关衍生指标在镇静评估方面发挥了重要的作用。既往的研究多集中于观察 BIS 在麻醉或者短时镇静领域的作用。一项观察性研究显示 BIS 是评估丙泊酚镇静效果的客观工具,且具有连续性[5]。Yan 等研究显示 BIS 可用于指导镇静治疗并有助于颅内压稳定,特别在深镇静状态[6]。一项 RCT 研究表明,联合 BIS 监测明显减少了用于达到相同临床镇静水平的镇静剂总剂量,从而缩短了苏醒时间,且未发现任何不良反应[7]。Froese 等观察了 5 例创伤性脑损伤患者的压力反应性指数(PRx)与 BIS 之间的关系,发现 BIS 与 PRx 呈抛物线关系,表明可能存在个体的最佳镇静深度[8]。但是,现有证据多针对麻醉或者短时镇静,对于 BIS 在长时间、深镇静患者中的应用研究尚缺。

2024 年,Huespe 等发表了一篇随机对照试验,对比了在深镇静患者中临床评估和 BIS 评估指导的镇静治疗对于镇静剂量和无谵妄无昏迷(delirium-free and coma-free,DFCF)天数的影响。研究纳入了需要深镇静治疗 8 小时以上的患者。患者随机分配到临床评估组(CA 组),或 BIS 组(BIS 值 40 ~ 60)。结果表明两组间 DFCF 天数无显著差异,但 BIS 组的异丙酚剂量显著降低[CA 组 1.77mg/(kg·h),95% CI 1.60 ~ 1.93mg/(kg·h);BIS 组 1.44mg/(kg·h),95% CI 1.04 ~ 1.83mg/(kg·h);$P < 0.01$]。在深镇静时间占比方面,CA 组深镇静时间比例更高,占比 46%(95% CI 35% ~ 57%),而 BIS 组为 32%(95% CI 25% ~ 40%;$P < 0.01$)。针对镇静时间 > 24 小时患者的亚组分析显示,BIS 组的 DFCF 天数增加[CA 组:1(0 ~ 9)天,BIS 组:8(0 ~ 13)天;$P=0.04$]。在这项研究中,BIS 引导的深度镇静并没有改善 DFCF 天数,但减少了镇静药物的使用。在需要长时间、深镇静的患者中,DFCF 天数有所改善[9]。

2024 年,Favre 等发表了一篇研究,描述另一项脑电衍生指标——PSI 在深镇静重症

患者的应用,并探讨了其与谵妄相关的截断值。该研究设定 PSI < 25 为低 PSI 值。研究纳入患者中 PSI 监测的时间中位数为 43 小时,低 PSI 值时间占总 PSI 监测时间中位数的 49%。其中,42% 患者发生谵妄(n=41/97)。谵妄患者低 PSI 值时长较非谵妄患者更长[67%(19% ～ 91%) vs. 47%(12.2% ～ 78.9%),P=0.047]。在调整了镇痛和镇静的累积剂量后,低 PSI 值时间的延长与谵妄发生增加相关(OR=1.014;95% CI 1.001 ～ 1.027,P=0.036)。该研究指出重症患者接受深镇静治疗期间,采用 RASS 评分指导的镇静治疗可能会导致脑电图抑制延长和谵妄发生率提高,但 PSI 指导的镇静治疗是否有助于减少镇静药物剂量并降低谵妄发生率有待进一步研究。而 2024 年 Deschamps 等在 *JAMA* 上发表的一项随机对照试验的结果则显示,相比于常规麻醉,EEG 指导的麻醉并未能降低老年心脏手术患者术后谵妄的发生率[18.15% vs. 18.10%,差异 0.05%(95% CI -4.57% ～ 4.67%)][10]。因此,在长时间、深镇静的患者中,对于 pEEG,无论是 BIS 或者其他 pEEG 监测手段,其能够指导镇痛镇静的实施、帮助滴定镇静深度是毋庸置疑的,但是其对于谵妄或者其他预后指标的影响,未来还需要更进一步的研究证实。

除了 BIS 和 PSI 等脑电衍生指标,研究者们还致力于开发基于 EEG 的新的标志物。2023 年,Bouchereau 等发表了一项研究,探讨基于常规脑电图的衍生指标——早期量化脑电图反应性(electroencephalography reactivity,EEG-r)是否可以用于识别患者的觉醒和意识状态的恢复[11]。这项前瞻性观察研究纳入了需要机械通气至少 48 小时的重型创伤性脑损伤患者,使用基于频率(功率谱密度)和基于功能连接指标[相位滞后指数(phase lag index,PLI)]分析的标准 11 导联脑电图定量 EEG-r 进行评估。主要结局为觉醒与听觉和伤害性刺激的反应性之间的关系。次要结局包括 ICU 病死率和 3 个月昏迷恢复量表(Coma Recovery Scale-Revised,CRS-R)评分。结果表明在定量 EEG-r 标志物中,噪声刺激后 δ 频带的 PLI 连通性的变化与觉醒相关(OR=0.89,95% CI 0.81 ～ 0.97,P=0.02),与年龄、基线严重程度和镇静情况无关。该指标与 3 个月 CRS-R 的改善独立相关(P=0.048),但与病死率无关(OR=1.08,95% CI 0.99 ～ 1.18,P=0.10)。该研究显示早期定量 EEG-r 与重型创伤性脑损伤患者的觉醒和意识水平独立相关,因此早期定量 EEG-r 可能作为一个重症患者镇静和意识评估的标志物,但由于该研究是一个单中心观察性研究,还需要更大样本的外部验证来探讨其实际临床价值。

2023—2025 年,国内外相关领域发表的两篇共识也涉及了 EEG 及其衍生指标在镇痛镇静领域的应用。2023 年,*Neurocrit Care* 上发表了 pEEG 指导的重症镇静治疗专家共识[3],该共识指出量化的 pEEG 诸如 BIS、PSI、SE 等足以监测镇静水平,尤其是在接受神经肌肉阻滞剂而无法获得主观镇静评估的患者中。4 ～ 5 通道额叶导联组合 EEG 足以用于滴定镇静水平。除了脑电图模式的识别和定量的参数方法外,其趋势和 / 或频谱图的图形显示也很重要。该共识针对不同患者群体也给出了推荐意见,如 ECMO 患者应接受深镇静监测,心搏骤停后患者低温或考虑有癫痫时应接受连续脑电图(continuous electroencephalography,cEEG)监测。但须注意的是,在相同的镇静评分(RASS/SAS)下,pEEG 评分在不同患者之间可能存在差异。并且,在轻镇静期间,由于肌肉活动引起的电干扰可能人为地提高 pEEG 值,主观镇静评分系统比 pEEG 更具可重复性。2024 年中国医师协会神经外科医师分会神经电生理监测学组发布了《神经重症患者的神经电生理监测与评估专家共识(2024版)》[12],该共识推荐 BIS 和 qEEG 作为术中及术后的镇静基础监测,与镇静量表等检测联合进行神经电生理监测,以用来判断患者的镇静水平,以及调整患者的镇静药物用量,减少患者镇静后的并发症。这两份共识的发表,为 EEG 及其衍生指标用于镇静监测提供了基础,也指出了未来研究的方向。

EEG 及相关衍生指标在深镇静患者的镇静深度监测中仍存在如下局限性:第一,EEG解读门槛高。EEG 主要依靠视觉评估和专业神经电生理学知识进行解读,不同读图者对EEG 结果的判断可能出现偏差,降低了监测结果的一致性和可靠性。第二,个体评分差异大。即便患者主观镇静评分相同,像 RASS 或 SAS 评分一致时,EEG/BIS/PSI 评分却各不相同,无法形成统一和可精准衡量所有患者镇静深度的标准。第三,数值易受干扰。在轻镇静阶段,患者肌肉活动产生的电干扰会使 EEG 及相关衍生指标值异常升高,监测结果容易出现偏差。相比之下,主观镇静评分系统在稳定性和可重复性上表现更好,这限制了其监测可靠性。

总之,EEG 及其相关衍生指标为评估深镇静患者的镇静状态提供了一个有力的监测和评估工具,未来仍有很大发展空间。在算法优化方面,以 BIS 为代表的监测技术算法将持续优化,通过改进信号处理与分析方式,最大程度降低干扰,提高监测的准确率与可靠性。另外,多模态监测的融合也是重要发展方向。已有研究探索将 EEG 与心率变异性、血压波形等其他生理参数相结合,这种综合监测模式可全方位评估患者生理状态,弥补单一指标监测的不足。多模态监测能让医师全面了解患者镇静过程中的生理反应,及时察觉潜在风险,或可用于精准调整镇静药物剂量,保障患者安全,未来有望在临床应用中得到更深入研究与广泛应用,进一步提升重症患者的治疗质量与预后效果。

(张琳琳　周建新)

参考文献

[1] VINCENT J L, SHEHABI Y, WALSH T S, et al. Comfort and patient-centred care without excessive sedation: The ecash concept[J]. Intensive Care Med, 2016, 42(6): 962-971.

[2] DEVLIN J W, SKROBIK Y, GÉLINAS C, et al. Clinical practice guidelines for the prevention and management of pain, agitation/sedation, delirium, immobility, and sleep disruption in adult patients in the ICU[J]. Crit Care Med, 2018, 46(9): e825-e873.

[3] RASULO F A, HOPKINS P, LOBO F A, et al. Processed electroencephalogram-based monitoring to guide sedation in critically ill adult patients: Recommendations from an International Expert Panel-Based Consensus[J]. Neurocrit Care, 2023, 38(2): 296-311.

[4] KENNETT R. Modern electroencephalography[J]. J Neurol, 2012, 259(4): 783-789.

[5] OGILVIE M P, PEREIRA B M, RYAN M L, et al. Bispectral index to monitor propofol sedation in trauma patients[J]. J Trauma, 2011, 71(5): 1415-1421.

[6] YAN K, PANG L, GAO H, et al. The influence of sedation level guided by bispectral index on therapeutic effects for patients with severe traumatic brain injury[J]. World Neurosurg, 2018, 110: e671-e683.

[7] OLSON D M, THOYRE S M, PETERSON E D, et al. A Randomized evaluation of bispectral index-augmented sedation assessment in neurological patients[J]. Neurocrit Care, 2009, 11(1): 20-27.

[8] FROESE L, DIAN J, GOMEZ A, et al. Sedation and cerebrovascular reactivity in traumatic brain injury: Another potential avenue for personalized approaches in neurocritical care?[J]. Acta Neurochir (Wien), 2021, 163(5): 1383-1389.

[9] FAVRE E, BERNINI A, MIROZ J P, et al. Early processed electroencephalography for the monitoring of deeply sedated mechanically ventilated critically ill patients[J]. Nurs Crit Care, 2024, 29(6): 1781-1787.

[10] DESCHAMPS A, BEN ABDALLAH A, JACOBSOHN E, et al. Electroencephalography-guided anesthesia and delirium in older adults after cardiac surgery: The engages-Canada randomized clinical trial[J]. JAMA, 2024, 332(2): 112-123.

[11] BOUCHEREAU E, MARCHI A, HERMANN B, et al. Quantitative analysis of early-stage EEG reactivity predicts awakening and recovery of consciousness in patients with severe brain injury[J]. Br J Anaesth, 2023, 130(2): e225-e232.

[12] 中国医师协会神经外科医师分会神经电生理监测学组, 中国研究型医院学会临床神经电生理专委会, 中国人体健康科技促进会重症脑损伤专业委员会. 神经重症患者的神经电生理监测与评估专家共识（2024 版）[J]. 中华医学杂志, 2024, 104(23): 2113-2122.

第九部分

重症消化

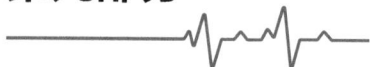

1 探索急性呼吸窘迫综合征肺 - 肠轴：道阻且长

急性呼吸窘迫综合征（acute respiratory distress syndrome，ARDS）在 ICU 患者中仍有较高的患病率和病死率。其病情的进展往往与呼吸衰竭及肺外器官受累密切相关。肠道在 ARDS 病情恶化过程中扮演着举足轻重的角色，它不仅在创伤、胰腺炎、失血性休克和烧伤等危重情况下发挥重要影响，还通过调控全身炎症和脓毒症的发病机制，参与多器官功能障碍综合征（multiple organ dysfunction syndrome，MODS）的病理生理进程[1]。ARDS 患者肺与肠道之间的内在联系可能是治疗的潜在突破点。本文就近年来关于 ARDS 肺 - 肠轴研究进展和发展方向进行梳理和分析。

一、肺 - 肠轴概念

"肺 - 肠轴"（又称"肠 - 肺轴"）指肺与肠道之间通过微生物群、代谢产物、免疫系统及神经内分泌网络等途径形成的双向交互作用网络。更狭义的"肺 - 肠轴"指肺对肠的影响，而"肠 - 肺轴"指肠对肺的影响。ARDS 时，机械通气、全身炎症反应、缺血再灌注损伤及肺部感染和肺微生态改变都会影响肠道；反过来，肠道微生态改变也会影响到肺。

ARDS 时，机械通气影响肠功能。正压通气影响内脏灌注，可能损害肠道的屏障功能，导致肠道高通透性和细菌易位；机械通气时的镇静镇痛药物通过静脉扩张或降低对血管加压药物的反应性等机制减弱胃肠道运动并阻碍静脉回流；低潮气量机械通气期间的血流动力学改变及保护性机械通气诱发的高碳酸血症，与心肌收缩力增强、全身血管阻力降低和血管张力改变相关，从而导致内脏血管张力和内脏微循环氧合发生变化，进而导致肠道损伤[1]。另外，呼吸机诱发的肺损伤（ventilator-induced lung injury，VILI）时，全身炎症反应也影响肠道完整性。Ding 等人利用小鼠构建 VILI 模型，结果发现血清和肠道组织中 TNF-α、IL-1β 和 IL-6 水平显著升高。而且，VILI 小鼠的肠道损伤程度明显加剧，并出现 PANoptosis 现象，即肠道细胞同时经历凋亡、焦亡和坏死等多种死亡过程，这些病理改变与血清中 TNF-α、IL-1β 和 IL-6 水平升高密切相关。气管内给予 Importin-7 小干扰 RNA（siRNA）纳米颗粒可有效抑制细胞因子的产生，减轻 VILI 诱导的肠道损伤[2]。

ARDS 的严重全身炎症反应影响肠道。严重的急性炎症会导致紧密连接蛋白的功能改变及肌球蛋白轻链激酶的激活，这与肠道屏障功能障碍、黏液层完整性破坏、肠道炎症反应加剧及肠道菌群失调有关。在脓毒症相关的 ARDS 病例中,炎症细胞因子的产生和增加对肠道屏障功能造成严重损伤,导致肠通透性显著增加、黏液层完整性破坏,这一破坏过程具体表现为黏液层黏附性削弱、厚度缩减和管腔覆盖面积减少[1]。

ARDS 时常常合并感染和肺微生态的改变,进而影响肠道微生物群。禾谷镰刀菌(Fusarium graminearum)作为小麦赤霉病的主要病原菌,其孢子具有引起肺损伤的潜在危害。Wang 等人利用小鼠模型研究了禾谷镰刀菌孢子对肠道微生物群落结构及其代谢谱系产生的影响。该研究发现,接触真菌孢子后,小鼠肠道微生物群的构成发生显著变化(阿克曼菌和葡萄球菌数量增加)。在真菌孢子暴露之前,预先使用抗生素,会显著削弱小鼠肠道微生物群的代谢活力[3]。流行性感冒病毒在肺部感染期间肠道系统也会受到波及。Zhang 等人在小鼠流行性感冒实验中发现,尽管病毒只在肺中检出,但流行性感冒病毒感染对肺部和肠道都造成了显著的损害,还扰乱肠道微生物群和代谢物的平衡,影响 Th17/Treg 平衡状态,抗生素的介入则进一步加重了这些不良影响。补充色氨酸和乳酸杆菌有助于改善肺和肠道健康状况[4]。呼吸道病原体人偏肺病毒(human metapneumovirus,HMPV)感染也会影响肠道微生态。Sepúlveda-Alfaro 等人的小鼠实验分析了 HMPV 感染组和非感染组情况,发现 HMPV 可能通过一种非直接的肠道病毒感染机制影响肠道先天性和适应性免疫。然而,这种影响并未显著改变肠道微生物群的总体组成[5]。

二、肠道如何影响急性呼吸窘迫综合征

危重患者常需多项医疗干预,如机械通气、抗生素治疗、持续血液净化和免疫治疗等,这些治疗措施会不可避免地影响肠道微生态。肠道菌群失调已被确认为不良预后的独立危险因素。因此,肠道菌群失调不仅是危重病情下宿主-微生物相互作用的重要病理生理机制环节,而且预示着其可能成为未来 ICU 干预的潜在治疗靶点,为改善患者预后开辟新的治疗路径[6]。

肠道免疫细胞可直接迁移到肺组织。Xie 等人发现脓毒症诱导的 γδ T17 细胞从小肠迁移到肺,此过程诱发了小鼠中以 IL-17A 主导的炎症反应。具体来说,肺泡巨噬细胞中 Wnt 信号激活驱动趋化因子 CCL1 表达上调,促进 γδ T17 细胞向肺部的定向迁移。艾司氯胺酮可通过抑制肺 Wnt/β-catenin 信号通路介导的细胞迁移来减轻急性肺损伤(acute lung injury,ALI)严重程度。此研究表明,肠-肺 γδ T17 细胞迁移在脓毒症相关 ALI 中具有关键作用[7]。

肠道菌群产生的丁酸盐可对呼吸道流行性感冒病毒感染起保护作用。Hagihara 等人研究揭示了口服丁酸梭菌能够有效增强机体对流行性感冒病毒感染的抵御能力,主要在于其能够上调肺上皮细胞中的 λ 干扰素的表达。肠道微生物诱导的 ω-3 脂肪酸 18-羟基二十碳五烯酸(18-HEPE),通过激活 G 蛋白偶联受体(GPR)120 和干扰素调节因子 -1/-7,促进了 λ 干扰素的产生。丁酸梭菌通过促进 GPR120 的表达,不仅增加了肠道内 18-HEPE 的合成,还提升肺部对 ω-3 脂肪酸的敏感性[8]。

肠道感染会延长 ICU 肺部感染患者的住院时间。Hou 等人利用 MIMIC-Ⅳ(Medical Information Mart for Intensive Care Ⅳ)数据库,研究了 ICU 患者肺炎发生与肠道感染之间的相关性,以及肠道感染对肺炎患者预后的影响。研究纳入 50 920 例患者,其中 7 493

例被诊断为肺炎。与非肺炎患者相比,肺炎患者出现肠道感染的比例显著升高[OR =1.58 (95% CI 1.34~1.85)]。Cox 比例风险回归模型分析显示,尽管合并肠道感染对肺炎患者 28 天病死率无显著影响,但肠道感染组患者在 ICU 和医院的住院时间都显著超过非肠道感染组[9]。

肠道细菌可向肺迁移。由烟曲霉引起的肺部炎症可导致肺部和肠道的细菌生态失调,但两者所展现的特征却有所不同。Popovic 等人利用真菌烟曲霉(*Aspergillus fumigatus*)的肺部感染模型,对细菌总 DNA 的 V3~V4 区域进行分析,研究发现,烟曲霉诱导的肺部炎症虽增加了肺部的 α 多样性指数,但并未改变细菌组成的整体结构,而肠道生态失调的特征是 α 多样性指数显著下降及细菌组成的明显变化。肺部内稳态的变动似乎为新的细菌种类提供迁移机会,其中 41.8% 的细菌在粪便样本中被检出,这表明存在肠道细菌向肺部的迁移[10]。

三、总结

综上所述,ARDS 肺与肠道之间存在着复杂的关系。ARDS 的严重急性炎症、VILI、感染和肺微生态改变等都会对肠道造成损害,影响肠道屏障功能、微生物群结构及代谢等。同时,肠道微生态的变化也会对 ARDS 产生影响,如肠道菌群失调导致危重患者不良预后,脓毒症时肠道免疫细胞向肺组织的迁移会诱发炎症反应,肠道菌群产生的物质对呼吸道病毒感染有保护作用等。

目前已经有一些 ARDS 的肺 - 肠轴方面探索治疗,比如人脐带间充质干细胞(HUC-MSC)在治疗 ALI 方面展现出潜在价值[11];中药黄芩可改善血清和肺组织中的细胞因子水平,逆转金黄色葡萄球菌肠毒素 B(SEB)诱导的 ARDS 小鼠肠道菌群失调[12];粪菌移植(faecal microbiota transplantation,FMT)作为一种创新疗法或许可以通过调节肠 - 肺轴以改善重症患者预后[13]。

总之,尽管 ARDS 中肺部与肠道之间存在交互作用(即"肺 - 肠轴"),但这一领域的探究仍存在不足。部分治疗方案从"肺 - 肠轴"角度被提出,但这些治疗方案仍处于基础研究探索阶段。因此,一方面,面对严重 ARDS 病例,在分析病情及发病机制的过程中,应考虑到"肺 - 肠轴"的交互机制;另一方面,需要科研人员与临床医师携手,揭开"肺 - 肠轴"在 ARDS 中的复杂机制,开发出更为有效、安全的治疗策略。

(毛　智　周飞虎)

参考文献

[1] ZIAKA M, EXADAKTYLOS A. Exploring the lung-gut direction of the gut-lung axis in patients with ARDS[J]. Crit Care, 2024, 28(1): 179.

[2] DING N, XIAO H, ZHEN L, et al. Systemic cytokines inhibition with Imp7 siRNA nanoparticle ameliorates gut injury in a mouse model of ventilator-induced lung injury[J]. Biomed Pharmacother, 2023, 165: 115237.

[3] WANG Y, WU B, GAO X, et al. Fusarium graminearum spores disrupt gut microbiota and

metabolome via the lung-gut axis in mice[J]. J Hazard Mater, 2024, 479: 135573.

[4] ZHANG Y, WAN Y, XIN X, et al. Signals from intestinal microbiota mediate the crosstalk between the lung-gut axis in an influenza infection mouse model[J]. Front Immunol, 2024, 15: 1435180.

[5] SEPÚLVEDA-ALFARO J, CATALÁN E A, VALLEJOS O P, et al. Human metapneumovirus respiratory infection affects both innate and adaptive intestinal immunity[J]. Front Immunol, 2024, 15: 1330209.

[6] SALAMEH T J, ROTH K, SCHULTZ L, et al. Gut microbiome dynamics and associations with mortality in critically ill patients[J]. Gut Pathog, 2023, 15(1): 66.

[7] XIE B, WANG M, ZHANG X, et al. Gut-derived memory γδ T17 cells exacerbate sepsis-induced acute lung injury in mice[J]. Nat Commun, 2024, 15(1): 6737.

[8] HAGIHARA M, YAMASHITA M, ARIYOSHI T, et al. Clostridium butyricum-induced ω-3 fatty acid 18-HEPE elicits anti-influenza virus pneumonia effects through interferon-λ upregulation[J]. Cell Rep, 2022, 41(11): 111755.

[9] HOU W, ZHU Y, LAI X, et al. Bidirectional association between pneumonia and intestinal infection: An analysis of the MIMIC-Ⅳ database[J]. Intern Emerg Med, 2025, 20(1): 225-234.

[10] POPOVIC D, KULAS J, TUCOVIC D, et al. Gut microbial dysbiosis occurring during pulmonary fungal infection in rats is linked to inflammation and depends on healthy microbiota composition[J]. Microbiol Spectr, 2023, 11(5): e0199023.

[11] LV L, CUI E H, WANG B, et al. Multiomics reveal human umbilical cord mesenchymal stem cells improving acute lung injury via the lung-gut axis[J]. World J Stem Cells, 2023, 15(9): 908-930.

[12] HU T, ZHU Y, ZHU J, et al. Wine-processed radix scutellariae alleviates ARDS by regulating tryptophan metabolism through gut microbiota[J]. Front Pharmacol, 2022, 13: 1104280.

[13] TANG Y, CHEN L, YANG J, et al. Gut microbes improve prognosis of *Klebsiella pneumoniae* pulmonary infection through the lung-gut axis[J]. Front Cell Infect Microbiol, 2024, 14: 1392376.

2 选择性消化道去污可以降低机械通气期间的侵袭性念珠菌病发生率

侵袭性真菌病是 ICU 住院患者的一种严重并发症,即使通过大剂量和长期抗真菌药物使用,其病死率仍高达 40%,其中念珠菌是最常见的病原体,全球范围内,ICU 患者侵袭性念珠菌病的发病率为 5.5～16.5 例/1 000 患者日[1],且耐药菌株(如光滑念珠菌、耳念珠菌)检出率逐年上升。选择性消化道去污(selective digestive decontamination, SDD)通过靶向调控肠道菌群与真菌定植,显著降低机械通气(mechanical ventilation, MV)患者侵袭性念珠菌病的发生率。本文回顾最新临床证据与分子机制研究,系统阐述侵袭性念珠菌病的病理生理基础、SDD 治疗的循证依据、实施规范及未来挑战,为优化 ICU 感染防控策略提供科学依据。

一、胃肠道微生态失衡：侵袭性念珠菌病的病理生理基础

念珠菌属（尤其是白念珠菌）是肠道共生菌群的重要组成部分，健康人群中定植率可达 60%。早在 20 世纪 80 年代，Wey 等人已经发现念珠菌定植是医院内获得性念珠菌血症的独立风险因素[2]。有报道称，在 ICU 住院期间，53% 的重症患者存在念珠菌异常定植[3]。定植念珠菌的致病性与其形态转换能力密切相关，假菌丝的形成代表着更强的破坏力，因此，白念珠菌难以以菌丝形式在肠道建立良好的共生平衡。首先，在肠道微环境和微生态失调的系统中，白念珠菌过度繁殖，从酵母相过渡到致病菌丝相，菌丝相通过分泌毒力因子（如白念珠菌毒素、天冬氨酸蛋白酶）破坏肠道上皮屏障，促进真菌穿透肠黏膜进入循环系统[4]。其次，白念珠菌与肠杆菌科（如大肠埃希菌）、铜绿假单胞菌等协同形成多微生物生物膜，增强对抗宿主免疫及抗真菌药物的耐受性，白念珠菌还可能存在免疫逃逸，肠道菌群失调导致固有免疫抑制（如 Th17/IL-17 通路功能受损），削弱中性粒细胞对真菌的清除能力[5]。

ICU 住院患者发生侵袭性念珠菌病的高危因素众多，主要包括机械通气、免疫功能抑制、肠道屏障受损、广谱抗菌药物使用、中心静脉导管使用、ICU 住院时间长、糖皮质激素使用、糖尿病及其他因素等[1,6-7]。广谱抗菌药物存在"双刃剑"效应，其会破坏肠道菌群平衡，益生菌定植抗力丢失，导致念珠菌异常增殖（定植密度增加 3 ~ 5 倍）。机械通气间接影响侵袭性念珠菌病的发生，气管插管损伤会黏膜屏障，增加真菌血行播散风险。患者的免疫功能抑制状态也是高危因素之一，患者使用糖皮质激素及免疫调节药物会削弱巨噬细胞与 T 细胞功能，进一步放大感染风险。

二、选择性消化道去污降低侵袭性念珠菌病的临床证据与机制

选择性消化道去污（SDD）的概念最初源自动物模型，而后逐渐在临床上推广应用，并在荷兰的 ICU 内广泛开展。其中荷兰一项研究显示，未接受 SDD 的机械通气患者中，53% 存在念珠菌异常定植，其中 16% 进展为血流感染[7]。

SDD 方案通过局部（口服／消化道）与全身抗菌药物联用，选择性清除潜在致病菌，保留厌氧菌群，其抗真菌效果得到多项高质量研究支持[8-10]。De Jonge 等人[8] 的研究显示，SDD 组（含两性霉素 B）念珠菌血症发生率显著低于对照组（0.3% vs. 1.4%，$P < 0.05$）。并且，在 SDD 期间没有观察到抗菌药物耐药性的显著增加。在一项长达 20 年的荷兰观察性研究中，常规接受 SDD 预防的 12 491 例 ICU 患者的念珠菌血症发生率仅为 0.168%，显著低于历史对照（$P < 0.001$）[11]。一项荟萃分析发现，接受 SDD 的机械通气患者念珠菌血症的平均发生率为 1.5%，显著低于对照组[12]。

近期发表的一项来自法国的前瞻性连续多中心队列研究（REA-REZO 研究）发现，在接受机械通气的 ICU 患者中，SDD 组的 ICU 获得性念珠菌血症发生率低于对照组（0.3% vs. 0.7%，$P=0.006$）。同时发现，发生获得性念珠菌血症的患者病死率更高（48.4% vs. 29.8%，$P < 0.001$），最常见的念珠菌为白念珠菌（60.4%）[6]。SDD 组和对照组在机械通气时间、ICU 住院时间和病死率方面无显著差异。另一项来自法国的多中心观察性研究得到类似的结果，SDD 组侵袭性真菌感染的发生率显著低于对照组（1% vs. 4%）[13]。

SDD 的抗真菌效应通过多种通路实现,包括直接抑制真菌负荷、竞争性生态位调控和免疫调节作用。研究显示,SDD 通过减少肠道念珠菌载量(降低 ≥ 80%),显著降低真菌血行播散风险,局部应用两性霉素 B 或制霉菌素可靶向结合真菌细胞膜上的麦角固醇,导致细胞内容物外泄,显著降低肠道定植密度[14]。宏基因组学分析证实,SDD 可抑制念珠菌毒力基因(如 *als3*、*sap5*)表达,减弱其侵袭能力。SDD 通过减少致病菌的定植,维持厌氧菌群,通过"定植抗性"竞争性抑制真菌过度生长。SDD 通过降低内毒素负荷,减轻全身炎症反应,改善肠道屏障完整性。选择性消化道去污与侵袭性念珠菌病的临床研究见表 9-2-1。

表 9-2-1 选择性消化道去污与侵袭性念珠菌病的临床研究

研究者 (发表年)	研究时间	研究类型	研究人群	方案	真菌相关结果
Bultinck 等[11] (2016 年)	1994—2013 年	队列研究	12 491 例 ICU 患者	局部:多黏菌素 B+妥布霉素 + 两性霉素 B(口腔 + 胃管) 全身:头孢噻肟(4 天)	念珠菌血症发生率:0.168%(SDD 组);显著低于历史对照($P < 0.001$)
Myburgh 等[15] (2022 年)	2018—2021 年	集群随机对照试验	5 982 例机械通气患者	局部:多黏菌素 + 妥布霉素 + 制霉菌素(口服糊剂 + 胃管悬液) 全身:头孢噻肟(4 天)	念珠菌血症发生率:SDD 组 0.3% vs. 对照组 0.7%(P=0.012) 未增加耐药菌风险
Massart 等[13] (2023 年)	2020—2021 年	观察性研究(前后对照)	870 例机械通气患者	局部:两性霉素 B(口腔 + 胃管)+ 妥布霉素 + 多黏菌素 全身:头孢噻肟(4 天)	侵袭性真菌感染发生率:SDD 组 1% vs. 对照组 4%(P=0.011) 念珠菌血症发生率:0 vs. 1.2%(P=0.037)
Reizine 等[6] (2023 年)	2017—2023 年	多中心队列研究	94 437 例机械通气患者	局部:两性霉素 B+氨基糖苷类 + 多黏菌素(口腔 + 胃管)部分联合全身抗生素	念珠菌血症发生率:SDD 组 0.3% vs. 对照组 0.7%(P=0.006) ICU 病死率无差异

三、选择性消化道去污实施规范:从理论到实践

SDD 目标人群为预计机械通气时间 ≥ 48 小时且 ICU 住院 ≥ 3 天的高危患者(APACHE Ⅱ 评分 ≥ 15 分)[8]。禁忌证为严重肠道缺血、活动性消化道出血、对 SDD 成分过敏者。SDD 经典的四联方案包括局部用药和全身用药,局部经过口腔与胃管联合给予多黏菌素 E(4×100mg/d)+ 妥布霉素(4×80mg/d)+ 两性霉素 B(4×500mg/d),全身给予头孢噻肟(4×1g/d,静脉注射)用于覆盖潜在的革兰氏阴性菌感染[8]。在大多数研究中,SDD 持续到 ICU 出院;部分研究中,SDD 持续到患者撤离机械通气。目前也有一些新型策略的探索,比

如益生菌辅助,SDD 联合布拉氏酵母菌(*Saccharomyces boulardii*)可减少 SDD 相关腹泻发生率。SDD 精准给药,基于微生物组检测结果动态调整抗生素组合(如耐药菌高发区替换为多黏菌素 B)。

SDD 实施期间需要动态监测与疗效评估。一般建议入 ICU 时、每周 2 次咽喉/直肠拭子培养,以及传统培养联合 PCR 检测真菌负荷(阈值:$\geqslant 10^3$ CFU/g)[8]。疗效评估主要观察侵袭性念珠菌病发生率、28 天全因病死率;以及 MV 时间、ICU 住院天数、抗生素使用强度。

四、未来研究方向与临床转化挑战

未来需要制订 SDD 的标准化方案,建立基于耐药谱与患者分层的 SDD 指南(如 ESCMID/ECMM 联合建议)。在资源有限地区可以推广简化 SDD 方案(如仅口服两性霉素 B 凝胶),成本降低 40% 且疗效大致相当。开发靶向真菌-细菌互作的小分子抑制剂(如法尼醇类似物),减少广谱抗生素依赖。

五、总结

SDD 通过多靶点调控肠道微生态,为降低机械通气患者侵袭性念珠菌病提供了高效策略。未来须通过多学科协作(重症医学、微生物学、药学)推动 SDD 的精准化与个体化应用,平衡疗效与生态风险,最终改善患者预后。

(吴志雄　陈德昌)

参考文献

[1] BASSETTI M, GIACOBBE D R, VENA A, et al. Incidence and outcome of invasive candidiasis in intensive care units (ICUs) in Europe: Results of the EUCANDICU project[J]. Crit Care, 2019, 23(1): 219.

[2] WEY S B, MORI M, PFALLER M A, et al. Risk factors for hospital-acquired candidemia. A matched case-control study[J]. Arch Intern Med, 1989, 149(10): 2349-2353.

[3] NASCIMENTO T, INÁCIO J, GUERREIRO D, et al. Insights into candida colonization in intensive care unit patients: A Prospective multicenter study[J]. J Fungi (Basel), 2024, 10(6): 378.

[4] ZHONG L, ZHANG S, TANG K, et al. Clinical characteristics, risk factors and outcomes of mixed candida albicans/bacterial bloodstream infections[J]. BMC Infect Dis, 2020, 20(1): 810.

[5] WANG F, WANG Z, TANG J. The interactions of Candida albicans with gut bacteria: A new strategy to prevent and treat invasive intestinal candidiasis[J]. Gut Pathog, 2023, 15(1): 30.

[6] REIZINE F, MASSART N, JOUSSELLIN V, et al. Association between selective digestive decontamination and decreased rate of acquired candidemia in mechanically ventilated ICU patients: A multicenter nationwide study[J]. Crit Care, 2023, 27(1): 494.

[7] BUIL J B, SCHOUTEN J A, WAUTERS J, et al. Absence of candidemia in critically ill patients with COVID-19 receiving selective digestive decontamination[J]. Intensive Care Med, 2022, 48(5): 611-612.

[8] DE JONGE E, SCHULTZ M J, SPANJAARD L, et al. Effects of selective decontamination of digestive tract on mortality and acquisition of resistant bacteria in intensive care: A randomised controlled trial[J]. Lancet, 2003, 362(9389): 1011-1016.

[9] DE SMET A M, KLUYTMANS J A, COOPER B S, et al. Decontamination of the digestive tract and oropharynx in ICU patients[J]. N Engl J Med, 2009, 360(1): 20-31.

[10] HAMMOND N E, MYBURGH J, SEPPELT I, et al. Association between selective decontamination of the digestive tract and in-hospital mortality in intensive care unit patients receiving mechanical ventilation: A systematic review and meta-analysis[J]. JAMA, 2022, 328(19): 1922-1934.

[11] BUITINCK S H, ZANDSTRA D F, VAN DER VOORT P H. ICU-acquired candidemia within SDD: Low incidence in a 20-year longitudinal database[J]. Intensive Care Med, 2016, 42(6): 1094-1095.

[12] HURLEY J C. ICU-acquired candidemia within selective digestive decontamination studies: A meta-analysis[J]. Intensive Care Med, 2015, 41(11): 1877-1885.

[13] MASSART N, REIZINE F, DUPIN C, et al. Prevention of acquired invasive fungal infection with decontamination regimen in mechanically ventilated ICU patients: A pre/post observational study[J]. Infect Dis (Lond), 2023, 55(4): 263-271.

[14] PAPPAS P G, LIONAKIS M S, ARENDRUP M C, et al. Invasive candidiasis[J]. Nat Rev Dis Primers, 2018, 4: 18026.

[15] SuDDICU Investigators for the Australian and New Zealand Intensive Care Society Clinical Trials Group, MYBURGH J A, SEPPELT I M, et al. Effect of selective decontamination of the digestive tract on hospital mortality in critically ill patients receiving mechanical ventilation: A Randomized clinical trial[J]. JAMA, 2022, 328(19): 1911-1921.

3　2024 年美国胃肠病学会急性胰腺炎指南概要

急性胰腺炎（acute pancreatitis，AP）是最常见的胃肠道疾病之一，给患者和家庭带来巨大的身心和经济负担。在美国，每年约有 30 万人因 AP 入院，总住院天数超过 100 万天，治疗总费用超过 25 亿美元[1]。目前，AP 的全球发病率在（3.4～73.4）/10 万，每年以 2%～5% 的速度增长。虽然病死率较前有所下降，但每年仍报道有 5 000～9 000 例 AP 患者死亡[1-3]。在过去的十年中，AP 管理的进步被认为与病死率的下降有关。在这一背景下，美国胃肠病学会（American College of Gastroenterology，ACG）在 *American Journal of Gastroenterology* 上发表了 2024 年 ACG 急性胰腺炎管理指南。此次更新包括 11 条推荐意见和 23 条关键概念，其中推荐意见采用 GRADE 系统，而关键概念是不符合 GRADE 流程的陈述，或现有文献证据存在局限性，但可能对 AP 临床管理有益的观念。本文将对该指南的主要内容进行解读和评价,以期为临床医师在 AP 的诊疗过程中提供参考。

一、诊断与病因

推荐意见 1:AP 患者应行腹部超声检查,以评估是否为胆源性胰腺炎;如果初次检查结果不确定,可考虑重复检查 1 次(有条件推荐,极低证据质量)。

推荐意见 2:对于原因不明的 AP(特发性 AP),建议行进一步检查,包括复查腹部超声、磁共振和 / 或内镜超声(有条件推荐,证据质量极低)。

新版指南在关键概念中提出了 CT 检查的时机,不建议在早期或入院时常规行 CT 检查以评估 AP 的严重程度,只有当诊断不明确或在入院后 48～72 小时内临床症状仍未改善时,才建议使用 CT 或 MRI 来评估局部并发症。

病因方面,虽然新版指南认识到甘油三酯(triglyceride,TG)水平的升高与 AP 发生风险增加有关,也建议特发性 AP 患者需要门诊多次复查 TG,但仍低估了高甘油三酯血症胰腺炎(hypertriglyceridemia-induced acute pancreatitis,HTGAP)在全球,尤其是亚洲人群的发病率。笔者所在中心接诊的患者中,高甘油三酯血症已成为 AP 的第二大病因,并已建立了超过 2 000 例 HTGAP 全外显子基因数据库,将为 AP 病因及发病机制研究提供有力的数据支撑。

二、液体复苏

推荐意见 3:对 AP 患者实施适度积极的液体复苏;如果有证据提示低血容量状态,需要加大输注量(有条件推荐,低证据质量)。

推荐意见 4:AP 的静脉复苏中,乳酸林格液优于生理盐水(有条件推荐,低证据质量)。

新版指南强调了 AP 患者早期(尤其是 24 小时内)适度积极的液体复苏能够临床获益,如果有低血容量的证据,则需要额外的补液。该意见主要来自 De Madiera 等人[4] 的一项前瞻性随机对照研究,研究结果表明在 AP 发生的前 24～48 小时内进行适度静脉补液[即低血容量患者 2 小时内给予乳酸林格液 10ml/kg,续以 1.5ml/(kg·h)维持;血容量正常患者以 1.5ml/(kg·h)维持补液]与开放补液(即 2 小时内给予乳酸林格液 20ml/kg,续以 3ml/(kg·h)速度维持)同样有效,且适度补液不易引起容量超负荷,因此对于无低血容量证据的患者,初始补液速率不应超过 1.5ml/(kg·h)。

新版指南对乳酸林格液的优势做出进一步阐述。Wu 等人[5] 发现,与使用生理盐水治疗的患者相比,使用乳酸林格液治疗时全身炎症反应综合征(systemic inflammatory response syndrome,SIRS)发生率更小。Lee 等人[6] 的一项研究表明,与生理盐水组相比,给予乳酸林格液的患者入住 ICU 的可能性更小,住院时间更短。Khatua 等人[7] 发现,乳酸林格液通过提供钙离子结合非酯化脂肪酸,从而减轻了 SIRS。虽然两种溶液均为等渗晶体溶液,但生理盐水的 pH 更低,其氯离子浓度(154mmol/L)显著高于人血浆(94～111mmol/L),在大剂量补液时与高氯性代谢性酸中毒和急性肾损伤有关。由笔者所在团队发起的一项多中心、集群随机化研究 CLEVER-AP[8],比较了醋酸钠林格液与生理盐水对预测的重症急性胰腺炎(predicted severe acute pancreatitis,pSAP)患者血清氯离子浓度的影响,研究共纳入了 259 例患者,分别接受生理盐水(n=147)或醋酸钠林格液(n=112)。在试验第 3 天,接受醋酸钠林格液治疗的患者平均氯化物水平显著降低[（101.8 ± 4.8）mmol/L vs.（105.8 ± 5.9）mmol/L，差异 −4.3mmol/L（95% CI −5.6 ～ −3.0mmol/L）；$P < 0.001$]，该研究发现，在 pSAP 患者中，使用醋酸钠林格液优于生理盐水，可达到更接近生理的血清氯化物水平，并与更好的临床结局相关。该研究进一步证实了平衡盐溶液在 AP 早期液体复苏中的益处。

三、内镜逆行胰胆管造影

推荐意见 5：对于不伴胆管炎的急性胆源性胰腺炎患者，推荐药物治疗，而不是早期（发病 < 72 小时）行内镜逆行胰胆管造影术（endoscopic retrograde cholangiopancreatography，ERCP）（有条件推荐，低证据质量）。

推荐意见 6：建议 ERCP 术后胰腺炎高风险采用直肠给药的方式使用吲哚美辛，以预防 ERCP 术后胰腺炎（强烈推荐，中等证据质量）。

推荐意见 7：建议接受直肠吲哚美辛给药治疗的高风险患者放置胰管支架（有条件推荐，低证据质量）。

新版指南提出，对不伴有胆管炎的急性胆源性 AP 早期应优先药物治疗，而不推荐急诊 ERCP（前 72 小时内）。该证据主要来源于荷兰小组发起的 APEC 研究[9]，研究显示早期 ERCP 组［接受 ERCP 的时间中位数为入院 20 小时（发病 29 小时）］和保守治疗组（按需 ERCP）相比，两组的主要结局（6 个月随访期内病死率或主要并发症的复合指标）没有显著差异（39% vs. 44%，$P=0.37$）。急诊 ERCP 仅适用于合并胆管炎或进行性胆汁淤积症（胆红素 30 ～ 50mg/L）的重症 AP 患者。

ERCP 后胰腺炎（post-ERCP Pancreatitis，PEP）仍是 ERCP 常见的并发症。新版指南提出以下措施预防 PEP：①采用导丝引导插管技术；②在合适的患者中预防性置入胰管支架；③直肠吲哚美辛栓剂（100mg）给药；④术前进行静脉补液。

四、抗生素使用

推荐意见 8：不建议重症 AP 患者预防性使用抗生素（有条件推荐，极低证据质量）。

推荐意见 9：对于怀疑感染性胰腺坏死的患者，不建议行细针穿刺抽吸检查（有条件推荐，极低证据质量）。

新版指南依然不建议对重症 AP 患者预防性使用抗生素。但指南同时提出，抗生素和坏死清除术都是治疗胰腺坏死感染（infected pancreatic necrosis，IPN）的重要组成部分。在 IPN 患者中，大量应用可穿透胰腺坏死的抗生素能够达到将手术、内镜或穿刺引流延迟至 4 周以上的目的，甚至一些患者可能完全控制感染而避免引流。此外，指南不建议对疑似 IPN 的患者进行细针穿刺（fine-needle aspiration，FNA）。首先，当临床症状与 IPN 相符时，即使没有 FNA 的结果，患者仍需要使用抗生素。其次，对于无菌或感染性坏死的患者，其病情或迅速好转，或进行性加重，外科干预的决策也不会受到 FNA 结果的影响。

五、营养支持

推荐意见 10：对于轻症 AP 患者，建议在患者可以耐受的情况下早期经口饮食（发病 < 24 ～ 48 小时），而不是传统的禁食模式（有条件推荐，低证据质量）。

推荐意见 11：对于轻症 AP 患者，建议直接采用低脂固体饮食开始恢复进食，而非逐步从流质饮食过渡到固体饮食（有条件推荐，低证据质量）。

半个世纪以来，急性胰腺炎营养模式发生了显著变化，大致分为 3 个阶段：第一阶段，20 世纪 70—90 年代初期，为全肠外营养（total parenteral nutrition，TPN）模式；第二阶段，20 世纪 90 年代初期—21 世纪初期，为阶段性营养支持模式，即根据 AP 病程的不同阶段实施营养支持；第三阶段，21 世纪初至今，为早期肠内营养（enteral nutrition，EN）模式，在 AP 早期血流动力学稳定、肠道安全的前提下，首选 EN，只有当 EN 不能实施时，才考虑用肠外营养。而对于轻型 AP 患者，新版指南中关于早期恢复饮食的建议，基本延续了前版指南，并提出无须等待疼痛缓解和胰酶恢复正常即可早期经口饮食[10]。

在喂养途径的选择上，指南仍未给出明确的推荐，现有证据依然来自 2008 年的一项荟萃分析[11]。对于 pSAP 的患者，鼻胃管喂养被认为是安全且耐受良好的。与鼻空肠喂养相比，鼻胃管的放置更加容易，而鼻空肠管的放置需要介入操作或通过内镜，成本更高。喂养途径的选择应当结合患者的病情，综合考虑安全性和有效性，在特定的人群中，鼻胃管喂养可能是首选，但仍需高质量的研究证据以证实。

六、外科干预

21 世纪以来，阶梯式（step-up）治疗模式得到迅猛发展和广泛认同，"延迟（delay）、引流（drain）、清创（debride）"的"3D"理念，已成为当前 IPN 治疗的指导思想。新版指南中依旧强调了对病情稳定的 IPN 患者推迟任何干预措施（包括手术、放射学和 / 或内镜治疗），最好延迟至 4 周以后，以期待其囊壁成熟，并提出了怀疑 IPN 患者的诊治流程图（图 9-3-1）。但指南并未详细讨论 IPN 的微创引流技术。当前，不同的中心应根据患者的实际情况、自身的专业特长和医疗资源，合理地选择微创引流方案。

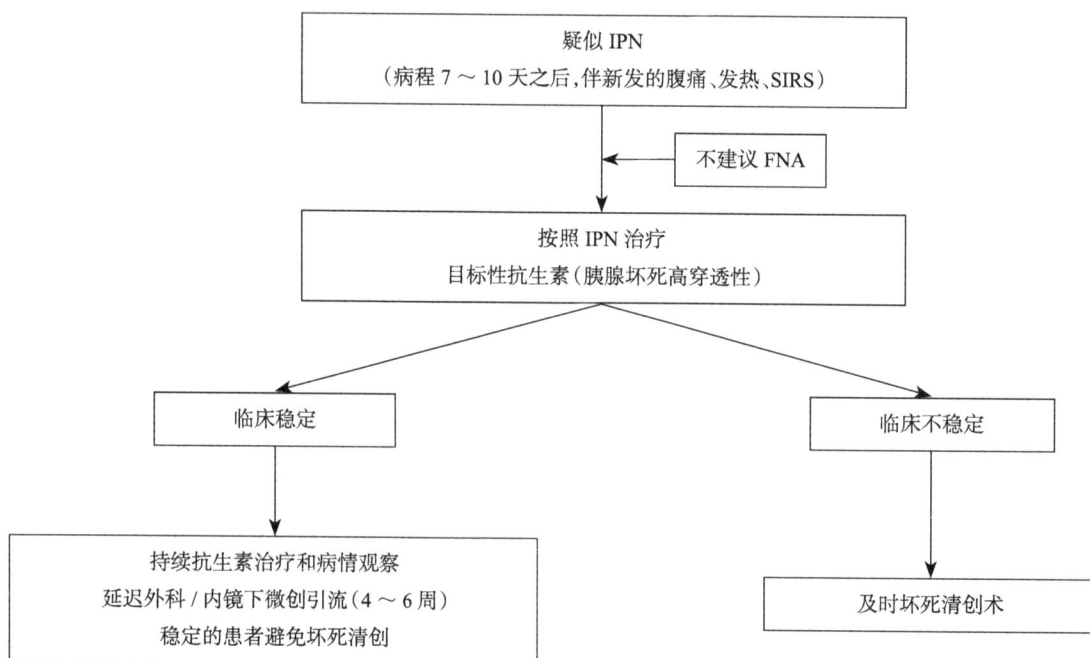

图 9-3-1　AP 患者管理最新流程图

新版指南整合了 10 年来 AP 领域相关临床研究成果,具有重要的指导价值。但与 2013 版 ACG 指南相比,新版指南推荐意见的证据质量偏低,且推荐强度不高,指南中的关键概念尚缺乏强有力的研究证据支持,在 AP 早期的药物治疗、降脂治疗、免疫调节、镇痛管理、感染期微创技术的选择等方面,指南中尚未涉及,这反映了 AP 诊治的复杂性,也给未来 AP 的研究指明了方向。

(高 堃 李维勤)

参考文献

[1] TENNER S, VEGE S S, SHETH S G, et al. American College of Gastroenterology guidelines: Management of acute pancreatitis[J]. Am J Gastroenterol, 2024, 119(3): 419-437.

[2] XIAO A Y, TAN M L, WU L M, et al. Global incidence and mortality of pancreatic diseases: A systematic review, meta-analysis, and meta-regression of population-based cohort studies[J]. Lancet Gastroenterol Hepatol, 2016, 1(1): 45-55.

[3] PEERY A F, CROCKETT S D, MURPHY C C, et al. Burden and cost of gastrointestinal, liver, and pancreatic diseases in the United States: Update 2018[J]. Gastroenterology, 2019, 156(1): 254-272.

[4] DE-MADARIA E, BUXBAUM J L, MAISONNEUVE P, et al. Aggressive or moderate fluid resuscitation in acute pancreatitis[J]. N Engl J Med, 2022, 387(11): 989-1000.

[5] WU B U, HWANG J Q, GARDNER T H, et al. Lactated Ringer's solution reduces systemic inflammation compared with saline in patients with acute pancreatitis[J]. Clin Gastroenterol Hepatol, 2011, 9(8): 710-717.

[6] LEE A, KO C, BUITRAGO C, et al. Lactated Ringers vs normal saline resuscitation for mild acute pancreatitis: A randomized trial[J]. Gastroenterology, 2021, 160(3): 955-957.

[7] KHATUA B, YARON J R, EL-KURDI B, et al. Ringer's lactate prevents early organ failure by providing extracellular calcium[J]. J Clin Med, 2020, 9(1): 263.

[8] KE L, YE B, HUANG M, et al. Balanced solution versus normal saline in predicted severe acute pancreatitis: A stepped wedge cluster randomized trial[J]. Ann Surg, 2025, 281(1): 86-94.

[9] SCHEPERS N J, HALLENSLEBEN N D L, BESSELINK M G, et al. Urgent endoscopic retrograde cholangiopancreatography with sphincterotomy versus conservative treatment in predicted severe acute gallstone pancreatitis (APEC): A multicentre randomised controlled trial[J]. Lancet, 2020, 396(10245): 167-176.

[10] YAO Q, LIU P, PENG S, et al. Effects of immediate or early oral feeding on acute pancreatitis: A systematic review and meta-analysis[J]. Pancreatology, 2022, 22(2): 175-184.

[11] PETROV M S, PYLYPCHUK R D, EMELYANOV N V. Systematic review: Nutritional support in acute pancreatitis[J]. Aliment Pharmacol Ther, 2008, 28(6): 704-712.

4 人工智能构建急性胰腺炎加重的预警模型

急性胰腺炎(acute pancreatitis, AP)是由多种病因引起胰酶异常激活,对胰腺及局部组织产生自身消化,引起胰腺水肿、出血及坏死的一种疾病。急性胰腺炎具有起病急、进展快的特点,约20%的AP患者可能出现器官功能障碍,进展至重症急性胰腺炎(severe acute pancreatitis, SAP)。10%～20%的SAP患者可出现持续性多系统器官功能障碍,危及生命[1]。在急性胰腺炎病程的早期阶段,对急性胰腺炎的严重度进行准确评估,并预测患者进展为SAP的风险,及时采取积极的干预措施,对于改善患者的预后具有重要意义。

一、人工智能在急性胰腺炎预警体系中的模型构建

进入大数据时代,人工智能(artificial intelligence, AI)在医学领域焕发活力,使用AI算法构建的辅助诊断、治疗决策、预后评估模型逐渐走入临床。近年来,研究者通过AI技术,从MIMIC等数据库中开发了多变量预测模型或构建了临床研究队列,并采集大量实验室数据和影像学资料建立新的预测模型。这些AI技术带来的新模型在AP的诊断、治疗和预后评估等方面展现出巨大的潜力,较传统评分系统有更好的预测效能。

AI技术主要包括机器学习和深度学习。机器学习主要是算法,如线性回归、逻辑回归、随机森林、决策树、支持向量机等。深度学习主要是神经网络方向,如循环神经网络、卷积神经网络、算法优化、迁移学习等。

通过AI构建AP的预测模型常用的方法包括:结合现有评分系统建立模型、结合影像学特征建立模型、应用影像组学特征建立模型预测AP严重程度;筛选患者的实验室指标和临床信息作为预测变量,通过机器学习算法建立AP患者发生器官功能衰竭的预测模型;结合评分系统、腹内压和胰腺炎严重程度等临床信息,通过机器学习算法建立AP发生腹腔内感染的预测模型;通过筛选临床变量和实验室指标建立机器学习模型,预测SAP并发AKI、ARDS和门静脉血栓形成等器官功能衰竭或严重并发症;还可以通过多个数据库的数据进行机器学习和深度学习,通过多变量分析,构建模型预测AP患者的干预措施和死亡风险。无论是预测AP严重程度、出现并发症还是预测AP患者的死亡风险,构建的预测模型都会与AP传统评分系统通过AUC值比较优劣。

二、人工智能在预警急性胰腺炎病死率和严重程度恶化中的作用

(一)预测病死率

Dai等人的团队使用MIMIC-Ⅳ、EICU-CRD和中南大学湘雅医院的临床数据存储库的数据进行回顾性队列研究,运用机器学习建立AP-AKI院内死亡风险预测模型[2]。最终确定了8个变量,它们被认为是开发院内病死率预测模型的预测因子,包括年龄、中性粒细胞、红细胞分布宽度、尿素氮、白蛋白、收缩压、是否进行肾脏替代治疗和是否使用了血管加压药。XGBoost模型的AUC(0.941)在训练集中显著更高于逻辑回归(LR)模型(0.788)和随机森林(RF)模型(0.894)(均$P < 0.001$)。LR、RF和XGBoost模型的Brier评分分别为0.099、0.066和0.039。外部验证集中XGBoost模型的AUC为0.724,与LR模型($P=0.898$)

和 RF 模型（P=0.206）没有显著差异。XGBoost 模型在使用 MIMIC-Ⅳ 和 eICU-CRD 数据的训练集中的区分和校准方面均优于 LR 模型和 RF 模型。

Huang 等人的团队通过构建 344 例感染性胰腺坏死患者的前瞻性临床队列，比较了 10 种机器学习模型[包括 Cox 比例风险模型、R 语言包 glmnet、R 语言包 rpart、随机生存森林模型（RSF）、梯度提升机模型（GBM）、支持向量机模型（SVM）、XGBoost 模型、DeepSurv 模型、DeepHit 模型，Coxtime 模型]，开发和验证预测感染性胰腺坏死患者病死率的可解释性机器学习模型，预测此类患者的 90 天病死率[3]。结果显示随机生存森林（RSF）模型比其他 9 个模型预测性能更好[内部验证：一致性指数（C 指数）=0.863；外部验证：C 指数 =0.857]，并绘制了实时预测患者生存率的列线图，构建了与病死率相关的 9 个最重要特征，包括多器官衰竭、APACHE Ⅱ 评分 ≥ 20 分、器官衰竭持续时间 ≥ 21 天、血流感染、从发病到首次干预的时间 < 30 天、急性胰腺炎床旁严重程度指数评分 ≥ 3 分、重症急性胰腺炎、年龄 ≥ 50 岁和出血。为方便临床应用，团队还开发了两个公开的网络工具 RSF 模型供临床使用，以提高临床实用性，包括 APACHE Ⅱ 评分可用的情况和无 APACHE Ⅱ 评分的情况。医师只须在这两个网络工具上输入相关的数据，就可以获得预测结果，提升了机器学习模型的临床实用性。

AP 患者常见的死亡原因包括继发多器官功能障碍综合征（MODS）、胰周坏死、感染等，传统评分难以准确预测患者的死亡风险。通常使用多个数据库的数据进行机器学习多变量分析构建模型预测死亡风险，诊断为感染性胰腺坏死的患者可以应用前述的 Huang 团队开发的网络工具预测病死率，而出现 AKI 并发症的患者可以应用 Dai 团队预测模型的 8 个变量预测病死率。

（二）预测严重程度恶化

Li 团队以 225 例高脂血症性急性胰腺炎（HLAP）患者为研究对象，分为轻症急性胰腺炎（MAP）组和中度重症急性胰腺炎 + 重症急性胰腺炎（MSAP+SAP）组[4]。通过单因素分析和 LASSO 回归，确定 HLAP 患者进展为 MSAP 或 SAP 的独立预测因素。通过多因素分析，构建预测 HLAP 进展为 MSAP 或 SAP 的列线图。结果显示白细胞计数、乳酸脱氢酶、白蛋白、血肌酐、血钙和 D- 二聚体等 6 个变量为 HLAP 进展 MSAP 或 SAP 相关的独立预测因素。使用这 6 个变量建立了相应的预测列线图，内部验证的 C 指数为 0.908，外部验证的 C 指数为 0.950。校准曲线、受试者工作特征（ROC）曲线和临床决策曲线均表明该列线图具有良好的预测能力。

（三）结合影像学特征建立模型预测 AP 严重程度

Meng 团队通过研究 CT 特征和放射组学，早期预测了急性胆源性胰腺炎（GSP）严重程度[5]，他们回顾性分析 301 例入院后 48 小时内接受 CT 检查的 GSP 患者，从 CT 扫描中提取放射学和 CT 特征，通过随机森林算法选择临床和 CT 特征，开发机器学习模型，用于识别 GSP 的严重程度，并将其预测效果与放射组学模型进行比较。随机分配到训练集（n=210）和验证集（n=91），随机森林算法将钙离子水平、白细胞计数、尿素水平、是否合并胆囊炎、是否有胆囊壁增厚、是否有胆结石和是否有胸腔积液确定为 GSP 严重程度的 7 个预测因素。在验证队列中，放射组学模型和随机森林的 AUC 分别为 0.841 和 0.914。校准图显示，随机森林模型在预测概率和观测概率之间具有良好的一致性。

Liu 团队将 200 例 AP 患者的临床数据进行回顾性分析[6]，分为非重症急性胰腺炎（NSAP，$n=135$）和重症急性胰腺炎（SAP，$n=65$），比较两组在 CT 严重指数、临床特征和实验室指标方面的差异。最小绝对收缩与选择算子（LASSO）回归确定 CT 严重指数、血尿素氮、D- 二聚体、中性粒细胞 / 淋巴细胞比值和腹水为 5 个预测因素。无条件二元逻辑回归分析显示，CT 严重指数（$OR=2.141$，95% CI $1.369 \sim 3.504$）、血尿素氮（$OR=1.378$，95% CI $1.026 \sim 1.95$）、中性粒细胞与淋巴细胞比值（$OR=1.370$，95% CI $1.016 \sim 1.906$）、D- 二聚体（$OR=1.500$，95% CI $1.112 \sim 2.110$）和腹水（$OR=5.517$，95% CI $2.217 \sim 2.993$）是影响 SAP 的独立因素。所建立的预测模型的 C 指数为 0.962，校准曲线表明，预测存活率和实际存活率之间具有良好的一致性。内部和外部验证的 C 指数分别为 0.935 和 0.901，校准曲线接近理想线。

以上研究虽然整合了影像学特征，但影像学中胰腺实质和胰周组织中的信息并未被充分挖掘，更好的预测模型还有待开发。

Zhu 团队在一项多中心回顾性研究中纳入 1 221 例急性胰腺炎患者，收集了入院 24 小时内的临床信息和入院 72 小时内的 CT 数据[7]。基于通过 LASSO 分析筛选出的临床特征，得到训练模型 α；从三维 CT 扫描中提取影像组学特征，并在通过主成分分析（PCA）降维后，得到开发模型 β；基于二维 CT 图像得到训练模型 γ。基于上述特征构建多模态模型 PrismSAP。随机分为训练集（$n=864$）、验证集（$n=209$）和内部测试集（$n=148$），另有 266 例患者的数据用于外部测试。在外部测试集中，PrismSAP 的表现最佳，AUC 为 0.916，显著优于其他所有模型（模型 α：0.709；模型 β：0.749；模型 γ：0.687；MCTSI：0.778；RANSON：0.642；BISAP：0.751；SABP：0.710）。构建的多模态模型 PrismSAP 在预测性能上优于任何单模态模型和传统评分系统。此研究显示，从胰腺实质和胰周组织中提取的组学特征联合临床变量能够有效预测 AP 的严重程度，提示 AP 影像学特征在预测方面还有广阔的发展空间。

三、总结与展望

临床上常用各种评分系统预测 AP 严重程度或 AP 重症化，但目前尚无一项在临床实践和研究中得到公认。近期的临床研究显示，随着大数据与人工智能的高速发展，基于机器学习和深度学习构建的 AP 重症化预测模型展现出显著优势。该模型通过动态提取临床生理指标、检验指标、影像学数据，并多维度评估危险因素，较传统评分系统能更早识别高危患者，从而为精准评估病情和指导临床诊疗提供有力支持。其中影像组学在 AP 的诊治方面有待进一步研究，AP 引起的胰腺和胰周组织的形态改变和影像学征象包含了很重要的信息，通过影像组学分析，能够提升预测急性胰腺炎严重程度和胰腺并发症的效能，是重症医学研究未来方向之一。

（费东生　赵鸣雁）

参考文献

[1]　TENNER S, VEGE S S, SHETH S G, et al. American College of Gastroenterology

guidelines: Management of acute pancreatitis[J]. Am J Gastroenterol, 2024, 119(3): 419-437.

[2] LIU Y, ZHU X, XUE J, et al. Machine learning models for mortality prediction in critically ill patients with acute pancreatitis-associated acute kidney injury[J]. Clin Kidney J, 2024, 17(10): sfae284.

[3] NING C, OUYANG H, XIAO J, et al. Development and validation of an explainable machine learning model for mortality prediction among patients with infected pancreatic necrosis[J]. EClinicalMedicine, 2025, 80: 103074.

[4] LIN Y, LIU Y, LIN Q, et al. Development and validation of a nomogram for predicting the severity of the first episode of hyperlipidemic acute pancreatitis[J]. J Inflamm Res, 2024, 17: 3211-3223.

[5] MA Y, YUE P, ZHANG J, et al. Early prediction of acute gallstone pancreatitis severity: A novel machine learning model based on CT features and open access online prediction platform[J]. Ann Med, 2024, 56(1): 2357354.

[6] HAN X, HU M N, JI P, et al. Construction and alidation of a severity prediction model for acute pancreatitis based on CT severity index: A Retrospective case-control study[J]. PLoS One, 2024, 19(5): e0303684.

[7] YIN M, LIN J, WANG Y, et al. Development and validation of a multimodal model in predicting severe acute pancreatitis based on radiomics and deep learning[J]. Int J Med Inform, 2024, 184: 105341.

5 肝肾综合征 - 急性肾损伤:ADQI 和 ICA 联合多学科共识概要

肝硬化患者易发生急性肾损伤(acute kidney injury,AKI),这一并发症可能发生在高达 50% 的住院患者中,且 80% 在 ICU,尽管部分患者肾功能可能恢复,但仍与病死率增加和慢性肾脏病(chronic kidney disease,CKD)进展相关[1]。

肝肾综合征 - 急性肾损伤(hepatorenal syndrome-acute kidney injury,HRS-AKI)是晚期肝硬化和腹水患者的一种特殊形式的急性肾损伤,它包括肾功能的急性恶化,通常由感染引发,具有较高的死亡风险[2]。2023 年,国际腹水俱乐部(International Club of Ascites, ICA)和急性疾病质量倡议组织(Acute Disease Quality Initiative,ADQI)召开了一次联合会议,旨在制定新的 HRS-AKI 诊断标准,为肝硬化和急性肾损伤患者的诊断、管理和出院后随访提供分级建议,并强调进一步研究的重点[3]。

一、肝肾综合征 - 急性肾损伤新定义

(一)标准定义

根据 ADQI 和 ICA 联合多学科共识会议,肝硬化患者的急性肾损伤使用肾脏疾病改善全球预后(Kidney Disease Improving Global Outcomes,KDIGO)组织标准定义:48 小时内血肌酐增加 ≥ 0.3mg/dl(26.5μmol/L)或较过去 7 天内已知或推定的基线值增加 50%,和 / 或 ≥ 6 小时内尿量 ≤ 0.5ml/kg。

1. 将尿量纳入急性肾损伤的标准被认为是重要的,因为尿量是急性肾损伤的敏感指标,与肝硬化患者预后较差相关。

2. 在没有已知基线血肌酐的情况下,建议将以下较低的血肌酐作为参考:入院时的血肌酐,或根据估算肾小球滤过率(estimated glomerular filtration rate, eGFR)为 75ml/(min·1.73m^2)计算的血肌酐。

3. HRS-AKI 定义需要血肌酐的最低阈值[4]。

(二)新分类体系

弃用传统的"HRS 1 型 /2 型",允许与结构性肾损伤(如急性肾小管坏死)共存,根据肾损伤的急性程度和进展分为:HRS-AKI(病程≤ 7 天)、肝肾综合征 - 急性肾脏病(hepatorenal syndrome-acute kidney disease, HRS-AKD)(7 天<病程≤ 90 天)、肝肾综合征 - 慢性肾脏病(hepatorenal syndrome-chronic kidney disease, HRS-CKD)(病程> 90 天)。

1. 急性肾损伤,即 HRS-AKI;慢性肾脏病,即 HRS-CKD[5]。

2. 不符合 HRS-AKI 标准的肝硬化患者的肾损伤被称为肝肾综合征 - 非急性肾损伤(hepatorenal syndrome-non-acute kidney injury, HRS-NAKI),并通过 eGFR 而不是血肌酐来定义。NAKI 分类:如果 eGFR 低于 60ml/(min·1.73m^2)持续时间小于三个月,则为 HRS-AKD;如果 eGFR 低于 60ml/(min·1.73m^2)持续时间大于三个月,则为 HRS-CKD[5]。

二、肝肾综合征 - 急性肾损伤的病因与病理生理学变化

AKI 的主要病因是低血容量、急性肾小管坏死(acute tubular necrosis, ATN)和 HRS。多年来,内脏血管扩张导致有效的中枢性低血容量和随后的血管收缩系统激活,导致全身循环功能障碍,被认为是 HRS-AKI 发展的基础[6]。低血容量是诱发 AKI 最常见的原因,几乎占 50%,通常与过度利尿、腹泻或消化道出血导致的液体丢失有关。相比之下,ATN-AKI 和 HRS-AKI 分别占 AKI 病因的四分之一。

细菌感染是肝硬化患者发生 AKI 最常见的危险因素,患者往往在细菌感染期间或之后发生 HRS-AKI,在自发性细菌性腹膜炎(spontaneous bacterial peritonitis, SBP)患者中尤为常见,发生率可高达 30%。细菌感染,特别是 SBP 可能导致 HRS-AKI 的机制,被认为与全身炎症反应有关,该反应诱导血管舒张介质水平升高,从而可能加剧失代偿肝硬化的血流动力学改变,并导致肾血流量和 GFR 的减少。全身炎症刺激内脏小动脉产生一氧化氮(NO),这会加重循环功能障碍,有效动脉血容量的减少进一步导致血管收缩增加,加剧肾灌注不足和功能障碍[7]。

除细菌感染外,腹腔穿刺大量放腹水(> 5L)后白蛋白流失也可能导致 HRS-AKI,这一并发症可以通过补充白蛋白来预防,以避免穿刺后循环功能障碍。

三、肝肾综合征 - 急性肾损伤的诊断标准

(一)诊断标准

ADQI 和 ICA 联合多学科共识会议建议 HRS-AKI 的诊断标准如下。

1. 肝硬化合并腹水。

2. 48 小时内血肌酐升高≥ 0.3mg/dl(26.5μmol/L)或较过去 7 天内已知或推定的基线

值增加 50%,和 / 或 ≥ 6 小时内尿量 ≤ 0.5ml/kg。

3. 在充分的容量复苏后 24 小时内血肌酐和 / 或尿量没有改善(临床指征)。

4. 缺乏其他有力的证据作为 AKI 的主要原因。

(二)HRS 分型

根据肾功能下降的程度,HRS 被分为 1 型或 2 型,1 型定义为肾功能在 < 2 周内迅速下降到血肌酐临界值 ≥ 2.5mg/dl(221μmol/L),2 型的特征是肾功能下降更慢,根据肾功能不全的时间和持续时间,这两种分类现在已被 HRS-AKI,HRS-AKD 和 HRS-CKD 所取代[1]。

(三)生物标志物

联合使用功能性生物标志物,如血肌酐、半胱氨酸蛋白酶抑制剂 C(cystatin C,CysC),以及损伤性生物标志物,如蛋白尿、尿中性粒细胞明胶酶相关脂质运载蛋白(urine neutrophil gelatinase-associated lipocalin,uNGAL)能够更准确地鉴别 HRS-AKI 的病因和机制,可能更易识别适合 AKI 亚表型。美国肝病学会(American Association for the Study of Liver Diseases,AASLD)指南建议基于临床评估进行鉴别诊断,同时使用 uNGAL 和尿钠。高水平 uNGAL 和高钠排泄分数(> 1%)提示 ATN-AKI,而低水平 uNGAL 和低钠排泄分数(< 1%)提示 HRS-AKI[2]。

四、肝肾综合征 - 急性肾损伤的管理策略

(一)药物治疗

首选血管收缩剂和白蛋白的联合治疗。

1. 血管收缩剂　特利加压素是一种选择性血管升压素 V_1 受体激动剂,是一种血管收缩剂,在治疗 HRS-AKI 中证据最多,目前被推荐为 HRS-AKI 的首选治疗方案。

(1)特利加压素:其治疗可能与不良事件有关,特别是缺血性并发症、腹泻、腹痛、肠缺血、心律失常和心肌梗死。有呼吸道症状的患者谨慎应用特利加压素,以避免致命的呼吸衰竭[8]。特立加压素禁止用于低氧血症和持续的冠状动脉或肠系膜缺血患者,并应谨慎用于慢加急性肝衰竭(acute on chronic liver failure,ACLF)患者[9]。

(2)去甲肾上腺素:可以作为特利加压素的替代品。去甲肾上腺素应通过中心静脉给药,且需要在 ICU 接受持续血流动力学监测。一项研究表明,特利加压素组的不良事件多于去甲肾上腺素组,但需要停药的不良事件频率相似[4]。

(3)米多君(肾上腺素 α 受体激动剂)和奥曲肽(胰高血糖素释放抑制剂):这两种药物与白蛋白联合治疗 HRS-AKI 是有效的,但疗效明显低于特利加压素。这种药物组合通常耐受性良好,但应仅在对特利加压素或去甲肾上腺素有明确禁忌证的患者(如缺血性心脏病)中使用这种治疗。

2. 白蛋白　单独使用白蛋白几乎没有效果,但它可以增强血管收缩剂的功效。根据白蛋白应用适应证和剂量,目前推荐的剂量为 1g/(kg·d)。

(二)肾脏替代治疗与人工肝支持系统

肝硬化患者开始肾脏替代治疗(renal replacement therapy,RRT)的确切时间尚未确定,理论上应结合肝肾功能变化,在显著并发症发生之前开始 RRT。对于有容量过负荷而对利尿剂没有明显反应的患者,即使没有 AKI,也应该尽早开始 RRT。肝硬化和 AKI 相

关代谢改变使患者更容易发生脑病,尿毒症脑病常与肝性脑病症状重叠,如果肝性脑病在治疗后仍然存在,建议应尽早开始 RRT。RRT 方式的选择取决于其有效性、资源和干预的风险。在登记或正在接受移植评估的患者中,RRT 的开始应被视为条件优化和移植的桥接。对于那些不适合移植的患者,特别是那些终末期肝病模型(model for end-stage liver disease,MELD)评分分数很高的人,非移植生存率极低,即使给予 RRT,也往往预后不佳。

体外肝脏支持,如吸附剂柱、白蛋白透析和血浆交换,已被研究用于 ACLF 的治疗,但不是 AKI 特异性的疗法。ACLF 患者的 AKI 治疗可能不仅需要靶向清除已知物质,如肌酐和尿素,还需要清除与 ACLF 病理生理相关的广泛致病因子和炎症反应介质。

(三)肝移植

肝移植是治疗 HRS-AKI 的最佳方法,并且与最高的生存获益相关。自从在肝移植分配系统中引入 MELD 评分,与 HRS-AKI 相关的病死率显著降低,可能是对这些患者给予了更高的肝移植优先级。然而,HRS-AKI 患者的移植后病死率高于无 HRS-AKI 的肝硬化患者[2]。

AKI 的发作与短期死亡的高风险相关,特别是在 MELD 评分高的患者中,因此,患者可能受益于快速的住院移植评估。目前美国的肝肾联合移植(simultaneous liver-kidney transplantation,SLKT)政策纳入了移植时 AKI(eGFR ≤ 25ml/min,持续 ≥ 6 周,有或没有透析)和 CKD 的持续时间,并引入了一个安全网方法,保证在肝移植后 1 年内 eGFR ≤ 20ml/min 的患者优先考虑肾移植。然而,急性肾损伤的病因学、年龄、糖尿病等已知影响移植后肾脏恢复的合并症因素未包括在内。

(四)支持治疗

及时处理高钾血症和代谢性酸中毒,优化容量状态,评估和治疗常见感染,停用 / 避免肾毒性药物(如非甾体抗炎药和碘对比剂),同时对失代偿期肝硬化的其他并发症采取支持措施。虽然利尿剂本身没有肾毒性,但在肝硬化和急性肾损伤的情况下,利尿剂可能进一步导致血管内容量减少,并加重低血压。然而,对于肺水肿和 / 或疑似容量负荷过重的患者,特别是出现呼吸窘迫的患者,应考虑使用利尿剂。

对于需要穿刺治疗的腹水患者,腹水引流量是否会造成急性肾损伤进展的风险仍不确定。从以往对住院患者的研究推断,限制 5L 引流量并适当输注白蛋白(6 ~ 8g/L)是避免穿刺后循环功能障碍发生的合理方法。此外,还应注意优化营养状况,因为住院肝硬化患者往往营养不良和 / 或肌肉减少。在 AKI 中,营养不良可导致发病率、代谢紊乱、住院时间和病死率增加。肝硬化住院患者的一般饮食建议蛋白质摄入量为 1.2 ~ 1.5g/(kg·d),目标至少为 92kJ/(kg·d)。

(五)经颈静脉肝内门体静脉分流术

难治性腹水是门静脉高压的一种并发症,与 HRS-AKI 具有相同的病理生理学。虽然经颈静脉肝内门体静脉分流术(transju-gular intrahepatic portosystemic shunt,TIPS)已被证明可以随着时间的推移改善难治性腹水患者的 GFR,但它是在一项 HRS-AKI 治疗相关的研究中被发现的。目前,另有一项研究 TIPS 治疗 HRS-AKI 疗效的随机对照试验正在进行。

五、肝肾综合征 - 急性肾损伤的集束化治疗策略

(一)预警

1. 高危人群　包括晚期肝硬化、顽固性腹水、SBP、感染、低血压、使用非选择性 β 受体阻滞剂等。

2. 早期标志　包括尿量减少、血肌酐动态升高(基线肌酐采用近 3 个月最低值,若无则用 12 个月内值)等。若存在上述情况,须警惕 HRS-AKI 发生。

(二)诊断

建议动态监测患者血肌酐及尿量,每 24 小时评估一次,若 48 小时无改善须考虑 HRS-AKI。

(三)药物治疗

建议在确定 HRS-AKI 诊断后立即开始血管收缩剂治疗(特利加压素作为一线药物,持续静脉输注优先),联合 20% ~ 25% 白蛋白(20 ~ 40g/d)。若特利加压素不可用,改用去甲肾上腺素。

(四)容量监测

建议在 HRS-AKI 治疗期间密切监测容量状况。白蛋白的剂量应根据患者的容量状态进行每日调整,如果有证据表明容量过负荷,应立即停用白蛋白,同时给予利尿剂[4]。

(五)药物剂量调整

如果血肌酐下降小于 25%,建议每 24 小时增加特利加压素的剂量;如果平均动脉压较基线没有增加 ≥ 10mmHg,建议每 4 小时增加去甲肾上腺素的剂量。

(六)停药指征

若出现下列情况,建议停止血管收缩剂治疗 HRS-AKI。

1. 血肌酐恢复到基线值 ± 0.3mg/dl 以内。

2. 出现严重不良反应(缺血事件、肺水肿)。

3. 在最大耐受剂量 48 小时后肾功能未改善。

4. 需要肾脏替代治疗或肝移植。

5. 最多 14 天的治疗后。

(七)预后

需要警惕不良预后因素:AKI 分期高、合并 ACLF、治疗延迟、基线 CKD 等。密切关注 uNGAL,若 uNGAL > 220μg/g,提示肾小管损伤,治疗反应率低。建议长期随访,据统计 14% ~ 25% 患者会进展为 CKD,须密切监测尿蛋白、CysC 等指标。建议在选定的患者中,无论对血管收缩剂定向治疗的反应如何,都将肝移植作为 HRS-AKI 的最终治疗方法。

(康　凯)

参考文献

[1]　NADIM M K, KELLUM J A, FORNI L, et al. Acute kidney injury in patients with cirrhosis: Acute Disease Quality Initiative (ADQI) and International Club of Ascites (ICA) joint

multidisciplinary consensus meeting[J]. Hepatol, 2024, 81(1): 163-183.

[2] POSE E, PIANO S, JUANOLA A, et al. Hepatorenal syndrome in cirrhosis[J]. Gastroenterology, 2024, 166(4): 588-604.

[3] NADIM M K, FORNI L G, OSTERMANN M, et al. Hepatorenal syndrome in the intensive care unit[J]. Intensive Care Med, 2024, 50(6): 978-981.

[4] THULUVATH P J. Hepatorenal syndrome-acute kidney injury definition needs a minimum threshold for serum creatinine[J]. Clin Gastroenterol Hepatol, 2024, 22(2): 435-436.

[5] SIMONETTO D A, GINES P, KAMATH P S. Hepatorenal syndrome: Pathophysiology, diagnosis, and management[J]. BMJ, 2020, 370: m2687.

[6] ADEBAYO D, WONG F. Pathophysiology of hepatorenal syndrome: Acute kidney injury[J]. Clin Gastroenterol Hepatol, 2023, 21(10S): S1-S10.

[7] KRONSTEN V T, SHAWCROSS D L. Clinical implications of inflammation in patients with cirrhosis[J]. Am J Gastroenterol, 2025, 120(1): 65-74.

[8] ARRESTIER R, BILLIET P A, FRAPARD T, et al. Terlipressin use in HRS-AKI and respiratory failure[J]. Intensive Care Med, 2024, 50(10): 1711-1712.

[9] GARCIA-TSAO G, ABRALDES J G, RICH N E, et al. AGA clinical practice update on the use of vasoactive drugs and intravenous albumin in cirrhosis: Expert review[J]. Gastroenterology, 2024, 166(1): 202-210.

6 非选择性 β 受体阻滞剂在急性失代偿性肝硬化中的疗效与风险分析

肝硬化急性失代偿（acute decompensation of cirrhosis，AD）是指肝硬化患者因多种因素在短期内病情迅速恶化，表现为腹水、肝性脑病、食管胃底静脉曲张破裂出血及肝肾综合征等。部分 AD 患者可进展为慢加急性肝衰竭（acute-on-chronic liver failure，ACLF），其特征是炎症风暴、多器官功能障碍和高病死率。非选择性 β 受体阻滞剂（non-selective beta blocker，NSBB）已广泛用于控制肝硬化相关门静脉高压，但在急性失代偿及 ACLF 患者中的应用仍存在争议。本文综述 NSBB 的药理机制、临床应用及相关研究进展，以期为临床实践提供参考。

一、NSBB 治疗肝硬化急性失代偿患者的药理机制

肝硬化是一种常见的慢性肝脏疾病，其患病率和病死率均较高。一旦发生失代偿（如腹水、肝性脑病和静脉曲张出血），患者的死亡风险显著增加[1-2]。ACLF 是肝功能的急性恶化状态，也是 AD 的最严重表现，伴随肝脏或肝外器官衰竭，28 天病死率高达 20%～80%，需要紧急干预以降低死亡风险[3-4]。在 AD 状态下，患者通常处于高动力循环状态，表现为心率增快、心输出量增加、外周血管扩张和有效循环血容量下降。这种血流动力学改变主要归因于交感神经系统和肾素 - 血管紧张素 - 醛固酮系统的过度激活，以维持有效循环灌注。然而，随着疾病进展，交感神经系统介导的代偿机制可能逐渐失衡，导致心脏储备能力受限、血管收缩反应减弱及肾灌注不足，进而加重器官功能障碍和病情恶化。

NSBB 主要通过 β_1 受体和 β_2 受体来发挥其药理效应。阻滞 β_1 受体可降低心率和心肌收缩力，从而减少心输出量;阻滞 β_2 受体则可减少内脏血管扩张，降低门静脉血流，最终降低肝静脉压力梯度[5]。在代偿期肝硬化患者中，NSBB 可有效降低静脉曲张破裂出血的风险，并改善与门静脉高压相关的并发症。然而，在 AD 患者中，尤其是合并顽固性腹水、自发性细菌性腹膜炎或急性肾损伤(acute kidney injury，AKI)的患者，NSBB 的血流动力学效应可能产生不良影响。由于这些患者的循环状态已严重失衡，进一步降低心输出量可能加剧低灌注状态，影响肾脏、肝脏和脑等重要器官的血流供应。此外，NSBB 可抑制交感神经介导的血流动力学代偿机制，对于存在严重循环衰竭、低血压或肝肾综合征(hepatorenal syndrome，HRS)风险的患者，NSBB 可能加剧低灌注状态，导致不良的血流动力学后果，从而增加休克和多器官功能衰竭的风险。

二、NSBB 治疗肝硬化急性失代偿患者的临床疗效与风险分析

门静脉高压不仅是肝硬化最常见的并发症，也是导致肝功能失代偿的主要驱动因素。作为预防静脉曲张出血的首选药物，NSBB 在肝硬化患者中得到了较多应用。既往研究证实，NSBB 不仅能有效预防静脉曲张出血及其复发，还可显著降低各种失代偿事件的发生风险。然而，对于已发展为失代偿期肝硬化的患者，NSBB 的临床应用仍存在争议，特别是在 ACLF 等情况下，其对血流动力学和器官功能的影响尚未完全明确。

Wang 等人回顾性分析了 332 例失代偿期肝硬化患者，并根据入院时的终末期肝病模型(model for end-stage liver disease，MELD)评分进行亚组分析，研究显示[6]在 MELD 评分≤9 的失代偿性肝硬化患者中，使用 NSBB 可显著降低进一步失代偿的风险(sHR=0.57，P=0.021)，为 NSBB 在早期失代偿患者中的应用提供了理论支持。然而，在 MELD 评分＞9 的患者中，使用 NSBB 与进一步失代偿的风险增加相关(sHR=1.45，P=0.044)，提示在肝衰竭较重的患者中使用 NSBB 可能具有不利影响。

尽管 NSBB 在某些情况下能够有效预防失代偿性肝硬化的进一步发展，但其对血流动力学和器官功能的潜在负面影响，使得临床使用时需要格外谨慎，特别是对于肝衰竭或顽固性腹水的患者。根据 Baveno Ⅶ门静脉高压共识[7]，对于因低血压(收缩压＜90mmHg 或平均动脉压＜65mmHg)和 / 或 HRS-AKI 而暂停使用 NSBB 的患者，在血压恢复至基线水平或 HRS-AKI 改善后，可考虑重新开始或调整 NSBB 的剂量。卡维地洛因其 α_1 受体阻滞作用，相较于经典的 NSBB(如普萘洛尔和纳多洛尔)，在改善门静脉高压方面可能具有一定的优势。在一项多中心回顾性研究中[8]，卡维地洛相较于经典的 NSBB 不仅降低了代偿期肝硬化患者首次失代偿的风险(sHR=0.61，95% CI 0.41～0.92，P=0.019)，而且在失代偿期肝硬化患者中，显著减少了进一步失代偿 / 死亡的联合终点风险(sHR=0.57，95% CI 0.42～0.77，P＜0.000 1)。有研究表明卡维地洛 12.5mg/d，分两次服用，每次 6.25mg，可能比经典的 NSBB 更适用于急性失代偿患者[9]。推荐将卡维地洛应用于预防肝硬化首次失代偿及无顽固性腹水的失代偿性肝硬化患者，但卡维地洛的大多数研究为回顾性且存在选择偏倚，因此在临床治疗存在循环功能障碍的失代偿性肝硬化患者时，仍然应保持谨慎。

在 ACLF 患者中，NSBB 的使用策略更为复杂。ACLF 患者通常存在血流动力学不稳定和肾功能损害，因此在临床实践中，许多患者的 NSBB 治疗在住院期间被停用或减量。

然而,近些年的研究提示,NSBB 可能在 ACLF 患者中也具有一定的生存获益。Kumar 等人的一项回顾性研究显示[10],NSBB 与重症急性失代偿性肝硬化患者的病死率降低相关。该研究通过倾向评分匹配,将 108 例入院前使用 NSBB 的患者与 108 例未使用 NSBB 的患者进行对比。结果显示,NSBB 组的 28 天($P=0.001$)和 90 天($P=0.002$)病死率显著降低。值得注意的是,非 NSBB 组患者的 ACLF 严重程度显著高于 NSBB 组($P=0.012$)。该研究使用的 NSBB 剂量较低(剂量中位数为 40mg/d),这一点与其他研究有所不同。此外,NSBB 治疗组的炎症指数(入院前白细胞计数,$P=0.001$;中性粒细胞/淋巴细胞比值,$P=0.003$)显著降低。有研究表明,NSBB 可能通过下调 IL-8 达到降低白细胞,发挥抗炎作用[11]。这表明 NSBB 可能通过减弱细菌易位介导的炎症级联反应,从而延缓患者 ACLF 的进展。NSBB 在 ACLF 患者中的使用须基于血流动力学评估,避免在循环状态严重受损时继续使用。

最新的 EASL 指南建议[12],在 ACLF 患者中,应在密切监测平均动脉压和肾功能的基础上,根据患者具体情况决定是否继续使用 NSBB,并逐渐调整剂量。对于已经开始使用 NSBB 治疗的患者,应根据平均动脉压水平调整剂量,当平均动脉压低于 65mmHg 时,NSBB 的治疗效果可能不再显著。对于 ACLF 恢复期患者,应密切监测血压,尽早启动 NSBB 或许对长期预后有益。

三、小结

NSBB 通过降低门静脉压力、抑制炎症反应和支持器官功能,在改善肝硬化伴急性失代偿尤其是 ACLF 患者的预后中发挥着关键作用。在实际治疗中,合理调整剂量、优化治疗时机并密切监测相关指标是确保疗效与安全性的关键前提。通过个体化治疗策略和动态管理,NSBB 能够平衡治疗效益与潜在风险,为这类高危患者提供更安全且有效的管理方式。未来需要更多前瞻性研究,以明确 NSBB 最佳应用策略,并优化停药与再使用的管理方案。

(郭　鸿　刘　健)

参考文献

[1] ARROYO V, ANGELI P, MOREAU R, et al. The systemic inflammation hypothesis: Towards a new paradigm of acute decompensation and multiorgan failure in cirrhosis[J]. J Hepatol, 2021, 74(3): 670-685.

[2] SCHULZ M S, ANGELI P, TREBICKA J. Acute and non-acute decompensation of liver cirrhosis (47/130)[J]. Liver Int, 2025, 45(3): e15861.

[3] SARIN S K, CHOUDHURY A, SHARMA M K, et al. Acute-on-chronic liver failure: consensus recommendations of the Asian Pacific Association for the Study of the Liver (APASL): An update[J]. Hepatol Int, 2019, 13(4): 353-390.

[4] ARROYO V, MOREAU R, JALAN R. Acute-on-chronic liver failure[J]. N Engl J Med, 2020, 382(22): 2137-2145.

[5]　SCHURTZ G, MEWTON N, LEMESLE G, et al. Beta-blocker management in patients admitted for acute heart failure and reduced ejection fraction: A review and expert consensus opinion[J]. Front Cardiovasc Med, 2023, 10: 1263482.

[6]　WANG T, WANG X, JIA S, et al. Impact of non-selective beta blockers on further decompensation and death in decompensated cirrhosis: Benefit and risk stratification by MELD score[J]. Aliment Pharmacol Ther, 2024, 60(10): 1409-1420.

[7]　DE FRANCHIS R, BOSCH J, GARCIA-TSAO G, et al. Baveno Ⅶ: Renewing consensus in portal hypertension[J]. J Hepatol, 2022, 76(4): 959-974.

[8]　FORTEA J I, ALVARADO-TAPIAS E, SIMBRUNNER B, et al. Carvedilol vs propranolol for the prevention of decompensation and mortality in patients with compensated and decompensated cirrhosis[J]. J Hepatol, 2024: S0168-8278(24)02772-7.

[9]　TURCO L, REIBERGER T, VITALE G, et al. Carvedilol as the new non-selective beta-blocker of choice in patients with cirrhosis and portal hypertension[J]. Liver Int, 2023, 43(6): 1183-1194.

[10]　KUMAR R, LIN S, MEHTA G, et al. Non-selective beta-blocker is associated with reduced mortality in critically ill patients with cirrhosis: A real-world study[J]. Aliment Pharmacol Ther, 2024, 60(7): 907-920.

[11]　TITTANEGRO T, CHINA L, FORREST E, et al. Use of non-selective B-blockers is safe in hospitalised decompensated cirrhosis patients and exerts a potential anti-inflammatory effect: Data from the ATTIRE trial[J]. EClinicalMedicine, 2023, 55: 101716.

[12]　European Association for the Study of the Liver. EASL Clinical practice guidelines on acute-on-chronic liver failure[J]. J Hepatol, 2023, 79(2): 461-491.

7　高海拔低氧环境与肠道微生物群改变

肠道是人体最大的共生细菌库,肠道微生物群是肠道环境的关键组成部分,在调节肠道免疫功能、促进食物代谢吸收、建立和维持稳定的营养、平衡微环境中起着关键作用[1]。高海拔的低压和低氧环境会引发生理变化和一些疾病[2-3],也使得肠道微生物群发生重大变化。无论个体是长时间暴露还是急性海拔变化,都会导致肠道微生物群的多样性、丰度及其组成的变化[4]。虽然这些改变代表了对高海拔条件的适应,但它们也可能通过某些机制带来健康风险。高海拔地区诱导的肠道微生物群变化可能会损害肠道黏膜屏障的完整性,导致胃肠道功能障碍和对急性高山病(acute mountain sickness,AMS)的易感性增加[4]。此外,肠道微生物群的改变与慢性心力衰竭的诱发或恶化等有关。通过对肠道微生物群的干预可能在预防和缓解暴露于高海拔地区的AMS方面产生有益的作用[4]。

一、高海拔低氧环境中肠道微生物群变化

(一)长期暴露于高海拔低氧环境中肠道菌群变化

厚壁菌门(*Firmicutes*)和拟杆菌门(*Bacteroidetes*)是人类肠道微生物群的两个优势细

菌门^[1]。研究表明,不同的生活环境、遗传背景或饮食习惯会导致生活在不同地区人群的肠道微生物组成各不相同^[1]。一项对不同海拔藏族人群及汉族人群肠道菌群的比较分析中,生活在相同海拔的藏族和移民汉族人群之间、生活在不同海拔的汉族人群之间,以及生活在不同海拔地区的藏族人群之间肠道菌群的物种组成存在显著差异^[5]。比较低海拔汉族和高海拔移民汉族人群肠道菌群的差异后,发现高海拔移民汉族肠道菌群中肠杆菌科、γ-变形菌纲、埃希氏菌属、志贺氏菌属和卟啉单胞菌科的丰度高于低海拔汉族人群^[5],表明不同的生活环境对肠道微生物群也有显著影响。同时在高海拔人群中,一些机会性病原体有所减少,例如大肠埃希菌、肺炎克雷伯菌、志贺氏菌、肠道沙门氏菌和艰难梭菌^[6]。这表明,与生活在低海拔地区的人群相比,居住在高海拔地区的人群感染这些病原体的风险可能较低。

与生活在低海拔的汉族人相比,藏族人的厚壁菌门相对丰度较高,拟杆菌门的相对丰度较低^[7]。厚壁菌门和拟杆菌门的主要功能是帮助宿主消化和吸收营养物质,分别降解碳水化合物和蛋白质,这可能有助于宿主在恶劣环境中维持肠道稳态、能量稳态和核心体温^[8],厚壁菌门/拟杆菌门比例(F/B)和短链脂肪酸(short-chain fatty acid,SCFA)的水平通常被认为是个体肠道健康状况的重要指标^[9]。以藏族人为例,F/B与饮食习惯之间可能存在相关性,藏族人摄入高脂肪食物(黄油茶、奶酪和肉类)的频率高于汉族人,而水果和蔬菜的摄入量比汉族人少,这可能部分解释了藏族人比汉族人高的F/B^[7,10-11]。然而最近一项研究得出与之前相反的结果,相较于汉族人,藏族人的厚壁菌门丰度显著减少,而拟杆菌门丰度显著增加,考虑与藏族人群中普雷沃氏菌属及拟杆菌属丰度增加有关^[6],而这两种菌属属于拟杆菌门。因此,虽然肠道菌群受地理因素影响,但饮食习惯和日常生活也是调节肠道菌群的重要因素,未来仍需更多研究。

生活在海拔4 800m以上牧区的藏族人的肠道微生物群中,梭菌属、梭状芽孢杆菌属、毛螺菌科、经黏液真杆菌属的丰度高于居住在海拔3 600m农业区的藏族人^[5]。对从不同海拔地区采集的野生家鼠盲肠样本进行16S rRNA测序,结果表明肠道中普雷沃氏菌的丰度与小鼠所在的海拔高度呈正相关^[12]。而梭菌属、毛螺菌科和普雷沃氏菌属可以产生多种SCFA,例如丁酸盐,能够为肠上皮细胞提供能量,保持生物膜的结构稳定,保护消化系统免受肠道病原体的侵害,并促进结肠细胞的生长,在维持肠道稳态中起关键作用^[13]。既往研究将人类肠道分为三种肠型,分别为拟杆菌属(肠型1)、普雷沃氏菌属(肠型2),以及瘤胃球菌属(肠型3)^[14]。在同一海拔人群中,大多数汉族人属于拟杆菌属肠型,藏族人属于普雷沃氏菌属肠型^[5],这可能与他们不同的饮食习惯有关。

(二)急性暴露于高海拔低氧环境肠道菌群变化

一般来说,从低海拔到高海拔再回到低海拔的旅程可分为三个阶段:急性反应、适应和去适应。急性反应期发生在到达高海拔地区的一周内,并经常伴有AMS。AMS的症状通常在到达高海拔3个月后的适应阶段消退。在高海拔适应后下降到较低海拔时,随着时间的推移,平原人逐渐失去对缺氧的耐受性,并遇到血红蛋白和激素水平的变化,称为高海拔去适应^[6]。来自中国一项纳入610名健康男性的纵向研究分析表明,随着汉族个体从低海拔迁移到高海拔地区,肠道菌群逐渐向藏族人群靠拢,但在返回低海拔时发生逆转。鉴于藏族人对高海拔的适应性肠型,肠道微生物群对藏族人的"同化"可能有助于汉族个体适应高海拔[6]。许多生产 SCFA 的细菌丰度在藏族和汉族人群适应高海拔后升高,其中包括普雷沃菌属及另枝菌属(Alistipes),可以为高海拔种群提供更有效的能量摄入,有利于产热以适应环境[6]。另一项研究[15]发现,短期低氧显著改变了肠道菌群组成,特别是在暴露的早期阶段,这种变化主要是由经黏液真杆菌属(Blautia)丰度增加所调节的,其丰度与其所属的厚壁菌门的丰度变化一致,表明其可能是厚壁菌门 A 丰度增加的主要贡献者[15]。同时,动物实验[15]也证实了经黏液真杆菌属在促进宿主适应缺氧环境中的作用,可能通过抗炎和肠道屏障保护来维持肠道健康。

对急性暴露于高海拔环境的大鼠研究表明[16],高海拔地区的低氧条件导致需氧菌比例降低,厌氧菌比例增加。其中,厚壁菌门、阿克曼菌属和乳杆菌属构成了低氧条件下的核心微生物群落[16]。这表明高原低氧是影响肠道菌群结构和多样性的重要环境因素,从而影响宿主肠道环境的稳态。在高海拔低氧条件下,肠上皮细胞的高度厌氧状态导致需氧菌减少,并有利于厌氧菌在肠腔微环境中的生长。乳酸菌(厚壁菌门)是一种厌氧菌,在高海拔低氧环境的适应能力更强,其相对丰度的增加有助于保护肠道黏膜屏障并改善肠道功能[16]。同时,高海拔低氧环境降低了阿克曼菌属的相对丰度。阿克曼菌属缺乏会损害肠道完整性并增加肠道渗漏,最终导致炎症和胰岛素抵抗等影响[16]。高海拔低氧环境还促使肠道病原体梭菌和另枝菌属的丰度增加,而这些病原菌被称为细菌驱动因素,在肠道中引发炎症,从而加速高原反应的过程[16]。

研究发现,与长期适应高原环境不同,急性暴露于 4 100m 高海拔地区大鼠的拟杆菌属丰度显著增加,同时普雷沃氏菌属的丰度降低[16]。另一项研究也发现[17],急性暴露于高海拔地区的大鼠肠道微生物群中,副拟杆菌属、另枝菌属和乳球菌属的增加,以及拟杆菌属与普雷沃氏菌属的比例增加,其间大鼠进食较少,体重急剧下降,出现病理性心肌肥大。普雷沃氏菌与拟杆菌属的较高比例通常被认为是健康的高纤维、富含植物的饮食标志[18]。普雷沃氏菌是已知的 SCFA 生产者,对肠道稳态起重要作用。然而,根据环境的不同,普雷沃氏菌也可能是有害的,可能促进氧化应激,加重肠道黏液屏障功能障碍和炎症[19]。在一项随机对照试验中,AMS 组普雷沃氏菌属相对丰度高于非 AMS 组,拟杆菌属与普雷沃氏菌属的比例较低[19]。

二、高海拔低氧暴露后肠道微生物群变化对机体的影响

人类肠道微生物群是一个复杂而动态的生态系统,在维持宿主健康方面起着至关重要的作用,包括调节肠道黏膜屏障、调节免疫系统和抵御入侵的病原体。肠道微生物群的组成和多样性受多方面影响,例如饮食、环境和宿主遗传等。与藏族人相似,汉族人进入高原适应的过程中,血浆中乳酸、1-磷酸鞘氨醇、牛磺酸和肌醇等 41 种代谢产物显著升高,对低压低氧暴露具有保护作用[19]。

一项动物实验[20]发现,急性暴露于高原环境的小鼠,其空肠、回肠黏膜皱襞表面变形,黏膜结构紊乱,肠黏膜绒毛上皮细胞消失,绒毛明显受损。此外,随着暴露时间的增加,结肠黏膜逐渐变薄,杯状细胞的数量逐渐减少。同时,促炎性细胞因子(IL-6 和 TNF-α)的表达显著上调,闭合蛋白(occludin)和周围支架蛋白(如 ZO-1)的 mRNA 表达降低,这些变化诱导肠黏膜屏障损伤并加重肠损伤。

动物实验表明,肠道中的某些菌群在高海拔地区减少,如志贺氏菌、肺炎克雷伯菌、抗坏血酸克吕沃尔氏菌、肠道沙门氏菌和大肠埃希菌,在人群中表现出高度依赖性的变化,可能在高海拔嘌呤降解中发挥关键作用,与藏族人高尿酸血症患病率更高有关[6]。此外,急性暴露于低压低氧环境中的大鼠出现体重减轻、红细胞增多症和病理性心脏肥大,同时肠道微生物群的成分也发生了很大变化。跨组学分析显示,肠道微生物组与粪便中短链脂肪酸和胆汁酸的代谢异常显著相关,提示处于低压缺氧环境中,机体的微生物组及代谢组相互作用的网络发生重塑[17],从而引起急性或慢性高原肠道疾病。

三、高海拔低氧暴露后肠道微生物群变化的干预策略

1. 调整饮食结构 肠道微生物群的组成和活性受饮食中营养摄入的影响。肠道微生物群的碳水化合物发酵导致 SCFA 的产生,例如乙酸、丙酸和丁酸,对胃肠道健康有益。食用高蛋白质、高脂肪、低碳水化合物、低膳食纤维饮食会降低粪便中有益肠道微生物丰度,从而减少 SCFA 产生[11]。同时,拟杆菌门 / 普雷沃氏菌的低比例可能与 AMS 的发生有关[19],其可能的机制是脂肪分解和蛋白质水解的发酵潜力不足。因此,对于急性高海拔暴露人群,建议高碳水化合物、高膳食纤维、低蛋白质和低脂肪饮食,以降低 AMS 的发病率。

2. 膳食补充剂 某些膳食补充剂,包括谷氨酰胺及益生菌已被证明可以增强或保护肠道屏障免受各种压力源的影响。谷氨酰胺可以促进肠上皮细胞增殖,调节闭合蛋白,抑制促炎信号通路。补充谷氨酰胺可能通过肠道微生物代谢物维持肠道内稳态,提高肠道免疫力[21]。有研究表明,谷氨酰胺对暴露于低压缺氧环境的大鼠肠道损伤和细菌群落有保护作用,可有效减少缺氧诱导的大鼠肠道形态和结构损伤,降低血清氧化应激和促炎标志物[22]。益生菌,即活性微生物,可以增强宿主的免疫功能,分泌有助于消化的化合物,防止病原体定植,并调节胃肠道功能[23]。

3. 粪菌移植 有动物实验[17]证明粪菌移植治疗可显著增加肠道微生物群的多样性,部分抑制了拟杆菌属和另枝菌属丰度的增加,恢复了血浆丙酸盐的水平,并适度改善了缺氧大鼠的心脏肥厚。另外,粪菌移植治疗可以通过增加毛螺菌科和减少脱硫弧菌科的丰度增强大鼠的代谢能力,增加 SCFA 产生,提高宿主免疫功能,并抑制各种炎症细胞因子表达,从而改善机体消化吸收能力[24]。但目前粪菌移植对于急性高原病或慢性高原病临床试验方面少有研究,未来仍需要继续探索其在人群中的作用。

综上所述,高海拔低氧环境可显著改变肠道微生物组成,导致肠道菌群失衡,这种菌群失调诱导轻度肠道炎症,并促进肠上皮细胞凋亡。这些变化诱导肠黏膜屏障损伤并加重肠损伤。因此,肠道菌群失调在高原肠道损伤的进展中扮演着重要角色。最后,可以通过调整饮食结构或口服膳食补充剂等对肠道菌群进行调节。粪菌移植治疗目前在动物实验中证明对肠道菌群失调所致高原肠道疾病有利,未来仍需要更多研究对人群进行探索。

(郭利涛　石香玉　马四清)

参考文献

[1] VAN HUL M, CANI P D, PETITFILS C, et al. What defines a healthy gut microbiome?[J].

Gut, 2024, 73(11): 1893-1908.

[2] 郭利涛, 张万奎, 马四清. 高原急性呼吸窘迫综合征诊断相关研究进展 [J]. 中国医药, 2023, 18(3): 434-438.

[3] GUO L, SUN J, HE Z, et al. Understanding acute respiratory distress syndrome in high-altitude environments: A comprehensive review of diagnosis and treatment[J]. Med Sci Monit, 2023, 29: e939935.

[4] LIU D, CHEN D, XIAO J, et al. High-altitude-induced alterations in intestinal microbiota[J]. Front Microbiol, 2024, 15: 1369627.

[5] LI K, DAN Z, GESANG L, et al. Comparative analysis of gut microbiota of native Tibetan and Han populations living at different altitudes[J]. PLoS One, 2016, 11(5): e0155863.

[6] HAN Y, LIU X, JIA Q, et al. Longitudinal multi-omics analysis uncovers the altered landscape of gut microbiota and plasma metabolome in response to high altitude[J]. Microbiome, 2024, 12(1): 70.

[7] ZHEN X, YUE Z, WEI Z, et al. Characterizations of gut bacteriome, mycobiome, and virome of healthy individuals living in sea-level and high-altitude areas[J]. Int Microbiol, 2025, 28(1): 173-186.

[8] ZHAO J, YAO Y, LI D, et al. Characterization of the gut microbiota in six geographical populations of Chinese rhesus macaques (Macaca mulatta), implying an adaptation to high-altitude environment[J]. Microb Ecol, 2018, 76(2): 565-577.

[9] GENG X, QU C, ZHAO L, et al. Effects of high-/low-temperature and high-altitude hypoxic environments on gut microbiota of sports people: A retrospective analysis[J]. Sports Med Health Sci, 2023, 5(2): 83-90.

[10] BEAM A, CLINGER E, HAO L. Effect of diet and dietary components on the composition of the gut microbiota[J]. Nutrients, 2021, 13(8): 2795.

[11] ROSS F C, PATANGIA D, GRIMAUD G, et al. The interplay between diet and the gut microbiome: Implications for health and disease[J]. Nat Rev Microbiol, 2024, 22(11): 671-686.

[12] SUZUKI T A, MARTINS F M, NACHMAN M W. Altitudinal variation of the gut microbiota in wild house mice[J]. Mol Ecol, 2019, 28(9): 2378-2390.

[13] DI VINCENZO F, DEL GAUDIO A, PETITO V, et al. Gut microbiota, intestinal permeability, and systemic inflammation: A narrative review[J]. Intern Emerg Med, 2024, 19(2): 275-293.

[14] ARUMUGAM M, RAES J, PELLETIER E, et al. Enterotypes of the human gut microbiome[J]. Nature, 2011, 473(7346): 174-180.

[15] SU Q, ZHUANG D H, LI Y C, et al. Gut microbiota contributes to high-altitude hypoxia acclimatization of human populations[J]. Genome Biol, 2024, 25(1): 232.

[16] BAI X, LIU G, YANG J, et al. Changes in the gut microbiota of rats in high-altitude hypoxic environments[J]. Microbiol Spectr, 2022, 10(6): e0162622.

[17] PAN Z, HU Y, HUANG Z, et al. Alterations in gut microbiota and metabolites associated with

altitude-induced cardiac hypertrophy in rats during hypobaric hypoxia challenge[J]. Sci China Life Sci, 2022, 65(10): 2093-2113.

[18] COSTEA P I, HILDEBRAND F, ARUMUGAM M, et al. Enterotypes in the landscape of gut microbial community composition[J]. Nat Microbiol, 2018, 3(1): 8-16.

[19] KARL J P, BERRYMAN C E, YOUNG A J, et al. Associations between the gut microbiota and host responses to high altitude[J]. Am J Physiol Gastrointest Liver Physiol, 2018, 315(6): G1003-G1015.

[20] WANG Y, SHI Y, LI W, et al. Gut microbiota imbalance mediates intestinal barrier damage in high-altitude exposed mice[J]. FEBS J, 2022, 289(16): 4850-4868.

[21] LI S, WEN X, YANG X, et al. Glutamine protects intestinal immunity through microbial metabolites rather than microbiota[J]. Int Immunopharmacol, 2023, 124(Pt A): 110832.

[22] XU C L, SUN R, QIAO X J, et al. Protective effect of glutamine on intestinal injury and bacterial community in rats exposed to hypobaric hypoxia environment[J]. World J Gastroenterol, 2014, 20(16): 4662-4674.

[23] MOHAMMED C, FUEGO J P, GARCIA K V, et al. A mini literature review of probiotics: Transforming gastrointestinal health through evidence-based insights[J]. Cureus, 2024, 16(3): e57055.

[24] CHEN Z, LIAO Y, CHAI S, et al. Modification of intestinal flora can improve host metabolism and alleviate the damage caused by chronic hypoxia[J]. Curr Issues Mol Biol, 2024, 46(11): 12733-12745.

第十部分

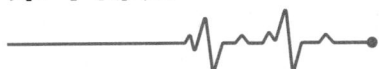

重症营养

1 ICU 的蛋白质供给与危重症患者长期预后

随着重症医学的不断进步,危重症患者能够获得更好的救治,从而最大程度上避免早期死亡。然而,其中一些患者的器官功能却无法完全恢复,从而进入慢重症状态。此类患者在 ICU 期间以及出 ICU 后多出现 ICU 获得性衰弱(ICU acquired weakness,ICU-AW),表现为身体机能下降、肌肉量丢失、营养不良、认知功能障碍、内分泌功能障碍、生活质量受损等诸多问题[1],导致长期预后不良。营养治疗中蛋白质供给作为关键一环,增加蛋白质供给可能通过减轻肌肉分解代谢和虚弱来改善重症患者的长期身体功能结局[2],然而在 EFFORT Protein 研究中并没有发现高蛋白质供给[2.2g/(kg·d)]的优势,甚至会对特定的群体(急性肾损伤 1 ~ 3 期和序贯器官衰竭评分 ≥ 9 分的患者)带来危害[3]。目前关于蛋白质供给和长期预后的关系似乎是复杂的、矛盾的,尚不清楚重症患者最优的蛋白质供给目标,但可以明确的是重症患者的蛋白质需求是动态变化的[4]。本文将围绕 ICU 的蛋白质供给与危重症长期预后的主题,探讨当前研究进展、存在的不足以及未来研究方向。

一、危重症急性期蛋白质供给防止"不足"同时更要避免"过度"

Suganuma 等[5]研究表明,入住 ICU 7 天内蛋白质供给不足与 1 年后生活质量(quality of life,QOL)降低相关,并且增加了重症监护后综合征(post-intensive care syndrome,PICS)的风险。然而,在危重症的急性期,过早达到蛋白质目标会导致过度喂养,损伤"冬眠的线粒体"(增加工作负担),抑制自噬、生酮等有益的代谢过程,升高血糖、增加胰岛素使用,并且这些代谢过程可能存在交互效应,最终导致更差的临床结局[6]。危重症急性期蛋白质补充应当遵循渐进式的供给策略,在防止"不足"的同时更要避免"过度"。早期滋养型喂养,逐渐增加喂养剂量,伴随着危重症的恢复逐渐达到蛋白质目标似乎是一种更恰当的蛋白质供给策略[1,4]。

在遵循渐进式喂养策略的前提下,尚不清楚危重症急性期更高的蛋白质目标是否会更有益。一项比利时和荷兰 10 所 ICU 的双盲、随机对照试验(PRECISe 试验,*n*=935)评估了与标准肠内蛋白质供给[1.3g/(kg·d)]相比,较高的肠内蛋白质供给[2.0g/(kg·d)]是否会改善机械通气危重患者的健康相关生活质量和功能结局。对患者在 ICU 住院期间进行营养干预(最长 90 天),结果显示:标准蛋白组蛋白质摄入量中位数为 1.19g/(kg·d),高蛋白组蛋白质摄入量中位数为 1.87g/（kg·d），两组之间的每日能量摄入没有差异。与标准蛋白质供给相比，高蛋白质供给导致危重患者 180 天的 EQ-5D-5L 健康效用评分更低，并且在 ICU 入院 180 天内没有改善功能结局[7]。目前高蛋白质供给有害的潜在机制尚不完全清楚，当氨基酸供应超过了体内的蛋白质合成能力，可能导致氨基酸氧化增加和潜在毒性脱氨产物的产生[8]，此外，抑制自噬也是高蛋白质供给的危害原因之一[9]。该研究平均在第 4 ~ 5 天达到了营养目标（蛋白质和热量），在这一时期，部分患者没有度过危重症的急性期，高蛋白组平均近 2.0g/（kg·d）的蛋白质供给和近 25kcal/（kg·d）的热量供给难免会出现过度喂养，这一解释似乎也与高蛋白组更差的长期预后相呼应。急性期可能不适合过高蛋白质供给，应该推迟到后急性期，如果不能个体化评估重症患者急性期向后急性期的转变，至少应在 7 天后（后急性期的平均时间窗）提高蛋白质供给以达到目标量。然而，该研究存在一定局限性，未充分考虑康复治疗、ICU 后营养支持及家庭干预等关键因素。单纯依赖蛋白质供给量的干预可能难以达到预期效果，其潜在益处甚至可能被急性期过度喂养的负面影响所抵消。研究表明，采用综合干预策略，即联合营养治疗、运动康复、心理支持及家庭参与等多维度干预措施，可能更有助于降低 PICS 发生率，从而改善重症患者的远期预后[10-11]。

在肠内营养（enteral nutrition，EN）无法满足重症患者蛋白质需求的情况下，早期适时联合补充肠外营养（supplement parenteral nutrition，SPN）可以加强蛋白质供给，或许对重症患者的肌肉质量和身体机能恢复更有益[12]。尽管 EPaNIC 随机对照试验（n=3 292）的长期随访研究显示，早期 SPN（一周内）与延迟 SPN 在 2 年生存率、2 年身体和精神成分评分方面无显著差异[13]，但是部分短期结局指标（如喂养耐受性）提示延迟启动 SPN 可能更具优势。然而，需要注意的是，这是 10 余年前的一项研究，当时的临床营养实践更强调营养目标早期达标，尚未形成渐进式喂养理念，因此早期 SPN 组可能存在更多的过度喂养情况，早期 SPN 组较高的蛋白质补充所带来的潜在益处可能被过度喂养的负面影响所抵消。从急性期开始通过 SPN 确保最低营养供给与降低 PICS 发生率相关，但过度喂养也会诱导自噬损伤并导致 ICU-AW[9]。因此，优化蛋白质供给策略的关键在于避免过度喂养，然而目前尚缺乏准确监测过度喂养的工具或生物标志物，这一需求的满足迫在眉睫。总之，急性期 ICU 蛋白质供给不足或过度对危重症患者长期预后都是有害的，探索个体化的最优蛋白质剂量和阶段性的蛋白质目标可能是未来研究的方向。

二、危重症后急性期"开放式"蛋白质供给

患者随着治疗好转，进入危重症后急性期，此时不但要偿还急性期的营养负债，还会因合成代谢恢复而需求更多的营养物质[4]。这一阶段的蛋白质供给常常被忽视，即使满足常规蛋白质供给目标，却可能存在相对"不足"。在重症患者的恢复阶段，充足的蛋白质摄入对促进肌肉和身体机能恢复至关重要。研究表明，"开放式"蛋白质供给策略可能更适合这一群体[4]。Van Zanten 等人[1]推荐在后 ICU 阶段延长 EN、口服营养补充剂和蛋白补充剂的应用，将蛋白质供给增加到 1.5 ~ 2.0g/（kg·d），在出院后将蛋白质供给增加到 2.0 ~ 2.5g/（kg·d）。对于仍需鼻饲的患者，除了增加蛋白质供给量外，采用间断喂养方式可有效提高餐后亮氨酸及其他氨基酸的峰值水平，从而促进氨基酸吸收、增强肌肉蛋白质合成，并降低肌肉萎缩风险[14]。此外，使用更符合生理需求的标准聚合物配方可能有助于刺激消化液分泌，促进昼夜

节律的恢复[4]。

　　同时,在这一阶段还需要考虑患者转出ICU造成营养"不足"的可能性。大量数据表明,对于恢复期的ICU患者应该常规口服营养补充剂以避免蛋白质供给不足可能会改善长期预后。Van Zanten等人开展了一项双臂、随机、双盲对照干预试验,旨在比较膳食蛋白质补充剂(每日22g胶原蛋白肽)与等热量碳水化合物对ICU出院患者身体机能的影响,并进行为期12周的随访。尽管研究最初纳入了900例患者,但最终仅有15例完成全部随访并纳入最终分析。由于样本量过小,研究未能得出主要结局的显著性差异。然而,探索性结果提示,接受膳食蛋白质补充剂的患者在出ICU后6周和12周表现出更高的身体机能评分、更好的肌肉质量维持,以及更小的PICS发生率[15]。此外,该研究还揭示了影响ICU后患者营养研究可行性的三个关键挑战:患者招募进展缓慢、干预依从性偏低以及结局评估完成率不足。这些问题的解决已成为当前研究的当务之急。

三、展望

　　重症患者的蛋白质供给策略是影响其长期预后的关键因素。现有研究表明,采用急性期渐进式增加蛋白质供给、后急性期高蛋白质供给的分阶段策略可能具有较好的临床效果。然而,鉴于疾病类型和个体差异的复杂性,开展针对不同患者亚组的蛋白质供给与长期预后研究显得尤为重要,这将有助于探索特定疾病状态下的最佳蛋白质供给目标。同时,需要进一步细化研究,制订多阶段的蛋白质供给方案,以实现精准化营养治疗。值得注意的是,在研究蛋白质供给对长期预后的影响时,还应综合考虑康复治疗、身体功能恢复以及家庭支持等多重因素,因为这些因素与患者的长期预后密切相关。

(张　东　王友泉)

参考文献

[1] VAN ZANTEN A R H, DE WAELE E, WISCHMEYER P E. Nutrition therapy and critical illness: Practical guidance for the ICU, post-ICU, and long-term convalescence phases[J]. Crit Care, 2019, 23(1): 368.

[2] ARABI Y M, CASAER M P, CHAPMAN M, et al. The intensive care medicine research agenda in nutrition and metabolism[J]. Intensive Care Med, 2017, 43(9): 1239-1256.

[3] HEYLAND D K, PATEL J, COMPHER C, et al. The effect of higher protein dosing in critically ill patients with high nutritional risk (EFFORT Protein): An international, multicentre, pragmatic, registry-based randomised trial[J]. Lancet, 2023, 401(10376): 568-576.

[4] WANG Y, LI Y, LI Y, et al. Enteral feeding strategies in patients with acute gastrointestinal injury: From limited to progressive to open feeding[J]. Nutrition, 2023, 117: 112255.

[5] SUGANUMA S, NAKAMURA K, KATO H, et al. Impact of nutritional therapy during intensive care unit admission on post intensive care syndrome in patients COVID-19[J]. Ann Nutr Metab, 2025, 81(1): 41-50.

[6] FRAIPONT V, PREISER J C. Energy estimation and measurement in critically ill patients[J].

JPEN J Parenter Enteral Nutr, 2013, 37(6): 705-713.

[7] BELS J L M, THIESSEN S, VAN GASSEL R J J, et al. Effect of high versus standard protein provision on functional recovery in people with critical illness (PRECISe): An investigator-initiated, double-blinded, multicentre, parallel-group, randomised controlled trial in Belgium and the Netherlands[J]. Lancet, 2024, 404(10453): 659-669.

[8] HAINES R W, PROWLE J R, DAY A, et al. Association between urea trajectory and protein dose in critically ill adults: A secondary exploratory analysis of the effort protein trial (RE-EFFORT)[J]. Crit Care, 2024, 28(1): 24.

[9] CASAER M P, WILMER A, HERMANS G, et al. Role of disease and macronutrient dose in the randomized controlled EPaNIC trial: A post hoc analysis[J]. Am J Respir Crit Care Med, 2013, 187(3): 247-255.

[10] ALLINGSTRUP M J, KONDRUP J, WIIS J, et al. Early goal-directed nutrition versus standard of care in adult intensive care patients: The single-centre, randomised, outcome assessor-blinded EAT-ICU trial[J]. Intensive Care Med, 2017, 43(11): 1637-1647.

[11] JONES C, EDDLESTON J, MCCAIRN A, et al. Improving rehabilitation after critical illness through outpatient physiotherapy classes and essential amino acid supplement: A randomized controlled trial[J]. J Crit Care, 2015, 30(5): 901-907.

[12] SINGER P, BLASER A R, BERGER M M. ESPEN practical and partially revised guideline: Clinical nutrition in the intensive care unit[J]. Clin Nutr, 2023, 42(9): 1671-1689.

[13] CASAER M P, STRAGIER H, HERMANS G, et al. Impact of withholding early parenteral nutrition on 2-year mortality and functional outcome in critically ill adults[J]. Intensive Care Med, 2024, 50(10): 1593-1602.

[14] EL-KADI S W, BOUTRY C, SURYAWAN A, et al. Intermittent bolus feeding promotes greater lean growth than continuous feeding in a neonatal piglet model[J]. Am J Clin Nutr, 2018, 108(4): 830-841.

[15] PAULUS M C, KOUW I W K, BOELENS Y F N, et al. Feasibility challenges in protein supplementation research: Insights from the convalescence of functional outcomes after intensive care unit stay in a randomised controlled trial[J]. Clin Nutr, 2025, 46: 119-130.

2　基于重症代谢特征的适应性营养治疗

多数重症患者在入住 ICU 时虽面临营养风险,但并非营养不良,然而在 ICU 治疗期间,患者发展为不同程度的营养不良却并不少见。这一现象反映了危重疾病引起的生理变化直接影响了营养代谢,导致人体组成发生改变,尤其是肌肉的快速流失。研究显示,在 ICU 治疗 1～14 天内,患者的肌肉流失率可高达 17%～30%,而合并多器官功能障碍综合征(multiple organ dysfunction syndrome,MODS)的患者肌肉萎缩更为显著[1],这进一步影响了患者的近期和远期预后以及生存质量。近十年来,围绕国际指南推荐开展的高质量随机对照试验(randomized controlled trial,RCT),旨在通过目标导向的营养供给改善重症患者的治疗效果。然而,现有证据表明,在危重症早期(1～7天)增加营养供给(蛋白质/能量)并未显著改善主要临床结局。随着研究的深入,学者们更强调营养供给应契合患者的代谢特征与规律,促进蛋白质合成,并增强特殊营养素的治疗效应;同时,通过多角度优化喂养策略,以提升营养治疗的整体效果。

一、近期 RCT 的启示与思考

早期目标指导蛋白质补充能否改善预后成为近年研究关注的热点,2023 年 D.K. Heyland 团队发表的 EFFORT Protein 是一项里程碑式的研究[2],探讨早期高剂量蛋白质补充的国际、单盲、多中心 RCT。研究结果挑战了近年来国际指南与共识:早期全面达标的营养供给[蛋白质:≥ 2.2g/(kg·d) vs. ≤ 1.2g/(kg·d)]在危重患者并未显示获益,并可能导致剂量相关的“伤害”。该团队后续在多个核心期刊发表的二次分析研究[3-5],针对性分析蛋白质供给对急性肾损伤(acute kidney injury,AKI)、肥胖、营养不良重症患者的影响,结果同样不支持早期高蛋白质供给有益的结论。近期对 EFFORT 研究的贝叶斯分析进一步提供的证据表明[6]:与常规蛋白质剂量相比,危重患者摄入高剂量蛋白质造成的伤害体现在 60 天病死率及随机分组后 60 天内出院存活的时间;基线 SOFA 评分高和肾功能受损的患者发生不良结局概率较高,但 BMI 对结果影响概率较小。

早期能量供给的研究表明,多数高能量供给与恢复延缓(住 ICU 与住院时间延长)、增加肠内营养(enteral nutrition,EN)不耐受甚至肠缺血、器官功能障碍(肺、肾、肝)持续时间延长相关[7-8]。

二、认识早期代谢特征,重视营养供给反应

(一)重症早期自噬与分解代谢特征

疾病打击后糖原迅速分解,蛋白质成为糖异生的主要来源(内源性产能),导致内生葡萄糖生成量显著高于单纯饥饿状态(达到需求量的 50%～70%)。自噬与分解机制虽然是一种适应性保护反应,但同时也增加了此阶段过度喂养的风险与潜在伤害。脂肪代谢与饥饿适应机制形成鲜明对比,在缺氧及线粒体功能受损的情况下,脂肪酸的氧化利用发生障碍,导致酮体生成与氧化过程受到抑制[9]。

关于早期营养供给未能获益的机制,研究认为可能与以下因素有关:早期营养摄入导致自噬不足及酮体生成抑制,以及早期合成代谢抵抗及蛋白质供给过多引发的无效分解。在生理状态下,自噬是一种具有重要细胞内质量控制功能的自我保护机制,有益于细胞生长发育,保护细胞免受代谢应激和氧化损伤,对维持细胞内稳态以及在营养缺乏条件下支持细胞存活具有重要意义。自噬通常由禁食/饥饿激活,并通过进食被抑制,而不恰当的人工喂养可能导致自噬激活不足。禁食能激活自噬,而营养供给则能够逆转这一反应,这被认为是重症指南推荐的经典持续喂养方式导致早期自噬不足的原因之一[10]。此外,重症早期的分解代谢不仅仅是营养问题,探讨患者急性期炎症免疫状态及其对营养治疗的影响,对优化营养策略具有重要意义。

(二)营养供给反应指导适应性营养治疗

目前,对于早期营养供给是否能够促进合成代谢反应尚缺乏有效的监测手段,但这仍

然是一个值得关注的重要问题,因为不同疾病阶段及不同患者之间可能存在显著差异。一项 EFFORT 研究的后续分析[11]以血清尿素作为蛋白质代谢的生物标志物之一,发现随机分配到高蛋白组且死亡风险增加的患者,其血清尿素水平显著升高,提示高蛋白质供给可能通过增加尿素循环活性而产生不良影响。故有学者指出,重症患者启动和后续调整蛋白质供给时,应综合考虑血清尿素水平的变化。这些研究不仅深化了我们对重症早期代谢特征的认识,还强调了检测营养供给后代谢反应的重要性,同时也为未来探索个体化精准营养治疗提供了新的研究思路。

EFFORT 系列研究强调实现了个性化蛋白质供给的重要性,反对采用"一刀切"的方式。此外,目前大多数大型营养供给 RCT 主要聚焦于危重疾病早期(第一周)的干预,而对于急性阶段后乃至 ICU 转出后的延续治疗,以及不同喂养策略对康复期重症患者的影响,仍需进一步关注和探讨。要架起指南与个体化理想营养供给之间的桥梁,必须从生理和病理生理基础出发,深入理解危重疾病导致的阶段性代谢改变及其规律,并通过与之相适应的营养供给策略(包括剂量、方式、成分等),才可能使不同类型的重症患者从中真正获益。

三、"禁食 - 喂养"生理节律性对营养效果的影响

(一)"时间营养学"——营养供给方式的生理基础

危重症患者的昼夜节律受多种因素干扰,环境与临床因素的影响已受到关注,包括光照暴露的改变、噪声干扰、器官支持治疗、睡眠 - 觉醒周期紊乱或镇静治疗对睡眠 - 觉醒模式影响、制动措施以及治疗和护理计划的干预。而持续性营养供给作为导致昼夜节律紊乱的另一重要原因,却尚未得到普遍关注。不符合生物节律的喂养模式可扰乱昼夜节律,进一步对内分泌、代谢等关键生理功能产生不良影响。"时间营养学"是探索营养与昼夜节律之间关系的新领域[12]。营养通过与位于视交叉上核(suprachiasmatic nucleus,SCN)的内分泌信号适当同步,协调食物摄入节律与代谢活跃的外周组织和器官的中央生物钟,从而维持生理平衡。不符合生物节律的喂养模式可能进一步扰乱昼夜节律并导致其他生理问题。因此,深入了解营养与昼夜节律之间的相互作用并制订针对性营养供给策略,有助于预防 ICU 中昼夜节律错位及其改善恢复。对调节外周生物钟具有重要意义的时间营养学方法,如遵循基于生物钟的喂养时间,过夜(overnight)禁食及其他形式的间歇性肠内喂养方式、优化 EN 制剂中的大营养素成分,均有助于通过重置外周生物钟来恢复生理昼夜节律。

另外大营养素的构成似乎也会影响昼夜节律和健康,目前认为蛋白质摄入是调节昼夜节律的重要营养因素,脂肪与碳水化合物的摄入变化也会对生长激素分泌、胰岛素抵抗和自噬产生影响。对于危重症患者营养素随时间的代谢是否产生影响受到关注,近期一项在 8 个中心进行的单盲 RCT[13],随机接受持续喂养(对照组)或间歇喂养(干预组,6 次 /d)的 EN 方案,对 594 个样本(75 例患者)进行了靶向代谢组学分析(试验第 1、7、10 天,间歇喂养前及其后 30 分钟取血,对照组相同时间点采血),总共识别 24 种氨基酸相关代谢产物、19 种脂质相关代谢产物和 44 种小分子代谢产物。结果显示,相比于持续喂养,无论是 24 小时内还是 10 天的干预治疗,6 次 /d 的间歇喂养方案并未改变代谢产物随时间的变化模式。有关间歇喂养方案的临床获益研究还会继续,涉及对胃肠功能、营养代谢效果(蛋白质合成与血糖等)的影响,以及延长胃肠休息与禁食的临床效果。

(二)肠内喂养方式对营养效果的影响

危重患者最佳 EN 方案尚存争议,基于改善胃耐受性和降低误吸风险,国际指南至今仍建议重症患者采取持续输注的 EN 喂养方式。来自 ICU 研究及荟萃分析表明,持续输注与较低喂养不耐受和低误吸风险相关,在某些情况下可能导致胃排空延迟与胃潴留增加,并增加血糖波动。间歇喂养对重症患者早期代谢的影响日益受到关注。从理论上讲,间歇喂养更符合生理需求,相比之下早期持续喂养可能会导致自噬不足,进而增加线粒体和细胞损伤,进一步引发器官功能障碍。

目前,仍缺少有关 EN 输注方式对危重症患者血糖、胃肠道功能及肌肉代谢影响的大样本 RCT 研究证据。McNelly 等人完成的一项 II 期干预性单盲 RCT 研究将 121 例接受机械通气成人 MODS 患者随机分为干预组(24 小时内启动肠内营养,间歇喂养方式,每日 4 次,每 6 小时一次,$n=62$)和对照组(标准持续喂养,$n=59$)[14]。结果显示,更多接受间歇喂养的患者到达了 $\geq 80\%$ 的目标蛋白质摄入量($OR=1.52$,95% CI $1.16 \sim 1.99$,$P < 0.001$)与能量摄入量($OR=1.59$,95% CI $1.21 \sim 2.08$,$P=0.001$)。此外,两组患者喂养前后血浆支链氨基酸水平相似,其中 63 例患者第 10 天行超声检查,测量股直肌横截面积(RFCSA),显示降低程度(肌肉流失)相近(-1.1%;95% CI $-6.1\% \sim -4.0\%$,$P=0.676$)。

动物实验表明[15],与持续喂养相比,间歇喂养使蛋白质合成及骨骼肌含量增加,其机制可能与禁食相关的自噬激活有关,波动的血浆氨基酸水平有促进蛋白质合成的作用,并利于早期康复锻炼。通过构建线性混合效应模型,对一项来自英国比较间歇或持续喂养的多中心随机试验[16]的数据进行二次分析,评估肌肉消耗的标志性指标——尿素 / 肌酐比(urea-to-creatinine,UCR)的变化,显示两组之间存在差异。测量尿素水平可反映摄入的蛋白质是用于肌肉蛋白合成、氧化为能量还是代谢为尿素。通过血清氨基酸浓度与 UCR 变化(从第 0 天到第 10 天研究结束)的结果,显示 UCR 轨迹在两种喂养方案之间存在差异(系数为 -0.245;$P=0.002$),接受间歇喂养的患者表现出较为平缓的 UCR 轨迹。通过 K 均值聚类分析,持续喂养患者 UCR 上升幅度最大;蛋白质摄入量及必需氨基酸浓度与 UCR 没有相关性[系数分别为 0.088($P=0.506$)和 < 0.001($P=0.122$)]。与持续喂养相比,间歇喂养可以减轻 UCR 上升,提示在一定程度上可能阻止了分解代谢。目前尚无研究探讨改变喂养节律对危重症肌肉蛋白合成速率的影响,这也将成为未来研究的关注点。

此外,与持续喂养相比,间歇喂养患者的血糖变异系数较高,但未增加低血糖事件,同时减少了胰岛素需求[17-18],可能机制为间歇喂养形式增加了患者的肠蠕动和餐后胃肠激素的释放。葡萄糖调节及相关胃肠激素(如 ghrelin,IGF-1,CCK 等)在血糖控制和胃排空过程中有重要作用,未来也应关注喂养方式与时效性对危重患者血糖控制和胃肠功能的影响。

营养治疗是重症患者治疗中一项重要的器官与生命支持手段,其中肠内营养作为一种重要且理想的营养供给方式,不仅能够提供必要的营养支持,还对胃肠道的结构与功能产生积极影响。在临床实践中,应重视患者不同阶段的代谢特征,通过评估营养供给后反应、炎症状态以及器官功能障碍程度,不断优化营养供给策略与方式,从而实现基于代谢状态的个性化精准营养治疗。

(许　媛)

参考文献

[1] FLOWER L, WAITE A A C, BOULTON A J, et al. The rate and assessment of muscle wasting during critical illness: A systematic review and meta-analysis[J]. Crit Care, 2023, 27(1): 2-26.

[2] HEYLAND D K, PATEL J, COMPHER C, et al. The effect of higher protein dosing in critically ill patients with high nutritional risk (EFFORT Protein): An international, multicentre, pragmatic, registry-based randomised trial[J]. Lancet, 2023, 401: 568-576.

[3] STOPPE C, PATEL J, ZARBOCK A, et al. The impact of higher protein dosing on outcomes in critically ill patients with acute kidney injury: A post hoc analysis of the EFFORT protein trial[J]. Critical Care, 2023, 27: 399.

[4] LEW C C H, LEE Z Y, DAY A G, et al. The association between malnutrition and high protein treatment on outcomes in critically ill patients: A post hoc analysis of the EFFORT protein randomized trial[J]. CHEST, 2024, 165(6): 1380-1391.

[5] TWEEL L E, COMPGER C, BEAR D E, et al. A comparison of high and usual protein dosing in critically ill patients with obesity: A post hoc analysis of an international, pragmatic, single-blinded, randomized clinical trial[J]. Crit Care Med, 2024, 52(4): 586-595.

[6] HAINES R W, GRANHOLM A, PUTHUCHEARY Z, et al. The effect of high protein dosing in critically ill patients: An exploratory, secondary Bayesian analyses of the EFFORT protein trial[J]. Br J Anaesth, 2024, 133(6): 1192-1200.

[7] RERGNIER J, PLANTEFEVE G, MIRA J P, et al. Low versus standard calorie and protein feeding in ventilated adults with shock: A randomised, controlled, multicentre, openlabel, parallelgroup trial (NUTRIREA3)[J]. Lancet Respir Med, 2023, 11(7): 602-612.

[8] REIGNIER J, BOISRAME-HELM J, BRISARD L, et al. Enteral versus parenteral early nutrition in ventilated adults with shock: A randomised, controlled, multicentre, open-label, parallel-group study (NUTRIREA-2)[J]. Lancet, 2018, 391(10116): 133-143.

[9] DE MAN A M E, GUNST J, REINTAM BLASER A. Nutrition in the intensive care unit: From the acute phase to beyond[J]. Intensive Care Med, 2024, 50(7): 1035-1048.

[10] IVANHOREBEEK I, CASAER M, GUNST J. Nutrition and autophagy deficiency in critical illness[J]. Curr Opin Crit Care, 2023, 29(4): 306-314.

[11] RYAN W H, PROWLE J R, DAY A, et al. Association between urea trajectory and protein dose in critically ill adults: A secondary exploratory analysis of the effort protein trial (RE-EFFORT)[J]. Crit Care, 2024, 28(1): 24.

[12] SAGUN E, AKYOL A, KAYMAK C. Chrononutrition in critical illness[J]. Nutr Rev, 2025, 83(3): e1146-e1157.

[13] WILKINSON D, GALLAGPER I J, MCNELLY A, et al. The metabolic effects of intermittent versus continuous feeding in critically ill patients[J]. Sci Rep, 2023, 13(1): 19508.

[14] MCNELLY A S, BEAR D E, CONNOLLY B A, et al. Effect of intermittent or continuous feed on muscle wasting in critical illness: A phase Ⅱ clinical trial[J]. Chest, 2020, 158(1):

183-194.

[15] PLETSCHETTE Z, PREISER J C. Continuous versus intermittent feeding of the critically ill: Have we made progress?[J]. Curr Opin Crit Care, 2020, 26(4): 341-345.

[16] FLOWER L, HAINES R W, MCNELLY A, et al. Effect of intermittent or continuous feeding and amino acid concentration on urea-to-creatinine ratio in critical illness[J]. JPEN, 2022, 46(4): 789-797.

[17] SJULIN T J, STRILKA R J, HUPRIKAR N A, et al. Intermittent gastric feeds lower insulin requirements without worsening dysglycemia: A pilot randomized crossover trial[J]. Int J Crit Illn Inj Sci, 2020, 10(4): 200-205.

[18] KOUW I W K, HEILBRONN L K, VAN ZANTEN A R H. Intermittent feeding and circadian rhythm in critical illness[J]. Curr Opin Crit Care, 2022, 28(4): 381-388.

3　静脉氨基酸输注在重症患者中的应用:营养之外

重症患者在进行营养治疗时,首先要考虑的就是需要提供足量的能量和蛋白质以对抗机体的分解代谢。在能量方面,研究表明重症脓毒症与创伤患者在急性期的总能量消耗分别仅为静息能量消耗的 1.0 倍与 1.1 倍[1],而机体在应激状态下通过大量分解自身能量储备和糖异生作用,可以满足 50% ~ 75% 的能量需求[2]。而蛋白质则与能量不同,由于蛋白质被大量分解用于供能,重症患者的蛋白质消耗量在发病后 24 小时内就会增加至平时的 4 倍以上[3]。此时,作为体内最大蛋白质储存库的骨骼肌组织首当其冲,重症患者在入住 ICU 早期即会出现快速且显著的肌肉流失,平均每天损失高达 5% 的瘦体重,这直接影响患者的生存率和生活质量[4]。因此,在重症患者的营养治疗中,蛋白质补充至关重要。

目前,对于重症患者的蛋白质供给目标,最新的美国肠外肠内营养学会(ASPEN)指南推荐为 1.2 ~ 2.0g/(kg·d)[5],欧洲肠外肠内营养学会(ESPEN)指南则推荐 1.3g/(kg·d)[6]。在计算蛋白质供给量时,肠内营养(enteral nutrition,EN)来源的蛋白质与肠外营养(parenteral nutrition,PN)来源的氨基酸均被计入其中。在蛋白质补充路径上,EN 是重症患者首选的营养供给方式。然而,并不是所有的重症患者都能耐受足量的 EN 以达到喂养目标。研究显示,重症患者的 EN 喂养不耐受发生率为 20% ~ 30%,且与临床结局恶化相关,包括更长的 ICU 住院时间和更高的病死率[7]。对于这部分患者,PN 是实现喂养目标的重要补充方式,静脉补充的氨基酸也可以作为有效的氮源满足蛋白质供给需求。在重症早期,外源性氨基酸补充可能对全身蛋白质平衡产生积极影响[8],有助于对抗病程中的肌肉流失和 ICU 获得性虚弱。除了作为 EN 蛋白质的补充,近年研究显示,静脉输注氨基酸还有其独特的生理效应,可能使得部分重症患者从中获益。

一、静脉氨基酸输注对肾脏灌注的调节

静脉氨基酸输注的一个潜在益处是对肾脏的保护作用,而肾脏本身就是重症患者非常容易受累的器官之一。静脉输注后,血浆浓度快速升高的氨基酸经肾小球过滤,可直接作

用于肾脏并刺激近端肾小管对钠离子的重吸收。当致密斑感知到肾小管中的钠离子浓度降低后，会在局部释放一氧化氮和前列腺素，通过管 - 球反馈抑制入球小动脉平滑肌细胞膜上的电压依赖性钙通道，引起血管舒张，从而增加肾脏的灌注。除此之外，氨基酸还可通过改变细胞膜通透性等途径，以一氧化氮为介导上调致密斑中神经元型一氧化氮合酶（neuronal nitric oxide synthase，nNOS）和环氧合酶 -2（cyclooxygenase-2，COX-2）的表达，直接增加致密斑对钠离子浓度的敏感性[9]。

除了动物实验中的发现，静脉氨基酸输注的肾脏保护作用也在临床研究中得到了证实。Nephro-Protective 研究的结果显示，通过额外的静脉氨基酸输注达到 2g/（kg·d）的蛋白质摄入量，可以增加重症患者的估计肾小球滤过率（estimated glomerular filtration rate，eGFR）。遗憾的是，这一生理效应未能转化为显著的临床获益，两组患者在肾损伤持续时间及其他临床指标上均未表现出显著差异[10]。这一结果提示，重症患者的异质性可能是导致研究结果为阴性的主要原因。

2024 年，Landoni 等人在 *The New England Journal of Medicine* 发表 PROTECTION 研究，该研究基于团队多年试验和小型动物实验，将目标人群聚焦于接受心脏大手术的患者。这项纳入 3 511 例患者的大型多中心研究发现，从进入手术室开始，持续 72 小时的 2g/（kg·d）的静脉氨基酸输注可以降低患者术后急性肾损伤（acute kidney injury，AKI）发生率（26.9% vs. 31.7%；RR=0.85，95% CI 0.77 ～ 0.94；P=0.002）[11]。研究者将这一临床获益主要归咎于肾脏灌注的改善，其中与灌注关系最为密切的 I 级 AKI 发生率降低最为显著（24.4% vs. 28.1%；RR=0.87，95% CI 0.78 ～ 0.97）。值得注意的是，除了 AKI 发生率的降低，研究并未发现其他临床预后指标（如病死率、ICU 住院时间、总住院时间等）的改善。这项研究结果引起了广泛关注，对静脉氨基酸输注在重症患者的临床应用中提供了新的思路。接受择期心脏大手术的患者群体具有较高的同质性，提示大剂量、短时间的静脉氨基酸输注在特定人群中可能具有肾脏保护效应，值得进一步研究。类似的无菌性炎症 / 应激性疾病，如烧伤、急性创伤、急性胰腺炎等患者，由于同样具有较高的 AKI 发生率，也可成为未来研究的重点人群。

二、静脉氨基酸输注对氧化应激代谢的调节

近年来，重症患者的快速肌肉流失及其导致的身体机能下降引起了高度关注。在危重症氧化应激状态下，肌细胞线粒体是氧化损伤的主要靶点之一，而受损的线粒体本身就是活性氧（reactive oxygen species，ROS）的主要来源，特别是在骨骼肌这类高代谢组织中，线粒体损伤会导致强烈的氧化应激反应[12]。ROS 会下调线粒体中的过氧化物酶体增殖激活受体辅助活化因子 -1α（PGC-1α），导致明显的线粒体生物生成减少，线粒体融合 / 分裂失衡与线粒体形态肿胀，进一步释放 ROS，从而进入愈发严重的恶性循环[13]。

针对危重症急性期普遍存在的氧化应激代谢，动物实验表明，氨基酸可以通过 mTOR 通路增加线粒体生成和 NAD^+（nicotinamide adenine dinucleotide，烟酰胺腺嘌呤二核苷酸，是脱氢酶的辅酶）水平，同时促进脂肪酸氧化，增加能量产生，以维持肌肉细胞稳态[14]。然而，也有证据表明外源性蛋白质的补充在某些情况下不仅无法促进蛋白质的合成，反而会通过增加胰高血糖素生成等机制进一步加剧体内氨基酸的氧化，进而加重氧化应激损

伤[15]。遗憾的是,目前尚缺乏可靠的临床研究在重症患者人群中评估静脉氨基酸输注对氧化应激的调节作用。综上,静脉氨基酸输注对氧化应激代谢的调节究竟能否带来临床获益,特别是对骨骼肌流失的影响,尚存明显的研究空白。

三、特定氨基酸的生理效应

某些氨基酸也具有特定的生理效应:①支链氨基酸(branched chain amino acid,BCAA)可以增强线粒体功能,降低氧化应激,特别是在重症早期剧烈的蛋白质分解代谢状态下作用更为显著[16],近年来在重症患者中的使用得到了一定关注。小样本临床研究结果提示,BCAA 输注可能是通过刺激蛋白质合成来对抗重症患者肌少症和 ICU 获得性虚弱的发生[17]。②谷氨酰胺作为免疫调节剂,目前已有多项荟萃分析评估了其在重症急性胰腺炎等患者中的作用[18]。其中一项荟萃分析显示补充谷氨酰胺可以显著降低重症患者的感染率和病死率,而亚组分析显示,谷氨酰胺的获益仅在接受全肠外营养的患者中显著存在,而在接受富含谷氨酰胺的肠内营养治疗的患者中没有观察到类似的效果。基于现有的证据,ESPEN 指南建议,谷氨酰胺的补充限制在烧伤面积大于 20% 和严重创伤的患者,且仅限于肠外营养时使用[6]。

四、静脉氨基酸输注的潜在风险

需要注意的是,静脉氨基酸输注对重症患者肾功能的影响可能部分取决于患者的基线肾功能,过量的补充会造成代谢产物尿素氮在血液中的堆积,加之疾病导致的蛋白质过度分解,可进一步加重代谢负担,引起氮质血症,影响患者预后。针对 Nephro-Protective 研究的事后分析中,静脉氨基酸输注仅与基线肾功能正常患者的病死率下降相关,而在基线存在 AKI 的患者中未能观察到类似的潜在获益[19]。近年发表的 EFFORT-Protein 研究中,同样未发现高蛋白质补充(未区分 EN 与 PN 途径)能显著改善患者的临床预后[20]。相反,在亚组分析中,AKI 患者的高蛋白质补充与较高的病死率相关,其机制主要考虑为以尿素氮为代表的蛋白质代谢产物的蓄积[21]。另外一项来自中国重症营养临床研究小组的事后分析也得到了类似的结果,即使在总体蛋白质喂养水平较低的情况下[中位数为 0.7g/(kg·d)],较高的蛋白质摄入在合并 AKI 患者中仍与 28 天病死率的增加有关[22]。基于现有证据,在重症患者的营养治疗中,应在优先考虑 EN 的前提下,将氨基酸作为一种 PN 来源的蛋白质补充剂,以帮助实现喂养目标。这种策略可能对肾功能正常的患者有益,但对于 AKI 患者,必须谨慎使用,以避免潜在的负面影响。

综上,鉴于从 RCT 研究中没有证实重症患者急性期的高蛋白质供给获益(无论是静脉补充氨基酸还是 EN 添加蛋白质补剂),在 ASPEN 2022 年的指南更新说明中[5],蛋白质推荐量延续了之前的 1.2 ~ 2.0g/(kg·d),且依旧是证据等级低,弱推荐。在 ESPEN 2023 年指南更新中也保留了 1.3g/(kg·d)的推荐,体现了目前学界对于高蛋白质供给偏保守的态度[6]。PROTECTION 研究则为静脉氨基酸输注的临床应用开辟了新的研究方向,在特定的患者亚群中,氨基酸输注的一些生理效应可能会带来新的思考。

(吕 铖 柯 路)

参考文献

[1] UEHARA M, PLANK L D, HILL G L. Components of energy expenditure in patients with severe sepsis and major trauma: A basis for clinical care[J]. Crit Care Med, 1999, 27(7): 1295-1302.

[2] OSHIMA T, DEUTZ N E, DOIG G, et al. Protein-energy nutrition in the ICU is the power couple: A hypothesis forming analysis[J]. Clin Nutr, 2016, 35(4): 968-974.

[3] CRESCI G A. Nutrition support for the critically ill patient[M]. Boca Raton: CRC Press, 2015: 29.

[4] PUTHUCHEARY Z A, RAWAL J, MCPHAIL M, et al. Acute skeletal muscle wasting in critical illness[J]. JAMA, 2013, 310(15): 1591-1600.

[5] COMPHER C, BINGHAM A L, MCCALL M, et al. Guidelines for the provision of nutrition support therapy in the adult critically ill patient: The American Society for Parenteral and Enteral Nutrition[J]. JPEN J Parenter Enteral Nutr, 2022, 46(1): 12-41.

[6] SINGER P, BLASER A R, BERGER M M, et al. ESPEN practical and partially revised guideline: Clinical nutrition in the intensive care unit[J]. Clin Nutr, 2023, 42(9): 1671-1689.

[7] HEYLAND D K, ORTIZ A, STOPPE C, et al. Incidence, risk factors, and clinical consequence of enteral feeding intolerance in the mechanically ventilated critically ill: An analysis of a multicenter, multiyear database[J]. Crit Care Med, 2021, 49(1): 49-59.

[8] LIEBAU F, SUNDSTROM M, VAN LOON L J, et al. Short-term amino acid infusion improves protein balance in critically ill patients[J]. Crit Care, 2015, 19(1): 106.

[9] BLANTZ R C. Making sense of the sensor: Mysteries of the macula densa[J]. Kidney Int, 2006, 70(5): 828-830.

[10] DOIG G S, SIMPSON F, BELLOMO R, et al. Intravenous amino acid therapy for kidney function in critically ill patients: A randomized controlled trial[J]. Intensive Care Med, 2015, 41(7): 1197-1208.

[11] LANDONI G, MONACO F, TI L K, et al. A randomized trial of intravenous amino acids for kidney protection[J]. N Engl J Med, 2024, 391(8): 687-698.

[12] IBEBUNJO C, CHICK J M, KENDALL T, et al. Genomic and proteomic profiling reveals reduced mitochondrial function and disruption of the neuromuscular junction driving rat sarcopenia[J]. Mol Cell Biol, 2013, 33(2): 194-212.

[13] DULAC M, LEDUC-GAUDET J P, REYNAUD O, et al. Drp1 knockdown induces severe muscle atrophy and remodelling, mitochondrial dysfunction, autophagy impairment and denervation[J]. J Physiol, 2020, 598(17): 3691-3710.

[14] BAI G H, TSAI M C, TSAI H W, et al. Effects of branched-chain amino acid-rich supplementation on EWGSOP2 criteria for sarcopenia in older adults: A systematic review and meta-analysis[J]. Eur J Nutr, 2022, 61(2): 637-651.

[15] THIESSEN S E, DERDE S, DERESE I, et al. Role of glucagon in catabolism and muscle

wasting of critical illness and modulation by nutrition[J]. Am J Respir Crit Care Med, 2017, 196(9): 1131-1143.

[16] CHENG H, KONG J, UNDERWOOD C, et al. Systematic review and meta-analysis of the effect of protein and amino acid supplements in older adults with acute or chronic conditions[J]. Br J Nutr, 2018, 119(5): 527-542.

[17] ROMANI M, BERGER M M, D'AMELIO P. From the bench to the bedside: Branched amino acid and micronutrient strategies to improve mitochondrial dysfunction leading to sarcopenia[J]. Nutrients, 2022, 14(3): 483.

[18] ASRANI V, CHANG W K, DONG Z, et al. Glutamine supplementation in acute pancreatitis: A meta-analysis of randomized controlled trials[J]. Pancreatology, 2013, 13(5): 468-474.

[19] ZHU R, ALLINGSTRUP M J, PERNER A, et al. The effect of iv amino acid supplementation on mortality in ICU patients may be dependent on kidney function: Post hoc subgroup analyses of a multicenter randomized trial[J]. Crit Care Med, 2018, 46(8): 1293-1301.

[20] HEYLAND D K, PATEL J, COMPHER C, et al. The effect of higher protein dosing in critically ill patients with high nutritional risk (EFFORT Protein): An international, multicentre, pragmatic, registry-based randomised trial[J]. Lancet, 2023, 401(10376): 568-576.

[21] STOPPE C, PATEL J J, ZARBOCK A, et al. The impact of higher protein dosing on outcomes in critically ill patients with acute kidney injury: A post hoc analysis of the EFFORT protein trial[J]. Crit Care, 2023, 27(1): 399.

[22] LV C, ZHOU L, ZHOU Y, et al. Early protein delivery in critically ill patients with acute kidney injury: Post hoc analysis of a multicenter cluster-randomized controlled trial[J]. Burns Trauma, 2024, 12: tkae027.

4 重症患者血糖管理策略的演变及个体化趋势

高血糖是重症患者最常见的代谢紊乱之一,血糖的升高与感染风险增加、器官功能障碍和院内病死率显著相关。血糖管理策略在过去二十年经历了重要转变。目前,临床实践强调基于患者糖化血红蛋白(glycosylated hemoglobin,HbA1c)水平、疾病严重程度等个体特征制订差异化血糖目标。连续血糖监测(continuous glucose monitoring,CGM)技术和人工智能辅助决策系统的引入,为实现精准化血糖管理提供了新的技术支撑。本文旨在围绕重症患者血糖管理的演变历程、现状及未来发展趋势系统论述。

一、强化胰岛素治疗的历史演变与反思

重症患者血糖管理的发展历程源于一个基础性问题:重症患者高血糖究竟是机体的适应性改变还是需要干预的病理过程? 2001 年发表在 *The New England Journal of Medicine* 上的里程碑式研究——Leuven 研究首次为这一问题提供了临床证据[1]。该研究通过严格的方案设计,包括采用精确的血气分析仪监测血糖、实施标准化的胰岛素滴定方案,并由经

过系统培训的护理团队执行,将血糖严格控制在 80～110mg/dl 范围内。研究结果提示,与常规治疗相比,强化胰岛素治疗(intensive insulin therapy,IIT)使外科重症患者的病死率降低 42%,并显著减少了感染等并发症的发生。随后 Leuven 团队在 2006 年开展了第二项随机对照试验,再次证实了 IIT 的临床价值,尤其对于 ICU 住院时间超过 3 天的患者,IIT 显著降低了病死率 [2]。2009 年 Leuven 团队在 The Lancet 上发表了首个儿科重症患者的随机对照试验 [3]。该研究随访结果显示,严格的血糖控制不仅未对患儿造成长期危害,反而在神经认知发育方面体现出显著获益。后续的临床和基础研究进一步阐明了严格血糖控制的作用机制:高血糖本身,而非胰岛素水平的变化,是影响预后的关键因素。这一发现解释了为什么不依赖胰岛素摄取葡萄糖的细胞(如免疫细胞、内皮细胞和神经元)也能从严格的血糖控制中获益 [3-4]。

然而,2009 年发表在 The New England Journal of Medicine 上的 NICE-SUGAR 研究得出了截然不同的结论:IIT 不仅未能改善预后,反而增加了病死率和严重低血糖的发生率 [5]。深入分析这两个团队研究结果差异的原因,发现主要与三个因素相关:早期肠外营养(PN)的使用策略、血糖监测的方法学差异,以及护理规范化程度的不同。其中,早期 PN 的应用成为争议焦点。后续研究证实,PN 提供的较高热量与氨基酸负荷不仅增加了血糖控制难度,还可能通过抑制自噬和酮体生成而干扰机体的自我修复过程。两项大型多中心随机对照试验(EPaNIC 和 PEPaNIC)的结果支持了这一观点:延迟 PN 不仅改善了预后,还降低了感染发生率 [6-7]。

这些发现引发了新的思考:在不推进早期 PN(一周内)的情况下,严格血糖控制的必要性如何?2023 年完成的 TGC-fast 研究为这一问题提供了初步答案:即便在优化营养策略的基础上,合理的血糖控制仍能改善部分器官功能,但获益程度较此前研究降低 [8]。这一系列研究成果勾勒出 ICU 血糖管理的演变轨迹:从被动接受高血糖,到早期 PN 联合严格血糖控制,再到优化营养支持策略下的个体化血糖管理。

Leuven 研究具有重要的里程碑式意义,尽管和后续的 NICE-SUGAR 等研究有一定的冲突,但是其明确给出了血糖控制的范围,仍旧值得肯定。危重症患者由于病情复杂,药物众多,治疗项目多,血糖波动范围较大,完全控制在一个稳定的范围内具有一定难度,而血糖波动幅度对器官功能的影响需要进一步展开研究。

二、血糖管理的个体化策略

重症患者的高血糖并非简单的"非适应性"改变。从进化视角看,疾病状态下的适度高血糖可能是机体避免致命性低血糖的保护性应激反应。然而,现代 ICU 环境中的高血糖往往受到医源性因素(如早期 PN 和糖皮质激素等)的影响,这就要求我们遵循"不造成伤害"(primum non nocere)的首要原则,避免医源性因素加重高血糖。在此基础上,依据最新指南建议,借助精确的监测工具和智能化算法,为患者量身定制个体化的血糖管理方案。这种策略转变正呼应了危重症医学领域日益凸显的"少即是多"(less is more)理念——通过更精准的干预实现更优的临床获益。2024 年美国重症医学学会(SCCM)血糖管理指南强调了个体化管理在重症患者血糖控制中的核心地位 [9]。指南建议将非糖尿病重症成人患者的血糖控制目标设定在 140～180mg/dl 范围内,这较 2012 年版指南有所放宽。对于既往有糖尿病的患者,指南建议根据其入院前的血糖控制状况进行个体化目标设定。值得注意的是,指南针对儿童重症患者提出了专门建议,强调了"宁高勿低"的管理原则,这主要考虑到儿童患者发生严重低血糖的风险更高。

个体化血糖管理的实现需建立多维度评估框架,整合静态生物标志物与动态监测数据,形成精准调控的决策闭环。

(一)基线糖代谢状态评估

入院时的基线糖代谢状态评估尤为关键。糖化血红蛋白(HbA1c)作为反映入院前2～3个月血糖控制状况的重要指标,应在ICU入院24小时内完成检测。研究表明,HbA1c不仅有助于区分应激性高血糖与未诊断糖尿病,更可为制订个体化血糖目标提供重要依据。

(二)动态监测指标体系

1. 血糖变异系数　血糖变异系数(coefficient of variation,CV)是衡量血糖控制稳定程度的指标,也叫血糖波动系数。它通常用来评估糖尿病患者的血糖控制情况,越小表示控制越稳定。血糖变异系数的计算公式为:CV=(某个时间段内的血糖标准差÷平均血糖)×100%。

2. 目标范围内时间　目标范围内时间(time in range,TIR)可以更加全面地反映患者的血糖控制水平,是HbA1c的重要补充,并与HbA1c具有线性关系。通常所说的TIR指24小时内血糖维持在目标范围内的时间或其所占的百分比。血糖维持在70～180mg/dl范围内的时间比例应>70%。

(三)基于疾病特点的分层管理

对于不同患者人群的血糖管理目标,应基于疾病特点进行分层管理:①糖尿病患者,6.1～7.8mmol/L;②外科手术患者,7.8～10.0mmol/L;③脓毒症患者,10.0～11.1mmol/L;④颅脑外伤患者,6.1～10.0mmol/L。

三、基于连续血糖监测的人工智能在血糖管理中的应用与前景

连续血糖监测(continuous glucose monitoring,CGM)技术的应用为个体化血糖管理开创新途径。CGM通过皮下传感器实时监测组织间质液葡萄糖浓度,相比传统指尖血监测具有显著优势:监测频率高、微创操作、可预测血糖趋势。其带来的血糖信息化管理系统可实现数据自动采集和分析,提供智能化胰岛素滴定建议[10]。Saager等人研究证实,电子化管理较传统方式可显著提高血糖达标率,通过流程再造和精益化管理,可进一步提升效率[11]。Tomlinson等研究通过优化流程、建立多学科协作机制,可显著改善管理效果[12]。Boom等纳入6项RCT的荟萃分析显示,CGM可使平均血糖水平降低0.68mmol/L,TIR延长1.44h/d,且不增加低血糖风险[10]。

随着技术迭代和成本下降,CGM已在普通糖尿病患者群体中广泛应用,成为1型糖尿病及强化胰岛素治疗的2型糖尿病患者日常管理的核心工具。指南推荐CGM作为传统指尖血糖监测的替代方案,其动态葡萄糖曲线可直观反映饮食、运动及药物干预的血糖应答模式,助力患者实现个性化行为管理[13]。部分国家已将CGM纳入医疗保障体系,推动其在妊娠糖尿病、老年糖尿病等特殊人群中的普及应用。这种技术下沉不仅重构了门诊患者

的血糖管理模式,更为远程医疗和数字疗法提供了实时数据支撑。

近年来,李颖川教授团队在重症领域使用 CGM 进行血糖管理做了一系列研究,首先评估了 122 例重症患者使用 CGM 系统的准确率,并在此基础上制订合理的血糖管理方案,提出当血糖低于 5.7mmol/L 时需要与静脉血糖做对比,为重症患者应用 CGM 提升血糖管理水平提供了可靠的循证依据[14]。此外,纳入 293 例重症患者的多中心前瞻性研究明确了 CGM 下的最佳血糖控制范围,当该范围的达标时间每降低 10%,住院死亡风险增加12.1%[15]。通过分析 CGM 血糖时间序列复杂性指数(CGI),发现 CGI 与患者短期和长期死亡风险显著相关,为预后评估提供了新的视角[16]。值得注意的是,CGM 在重症领域仍需更大规模真实世界研究验证,而且未来研究应突破以病死率为单一终点的局限,深入探索CGM 指导的血糖优化对多器官功能障碍的改善作用,通过整合动态血糖参数与器官特异性生物标志物,建立多维度评估体系,推动 CGM 从血糖监测工具向系统性疾病管理平台演进,为重症患者复杂代谢状态的精细调控奠定方法学基础。

人工智能(AI)技术为重症患者血糖管理带来革新性变化。AI 辅助决策系统、机器学习预测模型和闭环控制系统的研发,为进一步实现精准化、个体化的血糖管理开辟新途径。目前已有 AI 临床辅助决策支持系统(CDSS)投入使用,如 LOGIC-Insulin 和 EndoTool[11]。这些系统通过整合患者多维数据,采用深度学习算法进行血糖预测和治疗决策优化。以LOGIC-Insulin 为例,一项纳入 124 例患者的 RCT 显示,系统可使平均血糖下降 0.7mmol/L,目标达成率提升 14%,同时低血糖发生率降低 20%[11]。然而,这些系统在 ICU 复杂环境中的准确率、可移植性和可解释性仍需提升。

相比传统生理模型,机器学习算法能更好地捕捉血糖变化的非线性特征[17]。支持向量机(support vector machine,SVM)、随机森林(random forest,RF)和长短期记忆网络(long short-term memory,LSTM)等算法已在血糖预测中显示出优异性能。Krinsley 等研究证实,RF 模型可提前 30 分钟预警高血糖,灵敏度和特异度分别达 84% 和 87%。而 LSTM 模型在 266 例 ICU 患者中的应用显示,可提前 2 小时预警低血糖,预测准确率超过 90%[17]。

闭环血糖控制系统将 CGM、智能算法和给药装置整合,实现血糖的智能自动化控制。剑桥大学 BiAP 系统[采用模型预测控制(model predictive control,MPC)算法]的临床试验显示,其可使 TIR 延长 9.2h/d,且不增加低血糖风险[18]。耶鲁大学 IControl 系统[结合比例积分微分控制(proportional-integral-derivative control,PID 控制)和深度强化学习]也在心脏外科 ICU 中取得积极成果[19]。

未来发展趋势包括:多模态数据融合分析、院内外一体化管理平台构建,以及区块链、5G 等新技术的协同应用。通过多学科协作,智能血糖管理系统有望成为重症监护的标准配置,为患者提供更安全、更精准的血糖管理服务。

四、结语

重症患者血糖管理历经从"一刀切"式强化胰岛素治疗到个体化精准调控的范式转变,促使医学界重新审视应激性高血糖的生理意义与干预边界。未来应依托 CGM 与人工智能技术,构建"监测 - 预测 - 干预"闭环系统,实现降糖获益与低血糖风险的最优解,突破需立足三大维度:解析应激性高血糖的分子机制以识别干预靶点,优化智能算法在多模态数据整合中的决策效能，以及建立营养支持与血糖调控的协同管理框架。最终，重症血糖管理将迈向精准医学新时代——以患者生物学特征为锚点，以智能技术为引擎，在保障安全性的基础上实现代谢稳态的主动调控，为改善重症预后提供新范式。

（赵　健　李颖川）

参考文献

[1] VAN DEN BERGHE G, WOUTERS P, WEEKERS F, et al. Intensive insulin therapy in critically ill patients[J]. N Engl J Med, 2001, 345(19): 1359-1367.

[2] VAN DEN BERGHE G, WILMER A, HERMANS G, et al. Intensive insulin therapy in the medical ICU[J]. N Engl J Med, 2006, 354(5): 449-461.

[3] VLASSELAERS D, MILANTS I, DESMET L, et al. Intensive insulin therapy for patients in paediatric intensive care: A prospective, randomised controlled study[J]. Lancet, 2009, 373(9663): 547-556.

[4] ELLGER B, DEBAVEYE Y, VANHOREBEEK I, et al. Survival benefits of intensive insulin therapy in critical illness[J]. Diabetes, 2006, 55(4): 1096-1105.

[5] NICE-SUGAR Study Investigators, FINFER S, CHITTOCK D R, et al. Intensive versus conventional glucose control in critically ill patients[J]. N Engl J Med, 2009, 360(13): 1283-1297.

[6] FIVEZ T, KERKLAAN D, MESOTTEN D, et al. Early versus late parenteral nutrition in critically ill children[J]. N Engl J Med, 2016, 374(12): 1111-1122.

[7] CASAER M P, MESOTTEN D, HERMANS G, et al. Early versus late parenteral nutrition in critically ill adults[J]. N Engl J Med, 2011, 365(6): 506-517.

[8] GUNST J, DEBAVEYE Y, GÜIZA F, et al. Tight blood-glucose control without early parenteral nutrition in the ICU[J]. N Engl J Med, 2023, 389(13): 1180-1190.

[9] HONARMAND K, SIRIMATUROS M, HIRSHBERG E L, et al. Society of Critical Care Medicine guidelines on glycemic control for critically ill children and adults 2024[J]. Crit Care Med, 2024, 52(4): e161-e181.

[10] GUERRERO-ARROYO L, FAULDS E, PEREZ-GUZMAN M C, et al. Continuous glucose monitoring in the intensive care unit[J]. J Diabetes Sci Technol, 2023, 17(3): 667-678.

[11] DUBOIS J, VAN HERPE T, VAN HOOIJDONK R T, et al. Software-guided versus nurse-directed blood glucose control in critically ill patients: The LOGIC-2 multicenter randomized controlled clinical trial[J]. Crit Care, 2017, 21(1): 212.

[12] KRINSLEY J S, DEANE A M, GUNST J. The goal of personalized glucose control in the critically ill remains elusive[J]. Intensive Care Med, 2021, 47(11): 1319-1321.

[13] SEIDU S, KUNUTSOR S K, AJJAN R A, et al. Efficacy and safety of continuous glucose monitoring and intermittently scanned continuous glucose monitoring in patients with type 2 diabetes: A systematic review and meta-analysis of interventional evidence[J]. Dia Care,

2023, 47(1): 169-179.

[14] WANG Y, LI S, LU J, et al. The complexity of glucose time series is associated with short- and long-term mortality in critically ill adults: A multi-center, prospective, observational study[J]. J Endocrinol Invest, 2024, 47(12): 3091-3099.

[15] WANG Y, LI S, LU J, et al. Threshold of hyperglycaemia associated with mortality in critically ill patients: A multicentre, prospective, observational study using continuous glucose monitoring[J]. Diabetologia, 2024, 67(7): 1295-1303.

[16] HUANG W, LI S, LU J, et al. Accuracy of the intermittently scanned continuous glucose monitoring system in critically ill patients: A prospective, multicenter, observational study[J]. Endocr, 2022, 78(3): 470-475.

[17] CHASE J G, SHAW G, LE COMPTE A, et al. Implementation and evaluation of the SPRINT protocol for tight glycaemic control in critically ill patients: A clinical practice change[J]. Crit Care, 2008, 12(2): R49.

[18] GUNST J, MEBIS L, WOUTERS P J, et al. Impact of tight blood glucose control within normal fasting ranges with insulin titration prescribed by the Leuven algorithm in adult critically ill patients: The TGC-fast randomized controlled trial[J]. Trials, 2022, 23(1): 788.

[19] KRINSLEY J S, CHASE J G, GUNST J, et al. Continuous glucose monitoring in the ICU: Clinical considerations and consensus[J]. Crit Care, 2017, 21(1): 197.

第十一部分

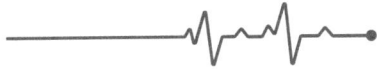

重症肾脏与替代治疗

1 急性肾损伤电子预警系统需要改进

急性肾损伤（acute kidney injury,AKI）是一类异质性临床综合征,在住院患者中的发病率高达 20%,AKI 不仅导致高病死率 [1],还会增加慢性肾脏病和心血管疾病的长期风险 [2]。目前缺乏对 AKI 的特异性治疗措施,防治重点在于早期识别 AKI,并在诊断后进行审慎的液体管理,避免使用肾毒性药物,并在必要时寻求肾脏专科医师的指导。AKI 早期临床表现隐匿,因此早期诊断困难。AKI 电子预警系统（electronic alerts system,eAlerts）是一种基于信息化技术的临床决策系统,它通过识别实验室检测中的异常结果,如血清肌酐（serum creatinine,sCr）增高或电子病历中患者的高危因素,如基础病史、肾毒性药物使用等,从而早期识别 AKI,并提醒医务人员进行相应的干预 [1]。

理论上,eAlerts 能够覆盖医疗单位内的所有患者,不受接诊环境、接诊医师专业和能力的影响,有利于在广泛的患者群体中进行 AKI 早期诊断和干预,并改善患者的临床结局。然而,过去十余年间,关于 eAlerts 能否改善 AKI 患者预后的研究结果并不一致,本文对近期该领域的重要研究证据进行总结,分析影响其结果的原因,并探讨 eAlerts 的科学研究和临床应用前景。

一、eAlerts 应用于急性肾损伤诊治的临床研究证据

2024 年,两个研究团队分别对 eAlerts 在 AKI 诊疗中的效用进行了系统综述和荟萃分析。中国人民解放军总医院第一医学中心团队荟萃分析了 6 项随机对照研究（randomized controlled trial,RCT）,共纳入 40 146 例患者,结果显示,eAlerts 提高了 AKI 的诊断率和接受透析患者的比例,然而,eAlerts 并未改善患者短期病死率、肾功能或其他患者中心的结局 [2]。中国台湾省长庚纪念医院团队荟萃分析了 6 项 RCT,4 项前瞻性和 3 项回顾性队列研究,13 项研究共纳入 41 837 例患者,结果显示 eAlerts 与患者病死率、住院时间和医疗花费不相关,但与 AKI 诊断率提高、透析事件增多、肾脏专科医师会诊增加和 AKI 后非甾体抗炎药暴露减少相关,并似乎与较低的 AKI 进展风险相关 [3]。

以上两项系统综述发表后,美国耶鲁大学团队发布了一项多中心 RCT 研究结果,该研究纳入了 4 003 例住院患者,评估了基于 eAlerts 早期识别 AKI,并由肾脏专科医师和临床药师团队给予实时、个体化的 AKI 防治建议对患者结局的影响。研究发现,eAlerts 显著增

加了医师的诊断检验医嘱和药物剂量调整频次,但与常规措施相比,基于 eAlerts 的干预措施未显著降低由 AKI 恶化率、透析发生率或病死率组成的复合结局 [4]。

二、eAlerts 难以改善急性肾损伤患者预后的原因分析

(一)AKI 的异质性

AKI 是一异质综合征,目前广泛使用的 KDIGO 诊断标准并未体现 AKI 的异质性,当前也缺乏针对 AKI 亚型的个体化干预措施 [5],这种局限性会传递到基于 KDIGO 诊断标准的 eAlerts 中。试图用一种相同或相似的干预措施去处理异质性临床问题时,结果必然难以体现一致性。

(二)eAlerts 的监测指标可能需要改进

大多数 eAlerts 对 AKI 的识别基于 KDIGO 诊断标准,通过监测患者 sCr 或尿量的变化发出临床预警 [6]。然而,这种识别方式存在潜在的缺陷:首先,患者的基线 sCr 可能无法获得或者不准确。其次,sCr 或尿量的变化依赖一定时间窗内的复查或持续监测,若患者在该时间窗内没有复查或监测,则可能导致 AKI 不会被识别。最后,已知 sCr 和尿量的改变滞后于 AKI 的发生,且受到患者容量、血流动力学和营养状态等因素的影响,因此,sCr 和尿量并不是诊断 AKI 的敏感指标,即使有信息技术的加成,基于 sCr 和尿量的变化也可能无法实现"尽早"诊断 AKI 的目的。进入 21 世纪以来,已经有越来越多的新型生物标志物应用于 AKI 的早期诊断,其中部分生物标志物对 AKI 的早期诊断效能被证实优于 sCr 和尿量 [7],未来可考虑基于新型生物标志物设计 eAlerts。

(三)eAlerts 预警需要配合个体化、集束化的干预措施

eAlerts 只能提供预警,而由预警触发的管理措施可能才是改善 AKI 结局的关键,然而简单泛化的干预措施,如复查肾功能、优化容量状态等可能对异质的 AKI 疾病过程难以造成显著的影响。既往研究中,对 eAlerts 的设计重在预警,而缺乏或仅有简单普适的少数干预措施,这可能是造成 AKI 患者临床结局无明显改善的原因之一。理想的 eAlerts 应该是一个智能化的临床决策系统,可以整合多个医疗子系统的信息(如临床检验系统、电子病历系统、合理用药系统等),并结合患者所处的临床环境、个体特征和疾病特点,推荐个性化 AKI 管理方案 [8]。已经有研究者探讨了由 eAlerts 预警,由专业的肾脏专家团队给出防治建议的工作模式,并验证了其可行性 [4]。同时,人工智能技术的蓬勃发展也为实现 eAlerts 智能化、个体化提供了新的可能 [9]。

(四)eAlerts 的信息传递方式和执行过程可能影响其效能

成功的 eAlerts 不仅需要准确识别 AKI,还需要配合良好的信息传递方式和执行过程,否则预警信息可能被忽视、错误理解或者难以有效执行,影响信息传递和执行的因素包括如下。

1. **医疗机构的类型和规模**　在大型教学医院和小型社区医院,由预警所触发的医疗资源显然存在差异。

2. **患者的类型**　如 ICU 中的重症患者已经接受了密切监测,eAlerts 可能是冗余信息,而对病房或门诊等低监护条件下的患者,eAlerts 则非常重要。

3. **预警的对象、方式与频率**　预警的对象可以是医师、护士、患者或患者家属等;预警

的方式包括电脑弹窗提示、传呼机提醒、短信提醒或者电话提醒等,预警的频率可以是仅提醒一次,也可以多次提醒,甚至持续提醒直至做出正确的临床干预。显然,不同的预警对象、方式和频率会触发不同的临床应对措施,从而造成不同的临床效应。

4. eAlerts 与临床工作体系和流程的整合程度　一个无法融入现有工作流程的预警系统,只会增加医务人员的预警疲劳,而无法发挥对临床实践的积极影响[10]。

(五)临床研究的异质性与局限性

已发表的相关研究并非均质,其中 eAlerts 的设计和内涵差异较大,加之 eAlerts 应用的临床环境、患者群体、信息传递方式和工作流程的差异,因此,研究之间呈现出不同的干预效应并不意外。此外,预警是 AKI 防治过程的始动环节,eAlerts 在这一环节的干预效应传递到 AKI 患者的最终临床结局上,不可避免会被稀释。因此,需要对 eAlerts 的评价维度进行改进,在关注患者临床结局的同时,也应该评价其对患者疾病过程、诊疗流程优化、医疗质量提升、投入/产出比等的影响[1]。

综上所述,虽然目前关于 eAlerts 应用于 AKI 诊治的研究并未呈现出对患者预后的显著影响,但值得肯定的是,eAlerts 对于提高 AKI 早期诊断率,并触发相应防治措施具有积极作用,这一特点使得它在资源有限的医疗机构或者监护程度较低的临床场景中具有较大的应用价值。后续的科学研究可以具体关注在哪些临床环境和患者类型中,采用何种 eAlerts,能够改善临床诊疗质量,并为患者带来临床获益。此外,eAlerts 需要持续改进,可能的方向包括:基于新型生物标志物进行 AKI 诊断,优化信息传递方式,推送个体化的 AKI 防治措施,与临床流程的整合优化等;以实现将关于患者的正确信息,以正确的形式,通过正确的渠道,在工作流程中的正确节点提供给关键对象的目的[6]。

(刘　畅　彭志勇)

参考文献

[1] HOSTE E A, KASHANI K, GIBNEY N, et al. Impact of electronic-alerting of acute kidney injury: Workgroup statements from the 15(th) ADQI Consensus Conference[J]. Can J Kidney Health Dis, 2016, 3: 10.

[2] FU Z, HAO X, LV Y, et al. Effect of electronic alerts on the care and outcomes in patients with acute kidney injury: A meta-analysis and trial sequential analysis[J]. BMC Med, 2024, 22(1): 408.

[3] LI T, WU B, LI L, et al. Automated electronic alert for the care and outcomes of adults with acute kidney injury: A randomized clinical trial[J]. JAMA Netw Open, 2024, 7(1): e2351710.

[4] AKLILU A M, MENEZ S, BAKER M L, et al. Early, individualized recommendations for hospitalized patients with acute kidney injury: A randomized clinical trial[J]. JAMA, 2024, 332(24): 2081-2090.

[5] KELLUM J A, LAMEIRE N, KDIGO AKI Guideline Work Group. Diagnosis, evaluation, and management of acute kidney injury: A KDIGO summary (Part 1)[J]. Crit Care, 2013, 17(1): 204.

[6] IVICA J, SANMUGALINGHAM G, SELVARATNAM R. Alerting to acute kidney injury: Challenges, benefits, and strategies[J]. Pract Lab Med, 2022, 30: e00270.

[7] MOHEBI R, VAN KIMMENADE R, MCCARTHY C, et al. A biomarker-enhanced model for prediction of acute kidney injury and cardiovascular risk following angiographic procedures: CASABLANCA AKI prediction substudy[J]. J Am Heart Assoc, 2022, 11(10): e025729.

[8] HORNE K, NOBLE R, KARELIA S, et al. Electronic alerts in acute kidney injury: Why does evidence of benefit remain elusive? [J]. Curr Opin Nephrol Hypertens, 2023, 32(6): 522-527.

[9] KELLUM J A, BIHORAC A. Artificial intelligence to predict AKI: Is it a breakthrough?[J]. Nat Rev Nephrol, 2019, 15(11): 663-664.

[10] SEIDLING H M, PHANSALKAR S, SEGER D L, et al. Factors influencing alert acceptance: A novel approach for predicting the success of clinical decision support[J]. J Am Med Inform Assoc, 2011, 18(4): 479-484.

2 急性肾损伤的免疫表型

急性肾损伤（acute kidney injury, AKI）是重症患者最常见的器官功能障碍之一，可由脓毒症或无菌性损伤（肾毒性或缺血再灌注损伤）等不同损伤因素引起[1]。一方面，树突状细胞、单核细胞/巨噬细胞、中性粒细胞、T淋巴细胞和B淋巴细胞等免疫细胞介导的先天性和/或适应性免疫反应均参与肾小管细胞的损害和恢复；另一方面，AKI时亦会激活各种免疫细胞，导致重症患者免疫系统失衡[2-3]。本文主要阐述AKI免疫表型的理论基础、分类及其临床意义，并展望AKI免疫表型的未来研究方向。

一、急性肾损伤与免疫系统的交互作用

（一）肾脏免疫系统对急性肾损伤的影响

肾脏免疫系统包含固有免疫和适应性免疫，两者相互协同，共同感知病原体相关分子模式（pathogen-associated molecular patterns, PAMP）或损伤相关分子模式（damage associated molecular patterns, DAMP），通过调节免疫应答来维持肾脏稳态并参与肾脏修复[2-3]。AKI动物模型显示，无论是脓毒症还是非感染性炎症导致的AKI均可导致常驻肾脏免疫细胞启动快速炎症反应，募集和激活免疫细胞，引发宿主特异性级联反应。固有免疫细胞损害肾脏的重要机制之一是中性粒细胞参与早期炎症反应并形成中性粒细胞胞外陷阱（neutrophil extracellular traps, NETs），促进炎症和组织破坏[4]。树突状细胞主要负责激活适应性免疫细胞，其中促炎淋巴细胞的活化会促进炎症损伤，而抗炎淋巴细胞则起到保护效果。AKI的结局可能取决于不同淋巴细胞亚群的平衡及其复杂的相互作用。例如，调节性T细胞在肾脏修复中起关键作用，可与其他免疫细胞相互作用，抑制过度炎症反应，促进肾小管再生。M2型巨噬细胞则既有促进肾小管上皮修复再生又有促进肾脏纤维化的双向作用。AKI后B淋巴细胞抑制肾小管再生，促进肾小管萎缩。

（二）急性肾损伤对免疫系统的影响

AKI对免疫系统的影响主要聚焦于AKI诱导的免疫抑制状态和继发感染的高风险。

AKI 时可通过消除选择素诱导的白细胞滚动,减少白细胞迁移、募集至炎症组织。在 AKI 动物模型中可观察到中性粒细胞功能障碍,这可能与 AKI 时血浆抵抗素水平升高,抑制中性粒细胞分化的人急性早幼粒细胞白血病细胞系 NB4 细胞(human acute promyelocytic leukemia cell line NB4 cell)迁移和细胞内肌动蛋白聚合有关。AKI 患者单核细胞因子水平降低,血浆 IL-6 水平显著升高,免疫功能紊乱,明显增加了重症患者出现严重感染和因继发脓毒症而导致死亡等不良预后的风险。AKI 诱导免疫麻痹的机制错综复杂,主要机制涉及尿毒症毒素应激引起免疫细胞功能抑制、全身炎症与免疫抑制的平衡失调、免疫检查点分子上调、代谢紊乱、肠道菌群失调、神经内分泌调节和微环境改变等多个方面。理解这些机制有助于开发针对性的免疫调节治疗策略,改善 AKI 患者的预后。

二、重症急性肾损伤免疫表型的相关临床研究

AKI 是一种高异质性综合征,包括不同病因(低心排血量、脓毒症、大手术、毒性作用等)、不同病理生理改变(缺血再灌注、氧化应激、线粒体功能障碍、细胞凋亡等)、不同的临床表征(严重程度和转归)。研究表明通过聚类分析,采用个体的表观遗传、生物学和临床特征来确定 AKI 亚表型有望区分这些临床表型。AKI 免疫表型则是根据宿主免疫系统的反应特征对 AKI 进行分类,以揭示其潜在的病理生理基础并指导个体化治疗。目前,AKI 免疫表型分类主要基于以下三方面。

1. 基于炎症介质的表型 2019 年,Bhatraju 等人[5] 应用聚类分析方法首次发现 AKI 患者基于炎症和内皮损伤标志物[血管生成素 1(angiopoietin 1,Ang1)、血管生成素 2(angiopoietin,Ang2)、肿瘤坏死因子受体 1(tumor necrosis factor receptor 1,TNFR1)和白细胞介素 8(interleukin 8,IL-8)]的差异,确定了两种新的 AKI 免疫表型:AKI-SP1(低炎症和内皮损伤标志物表达)和 AKI-SP2(高炎症和内皮损伤标志物表达)。与 AKI-SP1 相比,AKI-SP2 与增加的 7 天内肾脏不恢复、肾脏替代治疗(renal replacement therapy,RRT)需求和 28 天病死率呈正相关,并构建了一个只用三种生物标志物(Ang2/Ang1 和 TNFR1 的比值)预测模型来识别 AKI 免疫表型(AKI-SP1 与 AKI-SP2)。近期,该研究团队再次利用这个预测模型对脓毒症 AKI 患者进行免疫表型分类,并基于核酸适配体的蛋白质组学技术评估了 ICU 住院患者尿液中 5 212 种蛋白质,发现共有 117 种尿蛋白在 AKI-SP2 中升高,195 种在 AKI-SP1 中升高。其中,AKI-SP2 中富含与中性粒细胞和单核细胞炎症和趋化相关的尿蛋白(CXCL1 和 REG3A)及氧化应激相关的尿蛋白(SOD2),表现为免疫激活和炎症表型,而 AKI-SP1 中富含与胶原沉积(GP6)、足细胞衍生(Spok2)、间充质细胞增殖(IL11RA)、抗炎(IL10RB 和 TREM2)相关的尿蛋白,表现为修复和再生表型[6]。2020 年 Wiersema 等人[7] 对芬兰脓毒症 AKI 队列进行了聚类分析,也确定了相似的 AKI 免疫表型。此外,美国学者前瞻性观察性研究纳入了 239 例脓毒症患者,发现持续性 AKI 和肾脏不可恢复与早期免疫系统标志物和内皮生物标志物持续性表达相关[8]。近期,Frank 等人[9] 首次对不同病因 AKI 患者进行了免疫状态的动态分析,结果发现固有免疫与适应性免疫反应均与 AKI 严重程度呈正相关,而且能否恢复免疫稳态与持续性 AKI 相关。该项研究还发现了 AKI 患者第 5 ～ 7 天存在更高比例的不成熟中性粒细胞,单核细胞人类白细胞抗原低表达和低水平的 TNF-α、IFN-γ,再次证实了 AKI 导致免疫抑制状态。

2. 基于免疫细胞的表型 欧洲学者前瞻性纳入 KDIGO 分级 ≥ 2 级 AKI 且入院时已出现无菌性白细胞尿的危重症患者。在第 0 天和第 2 天采集新鲜尿液样本,用流式细胞术分析样本中不同的白细胞。结果提示重症 AKI 患者尿免疫细胞表型主要由中性粒细胞、单核吞噬细胞和 B 细胞组成。而且 M2 巨噬细胞可以促进肾脏恢复,而 B 细胞可以阻止肾脏恢复[10]。

3. 基于免疫代谢的表型 Sun 等人[11]利用基于液相质谱技术检测需要 RRT 的 AKI 患者第 1 天和第 8 天血清代谢相关生物标志物水平,发现在第 8 天或第 28 天死亡的危重患者中,第 1 天和第 8 天的样本血清中花生四烯酰基溶血磷脂酰胆碱和花生四烯酸乙醇胺(参与抗炎过程)水平均较低。

三、重症急性肾损伤免疫表型对临床治疗的影响

识别 AKI 免疫表型不仅有助于揭示 AKI 的异质性,识别新的病理生理学机制,理解不同免疫机制在 AKI 中的作用以及预测 AKI 的进展及预后,而且有助于探索新的 AKI 防治靶点、个体化指导免疫调节药物治疗(如抗炎药物、免疫抑制剂或免疫增强剂)。在 VASST (Vasopressin and Septic Shock Trial)临床试验中随机分组前采集的血液确定了 AKI 免疫表型。与仅使用去甲肾上腺素相比,早期加入血管升压素可改善 AKI-SP1 患者的病死率,但 AKI-SP2 患者未观察到任何益处[5]。近年来的研究发现,干细胞(extracellular vesicle,EV)可以通过出芽方式释放多种类型的胞外囊泡(extracellular vesicle,EV),包括外泌体、微囊泡、凋亡小体等。EV 能够通过携带抗炎分子减少肾脏中的炎症细胞和促炎细胞因子(如 TNF-α、IL-6 和 TGF-β),同时增加抗炎细胞因子(如 IL-10)的水平发挥抗炎和免疫调节;EV 可以促进肾脏内源性干细胞的增殖,从而促进受损肾脏的再生;EV 能够减少肾脏细胞的凋亡,并减轻肾脏纤维化。截至 2025 年,ClinicalTrials.gov 上已注册了多项关于 EV 治疗 AKI 的临床试验。这些试验主要集中在评估间充质干细胞来源的 EV 的疗效和安全性。然而,目前尚未有专门针对 EV 治疗 AKI 的临床试验完成并公布结果,大多数试验仍处于招募或进行阶段,让我们拭目以待[12]。

四、重症急性肾损伤免疫表型的展望和研究方向

目前,重症 AKI 免疫表型研究更多地聚焦于基于炎症介质的免疫表型,但其是否能够为临床风险评估与治疗带来获益,尚未得到大规模临床研究的验证。尽管免疫相关生物标志物可为确定亚表型提供指导,但现有研究中纳入的部分免疫指标并不能完全反映机体复杂的免疫状态,而且不同研究对免疫指标的定义和分析方法存在差异。此外,亚表型发展的队列中患者年龄谱是一个重要影响因素,而多项研究并未考虑年龄与免疫功能之间是否存在共线性问题。生物标志物数据的普遍性和通用性也是需要进一步考量的关键点,未来的研究需要更全面地考虑这些因素的影响。

AKI 免疫表型的研究需要更加多元化,才能够进一步指导 AKI 个体化、精准化诊疗的发展。随着单细胞测序、空间转录组以及蛋白质组学等多组学技术及人工智能技术[13]的发展,未来的研究必将聚焦于基于基因组、转录组、蛋白质组和代谢组的多组学整合分析以及人工智能大数据分析,探寻更精准的生物标志物和免疫功能指标等,进一步完善 AKI 免

疫表型。同时,开发实时动态监测技术,追踪 AKI 过程中免疫细胞表型的变化,并致力于将免疫细胞表型研究的成果转化为临床应用,开发基于免疫表型的诊断工具、治疗决策系统及靶向治疗方案,从而实现基于免疫分型的 AKI 精准治疗。

（邵自强　杨向红）

参考文献

[1] LEE K, JANG H R, RABB H. Lymphocytes and innate immune cells in acute kidney injury and repair[J]. Nat Rev Nephrol, 2024, 20(12): 789-805.

[2] SINGBARTL K, FORMECK C L, KELLUM J A. Kidney-immune system crosstalk in AKI[J]. Semin Nephrol, 2019, 39(1): 96-91.

[3] FORESTO-NETO O, MENEZES-SILVA L, LEITE J A, et al. Immunology of kidney disease[J]. Annu Rev Immunol, 2024, 42(1): 207-233.

[4] ZHU L, ZHENG Q, LIU X, et al. HMGB1 lactylation drives neutrophil extracellular trap formation in lactate-induced acute kidney injury[J]. Front Immunol, 2025, 15: 1475543.

[5] BHATRAJU P K, ZELNICK L R, HERTING J, et al. Identification of acute kidney injury subphenotypes with differing molecular signatures and responses to vasopressin therapy[J]. Am J Respir Crit Care Med, 2019, 199(7): 863-872.

[6] STANAWAY I B, MORRELL E D, MABREY F L, et al. Urinary proteomics identifies distinct immunological profiles of sepsis associated AKI sub-phenotypes[J]. Crit Care, 2024, 28(1): 419.

[7] WIERSEMA R, JUKARAINEN S, VAARA S T, et al. Two subphenotypes of septic acute kidney injury are associated with different 90-day mortality and renal recovery[J]. Crit Care, 2020, 24(1): 150.

[8] OZRAZGAT-BASLANTI T, LOFTUS T J, MOHANDAS R, et al. Clinical trajectories of acute kidney injury in surgical sepsis: A prospective observational study[J]. Ann Surg, 2022, 275(6): 1184-1193.

[9] BIDAR F, PEILLON L, BODINIER M, et al. Immune profiling of critically ill patients with acute kidney injury during the first week after various types of injuries: The REALAKI study[J]. Crit Care, 2024, 28(1): 227.

[10] COELHO S, CABRAL M G, SALVADOR R, et al. Urinary immune cell phenotype of severe AKI in critically ill patients[J]. Int Urol Nephrol, 2022, 54(8): 2047-2055.

[11] SUN J, CAO Z, SCHNACKENBERG L, et al. Serum metabolite profiles predict outcomes in critically ill patients receiving renal replacement therapy[J]. J Chromatogr B Analyt Technol Biomed Life Sci, 2021, 1187: 123024.

[12] LI X Q, LIU J F, LIU H, et al. Extracellular vesicles for ischemia/reperfusion injury-induced acute kidney injury: A systematic review and meta-analysis of data from animal models[J]. Syst Rev, 2022, 11(1): 197.

[13] CHEUNGPASITPORN W, THONGPRAYOON C, Kashani K B. Advances in critical care nephrology through artificial intelligence[J]. Curr Opin Crit Care, 2024, 30(6): 533-541.

3 重症急性肾损伤患者血压管理：目标在哪里？

肾脏是机体重要的代谢器官，发挥着调节水、电解质、酸碱平衡及内分泌等多种作用。尽管肾脏具有良好的血流自调节能力，但其结构和功能特征也决定了其是一个对血压变化较敏感、容易受损的器官。虽然纠正低血压与肾功能的改善有关，但对理想血压目标的探索一直是近年来的研究热点。随着对肾脏损伤机制及器官血流动力学研究的逐步深入，其发挥"前哨"作用及"器官血流导向性作用"的意义也更为凸显。因此，在近些年的诸多脓毒症研究中，肾脏均作为探究平均动脉压（mean arterial pressure，MAP）管理的"目标"器官。

一、血压对急性肾损伤的影响

在急性肾损伤（acute kidney injury，AKI）的发生发展过程中，血压是极为重要的影响因素之一。对于重症 AKI 患者目标血压是多少，既往的研究众说纷纭，诸多研究将脓毒症患者 AKI 的发生作为临床 MAP 的管理靶点，仍未取得一致结论。一项来自美国 110 家医院的回顾性研究评估了 2010—2016 年入住 ICU 超过 24 小时的脓毒症患者，通过 logistic 回归分析发现，时间加权平均动脉压（time-weighted average mean arterial pressure，TWA-MAP）在 65mmHg 时，对 AKI 的发生存在显著影响 [1]。SEPSISPAM 研究显示合并高血压的脓毒症患者，目标 MAP 80 ～ 85mmHg 较 65 ～ 70mmHg 能够降低 10.5% 的肾脏替代治疗（renal replacement therapy，RRT）需求，但是这些患者的病死率并没有显著性降低 [2]。在芬兰 17 家医院的一项前瞻性观察性研究（Finnish Acute Kidney Injury Study，FINNAKI）中，TWA-MAP 临界值为 73mmHg 预测脓毒症相关 AKI 进展的能力最好 [3]。2023 年的一项美国大型数据库观察研究报告，在来自 364 个 ICU 约 330 万例患者的调查中发现，AKI 的发病率在 MAP 低于（62±10）mmHg 的阈值时逐渐增加 [4]。一项大型荟萃分析纳入了 28 项研究（12 项为 ICU 患者，16 项为外科患者）涉及 15 672 例患者（包括外科手术、感染性休克、猝死等），结果发现 MAP 的异质性在不同的人群中差异巨大 [5]。因此，探究某一确定性血压目标作为重症 AKI 患者 MAP 管理的核心，仍未在临床中取得一致性结论。

二、急性肾损伤患者目标血压是多少？

随着个体化治疗理念逐步推进，重症 AKI 患者 MAP 个体化管理的理念也逐渐被认知。梅奥诊所 Moman 等人的一项针对感染性休克患者的回顾性单中心队列研究 [6] 发现，当复苏后 MAP 中位数接近或高于术前 MAP 中位数时，AKI 的发生率较低；这表明 MAP 的目标值不应是固定的，而应根据患者的个体状况进行个体化调整；具体而言，复苏后 MAP 接近或高于入院前 MAP 的患者，其 AKI 的发生率最低。该研究强调了根据患者的基础情况制订个体化治疗方案的重要性，而非盲目追求统一的 MAP 目标值。而对于有高血压病史的感染性休克患者，欧洲专家认为更高的 MAP 与较低的 AKI 风险相关 [7]。在澳大利亚重症监护病房开展的一项前瞻性研究，通过对比标准治疗与个体化血压目标策略发现，采用基于患者病前基础血流动力学参数(如基础平均灌注压)结合实时监测数据设定个体化血压目标的干预组,其 AKI 发生率显著低于标准治疗组。研究显示,个体化策略通过动态调整血压阈值并控制血管升压药物剂量,不仅减少了器官低灌注风险,还可能改善临床预后[8]。以上研究提示,对于 AKI 患者的目标血压,应依据患者个体化情况探究不同病理生理状态下的合适 MAP。

三、急性肾损伤患者目标血压的个体化

维持合适的血压目标对于预防 AKI 至关重要。在脓毒症患者中,通常建议将 MAP 维持在 ≥ 65mmHg;高血压患者因肾脏自我调节功能改变,通常需要较高的 MAP 目标(约 80 ~ 85mmHg);而在肝肾综合征患者中,通过血管收缩治疗提高 MAP 有助于改善肾功能。因此,血压管理应结合患者个体情况和临床场景,以优化肾脏灌注并降低 AKI 风险。为了更好地理解肾脏灌注机制,我们需要进一步探讨平均灌注压(mean perfusion pressure,MPP)、肾脏血管阻力等与 AKI 的关系。

(一)平均灌注压

通常,平均灌注压(MPP)是指 MAP 和中心静脉压(central venous pressure,CVP)之间的差异[9]。在 2024 年最新发表的一项基于 MIMIC-IV 数据库回顾性分析 5 867 例脓毒症患者 AKI 发生率的研究中,当 MPP 被用作分类变量时,高 MPP 组患者患 AKI 的风险低于低 MPP 组($OR = 0.71$,95% CI 0.61 ~ 0.83,$P=0.001$)。亚组分析发现,在所有评估的变量中,MPP 和 AKI 风险之间存在一致的关联(交互作用 $P > 0.05$)。Kaplan-Meier 曲线分析显示,与低 MPP 组相比,高 MPP 组患者住院期间的存活率更高(Log-rank 检验,$P < 0.000\ 1$),其结论认为在脓毒症重症患者中,MPP 水平较低与 7 天时 AKI 发病率增加有关[10]。

MPP 在 AKI 的发生发展过程中,意义重大。为进一步探究 MPP 的最适水平,Guy's & St Thomas' NHS 基金会医院 ICU 进行了一项单中心回顾性研究,在 2 118 例 ICU 患者中,MPP < 59mmHg 的 AKI 1 级患者进展为 AKI 3 级的风险显著增加,提示 MPP < 59mmHg 与 AKI 进展独立相关;有意思的是,肾灌注压 < 60mmHg 与 AKI 进展有关,但单独的 MAP 与此无关[11]。而之后的一项单中心研究探究了 AKI 与 MPP 的相关性,将 MPP 值设定为 55mmHg,观察 12 小时后发现,与 MPP < 55mmHg 组相比,MPP > 55mmHg 组患者血清肌酐较低($P=0.044$)。血清肌酐升高与 MPP 降低之间存在相关性($r=-0.476$;$P=0.001$),较低的 MPP 倾向于增加 AKI 的发生率,而较高的 MPP 则会减少 AKI 的发生率[12]。这些研究提示,MPP 与 AKI 的发生密切相关,且低 MPP 增加了 AKI 的发生率。

决定肾灌注的另一个重要因素是肾间质压力。影响肾间质压力的主要因素是肾实质压力和腹腔压力。肾实质压力往往在肾脏水肿时增高,而腹腔压力在腹腔间室综合征中可能会升高,虽然肾实质压力无法测量,但腹内压很容易监测。因此一些人认为,考虑到胸腔内压的存在,有效肾灌注压 =MAP-(CVP+ 腹内压 + 平均气道压),可能会成为急性肾损伤的最佳预测指标[13]。

总而言之,在个体化的血压管理目标中,我们不仅仅关注 MAP 设定的绝对值,更重要的是围绕肾脏前后负荷的相关因素,个体化地调整器官灌注压力,以肾灌注压而不是 MAP 为目标听起来更合乎逻辑。但目前对于肾脏的最适 MPP 仍无定论,需进一步探究。

(二)肾脏自动调节能力与肾脏血管阻力

流量、压力和器官血管阻力是决定器官血流灌注的主要影响因素。MAP 或 MPP 是肾脏灌注的前向压力,但无论 MAP 还是 MPP,都是血流流经器官血管床在器官血管阻力的作用下形成的压力。因此,器官血管阻力是器官灌注的决定性因素。

每一个器官都有各自独特的血管阻力,而这与器官血流自主调节能力密切相关。血流自主调节能力在一定程度上决定了休克时血流灌注的结果[14]。当血压波动时,调节能力越强,器官血流稳定的可能性就越高。器官血流不随压力变化而波动的阶段称为平台期,其中平台期的两端为自主调节下限(lower limit of autoregulation,LLA)和自主调节上限(upper limit of autoregulation,ULA)[15]。高于 LLA 的血压或灌注压,可以有效灌注器官,减少血管活性药物和液体等的应用。肾血流有较强的自主调节能力。炎症反应、低灌注、高血压、糖尿病、AKI 等均可以损害肾脏的自动调节能力而导致 LLA 发生变化。因此,重症患者目标血压的选择更应个体化地满足肾脏的 LLA 水平,个体化滴定血压。

肾阻力指数(renal resistive index,RRI)是一个评估肾动脉血管阻力的超声指标。RRI 升高主要是由血管收缩、血管顺应性降低或远端毛细血管稀疏等因素引起。RRI 与 MAP 关系密切,Lerolle 等人[16]和 Beloncle 等人[17]发现 RRI 与 MAP 在感染性休克中成反比,尤其是在合并高血压和糖尿病的患者中,这一现象更显著。而 AKI 与 RRI 增加相关,但并不影响 MAP 和 RRI 之间的关系,因此推断 AKI 的易发因素与 RRI 对 MAP 反应降低有关[17]。这也就提示我们,可以利用 MAP 与 RRI 的相关性确定自主调节的肾脏 LLA,或许 RRI 的动态变化和最适结果在临床中可用于滴定式管理肾脏的前向灌注压力。目前而言,就 AKI 患者血压滴定的相关研究不多,河北医科大学第四医院刘丽霞团队在验证 RRI 与 MAP 的关系时,首次提出可以使用 RRI 滴定 MAP 血压管理,相关研究正在开展[18]。

总而言之,AKI 的发生发展与 MAP 关系密切,AKI 患者的血压管理是影响疾病转归及预后的重要因素。MAP 的选择应该是个体化选择,群体性的目标可能无法满足患者的个体需求。影响 AKI 患者个体化 MAP 选择的主要因素包括肾自主调节能力和肾脏血管阻力,依据这些个体化因素滴定式管理患者目标血压可能是未来基础研究和临床管理的发展方向。

(张　涛　刘丽霞)

参考文献

[1] MAHESHWARI K, NATHANSON B H, MUNSON S H, et al. The relationship between ICU hypotension and in-hospital mortality and morbidity in septic patients[J]. Intensive Care Med, 2018, 44(6): 857-867.

[2] ASFAR P, MEZIANI F, HAMEL J F, et al. High versus low blood-pressure target in patients with septic shock[J]. N Engl J Med, 2014, 370(17): 1583-1593.

[3] POUKKANEN M, WILKMAN E, VAARA S T, et al. Hemodynamic variables and progression of acute kidney injury in critically ill patients with severe sepsis: Data from the prospective observational FINNAKI study[J]. Crit Care, 2013, 17(6): R295.

[4] KHANNA A K, KINOSHITA T, NATARAJAN A, et al. Association of systolic, diastolic, mean, and pulse pressure with morbidity and mortality in septic ICU patients: A nationwide observational study[J]. Ann Intensive Care, 2023, 13(1): 9.

[5] D'AMICO F, PRUNA A, PUTOWSKI Z, et al. Low versus high blood pressure targets in critically ill and surgical patients: A systematic review and meta-analysis of randomized controlled trials[J]. Crit Care Med, 2024, 52(9): 1427-1438.

[6] MOMAN R N, OSTBY S A, AKHOUNDI A, et al. Impact of individualized target mean arterial pressure for septic shock resuscitation on the incidence of acute kidney injury: A retrospective cohort study[J]. Ann Intensive Care, 2018, 8(1): 124.

[7] CECCONI M, DE BACKER D, ANTONELLI M, et al. Consensus on circulatory shock and hemodynamic monitoring. Task force of the European Society of Intensive Care Medicine[J]. Intensive Care Med, 2014, 40(12): 1795-1815.

[8] PANWAR R, VAN HAREN F, CAZZOLA F, et al. Standard care versus individualized blood pressure targets among critically ill patients with shock: A multicenter feasibility and preliminary efficacy study[J]. J Crit Care, 2022, 70: 154052.

[9] PANWAR R, LANYON N, DAVIES A R, et al. Mean perfusion pressure deficit during the initial management of shock: An observational cohort study[J]. J Crit Care, 2013, 28(5): 816-824.

[10] LI L, QIN S, LU X, et al. Association between the mean perfusion pressure and the risk of acute kidney injury in critically ill patients with sepsis: a retrospective cohort study [J]. BMC Infect Dis, 2024, 24(1): 806.

[11] OSTERMANN M, HALL A, CRICHTON S. Low mean perfusion pressure is a risk factor for progression of acute kidney injury in critically ill patients: A retrospective analysis[J]. BMC Nephrol, 2017, 18(1): 151.

[12] RAHMADHONA S, LUBIS A, WIJAYA D W, et al. The relationship of mean perfusion pressure (MPP) with acute kidney injury (AKI) on patients in intensive care unit (ICU) at Haji Adam Malik General Hospital Medan[J]. Int J Innov Sci Res Technol, 2020, 5(8): 1260-1263.

[13] DANG P T, LOPEZ B E, TOGASHI K A decrease in effective renal perfusion pressure is associated with increased acute kidney injury in patients undergoing cardiac surgery[J]. Cureus, 2023, 15(9): e45036.

[14] JOHNSON P C. Autoregulation of blood flow[J]. Circ Res, 1986, 59(5): 483-495.

[15] MENG L, WANG Y, ZHANG L, et al. Heterogeneity and variability in pressure autoregulation of organ blood flow: Lessons learned over 100+ years [J]. Crit Care Med, 2019, 47(3): 436-448.

[16] LEROLLE N, GUEROT E, FAISY C, et al. Renal failure in septic shock: Predictive value of Doppler-based renal arterial resistive index[J]. Intensive Care Med, 2006, 32(10): 1553-1559.

[17] BELONCLE F, ROUSSEAU N, HAMEL J F, et al. Determinants of Doppler-based renal resistive index in patients with septic shock: Impact of hemodynamic parameters, acute

kidney injury and predisposing factors[J]. Ann Intensive Care, 2019, 9(1): 51.

[18] LIU L, CHAO Y, WANG X, et al. Shock resuscitation: The necessity and priority of renal blood perfusion assessment[J]. Aging Dis, 2022, 13(4): 1056-1062.

4 术中体外血液净化治疗降低心脏术后急性肾损伤

近年来,全球心脏手术数量不断增长,急性肾损伤(acute kidney injury,AKI)是心脏术后的常见并发症,发生率约为 20% ~ 40%[1]。AKI 不仅延长了患者的住院时间,还增加了病死率和长期肾脏疾病的风险[2]。因此,寻找有效的预防措施至关重要。近年来,吸附作为一种可能的干预手段引起了广泛关注,其原理是通过清除血液中的炎症介质和其他有害物质来减少心脏术后 AKI 的发生[3]。本文将围绕吸附与心脏术后 AKI 的关系,结合相关研究进行深入探讨。

一、心脏术后急性肾损伤原因及机制

心脏术后 AKI 是由多种因素相互作用引起的,其发生机制较为复杂,涉及缺血再灌注损伤、炎症反应、药物毒性、动脉栓塞等多个机制[1,4]。

(一)低血压与缺血再灌注损伤

在心脏手术中,尤其是在使用体外循环(cardiopulmonary bypass,CPB)时,术中低血压和缺血再灌注损伤均是导致 AKI 的重要机制。CPB 期间,血液流动模式发生显著变化,由脉搏性流动变为非脉搏性流动。这种转变导致了多个生理问题,其中之一就是肾脏血流的减少。由于非脉搏性流动无法提供与脉搏性流动相同的冲击力,肾脏的灌注压力降低,从而使肾脏氧气供应不足。

术中的低血压问题进一步加剧了这种缺氧情况。低血压通常发生在手术过程中,由于药物、出血、液体失衡等多种因素,导致体循环和肾脏灌注不足。低血压使肾脏无法有效维持其正常的血流和氧气供应,进一步加重了肾小管的缺血损伤。在肾脏血流不足的情况下,肾小管细胞会经历缺血性损伤,细胞内的代谢活动减少,甚至可能发生细胞死亡,这会直接导致 AKI。

(二)炎症和氧化应激

CPB 引起的全身性炎症反应和氧化应激也是 AKI 的主要驱动因素。首先,手术过程中的组织损伤、缺氧及血液流动的改变(如非脉搏性流动)会激活多种炎症通路,包括补体系统、趋化因子和白细胞的激活。其次,血液与人工管道接触会激活补体系统,产生的细胞因子和炎症介质进一步加剧肾脏的炎症反应,造成肾小管细胞的损伤和死亡。这些炎症反应不仅引发局部细胞的损伤,还可能导致全身性炎症反应综合征。炎症反应中细胞因子失调或细胞因子风暴导致严重的全身性低血压,在肾脏灌注不足的基础上,合并细胞因子引发的直接肾小管损伤,进而促使了 AKI 的发生。

此外,氧化应激也是引发炎症反应的一个重要因素。缺氧或再灌注时,肾脏内的自由基产生增加,氧化物质会直接损害肾小管细胞,并通过细胞膜的氧化损伤、蛋白质降解和脂质过氧化加剧肾脏的炎症反应。除了间接损伤,氧化应激在肾脏组织中的积聚还会直接损伤细胞,通过激活一些信号通路加剧细胞的凋亡过程,促使肾脏内的内皮细胞和血管发生损伤,进一步降低肾脏灌注,恶化 AKI 的进程。

(三)肾脏药物毒性

手术过程中使用的某些药物,如抗生素、镇静镇痛药物、血管收缩药物等,可能具有肾毒性。这些药物可通过引起肾小管细胞损伤或减少肾脏的血流量,导致 AKI。

(四)动脉栓塞

由于心脏手术中的器械操作(如主动脉夹闭、左心耳操作等),可能引发动脉栓塞,血栓和气泡可以进入肾脏微血管,导致肾脏的灌注障碍和 AKI。

总之,造成心脏术后 AKI 的原因及机制是多方面的,预防和干预策略应综合考虑患者的个体风险,优化术中血流动力学,合理使用药物,并尽早识别 AKI 以降低其发生率和改善预后。

二、细胞因子吸附的临床研究证据

(一)细胞因子吸附原理及临床应用

吸附是一种血液净化技术,血液流经含有吸附剂颗粒的装置,利用吸附剂的物理化学性质,以特定或非特定方式去除血液中的细胞因子和有害物质,如内毒素及其他炎症介质。常见的吸附装置包括吸附柱和滤器。吸附柱由聚苯乙烯 - 二乙烯基苯共聚物微球构成,通过疏水吸附和孔道截留选择性吸附细胞因子。滤器为表面修饰的聚丙烯腈膜,膜表面结合带正电荷的聚乙烯亚胺基团,增强了对内毒素的吸附。同时,聚丙烯腈膜本身的疏水特性可吸附部分炎症因子,从而提高其在血液净化中的治疗效率[5]。理论上,吸附可限制促炎因子的血清峰值浓度,并在细胞水平上帮助免疫细胞恢复功能,最终控制失调的炎症及免疫反应,减轻相关并发症及器官损伤[6]。

吸附在危重症患者治疗中得到广泛应用,尤其是对于脓毒症、急性肾损伤和细胞因子风暴等病症的治疗[7]。有研究显示,脓毒症患者应用吸附治疗对细胞因子具有抑制作用,但是并未发现其对患者器官功能及预后的改善作用[8-9]。吸附未能达到预期效果的原因有很多。首先,许多吸附剂对目标分子的选择性不高,可能会移除有益的成分。其次,吸附容量有限,一些吸附材料只能处理少量的炎症因子,不足以显著改变临床结果。再者,炎症是一个复杂的生物过程,单一或几种因子的减少未必能有效控制整个过程。此外,治疗时机非常重要,吸附治疗往往是在炎症反应已经启动之后进行,错过了最佳干预窗口。

近期,吸附应用于接受心脏手术患者的研究显示出令人鼓舞的结果,使用非选择性体外血液净化(extracorporeal blood purification,EBP)装置可以清除细胞因子,甚至改变损伤相关分子模式,从而降低心脏术后 AKI 的发生率。

(二)吸附降低心脏术后急性肾损伤的临床证据

关于心脏病患者应用 EBP 治疗的研究,重点关注细胞因子去除和 AKI 的研究尚少。其中,REMOVAL 研究人群为因感染性心内膜炎而接受心脏手术的患者,随机将患者分为吸附治疗组(吸附组)和标准治疗组(对照组),结果显示吸附组的血清 IL-1β 和 IL-18 水平明显低于对照组,但主要结局指标 ΔSOFA 在两组之间没有差异[10]。随后,RECCAS 研究探讨了在心脏术中通过吸附柱调控全身炎症的效果。研究发现术中和术后细胞因子

（如 IL-6）水平没有显著降低,但治疗组的肾脏替代治疗持续时间显著缩短[(2.3±0.6)天 vs.(5.3±1.2)天],提示吸附技术在改善心脏术后患者肾功能方面表现出一定前景[11]。近期发表的一项小样本研究得出同样的结果,心脏外科术后感染合并 AKI 患者应用滤器进行连续肾脏替代治疗后,患者左室射血分数、肾功能指标改善,炎症介质和血管活性药物评分降低,提示吸附可改善心肾功能及血流动力学[12]。

SIRAKI02 研究是迄今为止关于吸附预防心脏术后 AKI 影响的最大规模研究[13]。这是一项双盲、随机对照研究,旨在研究在非紧急心脏手术人群中使用 EBP 是否会降低体外循环后的心脏术后 AKI。EBP 模式为滤器血液吸附联合连续肾脏替代治疗,主要结局是随机化后 7 天内心脏术后 AKI 的发生率。结果显示,EBP 组心脏术后 AKI 的发生率明显低于对照组(28.4% vs. 39.7%,$P=0.03$)。然而,此研究选择的是非紧急心脏手术人群,在心脏急症手术人群中的效果尚未可知。另外,考虑到因为手术干预(如甘露醇)会影响术后尿量、去除尿管的患者尿量不好统计等因素,此研究并没有把尿量当作心脏术后 AKI 的诊断指标。这与心脏术后 AKI 使用 KDIGO 标准[14]是不相符的。

吸附在心脏手术体外循环中的应用越来越多,但是目前研究并未得出明确的答案。Marijana 等人的荟萃分析纳入了 29 篇围手术期吸附治疗的研究,共 1 057 例接受吸附治疗的患者和 988 例对照组患者[15]。结果显示,吸附降低了升压药的需求,从而改善了血流动力学的稳定性。作者认为,在选定的感染高危病例中,血液吸附在心脏手术中的作用似乎是合理的,未来需要进行大型随机对照试验进一步探索其治疗效果及治疗时机。

（三）吸附降低心脏术后急性肾损伤的可能原因

与吸附在脓毒症中的应用不同,脓毒症往往出现在患者就诊之前,这导致医生对脓毒症的治疗具有滞后性,而心脏手术的时间都是已知的,并且患者的全身情况都是比较清楚的,这使得治疗可以同步进行甚至预防性治疗。一项随机对照试验检测了吸附组和对照组在 EBP 前、EBP 结束时、EBP 结束后 6 小时和 24 小时的细胞因子水平,结果发现,在体外循环结束时吸附组患者血清 IL-8 水平显著低于对照组($P=0.008$);TNF-α 在体外循环结束及 6 小时后也低于对照组($P=0.034$),24 小时后两组患者血清炎症因子水平均回基线[16],表明吸附能够在炎症反应的早期阶段减少炎症因子,从而减轻其对肾脏的损伤。另外,接受心脏外科体外循环手术的患者,其疾病类型(如先天性心脏病、冠心病等)相对较为明确,且在术前经过了一定的评估和准备,患者的身体状况在一定程度上具有相似性。

三、展望

（一）个体化治疗方案的探索

首先,多因素评估模型的建立非常重要。鉴于患者个体差异对吸附效果的影响,未来需要建立更加完善的多因素评估模型。该模型应综合考虑患者的年龄、性别、基础疾病、术前心功能状态、炎症指标、基因多态性等多种因素[17]。通过对大量患者的数据进行分析和机器学习算法的应用,预测患者对吸附治疗的反应,从而为每个患者制订个性化的治疗方案。

其次,需要深入研究寻找与吸附效果相关的特异性生物标志物。例如,某些微小 RNA、蛋白质组学标志物等可能能够更早期、更准确地反映肾脏损伤的程度和吸附治疗的效果。

（二）联合治疗策略

联合治疗策略包括与药物治疗的联合和其他肾脏保护技术的联合。探索吸附与传统药物治疗的联合应用。例如，将吸附与血管紧张素转换酶抑制剂或血管紧张素Ⅱ受体拮抗剂等肾保护药物联合使用，可能通过不同的作用机制协同保护肾脏功能。或者与新型抗炎药物（如针对特定炎症信号通路的抑制剂）联合，增强对炎症反应的调控。此外，研究吸附与其他肾脏保护技术（如远程缺血预处理、目标导向液体管理等已有研究证实有效的方法）[18]联合应用，可能从多个方面协同保护器官功能，改善患者预后。

（三）开展大样本、多中心、不同人群的高质量临床试验

为了确保研究结果的准确率，未来需要开展大样本、多中心，针对不同人群的高质量临床试验。首先，选择合适的研究人群。其次，制定统一的研究标准，包括统一的血液吸附治疗方案（如吸附装置的类型、使用时间、血流速度等）、干预时机、观察指标以及随访时间等。这样可以减少不同研究之间的异质性，提高研究的质量和可信度。

综上所述，在择期心脏手术患者 CPB 期间使用非选择性吸附体外血液净化是预防术后 AKI 的一种新型治疗方法，虽然面临诸多挑战，但也展现了巨大的潜力。随着科学技术的进步和临床研究的深入，我们有望在未来几年内获得更多使患者获益的应用信息，并为改善患者预后提供更好的治疗。

（赵聪聪　胡振杰）

参考文献

[1] CHERUKU S R, RAPHAEL J, NEYRA J A, et al. Acute kidney injury after cardiac surgery: Prediction, prevention, and management[J]. Anesthesiology, 2023, 139(6): 880-898.

[2] CHEW S T H, HWANG N C. Acute kidney injury after cardiac surgery: A narrative review of the literature[J]. J Cardiothorac Vasc Anesth, 2019, 33(4): 1122-1138.

[3] KWONG Y D, LIU K D. Impact of adsorptive blood purification on kidney outcomes[J]. JAMA, 2024, 332(17): 1430-1431.

[4] MASSOTH C, ZARBOCK A, MEERSCH M. Acute kidney injury in cardiac surgery[J]. Crit Care Clin, 2021, 37: 267-278.

[5] BELLOMO R, ANKAWI G, BAGSHAW S M, et al. Hemoadsorption: Consensus report of the 30th Acute Disease Quality Initiative workgroup[J]. Nephrol Dial Transplant, 2024, 39(12): 1945-1964.

[6] ABRAHAM P, MENDES V, KIRSCH M, et al. Hemoperfusion in cardiac surgery and ECMO[J]. Contrib Nephrol, 2023, 200: 180-191.

[7] RONCO C. Haemoadsorption in critically ill patients: The new frontier[J]. ICU Management Prac, 2024, 24(1): 1.

[8] SCHÄDLER D, PAUSCH C, HEISE D, et al. The effect of a novel extracorporeal cytokine hemoadsorption device on IL-6 elimination in septic patients: A randomized controlled trial[J]. PLoS One, 2017, 12(10): e0187015.

[9] SUPADY A, WEBER E, RIEDER M, et al. Cytokine adsorption in patients with severe COVID-19 pneumonia requiring extracorporeal membrane oxygenation (CYCOV): A single centre, open-label, randomised, controlled trial[J]. Lancet Respir Med, 2021, 9(7): 755-762.

[10] DIAB M, LEHMANN T, BOTHE W, et al. Cytokine hemoadsorption during cardiac surgery versus standard surgical care for infective endocarditis (REMOVE): Results from a multicenter randomized controlled trial[J]. Circulation, 2022, 145(13): 959-968.

[11] HOHN A, MALEWICZ-OECK N M, BUCHWALD D, et al. Removal of cytokines during cardiac surgery (RECCAS): A randomised controlled trial[J]. Critical Care, 2024, 28: 406.

[12] 王睿, 任禹澄, 李颖, 等. 心脏外科术后感染合并急性肾损伤患者采用 oXiris 滤器行连续性肾脏替代治疗的效果 [J]. 中华实用诊断与治疗杂志, 2024, 38(9): 936-940.

[13] PÉREZ-FERNÁNDEZ X, ULSAMER A, CÁMARA-ROSELL M, et al. Extracorporeal blood purification and acute kidney injury in cardiac surgery: The SIRAKI02 randomized clinical trial[J]. JAMA, 2024, 332(17): 1446-1454.

[14] KDIGO. KDIGO clinical practice guideline for acute kidney injury[J]. Kidney Int, 2012, 2(1): 1-138.

[15] MATEJIC S M, LINDSTEDT S, LEBRETON G, et al. The role of hemoadsorption in cardiac surgery: A systematic review[J]. BMC Cardiovasc Disord, 2024, 24: 258.

[16] GARAU I, MÄRZ A, SEHNER S, et al. Hemadsorption during cardiopulmonary bypass reduces interleukin 8 and tumor necrosis factor α serum levels in cardiac surgery: A randomized controlled trial[J]. Minerva Anestesiol, 2019, 85(7): 715-723.

[17] REIS T, REIS F, FAGUNDES A, et al. Rationale for adsorption in extracorporeal blood purification[J]. Contrib Nephrol, 2023, 200: 107-117.

[18] HARIRI G, COLLET L, DUARTE L, et al. Prevention of cardiac surgery-associated acute kidney injury: A systematic review and meta-analysis of non-pharmacological interventions[J]. Crit Care, 2023, 27(1): 354.

5   远隔缺血预处理降低心脏术后急性肾损伤发生率

急性肾损伤（acute kidney injury, AKI）是心脏术后患者最常见的严重并发症之一, 心脏手术相关 AKI（cardiac surgery associated AKI, CS-AKI）发生率为 20% ～ 40%, 可造成患者住院时间延长及病死率增加。远隔缺血预处理（remote ischemic preconditioning, RIPC）被认为是预防 CS-AKI 最具潜力的非药物性干预方式。本文将就近年来该方面的研究做一简要介绍, 包括 RIPC 的作用机制、相关临床研究及注意事项等。

一、RIPC 的作用机制

RIPC 是指对远端肢体进行短暂多次缺血再灌注处理, 以对远隔器官或组织（包括心、脑、肾、肝及脊髓等）产生保护性作用。RIPC 的保护性作用主要由神经及体液共同调节。RIPC 刺激可以诱发内源性介质释放, 包括腺苷、阿片类物质、高迁移率组蛋白 -1（high-mobility group protein-1,HMGB-1)及一氧化氮(NO)等,随后通过神经传导及体液途径到达远隔器官或组织,与该部位的细胞表面受体作用,启动相应信号转导通路,靶器官产生自然防御,如短暂的细胞周期阻滞等适应性反应,从而减轻后续靶器官因各种原因如缺血再灌注损伤、炎症反应、细胞毒性作用及氧化应激反应等可能造成的损伤[1]。ROSSAINT J 等[2]研究显示 RIPC 可以使大鼠血和尿中 HMGB-1 水平增加,随后 HMGB-1 与肾小管上皮细胞 TLR4 受体结合,可诱导短暂的细胞周期阻滞,进而发挥肾脏保护性作用。

二、RIPC 保护 CS-AKI 的临床研究

近年来多篇荟萃分析显示 RIPC 能显著降低 CS-AKI 的发生率,且是非药物干预措施中唯一有效的方式。HARIRI G 等人[3]纳入 86 项随机对照研究(25 855 例患者),对 10 项非药物干预在预防 CS-AKI 中的作用进行了系统性综述,仅 RIPC 和目标导向灌注(goal-directed perfusion)能够显著降低 CS-AKI 的发生。CHEN JJ 等[4]对 CS-AKI 预防措施相关的 161 项 RCT 研究(46 619 例患者)进行了荟萃分析,53 项干预措施中仅 8 项药物和 1 项非药物干预(RIPC)可降低 AKI 发生。MARTÍN-FERNÁNDEZ M 等[5]也对 150 项关于 CS-AKI 预防的药物和非药物干预措施研究进行了系统性综述,其中 23 项探讨 RIPC 预防效果的研究结果显示其能够减少 CS-AKI 发生率。LIU Z 等[6]纳入了 22 项探讨 RIPC 对 CS-AKI 的保护性作用 RCT 研究(5 389 例患者),分析显示 RIPC 可以显著减少不需要肾脏替代治疗的轻至中度 AKI 的发生,但需要肾脏替代治疗的重度 AKI 未减少。

尽管上述荟萃分析均支持 RIPC 可有效预防 CS-AKI,但同时也指出纳入的 RCT 研究存在异质性问题,主要涉及研究方案设计、AKI 定义、麻醉方式、手术操作流程和技术以及实施 RIPC 的时间及方式等方面。

三、RIPC 的注意事项

RIPC 操作简单无创,临床可实施性强,但目前仍没有统一的干预方案。其中干预时间点、干预强度及不良反应是需要注意的内容。

1. **干预时间点**　RIPC 的器官保护性作用有两个窗口期,急性作用期和延迟作用期。前者在 RIPC 后持续约 2 ～ 4 小时,随后逐渐消失,需要在麻醉诱导时、手术切皮或体外循环前实施。后者起效时间是在刺激后的 12 ～ 24 小时,可持续至 3 ～ 4 天,需在术前 24 小时进行。

多数研究关注急性作用,而甚少关注延迟作用。JIA P 等[7]在中国体外循环的择期心脏术后患者中进行了 RIPC 延迟作用的研究。该项前瞻性、单中心、双盲、随机对照研究共纳入了 509 例有 AKI 高危因素的患者。干预的时间点为术前 24 小时,结果显示 RIPC 组较对照组的心脏术后 7 天内的 AKI 发生率显著降低(27.2% vs. 35.3%,OR=0.68,P=0.048)。

2. **干预强度**　干预强度包含三个方面,充气加压压力强度、单次加压持续时间以及充气放气循环次数,目前尚无统一标准。临床常用的 RIPC 操作方式是利用测血压袖带或止血带,有条件单位可采用远端预适应治疗仪,对上肢或者下肢单侧肢体充气加压至 200 ～ 300mmHg(或至少大于收缩压 50mmHg)持续 5 分钟,然后放气 5 分钟,进

行 3 ～ 4 个循环。干预强度可影响 RIPC 保护性作用,但目前临床尚缺乏相应指标指导干预强度的选择。RIPC 后不同时间段内尿金属蛋白酶组织抑制物 -2(tissue inhibitor of metalloproteinase-2,TIMP-2)与胰岛素样生长因子结合蛋白 -7(insulin-like growth factor-binding protein-7,IGFBP-7)浓度乘积($C_{TIMP-2}\cdot C_{IGFBP-7}$)的变化在该方面或具有一定潜力。

ZARBOCK A 等人 [8] 的研究显示在诱导麻醉或切皮时给予 RIPC 干预,体外循环前尿 $C_{TIMP-2}\cdot C_{IGFBP-7}$ 增加 ≥ 0.5ng/(ml²·1 000)的患者,CS-AKI 的发生显著降低。但体外循环后 4 小时尿 $C_{TIMP-2}\cdot C_{IGFBP-7}$ 增加 ≥ 0.5ng/(ml²·1 000)的患者,CS-AKI 发生率增加。该研究提示体外循环前尿 $C_{TIMP-2}\cdot C_{IGFBP-7}$ 显著增加可预测 RIPC 预防有效,而体外循环后 4 小时尿 $C_{TIMP-2}\cdot C_{IGFBP-7}$ 显著增加则提示 AKI 发生率增加。

JIA P 等人 [7] 发现在术前 24 小时接受 RIPC 的择期心脏术后患者中,体外循环前及体外循环后 6 小时时间点的尿 $C_{TIMP-2}\cdot C_{IGFBP-7}$ 均显著高于对照组,且体外循环前尿 $C_{TIMP-2}\cdot C_{IGFBP-7}$ ≥ 0.2ng/(ml²·1 000)组患者的 AKI 发生率显著降低,但< 0.2ng/(ml²·1 000)组 AKI 的发生无显著变化。体外循环后 12 小时及 24 小时时间点的尿 $C_{TIMP-2}\cdot C_{IGFBP-7}$ 在 RIPC 组和对照组之间无显著差异。该研究提示体外循环前尿 $C_{TIMP-2}\cdot C_{IGFBP-7}$ 显著增加可预测延迟 RIPC 预防有效。

MEERSCH M 等人 [9] 在对 RIPC 干预强度与肾脏保护性作用关系的研究中也观察了尿 $C_{TIMP-2}\cdot C_{IGFBP-7}$ 的变化。以 RIPC 后 30 分钟的尿 $C_{TIMP-2}\cdot C_{IGFBP-7}$ 增加 ≥ 0.3ng/(ml²·1 000)定义为对 RIPC 有反应,增加< 0.3ng/(ml²·1 000)为无反应。干预强度方面设立了两个层面的比较。一是袖带充气加压强度层面,干预组加压均至 200mmHg(或至少大于收缩压 50mmHg),对照组加压至收缩压 20mmHg,结果显示干预组尿 $C_{TIMP-2}\cdot C_{IGFBP-7}$ 显著增高,CS-AKI 发生显著降低。二是加压持续时间层面,设立 4 个亚组,分别是 3 次 × 5 分钟(3 次循环,每次 5 分钟充气,随后 5 分钟放气),3 次 × 7 分钟,3 次 × 10 分钟以及 3 次 × 5 分钟 +2 次 × 10 分钟。结果显示对于有反应的患者,保护性作用与加压持续时间无相关性。但对于 3 次 × 5 分钟无反应的患者,在此基础上再追加 2 次 × 10 分钟,可使其转为有反应。该研究支持干预强度可影响尿 $C_{TIMP-2}\cdot C_{IGFBP-7}$ 变化及 CS-AKI 的发生,但并非呈剂量依赖性。

3. 不良反应 RIPC 是相对安全的,但也可能会出现一些不良反应,如干预部位感觉不适、皮肤损伤、血栓形成及心律失常等,此时需要注意降低干预强度及不良反应程度变化。患有外周血管狭窄或阻塞时,RIPC 可能进一步加重局部缺血,导致组织损伤、溃疡甚至坏疽等严重后果,故不能进行该侧肢体的缺血预处理操作,包括严重动脉硬化、血栓闭塞性脉管炎及雷诺病等。

四、RIPC 降低 CS-AKI 发生率的启示

多项研究证实 RIPC 能有效降低 CS-AKI 的发生,其机制与 RIPC 可减轻肾脏缺血再灌注损伤、低灌注、炎症反应、氧化应激以及调节神经体液反应等有关。因为重症患者的 AKI 发生及进展同样存在相似的病理生理改变,那么 RIPC 的保护性作用是否可推及其他重症患者,并可能同样具有肾脏保护作用仍是一个值得探讨的问题。但值得注意的是上述

研究中,患者的肾损伤与体外循环造成的缺血缺氧作用关系更为密切,而更多重症患者发生 AKI 的机制可能更为复杂且主导因素有所不同,RIPC 在更广泛的重症群体中的保护性作用值得探索。比如,PAN T 等[10]已在盲肠结扎穿孔(cecal ligation and puncture,CLP)脓毒症大鼠模型中证实 RIPC 可通过上调外泌体微小 RNA-21(microRNA-21)发挥肾脏保护性作用,且 microRNA-21 的最高峰发生在 RIPC 干预后 24 小时时间点。总之 RIPC 操作简单且无创,有望成为预防更多重症患者发生 AKI 的有效措施,但受益人群尚需要进一步的研究。

（李素玮　李笑男）

参考文献

[1] ORTEGA-TREJO J A, BOBADILLA N A. Is renal ischemic preconditioning an alternative to ameliorate the short- and long-term consequences of acute kidney injury?[J]. Int J Mol Sci, 2023, 24(9): 8345.

[2] ROSSAINT J, MEERSCH M, THOMAS K, et al. Remote ischemic preconditioning causes transient cell cycle arrest and renal protection by a NF-κB-dependent Sema5B pathway[J]. JCI Insight, 2022, 7(14): e158523.

[3] HARIRI G, COLLET L, DUARTE L, et al. Prevention of cardiac surgery-associated acute kidney injury: A systematic review and meta-analysis of non-pharmacological interventions[J]. Crit Care, 2023, 27(1): 354.

[4] CHEN J J, LEE T H, KUO G, et al. Strategies for post-cardiac surgery acute kidney injury prevention: A network meta-analysis of randomized controlled trials[J]. Front Cardiovasc Med, 2022, 9: 960581.

[5] MARTÍN-FERNÁNDEZ M, CASANOVA A G, JORGE-MONJAS P, et al. A wide scope, pan-comparative, systematic meta-analysis of the efficacy of prophylactic strategies for cardiac surgery-associated acute kidney injury[J]. Biomed Pharmacother, 2024, 178: 117152.

[6] LIU Z, ZHAO Y, LEI M, et al. Remote ischemic preconditioning to prevent acute kidney injury after cardiac surgery: A meta-analysis of randomized controlled trials[J]. Front Cardiovasc Med, 2021, 8: 601470.

[7] JIA P, JI Q, ZOU Z, et al. Effect of delayed remote ischemic preconditioning on acute kidney injury and outcomes in patients undergoing cardiac surgery: A randomized clinical trial[J]. Circulation, 2024, 150(17): 1366-1376.

[8] ZARBOCK A, SCHMIDT C, AKEN H V, et al. Effect of remote ischemic preconditioning on kidney injury among high-risk patients undergoing cardiac surgery: A randomized clinical trial[J]. JAMA, 2015, 313(21): 2133-2141.

[9] MEERSCH M, KÜLLMAR M, PAVENSTÄDT H, et al. Effects of different doses of remote ischemic preconditioning on kidney damage among patients undergoing cardiac surgery:

A single-center mechanistic randomized controlled trial[J]. Crit Care Med, 2020, 48(8): e690-e697.

[10] PAN T, JIA P, CHEN N, et al. Delayed remote ischemic preconditioning confers renoprotection against septic acute kidney injury via exosomal miR-21[J]. Theranostics, 2019, 9(2): 405-423.

6 延迟肾脏替代治疗影响昏迷伴急性肾损伤患者的苏醒

一、急性肾损伤加重颅脑损伤

研究报道约有 20% 的急性脑损伤患者并发急性肾损伤（acute kidney injury, AKI）；而脑病（如嗜睡、昏迷、癫痫等）也是 AKI 患者的常见并发症，其可与 AKI 同时或随后发生[1-2]。针对 AKI 患者施行及时有效的治疗，对减轻多器官损伤、降低慢性肾病风险、提高患者生存率是极其重要的。

AKI 可加重颅脑损伤，但机制尚不明确。有学者提出了"肾-脑轴"以强调肾-脑器官之间的交互作用，目前也仍处于探索阶段[3]。研究表明，神经免疫在肾脏健康和远隔器官起到了重要的交互作用，例如交感神经活动的增加可能激活免疫，具有促炎作用[4]。有关 AKI 加重颅脑损伤的机制主要集中在以下几点。

1. 尿毒症毒素蓄积被视为 AKI 加重脑损伤的机制之一[5]。临床队列研究发现 AKI 患者更容易并发脑病，这可能与尿毒症毒素（如尿素、吲哚硫酸盐、胍类化合物等）在体内蓄积有关。这些毒素能透过血脑屏障，致使神经递质平衡失调，具体表现为抑制性递质含量降低，兴奋性递质水平升高。此外，尿毒素还能损伤脑内皮细胞和髓鞘，加剧脑蛋白的硝化，直接影响大脑的正常功能；尿毒素还可间接干扰大脑正常代谢和微循环，加重患者的意识障碍。

2. 氧化应激和炎症反应也被发现与肾-脑串扰相关[6]。AKI 期间高水平的促炎因子如白细胞介素-1β、白细胞介素-6、肿瘤坏死因子-α 参与了肾脏和大脑之间的功能串扰，而靶向硫化氢和肌肽可抑制肾脏和大脑损伤之间的协同作用。炎症还可能通过损伤内皮细胞，破坏血脑屏障，影响神经血管耦合来加重微循环损害。

3. 一部分研究还证明了同型半胱氨酸也可能参与了肾-脑之间功能串扰[7]。研究表明，同型半胱氨酸可能通过过度刺激 N-甲基-D-天冬氨酸受体，导致过量 Ca^{2+} 内流和活性氧生成，损伤神经元。

二、急性肾损伤患者肾脏替代治疗启动时机不明确

肾脏替代治疗（renal replacement therapy, RRT）能清除血液中的溶质分子，有助于排出体内多余的水分和代谢废物，有效保护了残余的肾功能，现多用于严重 AKI 患者的治疗。但也有研究报道了 AKI 患者接受透析治疗中出现的透析失衡综合征（dialysis disequilibrium syndrome, DDS），它可能与 RRT 过程中电解质的快速变化所引起的颅内压改变有关[8]。接受 RRT 的急性脑病患者更容易出现谵妄、昏迷等神经系统并发症，RRT 还

可能会对脑血流量、颅内压和脑组织氧合产生负面影响[1]。

除对 RRT 过程中的潜在风险尚存争议外,RRT 启动时机也是近年来的研究热点[9]。2021 年发布的 AKIKI2 研究(Artificial Kidney Initiation for Kidney Injury 2)目的是比较不同的延迟启动 RRT 策略对 AKI 患者的影响[10]。该研究汇总了来自法国 39 家 ICU 患者的临床数据,入组患者为在重症病房住院的、确诊 AKI 的成年人。这些患者正在接受(或已经接受)有创机械通气或儿茶酚胺输注,或两者兼有。此外,这些患者的肾损伤严重程度达到 KDIGO 指南所定义的 AKI 3 期,且满足以下标准之一:少尿或无尿[尿量 < 0.3ml/(kg·h) 或 < 500ml/d]超过 72 小时;血尿素氮(BUN)浓度在 112 ～ 140mg/dl。

RRT 启动策略依据以下定义:延迟组的患者在分组后立即接受 RRT;而更延迟组的患者直到出现 RRT 的紧急指征(如严重代谢性酸中毒、高钾血症、液体超负荷引起的肺水肿)或直到 BUN 水平达到 140mg/dl 时,才接受 RRT。最后,278 例被诊断为 AKI 3 期的患者按随机匹配至延迟组(n=137)和更延迟组(n=141)。在多变量分析中,相较于延迟策略,更延迟策略的 60 天死亡风险比(HR)为 1.65(95% CI 1.09 ～ 2.50,P=0.018)。结果说明,对于严重 AKI 患者,如果患者少尿超过 72 小时或 BUN > 112mg/dl,且没有需要立即进行 RRT 的严重并发症,那么更长时间延迟 RRT 的启动并没有带来额外的好处,还与潜在的危害相关。这说明 RRT 的启动时间仍未有一个明确的结论,还有待进一步研究。

三、延迟启动肾脏替代治疗降低昏迷伴急性肾损伤患者复苏的可能性

Rambaud 等对上述 AKIKI2 研究的临床数据进行了二次回顾性分析,比较了两种延迟 RRT 启动策略(延迟 RRT 治疗和更延迟 RRT 治疗)对严重昏迷伴 AKI 患者的影响[11]。该研究共纳入 757 例 AKI 3 期且接受了机械通气或升压药治疗的患者,当 AKI 患者出现少尿或无尿[尿量 < 0.3ml/(kg·h) 或 < 500ml/d]超过 72 小时(连续 3 天),或 BUN 为 112 ～ 140mg/dl(40 ～ 50mmol/L)时,患者被随机分为延迟组(n=90)和更延迟组(n=78)(RRT 启动策略与前文描述 AKIKI2 研究一致),而 RASS(Richmond Agitation-Sedation Scale)评分 ≥ –3 分的非昏迷患者被排除。

为了研究延迟 RRT 策略对严重 AKI 患者的影响,实验人员收集了包括从患者纳入随机分组后 28 天内的每日 RASS 和镇静剂使用数据。研究者详细定义了五种神经系统状态:①死亡、昏迷(RASS < –3 分);②不完全苏醒(RASS –3 ～ –2 分);③苏醒(RASS –1 ～ 0 分);④焦虑(RASS 1 分);⑤激动(RASS > 1 分)。主要结局是随机分组后 28 天内患者从昏迷到苏醒的转变强度,次要结局是先前定义的五种神经状态中每种状态的平均持续时间、所有五种神经状态之间的转变强度、五种神经状态中每种状态与前一天 BUN 水平之间的关联。数据统计分析使用非齐次半马尔可夫模型估计状态转换强度,用 Cox 回归模型分层计算风险比(HR),通过多项 logistic 回归模型评估状态与 BUN 水平的关联,用对数秩检验比较组间 RRT 起始时间和机械通气撤机时间。

在随机化分组后的前 28 天,延迟组中 98%(88/90)的患者和更延迟组中 85%(66/78)的患者接受了 RRT。与更延迟组相比,延迟组更早开始 RRT(延迟时间中位数为 3 小时 vs. 40 小时,P < 0.001)。需要指出的是,RRT 开始后前 24 小时内选择的肾脏替代治疗方式在随机分组后的组间是非常平衡的。除此之外,两个随机组之间的一线镇静药物的选择没有

偏移。

研究的核心结果如下：第一，从昏迷到苏醒的转变强度在更延迟组中更低（HR=0.36，95% CI 0.17～0.78，P=0.010）。具体而言，更延迟RRT启动策略导致患者从昏迷中苏醒的可能性显著降低。第二，预先定义的无镇静情况下从昏迷到苏醒转变强度的敏感性分析结果一致，更延迟组的转变强度更低（HR=0.35，95% CI 0.14～0.87，P=0.023）。第三，在根据镇静方案进行的敏感性分析中，也得到了更延迟组从昏迷到苏醒转变强度更低的结果（HR=0.41，95% CI 0.17～0.95，P=0.039）。第四，研究人员还对110例被排除的患者（随机分组时非昏迷）进行了事后分析，也得出了患者从昏迷恢复到觉醒状态的可能性较低的结论（HR=0.40，95% CI 0.18～0.87，P=0.022）。

研究的次要发现为：①在延迟组和更延迟组中，患者从随机分组后到第28天之间的平均清醒时间分别为10.11天和7.63天（P=0.093）；②两组间成功脱离机械通气的时间无差异（P=0.65）；③与其他可能的神经状态相比，未发现某一天BUN水平与次日神经状态有关联，且两组间每日最大和最小血钠水平无显著差异。

四、研究局限性和未来研究方向

这项通过对AKIKI2研究的临床数据二次回顾性分析提示，更延迟RRT策略降低了昏迷患者苏醒的可能性。但这项研究存在多个不足之处：①仅研究了延迟RRT对昏迷的影响，但未涉及谵妄。这限制了更深入地讨论延迟RRT对意识状态的影响。②死亡和苏醒是竞争事件，AKIKI2研究中更延迟策略的高病死率可能影响结果分析。可能有一部患者因延迟RRT而早期死亡，这会对RASS评分统计造成干扰。需要指出的是AKIKI2研究中死亡观察窗是60天，而该项研究主要观察时间点是28天。③更延迟RRT策略降低了苏醒的可能性，但对机械通气时间没有显著性影响。然而神经系统状态并非导致机械通气延迟撤机的唯一因素，还存在其他影响因素。④RASS评分每天仅收集一次。尽管研究者严格控制了各ICU中心采用同一时间对患者进行RASS评分，但仍然不能排除不同时程镇静药物可能对患者带来的潜在影响。另外，该研究虽为前瞻性研究，但部分RASS评分缺失。⑤缺乏镇静剂的详细数据。

一些研究也报道了启动RRT过晚会带来潜在的风险，例如尿毒症毒素的积累和由AKI引起的远端器官损伤[5]。值得关注的是，RRT对精神状态的影响不仅与RRT启动策略有关，还受到RRT模式的影响。AKIKI2的研究人员正在开展一项比较危重患者连续性肾脏替代治疗（continuous renal replacement therapy，CRRT）与间歇性血液透析（intermittent hemodialysis，IHD）的随机对照试验，以评价RRT模式对AKI患者精神状态的影响[11]。一些临床研究还揭示了通过损伤标志物的患者分层管理可能有益于AKI患者的CRRT个体化治疗；而关注尿量变化和尿液中的损伤标志物能辅助确定CRRT下机时机[12-13]。后续研究可探索不同的RRT模式对AKI患者精神状态的影响；探究RRT影响昏迷患者的机制；研究RRT对谵妄的影响；评估不同镇静剂类型和剂量在RRT中的作用；进一步探索RRT启动策略（加速和标准）对慢性肾病进展的影响等。最为关键的是，进一步探索延迟RRT对AKI不同合并症患者的影响，如明确延迟的具体时间，依据不同AKI亚型的患者明确RRT的适应证，这样可能更有利于AKI患者的管理。

综上所述,初步的研究显示,RRT 可有效缩短患者的昏迷时间,且采取更延迟的 RRT 策略将降低患者苏醒的可能性。但这一发现还有待进一步前瞻性试验来验证。

(刘彦琦　王常松)

参考文献

[1] HUSAIN-SYED F, TAKEUCHI T, NEYRA J A, et al. Acute kidney injury in neurocritical care[J]. Crit Care, 2023, 27(1): 341.

[2] YAN Q, LIU M, XIE Y, et al. Kidney-brain axis in the pathogenesis of cognitive impairment[J]. Neurobiol Dis, 2024, 200: 106626.

[3] NONGNUCH A, PANORCHAN K, DAVENPORT A. Brain-kidney crosstalk[J]. Crit Care, 2014, 18(3): 225.

[4] GAUTHIER M M, HAYOZ S, BANEK C T. Neuroimmune interplay in kidney health and disease: Role of renal nerves[J]. Auton Neurosci, 2023, 250: 103133.

[5] TANAKA S, OKUSA M D. Crosstalk between the nervous system and the kidney[J]. Kidney Int, 2020, 97(3): 466-476.

[6] CALABRESE V, SCUTO M, SALINARO A T, et al. Hydrogen sulfide and carnosine: Modulation of oxidative stress and inflammation in kidney and brain axis[J]. Antioxidants (Basel), 2020, 9(12): 1303.

[7] KARMIN O, SIOW Y L. Metabolic imbalance of homocysteine and hydrogen sulfide in kidney disease[J]. Curr Med Chem, 2018, 25(3): 367-377.

[8] EVANS A R, ZHAO X, ERNST G L, et al. Dialysis disequilibrium syndrome in neurosurgery: Literature review and illustrative case example[J]. Geroscience, 2024, 46(6): 5431-5437.

[9] YU K J. Timing for initiating renal replacement therapy in patients with acute kidney injury: Late is better?[J]. J Transl Crit Care Med, 2022, 4(1): 2.

[10] GAUDRY S, HAJAGE D, MARTIN-LEFEVRE L, et al. Comparison of two delayed strategies for renal replacement therapy initiation for severe acute kidney injury (AKIKI 2): A multicentre, open-label, randomised, controlled trial[J]. Lancet, 2021, 397(10281): 1293-1300.

[11] RAMBAUD T, HAJAGE D, DREYFUSS D, et al. Renal replacement therapy initiation strategies in comatose patients with severe acute kidney injury: A secondary analysis of a multicenter randomized controlled trial[J]. Intensive Care Med, 2024, 50(3): 385-394.

[12] GOLDSTEIN S L, KRALLMAN K A, ROY J P, et al. Real-time acute kidney injury risk stratification-biomarker directed fluid management improves outcomes in critically ill children and young adults[J]. Kidney Int Rep, 2023, 8(12): 2690-2700.

[13] YOSHIDA T, MATSUURA R, KOMARU Y, et al. Different roles of functional and structural renal markers measured at discontinuation of renal replacement therapy for acute kidney injury[J]. Blood Purif. 2023, 52(9/10): 786-792.

7 功能血流动力学监测指导急性循环衰竭患者个体化净超滤

危重疾病相关的液体聚集,通常被定义为累积的液体量或体重增加超过基线体重10%。因少尿或无尿而需要连续性肾脏替代治疗(continuous renal replacement therapy, CRRT)的急性肾损伤(acute kidney injury, AKI)重症患者中,液体聚集尤为常见。液体聚集显著降低患者肾功能恢复率,延长机械通气时间,增加住院时长和病死率。对于少尿型 AKI 且对利尿剂无反应的患者,当出现危及生命的液体聚集时,应采用体外净超滤(net ultrafiltration, UF$_{NET}$)对患者进行主动的液体清除,达到液体去复苏的目的[1]。但 CRRT 过程中 UF$_{NET}$ 的最佳实施方法却不明确,全球临床实践中存在显著差异[2-3],其中最大争议在于何时开始液体去复苏、合适的 UF$_{NET}$ 速度以及适用的人群。CRRT 时 UF$_{NET}$ 过多或过快会导致有效血容量不足、组织低灌注和器官缺血缺氧,进而恶化患者预后[4-6],尤其是在急性循环衰竭患者中。因此,CRRT 期间对急性循环衰竭患者进行个体化的容量评估及管理至关重要。

一、UF$_{NET}$ 对急性循环衰竭患者血流动力学的影响

急性循环衰竭是指由于失血、细菌感染等多种原因引起的急性循环系统功能障碍,以致氧输送不能保障机体代谢需求,从而引起细胞缺氧的病理生理状态。Vincent 等人[7] 提出,休克的液体治疗分为 4 个阶段:挽救阶段、优化阶段、稳定阶段和降阶梯阶段,其容量管理策略在不同病程阶段有所不同。对于需要 CRRT 的危重患者,急性透析质量倡议(ADQI)组织[8] 建议:①在挽救阶段,强调对休克患者进行快速补液;②在优化阶段,则根据组织灌注改善的程度指导容量管理,这两个阶段患者血流动力学往往不稳定,CRRT 容量管理目标为全身液体正平衡,同时纠正电解质紊乱、清除毒素及炎症介质;③在稳定阶段,CRRT以维持患者内环境稳态为主要目标,防止液体负荷程度加重;④在降阶梯阶段,患者血流动力学稳定,组织间液回吸收,可以耐受容量去复苏,这一阶段的 CRRT 容量管理将通过设置和调整 UF$_{NET}$,达到全身液体负平衡,以清除机体积聚的液体,改善组织水肿,促进呼吸机的撤离。为满足患者在不同病程阶段的血流动力学及液体平衡需求,及时调整 CRRT 参数,即通过调节净超滤率对 CRRT 患者实现精准化容量管理有非常重要的临床意义。

肾脏替代治疗(renal replacement therapy, RRT)相关的血流动力学不稳定(hemodynamic instability related to renal replacement therapy, HIRRT)是 RRT 过程中常见的并发症。HIRRT 不仅与病死率相关,还会导致肾脏功能恢复延迟[9-10]。UF$_{NET}$ 被认为是引起 HIRRT 的重要因素,过高的 UF$_{NET}$ 可导致 HIRRT 的发生,RRT 本身因 UF$_{NET}$(全身液体负平衡)降低心脏前负荷,此时组织间液回吸收,当净超滤过程中全身液体负平衡速率超过组织间液回吸收的速率且代偿机制不足时,由此产生的血管内容量耗竭将导致 HIRRT。近期研究[11-12]表明,19% 的患者发生 HIRRT 与血管内容量不足有关,提示前负荷可能并不是引起 HIRRT 的主要原因。其他多种因素也可诱发 HIRRT,比如 RRT 的模式、晶体/胶体渗透压的迅速变化、滤器膜的生物相容性、RRT 期间温度变化、心肌顿抑等。因此,在患者存在严重液体聚集情况下,通过减少 UF$_{NET}$ 并不能完全避免 HIRRT 的发生。

二、功能血流动力学监测对 CRRT 患者液体平衡决策的指导作用

2020 年 Murugan 等人在 *Nature Review Nephrology* 发表了一篇综述[13]，提出 CRRT 过程中净超滤率在 1.0～1.75ml/(kg·h) 时死亡风险最低。2021 年 Naorungroj 等人[14]通过对 RENAL 研究数据进行分析，发现净超滤率可通过调节全身液体平衡影响病死率，也可直接影响病死率。2021 年 Murugan 等人[15]研究不同净超滤率对肾功能恢复的影响，通过 Gray 生存模型和 Joint 模型等分析，结果发现净超滤率大于 1.75ml/(kg·h) 与更长时间的肾脏支持治疗相关。Serpa 等人通过 RENAL 研究数据研究[16]净超滤率对不同人群预后影响的异质性，发现在更危重人群和循环系统障碍更为严重的患者中，高净超滤率对患者伤害更大；而在全身水肿患者中，较小的净超滤率伤害较大。对于重症 AKI 患者，CRRT 时净超滤率的最佳阈值存在很大异质性，急需相关的大型临床研究。

2024 年，法国 Jean Christophe Richard 教授在 *Intensive Care Medicine* 发表一项多中心随机对照研究（GO NEUTRAL）[17]，旨在比较经血流动力学指导的 UF_{NET} 设置策略与标准治疗方案的治疗效果，前者是否更有利于对使用血管活性药物的 CRRT 患者的液体管理。该研究对象为启动 CRRT 24 小时内的 AKI 3 级且已留置 PiCCO 监测并接受血管活性药物治疗的急性循环衰竭成年患者。患者按照 1∶1 比例随机分配至试验组和对照组。对照组净超滤率的设定参照既往研究[18]报道中 ICU 中接受血管活性药物治疗患者的设定方法，在入组 72 小时内，净超滤率设定为 0～25ml/h。干预组净超滤率设定为 100ml/h 以上并维持 72 小时，同时结合血流动力学监测方案对净超滤率进行调整，以便在出现低血容量状态时，暂时降低净超滤率。该血流动力学监测方案见图 11-7-1（见文末彩图），方案中纳入指标包括 PiCCO 测量的心指数、中心静脉压、8 小时测量一次动脉乳酸水平以及被动抬腿试验提示的容量反应性结果，入组后每 4 小时评估一次血流动力学状态。该方案旨在识别低血容量相关的低心排血量导致的组织缺氧情况。研究者利用这些参数使用 9 个字母（A～I）和 3 种颜色（绿色、黄色、红色）对患者的血流动力学状态进行分类，随后调整 CRRT 的净超滤率（维持、降低或停止净超滤）。该研究的主要结局指标为 72 小时内的累积液体平衡。研究结果显示，试验组 72 小时累积液体平衡为 -2 650ml，对照组为 +1 841ml，提示在使用血管活性药物的 CRRT 患者中，与标准治疗相比，参照血流动力学方案调控的 UF_{NET} 策略更有利于患者实施主动液体去复苏。另外，两组间 72 小时内的 HIRRT 发生次数、血流动力学参数均无显著性差异。此外，28 天和 90 天病死率、无机械通气天数以及住 ICU 时间和总住院时间等指标亦无显著差异。

对于血流动力学不稳定的患者，在开始 CRRT 的 24 小时内即开始液体负平衡，或许显得为时过早。但 GO NEUTRAL 研究中依据患者的血流动力学状态来调整净超滤率，这与指南中[19]根据循环状态进行个体化液体管理的推荐建议相一致。此外，2020 年一项国际调查[20]报告显示，三分之二的 ICU 医师在治疗血流动力学不稳定的患者时，设置 CRRT 的净超滤率中位数为 80ml/h，对于血流动力学稳定的患者，设置净超滤率中位数为 299ml/h，随地区不同其数值略有差异。以上指南与研究调查均可作为应用血流动力学评估指导液体去复苏的理论基础。尽管功能血流动力学监测此前已被广泛用于预测液体反应性并指导液体复苏，但 GO NEUTRAL 研究是首个将功能血流动力学监测用于指导 CRRT 患者液

体去复苏的研究。

GO NEUTRAL 研究也存在一些局限性。首先,血流动力学监测的实施需要特定设备并需对医护人员进行专业培训,限制了部分医院的应用。其次,此研究针对的是特定患者群体,因此研究结果的普适性较差。同时,试验组是否因早期更多的液体去复苏引起患者预后的改善,目前尚不清楚。试验组和对照组患者均使用了血管活性药物,而且前者应用的剂量更大,假设在试验 72 小时结束之后继续评估患者液体平衡,医师大概率会增加对照组患者的净超滤率,那么两组的累积液体平衡差距幅度势必会减少,甚至没有区别。因此,尽管该研究表明,早期应用血流动力学监测指导的净超滤设置策略会在短期内带来更大程度的液体负平衡,但对更长期的液体平衡以及患者长期预后的影响,如病死率及肾功能恢复情况等尚不明确。因此,未来更需要相关研究探索净超滤策略在不同患者群体及临床场景下的适用性,并评估其对患者长期预后的影响。

三、功能血流动力学监测指导 CRRT 患者液体平衡决策的局限性

血流动力学监测通过一些监测指标评估患者心血管功能与容量状态,为指导液体治疗提供重要依据。相较于中心静脉压等压力性指标及左心室舒张末期容积等容积性指标(静态指标),功能血流动力学监测是以呼吸运动时心肺交互作用为原理,将心室每搏输出量周期性变化的程度作为衡量指标,更能准确地预测和评估循环系统对液体负荷的反应性。

功能血流动力学监测参数也存在其局限性,虽然脉压变异率(PPV)与每搏输出量变异率(SVV)在预测液体反应性方面的能力得到认可,但应用 PPV 与 SVV 时首先要求患者具有窦性心律,其次患者需行机械通气,不能有自主呼吸的动作,同时不同的潮气量能影响以上参数的预测价值和预测阈值,而且在开胸手术患者中,胸膜内压不受机械通气的影响,PPV 与 SVV 也失去了预测液体反应性的能力。GO NEUTRAL 研究中选择被动抬腿试验(PLR)为功能血流动力学参数之一,PLR 诱导的主动脉血流增加与容量诱导的心排血量增加直接相关,不受自主呼吸与心律失常的限制,但其血流动力学效应迅速而且短暂,也无法判断有多少血流被转移至心脏。另外,血管活性药物、弹力袜的应用、腹内压的升高等等因素均都能影响 PLR 的准确率。

总之,在重症患者的不同病程阶段,液体管理策略有所不同。对于急性循环衰竭的重症 AKI 患者,可以通过评估容量状态和容量反应性以指导患者的液体管理。对于需要 CRRT 的急性循环衰竭患者,依据血流动力学监测指标,可指导临床医师通过调整净超滤率实施液体管理,而 GO NEUTRAL 研究提供了依据血流动力学监测指导液体去复苏的证据。

(韩 悦 李文雄)

参考文献

[1] MURUGAN R, HOSTE E, MEHTA R L, et al. Precision fluid management in continuous renal replacement therapy[J]. Blood Purif, 2016, 42(3): 266-278.

[2] BOLLAERT P E, MONNIER A, SCHNEIDER F, et al. Fluid balance control in critically ill patients: Results from POINCARE-2 stepped wedge cluster-randomized trial[J]. Crit Care,

2023, 27(1): 66.

[3] LEDOUX-HUTCHINSON L, WALD R, MALBRAIN M L N G, et al. Fluid management for critically ill patients with acute kidney injury receiving kidney replacement therapy: An international survey[J]. Clin J Am Soc Nephrol, 2023, 18(6): 705-715.

[4] OSTERMANN M, LIU K, KASHANI K. Fluid management in acute kidney injury[J]. Chest, 2019, 156(3): 594-603.

[5] SCHORTGEN F, TABRA OSORIO C, CARPENTIER D, et al. Fluid intake in critically ill patients: The "Save Useless Fluids For Intensive Resuscitation" multicenter prospective cohort study[J]. Crit Care Med, 2024, 52(2): 258-267.

[6] MESSMER A S, ZINGG C, MÜLLER M, et al. Fluid overload and mortality in adult critical care patients: A systematic review and meta-analysis of observational studies[J]. Crit Care Med, 2020, 48(12): 1862-1870.

[7] VINCENT J L, DE BACKER D. Circulatory shock[J]. N Engl J Med, 2013, 369(18): 1726-1734.

[8] HOSTE E A, MAITLAND K, BRUDNEY C S, et al. Four phases of intravenous fluid therapy: A conceptual model[J]. Br J Anaesth, 2014, 113(5): 740-747.

[9] SILVERSIDES J A, PINTO R, KUINT R, et al. Fluid balance, intradialytic hypotension, and outcomes in critically ill patients undergoing renal replacement therapy: A cohort study[J]. Crit Care, 2014, 18(6): 624.

[10] AUGUSTINE J J, SANDY D, SEIFERT T H, et al. A randomized controlled trial comparing intermittent with continuous dialysis in patients with ARF[J]. Am J Kidney Dis, 2004, 44(6): 1000-1007.

[11] BITKER L, BAYLE F, YONIS H, et al. Prevalence and risk factors of hypotension associated with preload-dependence during intermittent hemodialysis in critically ill patients[J]. Crit Care, 2016, 20: 44.

[12] SCHORTGEN F, SOUBRIER N, DELCLAUX C, et al. Hemodynamic tolerance of intermittent hemodialysis in critically ill patients: Usefulness of practice guidelines[J]. Am J Respir Crit Care Med, 2000, 162(1): 197-202.

[13] MURUGAN R, BELLOMO R, PALEVSKY P M, et al. Ultrafiltration in critically ill patients treated with kidney replacement therapy[J]. Nat Rev Nephrol, 2021, 17(4): 262-276.

[14] NAORUNGROJ T, SERPA NETO A, MURUGAN R, et al. Continuous renal replacement therapy: The interaction between fluid balance and net ultrafiltration[J]. Am J Respir Crit Care Med, 2021, 203(9): 1199-1201.

[15] MURUGAN R, KERTI S J, CHANG C H, et al. Association between net ultrafiltration rate and renal recovery among critically ill adults with acute kidney injury receiving continuous renal replacement therapy: An observational cohort study[J]. Blood Purif, 2022, 51(5): 397-409.

[16] SERPA NETO A, NAORUNGROJ T, MURUGAN R, et al. Heterogeneity of effect of net ultrafiltration rate among critically ill adults receiving continuous renal replacement

therapy[J]. Blood Purif, 2021, 50(3): 336-346.

[17] BITKER L, DUPUIS C, PRADAT P, et al. Fluid balance neutralization secured by hemodynamic monitoring versus protocolized standard of care in patients with acute circulatory failure requiring continuous renal replacement therapy: Results of the GO NEUTRAL randomized controlled trial[J]. Intensive Care Med, 2024, 50(12): 2061-2072.

[18] WHITE K C, LAUPLAND K B, OSTERMANN M, et al. Current fluid management practice in critically ill adults on continuous renal replacement therapy: A binational, observational study[J]. Blood Purif, 2024, 53(8): 624-633.

[19] MALBRAIN M L, MARIK P E, WITTERS I, et al. Fluid overload, de-resuscitation, and outcomes in critically ill or injured patients: A systematic review with suggestions for clinical practice[J]. Anaesthesiol Intensive Ther, 2014, 46(5): 361-380.

[20] MURUGAN R, OSTERMANN M, PENG Z, et al. Net ultrafiltration prescription and practice among critically ill patients receiving renal replacement therapy: A multinational survey of critical care practitioners[J]. Crit Care Med, 2020, 48(2): e87-e97.

第十二部分

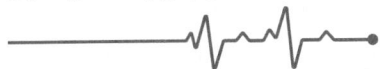

体外生命支持

1 接受 V-V ECMO 治疗的急性呼吸窘迫综合征患者是否还需要俯卧位？

俯卧位是治疗急性呼吸窘迫综合征（acute respiratory distress syndrome，ARDS）患者严重低氧血症的一种方法。目前认为，俯卧位通气可以改善重度 ARDS 患者的氧合，并降低病死率[1-2]。然而，对于使用静脉 - 静脉体外膜氧合（V-V ECMO）治疗的重度 ARDS 患者，俯卧位能否改善临床结局仍然存在较大争议。本文围绕这一问题，总结近年来的研究结果并展开分析讨论，供读者参考。

一、俯卧位是否改善 V-V ECMO ARDS 患者的预后存在争议

（一）支持俯卧位的研究证据

虽然目前已有较为充分的证据表明，俯卧位通气可以改善重度 ARDS 患者的氧合，并降低病死率，而接受 V-V ECMO 治疗的 ARDS 患者本质上也是重度 ARDS 患者，因此有可能从俯卧位中获益。此外 V-V ECMO 的患者，通常采用肺超保护性通气策略使肺休息，从而降低机械通气肺损伤。然而肺超保护性通气可能会增加重力依赖性肺萎陷的风险，此外长期使用神经肌肉阻滞剂和液体正平衡可能进一步导致背侧区域通气的能力丧失。在这种情况下，ECMO 期间的俯卧位可能有助于重新打开肺萎陷的背侧区域，并降低呼吸机诱导的肺损伤的风险[3]。因此对于接受 V-V ECMO 治疗的 ARDS 患者，俯卧位也可能是有益的。

近期有一项纳入了 13 项非配对和配对观察性研究及荟萃分析发现，在 ECMO 期间采用俯卧位可加快 ECMO 撤机并降低病死率[4]。有一项纳入了 5 个独立队列的荟萃分析也发现，启动 V-V ECMO 后，早期的俯卧位可能改善预后[5]。国内一项纳入了 97 例患者的随机试验研究，探讨了在 ECMO 后 24 小时内实施俯卧位是否能提高 ARDS 患者的生存率[6]。该研究发现俯卧位可改善氧合和呼吸力学，并与 30 天生存率和住院生存率显著升高相关。这些研究的结果都提示，在 V-V ECMO 支持的重度 ARDS 患者中，ECMO 期间的俯卧位可能改善患者的预后。但是这些研究均为回顾性观察研究或荟萃分析，因此证据级别较低。

（二）不支持俯卧位的研究证据

接受 V-V ECMO 治疗的 ARDS 患者与常规机械通气的患者，一个显著的区别是 V-V ECMO 患者通常接受通气参数更低的肺超保护性通气。由于俯卧位的有效性依赖于潮气

量的重新分配,以减少机械通气相关性肺损伤(ventilation-associated lung injury,VILI),如果通过应用极低的潮气量和气道压力已经大大降低了进一步 VILI 的风险,同时可用于重新分配的潮气量也较少,那么俯卧位的影响可能会较小,以至于不足以改善预后。而俯卧位对血液动力学的潜在益处,也可能被 ECMO 所削弱,因为 ECMO 已被证明可改善急性低氧血症呼吸衰竭患者的肺血管阻力 [7]。

最近的一项随机研究发现,ECMO 期间超肺保护性通气结合俯卧位,并不会降低 VILI[8]。该研究纳入了 39 例 V-V ECMO 患者,随机分为超保护性肺通气并俯卧位组和常规保护性肺通气组,超保护性肺通气并俯卧位组采取极低潮气量(1 ～ 2ml/kg)、低呼吸频率(5 ～ 10 次 /min)、正呼吸跨肺压和 16 小时俯卧位,常规保护性通气组采取 EOLIA 研究的通气策略。结果发现,两组之间肺泡中白细胞介素 -1β、白细胞介素 -6、白细胞介素 -8、肺表面活性蛋白 D、血清晚期糖基化终产物和血管生成素 -2 等生物标志物的浓度无差异,且两组之间 60 天病死率虽无差异,但超保护性肺通气并俯卧位组的 60 天病死率呈上升趋势(45% vs. 17%,P=0.06)。

因此,接受 V-V ECMO 治疗的 ARDS 患者是否还需要俯卧位仍是存在争议的话题,需要较为严谨的前瞻性随机对照研究提供更为确切的依据。

二、PRONECMO 研究带来的思考

为了明确俯卧位能否改善 V-V ECMO 治疗的 ARDS 患者预后,研究者设计了 PRONECMO 研究 [9]。该研究是第一项,也是截至目前唯一的前瞻性、多中心、随机对照试验。该研究在法国 14 个 ICU 纳入接受有创机械通气且使用 V-V ECMO 支持成年重度 ARDS 患者,按 1∶1 的比例随机分为俯卧位组(86 例)或仰卧位组(84 例)。俯卧位组在前 4 天内至少进行 4 次俯卧位,每次 16 小时。结果显示,ECMO 脱机率、治疗期间病死率、呼吸系统顺应性、第一次俯卧位前后 PaO_2 和 $PaCO_2$ 等指标均无显著差异。

PRONECMO 研究是重要的证据,该研究的优点包括:入选率高、无随访损失、在对照组 ECMO 期间有限使用俯卧位的情况下进行意向治疗分析、考虑了竞争风险的临床相关结果以及高度规范的撤机流程,以减少因缺乏盲法而产生的偏倚。参与研究的中心在俯卧位和 ECMO 方面都有丰富的经验,主要根据 EOLIA 试验标准启动 ECMO[10],并且在 ECMO 前和 ECMO 期间都表现出较高的治疗标准遵守率,几乎所有患者在 ECMO 前都接受了俯卧位(仰卧位组 94.1%,俯卧位组 98.8%),呼吸机设置与 EOLIA 试验干预组所使用的相似。在此条件下,PRONECMO 研究的所有主要和次要结局均为阴性。鉴于 PRONECMO 研究质量较高,该研究的主要研究者认为接受 V-V ECMO 治疗的 ARDS 患者不需要俯卧位 [11]。

三、PRONECMO 研究的局限性

PRONECMO 研究存在一些局限性。第一,该研究中有 93% 的患者是因病毒性肺炎导致的 ARDS 而接受了 ECMO,因此该研究应被视为针对病毒性肺炎导致 ARDS 的俯卧位试验,可能不能轻易地推广到其他病因导致的 ARDS。第二,研究结果显示,俯卧位后恢复到仰卧位时的呼吸系统顺应性没有增加,这与之前的报道有差异,提示该研究所选取的患者可能未能从俯卧位中获得预期的收益 [12]。第三,俯卧位组的俯卧位治疗可能并不充

分,该研究中俯卧位组实施俯卧位次数的中位数仅为 4 次,而俯卧位组的平均 ECMO 持续时间约为 27 天。更积极地采用俯卧位可能会带来更有利的结果。第四,根据研究设计,所有俯卧组患者均统一给予俯卧位,无论其在 ECMO 启动后的临床特征如何。迄今为止尚不清楚其特定的临床特征,如肺复张的可能性或肺过度扩张的风险,以及是否可以识别 ECMO 期间能从俯卧位中受益更多的患者亚组。这至少可以部分解释先前观察性研究的不同结果,因为之前研究中俯卧位主管医师多认为有临床适应证时使用。

四、思考

在临床实践中,对于已使用 V-V ECMO 治疗的重度 ARDS 患者,评估哪些应该俯卧位时,应当先明确患者是否存在俯卧位的禁忌证。俯卧位的禁忌证是不稳定脊柱骨折;相对禁忌证包括血流动力学不稳定,不稳定的骨盆或长骨骨折,开放性腹部伤口,以及无法耐受俯卧位阻碍颅内静脉回流引起的颅内压增加,以及晚期妊娠等[13]。但是需要注意的是,应当评估禁忌证风险程度和俯卧位获益的大小,从而选择是否俯卧位治疗,如:针对晚期妊娠的患者,可通过适当的体位来减轻腹部和盆腔压迫,并可利用持续胎心音监测等保障胎儿的安全[13]。

虽然目前的证据不足以支持在 V-V ECMO 期间常规应用俯卧位[3],但 ARDS 存在显著的异质性,不同类型的 ARDS 从俯卧位的获益可能是不同的。从病理生理的角度,俯卧位可能通过多种作用机制改善重度 ARDS 患者的预后[14]。例如俯卧位可改善肺部的通气和换气,使得通气和血流更均匀地分布在整个肺中,从而改善氧合和更好地排出二氧化碳。同时俯卧位可能减少周期性的肺复张和塌陷,从而缓解机械通气引起的肺应力和应变,并改善肺顺应性,降低驱动压力。另外促进呼吸道分泌物引流和改善血流动力学,也是俯卧位通气可能带来的获益。因此,对于已使用 V-V ECMO 治疗的重度 ARDS 患者,俯卧位后肺呼吸力学参数能明显改善,或者能更加充分痰液引流的患者,可能更适合俯卧位。

五、总结

PRONECMO 研究不支持对于 V-V ECMO 患者常规进行俯卧位治疗,但是要考虑到该研究的局限性,不能外推到所有的临床场景。在临床实践中,对于已使用 V-V ECMO 治疗的重度 ARDS 患者,如果肺脏存在严重的不均一性,俯卧位后肺呼吸力学参数能明显改善,或者需要俯卧位提供充分痰液引流,在排除禁忌的前提下可在 ECMO 支持的同时谨慎开展俯卧位治疗。

(余　愿　尚　游)

参考文献

[1] RAMPON G L, SIMPSON S Q, AGRAWAL R. Prone positioning for acute hypoxemic respiratory failure and ARDS: A review[J]. Chest, 2023, 163(2): 332-340.

[2] WICK K D, WARE L B, MATTHAY M A. Acute respiratory distress syndrome[J]. BMJ, 2024, 387: e076612.

[3] GIANI M, PAPAZIAN L, GRASSELLI G. Prone positioning during extracorporeal

membrane oxygenation for severe acute respiratory distress syndrome. Pro[J]. Intensive Care Med, 2024, 50(6): 944-946.

[4] PAPAZIAN L, SCHMIDT M, HAJAGE D, et al. Effect of prone positioning on survival in adult patients receiving venovenous extracorporeal membrane oxygenation for acute respiratory distress syndrome: A systematic review and meta-analysis[J]. Intensive Care Med, 2022, 48(3): 270-280.

[5] GIANI M, REZOAGLI E, GUERVILLY C, et al. Timing of prone positioning during venovenous extracorporeal membrane oxygenation for acute respiratory distress syndrome[J]. Crit Care Med, 2023, 51(1): 25-35.

[6] WANG R, TANG X, LI X, et al. Early reapplication of prone position during venovenous ECMO for acute respiratory distress syndrome: A prospective observational study and propensity-matched analysis[J]. Ann Intensive Care, 2024, 14(1): 127.

[7] REIS MIRANDA D, VAN THIEL R, BRODIE D, et al. Right ventricular unloading after initiation of venovenous extracorporeal membrane oxygenation[J]. Am J Respir Crit Care Med, 2015, 191(3): 346-348.

[8] GUERVILLY C, FOURNIER T, CHOMMELOUX J, et al. Ultra-lung-protective ventilation and biotrauma in severe ARDS patients on veno-venous extracorporeal membrane oxygenation: A randomized controlled study[J]. Crit Care, 2022, 26(1): 383.

[9] SCHMIDT M, HAJAGE D, LEBRETON G, et al. Prone positioning during extracorporeal membrane oxygenation in patients with severe ARDS: The PRONECMO randomized clinical trial[J]. JAMA, 2023, 330(24): 2343-2353.

[10] COMBES A, HAJAGE D, CAPELLIER G, et al. Extracorporeal membrane oxygenation for severe acute respiratory distress syndrome[J]. N Engl J Med, 2018, 378(21): 1965-1975.

[11] SCHMIDT M, KIMMOUN A, COMBES A. Prone positioning during extracorporeal membrane oxygenation for severe acute respiratory distress syndrome. Con[J]. Intensive Care Med, 2024, 50(6): 947-949.

[12] COJOCARU L, TURAN O M, LEVINE A, et al. Proning modus operandi in pregnancies complicated by acute respiratory distress syndrome secondary to COVID-19[J]. J Matern Fetal Neonatal Med, 2022, 35(25): 9043-9052.

[13] GUÉRIN C, ALBERT R K, BEITLER J, et al. Prone position in ARDS patients: Why, when, how and for whom[J]. Intensive Care Med, 2020, 46(12): 2385-2396.

[14] GUÉRIN C, LI J, GRASSELLI G. Prone positioning[J]. Intensive Care Med, 2024, 50(6): 968-970.

2　ECMO 患者氧合的管理目标

重症患者常因各种因素导致严重缺氧而危及生命,ECMO 作为最后的生命支持手段,通过提高氧输送纠正患者低氧血症而拯救患者生命。但高氧血症导致的氧化应激会增加患者肺损伤、神经系统损伤和增加心血管事件风险,因此设置 ECMO 患者合适的氧合目标仍需引起重症医师的关注。本文将结合近期研究对此进行介绍。

一、ECMO 患者的氧合需求

根据氧输送公式($DO_2=1.34 \times Hb \times CO \times SaO_2+0.003\ 14 \times PaO_2 \times CO$),体内的氧包括红细胞携带氧与溶解在血液中的氧之和。其中红细胞携氧与心输出量(cardiac output,CO)、血红蛋白浓度(Hb)和氧饱和度(SaO_2)成正比,在生理条件下占氧输送的绝大部分,而溶解氧(dissolved oxygen)与心输出量、氧分压(PaO_2)和氧气的溶解度[$0.003\ 14ml/(dl·mmHg)$]有关[1],其浓度与 PaO_2 呈线性关系,在生理条件下,溶解氧仅占血液总氧含量的极小部分(约 1.3%),几乎可以忽略不计。

在 ECMO 治疗中,仍主要根据红细胞携氧计算氧输送,如通过调整 ECMO 流量和血红蛋白水平来优化氧输送,但 ECMO 支持与生理条件不同,溶解氧的作用需要引起足够重视,这是因为:① ECMO 支持下,溶解氧在氧输送中占比显著提升。如膜后血液的 PaO_2 显著升高(均值 434mmHg),溶解氧可增至总氧含量的 9%[2-3];②需要 ECMO 支持的重症患者常发生明显病理生理变化,常出现低血红蛋白血症、低心输出量和低氧饱和度三者部分或全部存在并导致红细胞携氧明显下降的情况。

二、V-A ECMO 氧合管理的目标

V-A ECMO 通过膜氧合器提供临时机械循环支持和体外气体交换,在治疗过程中相当一部分患者会出现高氧血症,而持续的高氧血症会放大炎症级联反应,加重器官损伤[4]。JENTZER 等纳入 9 959 例体外生命支持组织(ELSO)注册 V-A ECMO 患者数据并监测上机后 24 小时的 PaO_2,结果发现,正常氧分压(60 ~ 150mmHg)、中度高氧(151 ~ 300mmHg)、重度高氧(> 300mmHg)住院病死率依次增加(47.8%、55.6%、65.4%,$P < 0.001$),且每升高 50mmHg,病死率增加 1.14 倍(95% CI 1.12 ~ 1.16 倍,$P < 0.001$)[5]。同样对 ELSO 数据库中体外心肺复苏(ECPR)患者的上机前 6 小时和上机后 24 小时的 PaO_2 分析显示,早期中度(200 ~ 299mmHg)和重度高氧($PaO_2 \geqslant$ 300mmHg)与住院病死率增加有关[6],且 ECPR 期间的重度高氧血症($PaO_2 >$ 400mmHg)大大降低了出院时良好神经功能预后的可能性(OR=0.48;95% CI 0.29 ~ 0.82;P=0.007)[7]。上述研究提示,V-A ECMO 中患者如果存在高氧血症可能存在潜在危害,应当注意避免发生。

在 V-A ECMO 患者氧饱和度目标上,Aidan Burrell 等对 934 例 V-A ECMO 患者的随机对照多中心研究,比较了保守氧合目标(SaO_2 92% ~ 96%)与自由氧合目标(SaO_2 97% ~ 100%)对 V-A ECMO 患者的影响。结果显示两组在 ICU 住院天数、病死率等方面均无显著差异,且次级结局、亚组分析和不良事件方面亦无差异。但保守组膜后低氧血症($PaO_2 <$ 60mmHg)发生率较高,作者认为 V-A ECMO 较低的目标($PaO_2 <$ 150mmHg)可能会增加低氧血症的风险[8]。

基于 ELSO 指南和以上研究结果,V-A ECMO 的氧合管理目标建议右桡动脉 SaO_2 维持在 92% ~ 96%,同时膜后氧分压避免大于 300mmHg,此时兼顾了避免高氧与低氧导致的风险。同时注意患者个体化氧合管理目标,如因低心排血量而依赖 ECMO 氧合时,通过

调整 ECMO 流量和血红蛋白浓度,维持 SaO_2 下限 $\geq$ 92%,并注意监测氧输送、乳酸等指标以避免患者发生低氧血症。

三、V-V ECMO 氧合管理的目标

V-V ECMO 的主要目的是为肺功能严重受损的患者提供足够的氧合。近期发表于 *The New England Journal of Medicine* 上对接受机械通气呼吸衰竭患者的研究显示,低氧饱和度目标(88% ~ 92%)、中氧饱和度目标(92% ~ 96%)和高氧饱和度目标(96% ~ 100%)患者 28 天住院病死率无差别[9],ICU-ROX 研究也发现类似结果[10]。ELSO 指南也描述到通常维持动脉血氧饱和度(SaO_2)在 80% ~ 90% 即可,在临床实践中,如 ARDS 患者 ECMO 流量低于总心输出量的 60%,SaO_2 可能低于 90%,因此回路应提供至少 240ml/($m^2\cdot min$)的氧气供应和 300ml/($m^2\cdot min$)的全身氧输送量[3,11]。ELSO 指南指出 SaO_2 在 80% ~ 90% 对应的 PaO_2 大约在 50 ~ 70mmHg,由于过低的氧分压会使患者处于明显缺氧状态,同时 Akbar 等研究也表明低氧分压(特别是低于 70mmHg)增加了颅内出血等相关风险[12],提示 V-V ECMO 纠正缺氧风险的合适目标至少应保持 $PaO_2 > 70mmHg$。

如前所述,V-V ECMO 通常可以通过调整 ECMO 流量和血红蛋白水平来优化氧输送,例如一个体重 80kg、血红蛋白水平为 12g/dl 的成年人需要大约 4L/min 的 ECMO 流量才能达到氧输送目标,从而避免过度依赖呼吸机设置来补偿低氧血症[11]。由于 V-V ECMO 主要是解决患者呼吸功能严重受损导致的氧合障碍,因此也应该重视溶解氧在氧输送中的作用。如 MÜLLER 等发现,肺功能严重受损的 V-V ECMO 时,溶解氧占体外氧合的 22.4%,占总氧摄取的 13.5%,在肺功能极差[$V_{NL}O_2 < 1ml/(kg\cdot min)$]的亚组中,溶解氧可占总氧摄取的 28%[2]。因此,在 ECMO 患者中,特别是存在导致红细胞携氧明显降低的病理生理条件下,可通过维持较高的膜后氧分压把溶解氧作为补充氧合的重要途径[13],而由于目前 ECMO 监测设备未纳入溶解氧的测量[11],未来研发连续测量 PO_2 的传感器 / 系统有助于实时评估溶解氧,从而使 ECMO 管理更精准和安全。

基于现有证据和 ELSO 指南,建议在 V-V ECMO 氧合目标管理中,早期(24 小时内)将 PaO_2 目标设定为 70mmHg 以上,SaO_2 维持在 88% ~ 92%,并结合血红蛋白、ECMO 流量及 $PaCO_2$ 进行个体化管理。此外,在红细胞携氧明显降低的病理生理条件下,可通过维持较高的膜后氧分压把溶解氧作为补充氧的重要途径纠正低氧血症。

综上,在 ECMO 患者氧合管理目标上,V-A ECMO 和 V-V ECMO 总体一致但又略有不同。建议 ECMO 管理中采用保守性氧合目标,因为目前循证研究未发现保守性氧合目标有劣势。V-A ECMO 患者由于更易发生高氧暴露风险,管理中应侧重避免发生高氧血症,如避免膜后氧分压 > 300mmHg,同时也要注意避免患者缺氧;而 V-V ECMO 则需注重解决患者严重肺功能受损导致的低氧问题,动脉 PaO_2 目标 > 70mmHg,SaO_2 维持在 88% ~ 92% 可能是适合的,同时在严重缺氧患者中应重视溶解氧的作用。未来需要更多高质量研究进一步验证不同 ECMO 模式的最佳 SaO_2/PaO_2 平衡点,兼顾氧合与氧化应激风险,达到 ECMO 管理的精准化和个体化。

(刘景仑 门文贤)

参考文献

[1] JHA A K. Letter by Jha Regarding Article, "Early left ventricular unloading or conventional approach after venoarterial extracorporeal membrane oxygenation: The EARLY-UNLOAD randomized clinical trial"[J]. Circulation, 2024, 149(25): e1415-e1416.

[2] MÜLLER M C, WILKE S K, DOBBERMANN A, et al. Dissolved oxygen relevantly contributes to sySTEMIc oxygenation during venovenous extracorporeal membrane oxygenation support[J]. ASAIO J, 2024, 70(8): 667-674.

[3] SCHMIDT M, KIMMOUN A, COMBES A. Prone positioning during extracorporeal membrane oxygenation for severe acute respiratory distress syndrome. Con[J]. Intensive Care Med, 2024, 50(6): 947-949.

[4] HUET O, DUPIC L, HARROIS A, et al. Oxidative stress and endothelial dysfunction during sepsis[J]. Front Biosci (Landmark Ed), 2011, 16(5): 1986-1995.

[5] JENTZER J C, MILLER P E, ALVIAR C, et al. Exposure to arterial hyperoxia during extracorporeal membrane oxygenator support and mortality in patients with cardiogenic shock[J]. Circ Heart Fail, 2023, 16(4): e010328.

[6] SHOU B L, ONG C S, PREMRAJ L, et al. Arterial oxygen and carbon dioxide tension and acute brain injury in extracorporeal cardiopulmonary resuscitation patients: Analysis of the extracorporeal life support organization registry[J]. J Heart Lung Transplant, 2023, 42(4): 503-511.

[7] KASHIURA M, YASUDA H, KISHIHARA Y, et al. Association between short-term neurological outcomes and extreme hyperoxia in patients with out-of-hospital cardiac arrest who underwent extracorporeal cardiopulmonary resuscitation: A retrospective observational study from a multicenter registry[J]. BMC Cardiovasc Disord, 2022, 22(1): 163.

[8] BURRELL A, BAILEY M J, BELLOMO R, et al. Conservative or liberal oxygen targets in patients on venoarterial extracorporeal membrane oxygenation[J]. Intensive Care Med, 2024, 50(9): 1470-1483.

[9] SEMLER M W, CASEY J D, LLOYD B D, et al. Oxygen-saturation targets for critically ill adults receiving mechanical ventilation[J]. N Engl J Med, 2022, 387(19): 1759-1769.

[10] ICU-ROX Investigators and the Australian and New Zealand Intensive Care Society Clinical Trials Group, MACKLE D, BELLOMO R, et al. Conservative oxygen therapy during mechanical ventilation in the ICU[J]. N Engl J Med, 2020, 382(11): 989-998.

[11] TONNA J E, ABRAMS D, BRODIE D, et al. Management of adult patients supported with venovenous extracorporeal membrane oxygenation (V-V ECMO): Guideline from the Extracorporeal Life Support Organization (ELSO)[J]. ASAIO J, 2021, 67(6): 601-610.

[12] AKBAR A F, SHOU B L, FENG C Y, et al. Lower oxygen tension and intracranial hemorrhage in veno-venous extracorporeal membrane oxygenation[J]. Lung, 2023, 201(3): 315-320.

[13] SCHMIDT M, TACHON G, DEVILLIERS C, et al. Blood oxygenation and decarboxylation determinants during venovenous ECMO for respiratory failure in adults[J]. Intensive Care Med, 2013, 39(5): 838-846.

3 ECMO 患者红细胞输注的阈值

ECMO 患者常合并贫血,输注红细胞至较高水平以提高氧输送是 ECMO 救治中常用手段,但输血也存在感染、过敏反应、急性肺损伤、免疫和凝血异常等不良反应。如何平衡红细胞输注最大化获益与最小化风险及相关不良反应,是当前临床实践中的关键问题。本文通过系统回顾和分析近年来 ECMO 患者红细胞输注阈值的相关临床研究,为制订和优化的输血管理方案提供参考依据。

一、ECMO 氧输送与血红蛋白

贫血是 ECMO 的常见并发症,其机制涉及红细胞丢失和异常破坏。研究显示 ECMO 患者血红蛋白浓度水平中位数多处于 7.9 ~ 10.3g/dl[1-2],其红细胞丢失速率可达正常生理状态下的 13 倍,导致血细胞比容每日下降约 4.6%[3]。这一现象主要与 ECMO 管路机械损伤、凝血功能紊乱及免疫介导溶血等病理过程密切相关。

血红蛋白作为氧输送(oxygen delivery,DO_2)的关键决定因素,在 ECMO 支持策略中具有重要临床意义。ECMO 患者 DO_2 水平由血氧含量、心输出量及 ECMO 流量共同决定。通过提升血红蛋白浓度可降低维持目标 DO_2 所需的 ECMO 血流量,进而减少高流量相关并发症风险[4]。

红细胞输注是纠正 ECMO 患者贫血最直接有效的方法。通过红细胞输注维持较高水平血红蛋白具有双重益处:一方面可增加氧输送能力;另一方面通过降低 ECMO 血流量,减少高流量和压力引起的溶血。ECMO 患者输血需求显著高于其他重症患者。研究显示 88% 的 ECMO 患者在支持期间需接受红细胞输注,日均输血比例高达 47%[2]。

Martucci G 等开展的多中心、前瞻性、观察性研究显示,较高的血红蛋白浓度与较低的死亡风险显著相关(HR=0.87;95% CI 0.78 ~ 0.98;P=0.016)[2] 提示 ECMO 患者维持较高血红蛋白水平可能会有显著的临床获益。但 ECMO 患者因器官功能障碍、凝血功能异常与免疫功能紊乱更易发生输血并发症,而输血相关不良反应与重症患者不良预后显著相关[5]。明确红细胞输注阈值对平衡氧供需求与风险控制具有重要临床意义,有助于优化血液资源利用并改善患者结局[6]。

二、红细胞输注阈值实践与指南

关于 ECMO 支持治疗患者的红细胞输注阈值尚未形成明确共识,主要原因为缺乏高质量循证医学证据。早期 ECMO 治疗期间通常建议将血红蛋白浓度维持在正常生理范围(120 ~ 140g/L)[7]。2015 年有研究提出尽管 ICU 常规患者的红细胞输注阈值为 70g/L,但对于 ECMO 患者,建议将血红蛋白浓度提高至 100g/L,以改善氧输送并减少高流量导致的溶血[8]。2017 年体外生命支持组织(Extracorporeal Life Support Organization,ELSO)第 5

版 *Red Book*[9] 建议，在 ECMO 治疗过程中应维持血红蛋白浓度在 140～150g/L，或血细胞比容＞40%。

基于现有循证医学证据，近年来多项指南针对不同类型的人群制定了相应的红细胞输注阈值推荐。2020 年加拿大专家共识[10] 提出静脉 - 静脉体外膜氧合（Veno-venous extracorporeal membrane oxygenation，V-V ECMO）患者无出血并发症，则红细胞输注阈值可设定为 70～75g/L。2021 年更新的 ELSO 抗凝指南[11]ECMO 中作出了差异化推荐：病情稳定的成人 ECMO 患者血红蛋白浓度宜＞70g/L，而血流动力学不稳定者则需维持＞90g/L。最新发布的美国输血学会（American association of blood banks，AABB）[12] 国际指南建议：血流动力学稳定的重症患者（不包括血红蛋白病、发绀型心脏病或严重低氧血症）的红细胞输注阈值为 70g/L；择期心脏手术患者红细胞输注阈值为 75g/L；而进行骨科手术或有心脏病史的患者红细胞输注阈值为 80g/L。

三、ECMO 红细胞输注阈值研究现状

与 ICU 中其他重症患者相比，ECMO 患者的红细胞输注阈值具有其特殊性。一项多中心问卷调查研究显示，大多数医师在决定是否为 ECMO 支持患者输注红细胞时，不仅依据血红蛋白浓度，还会综合考虑静脉血氧饱和度、乳酸水平及血流动力学状态等指标，进一步评估全身组织灌注情况，此外大多数医师还会评估是否存在活动性出血等[13]。

尽管不同研究对输血阈值的定义存在差异，但多项回顾性研究证实较低的红细胞输注阈值在减少输血量的同时，并未增加患者的病死率和并发症发生率[14-15]。2020 年一项多中心回顾性队列研究系统分析了患者 28 天和 60 天的病死率，ICU 住院时长，以及"无 ECMO 支持、无镇静、无器官功能障碍、无肾脏替代治疗、无血管加压药"复合终点天数，发现低阈值组（80g/L）与高阈值组（100g/L）在各项临床结局上均无显著差异[16]。2021 年一项荟萃分析[1] 表明低阈值组患者的 30 天死亡风险及心肌梗死、卒中、血栓栓塞等不良事件发生率并不高于高阈值组，值得注意的是，虽然高阈值组并未增加感染风险，但急性肾损伤发生率明显升高，同时发现静脉 - 动脉体外膜氧合（veno-arterial extracorporeal membrane oxygenation，V-A ECMO）患者的红细胞输注需求高于 V-V ECMO。另一项回顾性研究将 ECMO 患者以血红蛋白浓度 85g/L 划分为限制性和开放性输血组，结果显示两组间总体预后差异无统计学意义，亚组分析校正后显示 V-V ECMO 患者限制性输血组病死率显著低于开放性输血组患者（$aOR=0.36$；95% CI 0.17～0.73；$P=0.005$）[17]。

但 ECMO 患者血红蛋白水平过低也会增加临床风险。近期两项观察性研究评估了 V-V ECMO 患者红细胞输注阈值和临床预后的相关性，结果表明血红蛋白水平低于 70g/L 显著增加死亡风险。2023 年一项国际多中心、前瞻性、观察性研究[2] 发现，ECMO 患者的血红蛋白浓度低于 70g/L 与较高的死亡风险相关（$HR=2.99$），但血红蛋白浓度高于 70g/L 输血并未显著降低病死率。另一项近期发表的单中心回顾性研究进一步证实，在 V-V ECMO 治疗的患者中，与血红蛋白水平低于 80g/L 的队列相比，血红蛋白水平低于 70g/L 的队列死亡风险显著增加（$aHR=1.93$；95% CI 1.02～3.62），多变量 Cox 分析显示血红蛋白水平介于 70～80g/L 的患者死亡风险最低[18]。

综上所述，在组织灌注良好且氧供 - 氧耗平衡的前提下，无活动性出血的 ECMO 患者

建议红细胞输注阈值为 70g/L 以上。但目前缺乏 ECMO 患者红细胞输注最佳阈值的高质量证据,仍需通过设计严谨的大规模随机对照临床试验以明确 ECMO 患者红细胞输注阈值与临床结局之间的因果关系,为 ECMO 相关的输血策略提供科学依据,进一步优化临床管理及改善患者预后。

(刘灵娟　刘松桥)

参考文献

[1] ABBASCIANO R G, YUSUFF H, VLAAR A P J, et al. Blood transfusion threshold in patients receiving extracorporeal membrane oxygenation support for cardiac and respiratory failure: A systematic review and meta-analysis[J]. J Cardiothorac Vasc Anesth, 2021, 35(4): 1192-1202.

[2] MARTUCCI G, SCHMIDT M, AGERSTRAND C, et al. Transfusion practice in patients receiving VV ECMO (PROTECMO): A prospective, multicentre, observational study[J]. Lancet Respir Med, 2023, 11(3): 245-255.

[3] BILODEAU K S, SAIFEE N H, CHANDLER W L. Causes of red blood cell loss during extracorporeal membrane oxygenation[J]. Transfusion, 2023, 63(5): 933-941.

[4] FAN E, GATTINONI L, COMBES A, et al. Venovenous extracorporeal membrane oxygenation for acute respiratory failure: A clinical review from an international group of experts[J]. Intensive Care Med, 2016, 42(5): 712-724.

[5] JOHNSON D J, SCOTT A V, BARODKA V M, et al. Morbidity and mortality after high-dose transfusion[J]. Anesthesiology, 2016, 124(2): 387-395.

[6] JACOBS J W, BATES I, M'BAYA B, et al. Ensuring a safe and sufficient global blood supply[J]. N Engl J Med, 2024, 391(12): 1079-1081.

[7] MONTISCI A, MAJ G, ZANGRILLO A, et al. Management of refractory hypoxemia during venovenous extracorporeal membrane oxygenation for ARDS[J]. ASAIO J, 2015, 61(3): 227-236.

[8] LEVY B, TACCONE F S, GUARRACINO F. Recent developments in the management of persistent hypoxemia under veno-venous ECMO[J]. Intensive Care Med, 2015, 41(3): 508-510.

[9] BROGAN T V, LEQUIER L, LORUSSO R, et al. Extracorporeal life support: The ELSO red book[M]. 5th ed. Ann Arbor: Extracorporeal Life Support Organization, 2017.

[10] SINGH G, NAHIRNIAK S, ARORA R, et al. Transfusion thresholds for adult respiratory extracorporeal life support: An expert consensus document[J]. Can J Cardiol, 2020, 36(9): 1550-1553.

[11] MCMICHAEL A B V, RYERSON L M, RATANO D, et al. 2021 ELSO adult and pediatric anticoagulation guidelines[J]. ASAIO J, 2022, 68(3): 303-310.

[12] CARSON J L, STANWORTH S J, GUYATT G, et al. Red blood cell transfusion: 2023 AABB

international guidelines[J]. JAMA, 2023, 330(19): 1892-1902.

[13] MARTUCCI G, GRASSELLI G, TANAKA K, et al. Hemoglobin trigger and approach to red blood cell transfusions during veno-venous extracorporeal membrane oxygenation: The international TRAIN-ECMO survey[J]. Perfusion, 2019, 34(1_suppl): 39-48.

[14] RAASVELD S J, KARAMI M, VAN DEN BERGH W M, et al. RBC transfusion in venovenous extracorporeal membrane oxygenation: A multicenter cohort study[J]. Critical Care Medicine, 2022, 50(2): 224-234.

[15] VOELKER M T, BUSCH T, BERCKER S, et al. Restrictive transfusion practice during extracorporeal membrane oxygenation therapy for severe acute respiratory distress syndrome[J]. Artificial Organs, 2015, 39(4): 374-378.

[16] HUNSICKER O, MATERNE L, BÜNGER V, et al. Lower versus higher hemoglobin threshold for transfusion in ARDS patients with and without ECMO[J]. Critical Care (London, England), 2020, 24(1): 697.

[17] NG P Y, CHAN H C V, IP A, et al. Restrictive and liberal transfusion strategies in extracorporeal membrane oxygenation: A retrospective observational study[J]. Transfusion, 2023, 63(2): 294-304.

[18] PRATT E H, PULSIPHER A M, MOULTON N G, et al. Association of RBC transfusion thresholds and outcomes in medical patients with acute respiratory failure supported with extracorporeal membrane oxygenation: A single-center retrospective cohort study[J]. Chest, 2024, 166(6): 1406-1416.

4 成人 V-V ECMO 患者右心室损伤定义与管理专家共识简介

V-V ECMO 已成为严重呼吸衰竭患者的重要治疗手段。然而,在 V-V ECMO 支持期间右心室损伤(right ventricular injury,RVI)的发生率较高,且影响患者的血流动力学稳定性和预后。2024 年版专家共识由 PRORVnet(Protecting the Right Ventricle Network)组织采用 Delphi 方法汇总国际专家意见,首次对 V-V ECMO 相关 RVI 的定义、评估方法和治疗策略提供了系统的指导[1]。

一、右心室损伤的定义与诊断

在接受 V-V ECMO 治疗的患者中 RVI 定义为一种临床综合征,涵盖一系列右心室生物力学异常,包括右心室扩张、功能障碍或衰竭,伴或不伴有系统性(动脉和 / 或静脉)以及其他器官系统的并发症。RVI 可能在 ECMO 支持的任何阶段发生。

RVI 的特征是右心室(RV)的大小和 / 或功能异常。在严重呼吸衰竭患者中,RVI 的主要病理生理机制之一是由低氧血症和 / 或高碳酸血症引起的肺血管收缩,导致右心室后负荷升高。另一个可能导致右心室后负荷增加的因素是由有创机械通气引起的肺动脉压升高。V-V ECMO 有可能通过逆转高碳酸血症和低氧血症缓解肺动脉收缩,并通过肺保护性通气策略降低跨肺压和肺泡张力,从而改善 RVI。然而,在 V-V ECMO 支持期间,RVI 可能持续存在甚至恶化，并与高病死率相关。

在 V-V ECMO 治疗过程中，RVI 起初可能较为隐匿。然而，单独的结构变化可能会进展为显著的功能性改变，最终导致系统性静脉充血、终末器官灌注不足和多脏器衰竭。因此，应采取多模式的方法诊断 RVI，包含下列指标：肺血流动力学指标（例如，肺动脉收缩压和舒张压、肺血管阻力、肺动脉搏动指数）、右心室结构和功能的超声心动图指标、系统性静脉充血的指标（例如，中心静脉压 > 8mmHg）、血管活性 - 正性肌力药物评分（例如，VIS > 60）、右心室评估时的 V-V ECMO 支持水平、次级器官损伤的存在（例如，AKI、肝脏功能异常）、生物标志物（例如，乳酸、肌钙蛋白 I、N 端 B 型利钠肽）、临床检查结果提示低灌注状态（例如，毛细血管再充盈时间 > 2 秒，外周部位低温）、临床检查结果提示系统性静脉充血（例如，新出现的外周水肿、腹水、心肾综合征）等。此外，在进行 RVI 评估时，如果患者状态允许，应该标准化 V-V ECMO 的设置。

超声心动图是目前评估接受 V-V ECMO 治疗的 ARDS 患者 RV 的首选方式。伴或不伴室间隔运动障碍的右心室与左心室舒张末期面积比值（RVEDA/LVEDA）是用于定义 RV 功能障碍或急性肺心病的最常用超声心动图指标。在接受 V-V ECMO 的 ARDS 患者的研究中，用于评估 RV 的超声心动图指标包括 RV 的结构（RVEDA/LVEDA、RV 直观尺寸、RV 定性扩张、RV 壁厚）和功能［三尖瓣环收缩期位移（TAPSE）、RV 三尖瓣环收缩期峰值速度（RV TDI S′）、RV 面积变化分数（RVFAC）、RV 游离壁纵向应变（RVFWLS）］指标。专家们倾向于采用容易获得的 RV 解剖和功能超声心动图指标来定义 RVI，如 RVEDA/LVEDA > 0.6、室间隔运动障碍、TAPSE < 17mm、RVFAC < 35% 和 RV TDI S′ < 9.5cm/s。对于在 V-V ECMO 应用前，已发生右心室损伤的患者，超声心动图检查的最佳时机和频率尚不确定，一旦临床状态发生变化（例如，血管活性药物需求增加、出现新的肺外器官功能障碍、临床表现为灌注不足或系统性静脉充血加重的证据），应进行超声心动图检查。

系统性静脉充血可以通过一些静态血流动力学替代指标来进行评估，例如中心静脉压、右侧静脉血流模式（肝静脉、门静脉和肾脏内静脉血流）、下腔静脉大小以及通过超声心动图评估的下腔静脉变异度 / 塌陷率。这些静态指标的动态变化趋势在 RVI 的诊断方面显得更为重要。在接受 V-V ECMO 治疗的 RVI 患者中，使用肺动脉导管（pulmonary artery catheter，PAC）进行侵入性肺血流动力学监测尚未在随机对照试验中进行研究。虽然有研究表明，在需要机械循环支持的心源性休克患者中，未通过 PAC 进行血流动力学监测与病死率增加相关，但在接受 V-V ECMO 治疗的 ARDS 患者中，尤其是在股静脉 - 颈静脉 ECMO 配置中，PAC 插入可能会存在技术困难。此外，用于测量心输出量的热稀释技术在接受 ECMO 治疗的患者中尚未得到验证。因此，专家们认为在所有接受 V-V ECMO 的患者中，纳入侵入性肺血流动力学指标并非 RVI 定义的强制要求。

二、右心室损伤的严重程度

在接受 V-V ECMO 治疗的高风险患者群体中，对 RVI 的严重程度进行评估和分级有助于识别有 RVI 且具有高死亡风险的患者，并筛选出可能对右心室靶向治疗有反应的特定 RVI 严重程度表型患者。RVI 可以根据右心室内在的收缩功能以及右心室对肺动脉负荷的机械适应（同向适应和异向适应）或不适应反应，将其分为两大生理学表型，以确定右心室的流量输出是否足以满足氧气消耗和代谢需求。

在接受 V-V ECMO 治疗的 ARDS 患者中,随着右心室从正常功能过渡到右心室衰竭,右心室结构(RVEDA/LVEDA > 0.6)和功能(TAPSE < 17mm,RVFAC < 35%,RVFWLS < −20%)的变化与病死率相关。在这种背景下,若没有系统性静脉充血,单纯的右心室扩张被视为轻度 RVI。如果右心室扩张且右心室功能标志物异常(右心室功能障碍),同时右心室的流量输出仍能满足组织需求,被视为中度 RVI。尽管使用了 V-V ECMO,右心室功能和肺循环之间的耦合仍然恶化则为重度 RVI。

三、右心室损伤的管理策略

(一)V-V ECMO 的设置

V-V ECMO 治疗的患者可以接受更低的潮气量、呼吸频率及平台压力和驱动压力。考虑到高驱动压力可能对右心室和肺循环产生的不良影响,在符合 ECMO 指征的重度 ARDS 患者中尽早应用 ECMO 有助于右心室保护。需要特别注意的是,在 ECMO 支持应用后的前 24 小时内,二氧化碳分压的大幅相对降低与颅内出血风险增加相关,因此,在前 24 小时内应避免大幅度降低二氧化碳分压(> 50%)。

(二)药物

左西孟旦通过增加肌钙蛋白 C 对钙离子的敏感性,改善右心室功能。磷酸二酯酶 III 型抑制剂通过降低肺血管阻力并改善右心室功能。肺血管扩张剂(如吸入性一氧化氮)可能缓解肺血管收缩,卸载右心室负荷,并恢复右心室 - 肺动脉耦合。正性肌力药、血管加压药、正性肌力 - 血管扩张药、正性肌力 - 加压药、系统性肺血管扩张剂以及溶栓治疗(在确诊肺栓塞的情况下)在不同的患者中可以改善右心室功能。

(三)机械通气

升高的驱动压力可能导致肺泡内血管塌陷,进而导致右心室后负荷增加。因此,将驱动压力保持在 15cmH$_2$O 以下,并确保不超过 18cmH$_2$O,是 ARDS 患者在 V-V ECMO 支持期间的一种右心室保护性机械通气策略。俯卧位有助于右心室卸载,可能机制包括:降低肺血管张力和肺部应力,均匀的肺通气减少应变;改善气体交换和逆转低氧血症 / 高碳酸血症引起的肺动脉血管收缩;增加中心血容量,这可能招募肺微血管内血液并减少肺血管收缩和右心室后负荷。因此,共识推荐应用俯卧位来减轻 ARDS 患者在 V-V ECMO 支持期间的 RVI。

(四)机械循环支持

在最佳的 V-V ECMO、通气和药物干预未能有效处理 RVI 时,机械循环支持成为一种潜在可行的选择。V-PA ECMO 模式能够绕过受损的右心室,减少系统性静脉充血和右心室前负荷,降低右心室壁应力,并恢复右心室 - 肺动脉耦合。另一种选择是从 V-V ECMO 转换为 V-VA ECMO。

四、专家间的分歧与开放性问题

该共识仍有一些尚未明确及在专家间的分歧。例如,对在 V-V ECMO 过程中使用机械通气时,右心室保护性驱动压力范围存在分歧。对是否存在一个特定的目标驱动压力水平上可以有效减少进一步右心室损伤的风险,专家们未达成共识。此外,专家们在俯卧位对 V-V ECMO 支持持续时间、机械通气持续时间或在右心室损伤背景下病死率的影响方面也未达成共识。该共识中,在 RVI 表型、RVI 定义 / 诊断和 RVI 结局 / 管理三个方面列举了一些开放性的问题,这些问题可能是以后研究的方向。

此外,该共识也存在一些局限性。例如 RVI 定义的可行性和可靠性仍然缺乏,这将是未来研究的一个领域。尽管共识提供了 RVI 总体的管理原则,但可能需要针对特定患者和某些临床干预措施采用更个性化的方法。超声心动图的个体间解读差异、培训和资源限制可能影响结果的判读。此外,不同疾病导致的 ARDS 可能造成右心室功能上的差异,这些病因可能独立地影响 V-V ECMO 期间的右心室功能。

(杨　威　王云龙)

参考文献

[1] ZOCHIOS V, NASA P, YUSUFF H, et al. Definition and management of right ventricular injury in adult patients receiving extracorporeal membrane oxygenation for respiratory support using the Delphi method: A PRORVnet study[J]. Intensive Care Med, 2024, 50(9): 1411-1425.

5　V-A ECMO 的左心室减压

静脉 - 动脉体外膜氧合(venous-arterial extracorporeal membrane oxygenation, V-A ECMO)可快速床旁置入,兼具双心及呼吸辅助优势,其在心源性休克和心搏骤停患者的应用逐年递增。V-A ECMO 患者左心室超负荷严重影响患者预后,一直是临床和科研关注的热点问题。本文将对左心室超负荷严重程度分级、左心室减压方式及时机进行探讨。

一、左心室超负荷危险因素

在接受 V-A ECMO 治疗的患者中,左心室超负荷的发生率较高,这可能与 V-A ECMO 导致的左心室后负荷增加、心脏本身功能受损以及其他多种因素共同作用有关[1]。左心室超负荷的高危因素可分为患者自身因素与治疗相关因素。患者年龄本身虽非绝对禁忌证,但随着年龄增长,心脏恢复能力下降,对 V-A ECMO 支持及左心室负荷的耐受能力降低。同时,有急性心肌梗死、暴发性心肌炎、中毒性心肌病、终末期扩张型或缺血性心肌病等心脏疾病,以及存在严重主动脉瓣反流等基础疾病的患者,心脏结构和功能受损,在接受 V-A ECMO 治疗时左心室超负荷风险增加。在治疗相关因素中,V-A ECMO 的持续逆行血流进入动脉血管系统,会增加左心室后负荷,这是导致左心室超负荷的重要原因之一。此外,治疗过程中的抗凝管理不当,可能导致血栓形成或出血并发症,影响心脏功能,增加左心室超负荷风险;液体管理不合理,如每日液体正平衡,会加重心脏负担,促使左心室超负荷发生[1-2]。左心室超负荷可根据胸部 X 线检查、心脏超声、血流动力学指标进行评估分级[2]。

二、左心室减压的指征

左心室减压的时机和指征主要是根据临床表现及影像指标进行判断,如出现肺水肿、左心室扩张、血液淤滞/血栓形成、恶性心律失常等并发症时,会考虑进行左心室减压。部分中心会参考肺毛细血管楔压(PCWP)、左心室舒张末期压力(LVEDP)、左心室流出道速度时间积分(LVOT VTI)等指标来决定是否进行左心室卸载。据 EuroELSO 调查报告显示,肺水肿、左心室扩大、自发显影/血栓、主瓣不开放是目前临床最常见的左心室减压指征。然而,也有部分中心对接受 V-A ECMO 治疗的心源性休克患者在 ECMO 启动后早期常规进行左心室减压。

三、左心室减压的方法

多项研究表明,左心室减压可能与改善患者生存相关。对接受 V-A ECMO 治疗的患者进行分析发现,接受机械减压的患者住院相对较低,尽管在不同研究中具体结果存在一定差异,但整体趋势显示减压对生存可能有积极影响[3]。左心室减压可减轻左心室负荷,有助于改善心室功能,促进心肌恢复,提高心脏的泵血能力,为患者的康复创造有利条件[2,4]。

(一)无创减压方式[2]

1. 降低 ECMO 流量　在维持有效终末器官灌注的同时减少 ECMO 流量,从而减轻左心室负荷。如 ELSO 指南所述,通过调整流量,避免左心室过度扩张。

2. 扩张血管　直接降低外周动脉阻力,减少左心室后负荷,促进左心室射血,是一种常用的非侵入性方法。

3. 增加 PEEP　适当增加呼气末正压,可减少肺动脉血流,促使右心血液更多地流向 ECMO 系统,间接减轻左心室负担,在预防和治疗因左心室卸载不完全导致的肺水肿方面有一定作用。

4. 适度使用正性肌力药物　维持左心室射血,增强心肌收缩力,有助于在一定程度上改善左心室功能。

(二)有创减压方式[1-2,4]

1. 主动脉内球囊反搏(intra-aortic ballon pump,IABP)　是最常用、经济、简便的机械减压装置之一,通过在心脏舒张期充气、收缩期放气,增加冠状动脉灌注,降低左心室后负荷,从而辅助左心室减压。

2. 经皮左心室辅助装置(percutaneous ventricular assist device,pVAD)　如 Impella 等,能提供更直接的左心室减压功能,在部分患者中可显著降低左心室负荷。

3. 左心室心尖部或二尖瓣处引流　直接将左心室内的血液引出,有效降低左心室压力,改善左心室扩张情况,但手术创伤相对较大,适用于病情较为严重且其他方法效果不佳的患者。

4. 房间隔造口术　使血液在左右心房之间分流,减轻左心房和左心室的压力,有助于左心室减压,但可能存在一定的风险,如血栓形成等并发症。

(三)减压方式的选择

V-A ECMO 辅助开始后就应立即实施无创左心室减压,比如适度使用正性肌力药物、增加 PEEP 及维持容量负平衡等。当患者循环好转时,还可以适当降低 ECMO 流量或扩张血管以降低左心室后负荷。当无创减压方式无效时,应考虑有创减压方式,但目前关于有创减压方式的选择尚无统一标准。2024 年 EuroELSO 调查报告[4]显示,IABP 及 Impella 是应用最普遍的有创减压方式。目前的循证医学证据提示,V-A ECMO 辅助期间使用 IABP 进行左心室减压可能是有益的[5]。

四、左心室减压的新证据

一项纳入 12 734 例成人股部 V-A ECMO 辅助患者的 ELSO 注册数据研究[3]显示,V-A ECMO 联合左心室减压可显著降低患者住院。同时,研究者将早期左心室减压定义为 ECMO 前或启动时联合有创减压治疗;在倾向性得分匹配分析中,早期左心室减压并未改善患者预后。但是,研究人群大部分为其他机械辅助装置升级到 V-A ECMO 的患者,IABP 或 pVAD 的初始目的并不是左心室减压,解读该研究的结果需要谨慎。

最近,有多项应用 IABP、经房间隔左心房插管、Impella 进行左心室减压的临床研究报道,具体如下。

(一)IABP

2024 年首都医科大学附属北京安贞医院侯晓彤团队进行了中国注册登记数据研究,并排除了 ECMO 前接受 IABP 治疗的患者[5]。5 492 例患者中,832 例(15.1%)在 V-A ECMO 后接受 IABP,该组患者住院(48.0%)低于仅用 V-A ECMO 组(52.5%);多变量 logistics 回归模型显示,V-A ECMO 后使用 IABP 与较高的 ECMO 撤机率和较低的住院相关。此外,使用 IABP 后 24 小时乳酸水平下降的患者比例更高,且血管加压药使用减少。但此研究是注册登记数据库研究,IABP 的使用目的是否是早期常规预防性左心室减压尚不清楚。

(二)经房间隔左心房插管

EVOLVE-ECMO 试验[6]针对 V-A ECMO 治疗心源性休克或心搏骤停且可能需要左心室减压的患者。早期组在 V-A ECMO 启动时,通过经股静脉经房间隔左心房插管汇入 ECMO 静脉回路进行减压;常规组在出现主动脉瓣间歇性或完全关闭、胸部 X 线检查显示肺水肿等左心室超负荷迹象后减压。结果显示,两组撤机率(70.0% vs. 76.7%)和出院生存率(53.3% vs. 50.0%)无显著差异,但早期组在左心室减压 48 小时后肺充血评分显著改善。该试验为前瞻性、随机、开放标签、多中心、优效性试验,但样本量仅 60 例,相对较小,可能影响结论的可靠性。

EARLY-UNLOAD 试验[7]针对接受 V-A ECMO 治疗的 116 例心源性休克患者。早期组在 V-A ECMO 启动后 12 小时内,采用经房间隔左心房插管进行左心室减压;常规组在左心室后负荷增加时,可进行挽救性经房间隔左心房插管减压。两组 30 天病死率无显著差异(46.6% vs. 44.8%),但早期组关键次要结局(全因死亡或挽救性经房间隔插管)发生率更低(46.6% vs. 65.5%),且肺充血消失时间更短(3 天 vs. 5 天)。此试验为单中心设计,可能限制结果外推性。

该两项均为经房间隔左心房插管减压方式的随机对照试验,表明早期左心室减压可改善肺充血,但未改善患者病死率及 ECMO 撤机率。

（三）Impella

关于使用 Impella 进行早期左心室减压的回顾性研究均得出了阳性结果。

一项纳入 421 例来自 4 个国家 18 个中心接受 V-A ECMO 和左心室减压的心源性休克患者的回顾性分析中 [8]，310 例接受早期左心室减压（在 V-A ECMO 植入前 24 小时至植入后 2 小时内使用 Impella 装置减压），111 例为延迟减压。结果显示早期减压显著降低 30 天病死率及增加呼吸机脱机率，且不增加并发症风险。每延迟 1 小时减压，死亡风险逐渐增加。

另一项单中心回顾性研究纳入了 136 例接受 V-A ECMO 治疗的难治性心源性休克患者 [9]，其中 46 例接受预防性 Impella 左心室减压，90 例在出现左心室扩张后进行挽救性减压。预防性左心室减压与较低的 30 天病死率（36% vs. 60%）、较高的心肌恢复率（37% vs. 18%）和较低的卒中风险相关。在该研究中，预防性左心室减压实施过程为，首先由多学科团队对患者进行评估，对于预期可能出现左心室扩张风险的患者，如存在持续血流动力学或呼吸不稳定、无法实现后负荷降低或正性肌力支持不合理（如心肌缺血或梗死情况下）、左心室功能严重受损、潜在心脏病理改变且无心肌功能障碍可逆原因等情况时，选择 Impella 进行早期左心室减压。

五、思考

虽然目前的证据表明 ECMO 联合左心室减压可能改善患者预后，但临床中只有小部分患者发生左心室扩张 [10]。因此，是否要对所有的 V-A ECMO 患者进行早期左心室减压仍不明确。当患者达到左心室减压指征时，如肺水肿、左心室扩大、自发显影 / 血栓及主瓣不开放等，可进行左心室减压。另外，在考虑有创左心室减压前，务必使保守和药物减压方法发挥最优作用，在氧供与氧耗、容量与流量、左心室与动脉耦合方面做到最佳平衡。在考虑应用有创左心室减压时，可以参考从简单到复杂原则。IABP 仍是一种较为简便、有效的有创左心室减压方式。

未来需要进一步开展研究，比较不同减压策略的有效性，尤其是进行随机对照研究，以明确最佳的减压时机和方法；同时，仍需深入研究左心室减压对患者长期预后（如生存质量、心脏功能恢复等）的影响，以及如何更好地平衡左心室减压的益处与风险，制定更优化的临床指南，规范左心室减压在 V-A ECMO 治疗中的应用。

（侯晓彤）

参考文献

[1] EZAD S M, RYAN M, DONKER D W, et al. Unloading the left ventricle in venoarterial ECMO: In whom, when, and how[J]. Circulation, 2023, 147(16): 1237-1250.

[2] LORUSSO R, SHEKAR K, MACLAREN G, et al. ELSO interim guidelines for venoarterial extracorporeal membrane oxygenation in adult cardiac patients[J]. ASAIO J, 2022, 68(7): e133.

[3] GRANDIN E W, NUNEZ J I, WILLAR B, et al. Mechanical left ventricular unloading in

patients undergoing venoarterial extracorporeal membrane oxygenation[J]. J Am Coll Cardiol, 2022, 79(13): 1239-1250.

[4] EZAD S M, RYAN M, BARRETT N, et al. Left ventricular unloading in patients supported with veno-arterial extra corporeal membrane oxygenation: An international EuroELSO survey[J]. Perfusion, 2024, 39(1_suppl): 13S-22S.

[5] WANG K, WANG L, MA J, et al. Intra-aortic balloon pump after VA-ECMO reduces mortality in patients with cardiogenic shock: An analysis of the Chinese extracorporeal life support registry[J]. Crit Care, 2024, 28(1): 394.

[6] PARK H, YANG J H, AHN J M, et al. Early left atrial venting versus conventional treatment for left ventricular decompression during venoarterial extracorporeal membrane oxygenation support: The EVOLVE-ECMO randomized clinical trial[J]. Eur J Heart Fail, 2023, 25(11): 2037-2046.

[7] KIM M C, LIM Y, LEE S H, et al. Early left ventricular unloading or conventional approach after venoarterial extracorporeal membrane oxygenation: The EARLY-UNLOAD randomized clinical trial[J]. Circulation, 2023, 148(20): 1570-1581.

[8] SCHRAGE B, SUNDERMEYER J, BLANKENBERG S, et al. Timing of active left ventricular unloading in patients on venoarterial extracorporeal membrane oxygenation therapy[J]. JACC Heart Fail, 2023, 11(3): 321-330.

[9] RADAKOVIC D, ZITTERMANN A, ROJAS S V, et al. Left ventricular unloading in patients on venoarterial extracorporeal membrane oxygenation therapy in cardiogenic shock: Prophylactic versus bail-out strategy[J]. Life (Basel), 2023, 13(2): 582.

[10] TRUBY L K, TAKEDA K, MAURO C, et al. Incidence and implications of left ventricular distention during venoarterial extracorporeal membrane oxygenation support[J]. ASAIO J, 2017, 63(3): 257-265.

第十三部分

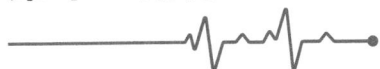

重症超声

1 VExUS 评估容量耐受性

一、背景

传统上对于重症患者的血流动力学管理侧重于保证动脉端的器官灌注,而静脉端作为出器官压力容易被忽略。在液体复苏过程中,常常以容量反应性为起点,以达到容量无反应状态为事实上的终点。但当液体超出静脉系统容量,会迅速导致静脉高压,影响静脉回流,进而引发器官淤血、间质水肿和内皮屏障受损,降低器官血流量,从而损害器官功能,导致预后不良。容量耐受性是指接受额外的静脉输液而无静脉充血导致组织或器官功能障碍的能力。多种因素均可影响器官对容量耐受的能力,如年龄、性别、合并症等基础状态是不可调整的,而损伤和干预的相关因素如炎症、内皮或多糖包被损伤情况、初始液体复苏的程度等可动态影响容量耐受性。容量耐受性的评估是连续而全面的多模式评估过程,需结合病史、体格检查、影像学检查等。体循环和肺循环静脉充血的相关信号可以协助评价容量耐受情况,准确量化评价静脉充血很困难,早期症状不明显通常会被忽略。静脉多普勒频谱的变化先于循环静脉应变[1],多项研究表明,床旁超声及腹部静脉多普勒可帮助构建容量耐受性评估框架并及时发现容量耐受性窗口[2-6]。

二、静脉充盈超声评分

床旁可视化超声技术可以通过多普勒评价血流形态和速度,当静脉内压力增高引起静脉顺应性改变时,超声多普勒评估的频谱形态和速度将出现相应的改变。下腔静脉(inferior vena cava,IVC)宽度和塌陷指数也可较好反映右房压力。Lang 等人[7]研究表明,仰卧位下IVC 前后位最大直径大于 2.1cm 且 IVC 塌陷指数小于 50% 的右房压力均值在 15mmHg,提示静脉淤血可能。正常容量情况下,肝静脉收缩波(S 波)显著高于舒张波(D 波)。随着右房压力增高,静脉淤血加重,肝静脉 S 波逐渐变小,最终明显小于 D 波,甚至波形完全朝向相反方向[8]。门静脉血流频谱是临床评价胃肠道回流的有效指标。容量耐受时,由于肝血窦的分隔,门静脉较少接受右心房压力传导,超声下肝门静脉波形通常平缓无 SD波且高于基线水平。但当右房压力增大时,门静脉可出现明显波动。研究表明,波动率在30% ～ 50% 提示静脉轻度异常,而波动率超过 50% 则提示严重异常[9]。需要注意的是门静脉血流代表静脉充血,必须除外引起门静脉高压的其他原因,例如肝硬化和门静脉血栓形成等。肾内静脉的超声波形和门静脉类似,右房压力增大使得肾实质静脉顺应性下降,静脉波形出现明显的 SD 波 [9]。

随着人们对于静脉充盈程度的认识不断深入,越来越多的研究发现无论是急性还是慢性状态,静脉高压的指标都和不良预后相关。但是当单独评价某个指标时,也会因一些局限性导致其临床的可用性下降。考虑到这些超声指标的组合可能会增加静脉超声回流评估检测显著静脉淤血方面的临床应用,有研究将这些指标整合建立相应的评分系统,量化评估静脉充血程度,用于评价体循环容量耐受性 [10]。2020 年,Beaubien-Souligny 等人结合下腔静脉直径和门静脉、肝静脉及小叶间肾静脉的多普勒波形建立了静脉充盈超声分级评分系统(venous excess ultrasound score,VExUS),对全身静脉回流进行半定量化评分。评估下腔静脉、肝静脉、门静脉、肾小叶间静脉四个步骤后得出 VExUS 分数。① 0 级:下腔静脉 < 2cm,不需要进一步评估充血;② 1 级:下腔静脉 > 2cm,有或没有任何腹腔静脉轻度或中度静脉充血的迹象;③ 2 级:下腔静脉 > 2cm,腹部静脉严重充血;④ 3 级:下腔静脉 > 2cm,两条或多条腹部静脉严重充血。VExUS 将定性评估与静脉充血严重程度分级相结合来量化全身充血状态,通过评估具有临床意义的器官充血,为静脉回流状态评估提供了客观的标记。此外,VexUS 还可以通过多普勒波形动态的改变,评估静脉充血的严重程度,并实时监测治疗后充血状态缓解的反应。

三、VExUS 与容量耐受性

复苏的目标不是耗尽液体反应性,而是改善器官灌注。Muñoz 等人 [11] 的一项研究涉及 90 例重症机械通气患者,这些患者在 ICU 入院后 24 小时内,进行了左侧和右侧静脉充血的超声征象(二尖瓣 E/E′、肺超声评分、中心静脉压和 VExUS)以及液体反应性的测量。研究结果显示,至少一种充血信号的发生率在液体反应组和液体无反应组之间没有显著差异(53% vs. 57%,$P=0.69$),2 或 3 种充血信号患者的比例也无明显区别(15% vs. 21%,$P=0.4$)。这强调了对液体反应患者进行静脉输液不一定有益,可能会造成潜在的危害。早期评估容量耐受状态有助于进行相应的临床干预,避免出现容量不耐受表现。腹部静脉多普勒是容量耐受性评价的重要方法。

由于静脉充血是由右心房压力(right atria pressure,RAP)升高和静脉顺应性降低引起的,因此其严重程度在一定程度上与 RAP 相关。最近的一项研究评估了接受门诊和住院右心导管插入术的患者队列,发现 VExUS 与 RAP 之间存在很强的相关性,VExUS 3 级对 RAP ≥ 12mmHg 的灵敏度为 1(95% CI 0.69 ～ 1),特异度为 0.85(95% CI 7.71 ～ 0.94),比单独下腔静脉直径预测 RAP ≥ 12mmHg 的效果更佳 [12]。有研究在心脏手术后患者中发现,VExUS 评分升高与急性肾损伤(AKI)发展之间存在显著关联 [13]。严重静脉充血(VExUS 3 级,表明 3 条评估静脉中至少有 2 条严重异常的多普勒模式)的存在与心脏手术队列中 AKI 风险的增加有关。后期研究也证明 VexUS 与普通 ICU 人群中 30 天的主要肾脏不良事件(MAKE30)增加相关 [14],MAKE30 包括死亡、肾替代治疗依赖或持续性肾功能不全。虽然充血的超声标志物不会对肾脏恢复产生不利影响,但 VExUS 2 级和 3 级均与病死率独立相关。另一项评估 VExUS 在普通 ICU 环境中有效性的研究显示,初始 VExUS 评分与 AKI（$P=0.136$）或 28 天病死率（$P=0.594$）之间没有相关性。但是在这项研究中只有 6% 的病例出现了严重静脉充血，且患者入院时的液体平衡仅为 +990ml，到第 2 天降至 -160ml。这些发现侧面证明，没有液体过载或者有效解决液体过载与病死率没有升高相关[15]。在关于 VExUS 动态监测有效性的评估方面，一项随机对照试验调查了 140 例因急性失代偿性心力衰竭住院并出现急性肾损伤的患者。与常规治疗相比，VExUS 导向的治疗缓解静脉充血的可能性显著增加，2 天内缓解充血的速度快 2 倍以上（$OR=2.5$，95% $CI\ 1.3 \sim 3.4$，$P=0.01$）。入院时，干预组和对照组的严重充血（VExUS 3 级）患病率分别为 48% 和 40%。两组的肾脏恢复情况没有显著差异（$RR=1.1$，95% $CI\ 0.4 \sim 1.9$，$P=0.8$）。考虑和入组患者急性肾损伤程度较轻存在相关性[16]。先前的证据表明，更快的缓解率与降低的死亡风险以及心血管病死率和心力衰竭住院的复合因素相关。因此，VExUS 引导治疗组能更快缓解充血的发现具有重要意义，还需要进一步的研究来证明其是否能够改善预后。

四、限制性

VExUS 评估在技术上仍然都有一些限制。

1. **临床对于波形的错误解读**　在没有心电图对照的情况下，无论多普勒描记的结果多么经典，都不可能准确地区分 S 波和 D 波。尤其是因为心律失常导致肝静脉波形改变，而不是静脉充血的表现。门静脉有节奏的血流中断可能被误认为是门静脉的严重搏动。然而，通过结合心电图检测，可以观察到多普勒轨迹在多个心动周期内是连续的，从而明确其并非心脏搏动所致。

2. **呼吸状态的影响**　VExUS 应在呼气末进行测量，以减轻胸膜和胸膜腔内压的影响。应避免吸气末测量，因为它通常会导致波形变钝，在肝静脉中更为明显。

3. **其他**　超声多普勒图像获得的窗口、超声波的速度 / 角度、滤波器设置、多普勒的镜像伪影表现等均可能影响静脉频谱的判断。例如镜像伪影是在超声波束遇到强反射器（例如血管后壁、肝脏膈下区域）或分支血管界面的情况下，真实信号"泄漏"到反向通道。与真实信号相比，镜像轨迹的振幅较弱，亮度也较低。虽然识别肝静脉和门静脉中的人为双向血流相对容易，但在肾多普勒中可能会令人困惑，因为血流通常预期在基线两侧（动脉上方和静脉下方）。

目前一个仍然极具挑战性的问题是确定什么是有临床意义的静脉充血。一方面，肝静脉多普勒波形受三尖瓣反流的强烈影响，肝硬化伴纤维化可改变血管的顺应性并扭曲其波形。在肝病患者中，肝脏和门静脉波形的基线异常可归因于局部结构改变，很大一部分肝硬化和脂肪变性患者表现出肝静脉波形变钝，相位性丧失。此外，腹压升高的患者也可能表现出低速的肝静脉波形变钝，而门静脉波形可以是脉动的，显示完全的离肝血流（连续低于基线波形），或者在 RAP 升高的情况下保持正常。同时，即使在健康的运动志愿者中，也报告观察到脉动门静脉血流。另一方面，缩窄性心包炎、肺栓塞、腹压升高和心脏的低动力状态均可导致自身病理引起的静脉充血，但这些情况不能通过液体清除来治疗。

五、总结

容量耐受性在结合容量反应性的基础上，借助床旁超声进行系统性、多器官的容量评估,可最大限度避免液体过负荷带来的潜在危害。静脉血流的多普勒分析作为一种新的床边技术,通过 VExUS 联合使用多普勒超声评估静脉血流模式为评估容量增加了一个指标,为临床量化评估静脉充血,判断患者体循环是否存在液体不耐受提供了有效的方法。但是 VExUS 只提供有关血流动力学一个组成部分的信息,不应将其作为指导管理决策的唯一参数。尽管其可以判断是否存在容量不耐受,但根据其指导的改善静脉回流改变的治疗是否会改善患者的预后仍需进一步证明。

（赵　华）

参考文献

[1] DESCHAMPS J, DENAULT A, GALARZA L, et al. Venous Doppler to assess congestion: A comprehensive review of current evidence and nomenclature[J]. Ultrasound Med Biol, 2023, 49(1): 3-17.

[2] VIEILLARD-BARON A, MILLINGTON S J, SANFILIPPO F, et al. A decade of progress in critical care echocardiography: A narrative review[J]. Intensive Care Med, 2019, 45(6): 770-788.

[3] LETOURNEAU J L, PINNEY J, PHILLIPS C R. Extravascular lung water predicts progression to acute lung injury in patients with increased risk[J]. Crit Care Med, 2012, 40(3): 847-854.

[4] ITCHELL J P, SCHULLER D, CALANDRINO F S, et al. Improved outcome based on fluid management in critically ill patients requiring pulmonary artery catheterization[J]. Am Rev Respir Dis, 1992, 145(5): 990-998.

[5] ENGHARD P, RADEMACHER S, NEE J, et al. Simplified lung ultrasound protocol shows excellent prediction of extravascular lung water in ventilated intensive care patients[J]. Crit Care, 2015, 19(1): 36.

[6] ARGAIZ E R. VExUS nexus: Bedside assessment of venous congestion[J]. Adv Chronic Kidney Dis, 2021, 28(3): 252-261.

[7] LANG R M, BADANO L P, MOR-AVI V, et al. Recommendations for cardiac chamber quantification by echocardiography in adults: An update from the American Society of Echocardiography and the European Association of Cardiovascular Imaging[J]. J Am Soc Echocardiogr, 2015, 28(1): 1-39.

[8] STASSEN J, FALTER M, HERBOTS L, et al. Assessment of venous congestion using vascular ultrasound[J]. JACC Cardiovasc Imaging, 2023, 16(3): 426-431.

[9] BEAUBIEN-SOULIGNY W, BENKREIRA A, ROBILLARD P, et al. Alterations in portal vein flow and intrarenal venous flow are associated with acute kidney injury after cardiac surgery: A prospective observational cohort study[J]. J Am Heart Assoc, 2018, 7(19): e009961.

[10] BEAUBIEN-SOULIGNY W, ROLA P, HAYCOCK K, et al. Quantifying systemic congestion with point-of-care ultrasound: Development of the venous excess ultrasound grading system[J]. Ultrasound J, 2020, 12(1): 16.

[11] MUÑOZ F, BORN P, BRUNA M, et al. Coexistence of a fluid responsive state and venous congestion signals in critically ill patients: A multicenter observational proof-of-concept study[J]. Crit Care, 2024, 28(1): 52.

[12] LONGINO A, MARTIN K, LEYBA K, et al. Correlation between the VExUS score and right atrial pressure: A pilot prospective observational study[J]. Crit Care, 2023, 27(1): 20.

[13] BHARDWAJ V, VIKNESWARAN G, ROLA P, et al. Combination of inferior vena cava diameter, hepatic venous flow, and portal vein pulsatility index: Venous excess ultrasound score(VExUS score) in predicting acute kidney injury in patients with cardiorenal syndrome:A prospective cohort study [J]. Indian J Crit Care Med, 2020, 24(9): 783-789.

[14] BEAUBIEN-SOULIGNY W, GALARZA L, BUCHANNAN B, et al. Prospective study of ultrasound markers of organ congestion in critically ill patients with acute kidney injury[J]. Kidney Int Rep, 2024, 9(3): 694-702.

[15] ANDREI S, BAHR P A, NGUYEN M, et al. Prevalence of systemic venous congestion assessed by venous excess ultrasound grading system (VExUS) and association with acute kidney injury in a general ICU cohort: A prospective multicentric study[J]. Crit Care, 2023, 27(1): 224.16.

[16] ISLAS-RODRÍGUEZ J P, MIRANDA-AQUINO T, ROMERO-GONZÁLEZ G, et al. Effect on kidney function recovery guiding decongestion with VExUS in patients with cardiorenal syndrome 1: A randomized control trial[J]. Cardiorenal Med, 2024, 14(1): 1-11.

2　重症超声评估肾脏灌注:器官血流动力学新角度

个体化治疗的本质是器官化治疗。肾脏是生命器官,主要通过滤过和重吸收两大功能调节机体的水、电解质、酸碱平衡,且具有优秀的血流自主调节功能,来保证自身血流灌注;但是,其结构和功能特点决定了肾脏对于血压的变化相对敏感,即其易损性;因此保证肾脏血流灌注是实现其功能的关键。实施个体化治疗的本质就是针对器官的治疗,重症超声可以实现在床旁对肾脏血流动力学的全程评估,这些特征决定了肾脏灌注评估在重症患者的管理,尤其是器官血流动力学管理中的优先等级地位[1]。

一、重症超声可以实现床旁肾脏血流动力学的可视化评估

肾脏血流灌注是肾脏功能的基础,肾脏重量约占身体重量的 0.4%,但其却承担着全身心排血量的 20%～25%。肾脏循环不同于其他器官的循环,具有两套毛细血管网。肾小球毛细血管网的两端为小动脉,与其他器官相比需要更高的前向灌注压力以驱动血流灌注,当循环波动时较其他器官更易出现灌注不足。肾脏功能受到前向灌注压力、后向回流阻力和微循环状态的共同影响。重症超声作为评估肾脏的可视化评估工具,可以实现连续、动态、目标导向性的肾脏血流动力学管理,改善肾脏预后。刘丽霞等人提出基于急性肾损伤(acute kidney injury, AKI)病理生理学机制的重症超声指导下的 $A_{KI}BCDE$ 方案[2]。其评估流程包括:在结合患者的病史、尿量等指标诊断 AKI 及评估 AKI 的风险后,首先进行二维超声检查,以评估肾脏形态学改变为主,检查患者的肾脏形态、大小、回声强度,诊断

是否存在肾脏基础病变、肾后性梗阻、感染等;其次应用彩色多普勒和能量多普勒超声评估 AKI 患者的肾脏血流灌注(包括血管定位和血流灌注的半定量评分);然后结合频谱多普勒对肾脏内动脉和静脉的血流状态进行定量评估,并分析导致肾阻力指数(renal resistive index,RRI)升高或肾脏静脉瘀滞的肾内因素和肾外因素;最后应用增强超声造影(contrast-enhanced ultrasound,CEUS)作为评估存在 AKI 高危风险患者以及 AKI 患者的肾脏微循环血流灌注状态,强调了评估的必需性。

二、肾脏 - 血流灌注的导向器官

(一)肾脏——前哨器官

肾脏易受到大循环波动的影响,即其血流灌注具有易损性[1,3]。既往北京的多中心研究结果表明,AKI 病因的前三位是低血容量、脓毒症和低心输出量(cardiac output,CO)[4]。近期的多中心观察性研究进一步证明了肾脏易受循环波动的影响。2023 年的 EPIS-AKI 前瞻性国际多中心观察性研究纳入了 30 个国家的 10 568 例大手术患者,观察术后 72 小时内发生 AKI 的流行病学特征,其结果显示约 1/5 的患者发生 AKI,其中需行心脏外科、紧急手术等血流动力学负荷显著以及术中因血流动力学不稳定而需使用血管活性药物的病例,术后发生手术相关急性肾损伤(postoperative acute kidney injury,PO-AKI)的风险显著上升[5]。同期,美国的一项大型数据库观察纳入了 364 个 ICU 约 330 万例患者,发现平均动脉压(mean arterial pressure,MAP)低于(62±10)mmHg 时 AKI 的发病率逐渐增加[6]。深圳大学第一附属医院的研究发现,根据连续性肾脏替代治疗(continuous renal replacement therapy,CRRT)期间 MAP 阈值(< 65mmHg、65 ～ 71.85mmHg 和 ≥ 71.85mmHg)对患者进行分组,发现在 CRRT 前较高的 MAP 与较低的病死率之间存在反比关系,AKI 并接受 CRRT 的危重患者,CRRT 前的 MAP 越高,28 天和 90 天的病死率越低[7]。

究其原因在于肾脏结构的特殊性和功能特点。与肾小球毛细血管网相比,肾小管周围毛细血管网是由出球小动脉分支形成的低压毛细血管网,更容易受到中心静脉压(central venous pressure,CVP)、腹内压和肾间质压力等的影响[8]。与前向灌注压力降低导致肾脏缺血时相比,后向阻力增加引起的肾脏淤血可以更迅速地导致 AKI 的发生和进展。Kitani 等人的最新研究建立了在单侧肾脏充血的基础上双侧肾脏缺血再灌注的小鼠模型,发现血流速度降低是肾脏发生损伤的重要因素,其中单侧充血肾脏中小管周围毛细血管扩张、血流速度降低及缺血再灌注损伤更为严重[9]。

因此,无论大循环的 MAP、CO 还是 CVP 的变化,均会显著影响肾脏血流灌注,从而导致肾脏的功能性血流减少,出现少尿和 / 或血肌酐的增高、预警循环的不稳定和器官损伤。

(二)肾脏——血流灌注的导向器官

1. 肾阻力指数导向 MAP 滴定 心输出量、MAP 和器官血管阻力是决定器官血流灌注的主要影响因素,其中血管阻力是关键因素,而 MAP 是由心输出量和血管阻力共同产生的[10]。同时,不同器官存在的不同血流自主调节能力在一定程度上决定了休克时血流灌注结果[1]。当血压波动时,调节能力越强,器官血流稳定的可能性就越高。如果可以找到略高于自主调节下限(lower limit of autoregulation,LLA)的血压或灌注压,不仅可以有效灌注器官,而且可以减少血管活性药物和液体等的应用。与心脏、脑、脊髓相比,肾血流的自主调节能力相对较弱,其 LLA 高于心脑脊髓,这也就意味着当血压或灌注压高于肾脏的 LLA 时,在全身系统性疾病发生时,满足肾脏的血流将可以很好灌注心脑脊髓[11]。

肾阻力指数(RRI)是一种评估肾动脉血流阻力的超声指标。RRI 升高主要是由血管收缩、血管顺应性降低或远端毛细血管稀疏引起[12]。Suarez J 等人提出的优化肾脏血流动力学管理新策略的文章中指出,应用肾阻力指数导向的 MAP 滴定策略时,应注意慢性肾脏疾病、糖尿病、动脉粥样硬化、心力衰竭和缺氧等不同疾病状态对患者 RRI 的影响,应进行个体化评估找到最佳 MAP 范围[13]。

2. 肾静脉超声频谱指导后向回流阻力管理 由于肾脏髓质压力更容易受到后向回流阻力影响的生物学特性,应用肾脏静脉超声评估肾脏后向回流阻力,可以预测肾脏不良预后和实现精准化液体管理。高泽同等人的研究证明,在术后 6 小时 CVP 联合肾内静脉超声评估可以较好地预测胸腹部(非心脏)手术后 7 天内发生的 AKI,甚至当 CVP 已经小于 7.5mmHg 时,肾内静脉阻抗指数(venous impedance index,VII)≥ 0.44 有助于识别术后 7 天内 AKI 发生的高风险患者[14]。2024 年 Beaubien-Souligny 等人开展的多中心研究中也证明,在 AKI 2 期和 3 期患者中,在第 1、3 和 7 天时肾静脉频谱瘀滞程度与患者病死率升高明显相关[15]。在张倩等人的一项病例报道中发现,在感染性休克中应用肾内静脉超声导向的液体管理,可以有效避免液体过量输注,为复苏完成后早期液体清除提供新思路[16]。因此,基于肾脏后向回流阻力的静脉超声导向的评估可能成为液体管理的新方向。

3. 微循环导向血流动力学管理 微循环是器官功能实现的基本单位。重症患者微循环易受损,尤其肾脏微循环血流分布的异质性决定了重症患者肾脏微循环灌注容易受损,大循环与微循环不匹配现象常见[17]。2024 年,Shujun Sun 等人发表的一项关于脓毒症急性肾损伤(SA-AKI)免疫调节机制的叙述性综述结果中指出,即便在宏观血流动力学指标表面恢复正常的情况下,脓毒症所致的微循环障碍及过度炎症级联反应依旧存在,显著提升了发生 AKI 的风险[18]。李琪琪等人发表的一项关于脓毒症患者早期目标导向性治疗后通过肾脏增强超声造影(CEUS)评估肾皮质灌注与主要不良肾脏事件(MAKE30)风险的前瞻性多中心研究指出,即使在早期目标导向性治疗后全身血流动力学指标已恢复至正常范围,但若肾皮质微循环灌注不足仍然存在,当皮质灌注时间 ≥ 16.95 秒时,肾脏不良事件发生的风险显著增加,为临床实施微循环灌注导向的血流动力学治疗提供了依据[19]。

因此,通过 RRI 导向的 MAP 滴定和肾脏静脉超声导向的肾脏后向回流阻力管理,以及肾脏微循环灌注导向的血流动力学管理,体现了肾脏的器官血流灌注的导向作用。

三、重症超声评估肾脏灌注的局限性

应用重症超声作为肾脏血流灌注评估工具,除了具有无创、实时、安全等优势外也存在一定局限性。肾脏前向灌注压力的超声评估,其对于早期肾脏损伤的预测能力可能受限,尤其在极低灌注状态下,RRI 的敏感性可能较低,且难以反映微循环中的细小变化。虽然 2024 年最新研究证明了与肾内静脉相比,肾门静脉及肾外静脉受肾间质压力影响较小,能更好地反映肾脏静脉回流阻力[20]。但目前仍缺乏高质量研究证据证明肾门静脉和肾内静脉超声在指导重症患者治疗中的优势性比较。另外,CEUS 仍无法提供实时的组织级别微循环动态变化的精确量化数据,其评估往往受到多种生理及病理因素的交织影响,超声无

法单独解析出微循环改变与器官功能恶化之间的因果关系,且在严重休克等状态下,其微循环灌注的变化对于实际的肾脏功能损害程度的相关性待进一步证实。

综上,个体化管理的本质是器官化。肾脏作为器官血流动力学的"前哨器官"和"导向器官",对于全身血流动力学的血流稳定起到了重要作用。通过重症超声评估,进行肾脏前向灌注压力、后向回流阻力以及微循环状态的血流动力学管理,实现基于肾脏血流动力学和 AKI 病理生理学机制的治疗策略制订,实现精准化、个体化肾脏灌注的优化,改善重症肾脏以及重症患者预后。肾脏的前哨器官和血流动力学的器官导向性作用,除了揭示机体不同器官不同功能外,更是从另一个角度体现了机体的有机统一性。

（霍 焱 刘丽霞）

参考文献

[1] LIU L, CHAO Y, WANG X. Shock resuscitation: The necessity and priority of renal blood perfusion assessment[J]. Aging Dis, 2022, 13(4):1056-1062.

[2] LIU L, LIU D, HU Z, et al. Renal hemodynamic evaluation protocol based on the pathophysiological mechanism of acute kidney injury: Critical care ultrasound guided-A$_{(KI)}$BCDE[J]. Ren Fail, 2023, 45(2): 2284842.

[3] GRONDA E, PALAZZUOLI A, IACOVIELLO M, et al. Renal oxygen demand and nephron function: Is glucose a friend or foe?[J]. Int J Mol Sci, 2023, 24(12): 9957.

[4] JIANG L, ZHU Y, LUO X, et al. Epidemiology of acute kidney injury in intensive care units in Beijing: The multi-center BAKIT study [J]. BMC Nephrol, 2019, 20(1): 468.

[5] ZARBOCK A, WEISS R, ALBERT F, et al. Epidemiology of surgery associated acute kidney injury (EPIS-AKI): A prospective international observational multi-center clinical study[J]. Intensive Care Med, 2023, 49(12): 1441-1455.

[6] KHANNA A K, KINOSHITA T, NATARAJAN A, et al. Association of systolic, diastolic, mean, and pulse pressure with morbidity and mortality in septic ICU patients: A nationwide observational study[J]. Ann Intensive Care, 2023, 13(1): 9.

[7] SONG H, LIAO Y, HU H, et al. Mean arterial pressure at the initiation of continuous renal replacement therapy as a prognostic indicator in patients with acute kidney injury [J]. Ren Fail, 2025, 47(1): 2448582.

[8] ZHANG Q, WANG X, CHAO Y, et al. Focus on oliguria during renal replacement therapy[J]. J Anesth, 2024, 38(5): 681-691.

[9] ABE M, HEMMI S, KOBAYASHI H. How should we treat acute kidney injury caused by renal congestion?[J]. Kidney Res Clin Pract, 2023, 42(4): 415-430.

[10] KITANI T, KIDOKORO K, NAKATA T, et al. Kidney vascular congestion exacerbates acute kidney injury in mice[J]. Kidney Int, 2022, 101(3): 551-562.

[11] POST E H, VINCENT J L. Renal autoregulation and blood pressure management in circulatory shock[J]. Crit Care, 2018, 22(1): 81.

[12] DARABONT R, MIHALCEA D, VINEREANU D. Current insights into the significance of the renal resistive index in kidney and cardiovascular disease[J]. Diagnostics (Basel), 2023, 13(10): 1687.

[13] SUAREZ J, BUSSE L W. New strategies to optimize renal haemodynamics[J]. Curr Opin Crit Care, 2020, 26(6): 536-542.

[14] GAO Z, LI R, LI Q, et al. Central venous pressure combined with renal venous impedance index in predicting the acute kidney injury after thoracic and abdominal (non-cardiac) surgery[J]. Asian J Surg, 2024, 47(1): 477-485.

[15] EAUBIEN-SOULIGNY W, GALARZA L, BUCHANNAN B, et al. Prospective study of ultrasound markers of organ congestion in critically ill patients with acute kidney injury[J]. Kidney Int Rep, 2024, 9(3): 694-702.

[16] ZHANG Q, LI Y, LIU L, et al. Intrarenal venous flow patterns - Guiding fluid management in sepsis with AKI: A case report[J]. Medicine (Baltimore), 2024, 103(32): e39280.

[17] LIMA A, VAN ROOIJ T, ERGIN B, et al. Dynamic contrast-enhanced ultrasound identifies microcirculatory alterations in sepsis-induced acute kidney injury[J]. Crit Care Med, 2018, 46(8): 1284-1292.

[18] SUN S, CHEN R, DOU X, et al. Immunoregulatory mechanism of acute kidney injury in sepsis: A narrative review[J]. Biomed Pharmacother, 2023, 159: 114202.

[19] LI Q Q, LI R, WANG C, et al. Decreased renal cortical perfusion post-EGDT is associated with MAKE-30 in sepsis[J]. J Crit Care, 2025, 85: 154943.

[20] CHEN R, LIAN H, ZHAO H, et al. Renal venous flow in different regions of the kidney are different and reflecting different etiologies of venous reflux disorders in septic acute kidney injury: A prospective cohort study[J]. Intensive Care Med Exp, 2024, 12(1): 115.

3　床旁超声指导 ECMO 的实施

体外膜氧合（extracorporeal membrane oxygenation，ECMO）为机体提供充足的循环和呼吸支持，为严重衰竭的心、肺功能恢复、过渡至辅助装置或移植提供宝贵的桥梁作用，是重症救治的核心技术。ECMO 的成功实施高度依赖精准的插管定位和动态监测，床旁超声（point-of-care ultrasound，POCUS）因其实时性、无创性和便携性，逐渐成为 ECMO 管理的重要工具，贯穿启动前、运维过程直至撤离和撤离后[1-2]。

一、原发病评估

在 ECMO 启动之前，在常规监测基础上应用重症超声快速行心肺功能检查，了解导致心源性休克和呼吸衰竭的心肺疾病病因和严重程度，决策 ECMO 启动时机及模式。优先处理潜在的可逆性原因，如心脏压塞致顽固性休克，须首先穿刺引流解除梗阻，而非直接启动静脉 - 动脉体外膜氧合（venoarterial extracorporeal membrane oxygenation，V-A ECMO）。当患者合并存在严重循环和呼吸衰竭时需推测潜在病因和选择更优的 ECMO 模式。如重度急性呼吸窘迫综合征（acute respiratory distress syndrome，ARDS）合并休克时要鉴别休克原因，如休克原因考虑急性肺心病（acute cor pulmonale，ACP），选择静脉 - 静脉体外膜氧合（Venovenous extracorporeal membrane oxygenation，V-V ECMO）可能更优，因为 V-V ECMO 运行后低氧血症、酸中毒的迅速纠正，肺保护性通气的设置，可缓解肺循环梗阻因素，改善双心室输出和全身循环，从而避免外周 V-A ECMO（对左心有不利影响），或管理更为复杂的 V-A-V ECMO 模式。超声筛查还可排除主动脉夹层、严重主动脉瓣反流等相对禁忌证（表 13-3-1）。

表 13-3-1　ECMO 运行前超声评估：适应证和禁忌证、引导循环建立

模式	适应证和禁忌证评估	置管过程监测
V-A ECMO	评估双心室大小和运动、舒张和收缩 上下腔静脉形态 / 血栓 右心房形态 心包积液、心内占位	动态引导穿刺 导丝定位 引导插管放置
	评估外周血管的大小、病变和血栓	指导左心室减压管放置 评估血管或心脏损伤（夹层、压塞）
	肺部超声	
	评估相对禁忌证，如： 主动脉夹层、血栓 严重主动脉瓣关闭不全 乳头肌断裂、室间隔断裂、游离壁断裂 （可能需要额外干预）	
V-V ECMO	评估双心室大小和运动、舒张和收缩 上下腔静脉形态 / 血栓 右心房形态 心包积液、心内占位	动态引导穿刺 导丝定位 引导插管放置
	评估外周血管的大小、病变和血栓	评估血管或心脏损伤（右心室穿孔、压塞）、张力性气胸、血胸
	肺部超声	双腔套管置入时评估三尖瓣瓣口的回流血流来进一步确认放置位置
	评估相对禁忌证，如： 张力性气胸、严重胸腔积液 严重左心室功能障碍 近端肺栓塞 慢性肺动脉高压迹象（右心室肥厚、肺动脉压力 > 60mmHg、心包积液） 二尖瓣和主动脉明显病变 三尖瓣和肺动脉狭窄	

二、超声引导下的血管通路

ECMO 置管后大血管损伤（出血、夹层、动静脉瘘形成、血栓形成）的发生率高达 15%，其中经皮 V-A 置管比 V-V 置管血管损伤发生率更高。在一系列研究中，外周 V-A 插管后

股动脉损伤继发的肢体缺血发生率为16.9%,其中10.3%的患者需要进行筋膜切开术,4.7%的患者需要截肢[3]。超声在插管前可以识别相关禁忌证,如血栓、斑块、狭窄或先前支架的置入,可以避免盲插管失败或血管损伤。有相关文献指出,POCUS引导的Seldinger技术在接受体外心肺复苏(extracorporeal cardiopulmonary resuscitation,ECPR)的患者中显示成功率为88.1%,且首次通过成功率为59.3%[4]。

应用超声筛查外周血管解剖,以确认通畅并避开血栓、动脉瘤或狭窄。通过血管直径计算可以安全插入的最大套管尺寸[Fr=3×直径(mm)]。建议由经验丰富的操作者在动态超声引导下穿刺和ECMO置管,以降低血管并发症的发生率、提升置管成功率和确保导管尖端位置良好。V-A模式时利用超声定位引流管尖端位于下腔静脉和右心房交界处,以保证充分引流,V-V模式时引流管尖端位于下腔静脉、肝静脉汇入处,以减少再循环,经食管超声是引导上腔静脉内V-V ECMO双腔管置入的必备工具[5]。外周型V-A ECMO股动脉置管,远端肢体易发生缺血性损伤,对存在股动脉粥样硬化、狭窄等外周动脉疾病及心肺复苏高危患者,建议预防性超声引导下放置远端灌注管以降低肢体缺血坏死的风险[5]。

三、体外心肺复苏

ECPR实施前较难进行完整的超声心动图检查,此时聚焦超声重点关注是否存在心搏骤停的可逆原因,如严重低血容量、张力性气胸等,以及评价心脏按压的部位及质量。因失去自主搏动性血流,在引导血管置管过程中股、动静脉鉴别可能存在困难,可经导丝在腹主动脉或下腔静脉中显影协助识别。

重症超声可以早期识别和预警左心血栓的形成。心腔内血流表现为旋涡状运动的烟雾状回声是血栓形成的重要前兆,治疗时首先调整抗凝强度,其次应积极进行左室减压,包括将优化ECMO流量至满足全身及大脑灌注需求的低值、正性肌力药物的使用、主动脉内球囊反搏(intra-aortic balloon pump,IABP)、优化容量等策略。经过上述处理后,患者超声下主动脉瓣仍不开放、左心血液淤积,可尝试在超声监测下短时间内下调ECMO流量至主动脉瓣打开,维持在30秒以内,以消散左心内淤滞血液,尽量缩短低流量时间;随后,恢复原始流速设置,每隔0.5～1小时重复操作,根据超声监测情况调整间隔时长,以确保间歇性破坏左心的血栓形成。

维持合适的脑血流是ECPR患者脑保护管理的核心。实时的脑血流评估可早期发现异常脑血流,如平流、低搏动血流和高阻血流,便于及时干预进而避免继发性脑损伤。经颅多普勒超声(transcranial Doppler,TCD)和经颅彩色多普勒超声(transcranial color coded Doppler,TCCD)能够动态评估颅内大血管的脑血流,可作为ECMO患者脑血流评估的首选方法。通过TCD监测,可以获得患者脑血流频谱形态、脑血流速度和相关脉动参数,进而评估患者的脑血流状态,同时可以通过搏动指数(pulsatility index,PI)和舒张末期流速间接评估颅内压力。通过TCD监测获取的脑血流瞬时充血反应率(transient hyperemic response ratio,THRR)和平均速度指数(mean velocity index,Mx)评估患者脑血流调节功能及寻找最佳的脑灌注压,已逐渐成为常规的脑保护监测手段。若压迫同侧颈总动脉解除后血流速度/压迫前的血流速度>1.09,则说明存在脑血流调节功能;若Mx>0.3,则提示脑血流调节功能障碍。在V-A ECMO治疗期间,由于心肌抑制和离心泵提供非搏动血流,

TCD 脑血流可呈平流状态,PI 可为 0。此时,不应误认为脑血管扩张或脑循环停滞。随着患者心功能的好转,PI 逐渐增高至正常范围。因此,V-A ECMO 治疗患者的脑血流 PI 可间接反映患者的心功能改善情况,不能与颅内压升高相混淆。

四、ECMO 运行期间超声心动图监测

V-A ECMO 运行期间聚焦于全身和器官水平血流动力学维持、体外循环与自身循环的匹配、左心功能动态监测与维护,V-V ECMO 则聚焦于肺部病变和右心功能的监测,两种模式均需关注容量状态、并发症发生等。一些紧急情况如突发流量下降,超声心动图可帮助快速确定引流不畅的原因,如插管位置改变、插管附近血栓形成、血容量不足或咳嗽、张力性气胸、胸腔积液或心脏压塞时胸腔内压升高等[6]。超声可提供的评估信息见表 13-3-2。下文简要介绍一些重点内容。

表 13-3-2　ECMO 运行期间的超声监测内容

监测内容	V-A ECMO	V-V ECMO
心脏	评估双心室大小和运动 聚焦左心:左室射血分数、VTI、MAPSE、二尖瓣瓣环 s'、二尖瓣环组织多普勒频谱 E/e' 主动脉瓣开放、主动脉反流 心内血流 / 血栓 心包积液	评估双心室大小和运动 聚焦右心:FAC、TAPSE、右心室收缩压、室间隔矛盾运动
容量	上腔静脉 / 下腔静脉充盈、呼吸变异度 右心充盈 LVOT VTI 和 Vpeak 呼吸变异	上腔静脉 / 下腔静脉充盈、呼吸变异度 LVOT VTI 和 Vpeak 呼吸变异
肺	肺部渗出、实变、积液 对称性 气胸	肺部渗出、实变、积液 非对称性、重力依赖性 气胸
其他器官	脑:中线、大脑中动脉脑血流频谱、视神经鞘直径 肾脏:肾脏大小形态、肾动 / 静脉血流分级、频谱 腹腔:肝动 / 静脉血流分级、频谱,肠系膜上动脉血流,胃肠道腔大小、壁厚薄、蠕动度,腹水	膈肌:运动幅度、厚度、增厚率 肾脏:肾脏大小形态、肾静脉血流频谱 腹腔:肝 / 门静脉血流频谱,胃肠道腔大小、壁厚薄、蠕动度,腹水
血管	灌注管远端动脉血流 静脉血栓	静脉血栓

注:VTI.流速-时间积分(velocity time integral);LVOT.左室流出道(left ventricular outflow tract);MAPSE.二尖瓣环收缩期位移(mitral annular plane systolic excursion);TAPSE.三尖瓣环收缩期位移(tricuspid annular plane systolic excursion);FAC.面积变化分数(fractional area change)。

(一)V-A ECMO 运行期间的左心功能监测

V-A ECMO 的监测应包括连续的双心室功能评估,超声心动图可更准确地估计心输

出量（cardiac output，CO），CO= 心率（heart rate，HR）× 每搏输出量（stroke volume，SV），SV=π ×（左室流出道半径）^{2}× VTI，VTI 的动态变化可反映自身心脏输出量的变化，用于评估心功能、指导 ECMO 血流量的设置。

左心室扩张的预防和处理策略包括 ECMO 流量优化、减轻容量负荷、使用正性肌力药物、扩血管药物、联合 IABP、介入房间隔造口、放置各类左心引流管、更换中心 ECMO、联合 Impella 等方法。当超声提示左心室内径增加、心内自发显影 / 血栓、主动脉瓣开放受阻、弥漫性肺部渗出等表现时，需决策左心室减压。可在超声引导下实施减压策略。比如，通常由经食管超声心动图检查（TEE）引导经房间隔切开术实现左心减压，观察房室间"帐篷"征象定位，并可受益于 3D 图像引导，进一步帮助介入医师进行精细的心内操作，避免心脏或血管损伤。主动脉内球囊搏动（IABP）是另一种常用策略，可通过降低左心后负荷来缓解左心室扩张。TEE 引导可指导 IABP 放置，导丝和导管尖端在左锁骨下动脉起点下方 1 ～ 2cm 处显影 [7]。微型左心室辅助装置 Impella 可将左心室血流持续引流至升主动脉，通常与 ECMO 联合使用提供左心室卸载，或作为 ECMO 撤离后的机械循环支持过渡 [8]。TEE 显示 Impella 尖端距离主动脉瓣心室侧主动脉瓣环 3.5 ～ 5.5cm（取决于 Impella 型号），并确认没有随之而来的主动脉夹层、心脏压塞、新的主动脉瓣或二尖瓣功能障碍或卵圆孔未闭。

（二）V-V ECMO 运行期间的肺部和右心功能监测

肺部超声在 ARDS 患者肺部病变动态监测上更具优势，可引导液体管理、机械通气设置、肺复张、俯卧位、气道引流等治疗。比如，超声引导可视化的肺复张策略（recruitment maneuver，RM）：对以动态肺充气征和以碎片征为主、具备可复张性的病肺可以选择 RM，从较低的复张压力开始实施，当肺部超声表现从实变（C）到渗出（B）甚至正常通气（A）的征象转变，提示复张有效；超声提示大片肺实变、提示可复张性差的时候，导向联合限制性液体策略、滴定呼气末正压、俯卧位通气等方式帮助肺复张，而不是盲目采用手法复张、增加复张压力和时间，以免后者产生的循环、肺部不利影响。制订俯卧位通气决策时，肺部超声提示重力依赖区实变可作为开始俯卧位的时机，过程中监测肺部超声征象变化，个体化俯卧位通气时间。因此，动态肺部超声评估是 ECMO 过程中肺部病变精细化治疗所必需的。

超声心动图仍是初步诊断和连续评估右心室（RV）衰竭的主要方法 [9]。超声心动图存在以下情况的 2 个以上时可诊断 RV 功能障碍：RV 舒张末期直径 ≥ 35mm、三尖瓣环收缩期位移（tricuspid annular plane systolic excursion，TAPSE）< 1.5cm、射血分数（EF）差、室间隔矛盾运动或受压、严重三尖瓣反流、组织多普勒三尖瓣环收缩期运动速度（tissue Doppler tricuspid annular systolic displacement velocity，sTDI）< 10cm/s。临床医师一旦发现 RV 功能障碍，应积极采取措施以降低右心负荷，包括调整 ECMO 血流量、供气氧浓度和气流量以纠正低氧和高碳酸血症、肺复张和俯卧位通气改善肺不均质病变、降低呼吸机平台压和驱动压减少肺循环受压、限制液体减少肺渗出、使用扩张肺小动静脉药物降低肺循环阻力等等，并动态评估治疗效果。这些 ARDS 管理中的关键问题，在超声监测下变得可视和可执行。

（三）ECMO 运行期间并发症筛查与处理

有文献综述估计 ECMO 血管并发症的发生率约占所有接受 ECMO 治疗成人患者的

$10\% \sim 30\%$,与 V-V ECMO 相比,V-A ECMO 的并发症发生率要高得多[10]。Djavidi 等人对 288 例 V-A ECMO 患者的研究发现,深静脉血栓形成的发生率为 58%,动脉血栓形成的发生率为 33%,CT 和超声均被用来筛查这些并发症,并没有显示哪种影像学检查最可靠。超声通常用于深静脉血栓形成的检测,并被推荐用于导管相关血栓形成和下肢深静脉血栓形成的诊断,但对于中心静脉和髂腔静脉血栓形成和肺栓塞的检测效率较低[11]。ECMO 常见并发症包括:①置管相关损伤,如血肿形成、假性动脉瘤、动静脉瘘、ECMO 导管移位、远端肢体缺血;②抗凝相关,如创面和脏器出血、血栓形成[12]、溶血;③特殊血流动力学相关,如左室扩张、心脏内血栓、顽固性肺水肿;④脏器功能相关,如心脏压塞、心脏穿孔、急性肾损伤、感染、脑卒中等。通过超声筛查,可以早期预警并及时处置这些并发症[5]。

五、ECMO 撤离阶段的超声监测

超声心动图被认为是评估 V-A ECMO 撤离或过渡到其他机械循环支持的有效辅助手段。虽然还没有标准化的超声心动图方案,但在 ECMO 流量降至最小范围($1 \sim 1.5L/min$)时,心功能的恢复程度应充分评估。许多指标与心脏功能恢复和 V-A ECMO 成功断流有关,包括左室射血分数(left ventricular ejection fraction,LVEF)$> 20\% \sim 25\%$、二尖瓣侧瓣环 s' $>$ 6cm/s、LVOT VTI $> 10cm/s$、应变或应变率 $> 20\%$ 基线、侧壁 e' 速度改善和三尖瓣瓣环 s' 改善。此外,随着外周 V-A ECMO 患者左心室功能的恢复,主动脉混合云(左心室搏出血流与 ECMO 逆向血流的交汇处)应向远端移动,利用主动脉超声和多普勒血流测量可对混合云进行定位[13]。对于各种右心室衰竭病因导致心源性休克行 V-A ECMO 支持的患者,需进一步通过经胸超声心动图(TTE)或 TEE 评估右心室功能。

超声心动图有助于评估右心室功能和肺通气的改善。可能有用的超声右心室功能指标包括测量右心室大小、右心室分数面积变化和右心室应变。相比之下,TAPSE 和三尖瓣反流的严重程度与成功断流的相关性并不高[14]。肺通气和换气功能的改善是撤离 V-V ECMO 的前提。肺十二分区法超声评分(lung ultrasound score,LUS)逐渐下降与肺再通气和氧合功能改善相关,可作为撤离前的监测指标之一。LUS 与新生儿的 V-V ECMO 断流成功率以及 ECMO 支持的 ARDS 存活率相关[15]。此外,两种支持模式共同关注容量、心包积液、心脏扩张等问题,在撤离前应尽可能去除。

六、超声在 ECMO 中应用的局限和进展

超声存在一些固有的技术局限性需要被关注,如声窗条件限制、操作者误差、耗费医师时间、影像显示不充分等。患者体位、胸壁水肿、肺部气体干扰等因素可能导致声窗不佳,影响图像质量及判断的准确率。操作者的经验和技术水平直接影响结果的判读,需通过规范化培训减少测量误差,提高同质化。医师花费大量时间频繁进行超声评估,以达到匹配临床的动态变化,需要超声设备具有自动连续、人工智能辅助等新功能,以实时可靠的超声图像呈现和自动测量,将大大便捷医师实现对心脏等器官功能的有效评估[16-17]。有研究显示可通过超声新技术来提升监测效能,如通过三维重建超声图像指导导管置入,减少血管并发症,已在小规模临床试验中验证其有效性,结合三维超声与人工智能(AI)辅助,自动分析 LVEF 和 FAC,可减少操作者误差,同时提升超声应用的便捷性[1]。此外,超声对微血

栓、早期感染或颅内病变的灵敏度有限,需结合体液指标、CT/MRI、脑电图、组织氧监测等技术手段进行更全面的评估,如对急性脑损伤(acute brain injury,ABI)高风险的 ECMO 患者,可在床边使用低场聚焦脑 MRI 安全地评估和治疗 ABI。

综上所述,重症超声在 ECMO 的运维过程中广泛应用,借助重症超声系统评估心脏结构和功能、肺部病变、血管选择与保护、优化容量状态、基于重要器官灌注的整体血流动力学维持、并发症的早期预警与处理等,有助于患者的精细化管理。

(未亚平　朱　英)

参考文献

[1] CHA S, KOSTIBAS M P. Echocardiographic and point-of-care ultrasonography (POCUS) guidance in the management of the ECMO patient[J]. J Clin Med, 2024, 13(9): 2630.

[2] DOUFLE G, DRAGOI L, MORALES CASTRO D, et al. Head-to-toe bedside ultrasound for adult patients on extracorporeal membrane oxygenation[J]. Intensive Care Med, 2024, 50(5): 632-645.

[3] BONICOLINI E, MARTUCCI G, SIMONS J, et al. Limb ischemia in peripheral veno-arterial extracorporeal membrane oxygenation: A narrative review of incidence, prevention, monitoring, and treatment[J]. Crit Care, 2019, 23(1): 266.

[4] CHEN Y, CHEN J, LIU C, et al. Impact factors of pocus-guided cannulation for peripheral venoarterial extracorporeal membrane oxygenation: One single-center retrospective clinical analysis[J]. Medicine (Baltimore), 2022, 101(28): e29489.

[5] 张青, 刘丽霞, 霍焱, 等. 重症超声在重症相关操作中应用专家共识[J]. 中华内科杂志, 2024, 63(5): 439-461.

[6] ADRIAANSEN E J M, HERMENS J A J, BROOME M, et al. Cardiac tamponade during venoarterial extracorporeal membrane oxygenation: A case report[J]. J Med Case Rep, 2023, 17(1): 50.

[7] XU B, LI C, CAI T, et al. Intra-aortic balloon pump impacts the regional haemodynamics of patients with cardiogenic shock treated with femoro-femoral veno-arterial extracorporeal membrane oxygenation[J]. ESC Heart Fail, 2022, 9(4): 2610-2617.

[8] KUCKELMAN J, COFFEY P, SHARKAWI M, et al. Ecpella: Beyond a left ventricular venting strategy when to unload the left ventricle and how to decide[J]. ASAIO J, 2024, 70(7): e89-e91.

[9] 朱英, 王小亭, 胡炜. 重症超声引领体外膜肺氧合从技术迈向精准管理[J]. 中华内科杂志, 2020, 59(6): 414-418.

[10] HART J P, DAVIES M G. Vascular complications in extracorporeal membrane oxygenation: A narrative review[J]. J Clin Med, 2024, 13(17): 5170.

[11] DJAVIDI N, BOUSSOUAR S, DUCEAU B, et al. Vascular complications after venoarterial extracorporeal membrane oxygenation support: A CT study[J]. Crit Care Med, 2025, 53(1):

e96-e108.

[12] KAWAJI Q, ROSTAMI S, WHITMAN G J R, et al. Bivalirudin and venoarterial extracorporeal membrane oxygenation for treatment of massive pulmonary embolism from heparin-induced thrombocytopenia with thrombosis[J]. J Cardiothorac Vasc Anesth, 2023, 37(5): 777-781.

[13] HUSSEY P T, VON MERING G, NANDA N C, et al. Echocardiography for extracorporeal membrane oxygenation[J]. Echocardiography, 2022, 39(2): 339-370.

[14] WU H, ZHOU S, CHEN X, et al. Lung ultrasound score for monitoring the withdrawal of extracorporeal membrane oxygenation on neonatal acute respiratory distress syndrome[J]. Heart Lung, 2024, 63: 9-12.

[15] LI X, LIAO L, WU K, et al. An automatic and real-time echocardiography quality scoring system based on deep learning to improve reproducible assessment of left ventricular ejection fraction[J]. Quant Imaging Med Surg, 2025, 15(1): 770-785.

[16] NARGESI A A, ADEJUMO P, DHINGRA L S, et al. Automated identification of heart failure with reduced ejection fraction using deep learning-based natural language processing[J]. JACC Heart Fail, 2025, 13(1): 75-87.

[17] CHO S, WILCOX C, KELLER S, et al. Assessing the safety and feasibility of bedside portable low-field brain magnetic resonance imaging in patients on ECMO (SAFE-MRI ECMO study): Study protocol and first case series experience[J]. Crit Care, 2022, 26(1): 119.

4 重症医师应如何客观进行下腔静脉评估

容量评估与休克患者的诊治息息相关,应用重症超声评估下腔静脉形态来推断中心容量状态或心脏前负荷水平是重症医师进行容量评估的常用方法,并用于预测容量治疗的反应性。超声评估下腔静脉的常见重症范式思维,如"下腔静脉纤细或变异率大"等同于需要容量治疗,"下腔静脉扩张固定"等同于需要脱水治疗,然而事实并非如此。一些基本的概念和认知是客观应用下腔静脉超声评估指导临床的前提,比如,我们评估的是胸腔内的中心容量;腔静脉是最接近中心容量的静脉血管,受到静脉回流动力和阻力的双重影响;下腔静脉的走行是从腹腔、经过肝脏第二肝门、进入右心房,其超声评估和测量受到声窗、切面方向、走行路径、评估位点的解剖生理等多种因素影响;下腔静脉的呼吸变异率是心肺交互作用的体现,应该考虑正压通气或自主呼吸的影响,也应该考虑保护性通气或非保护性通气设置的影响;下腔静脉作为体内的生理结构,存在慢性和急性的变化,可能受到体型、解剖、共病、不同疾病场景、不同医疗干预等影响。因此,客观测量与解读下腔静脉的超声指标,是重症医师进行系统血流动力学评估的重要能力,应该结合患者的临床指标、灌注指标等进行综合分析。

一、目前下腔静脉评估的临床误区

下腔静脉(inferior vena cava, IVC)属于容量血管,具有血管壁薄、顺应性好的特点,血液提供的非张力性容量变化、血管的阻力和张力、腹腔压力会影响下腔静脉的管径和形态。在自主呼吸和生理状态下，IVC 直径主要受胸腔内压力的影响。吸气时，胸腔负压增大，从 IVC 回流至右心的血流增加，IVC 充盈减少，管径随之减小；呼气时，胸腔负压变小，IVC 回流减少，充盈增加，管径随之增大。在机械通气状态下，胸腔压力变化的时相与自主通气正好相反，因此，IVC 的管径在吸气相增大，呼气相缩小。这种基于心肺交互作用产生的 IVC 管径变化幅度会在有效循环血量不足时明显增加，因此，IVC 呼吸变异率常被用于判断容量治疗的反应性。需要注意到 IVC 直径和变异率的生理或病理性影响因素，比如，患者心脏收缩时[1]、左侧卧位时[2]，IVC 直径最小；当自主呼吸时，如果呼吸驱动过强，胸腔内负压会显著下降，IVC 呼吸变异率明显增加，比如重症哮喘患者的喘憋状态、代谢性酸中毒患者的深大呼吸，重症肺炎、急性呼吸窘迫综合征和脓毒症时，此时，IVC 呼吸变异率可以出现假阳性，并不代表患者一定需要容量治疗或一定存在容量治疗的反应性。当患者进行机械通气时，在完全控制通气时，心肺交互作用的验证应该放在潮气量为 8ml/kg（理想体重）的设置下，低于这个设置（超保护性通气）或高于这个设置（不需要严格保护性通气）也会导致 IVC 呼吸变异率的假阴性或者假阳性；同理，患者自身的胸廓顺应性或肺顺应性变化也会影响对 IVC 呼吸变异率的判断。因此，IVC 呼吸变异率的判断存在较多的临床影响因素，应该牢牢把握其底层逻辑的心肺交互作用，寻找临床存在放大或缩小心肺交互作用的情况，警惕这些情况下 IVC 呼吸变异率的假阳性或者假阴性判读。

二、如何客观地进行下腔静脉评估

（一）下腔静脉相关超声指标正确测量

1. 下腔静脉直径　体位选择仰卧位，床头抬高 0°～30°；探头选择相控阵探头或凸阵探头；探头可以从两处分别进行测量，一个是腹正中剑突下，探头标记点朝向头侧；在剑突下获取四腔心切面，再将右心房摇至屏幕中央，逆时针旋转探头 90°，从而完整显示 IVC 长轴切面；标准的 IVC 长轴切面应该能够清晰显示 IVC 汇入右心房以及肝静脉汇入 IVC，能够显示 IVC 全长和清晰的静脉前后壁；另一个是经肝测量，探头标记点朝向头侧，探头在右侧肝区腋后线处平行向腋中线滑动，纵切 IVC，显示屏下方可见腹主动脉平行；标准的经肝 IVC 长轴切面可见 IVC 汇入右心房，腹主动脉位于 IVC 远端，腹主动脉管壁平行。IVC 直径测量：选择距离右心房入口 2cm，肝静脉开口远端，在呼气末垂直 IVC 长轴进行测量[3]。

2. 下腔静脉形变指数　在剑突下或经肝获取 IVC 长轴后，逆时针旋转 90°，获取 IVC 横切面，以腹主动脉横切面呈圆形时为理想切面，在呼气末分别测量 IVC 横切面的最长径及与之垂直的短径，计算长径与短径的比值，即为 IVC 形变指数（shape change index，SCI）[4]。

3. 下腔静脉呼吸变异指数　选择 M 模式，在 IVC 长轴切面，将取样线垂直于 IVC 长轴并置于 IVC 直径测量点，分别在呼气末和吸气末测量 IVC 直径，根据不同通气状态选择公式计算下腔静脉呼吸变异指数[5]（inferior vena cava respiratory variation index，IVC-RVI）。

（1）IVC 吸气塌陷指数：[（呼气末 IVC 内径 - 吸气末 IVC 内径）/ 呼气末 IVC 内径]×

100%。应在平稳的自主呼吸、无呼吸窘迫状态下测量。

（2）IVC 膨胀指数：[（吸气末 IVC 内径 - 呼气末 IVC 内径）/ 平均值] × 100%。应在完全机控通气下、潮气量在 8 ～ 10ml/kg 时测量。

4. 静脉充盈超声评分 当 IVC 明显扩张固定时，应沿静脉回流方向对 IVC 上游器官的静脉频谱进行评估，以了解静脉淤血的程度。Beaubien-Souligny 等人的 VExUS 评分[6]，将 IVC 直径与肝静脉、门静脉和肾静脉的脉冲多普勒频谱相结合，能够对静脉系统中的器官淤血进行较为全面的评估，也间接反映了容量治疗耐受性的下降。

（二）下腔静脉在容量治疗中的客观应用

容量治疗是休克复苏的一线治疗措施，容量过多或者过少均会引起器官功能障碍。容量状态、容量反应性、容量耐受性是启动容量治疗之前的必要评估。

容量状态反映循环血容量的充足程度，是循环容量的整体评估。容量状态可分为容量不足状态、容量中间状态和容量过负荷状态。IVC 形态可以用来判断容量状态的两种极端情况，即是否存在显著的容量过负荷（自主呼吸和机械通气时 IVC 直径大于 21mm，IVC 涨圆，或 SCI 趋近于 1）或显著的容量不足（自主呼吸时 IVC 直径小于 10mm，机械通气时小于 15mm，IVC 扁圆甚至线性，或 SCI 明显增加），这在容量治疗之初可以给出较为明确的容量治疗方向。但显然，多数重症患者处于容量中间状态，此时，应该结合其他血流动力学指标来判断液体治疗的必要性、可行性以及耐受性。

容量反应性是容量治疗增加心输出量或心脏每搏输出量的能力，其金标准是扩容试验，扩容前后，当每搏输出量或心输出量较前增加超过 12% ～ 15% 时被称为容量反应性阳性[7]。由于有创性监测的局限性，每搏变异率或 IVC 呼吸变异率常作为容量反应性的替代指标。应该清楚，IVC 指标更直接反映右心的前负荷及容量反应性，当左右心运动协调一致时意义更大；当患者出现左右心不匹配的时候，基于右心的判断可能会误导液体治疗的方向。还需要强调一个前提逻辑，存在容量反应性并不等同于容量治疗存在必要性，而是提示存在容量治疗的可行性[8]；并且，存在容量反应性也不代表容量治疗就能改善血压、改善器官血流、改善微循环。临床仅评估容量反应性容易导致液体过度治疗，使容量过负荷状态成为休克急性期的另一种常见情况。因此，容量治疗前应该同时评估容量状态和容量反应性，注重对容量治疗改善组织灌注效果的评估，避免导致容量过负荷，同时重视容量状态对静脉回流影响的评估[9]。

容量耐受性是指患者接受额外静脉输液而不产生静脉淤血造成组织和器官功能障碍的能力[10]。容量不耐受的主要表现为：血管外肺水增加、毛细血管渗漏、腹内高压、全身静脉淤血等。从定义上看，容量反应性关注心脏前负荷增加对应的流量改善，决定因素在于左心及动脉功能；容量耐受性则关注静脉回流与右心前负荷、肺静脉回流与左心前负荷的关系，体循环静脉淤血是右心房压力升高并传导至外周器官的结果，IVC 直径、形态和呼吸变异指数都能间接反映右心房压力，因而也可以用来评估容量耐受性。当 IVC 扩张，外观涨圆，呼吸变异率消失，提示右房压增高，容量治疗耐受性下降。Vellinga 等人研究发现，当中心静脉压高于 12mmHg 时，微循环会出现灌注恶化[11]，因此，在容量治疗的同时也要关注容量耐受性下降对组织灌注的影响。Beaubien-Souligny 根据回流至 IVC 的肝静脉、门静脉、肾静脉超声血流频谱变化，进一步将体循环静脉系统的淤血程度进行分级（VExUS）。

肺循环淤血可以通过左房压增高的相关心脏超声指标或提示肺水增加的肺部超声征象来进行评估,比如左心房扩张、高 E/e' 值、肺部超声间质综合征等等。

影响 IVC 评估的客观因素很多,首先,需要避免操作者自身的技术误差,通过质量控制保证图像准确性,比如选择标准的 IVC 切面、正确选择 IVC 直径测量位点与测量时相、注意 IVC 与肝静脉和腹主动脉的鉴别等;其次,操作者需要了解 IVC 的生理影响因素,比如年龄、体位、胖瘦对 IVC 的影响;最重要的是,将 IVC 评估结果解读为病理生理信息时,要保证临床对患者呼吸状态和血流动力学状态的判断逻辑正确。重症医师更应该进行目标化、方案化的重症超声评估,应该进行系统化的血流动力学信息收集与解读,应该避免在临床中使用单一指标来指导血流动力学诊治。

三、下腔静脉超声评估的局限性

慢性阻塞性肺疾病患者的肺容积在呼气末呈病理性增加,胸腔内压增加,吸气末和呼气末的 IVC 都可以呈现扩张状态;当合并慢性肺心病后,静脉回流进一步异常,IVC 直径进一步扩张,甚至伴有肝静脉的明显扩张。慢性左心衰竭患者因水钠潴留,血容量明显增加,全心前负荷增加,心脏顺应性下降,回心血流减少,出现体循环和肺循环的淤血与水肿,IVC 可以明显增宽。此外,一些瓣膜疾病、急慢性肺动脉高压、右心心肌梗死、心脏压塞、大量心包积液及张力性气胸等,都可以导致右心房压力增加,影响静脉回流,引起 IVC 直径增大,IVC 呼吸变异率不显著[12]。肠梗阻、重症胰腺炎等导致腹腔压力显著升高,甚至可以出现腹腔间室综合征,此时,腹腔段下腔静脉受到压迫,超声评估时可以表现为塌陷,但并不代表容量状态。下腔静脉自身的炎症、肿瘤或者血栓等情况,也会影响下腔静脉直径和变异率的测量结果;各种腔静脉内植入性操作,比如 ECMO 置管和下腔静脉滤器等,也会影响 IVC 直径和变异率的测量结果。重症医师在进行系统血流动力学评估的时候,应考虑到这些影响 IVC 形态和功能的急慢性临床场景,充分了解 IVC 超声测量的局限性,谨慎解读测量指标和实施容量治疗。

综上所述,床旁超声评估 IVC 相对简单方便,但应用于复杂的重症临床场景时,应尽量避免参数选择单一,减少片面解读病理生理信息,降低重症临床诊疗偏差。对于重症患者,影响血流动力学的因素较多,重症医师在使用重症超声评估下腔静脉时,应该充分了解患者的疾病状态,在不同临床场景下选择恰当的超声指标,采用多模态多维度评估,建立系统血流动力学和器官血流动力学理念,并结合临床病因、临床干预、组织灌注等情况来导向重症患者的诊断和治疗,从而不断优化患者的血流动力学状态。

（胡紫薇　朱　然）

参考文献

[1]　BEIGEL R, CERCEK B, LUO H, et al. Noninvasive evaluation of right atrial pressure[J]. J Am Soc Echocardiogr, 2013, 26(9): 1033-1042.

[2]　NAKAO S, COME P C, MCKAY R G, et al. Effects of positional changes on inferior vena caval size and dynamics and correlations with right-sided cardiac pressure[J]. Am J Cardiol,

1987, 59(1): 125-132.

[3] 尹万红, 王小亭, 刘大为, 等. 重症超声临床应用技术规范 [J]. 中华内科杂志, 2018, 57(6): 397-417.

[4] 张青, 刘大为, 王小亭, 等. 超声观测不同部位下腔静脉内径形变指数的研究初探 [J]. 中华内科杂志, 2015, 54(6): 491-495.

[5] 张青, 刘大为, 王小亭, 等. 超声观测不同部位下腔静脉内径及其变异度的研究 [J]. 中华内科杂志, 2014, 53(11): 880-883.

[6] ASSAVAPOKEE T, ROLA P, ASSAVAPOKEE N, et al. Decoding VExUS: A practical guide for excelling in point-of-care ultrasound assessment of venous congestion[J]. Ultrasound J, 2024, 16(1): 48.

[7] ROLA P, HAYCOCK K, SPIEGEL R. What every intensivist should know about the IVC[J]. J Crit Care, 2024, 80: 154455.

[8] MESSINA A, CALABRÒ L, PUGLIESE L, et al. Fluid challenge in critically ill patients receiving haemodynamic monitoring: A systematic review and comparison of two decades[J]. Crit Care, 2022, 26(1): 186.

[9] MUÑOZ F, BORN P, BRUNA M, et al. Coexistence of a fluid responsive state and venous congestion signals in critically ill patients: A multicenter observational proof-of-concept study[J]. Crit Care, 2024, 28(1): 52.

[10] KENNY J S. Assessing fluid intolerance with Doppler ultrasonography: A physiological framework[J]. Med Sci (Basel), 2022, 10(1): 12.

[11] VELLINGA N A, INCE C, BOERMA E C. Elevated central venous pressure is associated with impairment of microcirculatory blood flow in sepsis: A hypothesis generating post hoc analysis[J]. BMC Anesthesiol, 2013, 13: 17.

[12] VIA G, TAVAZZI G, PRICE S. Ten situations where inferior vena cava ultrasound may fail to accurately predict fluid responsiveness: A physiologically based point of view[J]. Intensive Care Med, 2016, 42(7): 1164-1167.

5 床旁超声指导心肺复苏

心搏骤停(cardiac arrest, CA)导致的有效循环丧失可使脑和重要器官灌注不足, 从而使患者迅速走向死亡。床旁超声应用在 CA 期间和自主循环恢复(restoration of spontaneous circulation, ROSC)后高级生命支持至关重要, 已经被纳入国际指南[1-3]。通过可视化手段, 床旁超声可在 CA 期间评估按压质量, 识别真假无脉性电活动, 提供潜在可逆病因, 帮助临床医师做出决策, 同时在围复苏期帮助精细血流动力学管理。然而最近一篇横断面研究[4]显示重症医师在管理 CA 时实际应用床旁超声的情况并不理想。本文拟对床旁超声指导可视化心肺复苏(cardiopulmonary resuscitation, CPR)应用的方法学、优势和局限性进行梳理, 旨在深化认识、推动应用与进一步研究。

一、床旁超声指导心肺复苏的应用方法

包括评估心脏按压质量、检查心脏跳动、快速诊断不可除颤的心脏停搏可逆性原因、监测干预措施及其对治疗的反应，以及在 ROSC 后高级生命支持中帮助制订计划。

（一）心肺复苏时的床旁超声启动

床旁超声指导心肺复苏是高效复苏团队决策最佳治疗的首选方法，应在不妨碍有效胸外按压和气道管理的情况下有组织地进行[5]，并且需要专门且经过培训的有经验人员进行床旁经胸或经食管超声检查与判读[6]。当心脏停搏发生时，应首先进行第一个周期的 CPR，同时准备超声设备，包括选择探头（根据操作者培训情况与经验、气道建立与否、探头配置等实际情况选择经胸超声或经食管超声），预先调整好增益和深度等。操作者的站位不应影响按压和气道建立。经食管超声心动图（transesophageal echocardiography，TEE）均在气管插管后进行，TEE 的置管不应影响气道建立。

经胸超声心动图（transthoracic echocardiography，TTE）首选剑突下声窗，可在不中断心脏按压的情况下观察心脏，其次是心尖声窗。也可利用脉搏和心律评估期间的暂停在其他切面评估，但为了减少复苏中断，暂停不应超过 10 秒。TTE 对图像的评估通常不建议边获取图像边评估，因为可能会延迟重新开始按压的时间。建议在胸外按压时剑突下切面进行 10 秒录屏，在 CPR 暂停时进行 5 秒录屏用于分析，当重新开始按压时，临床医师将评估获得的记录以确定诊断结果，并与 CPR 团队进行沟通和共同决策。

（二）床旁超声指导心肺复苏的评估内容与方法

包括判断按压位置和深度、检查心脏跳动以及可逆原因分析，在 ROSC 后高级生命支持中帮助制订计划。

按压过程中首先关注超声下左室流出道（left ventricular outflow tract，LVOT）是否通畅，如果按压时 LVOT 未开放，应调整按压位置；同时监测按压深度是否能满足心脏容积变化达到充分有效的射血，如心脏仍有微弱跳动，可尝试同步按压。如果发现假性无脉性电活动（pulseless electrical activity，PEA），重点可转移至增强心脏收缩力、优化心室充盈、纠正酸中毒或电解质失衡，以及解决梗阻等原因上。

在按压暂停观察心律脉搏时，利用多普勒超声检查股动脉或颈动脉可以提高脉搏检查的速度和精度。多个超声心动图切面而非单一切面可以增强心脏收缩的评估和 CPR 结果的预测。通过目视检查（eyeballing）进行定性评估而非定量测量应作为首选方法，因为在图像质量不佳和主动 CPR 的情况下，测量结果常不太可靠。

常见可逆原因分析主要包括严重低血容量、心脏压塞、心肌梗死、张力性气胸、肺栓塞[7]。如果超声下见心腔小、心脏缺乏液体充盈，考虑严重低血容量可能，此时在按压的同时应同步补充足够的液体并评估原因；如果超声下见明显增加的心包积液填塞心脏影响心脏功能，则应同步评估心包穿刺可能及原因；如果超声下见心腔大、心脏收缩明显降低，应快速筛查有无心肌梗死因素、评估体外心肺复苏和冠脉造影；如果超声下见明显进一步增大的右心压迫左心，而左心心腔小，考虑阻塞因素，此时简单扫查肺部，有无明显急性呼吸窘迫综合征、气胸，如果考虑张力性气胸，应尽快行胸腔闭式引流，如果用肺部病变无法解释明显增大的右心、考虑急性肺栓塞可能性大，应立即启动评估溶栓、取栓、抗凝，必要时启

动 ECPR。同时床旁超声还可用于评估胸腔积液、胸腔血和腹腔游离积液,不影响 CPR 的同时可以获得类似潜在出血部位筛查等关于患者诊断的更多信息。

另外,床旁超声还可用于 CPR 时辅助放置外周或中心静脉通路,包括用于体外生命支持的大口径套管。超声也可能有助于在 CPR 期间确认气管导管的位置。最后,在高质量复苏 20 分钟后,如果发现持续真性 PEA 或心脏停搏,可考虑停止复苏[8-9]。

(三)床旁超声在心脏停搏后综合征的器官评估与支持

ROSC 后床旁超声可以进行更全面的心、肺、血流动力学和脏器评估,例如休克的血流动力学表型、容量反应性评估、正性肌力药物滴定以及肾脏、颅脑等脏器血流评估,提供是否存在肾脏灌注不足、脑水肿和过灌注的信息,进一步优化全身血流动力学和器官灌注、进行精细化脏器保护。

二、床旁超声指导心肺复苏可靠且具有明显优势

心肺复苏的基础是立即提供高质量的心肺复苏,床旁超声参与的可视化心肺复苏是患者床旁心肺复苏的有力工具,在成人心肺复苏实践中的作用已被充分确立,应用于院内心脏停搏、急诊室的创伤场景和现场复苏[7]。2020 年美国心脏学会心肺复苏和心血管急救指南推荐意见中认为,可以考虑将床旁超声作为标准患者评估的辅助手段[3],并且其重要性被建议纳入高级心脏生命支持中[1-2]。

(一)床旁超声可以评估按压效能,保障高质量按压

虽然指南建议在患者胸部中央进行胸外按压,但研究提示这种方法往往导致复苏结局不理想,原因在于不当的手位可能会导致升主动脉、主动脉根部或左心室流出道受压,而左心室反而不受压。通过使用床旁超声可视化信息,可以直接、实时观察心腔的按压 / 放松,从而评估胸外按压有效性,调整手的位置和施加的力的大小以获得最佳的效果[7]。对于按压效果的评估,TEE 还具有不干扰、不中断复苏的优势,在心脏按压过程中提供连续实时的心脏解剖成像以评估复苏质量。

(二)床旁超声可帮助检查心肺复苏时心脏跳动情况、有效识别真假无脉性电活动

心肺复苏时,国际心脏停搏治疗指南通常依赖的,从脉搏检查和心律分析中获得的信息来判断心脏停搏和指导治疗的方法并不准确,而床旁超声可以提供更准确的患者病情信息,更有效地指导复苏工作。

PEA 特征是心电图上存在心脏电活动,但缺乏可触及的脉搏,反映了电 - 机械分离,常由严重的生理紊乱引起,如严重的低血容量、低氧、酸中毒或心脏压塞。真性 PEA 是指心脏完全静止,只有心脏电活动存在,而假性 PEA 指仍可检测到心脏运动,只是不足以产生脉搏。真假 PEA 可能不是独立的两个概念,而是连续的心壁运动下降过程的体现[10]。床旁超声已被证明可以区分真性 PEA 和假性 PEA[11]。研究表明,在最初认为无收缩的病例中,有 10% ~ 35% 出现可识别的收缩[8-9,12]。与真性 PEA 相比,假性 PEA 对肾上腺素能正性肌力药或血管升压素更敏感,病情与更良好的预后相关,更易恢复自主循环。

(三)床旁超声能快速有效识别心搏骤停可逆原因,制订治疗决策

快速准确的心功能评估对于指导治疗干预措施和改善 CA 患者的结局至关重要。在

危重患者(包括围停搏期和 CA 期患者)的管理中,床旁超声已成为极具价值的诊断和监测工具。在 CA 的临床背景下,超声心动图可以实时可视化心脏结构和功能,帮助确定 CA 的可逆性原因,指导复苏工作,并有助于做出知情的预后决策。复苏期间,确定特定的可逆性原因可显著影响生存,尤其是在不可电击心律或难治性 CA 的情况下。在最近的一篇系统综述(包含 11 项研究,共纳入 358 例院外 CA 和院内 CA 患者)表明,TEE 使近一半的患者(148 例患者,41%)诊断出 CA 的特殊可逆性原因,其中报告最多的诊断为急性肺栓塞(43 例患者)[13]。美国急诊医师学会主张将 TEE 用于确定心脏停搏的可逆性原因[14]。

(四)床旁超声指导心肺复苏的其他优势

CPR 期间超声多普勒优于手工触诊脉搏[15],特别是在胸外按压期间出现胸壁水肿和运动伪影的情况下。床旁超声对真性 PEA 的识别能作为支持高质量复苏超过 20 分钟且无 ROSC 的情况下停止 CPR 的证据[8-9,16]。

在心肺复苏过程中 TEE 还展现出独特优势[17]。由于探头只放置一次,不需要像 TTE 那样在每次脉搏检查时尝试获取声窗,并且探头可以远距离操作,因此不会干扰胸外按压。研究发现[18],使用 TEE 导致脉搏检查的暂停时间与 TTE 相比(9 秒 vs. 19 秒)和与手动脉搏检查(9 秒 vs. 11 秒)相比均明显更短。并且 TEE 不太可能受声窗不理想的因素(包括肥胖、胃充气、皮下气肿、肺间置、除颤垫、持续胸外按压和自动按压设备)限制。在 CPR 过程中,TTE 几乎只有肋缘下切面是唯一不干扰胸外按压的可用切面,而 TEE 提供了多种切面,增强了可成像的解剖结构范围。因此,经食管超声心动图因其图像质量好、连续成像和可以在远离患者胸部的地方操作而越来越多地应用。TEE 在心脏停搏后的救治中也有许多应用,如在 ECPR 的启动和后续的体外膜氧合监测中,目前已经使用不同的实用流程开发了多种优化流程。

三、床旁超声指导心肺复苏的局限性分析

在心脏停搏的情况下,经胸超声心动图有两大可能阻碍其实施的原因,一是患者原因导致的成像质量不佳,二是可能导致胸外按压延迟。研究发现使用床旁超声进行脉搏检查会导致胸外按压延迟(超过建议的 10 秒)[19-20]。

TEE 图像质量佳、不影响胸外按压,具有独特优势,但由于需要具有高度专业知识的操作人员和所需的特定设备,可能限制其在紧急情况下的可用性。操作方面的挑战,加上购买和维护 TEE 机器的成本,对在急诊科常规使用 TEE 构成一定障碍。也有研究表明经过简短培训后急诊医师可以熟练应用 TEE 从而在危重病例中作出准确诊断并改变治疗策略。简化 TEE 流程也提供了更容易获得的替代方案,减少了培训要求。但无论是经胸或经食管超声都必须由经过培训的专业临床医师进行,因为对按压期间的图像进行解读可能是一项挑战,并且需要在这种情况下作出决策。

鉴于超声在这一情况下的重要性及其作为预测工具的实用性,目前依然缺乏高质量研究来加强现有证据的重要性。

综上所述,床旁超声指导的可视化心肺复苏已被证明是可行且可靠的,在确认胸外按压有效性、识别不确定的心脏活动、识别真假 PEA、及时发现可逆性原因以及 ROSC 后高级

心脏及脏器支持等方面均至关重要。我们建议床旁超声指导可视化心肺复苏纳入常规复苏流程,但应注意不应干扰胸外按压,且应注重培训和经验积累。目前还需要大规模的研究来优化床旁超声可视化心肺复苏的评估流程、评估标准以及对预后的影响。

（李 易 尹万红）

参考文献

[1] NOLAN J P, SANDRONI C, BÖTTIGER B W, et al. European Resuscitation Council and European Society of Intensive Care Medicine guidelines, 2021: Post-resuscitation care[J]. Resuscitation, 2021, 161: 220-269.

[2] HIRSCH K G, ABELLA B S, AMORIM E, et al. Critical care management of patients after cardiac arrest: A scientific statement from the american heart association and neurocritical care society[J]. Circulation, 2024, 149(2): e168-e200.

[3] PANCHAL A R, BARTOS J A, CABAÑAS J G, et al. Part 3: Adult basic and advanced life support: 2020 American Heart Association guidelines for cardiopulmonary resuscitation and emergency cardiovascular care[J]. Circulation, 2020, 142(16_suppl_2): S366-S468.

[4] WEST D A, KILLICK C, JONES D, et al. Use of point-of-care ultrasound during cardiac arrest in the intensive care unit: A cross-sectional survey[J]. Aust Crit Care, 2025, 38(1): 101058.

[5] MAURIELLO A, MARRAZZO G, DEL VECCHIO, et al. Echocardiography in cardiac arrest: Incremental diagnostic and prognostic role during resuscitation care[J]. Diagnostics (Basel, Switzerland), 2024, 14(18): 2107.

[6] YANNI E, TSUNG J W, HU K, et al. Interpretation of cardiac standstill in children using point-of-care ultrasound[J]. Ann Emerg Med, 2023, 82(5): 566-572.

[7] ÁVILA-REYES D, ACEVEDO-CARDONA A O, GÓMEZ-GONZÁLEZ J F, et al. Point-of-care ultrasound in cardiorespiratory arrest (POCUS-CA): Narrative review article[J]. Ultrasound J, 2021, 13(1): 46.

[8] AZIZ K, LEE C H C, ESCOBEDO M B. et al. Part 5: Neonatal resuscitation 2020 American Heart Association guidelines for cardiopulmonary resuscitation and emergency cardiovascular care[J]. Pediatrics, 2021, 147(suppl 1): e2020038505E.

[9] WYCKOFF M H, WYLLIE J, AZIZ K, et al. Neonatal life support 2020 international consensus on cardiopulmonary resuscitation and emergency cardiovascular care science with treatment recommendations[J]. Resuscitation, 2020, 156: A156-A187.

[10] PARISH D C, GOYAL H, JAMES E, et al. Pulseless electrical activity: Echocardiographic explanation of a perplexing phenomenon[J]. Front Cardiovasc Med, 2021, 8: 747857.

[11] TAYAL V S, KLINE J A. Emergency echocardiography to detect pericardial effusion in patients in PEA and near-PEA states[J]. Resuscitation, 2003, 59(3): 315-318.

[12] GASPARI R, WEEKES A, ADHIKARI S, et al. Emergency department point-of-care

ultrasound in out-of-hospital and in-ED cardiac arrest[J]. Resuscitation, 2016, 109: 33-39.

[13] PARADIS N A, HALPERIN H R, ZVIMAN M, et al. Coronary perfusion pressure during external chest compression in pseudo-EMD, comparison of systolic versus diastolic synchronization[J]. Resuscitation, 2012, 83(10): 1287-1291.

[14] HUSSEIN L, REHMAN M A, JELIC T, et al. Transoesophageal echocardiography in cardiac arrest: A systematic review[J]. Resuscitation, 2021, 168: 167-175.

[15] EDMISTON T, SANGALLI F, SOLIMAN-ABOUMARIE H, et al. Transoesophageal echocardiography in cardiac arrest: From the emergency department to the intensive care unit[J]. Resuscitation, 2023, 203: 110372.

[16] BERG R A, NADKARNI V M, CLARK A E, et al. Incidence and outcomes of cardiopulmonary resuscitation in PICUs[J]. Crit Care Med, 2016, 44(4): 798-808.

[17] TOPJIAN A A, RAYMOND T T, ATKINS D, et al. Part 4: Pediatric basic and advanced life support: 2020 American Heart Association guidelines for cardiopulmonary resuscitation and emergency cardiovascular care[J]. Circulation, 2020, 142(16_suppl_2): S469-S523.

[18] TERAN F, PRATS M I, NELSON B P, et al. Focused transesophageal echocardiography during cardiac arrest resuscitation: JACC review topic of the week[J]. J Am Coll Cardiol, 2020, 76(6): 745-754.

[19] TERAN F, DEAN A J, CENTENO C. Evaluation of out-of-hospital cardiac arrest using transesophageal echocardiography in the emergency department[J]. Resuscitation, 2019, 137: 140-147.

[20] CLATTENBURG E J, WROE P, BROWN S, et al. Point-of-care ultrasound use in patients with cardiac arrest is associated prolonged cardiopulmonary resuscitation pauses: A prospective cohort study[J]. Resuscitation, 2018, 122: 65-68.

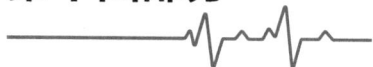

第十四部分

重症康复

1 机械通气患者的膈肌康复治疗:临床新证据

一、引言

膈肌是分隔胸腔和腹腔的穹顶状肌肉隔膜,是最重要的吸气肌[1]。其收缩可增加胸腔容积,推动空气进入肺部,在呼吸中占主导地位。长期机械通气会导致膈肌纤维萎缩和功能下降,称为机械通气相关性膈肌功能障碍(ventilator-induced diaphragmatic dysfunction,VIDD)[2]。呼吸衰竭引起的呼吸驱动增强、过度吸气努力会导致膈肌疲劳或损伤;而镇静药和肌肉松弛药则会引发废用性萎缩。脓毒症、营养不良和糖皮质激素可加速蛋白质分解,进一步加重膈肌萎缩。氧化应激、自噬和钙代谢紊乱是膈肌功能障碍的重要机制[3-5]。此外,危重病、既往呼吸或神经肌肉疾病、高龄和营养不足也会增加膈肌功能障碍风险[6]。

二、膈肌康复治疗的方法及新证据

目前针对机械通气患者促进膈肌康复措施主要有膈肌保护性通气、吸气肌训练以及膈神经电刺激,其中膈神经电刺激作为一种新兴的治疗方法正在崭露头角。

(一)膈肌保护性通气

膈肌保护性通气是一种新概念,旨在限制机械通气对膈肌的不利影响,同时保持在肺保护性通气的限度内[7]。实施膈肌保护性通气应维持适当的吸气努力,及时调整 PEEP 水平,避免完全控制通气、人机不同步,防止过度镇静并采用基于循证医学的脱机策略[8-9]。膈肌保护性通气的具体策略仍在探索中。在一项跨膈压导向膈肌保护性通气策略的 RCT 研究(n=40)中,通过调节呼吸支持水平将吸气时△跨膈压控制在 $3 \sim 12cmH_2O$ 的"保护范围"内,并不会影响患者潮气量和跨肺压,也就是肺保护的实施[10]。该研究团队在此基础上进一步发现呼气末气道阻断压(P_{occ})和气道闭合压($P_{0.1}$)与△跨肺压和△跨膈压变化密切相关,识别△跨肺压 $> 20cmH_2O$、△跨膈压 $< 3cmH_2O$ 和 $> 12cmH_2O$ 的 AUROC 分别为 0.90(0.86 ~ 0.94)和 0.88(0.84 ~ 0.92)、0.97(0.87 ~ 1.00)和 0.93(0.81 ~ 0.99)以及 0.86(0.81 ~ 0.91)和 0.73(0.66 ~ 0.79),且 P_{occ} 在识别高吸气努力的患者方面优于 $P_{0.1}$,能够作为膈肌保护性通气的无创监测指标[11]。同样在一项儿童的膈肌保护性通气策略的研究中

（n=97）探讨了 P_{occ}、$P_{0.1}$ 和呼吸肌压力指数（muscle pressure index，PMI）与食管内压（P_{es}）的关系，发现 P_{occ} 与 $\triangle P_{es}$ 相关性最强（R^2=0.82），能可靠识别吸气努力过强或不足，是儿童无创评估吸气努力最有前途的指标[12]。因此有研究者提出了基于 P_{occ} 的膈肌保护性通气方案，以评估并调节呼吸支持和镇静水平，保证肺应力和吸气努力在安全范围内，但需要进一步的前瞻性研究明确安全阈值的可靠性[8]。

（二）吸气肌训练

吸气肌训练（IMT）旨在增强膈肌及辅助呼吸肌的力量和耐力，常用技术包括阈值负荷和阻力负荷。一项近期的系统评价纳入了 18 项研究（n=934），结果表明，IMT 在危重患者中具有可行性和良好的耐受性，能缩短机械通气持续时间以及脱机时长[13]。在最新发表纳入 10 项研究（n=504）的一篇系统性综述中比较了不同的肺康复措施对呼吸功能的作用，包括最大吸 / 呼气压、浅快呼吸指数和潮气量，相较于其他方法，IMT 是最有效的肺康复措施，展示了其改善包括膈肌在内的呼吸肌力量的效果[14]。而在 2023 年发表的小样本量单盲 RCT（IMPROVE 研究）中发现即使在没有呼吸肌力量改善或脱机成功的患者中，IMT 仍可以改善患者的呼吸困难以及生活质量[15]。一项对拔管后患者进行 IMT 的 RCT 研究直接探讨了 IMT 对膈肌的作用，发现拔管后 IMT 可以促进膈肌位移、收缩峰速度和舒张峰速度，促进膈肌功能的恢复[16]。需要注意的是，目前 IMT 相关研究在很多方面存在很大的异质性，包括纳入患者、干预措施以及观察指标，因此 IMT 对临床结局的影响仍需在未来进一步确认。

（三）膈神经电刺激

膈神经电刺激是一种通过将电极置于膈神经或其附近以诱导膈肌收缩的技术，自 18 世纪首次报道以来，其适应证已从心肺复苏拓展至长期机械通气支持[6]。在通气过程中，膈肌适当收缩有助于减轻萎缩并促进脱机，同时恢复的胸腹压梯度还能改善血液回流，减轻正压通气引起的心输出量下降[17]。

在 2017 年首次临床试验中，使用锁骨下导管（配有电刺激电极）的经静脉膈神经电刺激方法被证明是安全的，并成功刺激了 23 例患者的膈神经[18]。2022 年 RESCUE2 研究纳入了 112 例困难脱机（接受有创机械通气 ≥ 4 天且至少两次撤机尝试失败）患者，比较了经静脉膈神经电刺激与常规康复脱机流程的撤机效果[19]。在干预组中，患者每天接受总共 120 次电刺激，分 2 ～ 3 组实施，每组给予 40 次或 60 次电刺激，直到成功拔管。主要结局是成功脱机的患者比例，次要结局包括机械通气持续时间、30 天生存率、最大吸气压、膈肌增厚分数（DTF）、不良事件和刺激相关疼痛。两组的主要结局没有显著差异，但实际输送的电刺激次数与最大吸气压升高之间存在剂量 - 反应关系[19]。由于膈肌是唯一受到刺激的吸气肌（其他吸气肌未受刺激），最大吸气压的增加可能反映了膈肌强度的改善。尽管膈肌神经电刺激能够提高最大吸气压，但未能提高脱机成功率，这可能有几种解释：首先，电刺激次数有限，每天两组 60 次电刺激可能不足以将膈肌强度的提升转化为临床结果；但需要注意的是，治疗组中只有 79% 的患者完成了超过 50% 的目标电刺激次数。其次，对照组的脱机成功率高于预期，这可能削弱了干预的效果。最后，脱机失败是一个多因素过程，单纯增强膈肌强度可能不足以改善呼吸能力 / 负荷平衡。目前，使用相同膈神经电刺激技术的大型随机对照试验 RESCUE3 已经完成，纳入了更多的困难脱机患者(n=223),此次研究的对象更为同质化,并排除了机械通气时间过长的患者(NCT 03783884)[20]。

尽管经静脉入路电刺激膈神经已经显著降低了操作风险,但它仍属于侵入性手术,存在中心静脉置管或电极导线植入的所有风险。最近的研究虽然主要集中于经静脉通路进行膈神经电刺激,但使用项圈器械进行经皮颈部磁刺激的方式可能具有更好的临床前景[21-22],但目前尚未在 ICU 患者中开展相关研究。除在困难脱机期间使用膈神经电刺激治疗外,在机械通气开始阶段采取早期预防性措施也是重症患者 VIDD 的另一种潜在治疗途径,例如膈肌保护性通气及膈神经电刺激辅助通气、抗氧化剂等实验性药物等[6,17]。

三、未来方向

膈肌保护性通气和实施吸气肌训练显示出一定膈肌保护潜力,但具体的流程和参数仍需进一步探索。膈神经电刺激作为一种创新且有前景的治疗手段,在预防和治疗 VIDD 方面展现了广阔潜力。然而,其临床应用仍需进一步明确,例如在启动条件、剂量调整及连续膈神经电刺激期间的耐受性和可行性方面提供科学指导。

四、小结

膈肌功能障碍是影响机械通气脱机的重要因素。膈肌康复手段包括膈肌保护性通气、吸气肌训练和膈神经电刺激等,其中膈神经电刺激通过微创植入电极,进一步拓展了该技术的临床应用前景。值得注意的是,膈肌功能障碍仅是脱机失败的因素之一,因此,在关注膈肌功能的同时还需全面评估患者的整体情况,以提高脱机成功率。

（谢　云　谢　晖）

参考文献

[1] DOWNEY R. Anatomy of the normal diaphragm[J]. Thoracic Surgery Clinics, 2011, 21(2): 273-279.

[2] SUPINSKI G S, CALLAHAN L A. Diaphragm weakness in mechanically ventilated critically ill patients[J]. Crit Care, 2013, 17(3): R120.

[3] DRES M, GOLIGHER E C, HEUNKS L M A, et al. Critical illness-associated diaphragm weakness[J]. Intensive Care Med, 2017, 43(10): 1441-1452.

[4] ZHANG J, FENG J, JIA J, et al. Research progress on the pathogenesis and treatment of ventilator-induced diaphragm dysfunction[J]. Heliyon, 2023, 9(11): e22317.

[5] POWERS S K. Ventilator-induced diaphragm dysfunction: Phenomenology and mechanism(s) of pathogenesis[J]. J Physiol, 2024, 602(19): 4729-4752.

[6] WU H, CHASTEEN B. Rapid review of ventilator-induced diaphragm dysfunction[J]. Respir Med, 2024, 223: 107541.

[7] KARAGEORGOS V, PROKLOU A, VAPORIDI K. Lung and diaphragm protective

ventilation: A synthesis of recent data[J]. Expert Rev Respir Med, 2022, 16(4): 375-390.

[8] VAN DEN BERG M J W, HEUNKS L, DOORDUIN J. Advances in achieving lung and diaphragm-protective ventilation[J]. Curr Opin Crit Care, 2025, 31(1): 38-46.

[9] GOLIGHER E C, DAMIANI L F, PATEL B. Implementing diaphragm protection during invasive mechanical ventilation[J]. Intensive Care Med, 2024, 50(9): 1509-1512.

[10] DE VRIES H J, JONKMAN A H, DE GROOTH H J, et al. Lung- and diaphragm-protective ventilation by titrating inspiratory support to diaphragm effort: A randomized clinical trial[J]. Crit Care Med, 2022, 50(2): 192-203.

[11] DE VRIES H J, TUINMAN P R, JONKMAN A H, et al. Performance of noninvasive airway occlusion maneuvers to assess lung stress and diaphragm effort in mechanically ventilated critically ill patients[J]. Anesthesiology, 2023, 138(3): 274-288.

[12] ITO Y, HERRERA M G, HOTZ J C, et al. Estimation of inspiratory effort using airway occlusion maneuvers in ventilated children: A secondary analysis of an ongoing randomized trial testing a lung and diaphragm protective ventilation strategy[J]. Crit Care, 2023, 27(1): 466.

[13] WORRAPHAN S, THAMMATA A, CHITTAWATANARAT K, et al. Effects of inspiratory muscle training and early mobilization on weaning of mechanical ventilation: A systematic review and network meta-analysis[J]. Arch Phys Med Rehabil, 2020, 101(11): 2002-2014.

[14] XINGYU X, DANDAN Z, SHOUZHEN C. Effects of pulmonary rehabilitation on respiratory function in mechanically ventilated patients: A systematic review and meta-analysis[J]. BMC Pulm Med, 2025, 25(1): 4.

[15] BISSETT B M, LEDITSCHKE I A, NEEMAN T, et al. Does mechanical threshold inspiratory muscle training promote recovery and improve outcomes in patients who are ventilator-dependent in the intensive care unit? The IMPROVE randomised trial[J]. Aus Crit Care, 2023, 36(4): 613-621.

[16] BENLI R K, YURDALAN U, YILMAZ B, et al. Effect of post-extubation inspiratory muscle training on diaphragmatic function in mechanically ventilated patients: A randomized controlled trial[J]. Adv Clin Exp Med, 2024, 33(10): 1077-1085.

[17] ETIENNE H, MORRIS I S, HERMANS G, et al. Diaphragm neurostimulation assisted ventilation in critically ill patients[J]. Am J Respir Crit Care Med, 2023, 207(10): 1275-1282.

[18] REYNOLDS S, EBNER A, MEFFEN T, et al. Diaphragm activation in ventilated patients using a novel transvenous phrenic nerve pacing catheter[J]. Crit Care Med, 2017, 45(7): e691-e694.

[19] DRES M, DE ABREU M G, MERDJI H, et al. Randomized clinical study of temporary transvenous phrenic nerve stimulation in difficult-to-wean patients[J]. Am J Respir Crit Care Med, 2022, 205(10): 1169-1178.

[20] Lungpacer Medical Inc. A randomized, controlled, open-labeled, multi-center clinical trial to evaluate the safe and effective performance of the lungpacer diaphragm pacing therapy system in patients who have failed to wean from mechanical ventilation: NCT03783884[R/OL]. (2024-12-09)[2025-01-05]. https://clinicaltrials.gov/study/NCT03783884.

[21] BOYLE K G P J M, EICHENBERGER P A, SCHÖN P, et al. Inspiratory response and side-effects to rapid bilateral magnetic phrenic nerve stimulation using differently shaped coils: Implications for stimulation-assisted mechanical ventilation[J]. Respir Res, 2022, 23(1): 357.

[22] KEOGH C, SAAVEDRA F, DUBO S, et al. Non-invasive phrenic nerve stimulation to avoid ventilator-induced diaphragm dysfunction in critical care[J]. Artif Organs, 2022, 46(10): 1988-1997.

2 重症康复新模式:家庭参与改善重症监护后综合征

重症患者及其家属常因 ICU 住院经历产生心理健康问题,并长期影响生活。家庭参与作为解决这一问题的管理新模式,补充了传统重症治疗模式中家庭支持的缺乏。本文总结了近年研究中患者、家属和医护人员对家庭参与这一模式的看法与需求,并分析家庭参与对预后的影响。

一、家庭参与的重要性

重症患者的诊治过程常需要面对疾病、疼痛、失眠、恐惧、分离焦虑等多重难关。即使病情稳定并转出 ICU,许多患者仍需面对长达数月至数年的生理、心理及认知水平损害,如 ARDS 患者出院后 5 年认知障碍患病率仍高达 20%,心境障碍的影响时间中位数长达 8 年[1]。为提高对 ICU 后损伤的认识及重视,美国重症医学会于 2012 年将患者及其家属出现的一系列 ICU 后并发症,定义为重症监护后综合征(post-intensive care syndrome,PICS)[2]。并特别将家属在患者转出 ICU 3 个月后仍表现出的焦虑、抑郁、悲伤、PTSD 等心境障碍,描述为家庭重症监护后综合征(post-intensive care syndrome-family,PICS-F)[3]。临床医师及研究者开始更多地关注到患者及其家属是否会受到 ICU 住院经历的负面影响,以及如何避免 PICS 及 PICS-F 的发生。

为提高医护人员对 PICS 的重视,2017 年 Ely EW 等人制定了 ICU 解放集束化方案(ICU Liberation Bundle),即 ABCDEF Bundle[4],其中"F"代表了家庭参与和赋权,推荐家属更多地加入患者的日常护理与临床决策。我国 2023 年发表的重症后管理专家共识中,同样推荐将家庭情感支持、优化环境、弹性探视作为更新版 ESCAPE 集束化方案中的"E",应用于重症患者后期的优化治疗和人文管理策略[5]。一项针对 ABCDEF Bundle 依从性、PICS 及预后的二次分析显示,提高集束化方案的依从性和加强家庭参与的程度可降低患者 6 个月病死率,且该集束化方案越普及的试验中心,PICS 的发生率也越低[6]。家庭参与对 ICU 患者生理、心理、认知能力等多方面康复均具有积极意义,因此越来越多文献和国际权威机构推荐重症护理逐渐向以家庭为中心的护理模式(patient-and family-centered care,PFCC）过渡[7]，即在保证患者尊严的基础上，充分尊重患者个人的意愿，鼓励和支持患者及家属参与日常护理行为。同时家属直接参与护理工作，在一定程度上可减少护理工作压力，也为适应患者出院后的护理角色做好准备[8]，提示家庭参与对重症患者康复的重要意义。

二、家庭参与的效果评价

传统认知中家庭参与对 PICS 和 PICS-F 的改善具有显著的积极效果，然而仍有部分研究提出不同观点。为进一步验证家庭参与和 PFCC 对 PICS 的影响，一项回访研究[9]显示，多数家属曾因探视和信息缺乏感受到迷茫、无助和心理困扰，尽管视频探视能在一定程度上缓解患者家属的焦虑，但并不能完全作为面对面探视的替代品。同时该研究指出，医护人员及时有效的信息共享和建立专人沟通负责制度，或许能更好地促进家庭参与决策，提升医患信任关系。在一项关于家庭参与基本护理的前瞻性多中心随机对照试验（Effect of Family Participation，EFFAMPART）中[10]，家属在专业的护理团队指导下参与患者的日常护理，包括沟通、娱乐和分散注意力、协助肢体锻炼、个人清洁（剃须、梳头、洗澡）、呼吸训练、鼓励支持和协助喂养等共 34 项活动[11]。结果显示，积极的家庭参与虽并未显著改善 3 个月后家属的 PICS-F 症状和满意度水平，但家属对患者的病情认识、知识了解（41% vs. 16%；OR=3.56；95% CI 1.75～7.25；$P<0.01$）和护理技能（44% vs. 25%；OR=2.38；95% CI 1.22～4.63；P=0.01）等方面有所提高。2020 年的一项研究发现[8]，PICS-F 发病率较以往报道下降或与 PFCC 的推广及目前对 PICS-F 的重视性提高相关，同时建议对患者及家属进行更为积极的心理评估，并加强 ICU 后家庭随访与医患沟通，以进一步降低 PICS 和 PICS-F 的发病率。

目前 ICU 后干预对 PICS 和 PICS-F 的影响仍缺乏大样本研究支持。S Ågren 等的研究表明[12]，对离开 ICU 的患者和家属进行随访，并开展由护士主导的家庭访谈可能会有所帮助，进行随访的对照组在家庭功能和生活质量方面得到显著改善。Nancy Kentish-Barnes 等人在 2022 年进行的一项研究显示[13]，医护人员积极沟通与随访，并对临终患者进行三步支持策略可以减弱其家属的消极情绪，提示加强 ICU 后随访对 PICS-F 的积极效果。

三、家庭参与支持策略

现有研究提倡家庭参与支持应贯穿在重症患者抢救、优化、稳定、撤离的全过程，但对于具体家庭参与方式的选择，应首要保证常规诊疗和护理过程的安全性，患方和医护人员均倾向于较为简单的护理项目，如翻身、进食、排便、个人清洁等[14]。家庭参与以预防和管理 PICS 和 PICS-F 的方式大体分为 ICU 内与 ICU 后两部分。由于 ICU 特殊的封闭管理形式，以及重症患者自身病情的不稳定性，患者家属持续参与到 ICU 内日常护理行为中的机会较少。现行主流的家庭参与方式仍表现为被动地接受医疗服务，如探视、陪伴、沟通等。而 PFCC 所倡导的患者家属直接参与重症患者的护理过程，作为 ICU 内家庭参与的途径之一，获得患者家属与大部分医护人员的赞成[15]。除参与护理过程外，由患者家属和医护人员共同撰写的 ICU 日记似乎对患者 ICU 后恢复也具有积极意义。2024 年发表的一项研究结果显示,ICU 日记有效降低了患者抑郁和创伤后应激障碍的发生率,并改善了患者的睡眠质量,但对患者的焦虑情绪及家属的心理障碍没有显著改善[16]。以上研究证实了家庭参与对 PICS 和 PICS-F 的有效性,但家庭参与的具体流程仍需规范。

为更好地完善 ICU 转出后患者家庭支持体系,2023 年 Solbjørg Watland 等人构建了一项个性化的重症患者家属随访流程(The Caregiver Pathway)[17],包括在初入 ICU 时由护士及数字评估工具确定患者家属的需求与困难;为患者家属提供专业的护理知识培训;出院后社工或精神科医师适时地支持与随访;并在患者出院 3 个月内护士与患者家属进行单独的随访对话,重点关注患者的康复情况及有无护理问题和困难,并在此期间随时提供必要的帮助与支持。研究人员后续基于此随访流程进行了随机对照试验,结果显示在生存患者家属中,随访干预组和对照组家属的抑郁和焦虑量表评分差异存在统计学意义(95% CI -2.9 ~ -0.1;P=0.035),提示了加强 ICU 转出后家庭支持对减轻 PICS-F 的积极作用。但是该研究仍存在一定不足,实践中护理人员对随访干预组家庭的选择往往具有一定的偏好,且随访家庭所能获益的帮助与支持往往存在个体化差异,因此重症患者家庭参与模式的具体流程仍有待进一步完善与探索。

四、家庭参与未来方向

尽管家庭参与和 PFCC 模式对重症患者及家属的积极意义已获得肯定,但现阶段并未在 ICU 内得到广泛推行,主要实践于新生儿及儿科重症监护病房。当前研究肯定了家庭参与和赋权对重症患者康复的重要意义,并提倡全年龄段的患者及其家属均在护理人员的支持下,参与日常护理工作,实现以患者和家庭为中心进行护理[18]。ICU 出院后的家庭支持、后续随访工作以及积极的心理评估都对 PICS 及 PICS-F 有所改善,但家庭参与的具体模式和流程仍需优化。另外,建立以社区医院为基础的综合家庭护理体系,或将进一步加速重症患者出院后的康复进程[19]。

综上所述,现有研究成果肯定了家庭参与对重症患者长期护理和远期康复的重要意义,但具体实践形式和对 PICS 的影响仍有待进一步研究。同时,医护人员在推动、指导家庭参与,提高家庭参与质量,改善患者及其家庭远期预后等方面起到不容忽视的积极作用。因此,在提高医护人员对 PICS 重视性的基础上,积极探索符合我国国情的家庭参与模式势在必行。

(贺雨桐　王洪亮)

参考文献

[1] HERRIDGE M S, MOSS M, HOUGH C L, et al. Recovery and outcomes after the acute respiratory distress syndrome (ARDS) in patients and their family caregivers[J]. Intensive Care Med, 2016, 42 (5): 725-738.

[2] NEEDHAM D M, DAVIDSON J, COHEN H, et al. Improving long-term outcomes after discharge from intensive care unit: Report from a stakeholders' conference[J]. Crit Care Med, 2012, 40 (2): 502-509.

[3] DAVIDSON J E, JONES C, BIENVENU O J. Family response to critical illness: Postintensive care syndrome-family[J]. Crit Care Med, 2012, 40 (2): 618-624.

[4] MARRA A, ELY E W, PANDHARIPANDE P P, et al. The ABCDEF Bundle in critical care[J]. Crit Care Clin, 2017, 33 (2): 225-243.

[5] 汤铂, 陈文劲, 蒋丽丹, 等. 重症后管理专家共识 [J]. 中华内科杂志, 2023, 62 (5): 480-493.

[6] KAWAKAMI D, FUJITANI S, KOGA H, et al. Evaluation of the impact of ABCDEF Bundle compliance rates on postintensive care syndrome: A secondary analysis study[J]. Crit Care Med, 2023, 51 (12): 1685-1696.

[7] BOHART S, LAMPRECHT C, ANDREASEN A S, et al. Perspectives and wishes for patient and family centred care as expressed by adult intensive care survivors and family-members: A qualitative interview study[J]. Intensive Crit Care Nurs, 2023, 75: 103346.

[8] ZANTE B, CAMENISCH S A, SCHEFOLD J C. Interventions in post-intensive care syndrome-family: A systematic literature review[J]. Crit Care Med, 2020, 48 (9): e835-e840.

[9] JUNGESTRAND L, HOLM E, ROSE L, et al. Family member perspectives on intensive care unit in-person visiting restrictions during the COVID-19 pandemic: A qualitative study[J]. Intensive Crit Care Nurs, 2023, 75: 103347.

[10] DIJKSTRA B M, ROOD P J T, TEERENSTRA S, et al. Effect of a standardized family participation program in the ICU: A multicenter stepped-wedge cluster randomized controlled trial[J]. Crit Care Med, 2024, 52 (3): 420-431.

[11] DIJKSTRA B M, FELTEN-BARENTSZ K M, VAN DER VALK M J M, et al. Exploring patients' and relatives' needs and perceptions regarding family participation in essential care in the intensive care unit: A qualitative study[J]. Intensive Crit Care Nurs, 2023, 79: 103525.

[12] ÅGREN S, ERIKSSON A, FREDRIKSON M, et al. The health promoting conversations intervention for families with a critically ill relative: A pilot study[J]. Intensive Crit Care Nurs, 2019, 50: 103-110.

[13] KENTISH-BARNES N, CHEVRET S, VALADE S, et al. A three-step support strategy for relatives of patients dying in the intensive care unit: A cluster randomised trial[J]. Lancet, 2022, 399 (10325): 656-664.

[14] BAHMANE Z, BELAYACHI J, MEKNASSI N, et al. Opinions of patients, families and healthcare professionals on family involvement in the care of patients hospitalized in a Moroccan University Hospital: A cross-sectional observational survey[J]. Healthcare (Basel), 2024, 12 (18): 1831.

[15] DIJKSTRA B M, FELTEN-BARENTSZ K M, VAN DER VALK M J M, et al. Family participation in essential care activities: Needs, perceptions, preferences, and capacities of intensive care unit patients, relatives, and healthcare providers: An integrative review[J]. Aust

Crit Care, 2023, 36 (3): 401-419.

[16] HUANG W, GAO Y, ZHOU L, et al. Effects of ICU diaries on psychological disorders and sleep quality in critically ill patients and their family members: A systematic review and meta-analysis[J]. Sleep Med, 2024, 122: 84-91.

[17] WATLAND S, SOLBERG NES L, HANSON E, et al. The caregiver pathway, a model for the systematic and individualized follow-up of family caregivers at intensive care units: Development study[J]. JMIR Form Res, 2023: e46299.

[18] MEIERS S, DE GOUMOËNS V, THIRSK L, et al. Nursing strategies to mitigate separation between hospitalized acute and critical care patients and families: A scoping review[J]. Intensive Crit Care Nurs, 2024, 84: 103773.

[19] VRETTOU C S, JOLLEY S E, MANTZIOU V, et al. Clinical comparison of post-intensive care syndrome and long coronavirus disease[J]. Crit Care Clin, 2025, 41(1): 89-102.

3　"远隔缺血适应"促进卒中患者神经功能康复

脑卒中患者在迅速进行血管重建和恢复缺血部位脑灌注的过程中,常伴随脑缺血再灌注损伤,这已成为导致神经功能受损的重要原因之一。缺血适应通过间歇性阻断肢体血流以诱导短暂的缺血刺激,以激活机体内源性保护机制,从而减轻脑损伤并促进神经功能恢复,被认为是一种潜在的神经保护策略。远隔缺血适应(remote ischemic conditioning, RIC)通过对远端肢体实施反复、适度的缺血刺激,诱导机体产生保护性反应,由于其简单、非侵入性的特点,已在临床中得到一定程度的应用。然而,远隔缺血适应在卒中患者神经功能康复中的具体疗效仍存在争议,其干预时机的最佳选择也困扰着临床实践。

本文旨在总结远隔缺血适应治疗卒中患者的相关临床研究,探讨 RIC 在促进卒中患者神经功能恢复中的潜在益处,及其最佳介入时机,为其临床应用提供参考依据。

一、远隔缺血适应改善卒中患者神经功能的生理学依据

远隔缺血适应通过对远端肢体实施反复、适度的缺血刺激,诱导心、脑等重要器官对严重缺血及缺氧产生保护性适应,能够激活内源性保护通路,从而减轻缺血再灌注损伤对大脑的影响,减少脑水肿,并改善心脑血管疾病患者的临床预后[1],这一技术源于缺血预适应的概念。起初,缺血预适应被应用于心肌梗死患者,通过启动内源性保护机制提高心肌对缺血的耐受性并减少心肌梗死范围。随后,Kitagawa 等人[2]将这一概念扩展至脑缺血领域,提出了大脑的"缺血耐受性",并通过动物实验发现缺血预适应可减少沙土鼠海马 CA1 区的神经元死亡,揭示了缺血预适应在神经保护中的潜力。后续的基础研究表明,RIC 通过激活体液调节和免疫调节机制,诱导内源性保护作用,从而发挥神经保护效应。这一机制涉及调节性 T 细胞、热激蛋白 70(HSP70)、microRNA、神经元一氧化氮合酶(nNOS)以及脑源性神经营养因子(BDNF)等关键分子[3-5]。

二、远隔缺血适应促进卒中患者神经功能恢复的临床证据

RIC 通常包含三种主要类型：远隔缺血预适应（remote ischemic preconditioning，RIPreC）、和远隔缺血期（中）适应（remote ischemic perconditioning，RIPerC）、远隔缺血后适应（remote ischemic post-conditioning，RIPostC），其中远隔缺血后适应在临床应用中更为普遍。目前，全球已开展多项随机对照研究（RCT）验证 RIC 对卒中患者神经功能恢复的治疗效果，但其作为卒中治疗策略的一部分仍存在争议。尽管早期研究多报道了积极结果，但后续若干小型研究及近期大型 RCT 得出了相互矛盾的结论（表 14-3-1）。

在 2022 年的一项多中心、开放标签、盲法评价随机对照研究中，陈会生等人评估了 RIC 对急性中度缺血性卒中患者功能预后的影响。该研究在中国 55 家卒中中心开展，共纳入 1 893 例患者，随机分配至 RIC 治疗组和对照组。结果显示，RIC 治疗组中 90 天内达到良好神经功能预后（mRS 0 ~ 1 分）的患者比例显著高于对照组（67.4% vs. 62.0%，OR=1.27，95% CI 1.05 ~ 1.54，P=0.02），而两组不良事件发生率无显著差异[6]。

此外，2024 年一项探讨 RIC 对急性心肌梗死（acute myocardial infarction，AMI）合并急性缺血性脑卒中（AIS）患者益处的双盲、随机、对照试验进一步支持了 RIC 的临床价值。研究招募了 80 例 AIS 合并 AMI 患者，分为 RIC 组（39 例）和对照组（41 例），两组均接受标准药物治疗。结果显示，RIC 显著减少了 3 个月内主要不良心血管和脑血管事件（major adverse cardiovascular and cerebrovascular event，MACCE）的发生率（HR=0.396，95% CI 0.187 ~ 0.838，P < 0.05），其中 RIC 组的 MACCE 发生率为 29.7%，低于对照组的 52.5%。此外，RIC 组全因病死率显著降低（16.2% vs. 37.5%，HR=0.333，95% CI 0.126 ~ 0.881，P=0.027）。功能独立（mRS ≤ 2 分）患者比例方面，RIC 组显著高于对照组（45.9% vs. 15.0%，OR=12.75，95% CI 2.104 ~ 77.21，P=0.006）[7]。

一项荟萃分析进一步验证了 RIC 在 AIS 中的疗效及安全性。荟萃分析比较 RIC 干预与常规药物治疗的效果，结局指标包括 NIHSS 评分、mRS 评分和 Barthel 指数（BI）。结果显示，RIC 组的 NIHSS 评分显著降低（MD=-1.82，95% CI -2.40 ~ -1.24），mRS 评分更低（MD=-0.54，95% CI -0.67 ~ -0.40），而 Barthel 指数（BI）评分更高（MD=8.7，95% CI 6.80 ~ 10.61），神经功能预后明显改善（RR=1.08，95% CI 1.04 ~ 1.13），且差异均具有统计学意义（P < 0.01）。值得注意的是，各项研究均未报告严重不良反应[8]。

然而，也有研究结果未能证明其显著效益。2022 年，吉训明等人开展了一项关于长程 RIC 在有症状的大脑内动脉狭窄患者中预防缺血事件的研究。该研究在中国 84 个卒中中心进行，是一项多中心、随机、双盲、假对照试验，纳入了 3 033 例患者。结果显示，非致死性或致死性缺血性卒中首次发生时间的生存分布无显著差异（HR=0.87，95% CI 0.74 ~ 1.03，P=0.12），且干预组与对照组的全因病死率差异亦无统计学意义（HR=0.93，95% CI 0.68 ~ 1.27，P=0.65）。其原因可能是其实际效益因患者依从性差而被削弱[9]。2023 年，一项来自丹麦的多中心随机临床试验在 4 个卒中中心展开，评估了院前启动并在院内持续进行的 RIC 对急性卒中患者功能结局的影响。研究主要终点为 90 天时功能结果的改善，以改良 Rankin 量表（mRS）评分衡量。结果显示，RIC 组和对照组在 90 天的 mRS 评分中位数分别为 2 分（IQR 1 ~ 3 分）和 1 分（IQR 1 ~ 3 分），两组功能改善无相关性（OR=0.95，

95% *CI* 0.75 ～ 1.20,*P*=0.67),mRS 评分中位数的绝对差值为 -11.7 ～ -0.25。这表明院前启动的 RIC 干预并未显著改善急性卒中患者的功能结局[10]。

导致这些结论不一致的原因可能与研究人群差异、患者依从性差、样本量、试验干预方法的差异有关,如患者基础疾病、卒中类型及病情严重程度等因素可能对研究结果产生重要影响;不同研究在样本量、RIC 干预时间点、频率及持续时间方面的设计存在差异,这可能导致结果的异质性;不同研究使用的疗效评估标准及随访时间也可能导致结果的不一致性。

表 14-3-1 远隔缺血适应的临床研究

参考文献	国家	干预方式	干预时间	临床结局
[11]	丹麦	双上肢;5×5min 缺血 - 再灌注 4 个周期;高于收缩压 25mmHg 或固定压力 200mmHg	AIS 发作 4.5h	梗死组织风险降低(*P*= 0.000 3);NIHSS 评分显著降低
[12]	英国	双上肢;5×5min 缺血 - 再灌注 4 个周期;高于收缩压 20mmHg	AIS 发作 24h 内	第 90 天的 NIHSS 评分显著降低
[6]	中国	双上肢;5×5min 缺血 - 再灌注 5 个周期;压力 200mmHg;持续 10 ～ 14 天	急性中度缺血性卒中发作 48h 内	90 天内 mRS 评分(0 ～ 1 分),神经功能显著改善
[7]	中国	双上肢;5×5min 缺血 - 再灌注 5 个周期;压力 200mmHg;持续 14 天	AIS 患者在症状出现后 24h 内并发 AMI	90 天 mRS 评分(≤ 2 分),神经功能改善;主要不良心血管风险发生率降低
[9]	中国	双上肢;5×5min 缺血 - 再灌注 5 个周期;压力 200mmHg;持续 12 个月	30 天内发生缺血性卒中或 15 天内发生短暂性脑缺血发作且为颅内大动脉狭窄 50% ～ 99%	非致死性或致死性缺血性卒中首次发生时间的生存分布没有差异(*P*=0.12)
[10]	丹麦	单侧上肢;5×5min 缺血 - 再灌注 5 个周期;压力 ≤200mmHg;持续 7 天	AIS 发作 4h 内	90 天内 mRS 评分没有改善

目前的临床证据显示,筛选合适的患者进行 RIC 干预也是影响结果的重要因素。对 AIS 患者应尽早启动治疗,即便是短期的远隔缺血适应治疗,也可能有利于神经功能恢复;对于接受静脉溶栓或血管内介入治疗的 AIS 患者,无论是院前转运、静脉溶栓后,还是血管内介入治疗前后,应用远隔缺血适应治疗均不增加患者颅内出血及其他并发症风险。对拟行颈动脉支架置入术的颈动脉粥样硬化性重度狭窄(狭窄率＞ 70%)患者,在术前可应用远隔缺血适应连续治 2 周(双上肢,2 次 /d,5 个循环 / 次,每个循环包括缺血 5 分钟＋再灌注 5 分钟,缺血时阻断肱动脉所用压力为 200mmHg);此外,烟雾病患者长期应用远隔缺血适应治疗,不仅可改善脑血流灌注,也可预防缺血性脑血管病事件。

三、远隔缺血适应治疗卒中患者的时机及远隔部位的选择

目前,对于远隔缺血适应在卒中患者中的作用机制、最佳干预时间、具体程序和方式仍缺乏统一的标准。那么应该什么时候开始 RIC? 尽早开始会更好吗? 目前大多数临床研究在 AIS 发病后 72 小时内开始,AIS 发作后随之而来的脑水肿可能是致命的,研究表明,RIC 可以通过调节水通道蛋白 4(AQP4)和维持血脑屏障的完整性来减轻脑水肿[13-15],从而改善 AIS 患者的预后。脑水肿的高峰出现在发病后 3 ~ 7 天,在脑水肿高峰出现之前进行 RIC 干预可能会取得更好的效果,同时可以挽救缺血性半暗带进一步演变为梗死灶[16]。然而,一些患者在到达医院时发病时间超过了最佳治疗时间窗,那么在 AIS 发病时间超过最佳治疗时间窗口后应用 RIC 的益处是否大于风险?

研究表明,对于超过最佳治疗时间窗的患者,RIC 可能仍然具有神经保护作用。在临床研究中,RIC 在 AIS 发病后 14 天内实施同样能改善患者的预后和神经功能[17]。此外,RIC 在超时间窗患者中可降低炎症反应,改善神经功能、认知能力及情绪状态[18]。因此,在 AIS 发作后尽早实施 RIC 被认为是最佳选择,但即使干预延迟,其益处也可能大于风险。

对于干预部位的选择,动物研究多选择后肢,而临床研究普遍采用上肢或双上肢进行 RIC。这主要是因为上肢骨骼肌耐受性更好,操作方便且便于观察缺血状态。此外,对于中老年 AIS 患者而言,下肢深静脉血栓风险较高,选择上肢作为干预部位更为安全[19]。研究表明,双侧肢体交替 RIC 干预可能具有更显著的脑保护作用,减少症状性颅内动脉狭窄患者的卒中次数[20-21]。然而,目前尚无关于双侧肢体或多肢 RIC 是否优于单侧肢体的直接比较研究,一项恒河猴实验显示,多侧肢体 RIC 优于单侧肢体[20]。未来临床试验需进一步验证这一点。

四、总结与展望

综上,近几年 RIC 促进卒中患者神经功能康复的新进展主要集中在以下几个方面。首先,对于 RIC 适用人群逐渐走向精细化,目前循证医学证据支持接受静脉溶栓或血管内介入治疗的 AIS 患者、烟雾病患者进行 RIC 治疗。其次,部分研究显示 RIC 治疗时间窗在 AIS 发病后 14 天内实施仍有可能改善患者神经功能。最后,多侧肢体 RIC 是否优于单侧肢体干预,仍需更多临床研究证实。

未来研究应进一步深入探讨 RIC 的作用机制和 RIC 的适用人群,开发能够反映其疗效的特异性生物标志物,明确治疗的最佳时间窗,并制订个性化的干预策略。

(何 梅 徐继前)

参考文献

[1] LIU Q, ZHOU S, WANG Y, et al. A feasible strategy for focal cerebral ischemia-reperfusion injury: Remote ischemic postconditioning[J]. Neural Regen Res, 2014, 9(15): 1460-1463.

[2] KITAGAWA K, MATSUMOTO M, TAGAYA M, et al. 'Ischemic tolerance' phenomenon found in the brain[J]. Brain Res, 1990, 528(1): 21-24.

[3] YAN M Y, LIU J M, WU J, et al. Impact of remote ischemic postconditioning on acute ischemic stroke in China: A systematic review and meta-analysis of randomized controlled trials[J]. Syst Rev, 2024, 13(1): 141.

[4] VINCIGUERRA A, CEPPARULO P, ANZILOTTI S, et al. Remote postconditioning ameliorates stroke damage by preventing let-7a and miR-143 up-regulation[J]. Theranostics, 2020, 10(26): 12174-12188.

[5] PIGNATARO G, ESPOSITO E, SIRABELLA R, et al. nNOS and p-ERK involvement in the neuroprotection exerted by remote postconditioning in rats subjected to transient middle cerebral artery occlusion[J]. Neurobiol Dis, 2013, 54: 105-114.

[6] CHEN H S, CUI Y, LI X Q, et al. Effect of remote ischemic conditioning vs usual care on neurologic function in patients with acute moderate ischemic stroke: The RICAMIS randomized clinical trial[J]. JAMA, 2022, 328(7): 627-636.

[7] LI S, XING X, WANG L, et al. Remote ischemic conditioning reduces adverse events in patients with acute ischemic stroke complicating acute myocardial infarction: A randomized controlled trial[J]. Crit Care, 2024, 28(1): 5.

[8] 焦婷婷, 郭勇, 张颖, 等. 远隔缺血适应对急性缺血性卒中干预效果的 meta 分析 [J]. 北京医学, 2024, 46(7): 590-599.

[9] HOU C, LAN J, LIN Y, et al. Chronic remote ischaemic conditioning in patients with symptomatic intracranial atherosclerotic stenosis (the RICA trial): A multicentre, randomised, double-blind sham-controlled trial in China[J]. Lancet Neurol, 2022, 21(12): 1089-1098.

[10] BLAUENFELDT R A, HJORT N, VALENTIN J B, et al. Remote ischemic conditioning for acute stroke: The RESIST randomized clinical trial[J]. JAMA, 2023, 330(13): 1236-1246.

[11] HOUGAARD K D, HJORT N, ZEIDLER D, et al. Remote ischemic perconditioning as an adjunct therapy to thrombolysis in patients with acute ischemic stroke: A randomized trial[J]. Stroke, 2014, 45(1): 159-167.

[12] ENGLAND T J, HEDSTROM A, O'SULLIVAN S, et al. RECAST (Remote Ischemic Conditioning After Stroke Trial): A pilot randomized placebo controlled phase II trial in acute ischemic stroke[J]. Stroke, 2017, 48(5): 1412-1415.

[13] LI J, HU X S, ZHOU F F, et al. Limb remote ischemic postconditioning protects integrity of the blood-brain barrier after stroke[J]. Neural Regen Res, 2018, 13(9): 1585-1593.

[14] ESMAEELI-NADIMI A, KENNEDY D, ALLAHTAVAKOLI M. Opening the window: Ischemic postconditioning reduces the hyperemic response of delayed tissue plasminogen activator and extends its therapeutic time window in an embolic stroke model[J]. Eur J Pharmacol, 2015, 764: 55-62.

[15] HAN D, SUN M, HE P P, et al. Ischemic postconditioning alleviates brain edema after focal cerebral ischemia reperfusion in rats through down-regulation of aquaporin-4[J]. J Mol Neurosci, 2015, 56(3): 722-729.

[16] PACIARONI M, CASO V, AGNELLI G. The concept of ischemic penumbra in acute stroke and therapeutic opportunities[J]. Eur Neurol, 2009, 61(6): 321-330.

[17] WEI L, LIANG H, MO M, et al. The effect of remote ischemic postconditioning on autonomic function in patients with acute ischemic stroke: A randomized controlled trail[J]. Complement Ther Med, 2020, 54: 102541.

[18] 袁丹, 王莹, 王英鹏, 等. 远隔缺血后适应治疗对急性缺血性卒中超时间窗患者临床预后的影响: 一项随机对照试验 [J]. 中国全科医学, 2025, 28(2): 169-174.

[19] ANDRÉ C, DE FREITAS G R, FUKUJIMA M M. Prevention of deep venous thrombosis and pulmonary embolism following stroke: A systematic review of published articles[J]. Eur J Neurol, 2007, 14(1): 21-32.

[20] GUO L, ZHOU D, WU D, et al. Short-term remote ischemic conditioning may protect monkeys after ischemic stroke[J]. Ann Clin Transl Neurol, 2019, 6(2): 310-323.

[21] MENG R, ASMARO K, MENG L, et al. Upper limb ischemic preconditioning prevents recurrent stroke in intracranial arterial stenosis[J]. Neurology, 2012, 79(18): 1853-1861.

4 机器人辅助重症患者早期运动康复改善 ICU 获得性肌无力

重症患者病情危重,需多种形式的高级生命支持。患者可能长期卧床,易发生获得性肌无力、神经和认知障碍、静脉血栓等并发症,影响患者预后及生活质量。尤其是 ICU 获得性肌无力(intensive care unit-acquired weakness, ICU-AW),具有发病率高、缺乏有效治疗措施、需要投入大量护理力量等特点,是 ICU 康复领域亟待解决的难点之一。随着医工交叉技术发展,机器人辅助重症患者早期运动康复开始运用于临床,但其有效性和安全性有待进一步确定。本文对近年应用机器人辅助重症患者早期运动康复改善 ICU 获得性肌无力的临床研究进行总结,并探讨了未来发展方向及潜力。

一、ICU 患者运动障碍或肌无力的流行病学及对预后影响

ICU-AW 是指患者在重症监护病房期间发生的、原因不明的广泛肢体衰弱综合征,是一种获得性神经肌肉功能障碍,ICU-AW 可分为 3 种类型:危重病性多发性神经病、危重病性肌病和危重病性神经肌病。全球数据显示,ICU-AW 的总体发生率为 25% ~ 31%,其中老年患者 ICU-AW 的发生率高达 70%[1],机械通气 5 ~ 7 天 ICU-AW 发生率为 26% ~ 65%,机械通气 10 天以上 ICU-AW 发生率为 67%[2],多器官功能衰竭患者中 ICU-AW 发生率超过 90%[3]。现有研究显示,ICU-AW 与机械通气时间延长、ICU 住院时间延长、住院费用增加以及病死率增高等不良结局相关。不仅如此,ICU-AW 出院后 6 个月较差的肢体功能独立相关 [4],并增加 60% 以上额外护理费用,给患者家庭带来巨大的经济和医疗负担。

二、早期运动康复改善 ICU-AW

早期运动康复是降低 ICU-AW 发生率和严重程度的重要干预措施,有助于防止重症患者肌肉力量的丧失、肢体功能失调。研究显示,ICU 患者进行早期运动康复可减少住院时间,降低 ICU-AW 发生率,同时增加患者在 ICU 出院时肌力,增加其无辅助行走距离,改善出院后肢体功能及生活质量[5-6]。然而,一项 ESICM UNITE-COVID 国际多中心观察性研究对来自 45 个国家 280 个 ICU 的 4 190 例危重症患者的动员数据进行了分析,结果表明早期运动与更高的出院率相关,但与 ICU 住院时间和医院住院时间或病死率无关[7]。荟萃分析结果显示,早期活动显著降低了重症监护病房获得性衰弱的发生率($RR=0.49$;95% CI 0.32 ~ 0.74;$P=0.000\ 8$),缩短了机械通气时间($WMD=-2.10$;95% CI -2.47 ~ -1.73;$P < 0.001$)和重症监护病房住院时间($WMD=-2.74$;95% CI -3.52 ~ -1.97;$P < 0.001$),并能改善患者的 SF-36 生理功能域评分(physical function domain score,PFS)($MD=12.3$;95% CI 3.9 ~ 20.8)。综上,ICU 患者通过早期、个性化、渐进性的运动康复有利于患者肢体运动功能的恢复,预防 ICU-AW 的发生,对预后及生存质量改善具有积极意义。

三、机器人辅助成为重症患者早期运动康复的新方法

重症医学科患者的早期运动康复需要高昂的人员成本,使用机器人辅助系统支持患者的早期运动康复是一种新的方法,已经探索性运用于 ICU-AW 康复治疗。研究多采用计算机控制的电力驱动的外骨骼系统为患者提供支撑,并辅助患者锻炼,包括转移、坐立、静态和动态平衡训练、步行训练和有氧训练等,并根据患者情况灵活调整运动剂量。部分机器人可同时应用功能性电刺激(functional electrical stimulation,FES)以进一步增强肌肉活动。

四、机器人辅助下的早期运动康复有望改善 ICU-AW

部分研究显示机器人辅助早期运动康复在改善患者肢体运动、提升心肺功能、恢复步态、缓解运动疲劳方面均体现了可靠的效果[8-11],展现出较强的 ICU 应用潜力。一项纳入17 项随机对照试验的荟萃分析显示,与常规康复训练相比,机器人辅助步态训练对提高峰值摄氧量(peak oxygen uptake,VO_2peak)和六分钟步行试验(6-minute walking test,6WMT)具有显著效果,可改善患者心肺适能,降低 ICU-AW 发生的风险[11]。另一项随机对照试验,将 86 例患者随机分为干预组和对照组,对照组接受标准传统神经康复治疗,每天 120 分钟;干预组接受相同的神经康复治疗,每天 75 分钟,并使用康复机器人进行 45 分钟的运动,结果显示肌电驱动机器人预防 ICU-AW 效果显著,改善了患者功能独立性评分($P=0.015$)和平均伸肌力量($P=0.023$)[12]。Kim 等人对亚急性期脑卒中患者进行康复机器人辅助训练,每次 30 分钟,每周 5 次,4 周共 20 次,对照组进行相同频率、持续时间和次数的标准康复器械训练,在肢体功能方面,康复机器人训练组在髋、膝、踝关节屈伸肌力上表现出跨时间、组别、时间 × 组别交互效应的显著性差异,在增加下肢力量方面是有效的。另外,康复机器人训练组在坐姿平衡能力和日常生活能力方面也表现出显著性差异[13]。一项单臂回顾性观察性研究表明,应用外骨骼康复机器人对神经外科患者进行 70 次站立,其中完成 27 次

（39%），平均站立时间为（16±9）分钟，未发生安全性不良事件，并证明了其安全性和可靠性[14]。因此，目前的研究显示机器人辅助训练在改善 ICU 患者肢体运动功能方面具有较好应用前景，并能有效降低 ICU-AW 的发生率。

然而，也有研究强调了机器人辅助运动康复并不适合所有重症患者，一项纳入 16 例计划进行肺移植 ICU 患者的研究发现，干预组在进行第 1 周每天 2 次 20 分钟的机器人辅助运动后，与常规运动康复相比，在机械通气时间、ICU 患者住院时间、超声评估的肌肉参数、3 个月后的生活质量差异等方面均无统计学意义[15]。另一项随机对照研究评估了机器人辅助训练对入住 ICU 并接受机械通气的重症患者的可行性和潜在益处，结果显示，每天 2 次，每次 20 分钟的机器人辅助训练，有效预防了 ICU-AW 的发生，然而，这需要比预期更多的医务人员资源，这与最初关于该装置的潜在好处的假设相矛盾[16]。因此，识别适用的患者人群，并为其制订合适的、高质量的机器人辅助康复计划仍然是必不可少的。

五、未来方向与挑战

尽管机器人技术参与的重症患者早期康复效果值得期待，但仍存在一些挑战，如场地和基础设施限制、硬件故障、软件错误、环境因素或人为失误等。这些挑战会对患者的安全和康复过程的有效性产生严重的影响[17]。因此，未来设计具有安全系统的辅助机器人，确保在发生故障时，机器人也可以继续安全运行或以可控的方式关闭，对降低患者风险具有重要意义。同时，更多的临床研究需要评估机器人辅助系统对患者长期的功能恢复和生活质量的影响。

综上所述，重症患者早期康复运动对患者预后及生存质量改善至关重要，机器人系统辅助 ICU 患者早期活动在改善患者肢体运动功能、肌肉力量方面具有巨大的潜力，在降低 ICU-AW 具有前景，但仍需要更多临床研究验证其有效性和安全性，同时也需要探索不同类型机器人在异质性 ICU 人群队列中的适用性。

（张　晟　陈德昌　王　飞）

参考文献

[1] ZHOU Y, SUN Y, PAN Y, et al. Risk prediction models for intensive care unit-acquired weakness in critically ill patients: A systematic review[J]. Aust Crit Care, 2025, 38(1): 101066.

[2] HERMANS G, VAN DEN BERGHE G. Clinical review: Intensive care unit acquired weakness[J]. Crit Care, 2015, 19(1): 274.

[3] TAKAHASHI Y, MORISAWA T, OKAMOTO H, et al. Diaphragm dysfunction and ICU-acquired weakness in septic shock patients with or without mechanical ventilation: A pilot prospective observational study[J]. J Clin Med, 2023, 12(16): 5191.

[4] CHEN J. Intensive care unit-acquired weakness: Recent insights[J]. J Intensive Med, 2023, 4(1): 73-80.

[5] JI H M. Early mobilization and rehabilitation of critically-ill patients[J]. Tuberc Respir Dis, 2024, 87(2): 115-122.

[6] MORRIS P E, GOAD A, THOMPSON C, et al. Early intensive care unit mobility therapy in the treatment of acute respiratory failure[J]. Crit Care Med, 2008, 36(8): 2238-2243.

[7] KLOSS P. Early mobilisation in critically ill COVID-19 patients: A subanalysis of the ESICM-initiated UNITE-COVID observational study[J]. Ann Intensive Care, 2023, 13(1): 112.

[8] YILDIRIM M A, ÖNEŞ K, GÖKŞENOĞLU G. Early term effects of robotic assisted gait training on ambulation and functional capacity in patients with spinal cord injury[J]. Turk J Med Sci, 2019, 49(3): 838-843.

[9] TALATY M, ESQUENAZI A. Feasibility and outcomes of supplemental gait training by robotic and conventional means in acute stroke rehabilitation[J]. J Neuroeng Rehabil, 2023, 20(1): 134.

[10] ZHANG Y, ZHAO W, WAN C, et al. Exoskeleton rehabilitation robot training for balance and lower limb function in sub-acute stroke patients: A pilot, randomized controlled trial[J]. J Neuroeng Rehabil, 2024, 21(1): 98.

[11] CHEN X, YIN L, HOU Y, et al. Effect of robot-assisted gait training on improving cardiopulmonary function in stroke patients: A meta-analysis[J]. J Neuroeng Rehabil, 2024, 21(1): 92.

[12] TRZMIEL T, MARCHEWKA R, PIECZYŃSKA A, et al. The effect of using a rehabilitation robot for patients with post-coronavirus disease (COVID-19) fatigue syndrome[J]. Sensors (Basel), 2023, 23(19): 8120.

[13] KIM S Y, LEE M Y, LEE B H. Effects of rehabilitation robot training on physical function, functional recovery, and daily living activities in patients with sub-acute stroke[J]. Medicina (Kaunas), 2024, 60(5): 811.

[14] EL KAIM A, SERRA M, DE NORAY H, et al. Safety and practicality study of using an exoskeleton in acute neurosurgery patients[J]. Acta Neurochir (Wien), 2024, 166(1): 221.

[15] HUEBNER L, WARMBEIN A, SCHARF C, et al. Effects of robotic-assisted early mobilization versus conventional mobilization in intensive care unit patients: Prospective interventional cohort study with retrospective control group analysis[J]. Crit Care, 2024, 28(1): 112.

[16] LORENZ M, BAUM F, KLOSS P, et al. Robotic-assisted in-bed mobilization in ventilated ICU patients with COVID-19: An interventional, randomized, controlled pilot study (ROBEM II study)[J]. Crit Care Med, 2024, 52(5): 683-693.

[17] HUSSAIN S, JAMWAL P K, VLIET P V, et al. Robot assisted ankle neuro-rehabilitation: State of the art and future challenges[J]. Expert Rev Neurother, 2021, 21(1): 111-121.

5　脑机接口驱动下的多模式融合康复训练

在重症康复,尤其是神经重症康复领域,传统康复方法难以满足患者多样化的康复需求,且康复效果提升缓慢。脑机接口(brain-computer interface,BCI)技术的出现为重症康复带来了新的希望。BCI 能够打破传统神经通路的限制,直接在大脑与外部设备之间建立通信桥梁。当与多模态康复训练相结合时,BCI 展现出巨大的潜力,能够为患者提供更丰富、个性化的康复体验,更有效地刺激大脑的神经可塑性,从而促进运动功能的恢复,显著改善患者的预后。本文将重点介绍近年来 BCI 驱动下的多模态康复训练的新进展,包括脑机接口 - 功能性电刺激(functional electrical stimulation,FES)系统在卒中后下肢康复中的应用、脑 - 脊髓接口(brain-spine interface,BSI)系统在脊髓损伤后下肢康复中的突破,以及结合虚拟现实(virtual reality,VR)技术和机器人辅助训练的创新模式。

一、脑机接口技术概述

脑机接口(BCI)技术通过采集和处理大脑神经信号实现应用,主要采用脑电图(electroencephalography,EEG)和皮质脑电图(cortical electroencephalogram,ECoG)两种方法。EEG 具有非侵入性和操作简便的特点,但信号易受干扰且空间分辨率较低;ECoG 则能获取更高质量的信号,但存在侵入性风险。采集到的脑电信号需经过一系列信号处理步骤,以识别运动意图并转化为控制指令,驱动外部设备辅助康复训练。BCI 系统可分为运动控制型、认知辅助型和情感调节型,分别用于肢体康复、认知功能改善和情绪状态调节[1]。

二、脑机接口在肢体康复中的应用进展

Piyashi Biswas 等人开展了一项针对卒中患者步态康复的重要临床试验,该试验聚焦于 BCI-FES 系统的应用[2]。在这个系统中,采用了 64 电极 EEG 帽来采集患者的脑电信号,用于捕捉与足背屈相关的大脑区域活动,进行标记、分析、校准。BCI 系统会实时解码患者的 EEG 信号,一旦检测到背屈意图,就会立即触发 FES 对患者的胫骨前肌进行刺激。在先前的 I 期临床试验中,研究人员对 9 例卒中且伴有足下垂的患者进行了研究[2]。结果令人鼓舞,其中 6 例患者在经过 12 次治疗后,其步态速度和 6 分钟步行距离明显增加,充分表明该系统在改善卒中患者下肢运动功能方面具有潜在的有效性,为后续的深入研究和临床应用提供了有力的依据。

Henri Lorach 等人精心构建的脑 - 脊髓接口(BSI)系统架构在脊髓损伤康复领域具有重要意义[3]。在康复训练过程中,患者借助 BSI 系统取得了显著的进步。患者能够逐渐实现对髋关节、膝关节和踝关节的稳定控制,不仅可以在平地上自如地行走,还能够应对复杂的地形,如顺利地上下陡坡、安全地爬楼梯等。更为重要的是,随着康复训练的持续进行,患者的神经功能得到了进一步的改善。在关闭 BSI 系统后,经过一段时间的康复训练,患者依然能够借助拐杖独立行走。这表明通过 BSI 系统的辅助训练,患者的神经系统发生了重塑,自主运动控制能力得到了有效恢复,为脊髓损伤患者的康复带来了新的希望和突破。

三、脑机接口驱动下的多模式融合康复训练

(一)虚拟现实与脑机接口协同促进肢体康复

虚拟现实(VR)技术在康复训练中的应用为患者带来了全新的体验。通过先进的计算机图形学和模拟技术,能够创建出高度逼真的沉浸式康复环境,如模拟日常生活中的街道、超市、楼梯等场景。VR与BCI的协同作用在神经康复领域展现出独特的优势。当患者在VR环境中进行康复训练时,BCI系统同步工作,检测患者的大脑活动。患者的运动想象或意图会在大脑中产生相应的电信号,BCI系统捕捉并分析这些信号,进而驱动虚拟场景中的动作执行[4]。例如,患者想象自己的手部进行握拳动作,BCI识别到这一意图后,将指令传递给VR系统,使虚拟场景中的手部模型做出相应的握拳动作。同时,VR提供的丰富视觉反馈会刺激大脑的感知区域,让患者产生一种真实的运动完成感。这种感觉反馈会进一步强化大脑对运动的记忆和学习,促进神经可塑性的变化[5]。从神经生理学的角度来看,VR与BCI的协同激活了大脑的多个相关区域,包括运动皮质、感觉皮质以及与认知和注意力相关的区域。这种多区域的协同激活形成了一个良性的神经反馈回路,增强了大脑对肢体运动的控制和调节能力,加速了康复进程,为神经康复提供了一种创新的治疗模式。

脑机接口-虚拟现实(BCI-VR)系统可按照脑机接口模式分类:运动意向(MI)电位、事件相关电位(如P300)、稳态视觉诱发电位(SSVEP),这三种模式均已开发并得到实际应用。Leeb等人邀请完全瘫痪患者使用BCI-VR系统移动轮椅,第一次证明四肢瘫痪患者可以控制虚拟设备[6]。Prasad等人研究表明,使用BCI-VR训练的5例慢性偏瘫卒中患者的神经反馈性能提升,最终分类准确率为60%～75%[7]。Ortner等人利用BCI-VR系统训练卒中患者,将平均误差率降低到9.6%[8]。近年来Bisiucci、Prasad等多人也再次证明脑机接口技术与VR的结合可以显著增强卒中患者运动恢复和功能增益[9-10]。

(二)机器人与脑机接口联动促进肢体康复

BCI与康复机器人的联动为康复训练带来了更高的智能化水平。在脊髓损伤患者的下肢康复训练中,BCI系统首先对患者的大脑信号进行解析。当患者产生行走意图时,大脑特定区域会产生相应的电活动变化,BCI系统识别这些变化并将其转化为控制指令。这些指令被传输到步态训练机器人,机器人根据指令调整步速、步幅等参数,以配合患者的意图[11]。

同时,机器人的传感器实时监测患者的下肢力量、关节运动角度和运动轨迹等信息。如果检测到患者的运动出现偏差或异常,如步幅过大或过小、膝关节过度弯曲等,机器人会将这些反馈信息传递给BCI系统。BCI系统根据反馈信息对后续的指令输出进行优化,调整对机器人的控制策略[12]。例如,如果患者在行走过程中出现膝关节不稳定的情况,机器人会将这一信息反馈给BCI,BCI可能会降低行走速度或调整膝关节的辅助力度,帮助患者保持稳定的行走姿势。这种BCI与机器人之间的紧密联动和闭环控制,能够实现人机协作的高效康复训练模式,显著提高康复训练的效果和效率。

目前BCI机器人系统在恢复运动障碍的研究较少,在手部或上臂功能康复中已得到广泛研究,对下肢研究仍然有限。多项涉及慢性和亚急性卒中患者的测试研究表明,BCI手

持机器人能够改善运动评分[13]。Zhengzhe Cui 等人验证了下肢机器人 BCI 系统对脊髓损伤患者下肢关键肌肉力量的改善作用和临床应用的可行性及安全性[14]。但由于多项研究报告系统处于临床前开发阶段,报告存在异质性,尚需制订标准方案评估技术和临床结局,以便为技术开发的有效性提供必要的证据基础。

四、脑机接口临床应用面临的挑战

(一)技术瓶颈

尽管 BCI 技术在近年来取得了一定的进展,但在信号采集、信号处理及设备兼容性与集成等方面仍然面临着诸多挑战[15]。EEG 信号极易受到多种噪声的干扰,且分辨率较低,难以精确地定位大脑中产生特定信号的源区域。ECoG 虽然能够获取高质量的信号,但侵入性植入方式存在着感染、出血等风险。在信号处理环节,如何从多模态脑电信号中提取出准确、稳定且具有特异性的运动意图信号是一项极具挑战性的任务。在多模态康复训练系统中,设备的兼容性问题成也是技术瓶颈之一。例如,VR 设备侧重于图形渲染和交互功能,其数据接口和处理方式与 BCI 设备存在较大差异,在与 BCI 和 VR 设备连接时,容易出现数据传输不畅、指令同步不准确等问题[16]。

(二)临床应用困境

患者在年龄、损伤类型、损伤程度以及身体机能等方面存在着显著的个体差异,这给 BCI 驱动的多模态康复训练系统的应用带来了巨大的挑战[17]。对于损伤类型和程度不同的患者,如脑卒中患者和脊髓损伤患者,其大脑和神经功能的受损情况各异,需要针对性的康复训练方案[18]。此外,患者的身体机能状态,如肌肉力量、关节活动度、耐力等,也会影响康复训练的效果和进展[19]。多模态康复系统的设备采购成本高昂,同时,设备的维护和技术的专业性,限制了设备在许多医疗机构尤其是基层医疗机构的普及和应用。

综上所述,探讨 BCI 驱动的多模态康复技术在更多重症康复场景的应用前景,实现 BCI、VR、机器人、生物反馈等技术的无缝对接,构建全方位、沉浸式的智能康复生态系统,为患者提供更优质的康复体验,将极大地提高患者的康复效果[20]。例如,在颅脑外伤患者的认知康复中,利用 BCI 检测大脑特定区域的活动,结合 VR 技术创建认知训练场景,如记忆训练、注意力训练等,帮助患者恢复认知功能。对于脑瘫患者,通过 BCI 控制康复机器人辅助肢体运动训练,同时利用生物反馈技术调节肌肉张力,改善运动障碍。在肌萎缩侧索硬化患者的康复中,早期介入 BCI 驱动的多模态康复训练,可能有助于延缓病情进展,维持患者的运动和交流能力。总之,通过早期介入 BCI 康复技术、个性化制订训练模式与长期随访反馈,有望改善患者的运动、认知、语言等多方面功能障碍,提高患者生活质量,减轻家庭与社会负担,推动重症康复医学迈向新的发展阶段。

(陈 宇 刘仁怀 张西京)

参考文献

[1] STEFAN K, KUNESCH E, COHEN L G, et al. Induction of plasticity in the human motor cortex by paired associative stimulation[J]. Brain, 2000, 123(3): 572-584.

[2]   BISWAS P, DODAKIAN L, WANG P T, et al. A single-center, assessor-blinded, randomized controlled clinical trial to test the safety and efficacy of a novel brain-computer interface controlled functional electrical stimulation (BCI-FES) intervention for gait rehabilitation in the chronic stroke population[J]. BMC Neurology, 2024, 24(1): 200.

[3]   LORACH H, GALVEZ A, SPAGNOLO V, et al. Walking naturally after spinal cord injury using a brain-spine interface[J]. Nature, 2023, 618(7963): 126-133.

[4]   BIASIUCCI A, LEEB R, ITURRATE I, et al. Brain-actuated functional electrical stimulation elicits lasting arm motor recovery after stroke[J]. Nat Commun, 2018, 9(1): 2421.

[5]   SUPPA A, QUARTARONE A, SIEBNER H, et al. The associative brain at work: Evidence from paired associative stimulation studies in humans[J]. Clin Neurophysiol, 2017, 128(11): 2140-2164.

[6]   LEEB R, FRIEDMAN D, MULLERPUTZ G R, et al. Self-paced (asynchronous) BCI control of a wheelchair in virtual environments: A case study with a tetraplegic[J]. Comput Intel Neurosc, 2007, 2007: 79642.

[7]   PRASAD G, HERMAN P, COYLE D, et al. Applying a braincomputer interface to support motor imagery practice in people with stroke for upper limb recovery: A feasibility study[J]. J Neuroeng Rehabil, 2010, 7: 60.

[8]   ORTNER R, IRIMIA D, SCHARINGER J, et al. A motor imagery based braincomputer interface for stroke rehabilitation[J]. Stud Health Technol Inform, 2012, 181: 319-323.

[9]   KAIMARA P, PLEROU A, DELIYANNIS I. Cognitive enhancement and brain-computer interfaces: Potential boundaries and risks[J]. Adv Exp Med Biol, 2020, 1194: 275-283.

[10] PRASAD S, PANI D, MOHANTY S P, et al. Virtual reality therapy and neuroplasticity in stroke: A promising combination[J]. Brain Sci, 2020, 10: 855.

[11] CHENG N, PHUA K S, LAI H S, et al. Brain-computer interface-based soft robotic glove rehabilitation for stroke[J]. IEEE Trans Biomed Eng, 2020, 67(12): 3339-3351.

[12] MANE R, CHOUHAN T, GUAN C. BCI for stroke rehabilitation: Motor and beyond[J]. J Neural Eng, 2020, 17: 041001.

[13] BANIQUED P D E, STANYER E C, AWAIS M, et al. Brain-computer interface robotics for hand rehabilitation after stroke: A systematic review[J]. J Neuroeng Rehabil, 2021, 18(1): 15.

[14] CUI Z, LI Y, HUANGCC S, et al. BCI system with lower-limb robot improves rehabilitation in spinal cord injury patients through short-term training: A pilot study[J]. Cogn Neurodyn, 2022, 16(6): 1283-1301.

[15] AL-QAZZAZ N K, ALDOORI A A, ALI S H B M, et al. EEG signal complexity measurements to enhance BCI-based stroke patients' rehabilitation[J]. Sensors, 2023, 23(8): 3889.

[16] NARAYAN Y. Motor-imagery EEG signals classificationusing SVM, MLP and LDA classifiers[J]. Turk J Comput Math Educ (TURCOMAT), 2021, 12: 3339-3344.

[17] QU H, ZENG F, TANG Y, et al. The clinical effects of brain-computer interface with robot on upper-limb function for post-stroke rehabilitation: A meta-analysis and systematic review[J]. Disabil Rehabil Assist Technol, 2022, 19(1): 30-41.

[18] CASSIDY JM, WODEYAR A, WU J, et al. Low-frequency oscillations are a biomarker of injury and recovery after stroke[J]. Stroke, 2020, 51(5): 1442-1450.

[19] FEYDY A, CARLIER R, ROBY-BRAMI A, et al. Longitudinal study of motor recovery after stroke recruitment and focusing of brain activation[J]. Stroke, 1993, 33(6): 1610-1617.

[20] JOHNSON C A, REINSDORF D S, REINKENSMEYER D J, et al. Robotically quantifying finger and ankle proprioception: Role of range, speed, anticipatory errors, and learning[J]. Annu Int Conf IEEE Eng Med Biol Soc, 2023, 2023: 1-5.

第十五部分

重症科研与课题

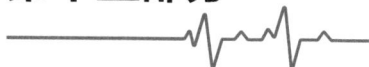

1 目标试验模拟助力重症医学观察性研究因果推断

因果推断是临床医学研究中最重要的科学方法之一。目前,随机对照试验(randomized controlled trial,RCT)被认为是进行因果推断的金标准,然而 RCT 因其过程中存在条件严苛、时间投入长、人力投入多等诸多因素,往往限制开展及实施。同时,随着临床医疗中海量真实世界数据的累积,传统观察性研究仅能探寻两者间的相关关系,难以推断其中因果。因此,亟须一种新型方法助力临床因果推断,突破现有困境。

目标试验模拟(target trial emulation,TTE)是于 2016 年被提出的一种基于反事实推理的因果推断方法,其实质是利用观察性数据模拟 RCT,从而达到近乎 RCT 的研究效能[1]。近年来,TTE 在重症医学观察性研究中涉及广泛,本文拟对 TTE 的简介、实施要点、重症医学经典应用案例、优势及劣势进行全面综述。

一、目标试验模拟的方法简介

"目标试验"思想的提出最早可追溯至 20 世纪 50 年代,但其基本框架和步骤在最近 20 年才得以确立和完善。美国流行病学专家 Hernán 等[2-3] 相继于 2009 年、2014 年发表了关于 TTE 在真实世界研究中的应用价值,并在 2016 年正式提出 TTE 研究的基本框架和步骤[1],加速 TTE 在临床研究中的落地及应用推广。目前全球暂无 TTE 的统一规范化定义,一般是指参照 RCT 设计的主要原则,利用合适的真实世界数据和统计分析方法模拟一项已有的或假设的 RCT,尽量减少和控制观察性研究设计和分析中可能被忽视的偏倚,进而实现科学因果推断的研究过程[4-5]。

二、目标试验模拟的实施要点

TTE 研究方法主要分为三步[6-7]。第一步,确定理想中的目标 RCT 试验方案,包括研究对象的纳入排除标准、治疗策略、干预分配、随访期、结局指标、因果比较和分析计划共 7 个设计要素;第二步,根据第一步中目标试验的方案,基于观察性数据,制订相应的 RCT 模拟方案;第三步,基于第二步中制订的分析方案,利用模拟数据完成统计分析,获取所关注的治疗效应估计值,并评价其一致性。同时,为了更加清晰理解 TTE 详细步骤,Zhang 等人[8] 于 2020 年初开发了一款 TTE 研究在线辅助实施工具 CERBOT(Comparative Effectiveness

Research Based on Observational Data to Emulate a Target），加快 TTE 在观察性研究中的应用进展。

三、目标试验模拟在重症医学观察性研究中的经典应用案例

（一）对比氟氢可的松联用氢化可的松与单用氢化可的松对脓毒症休克患者的影响

氢化可的松治疗脓毒症休克期间是否需要额外联用氟氢可的松是近年来重症医学研究热点问题之一。Bosch 等人 [5] 基于观察性数据集，采用 TTE 方法证实与单用氢化可的松相比，氟氢可的松联用氢化可的松能够显著改善脓毒症休克患者预后。该团队基于美国 PHD 数据库 2016 年至 2020 年间超 38 万例脓毒症休克患者临床资料，其中纳入标准是住院 3 天内被诊断为脓毒症休克且正在接受去甲肾上腺素治疗的成年患者，同时患者还需满足在同一天接受氢化可的松治疗，但在此前门诊期间未接受氟氢可的松治疗的条件。尽管该研究无法获取两药联用组中首剂氟氢可的松与首剂氢化可的松的治疗时间差，但该团队利用同一时期 MIMIC-Ⅳ 数据库中临床数据证实了两药联用时间差的中位数为 120 分钟（IQR 0 ～ 840 分钟），借此推断该研究的两药联用时间差较近。同时，该团队继续采用个体水平随机化的非盲法，将主要结局指标设定为患者住院期间死亡或转出至临终关怀医院的组合结局，持续随访至患者出院，分别采用意向性分析和符合方案分析进行因果推断。该研究最终纳入 88 275 例患者，证实两药联用组患者出现组合结局的比例较单用氢化可的松显著降低（47.2% vs. 50.8%，$P < 0.001$），提示在治疗脓毒症休克患者过程中，氟氢可的松联用氢化可的松比单用氢化可的松治疗更好。

（二）立即启动有创通气对急性低氧性呼吸衰竭患者病死率的影响

急性低氧性呼吸衰竭患者何时接受有创通气治疗是重症医学的另一热点难题。国外学者 Mellado 等人 [9] 基于 MIMIC-Ⅳ 数据库，设计并模拟完整的 TTE 过程：即纳入 SpO_2/FiO_2 ≤ 200mmHg 合并 SpO_2 ≤ 97% 的初次被诊断为低氧血症患者，同时在后续 48 小时内每小时持续评估患者是否接受插管，并将其作为一项独立研究，结局指标为 1 年病死率。该研究最终纳入 2 996 例急性低氧性呼吸衰竭患者，其中 792 例在入组 48 小时内接受插管，2 204 例未接受插管。研究结果显示，与未接受插管相比，早期接受插管治疗的患者与第 1 年病死风险降低相关（HR=0.81，95% CI 0.68 ～ 0.96，P=0.018）。

Wanis 等人 [10] 亦基于 MIMIC-Ⅳ 数据库中重症患者回顾性数据集，设计了 3 次 TTE 证实早期插管与延迟插管对重症患者的影响：①纳入标准宽泛，但治疗策略严苛；②纳入标准宽泛，治疗策略灵活；③纳入标准严苛，治疗策略灵活。同时，该研究采用数字自适应及多稳健估计方法对时依性协变量进行校正，发现第一种 TTE 结果显示，与早期插管相比，延迟插管患者 30 天病死率将会增加 7.1%，但其能尽量减少患者被插管的比例，而第二种及第三种 TTE 结果则显示两组患者 30 天病死风险的差异无统计学意义。

（三）对比抗生素短时程治疗与长时程治疗对革兰氏阴性杆菌菌血症患者的影响

针对革兰氏阴性杆菌菌血症患者，抗生素治疗时程过短容易造成治疗不充分，而治疗时程过长又会增加药物相关不良事件的发生，同时增加经济负担，因此如何平衡抗生素治疗时程是革兰氏阴性杆菌菌血症患者规范化救治的重要科学问题。近期，丹麦学

者 Tingsgård 等人[11]基于多中心来源的回顾性数据集,判断抗生素短时程治疗(5～7天)与长时程治疗(8～14天)对革兰氏阴性杆菌菌血症患者预后的影响。该研究采用经典 TTE 方法:即克隆与逆概率删失加权相结合,同时将主要结局设定为 90 天全因病死率。该研究最终共纳入 1 040 例革兰氏阴性杆菌菌血症患者,结果显示接受短时程抗生素治疗的患者 90 天全因病死率为 11.2%(95% CI 10.4%～11.9%),而接受长时程抗生素治疗的患者 90 天全因病死率为 9.9%(95% CI 8.2%～12.3%),但两组间的差异无统计学意义。除此之外,两组患者在临床症状或微生物学检测水平复发的差异亦无统计学意义。

(四)对比抗生素早期静脉给药过渡为口服与持续静脉给药对单纯革兰氏阴性杆菌菌血症患者的影响

单纯革兰氏阴性杆菌菌血症患者抗生素早期静脉给药过渡至口服能够降低导管感染相关风险,降低医疗成本。为探明在初次血培养 4 天后抗生素静脉给药过渡为口服与持续 5 天以上抗生素静脉给药对单纯革兰氏阴性杆菌菌血症患者预后的影响,Tingsgård等人[12]继续采用 TTE 方法,证实了两组患者病死率的差异无统计学意义。该研究纳入 2018 年 1 月至 2021 年 12 月经血培养确诊的革兰氏阴性杆菌菌血症患者,同时接受抗生素治疗 7～14 天,其中一组患者的抗生素治疗在第 4 天时从静脉给药改为口服,而另一组患者则继续接受静脉给药,主要结局设定为 90 天全因病死率,采用逆概率加权对混杂因素进行校正,最后分别采用意向性分析和符合方案分析进行因果推断。该研究意向性分析最终纳入 914 例患者,结果发现,给药方式转换组的患者 90 天全因病死率为 9.1%(95% CI 6.7%～11.6%),而持续静脉给药组的患者 90 天全因病死率为 11.7%(95% CI 9.6%～13.8%),两组间的差异无统计学意义。符合方案分析共纳入 747 例患者,结果显示,给药方式转换组的患者 90 天全因病死率为 9.6%(95% CI 6.7%～12.4%),而持续静脉给药组的患者 90 天全因病死率为 9.7%(95% CI 7.6%～11.8%),两组间的差异无统计学意义。

四、目标试验模拟的优势及局限性

相较于传统观察性研究方法,TTE 具有较好的优势,其能够确保研究对象入组、干预分配和随访开始时间的同步,即减少试验过程中的永恒时间偏倚和现使用者偏倚。此外,TTE 还能通过采用患者克隆、对时依性协变量进行调整等方法尽可能模仿分组期间的随机化。因其具有减少偏倚及模仿随机化等优点,TTE 的研究过程更贴近于 RCT,研究结果的可信度亦增强[13-16]。

然而,TTE 仍无法完全规避传统观察性研究的"先天缺点",例如存在残余混杂和测量偏倚等[17]。另外,TTE 的分析过程的模型假设,但这些假设可能并不完全符合实际情况,同时还容易受到研究者操纵。同时,在数据收集过程中,RCT 具有严格的盲法和严谨的数据收集过程,而 TTE 仅依靠回顾性数据来源,其间可能存在错误或遗漏,因此 TTE 在数据收集中的详细过程仍无法与 RCT 比拟[18]。此外,在混杂因素控制中,TTE 还可能未考虑潜在因素对结果的影响,从而影响最终结果的准确率。

(胡　畅　彭志勇)

参考文献

[1] HERNAN M A, ROBINS J M. Using big data to emulate a target trial when a randomized trial is not available[J]. Am J Epidemiol, 2016, 183(8): 758-764.

[2] ZHANG Y, THAMER M, COTTER D, et al. Estimated effect of epoetin dosage on survival among elderly hemodialysis patients in the United States[J]. Clin J Am Soc Nephrol, 2009, 4(3): 638-644.

[3] ZHANG Y, THAMER M, KAUFMAN J, et al. Comparative effectiveness of two anemia management strategies for complex elderly dialysis patients[J]. Med Care, 2014, 52 Suppl 3(3): S132-S139.

[4] DAHABREH I J, BIBBINS-DOMINGO K. Causal inference about the effects of interventions from observational studies in medical journals[J]. JAMA, 2024, 331(21): 1845-1853.

[5] MATTHEWS A A, DANAEI G, ISLAM N, et al. Target trial emulation: Applying principles of randomised trials to observational studies[J]. BMJ, 2022, 378: e071108.

[6] HUBBARD R A, GATSONIS C A, HOGAN J W, et al. "Target trial emulation" for observational studies: Potential and pitfalls[J]. N Engl J Med, 2024, 391(21): 1975-1977.

[7] HERNAN M A, WANG W, LEAF D E. Target trial emulation: A framework for causal inference from observational data[J]. JAMA, 2022, 328(24): 2446-2447.

[8] ZHANG Y, THAMER M, KSHIRSAGAR O, et al. Developing an interactive online guide to support the use of causal inference methods in comparative effectiveness research[Z]. Washington (DC): Patient-Centered Outcomes Research Institute (PCORI), 2020.

[9] MELLADO-ARTIGAS R, BORRAT X, FERREYRO B L, et al. Effect of immediate initiation of invasive ventilation on mortality in acute hypoxemic respiratory failure: A target trial emulation[J]. Crit Care, 2024, 28(1): 157.

[10] WANIS K N, MADENCI A L, HAO S, et al. Emulating target trials comparing early and delayed intubation strategies[J]. Chest, 2023, 164(4): 885-891.

[11] TINGSGARD S, BASTRUP ISRAELSEN S, OSTERGAARD C, et al. Emulating a target trial of shorter compared to longer course of antibiotic therapy for gram-negative bacteremia[J]. Clin Infect Dis, 2024, 78(2): 292-300.

[12] TINGSGÅRD S, BASTRUP ISRAELSEN S, JØRGENSEN H L, et al. Early switch from intravenous to oral antibiotics for patients with uncomplicated gram-negative bacteremia[J]. JAMA Netw Open, 2024, 7(1): e2352314.

[13] FU E L. Target trial emulation to improve causal inference from observational data: What, why, and how?[J]. J Am Soc Nephrol, 2023, 34(8): 1305-1314.

[14] SEEWALD N J, MCGINTY E E, STUART E A. Target trial emulation for evaluating health

policy[J]. Ann Intern Med, 2024, 177(11): 1530-1538.

[15] ANDERSON A H. Target trial emulation: A call for more widespread use[J]. Am J Epidemiol, 2024: kwae222.

[16] DE STAVOLA B L, GOMES M, KATSOULIS M. Transparency and rigor: Target trial emulation aims to achieve both[J]. Epidemiology, 2023, 34(5): 624-626.

[17] ZUO H, YU L, CAMPBELL S M, et al. The implementation of target trial emulation for causal inference: A scoping review[J]. J Clin Epidemiol, 2023, 162: 29-37.

[18] JAFARZADEH SR, NEOGI T. Causal inference from observational data and target trial emulation[J]. Osteoarthritis Cartilage, 2022, 30(11): 1415-1417.

2 大语言模型在重症医学研究中的应用与挑战

大语言模型（large language model，LLM）是基于海量文本数据训练而成的一种人工智能模型，具有极强的语言生成和理解能力。近年来，随着深度学习技术、强大的计算资源和大型训练数据集的发展，通用 LLM 逐渐拓展至医学领域，有力地推动临床决策支持、文献分析和数据处理等多维度交叉创新。重症患者数据具备实时性、连续性、动态性和多源性等复杂特征，因此，利用 LLM 整合处理重症大数据既是重症医学聚焦的研究重点，也是临床医学与信息技术学科交叉协作的创新高地，为重症医学未来智能化发展提供了全新视角与思路。

一、医学 LLM 的来源

（一）预训练

预训练 LLM 是基于大量结构化和非结构化医学文本数据集对深度学习模型进行初步训练的过程。其中，文本数据集主要包括电子健康档案（electronic health record，EHR）[1-2]、临床诊疗决策[3]和医学文献[4]。目前，研究者已采用多种模型对各类医学数据集进行预训练，例如 PubMedBERT 及 ClinicalBERT 分别针对 PubMed 和 MIMIC-Ⅲ 数据库进行预训练[5]，而升级版 BlueBERT 则对这两种数据库进行预训练，另一升级版 BioBERT 通过对 PubMed 和 PMC 数据库进行预训练。预训练虽可助力模型的精度提升及泛化能力，但其成本高、耗时长，在一定范围内限制了模型的迭代速度和灵活性。

（二）微调通用 LLM

LLM 微调是指在特定小型数据集的基础上进一步训练预训练模型的过程，旨在提升模型在特定任务或领域的性能。使用医学数据对通用 LLM（如 GPT 系列）进行微调相较于从零开始的预训练，显著降低了计算成本。同时，通过微调后，模型在理解和生成医学文本、提供临床决策支持方面的能力显著增强。例如，DoctorGLM 及 ChatDoctor 基于医患沟通数据，通过微调通用 LLM（ChatGLM 和 LLaMA），实现智能问诊和医疗咨询。近年来，随着 LLM 处理复杂和多模态医学数据能力迅速提升，多模态 LLM 也应运而生。Med-Flamingo、LLaVA-Med 和 Med-Gemini 等模型在经历不同种类的微调后，能够有效识别机体异常状态，并辅助生成可能的诊断结果。同时，不同模型经微调后，其侧重点不同，例如

MAIRA 和 RadFM 主要侧重于放射学,通过对放射学指令和相应医学图像的数据集进行微调,能够高效助力疾病诊断。

(三)提示工程

相比于预训练,微调虽能降低计算成本,但仍需经历模型的进一步训练,因此人力物力耗损大。"提示"方法能够较好地克服这一缺陷,其无须训练任何模型参数,能够高效地将通用 LLM(如 PaLM)应用于医学领域(MedPaLM)。例如,MedPrompt 通过提示通用 LLM(GPT-4),在医学答疑中超越了经微调后的医学 LLM。DeID-GPT、MedPaLM 和 MedPrompt 等医学 LLM 利用思维链提示助力模拟规范化诊断思维,能够提供更加详细且透明的诊断或预测。近期,研究者研发了一种增强检索能力的大型语言框架 Almanac,发现其在医学指南和治疗建议等临床场景评估中超越了 ChatGPT。

二、LLM 在重症医学中的应用

(一)助力疾病诊断

重症患者病情变化迅速,隐匿性大,极易造成救治困难、病死风险高。利用 LLM 分析重症大数据,有助于识别疾病变化的关键时间节点,从而实现早期诊断。韩国学者 Kim 等人通过分析囊括 202 个虚拟患者的病例数据集,同时对 ChatGPT-3.5 和 ChatGPT-4 在分诊和敏锐度量表上的表现进行评估,结果显示 ChatGPT-4 的表现高度接近资历深的医师拟定的评分标准[6]。另外一项针对 1 万例急诊患者的真实世界研究中,通过采用 LLM 分析首次急诊记录,能够准确且高效识别出病情危重患者,其能力与高年资医师判断相近[7]。Simon 等人通过评估最新 ChatGPT-4o 模型在预测癫痫持续状态患者临床结局的能力,发现该模型的预后预测性能与癫痫持续状态严重程度评分(status epilepticus severity score,STESS)相当[8]。Tassallah 等人基于 MIMIC-Ⅲ 数据库及 *The New England Journal of Medicine* 网络病例挑战赛中的 30 种疑难病例,通过不断优化提示策略调整 LLM,结果发现 Bard 和 ChatGPT-4 模型对疾病的诊断能力能够超越低级别医师[9]。Song 等人通过开展单盲临床随机试验发现,与内科或急诊医师相比,LLM 具有更优的临床推理和诊断准确能力[10]。

(二)辅助临床决策

LLM 能够提供辅助重症患者规范化诊治的临床决策支持,其中以 ChatGPT 为代表的 LLM 在整合临床信息学、生物信息学和医学影像方面具有明显优势[11],能够推动重症患者个体化精准医疗。例如,Jarou 等人发现 GPT-4 在作答美国急诊医学会培训测试问题时,准确率高达 80%[12]。药物优化在重症患者治疗过程中重要且复杂,ChatGPT 能够通过提供药物的药代动力学和药效学等重要信息,支持新药研发和临床用药选择[13]。Howard 等人证实 ChatGPT 能够在临床救治中选择最佳遏制微生物的治疗方案,同时,该模型还考虑了细菌感染缺乏临床证据、血培养可能受到污染等各项复杂情况[14]。另外,还有研究发现 ChatGPT 能为抗生素耐药感染的重症患者提供有效的治疗建议,助力重症感染患者的临床治疗决策支持[15]。除此之外,ChatGPT 还在接受体外膜氧合支持的严重呼吸或循环衰竭患者治疗过程中提供备选方案,助力器官衰竭患者规范化救治[16]。

三、LLM 面临的挑战

（一）准确率、稳定性和可解释性存疑

模型的准确率高度依赖于其训练数据集的质量和完整性。现有的 LLM 通常在海量数据集中进行训练,其数据集过于庞大且难以审查,增加结果的模糊度。另外,训练和测试数据集的重叠、信息过时等因素也常导致输出结果的准确率降低或过度预测。此外,输入端口的微小改变可能引起输出结果的巨大差异,由此容易导致在医疗环境中的 LLM 难以确保准确率及稳定性。同时,每当重复询问模型同一问题时,其回答并不总是一致的 [17],甚至还可能生成"幻象"。有研究者通过评估 ChatGPT 生成的引用参考文献的准确率,发现在人文学科中,参考文献中数字对象唯一标识符(digital object unique identifier, DOI)虚假生成现象极为普遍,比例高达 89.4%[18]。LLM 还被视为"黑匣子",即医疗工作者难以理解模型的内部运行机制,缺乏可解释性和可理解性,限制了其在临床中推广及实践。

（二）评估基准和指标缺乏

如何科学规范化评估 LLM 在医疗工作中的表现尚存在困难。既往定量研究以医学考试衡量居多,但此举难以有效评估模型的临床能力。同时,定性研究通常在模拟或回顾真实世界的医疗情境中开展,并由医学专家提供相应标准,但仍缺乏实际应用的可行性。因此,为了证实 LLM 在临床医疗工作中是否有效,需要通过标准的临床随机对照试验来进行验证,并判断其对患者结局的影响,然而,LLM 无法单独进行医疗行为,仅能辅助医疗工作,其确定干预时间节点后能否进行医疗干预尚不确定 [19]。

（三）数据安全性问题

确保患者信息的安全性和合规性是 LLM 在重症医学研究中的重要组成部分。大规模的医疗数据极易包含大量敏感的个人信息,包括姓名、家庭住址等,基于此类信息采用 LLM 分析或生成医学建议时,存在隐私泄露和数据安全风险 [19]。另外,LLM 的训练数据可来自互联网上已发表的作品,使其输出内容可能造成抄袭。此外,医疗科普人员难以区分 LLM 生成的文本与人类编写的文本,可能导致错误信息传播、作品剽窃,而对于医疗工作者而言,难以分辨诊疗决策的真实性可能造成对患者诊疗失误。

四、小结

LLM 在重症医学中目前处于研究阶段,其能够通过助力疾病诊断、辅助临床决策和优化科研写作等多个方面推动重症医学临床和科研快速发展,但仍须关注其带来的局限性。鉴于传统 LLM 仍存在泛化性不足以及缺乏推理能力等局限,未来如何整合重症患者多模态信息并开发多模态 LLM 是相关研究领域的另一风口,此举将有效推动医疗数据整合,最终实现数据驱动的智能精准诊疗。

（李　乐　胡　波　李建国）

参考文献

[1] GUAN H, NOVOA-LAURENTIEV J, ZHOU L. SCD-Tron: Leveraging large clinical language model for early detection of cognitive decline from electronic health records[J]. medRxiv, 2024: 24316386.

[2] YANG X, CHEN A, POURNEJATIAN N, et al. A large language model for electronic health records[J]. NPJ Digit Med, 2022, 5(1): 194.

[3] CHIANG C C, LUO M, DUMKRIEGER G, et al. A large language model-based generative natural language processing framework fine-tuned on clinical notes accurately extracts headache frequency from electronic health records[J]. Headache, 2024, 64(4): 400-409.

[4] LEE J, YOON W, KIM S, et al. BioBERT: A pre-trained biomedical language representation model for biomedical text mining[J]. Bioinformatics, 2020, 36(4): 1234-1240.

[5] GU Y, TINN R, CHENG H, et al. Domain-specific language model pretraining for biomedical natural language processing[J]. ACM Trans Comput Healthcare, 2021, 3(1): 1-23.

[6] KIM J H, KIM S K, CHOI J, et al. Reliability of ChatGPT for performing triage task in the emergency department using the Korean Triage and Acuity Scale[J]. Digit Health, 2024, 10: 20552076241227132.

[7] WILLIAMS C Y K, ZACK T, MIAO B Y, et al. Use of a large language model to assess clinical acuity of adults in the emergency department[J]. JAMA Netw Open, 2024, 7(5): e248895.

[8] AMACHER S A, BAUMANN S M, BERGER S, et al. Can the large language model ChatGPT-4omni predict outcomes in adult patients with status epilepticus?[J]. Epilepsia, 2024.

[9] ABDULLAHI T, SINGH R, EICKHOFF C. Learning to make rare and complex diagnoses with generative AI assistance: Qualitative study of popular large language models[J]. JMIR Med Educ, 2024, 10: e51391.

[10] GOH E, GALLO R, HOM J, et al. Large language model influence on diagnostic reasoning: A randomized clinical trial[J]. JAMA Netw Open, 2024, 7(10): e2440969.

[11] WU X, ZHANG B. ChatGPT promotes healthcare: Current applications and potential challenges[J]. Int J Surg, 2024, 110(1): 606-608.

[12] JAROU Z J, DAKKA A, MCGUIRE D, et al. ChatGPT versus human performance on emergency medicine board preparation questions[J]. Ann Emerg Med, 2024, 83(1): 87-88.

[13] PAL S, BHATTACHARYA M, ISLAM M A, et al. ChatGPT or LLM in next-generation drug discovery and development: Pharmaceutical and biotechnology companies can make use of

the artificial intelligence-based device for a faster way of drug discovery and development[J]. LInt J Surg, 2023, 109(12): 4382-4384.

[14] HOWARD A, HOPE W, GERADA A. ChatGPT and antimicrobial advice: The end of the consulting infection doctor? [J]. Lancet Infect Dis, 2023, 23(4): 405-406.

[15] CHAKRABORTY C, PAL S, BHATTACHARYA M, et al. ChatGPT or LLMs can provide treatment suggestions for critical patients with antibiotic-resistant infections: A next-generation revolution for medical science?[J]. Int J Surg, 2024, 110(3): 1829-1831.

[16] LU Y, WU H, QI S, et al. Artificial intelligence in intensive care medicine: Toward a ChatGPT/GPT-4 way? [J]. Ann Biomed Eng, 2023, 51(9): 1898-1903.

[17] OMIYE J A, LESTER J C, SPICHAK S, et al. Large language models propagate race-based medicine[J]. NPJ Digit Med, 2023, 6(1): 195.

[18] MUGAANYI J, CAI L, CHENG S, et al. Evaluation of large language model performance and reliability for citations and references in scholarly writing: Cross-disciplinary study[J]. J Med Internet Res, 2024, 26: e52935.

[19] THIRUNAVUKARASU A J, TING D S J, ELANGOVAN K, et al. Large language models in medicine[J]. Nat Med, 2023, 29(8): 1930-1940.

3 范围性综述在重症医学中的应用

范围性综述（scoping review）是一种基于循证理念的证据总结方法，旨在系统性绘制新兴或复杂领域的"知识地图"，通过广泛整合多类型文献（如临床研究、技术报告、灰色文献），回答"领域覆盖哪些内容"和"哪些问题尚未探索"。例如，在重症医学中，传统综述可能总结"ECMO 治疗 ARDS 的临床共识"，而范围性综述会系统梳理"ECMO 在全球不同医疗资源环境中的应用障碍"，指出中低收入国家研究匮乏的现状。其核心价值在于遵循 PRISMA-ScR 等标准化流程，避免依赖专家主观筛选，转而通过可重复的检索策略，揭示证据分布全貌 [1-2]。

不同综述方法在目的、范围和分析深度等方面各有侧重，相比之下，范围性综述在快速梳理复杂研究领域时具有独特优势（表 15-3-1）。

表 15-3-1 四种综述比较

特征	范围性综述 （scoping review）	系统性综述 （systematic review）	荟萃分析 （meta-analysis）	叙述性综述 （narrative review）
主要目的	探索领域范围、识别知识缺口	评估证据、回答具体问题	量化效应	综合文献、提供作者观点
研究问题	广泛、开放性问题	特定、聚焦的问题	特定、聚焦的问题	开放性问题
研究类型	定量与定性研究、灰色文献	主要为定量研究	方法学和数据同质化的定量研究	不限

续表

特征	范围性综述 （scoping review）	系统性综述 （systematic review）	荟萃分析 （meta-analysis）	叙述性综述 （narrative review）
分析深度	描述性,强调广度	综合性,强调深度	精确性,强调量化	主观性,注重背景 与解释
适用场景	新兴领域、不确定研 究方向	成熟领域、有足够研究 证据	高质量数据可量化的 领域	快速生成背景综述 或理论探讨
质量评估	通常不评估	严格评估	严格评估	不评估
定量分析	通常不涉及	可能涉及	必须涉及	不涉及

一、范围性综述在重症医学中的应用

（一）探索知识范围

一篇关于急性呼吸窘迫综合征（acute respiratory distress syndrome,ARDS）管理中多项关键进展与挑战的范围性综述,指出右心室功能障碍的预后价值及治疗策略（如血管扩张剂应用）被初步证实,但高质量证据和治疗标准化仍待完善[3];ICU 清单可减少医疗错误,但需通过数字化与决策支持提升依从性[4];AI 虽提高监测效率和临床决策能力,仍需突破数据质量、模型可解释性等瓶颈[5];无创通气患者的营养支持研究分散,个性化干预证据不足[6];护士主导的自主呼吸试验（spontaneous breathing trial,SBT）缩短机械通气时间,但实施流程须规范化[7];PEEP-ZEEP 手法在气道管理中的适应证尚需明确[8];俯卧位患者眼部护理方案存在实施差异,需建立标准化操作。范围性综述表明,上述领域虽取得阶段性成果,仍需强化证据质量、优化流程设计并推动临床标准化应用。

（二）评估实践指南

范围性综述在分析实践指南制定和实施现状方面发挥重要作用,揭示指南差异、实施障碍及改进方向。例如,一篇关于加拿大脓毒症（sepsis）管理指南的范围性综述,指出加拿大各司法辖区在诊断标准、早期干预等核心环节存在显著差异,且政策制定与跨地区协调不足,可能影响患者结局,凸显推动政策对话与统一实践的必要性[9];关于实施科学（implementation science）提升护理质量和多学科协作中作用的范围性综述,指出其框架选择与干预设计在资源有限或跨文化场景中仍需优化[10];此外,ICU 实验室检测的异质性（如过度开具与漏检并存）推动标准化指南的制定,关于这个主题的范围性综述提出框架以平衡资源利用与诊疗质量[11]。范围性综述通过整合多领域证据,既为临床标准化提供理论支撑,也为未来优化指南制定与实施策略指明方向。

（三）识别研究空白

范围性综述通过揭示重症医学中的研究盲区,为资源优化与研究方向的明确提供了关键依据。在重症监护后综合征（post-intensive care syndrome,PICS）评估工具中,研究发现缺乏整合性工具,尤其是在多维度评估及长期随访中的适用性,未来需开发适配性强的标准化工具并验证其预测能力[12];ICU 远程医疗被证明能改善资源利用、优化患者管理,但在数据安全、技术基础设施及医护团队接受度上仍存挑战。需聚焦技术标准化及其在不同医疗体系中的整合[13];连续血糖监测(continuous glucose monitoring, CGM)虽优化胰岛素管理,但精确性在重症患者中仍存疑,且经济性和数据整合尚待验证。需通过多中心研究提升数据可靠性和患者结局[14];低收入国家重症护理综述显示,伦理障碍和研究能力不足是主要挑战,需建立国际协作网络、简化审批流程,并开发适应本地需求的框架以提升研究可行性[15]。

(四)为政策制定提供依据

范围性综述通过系统整合证据,为卫生政策制定提供关键支撑,尤其在资源配置与规范化框架构建中作用显著。其优势在于识别政策盲区与优先级问题,例如:疫情期间分析重症分诊工具(如 SOFA 评分),既验证其临床价值,又揭示区域适用性差异与伦理争议[16];在高级实践重症护理(advanced practice critical care nursing, APCCN)领域,各国教育标准差异凸显统一能力框架的迫切性;针对儿童重症长期康复,现有社会健康评估工具单一化,亟须开发标准化量表。这些案例显示该综述方法能跨越学科与区域壁垒,精准定位政策短板(如工具适配不足、跨国教育协同缺失)[17]。未来需基于证据缺口制定适应性政策框架,推动资源公平分配与临床创新,例如完善 APCCN 教育体系以提升护理质量,或通过儿童康复工具标准化改善预后,最终实现医疗体系可持续发展。

二、范围性综述在重症医学中应用具体实例

发表在 2023 年 *Critical Care* 的《重症监护病房核查清单的使用:一项范围性综述》,系统梳理了检查清单(checklist)在 ICU 中的应用现状,重点围绕以下五个研究问题展开:ICU 中使用的检查清单类型(RQ1)、清单的具体使用方式(RQ2)、清单对临床和护理流程结果的影响(RQ3)、清单的实施和验证证据(RQ4),以及清单研究需要进一步探索的方向(RQ5)。作者严格遵循 PRISMA-ScR 指南,对 MEDLINE、Embase、Scopus 和 Google Scholar 数据库进行了检索,并补充了灰色文献筛查,最终从 2 046 篇文献中筛选出 167 篇相关文献,分类并深入分析了 ICU 中不同类型检查清单的开发、实施和效果[4]。

研究发现,ICU 中使用的检查清单主要分为五大类:查房清单(rounding checklists)、谵妄筛查清单(delirium screening checklists)、转运/交接清单(transfer and handover checklists)、CLABSI 预防清单(中央静脉导管相关血流感染预防清单)和气道管理清单(airway management checklists)。其中,谵妄筛查清单(如 ICDSC)和查房清单在文献中被广泛研究和验证,尤其是 ICDSC 成为谵妄评估的重要工具。这些清单以纸质形式为主,但电子化清单的使用呈上升趋势,特别是结合电子病历(electronic medical record, EMR)的动态清单,通过实时整合患者数据展现出较高的应用潜力。在清单的实施和验证方面,研究表明清单通常伴随教育与培训措施,但反馈机制和基于干预数据的持续改进较少,清单的开发方式因类型而异,包括基于文献开发、机构内部设计和迭代改进等。

在清单对临床和护理流程结果的影响上,研究显示其效果主要为正面。在 72 项临床结果中,90.3% 显示清单改善了患者结局,如缩短 ICU 住院时间和机械通气时长等;而在 122 项护理流程结果中,93.4% 为正面结果。这些清单的依从性较高,完成率介于 73% ～ 91%,但也受培训、文化、反馈机制等多因素影响。尽管如此,部分清单,如 CLABSI

预防清单和气道管理清单,仍需更多的临床验证。此外,文献指出清单开发和实施标准的缺乏,以及结局指标的异质性,限制了相关研究的广泛适用性。

本文强调了动态电子化清单在提高临床效率和优化护理质量方面的潜力,并提出了一系列未来研究建议,包括加强随机对照试验(RCT)、统一 ICU 学会对清单的推荐标准、减少研究结局指标的异质性,以及通过用户反馈和干预数据持续改进清单内容。这篇综述不仅回答了围绕 ICU 检查清单提出的五个关键研究问题,还提供了 ICU 检查清单研究的全景视图,明确了研究空白,为未来研究指明了方向,同时展现了范围性综述在复杂医疗主题研究中的重要价值。

三、范围性综述优势、局限性

范围性综述的核心优势在于快速捕捉动态领域的全貌。此外,它能整合多学科证据(如基因组学与临床数据),破解学科壁垒,为政策制定提供优先级建议。然而,其局限性亦显著:不评估文献质量可能导致低证据等级结论干扰判断;结论宽泛性使其无法替代系统性综述的深度分析。因此,它常作为"战略指南针",为后续研究指明方向,而非终点。范围性综述的兴起标志着医学研究从"解答已知问题"转向"定义未知领域"。

(王　峰　王春亭)

参考文献

[1] SMITH S A , DUNCAN A A. Systematic and scoping reviews: A comparison and overview[J]. Semin Vasc Surg, 2022, 35(4): 464-469.

[2] ZACCAGNINI M, LI J. How to conduct a systematic review and meta-analysis: A guide for clinicians[J]. Respir Care, 2023, 68(9): 1295-1308.

[3] GANERIWAL S, ALVES DOS ANJOS G, SCHLEICHER M, et al. Right ventricle-specific therapies in acute respiratory distress syndrome: A scoping review[J]. Crit Care, 2023, 27(1): 104.

[4] ERIKSON E J, EDELMAN D A ,BREWSTER F M, et al. The use of checklists in the intensive care unit: A scoping review[J] Crit Care, 2023, 30, 27(1): 468.

[5] LI Y, WANG M, WANG L, et al. Advances in the application of AI robots in critical care: Scoping review[J]. J Med Internet Res, 2024, 26: e54095.

[6] SMITH E V, RIDLEY E J, RAYNER C K, et al. Nutrition management of critically ill adult patients requiring non-invasive ventilation: A scoping review protocol[J]. JBI Evid Synth, 2022, 20(7): 1814-1820.

[7] STARNES E, PALOKAS M, HINTON E. Nurse-initiated spontaneous breathing trials in adult intensive care unit patients: A scoping review[J]. JBI Database System Rev Implement Rep, 2019, 17(11): 2248-2264.

[8] YADAV V, VARDHAN V, DESHPANDE H, et al. "PEEP-ZEEP" maneuver for airway clearance in mechanically ventilated patients: A scoping review[J]. J Datta Meghe Institute of

Medical Sciences University, 2023, 18(4): 910-914.

[9] SHEIKH F, CHECHULINA V, DANEMAN N, et al. Sepsis policy, guidelines and standards in Canada: A jurisdictional scoping review protocol[J]. BMJ Open, 2024, 14(2): e077909.

[10] MCNETT M, O'MATHÚNA D, TUCKE S, et al. A scoping review of implementation science in adult critical care settings[J]. Crit Care Explor, 2020, 2(12): e0301.

[11] DEVIS L L, CATRY E, HARDY M, et al. Guidelines for the prescription of standard hematology and biochemistry clinical laboratory tests in the intensive care unit: A scoping review protocol[J]. PLoS One, 2024, 19(10): e0310059.

[12] NAKANISHI N, LIU K, KAWAUCHI A, et al. Instruments to assess post-intensive care syndrome assessment: A scoping review and modified Delphi method study[J]. Crit Care, 2023, 27(1): 430.

[13] GUINEMER C, BOEKER M, FÜRSTENAU D, et al. Telemedicine in intensive care units: Scoping review[J]. J Med Internet Res, 2021, 23(11): e32264.

[14] FAULDS E R, DUNGAN K M, MCNETT M, et al. Implementation of continuous glucose monitoring in critical care: A scoping review[J]. Curr Diab Rep, 2023, 23(6): 69-87.

[15] TIRUPAKUZHI VIJAYARAGHAVAN B K, GUPTA E, RAMAKRISHNAN N, et al. Barriers and facilitators to the conduct of critical care research in low and lower-middle income countries: A scoping review[J]. PLoS One, 2022, 17(5): e0266836.

[16] CARDONA M, DOBLER C C, KORESHE E, et al. A catalogue of tools and variables from crisis and routine care to support decision-making about allocation of intensive care beds and ventilator treatment during pandemics: Scoping review[J]. J Crit Care, 2021, 66: 33-43.

[17] EGEROD I, KALDAN G, NORDENTOFT S, et al. Skills, competencies, and policies for advanced practice critical care nursing in Europe: A scoping review[J]. Nurse Educ Pract, 2021, 54: 103142.

4 重症医学研究的新方法——胜出率

重症医学研究常将全因病死率作为主要结局,其他与临床相关且以患者为中心的事件被定义为次要结局[1]。次要结局通常设计为复合结局,包括多种临床重要性各异的事件(从死亡到临床相关性较低的结局,如 ICU 停留时间或非永久性透析)。随着医疗的精准化和个性化发展,复合结局的分析变得复杂,传统的首次事件时间分析法(time-to-first-event analysis)仅关注首次事件的发生,忽视了事件的重要性和第二次事件,导致数据在分析过程中大量流失。为了弥补这一缺陷,2012 年牛津大学统计学家 Pocock 等人提出了胜出率(win ratio, WR)这一方法,用于分析复合结局[2],该方法已应用于心血管疾病领域[3-5],但很少用于重症医学研究。

WR 的基本原理是根据复合结局的临床重要性,将干预组和对照组中的每例患者进行配对 [6]。然后,在每一对子中,按照结局的重要性降序进行对比,直到一个显示出比另一个更好的结果。若干预组患者结局更优,则称为"胜";若对照组患者表现更优,则为"负"。倘若两组均未发生该结局,或两组同时出现该事件,则视为"平局",然后将比较转移到层次结构中复合结局的下一个最重要组成部分 [7]。例如,对于给定的分层复合结局,死亡>心力衰竭恶化>生活质量,则首先比较每对患者的死亡发生率,如果某一对子在死亡层级是平局,那么这对患者将接着进行心力衰竭恶化事件的比较;如果患者对在心力衰竭恶化事件层级仍是平局,将接着在生活质量评分进行比较 [8]。胜出率是通过将两个治疗组中获胜的患者对数除以失败的对数来计算,如果 $WR>1$,表明有利于试验组,$WR<1$ 有利于对照组,$WR=1$ 则两组之间无差异。

胜出率可通过多种方法实现,其中非匹配方法最为常用 [9]。在此方法中,治疗组的每位参与者与对照组的每位参与者进行比较(配对总数 = 治疗组个体总数 × 对照组个体总数)。尽管此方法简便且适用性广,但会致使分析对中的基线风险固有失衡,可能使结果产生偏差。为缓解此问题,有人提出匹配方法,旨在依据相似基线风险形成配对。匹配具有相同基线风险的患者可提升胜出率分析的效能,因其减少了"不公平"比较。然而,预先客观界定匹配过程颇具难度,且往往无法对所有患者进行匹配。因此,通常采用非匹配方法,而不是匹配方法。值得注意的是,在大型随机试验中,若组间基线变量可能平衡,则特定匹配方法的重要性相对降低 [10]。另一种缓解比较不同基线风险患者对问题的方法是分层胜出率,其基本原理是预先确定结局的重要风险因素,并依据这些因素将参与者分层,而后在各层内进行成对比较,由此增加数据的利用度 [7]。

一、胜出率研究的实例

2018 年发表在 *JAMA* 上的《哌拉西林 - 他唑巴坦与美罗培南治疗对头孢曲松耐药的大肠埃希菌或克雷伯菌属所致血流感染的疗效比较》,即 MERINO 试验 [11],最终纳入 379 例患者,按照 1∶1 的比例随机分组,分别接受静脉哌拉西林 - 他唑巴坦 4.5g,每 6 小时一次(n=188)或美罗培南 1g,每 8 小时一次(n=191),疗程最少 4 天,最长不超过 14 天,由临床主治医师根据病情决定。研究的主要预后指标为随机分组后患者 30 天全因病死率,采用 5% 的非劣效界值。由于随机分配至哌拉西林 - 他唑巴坦组的患者 30 天全因病死率高于美罗培南组,该试验提前终止,未能证明非劣效性。因此,有研究人员质疑全因病死率可能无法最好地反映在有其他潜在疾病且存在多种死亡风险的多样化患者群体中的感染相关结局。

为了解决上述经典分析方法的内在局限性,2024 年 Melissa Hardy 等人 [12] 使用非匹配胜出率法对 MERINO 试验进行了探索性事后分析,主要的分层复合终点包括 30 天全因病死率、复发性血流感染(从用药结束至随机分组后 30 天内,出现与原始血培养相同的病原菌生长)和继发感染(从随机分组后第 4 天至第 30 天采集的临床样本中检出对美罗培南或哌拉西林 - 他唑巴坦耐药的病原菌或艰难梭菌)。该复合终点将死亡视为最糟糕的结果,其次是复发性血流感染,最后是继发感染。该研究还将连续终点——住院时间作为第四个组成部分加入,将 30 天全因病死率替换为 14 天全因病死率。选择这些组成部分是为了检验纳入更早的治疗失败指标是否会影响预计结果。

在这些参与者中，14.3%（54/378）经历了至少一次主要的复合结局事件：7.9%（30/378）死亡，3.4%（13/378）复发性血流感染，6.1%（23/378）继发感染。研究者采用非匹配胜出率法，将随机分配到哌拉西林 - 他唑巴坦组（n=187）的每个参与者与随机分配到美罗培南组（n=191）的每个参与者配对，产生 35 717 对配对比较。以 30 天全因病死率、复发性血流感染和继发感染为主要复合终点进行分析，显示 WR 为 0.40（95% CI 0.22 ～ 0.71；P=0.002）。因此，结果有利于美罗培南。

由于该研究每个结局的事件比例较小，73.4% 的配对保持平局。为了处理平局，计算了"获胜比率（win odds，WO）"来解释这些关系[13]，获胜比率是对胜出率的修正，即在一组配对中，将平局计算为试验组和对照组各一半的胜利。研究中统计 WO 为 0.79（95% CI 0.68 ～ 0.92；P=0.002）。此外，该研究在复合结局中添加了住院时间这一连续变量作为最后的组成部分，以减少平局，加入住院时间后平局的数量降至 4.6%，并贡献了大部分输赢。最终研究的 WR 和 WO 估计为 0.77（95% CI 0.60 ～ 0.99；P=0.04）和 0.78（95% CI 0.62 ～ 0.99；P=0.04）。所有这些结果都有利于美罗培南。总之，本研究展示了在针对多重耐药菌感染的抗菌药物试验中，采用胜出率对复合终点进行比较的实用性和灵活性，为基于排序的复合终点提供了一种替代选择，有助于在针对多重耐药菌感染的随机对照试验中评估治疗效果时提供更有意义的数据。

二、胜出率研究的优缺点

胜出率作为一种新兴的统计学方法，在重症医学领域的应用逐渐展现出独特价值与潜力[14]，其优点主要表现在以下几方面。第一，提高研究结果的可解释性。传统研究方法常将复合结局作为整体评估治疗效应，且在分析时将各种事件赋予相同权重，容易产生误导性结论[15]。而胜出率通过优先考虑最重要的事件，既顾及复合结果各组成部分的临床重要性[16]，又考量各组成部分事件的相对时间，能够更精准地对复合终点进行分析，有助于研究者和医师理解治疗的真正效果。第二，提高统计效能。胜出率允许在复合终点中纳入"软终点"（如生活质量改善、生物标志物变化等），这些指标虽然重要性较低，但可以显著增加事件数量，从而提高统计效能。第三，降低样本量，缩短研究时间和降低成本。胜出率可通过纳入非典型组分扩展复合终点，从而增加事件率，降低平局比例，降低样本量，而逻辑回归因其固有数学设计无法具备此灵活性。基于以上优点，胜出率适用于复合终点、事件优先级相对明确、样本量较小或异质性较大的研究场景，能够提供符合临床逻辑的治疗效果评估，提高研究的可行性和效率。重症医学研究对象病情危重，异质性高，单一研究终点难以全面反映治疗效果，通常使用复合终点且具有一定的时间依赖性（如器官支持时间、ICU 住院时间、28 天住院病死率、无呼吸机天数），因此，胜出率在重症医学研究领域具有广阔的应用前景。

然而，胜出率在应用过程中仍存在一定的局限性[17-18]。①忽视平局：当平局很少或没有平局时，胜出率方法提供了对治疗总体效果的准确估计。相当数量平局的存在可能导致胜出率计算中的不平衡，并可能破坏分析的可靠性，导致对效应大小的高估。②复合终点的复杂性：当使用复合终点时，如何确定各个组成部分的优先级并不总是很清楚。例如，复发性血流感染和继发感染的严重性可能有所不同。③事件顺序的重要性:胜出率分析可能没有充分考虑事件发生的先后顺序,而这一顺序在某些情况下可能对结果的解释至关重要。④事后分析的潜在偏差:胜出率的事后分析在已知治疗效果后定义排名,这可能引入偏移,导致结果的偏倚。

综上所述,胜出率可为重症医学研究提供有效的数据支撑,有助于更准确地评估干预措施的效果,为制订更优的治疗策略提供依据,具有广阔的应用前景。然而,在使用时也需要充分考虑其局限性,以确保结果的准确率和可靠性,助力重症医学研究与临床实践不断发展进步。

(刘新艳 宋 璇)

参考文献

[1] HARHAY M O, WAGNER J, RATCLIFFE S J, et al. Outcomes and statistical power in adult critical care randomized trials[J]. Am J Respir Crit Care Med, 2014, 189(12): 1469-1478.

[2] POCOCK S J, ARITI C A, COLLIER T J, et al. The win ratio: A new approach to the analysis of composite endpoints in clinical trials based on clinical priorities[J]. Eur Heart J, 2012, 33(2): 176-182.

[3] FERREIRA J P, JHUND P S, DUARTE K, et al. Use of the win ratio in cardiovascular trials[J]. JACC Heart Fail, 2020, 8(6): 441-450.

[4] MAURER M S, SCHWARTZ J H, GUNDAPANENI B, et al. Tafamidis treatment for patients with transthyretin amyloid cardiomyopathy[J]. N Engl J Med, 2018, 379(11): 1007-1016.

[5] VOORS A A, ANGERMANN C E, TEERLINK J R, et al. The SGLT2 inhibitorempagliflozin in patients hospitalized for acute heart failure: A multinational randomized trial[J]. Nat Med, 2022, 28(3): 568-574.

[6] MONZO L, LEVY B, DUARTE K, et al. Use of the win ratio analysis in critical care trials[J]. Am J Respir Crit Care Med, 2024, 209(7): 798-804.

[7] REDFORS B, GREGSON J, CROWLEY A, et al. The win ratio approach for composite endpoints: Practical guidance based on previous experience[J]. Eur Heart J, 2020, 41(46): 4391-4399.

[8] CAPODANNO D, GARGIULO G, BUCCHERI S, et al. Computing methods for composite clinical endpoints in unprotected left main coronary artery revascularization: A post hoc analysis of the DELTA registry[J]. JACC Cardiovasc Interv, 2016, 9(22): 2280-2288.

[9] WANG D, POCOCK S. A win ratio approach to comparing continuous non-normal outcomes in clinical trials[J]. Pharm Stat, 2016, 15(3): 238-245.

[10] AJUFO E, NAYAK A, MEHRA M R. Fallacies of using the win ratio in cardiovascular trials: Challenges and solutions[J]. JACC Basic Transl Sci, 2023, 8(6): 720-727.

[11] HARRIS P N A, TAMBYAH P A, LYE D C, et al. Effect of piperacillin-tazobactam vs meropenem on 30-day mortality for patients with E coli or Klebsiella pneumoniae bloodstream infection and ceftriaxone resistance: A randomized clinical trial[J]. JAMA, 2018, 320(10): 984-994.

[12] HARDY M, HARRIS P N A, PATERSON D L, et al. Win ratio analyses of piperacillin-tazobactam versus meropenem for ceftriaxone-nonsusceptible Escherichia coli or Klebsiella pneumoniae bloodstream infections: Post hoc insights from the MERINO trial[J]. Clin Infect Dis, 2024, 78(6): 1482-1489.

[13] BRUNNER E, VANDEMEULEBROECKE M, MÜTZE T. Win odds: An adaptation of the win ratio to include ties[J]. Stat Med, 2021, 40(14): 3367-3384.

[14] PENG L. The use of the win odds in the design of non-inferiority clinical trials[J]. J Biopharm Stat, 2020, 30(5): 941-946.

[15] VERBEECK J, OZENNE B, ANDERSON W N. Evaluation of inferential methods for the net benefit and win ratio statistics[J]. J Biopharm Stat, 2020, 30(5): 765-782.

[16] DONG G, LI D, BALLERSTEDT S, et al. A generalized analytic solution to the win ratio to analyze a composite endpoint considering the clinical importance order among components[J]. Pharm Stat, 2016, 15(5): 430-437.

[17] BUTLER J, STOCKBRIDGE N, PACKER M. Win ratio: A seductive but potentially misleading method for evaluating evidence from clinical trials[J]. Circulation, 2024, 149(20): 1546-1548.

[18] YU R X, GANJU J. Sample size formula for a win ratio endpoint[J]. Stat Med, 2022, 41(14): 2691-2692.

5　重症领域适应性平台试验:机遇、挑战

随机对照试验(randomized clinical trial,RCT)在确定重症患者最佳治疗策略、改善患者结局方面发挥了关键作用[1]。然而,RCT 开展极为复杂且耗费资源,早期样本量评估易存在偏差,使得 RCT 的临床开展和应用价值存在限制[2]。适应性平台试验(adaptive platform trial,APT)是一种革命性的临床试验设计理念,能在一定程度上克服传统 RCT 的局限性[3],可以作为一种创新的研究模式应用于重症医学。

一、适应性平台试验的实施流程和特点

APT 是对单一疾病或病症的多种干预措施进行持续深入的研究,其核心特点在于能够依据试验过程中不断积累的信息,动态且灵活地对试验的多个关键要素进行调整[3],其实施流程的核心内容可以归纳为 REMAP(Randomization,Embedding,Multifactorial intervention assignments,Adaptation,Platform)这五个方面,图 15-5-1 是 APT 具体实施流程的展示(见文末彩图)。

APT 与传统 RCT 比较,其特点体现在:①随机化方面,试验开始时按固定分配将

患者随机分配到各治疗组,分配比例与治疗组数量成正比,之后会根据贝叶斯推断模型的更新概率来调整随机化权重;②在嵌入方面,其设计的关键要素是与临床操作紧密结合,利用临床的特定"时刻"或"护理点"来标记和招募患者,将治疗方案作为"医嘱集"交付;③在多因素干预分配上,治疗方案作为一个整体进行分配,包含每个领域内的随机干预;④在适应环节,每个月更新贝叶斯推断模型是试验的核心特色,生成所有试验结果的更新后验概率,若模型生成的概率越过预定阈值,就会触发平台结论[4],否则,这些概率用于更新随机化权重;⑤在平台层面,整个试验被视为一个学习引擎,能够并行和顺序地测试多种干预,重点关注疾病本身,而非特定干预措施。APT 的最主要特点就是在试验过程中,如果发现原定的入选或排除标准影响了试验的进展或结果的代表性,可进行适当调整[5]。通过这些特点和具体操作,APT 能够更高效、灵活且科学地对疾病的多种干预措施进行研究,不断优化试验过程和结果,为医学研究和临床实践提供更有价值的证据和指导。

二、适应性平台试验在重症医学的具体应用

(一)在病毒性肺炎治疗中的应用

有些研究没有前期基础作为参考,所以初始样本量评估和研究过程往往存在偏差,需要及时调整,APT 则发挥了不可忽视的作用[6-9]。REMAP-CAP 试验(Randomized, Embedded, Multifactorial Adaptive Platform Trial for Community-Acquired Pneumonia)便是其中的典型代表[9]。REMAP-CAP 是一项国际多中心 APT,针对社区获得性肺炎患者,将患者随机分配到四个治疗领域的多种干预措施:抗生素、流行性感冒抗病毒治疗、延长大环内酯类药物治疗的宿主免疫调节和替代皮质类固醇方案。近期 REMAP-CAP 试验重点聚焦于托珠单抗和萨拉单抗等 IL-6 受体拮抗剂的疗效评估,随试验推进调整干预措施与随机化策略,托珠单抗在上市后开启相关随机分组,中期分析证明有效(后验概率为 1.87),将对照关闭,该试验为确定最佳治疗策略积累科学依据,推动了相关领域研究进展,有望改善患者治疗效果及预后。

(二)在重症研究中的应用

PRACTICAL 试验(Platform of Randomized Adaptive Clinical Trials in Critical Illness)是针对急性低氧性呼吸衰竭的治疗研究,重点放在呼吸支持策略和皮质类固醇的应用上,干预措施包括:有创通气策略;体外生命支持策略;皮质类固醇;雾化呋塞米。APT 在该试验的特色应用体现在分层设计,采用了生理学精准医学设计理念,根据患者不同的呼吸功能状态进行细致分层,如区分非插管、插管并低呼吸系统弹性、插管并高呼吸系统弹性以及需体外生命支持等不同状态的患者群体。这种分层设计能够前瞻性地考虑到不同病情严重程度和生理特征患者对治疗效果的异质性反应,使得试验结果更具针对性和临床指导意义[10]。

PANTHER 试验(Precision Medicine Adaptive Platform Network Trial in Hypoxemic Acute Respiratory Failure)主要针对急性低氧性呼吸衰竭和急性呼吸窘迫综合征患者,致力于加速相关药物治疗的发展进程。该 APT 的特色是通过先进的检测技术和算法,在患者入组前对其炎症表型(高炎症和低炎症)进行精准评估。基于此,采用贝叶斯自适应多臂试验设计,

能够根据患者实时的炎症状态将其分配到最适合的治疗组,确保每例患者都能接受与其病情特点相匹配的治疗方案[10]。

INCEPT 试验(Intensive Care Platform Trial)计划广泛招募急性入院的成人 ICU 患者,干预措施将在多个领域进行评估,包括预防性低分子量肝素的剂量策略、休克中白蛋白的使用以及连续血糖监测。该试验采用了一系列自适应方法,将多种措施整合为整体进行评估。在比较多种治疗方法与标准治疗的临床试验中,新治疗方法在中期分析时若优于对照的概率超优越性阈值、某治疗方法成为最优概率持续低于劣质性阈值或各治疗方法与对照差异情况满足等效性或无效性阈值时,试验均可能停止,进而得出相应结论[11]。

SNAP 试验旨在探索早期从静脉抗生素转换为口服抗生素的策略是否非劣效于传统的长期静脉治疗方法,以期找到一种更安全、便捷且有效的治疗模式。自适应平台设计在该研究的优势一方面是可以同时调查涉及异质人群中多种治疗的多个研究问题,从而促进将儿童纳入临床试验,这使儿童成为临床试验证据的受益者;另一方面该试验采用了高度灵活的设计,能够同时对多种干预措施和治疗策略进行全面评估[12]。

三、适应性平台试验的优势和挑战

APT 在重症医学研究中的优势体现在如下方面。①高效与灵活。APT 可动态调整试验进程,可根据试验中不断积累的数据,实时调整样本量、随机化比例和干预措施等关键要素。在面对突发公共卫生事件或新的治疗方法出现时,能够迅速将其纳入试验平台进行评估。这种灵活性确保了试验始终与最新的医疗进展保持同步,加速了新疗法的临床应用进程,为重症患者及时提供更有效的治疗选择[8,10,13]。②共享基础设施与数据。多个干预措施在同一平台上进行研究,可共享治理结构、数据管理系统和分析方法等基础设施[14]。通过采用分层分析、信息借用等统计方法,以及利用共同对照或历史对照,APT 在保证统计效能的前提下,能够显著减少所需的样本量[12]。③提高研究质量与可靠性。APT 能够在试验过程中不断总结经验教训,优化试验设计和操作流程,从而逐步提高试验的质量和可靠性;同时 APT 允许评估不同干预措施的单独效果以及它们之间的相互作用,这种综合评估能够更真实地反映临床实际情况,提高治疗的有效性和安全性[15]。④加速成果转化与临床应用。APT 通过在不同地区、不同医疗机构和不同患者群体中进行试验,其结果更具普遍性和外推性。这有助于将成功的治疗策略推广到更广泛的临床实践中[16]。

然而在实际操作中,患者招募困难、入组标准限制等因素可能导致样本无法完全覆盖各种类型的患者,影响试验结果的外推性。此外,对于罕见病或特殊亚组患者,如何在试验中合理纳入并获得足够的样本量进行有效分析,也是当前面临的挑战之一[13]。

四、小结

重症患者群体具有高度异质性,包括不同的病因、病情严重程度、合并症等。APT 在设计和实施过程中可充分考虑这种异质性,确保样本具有足够的代表性,其在重症领域展现出了巨大的潜力,为重症患者的治疗研究带来了新的机遇。未来需要全球范围内的研究人员、医疗机构、监管机构和资助机构共同努力,推动 APT 在重症领域的持续发展,为改善重症患者的预后提供更有效的治疗策略和依据[17]。

（杨 杰 章仲恒）

参考文献

[1] GRANHOLM A, ALHAZZANI W, DERDE L P G, et al. Randomised clinical trials in critical care: Past, present and future[J]. Intensive Care Med, 2022, 48(2): 164-178.

[2] RIDGEON E E, BELLOMO R, ABEREGG S K, et al. Effect sizes in ongoing randomized controlled critical care trials[J]. Crit Care, 2017, 21(1): 132.

[3] THORLUND K, HAGGSTROM J, PARK J J, et al. Key design considerations for adaptive clinical trials: A primer for clinicians[J]. BMJ, 2018, 360: k698.

[4] ANGUS D C, BERRY S, LEWIS R J, et al. The REMAP-CAP (randomized embedded multifactorial adaptive platform for community-acquired pneumonia) study. Rationale and design[J]. Ann Am Thorac Soc, 2020, 17(7): 879-891.

[5] Adaptive Platform Trials Coalition. Adaptive platform trials: Definition, design, conduct and reporting considerations[J]. Nat Rev Drug Discov, 2019, 18(10): 797-807.

[6] BUTLER C C, HOBBS F D R, GBINIGIE O A, et al. Molnupiravir plus usual care versus usual care alone as early treatment for adults with COVID-19 at increased risk of adverse outcomes (PANORAMIC): An open-label, platform-adaptive randomised controlled trial[J]. Lancet, 2023, 401(10373): 281-293.

[7] YU L M, BAFADHEL M, DORWARD J, et al. Inhaled budesonide for COVID-19 in people at high risk of complications in the community in the UK (PRINCIPLE): A randomised, controlled, open-label, adaptive platform trial[J]. Lancet, 2021, 398(10303): 843-855.

[8] Principle Trial Collaborative Group. Azithromycin for community treatment of suspected COVID-19 in people at increased risk of an adverse clinical course in the UK (PRINCIPLE): A randomised, controlled, open-label, adaptive platform trial[J]. Lancet, 2021, 397(10279): 1063-1074.

[9] REMAP-CAP INVESTIGATORS, HILLS T E, LORENZI E, et al. Simvastatin in critically ill patients with COVID-19[J]. N Eng J Med, 2023, 389(25): 2341-2354.

[10] The PRACTICAL, PANTHER, TRAITS, INCEPT, and REMAP-CAP investigators. The rise of adaptive platform trials in critical care[J]. Am J Respir Crit Care Med, 2024, 209(5):491-496.

[11] GRANHOLM A, KAAS-HANSEN B S, LANGE T, et al. An overview of methodological considerations regarding adaptive stopping, arm dropping, and randomization in clinical trials[J]. J Clin Epidemiol, 2023, 153: 45-54.

[12] CAMPBELL A J, ANPALAGAN K, BEST E J, et al. Whole-of-life inclusion in Bayesian adaptive platform clinical trials[J]. JAMA pediatrics, 2024, 178(10): 1066-1071.

[13] GRIESSBACH A, SCHÖNENBERGER C M, TAJI HERAVI A, et al. Characteristics,

progression, and output of randomized platform trials: A systematic review[J]. JAMA network open, 2024, 7(3): e243109.

[14] LAWLER P R, HOCHMAN J S, ZARYCHANSKI R. What are adaptive platform clinical trials and what role may they have in cardiovascular medicine?[J]. Circulation, 2022, 145(9): 629-632.

[15] KOTWAL S S, PERKOVIC V, JARDINE M J, et al. The Global Kidney Patient Trials Network and the CAPTIVATE platform clinical trial design: A trial protocol[J]. JAMA Netw Open, 2024, 7(12): e2449998.

[16] PAL S, CHATAWAY J, SWINGLER R, et al. Safety and efficacy of memantine and trazodone versus placebo for motor neuron disease (MND SMART): Stage two interim analysis from the first cycle of a phase 3, multiarm, multistage, randomised, adaptive platform trial[J]. Lancet Neurol, 2024, 23(11): 1097-1107.

[17] KOENIG F, SPIERTZ C, MILLAR D, et al. Current state-of-the-art and gaps in platform trials: 10 things you should know, insights from EU-PEARL[J]. EClinicalMedicine, 2024, 67: 102384.

第十六部分

重症信息化与人工智能

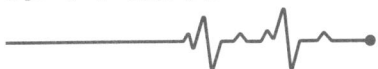

1 人工智能：破解重症患者沟通障碍

重症患者由于疾病本身或治疗过程中的镇静药物使用、疼痛等因素，常常难以有效表达自己的需求和感受，这对医疗团队制订个性化治疗方案、提高患者满意度和治疗效果构成了障碍。人工智能技术的发展为破解这一难题提供了新的可能性。通过自然语言处理、语音识别、情绪识别与分析等技术，人工智能可以帮助医护人员更准确地理解患者的需求，从而改善医患沟通，提升医疗服务质量。

一、重症患者沟通障碍的现状

（一）ICU 内沟通障碍概念

重症患者沟通障碍是指患者因无法有效用语言表达自己的生理和心理需求，常出现不同程度的焦虑、紧张等不稳定情绪，以及孤独无助的心理状态问题，影响患者与医护人员的沟通协作[1]。这种沟通障碍不仅会导致患者无法及时、准确地表达自己的需求，如疼痛、不适或对治疗的疑问，从而影响医疗团队制订个性化治疗方案的效率和准确率，进而可能使患者产生无助感和焦虑情绪，降低患者满意度，甚至可能影响治疗效果，延长住院时长。

（二）沟通障碍产生原因及流行病学

重症患者面临生理和心理障碍是沟通不畅的主要原因。生理上，患者因气管插管、镇静剂使用、疼痛和疲劳等因素导致无法有效沟通。例如，气管插管患者无法通过语言沟通，需要依赖非语言信号，如手势或面部表情等。同时，长期使用镇静剂的患者可能在药物影响下难以保持清醒，无法进行有效沟通。心理上，重症患者可能会因为对疾病预后的不确定性和对治疗过程的恐惧而产生沟通障碍。研究表明，超过 60% 的 ICU 患者在住院期间经历过至少一种形式的沟通障碍[2]。ICU 的环境因素对患者沟通能力也有显著影响。首先，ICU 中的噪声水平通常较高，可能会干扰患者的听力和理解能力。其次，光线条件，尤其是夜间，可能不利于患者的视觉沟通[3]。此外，温度和湿度的不适也可能影响患者的舒适度和沟通意愿，医疗设备和监测仪器限制了患者的活动范围，进而影响他们的非语言沟通能力[4]。另外，ICU 中其他患者的病情和治疗活动也可能对患者造成心理压力，进一步影响其沟通状态[5]。研究表明，ICU 环境因素对患者心理影响的改善可以显著提高患者的沟通满意度和整体护理体验[6]。

二、人工智能技术在改善重症患者沟通障碍中的应用

在重症医学领域，人工智能技术，尤其是语音识别和自然语言处理（natural language processing，NLP），为改善患者沟通提供了新的手段。这些技术能够将患者的口头语言转换为可读文本，从而帮助医护人员理解患者的需求和情感状态[7]。

（一）使无法沟通患者能够实现有效沟通

1. 脑机接口 侵入式脑机接口（BCI）通过皮质电极捕获运动意图信号。匹兹堡大学团队开发的 BrainGate 系统已实现瘫痪患者每分钟 10 字符的文本输出[8]。非侵入式技术如 fNIRS 结合深度学习模型，可将前额叶血氧信号转化为二元选择指令[9]。通过脑机接口技术，可以直接读取大脑的神经信号，并将其转化为控制命令或语言输出。例如，一些研究中利用脑机接口帮助瘫痪患者通过思维控制外部设备，如电脑光标或机械臂，从而实现与外界的交流[10]。

2. 面容识别与语音合成 利用面容识别技术结合语音合成系统，可以将患者的面部表情或口型转化为语音输出[11]。如在智能设备上，通过识别用户面部表情来判断其情绪状态，并生成相应的语音回应，为无法说话的患者提供了一种表达情感和需求的方式[12]。

（二）增加沟通广度

开发多模态沟通辅助工具，整合语音、文字、图像等多种信息，帮助患者更全面地表达自己的需求和感受。麻省理工学院开发的 AlterEgo 头戴设备通过面部肌电信号和骨传导实现无声交流[13]。谷歌 Project Euphonia 利用迁移学习构建个性化语音合成模型，使肌萎缩侧索硬化（amyotrophic lateral sclerosis，ALS）患者语音识别准确率提升至 85%[14]。例如，为患者提供一个集成了语音输入、文字显示、图片选择等多种功能的平板电脑，患者可以根据自己的情况选择最合适的沟通方式，医护人员也能更准确地理解患者的需求[15]。

（三）增加沟通深度

1. 识别疼痛 借助深度学习算法，对患者的面部表情、生理信号等进行分析，以更准确地评估患者的疼痛程度。基于面部微表情识别的 ICU 患者疼痛评估系统（VGG-16 架构）在 2 000 例样本中达到 92% 的准确率[16]。多伦多总医院开发的 AI 监护平台整合心率变异性、呼吸节律和脑电特征，实现抑郁风险早期预警[17]。通过对患者面部表情的微小变化进行识别和分析，结合其生理数据，如心率、血压的变化，AI 系统可以判断患者是否处于疼痛状态以及疼痛的严重程度，从而为医护人员提供更准确的疼痛评估依据，以便及时给予有效的镇痛治疗。

2. 识别焦虑 利用自然语言处理技术分析患者的言语内容和情绪状态，识别焦虑等负面情绪。例如，通过分析患者与医护人员的对话内容，AI 系统可以识别患者言语中的焦虑情绪特征，如频繁出现的负面词汇、语速加快、语气紧张等，提醒医护人员及时关注患者的心理状态，给予相应的心理支持和干预。

3. 识别谵妄 AI 技术可以通过分析患者的言语、行为和生理数据，识别谵妄等意识障碍状态。例如，智能监测系统能够实时监测患者的心率、血压、呼吸频率等生理指标，同时结合患者的言语内容和行为表现，利用机器学习算法判断患者是否存在谵妄，以便医护人

员及时采取干预措施[18]。

三、人工智能技术在重症患者沟通障碍领域的挑战

(一)数据获取瓶颈

1. 脑电信号个体差异大　重症患者脑电信号的个体间差异显著,约翰霍普金斯医院的研究表明,这种差异可能高达 40%[19]。这种差异使得基于脑电信号构建的模型在泛化到不同个体时面临巨大挑战,因为模型难以捕捉到适用于所有个体的通用特征,进而影响了模型的准确率和可靠性。

2. 数据孤岛现象　在医疗等领域,数据往往分散在不同的机构或部门,形成数据孤岛。这些数据由于隐私保护和数据所有权等因素,难以进行集中整合和共享。例如,不同医院的患者数据可能包含重要的医疗信息,但由于隐私法规和医院自身的数据管理政策,这些数据无法直接共享用于模型训练。

3. 实时性要求　现有 BCI 系统在实际应用中存在延迟问题,其平均延迟达到 1.2 秒(NIH 临床试验 NCT04549624)[20]。在紧急医疗场景下,如对突发疾病的患者进行诊断和干预,这种延迟是难以接受的。因为即使是短暂的延迟,也可能导致错过最佳的治疗时机,影响患者的治疗效果和生命安全。

(二)伦理困境

1. 医护人员对 AI 系统的担忧　剑桥大学的伦理审查报告发现,有 54% 的医护人员担心 AI 系统可能会曲解患者意图[21]。这种担忧主要源于 AI 系统的复杂性和不确定性较高。医护人员担心 AI 系统在分析和解读患者数据时,可能会出现错误的理解,从而导致错误的诊断或治疗建议,进而影响患者的健康和安全。

2. 法规对 AI 诊断系统的约束　欧盟新颁布的医疗器械法规对 AI 诊断系统提出了明确要求,要求其必须提供可解释性证据。这意味着 AI 系统不能仅仅给出诊断结果,还需要能够解释其得出该结果的依据和逻辑过程。这一要求旨在确保 AI 系统的决策过程是透明的、可追溯的,从而提高医护人员和患者对 AI 系统的信任度。

四、总结与展望

随着人工智能技术的持续发展,未来在重症患者沟通障碍领域,脑机接口和情感识别技术有望实现进一步突破,帮助患者更自然地表达需求。此外,多模态沟通辅助工具的应用将进一步提升医患沟通的效率和准确率,极大地改善重症患者所接受服务质量,使医疗服务更加人性化,从而更好地满足患者的需求和感受。与此同时,通过获得更加高效的工作辅助工具和系统,医护人员的工作效率也将得到显著提升。这些先进的技术将帮助医护人员更快地获取和处理患者信息,从而做出更准确的诊断和治疗决策。此外,智能化的沟通工具还可以减少人为错误,提高医疗服务的整体质量。因此,随着 AI 技术在医疗领域的广泛应用,我们有理由期待一个更加高效、精准和人性化的医疗未来。

(李　悦　韩　艺)

参考文献

[1] FRANCIS L, VORWALLER M A, ABOUMATAR H, et al. A clinician's guide to privacy and communication in the ICU[J]. Crit Care Med, 2017, 45(3): 480-485.

[2] BOEHM L M, JONES A C, SELIM A A, et al. Delirium-related distress in the ICU: A qualitative meta-synthesis of patient and family perspectives and experiences[J]. Int J Nurs Stud, 2021, 122: 104030.

[3] CHIN Y H, FOO S H. Rectal administration of propylthiouracil in a critically ill patient: A life-saving experience[J]. Cureus, 2024, 16(11): e74817.

[4] QUESADA-PUGA C, IZQUIERDO-ESPIN F J, MEMBRIVE-JIMÉNEZ M J, et al. Job satisfaction and burnout syndrome among intensive-care unit nurses: A systematic review and meta-analysis[J]. Intensive Crit Care Nurs, 2024, 82: 103660.

[5] MART M F, WILLIAMS ROBERSON S, SALAS B, et al. Prevention and management of delirium in the intensive care unit[J]. Semin Respir Crit Care Med, 2021, 42(1): 112-126.

[6] WHITMORE K A, TOWNSEND S C, LAUPLAND K B. Management of tracheostomies in the intensive care unit: A scoping review[J]. BMJ Open Respir Res, 2020, 7(1): e000651.

[7] SHENG C, KUANG G, BAI L, et al. Deep learning for visual speech analysis: A survey[J] IEEE Trans Pattern Anal Mach Intell, 2024, 46(9): 6001-6022.

[8] WILLETT F R, AVANSINO D T, HOCHBERG L R, et al. High-performance brain-to-text communication via handwriting[J]. Nature, 2021, 593(7858): 249-254.

[9] ZHOU Y. Multimodal deep learning for depression detection in ICU patients[J]. IEEE J Biomedical Health Informatics, 2023, 27(2): 876-885.

[10] ANDERER S, HSWEN Y. Digital avatars and personalized voices: How AI is helping to restore speech to patients[J]. JAMA, 2024, 331(15): 1259-1261.

[11] MUSALIA M, LAHA S, CAZALILLA-CHICA J, et al. A user evaluation of speech/phrase recognition software in critically ill patients: A DECIDE-AI feasibility study[J]. Crit Care, 2023, 27(1): 277.

[12] VASU A R. Machine learning-based personalized fluid management strategy for intensive care unit patients[J]. J Critical Care, 2020, 58: 120-126.

[13] DAVIES M. Loihi 2: A 1 million-neuron neuromorphic chip[J]. IEEE Micro, 2021, 41(5): 82-89.

[14] CHEN L. Pain assessment in critical care using facial recognition AI[J]. The Lancet Digital Health, 2023, 5(3): e143-e151.

[15] VASU A R. Machine learning-based personalized fluid management strategy for intensive care unit patients[J]. J Critical Care, 2020, 58: 120-126.

[16] MARCUS G. Ethical implications of AI-mediated communication in healthcare[J]. Nature Medicine, 2023, 29(4): 803-806.

[17] HELMAN S, TERRY M A, PELLATHY T, et al. Engaging multidisciplinary clinical users in

the design of an artificial intelligence-powered graphical user interface for intensive care unit instability decision support[J]. Appl Clin Inform, 2023, 14(4): 789-802.

[18] MUSALIA M, LAHA S, CAZALILLA-CHICA J, et al. A user evaluation of speech/phrase recognition software in critically ill patients: A DECIDE-AI feasibility study[J]. Crit Care, 2023, 27(1): 277.

[19] SMITH R. Individual variability in EEG signals: Implications for BCI model generalization[J]. J Neural Engineering, 2022, 19(3): 036012.

[20] DAVIES M. Low-power spiking neural networks for brain-computer interfaces[J]. Frontiers in Neuroscience, 2022, 15: 678.

[21] MARCUS G. Ethical concerns in AI-driven healthcare: A survey of healthcare professionals[J]. J Med Ethics, 2023, 49(2): 67-73.

2　人工智能导向的呼吸机设置:降低呼吸机相关肺损伤

机械通气作为生命支持的核心技术,每年挽救全球超过 2 000 万例重症患者的生命。然而,在 ICU 中,约 10% 的患者、23% 接受有创机械通气的患者合并 ARDS,这些患者的病死率高达 45%,高病死率与不同程度的呼吸机相关肺损伤(ventilator induced lung injury, VILI)密切相关,导致机械通气患者每日医疗成本增加 25.8%[1]。这种医学领域的"双刃剑"效应,促使研究者将目光投向 AI 技术,试图通过算法革命破解传统呼吸机设置的困局。

一、传统呼吸机参数设置的局限性

机械通气参数设置的精准性直接决定治疗效果与并发症风险。随着呼吸机设备更新迭代、通气模式开发设计以及肺保护性和膈肌保护性通气理念的快速发展[2],机械通气的选择变得更加多元化,但医师认知的局限、呼吸机技术的缺陷以及人机交互障碍的复杂交织,三者共同构成制约机械通气安全的"铁三角"困境,也是目前造成 VILI 的主要原因。

(一)医师认知局限与决策偏差的叠加效应

首先,全球仅 28% 的住院医师接受过呼吸机波形分析的系统培训,导致呼吸力学参数的解读存在显著的专业壁垒。医师个体经验差异显著,导致呼吸机参数设置存在较大差异,同时对异常呼吸波形的识别也常出现判断错误或遗漏[3]。在实操中,指南与实践脱节的现象普遍存在。其次,呼吸治疗师与重症医师的决策共识率仅 67%,这进一步加剧了参数设置的偏差。此外,超过 60% 的 ICU 未建立机械通气参数设置的定期审核制度[4],导致参数设置的动态调整能力不足。另外,由于劳动负荷等因素导致动态监测能力不足,错过最佳调整窗口期,尤其是在夜间值班期间,参数调整的循证决策率下降 42%,经验性调整增加 2.3 倍风险[5],以及普遍存在的报警疲劳现象导致临床人员对关键警告的响应延迟。

(二)呼吸机技术局限与设计缺陷的叠加

首先,预设模式的机械性局限表现在其基于理想肺模型设计,对急性呼吸窘迫综合征(acute respiratory distress syndrome, ARDS)等异质性肺损伤的适应性不足,多数设备呼气末正压(positive end-expiratory pressure, PEEP)调节最小单位为 $1cmH_2O$,无法实现 $0.5cmH_2O$

级别的精准调控。此外,90% 的临床呼吸机未配备食管压测量模块,导致跨肺压评估依赖经验推算,缺乏客观数据支持。其次,监测系统存在维度缺失问题。目前呼吸机仅提供气道压力、容积等基础参数,缺乏应力指数、驱动压等关键生物力学指标,波形分析功能薄弱,压力 - 容积环的自动解析率不足 [6],依赖人工视觉判断形态特征,精准程度有待提高,常规设备无法实现电阻抗成像(electrical impedance tomography,EIT)等区域性肺复张评估,限制临床决策的准确性。最后,报警系统存在逻辑缺陷。目前呼吸机报警阈值基于群体数据设定,未考虑个体生理基线差异,导致阈值设置僵硬化,报警仅提示现象,未能自动分析病因,重要参数(如 PEEP)变更提示被淹没在常规警报中,关键信息漏报率高,影响临床判断和及时干预。

(三)人机交互因素与多设备系统数据孤岛的叠加

人机交互目前面临着界面障碍与系统割裂的困境,技术限制导致完成一次参数调整需多次点击屏幕,急诊情境下误操作率增加 4 倍;关键参数(平台压、内源性呼气末正压)分散在不同界面,整体评估效率下降;从参数输入到实际生效存在 3 ~ 5 秒延迟,人机交互的识别具有滞后性在自主呼吸较强的患者中易引发人机对抗,甚至产生大量假报警,医护人员可能会降低报警音量、调整报警设置到不安全范围、忽略报警信号,甚至关闭报警,这可能会掩盖真实的患者安全问题,增加临床风险 [7]。此外,多设备系统的使用导致数据孤岛现象出现。呼吸机与血流动力学监测系统数据互通率差,PEEP 调整时无法实时评估心脏前负荷变化,同时呼吸机参数与血气结果的自动关联分析能力不足。如果参数设置不当,或未及时根据病情变化调整参数,会造成 VILI、人机对抗(patient-ventilator asynchrony,PVA)、机械通气时间延长,脱机困难等不良影响,明显增加病死率 [8-10]。PVA 是机械通气的潜在危害之一,影响约 25% 的机械通气患者,PVA 不仅会延长机械通气时间,还会增加医院及 ICU 病死率 [11]。然而,在目前的临床实践中,PVA 只能依靠临床医师或呼吸治疗师在床边观察呼吸机波形,而 PVA 可能随着每次呼吸持续发生,导致有害事件可能未被及时发现,进一步加剧 VILI 的风险 [12]。

(四)三重因素的交互放大效应

基于以上三重因素的交互作用,临床中常形成一种恶性循环模式:首先,医师经验不足导致选择不恰当的通气模式;其次,由于呼吸机监测指标不全,医护人员未能及时发现肺泡过度膨胀等关键问题;最后,报警系统阈值设置不当引发频繁假报警,导致人机界面信息过载,这种信息过载进一步加剧临床响应延迟,可能导致 VILI 发生,加重患者病情。

二、AI 辅助呼吸机参数调节的优势

AI 辅助呼吸机参数调节的优势体现在异常呼吸参数的实时获取。AI 引导下的呼吸机不仅能对呼吸波形和参数进行 24 小时记录,还能实时发现异常呼吸参数和波形,弥补了传统监测手段无法时刻监测的弊端。此外,AI 算法对异常呼吸波形和参数的识别较人工更灵敏,完全达到临床应用水平 [13]。

(一)AI 辅助呼吸机参数调节有多维数据整合优势

运用 AI 技术,呼吸机能够监测并整合多种关键指标,不仅包括基础呼吸参数,还可涵盖功能残气量、跨肺压力、机械能、血气分析、血常规、心血管变量、APACHE Ⅱ评分、人口特

征,甚至通过分析呼出气体来跟踪二氧化碳产生和无效腔比例等。这种集成式的数据收集使呼吸机参数设置能够从患者自身生理学特征出发,使呼吸机参数设置个体化,减少 VILI 的风险[14]。

(二)AI 辅助呼吸机参数调节的核心优势在于其动态化智能调节

利用 AI 算法可以对患者时间区间内的生理学参数进行分析,并据此动态调节呼吸机参数。例如,2024 年 Siqi Liu 等人的一项回顾性研究提出了一个基于强化学习的 AI 解决方案"EZ-Vent"。该方案使用 Batch Constrained Deep Q-learning(BCQ)模型,开发出动态调整 PEEP、FiO_2 和 VT 的通气策略。研究结果显示,与传统临床操作相比,AI 推荐的通气策略显著降低了医院病死率。这一成果表明将该模型整合到临床决策系统中,有望帮助临床医师优化通气设置,但其实际效果仍需多中心前瞻性试验进一步验证[15]。与临床医师实际操作相比,AI 算法推荐的呼吸参数调节表现出更高的动态性和操作频率。这种 AI 指导下的机械通气,可以实时分析患者生理状态变化,并动态调整通气策略,从而提供更适合患者的机械通气方案,有效避免不当机械通气方案带来的肺损伤[15-17]。

(三)AI 辅助呼吸机参数调节发挥人机协同优势

目前,对于机械通气中 PVA 的识别主要依赖于临床医师观察呼吸机波形,这种方法灵敏度较低,即使由该领域的专家进行评估,也耗时且效率有限。PVA 不仅会导致清醒患者不适,同时也与机械通气时间延长以及医院和 ICU 病死率增加密切相关[18]。虽然呼吸肌压力(P_{mus})的测定有助于 PVA 的识别,现有技术(如膈肌电活动监测、食管压监测)多为侵入性操作,复杂且不便临床应用。最近一项前瞻性单中心随机平行分配研究提出了一种基于循环神经网络的 AI 模型,能够在呼吸机屏幕上显示 P_{mus} 波形,较以往方法更无创便捷。此研究结果显示,在模拟场景中,P_{mus} 波形的显示提高了临床医师识别 PVA 的能力,但其在临床环境中的有效性仍需进一步验证[19]。此外,PVA 可根据其发生的形式分为集群异步和孤立异步,其中集群异步对临床结果的影响更为显著,其严重程度取决于集群内的异步数量和持续时间[20]。孤立异步可通过临床医师密切监测呼吸机屏幕识别,而异步群集的识别更具挑战性。针对这一问题,Leonardo Sarlabous 等人开发了一种基于气道流量和气道压力波形的样本熵的自动算法,用于检测复杂的患者-呼吸机相互作用(complex patient-ventilator interaction,CPVI)。该方法不需要检测每个呼吸周期,而是通过分析气道压力和气道流量信号的复杂性来识别 CPVI,这为识别异步群集提供了一种全新的思路[21]。此外,一项多中心观察性研究表明,人工智能,特别是循环神经网络模型,能够有效识别方形流量辅助控制通气期间与强吸气努力相关的气道压力变形,从而最大限度地减少未被识别的异常人机相互作用及其潜在危害[22]。AI 还可通过机器学习个体生理基线(如气道阻力昼夜波动模式),动态调整报警阈值,进行个体化报警管理,并可通过 HL7 协议实现与体外膜氧合(extracorporeal membrane oxygenation,ECMO)、连续性肾脏替代治疗(continuous renal replacement therapy,CRRT)设备的智能联动(如 ECMO 流量变化时自动调整 PEEP)。

三、展望

ICU 中的数据资源丰富,但目前 AI 对数据的挖掘和整合并不充分。未来 AI 在 ICU 的作用也不只是局限于呼吸机应用,而是全方位、多维度地参与临床决策[23]。随着 AI 与呼吸机的结合,利用深度学习和机器学习等算法建立的预测模型也参与到临床决策中,成为辅助临床医师做出决策的工具,距此目标的实现还需要确定最佳的模型算法,并通过持续的数据收集和完善来提升模型的准确性。基于理论与实践相结合的智能化模型建立并不断优化,正是 AI 决策优势的核心体现 [24-25]。AI 导向的呼吸机系统并非冷冰冰的算法集合,而是将临床智慧转化为持续进化的数字生命体,在 VILI 防治这个充满挑战的领域,AI 技术正在书写机械通气史上前所未有的精准篇章。

（张利鹏　刘　伟）

参考文献

[1] KAIER K, HEISTER T, MOTSCHALL E, et al. Impact of mechanical ventilation on the daily costs of ICU care: A systematic review and meta regression[J]. Epidemiol Infect, 2019, 147: e314.

[2] RUBULOTTA F, BLANCH TORRA L, NAIDOO K D, et al. Mechanical ventilation, past, present, and future[J]. Anesth Analg, 2024, 138(2): 308-325.

[3] JACKSON R, KIM A, MOROZ N, et al. Reverse triggering? A novel or previously missed phenomenon?[J]. Ann Intensive Care, 2024, 14(1): 78.

[4] BRANSON R D, HESS D R, CHATBURN R L. Interprofessional collaboration in respiratory care: A Delphi consensus statement[J]. Respiratory Care, 2020, 65(10): 1453-1463.

[5] SOTTILE P D, ALBERS D, MOSS M M, et al. Multivariable optimization of mechanical ventilation parameters using bayesian adaptive design[J]. Critical Care Medicine, 2021, 49(8): e783-e792.

[6] SILVA P L, BALL L, ROCCO P R M, et al. Physiological and pathophysiological consequences of mechanical ventilation[J]. Semin Respir Crit Care Med, 2022, 43(3): 321-334.

[7] SENDELBACH S, FUNK M. Alarm fatigue: A patient safety concern[J]. AACN Adv Crit Care, 2013, 24(4): 378-388.

[8] SLUTSKY A S, RANIERI V M. Ventilator-induced lung injury[J]. N Engl J Med, 2013, 369(22): 2126-2136.

[9] KYO M, SHIMATANI T, HOSOKAWA K, et al. Patient-ventilator asynchrony, impact on clinical outcomes and effectiveness of interventions: A systematic review and meta-analysis[J]. J Intensive Care, 2021, 9(1): 50.

[10] MARINI J J, THORNTON L T, ROCCO P R M, et al. Practical assessment of risk of VILI from ventilating power: A conceptual model[J]. Crit Care, 2023, 27(1): 157.

[11] RAMÍREZ I I, ADASME R S, ARELLANO D H, et al. Identifying and managing patient-ventilator asynchrony: An international survey[J]. Med Intensiva (Engl Ed), 2021, 45(3): 138-146.

[12] KARAGEORGOS V, PROKLOU A, VAPORIDI K. Lung and diaphragm protective ventilation: A synthesis of recent data[J]. Expert Rev Respir Med, 2022, 16(4): 375-390.

[13]　CHEN X, FAN J, ZHAO W, et al. Application of a cloud platform that identifies patient-ventilator asynchrony and enables continuous monitoring of mechanical ventilation in intensive care unit[J]. Heliyon, 2024, 10(13): e33692.

[14]　MARINI J J, GATTINONI L. The ventilator of the future: Key principles and unmet needs[J]. Crit Care, 2024, 28(1): 284.

[15]　LIU S, XU Q, XU Z, et al. Reinforcement learning to optimize ventilator settings for patients on invasive mechanical ventilation: Retrospective study[J]. J Med Internet Res, 2024, 26: e44494.

[16]　PEINE A, HALLAWA A, BICKENBACH J, et al. Development and validation of a reinforcement learning algorithm to dynamically optimize mechanical ventilation in critical care[J]. NPJ Digit Med, 2021, 4(1): 32.

[17]　COLLINO F, GATTINONI L, CAMPOROTA L. Are we ready to harness AI and digital modelling for precision in peep settings?[J]. Intensive Care Med, 2024, 50(7): 1177-1178.

[18]　BAKKES T, VAN DIEPEN A, DE BIE A, et al. Automated detection and classification of patient-ventilator asynchrony by means of machine learning and simulated data[J]. Comput Methods Programs Biomed, 2023, 230: 107333.

[19]　SILVA D O, DE SOUZA P N, DE ARAUJO SOUSA M L, et al. Impact on the ability of healthcare professionals to correctly identify patient-ventilator asynchronies of the simultaneous visualization of estimated muscle pressure curves on the ventilator display: A randomized study (Pmus study)[J]. Crit Care, 2023, 27(1): 128.

[20]　MAGRANS R, FERREIRA F, SARLABOUS L, et al. The effect of clusters of double triggering and ineffective efforts in critically ill patients[J]. Crit Care Med, 2022, 50(7): e619-e629.

[21]　SARLABOUS L, AQUINO-ESPERANZA J, MAGRANS R, et al. Development and validation of a sample entropy-based method to identify complex patient-ventilator interactions during mechanical ventilation[J]. Sci Rep, 2020, 10(1): 13911.

[22]　DE HARO C, SANTOS-PULPÓN V, TELÍAS I, et al. Flow starvation during square-flow assisted ventilation detected by supervised deep learning techniques[J]. Crit Care, 2024, 28(1): 75.

[23]　MISSERI G, PIATTOLI M, CUTTONE G, et al. Artificial intelligence for mechanical ventilation: A transformative shift in critical care[J]. Ther Adv Pulm Crit Care Med, 2024, 19(18): 1-6.

[24]　GIRI J, AL-LOHEDAN H A, MOHAMMAD F, et al. A comparative study on predication of appropriate mechanical ventilation mode through machine learning approach[J]. Bioengineering (Basel), 2023, 10(4): 418.

[25]　TANDON P, NGUYEN K A, EDALATI M, et al. Development and validation of a deep learning classifier using chest radiographs to predict extubation success in patients undergoing invasive mechanical ventilation[J]. Bioengineering (Basel), 2024, 11(6): 626.

3 大数据模型：预测心肺脑复苏后的患者存活率

心肺脑复苏（cardiopulmonary cerebral resuscitation，CPCR）作为一项至关重要的紧急医疗救援技术，显著降低了因心脏和呼吸骤停引发的死亡和伤残风险。然而，如何精准预测心肺脑复苏后患者的存活率等结局，仍然是临床上面对的困难之一。随着医学大数据和人工智能领域的蓬勃发展，基于重症大数据的临床研究已成为当前的研究热点。

一、心肺脑复苏后预后预测模型

（一）院外心肺脑复苏模型

1. SCARS 模型 "SCARS 模型"可预测院外心搏骤停患者的生存和神经功能结局。尽管高达 30% 的院外心搏骤停（out-of-hospital cardiac arrest，OHCA）患者能够实现自主循环恢复（return of spontaneous circulation，ROSC），但遗憾的是，仅约 10% 的患者能够最终存活。Hessulf 等人利用瑞典心肺复苏登记处（Swedish Registry for Cardiopulmonary Resuscitation，SCARS）超过 55 615 例的 OHCA 病例、近 400 个生存预测因子，开发了基于机器学习的 SCARS-1 模型。此模型包含初始表现、院前干预和关键时间间隔等重要变量，可以在 15 秒内快速计算患者的生存率和神经功能，其受试者曲线下面积（area under the receiver operating characteristic curve，AUROC）为 0.95，具有较好的预测准确率和校准度[1]。随后该团队进一步优化了 SCARS 模型，使其 AUROC 升至 0.96，并提供了免费的 API 接口，方便了临床工作者访问和使用该模型[2]。外部验证显示，SCARS 评分模型在预测患者出院时生存率的 AUROC 达到了 0.70[3]。

2. EDA 评分 "EDA 评分"为院外心搏骤停患者在急诊科到达时的"简易生存评分"。在患者到达急诊科（emergency department arrival，EDA）时，能够迅速且准确地预测其生存机会至关重要。Heo 等人基于韩国 OHCA 注册数据，开展了一项涵盖 2015 年至 2020 年间 33 家医院、涉及 5 471 例成年 OHCA 患者的多中心回顾队列研究。该研究选取院前 ROSC、目击者存在情况、可电击心律、初始 pH 以及年龄作为自变量。因变量设为患者是否能够存活至出院。研究者采用多变量 logistic 回归模型及三种先进的机器学习方法进行分析：随机森林、支持向量机、K 近邻分类器，这些模型的 AUROC 分别为 0.812 6、0.792 0、0.678 3 和 0.787 9。此外，研究者还根据这五个因素构建了一个简易的评分规则，可以预测患者在到达急诊科时的出院生存概率[4]。

3. PReCAP 模型 "PReCAP 模型"为院前实时心搏骤停结局预测模型。在心搏骤停的现场救护中，为了提高救援效率并缩短转运时间，有时可在行驶的救护车中进行复苏操作，这可能会在一定程度上影响复苏质量。然而，如果现场复苏能够显著提升 ROSC 的可能性，则应优先考虑在现场进行复苏。Chang 等人开发了院前实时心搏骤停结局预测（pre-hospital real-time cardiac arrest outcome prediction，PReCAP）模型，该模型使用院前输入变量和时间自适应队列来精准预测心搏骤停现场能否实现 ROSC。本研究依托泛亚复苏结果研究（Pan-Asian Resuscitation Outcome Study，PAROS）数据库，该数据库涵盖 157 654 例患者。该团队采用 LightGBM 建立 PReCAP 模型。在预测现场实现 ROSC 方面,PReCAP 的 AUROC 为 0.85～0.87。此外,PReCAP 预测患者存活至急诊科出院、30 天存活率以及脑功能分级(cerebral performance category)方面的 AUROC 也分别达到了 0.91～0.93、0.80～0.86、0.84～0.90 的高水平。PReCAP 模型在对 ROSC 现场预测时,各特征重要性会随时间的变化而有所不同。PReCAP 模型能够准确预测现场 ROSC、存活至急诊科出院、30 天存活率和脑功能分级,AUROC 范围为 0.8～0.93[5]。

(二)院内心肺脑复苏模型

1. ROSC 模型　"ROSC 模型"为预测院内心搏骤停后成人 ROSC 和神经预后的模型。IHCA 与低 ROSC、低出院存活率以及不良神经预后紧密相关。Li 等人回顾了吉林某医院 2019 年至 2020 年期间的 2 129 例 IHCA 患者。他们运用单因素和多因素 logistic 回归确定了影响 ROSC 结局的独立因素。构建了两个 Nomogram 预测模型并对其进行了评价。研究显示,男性、年龄超过 80 岁、CPCR 持续时间超过 3 分钟、肾上腺素总剂量大于 3mg 均为显著增加无法实现 ROSC 的风险因素。此外,心搏骤停前是否合并心律失常、初始除颤节律以及是否采用高级气道管理(如气管插管)也会显著影响患者结局。研究中所构建的预测模型预测效能优异,AUROC 为 0.904[6]。这充分证明了该模型在预测 IHCA 患者能否成功实现 ROSC 方面具有高度的准确率和可靠性。

2. R-ECPR 模型　"R-ECPR 模型"为接受体外心肺复苏(extracorporeal cardiopulmonary resuscitation,ECPR)患者的结局预测模型。与传统的心肺脑复苏相比,ECPR 已被证实可以降低心搏骤停患者的病死率[7],而且早期启动 ECPR 可以改善预后[8]。Li 等人开展了前瞻性多中心研究,纳入中国 61 家医院接受 ECPR 的心搏骤停患者,利用 COX 回归建立预测模型,并通过外部验证集(351 例建模,68 例验证)对模型进行验证,模型的一致性统计量(C-statistic)为 0.70。多因素分析进一步揭示,对于 45～60 岁患者而言,脑血管病史、无脉性电活动或心搏骤停和乳酸水平升高是增加死亡风险的显著因素,而较高的 pH 和主动脉内球囊反搏(intra-aortic balloon pump,IABP)则具有保护作用[9]。

二、大数据模型预测心肺脑复苏患者存活率的效能、优势和不足

预测模型构建方法是影响预测效能的关键,相对于传统的回归算法,人工智能的方法(包括机器学习和深度学习模型)表现更好,但仍存在异质性和高偏倚。一项系统评价综合评估了 41 项研究的预测模型,合并 AUC 为 0.837(95% CI 0.757～0.916)。然而,这些研究在缺失数据和校准图表验证方面存在不足[10]。另一项研究中,Wang 等人对两种预测心搏骤停后患者结局的评分系统进行了深入的比较与外部验证:一种是基于传统统计方法的 SWAP 评分,另一种则是利用机器学习技术开发的 SCARS 评分,这两种评分体系均展现出了对不良结局的有效预测能力[3]。

大数据模型在预测心肺脑复苏预后方面展现出诸多优势。如:大数据集样本的不断扩充、计算能力的提升以及新型算法的不断涌现等,众多创新性的预测模型应运而生。这些新算法凭借其强大的自动提取和分类能力,在处理复杂多变的临床实际场景时表现出色。深度学习算法能够深入挖掘数据中的潜在规律,无须人工预定义特征,从而提高了预测的准确率和效率。大数据预测模型不仅可以探索治疗效果,还能高效整合电子健康记录中的海量数据,为临床决策提供有力的技术支持[10-11]。

心肺脑复苏预后模型研究目前的局限性和挑战有:第一,外部验证不足。绝大多数模型尚未经过严格的外部验证步骤,而缺乏这一关键环节的模型直接在临床实践是存在风险的。一项系统评价纳入了 33 项 IHCA 的预后模型研究,揭示了一系列心搏骤停前影响因素。常见因素包括年龄、功能状态、是否存在(转移性)恶性肿瘤、心脏病病史、脑血管事件、呼吸功能紊乱、肝肾功能不全、低血压以及脓毒症。其中仅有六个已开发的模型在外部人群中得到了独立的验证[11]。第二,当前模型研究普遍存在方法学上的偏倚问题,比如缺乏校准图[10]。校准图是评估模型预测概率与实际观察结果一致性的重要工具,其缺乏无疑削弱了模型的可信度。第三,模型开发过程中对于缺失数据处理也常常不尽如人意,模型的准确率和泛化能力势必会受到影响,给预测结果的稳定性带来隐患。第四,机器学习和深度学习模型中存在的偏倚风险的评估(包括泛化、可重复性、可解释性、特征处理和数据集大小等方面)仍然没有得到充分的关注和妥善解决[10-11]。

三、总结与展望

综上所述,近年多个心肺脑复苏后预后预测模型涌现。院外模型如 SCARS 模型、EDA 评分和 PReCAP 模型等;院内模型有 ROSC 模型和 R-ECPR 模型等。人工智能算法模型虽在预测心肺脑复苏患者存活率上有潜力,如提高准确率等,但仍存在外部验证不足、方法学质量有待提升、临床应用的局限性等问题,从而限制了临床推广应用。因此,基于临床实际问题的精准对接以及模型构建的四个重要环节(数据收集、数据整理、模型建立、模型验证),提出以下几点探讨。①研究设计。可启动大范围的前瞻性队列研究登记注册项目,广泛收集大规模、多样化的数据资源。②数据收集与整理。可建立一套标准化的数据登记表格,确保数据的准确率和一致性;丰富数据维度,纳入非结构化数据、多模态数据(心电图、脑电图、影像资料等)、纵向重复测量数据,为后续动态多维分析提供信息。③模型建立。考虑探索动态预测模型、多模态预测模型等,从而更全面地捕捉患者病情的变化趋势,提高预测的准确率和时效性。④强调模型外部验证。为了确保模型的泛化能力和临床实用性,可开展广泛的模型外部验证,特别是利用前瞻队列和随机对照试验等高质量研究进行验证。⑤提升方法学质量,减少偏倚。参考 PROBAST 工具[12],对模型开发过程步骤进行细致审查和优化。

(毛　智　王晓莉)

参考文献

[1] HESSULF F, BHATT D L, ENGDAHL J, et al. Predicting survival and neurological outcome in out-of-hospital cardiac arrest using machine learning: The SCARS model[J]. EBioMedicine, 2023, 89: 104464.

[2] SULTANIAN P, LUNDGREN P, LOUCA A, et al. Prediction of survival in out-of-hospital cardiac arrest: The updated Swedish cardiac arrest risk score (SCARS) model[J]. Eur Heart J Digit Health, 2024, 5(3): 270-277.

[3] WANG C H, TAY J, WU C Y, et al. External validation and comparison of statistical and

machine learning-based models in predicting outcomes following out-of-hospital cardiac arrest: A multicenter retrospective analysis[J]. J Am Heart Assoc, 2024, 13(20): e037088.

[4] HEO J H, SUH G J, PARK J H, et al. A simple scoring rule to predict survival to discharge after out of hospital cardiac arrest at the time of ED arrival[J]. Am J Emerg Med, 2023, 72: 151-157.

[5] CHANG H, KIM J W, JUNG W, et al. Machine learning pre-hospital real-time cardiac arrest outcome prediction (PReCAP) using time-adaptive cohort model based on the Pan-Asian Resuscitation Outcome Study[J]. Sci Rep, 2023, 13(1): 20344.

[6] LI Z, XING J. A model for predicting return of spontaneous circulation and neurological outcomes in adults after in-hospital cardiac arrest: Development and evaluation[J]. Front Neurol, 2023, 14: 1323721.

[7] PAGURA L, FABRIS E, RAKAR S, et al. Does extracorporeal cardiopulmonary resuscitation improve survival with favorable neurological outcome in out-of-hospital cardiac arrest? A systematic review and meta-analysis[J]. J Crit Care, 2024, 84: 154882.

[8] SIM J H, KIM S M, KIM H R, et al. Time to initiation of extracorporeal membrane oxygenation in conventional cardiopulmonary resuscitation affects the patient survival prognosis[J]. J Intern Med, 2024, 296(4): 350-361.

[9] LI Z, GAO J, WANG J, et al. Mortality risk factors in patients receiving ECPR after cardiac arrest: Development and validation of a clinical prognostic prediction model[J]. Am J Emerg Med, 2024, 76: 111-122.

[10] ZOBEIRI A, REZAEE A, HAJATI F, et al. Post-cardiac arrest outcome prediction using machine learning: A systematic review and meta-analysis[J]. Intern J Med Inform, 2025, 193: 105659.

[11] GRANDBOIS VAN RAVENHORST C, SCHLUEP M, ENDEMAN H, et al. Prognostic models for outcome prediction following in-hospital cardiac arrest using pre-arrest factors: A systematic review, meta-analysis and critical appraisal[J]. Crit Care, 2023, 27(1): 32.

[12] FERNANDEZ-FELIX B M, LÓPEZ-ALCALDE J, ROQUÉ M, et al. CHARMS and PROBAST at your fingertips: A template for data extraction and risk of bias assessment in systematic reviews of predictive models[J]. BMC Med Res Methodol, 2023, 23(1): 44.

4　人工智能：助力电子病历建设与管理

随着重症医学领域高维数据的广泛获取和计算机算力的大幅提升，人工智能（artificial intelligence，AI）在电子病历（electronic medical record，EMR）的建设与管理中，展现出前所未有的潜力，它可以显著提高电子病历数据采集和维护效率，减少人力投入，辅助质量控制，确保数据完整性和一致性，从而提高诊疗决策的准确率，为疾病诊断和治疗提供数据支持与技术工具[1]。

一、人工智能在电子病历数据采集中的应用

（一）电子病历数据的结构化采集

1. 临床数据采集　在数据结构化采集方面，自然语言处理（natural language processing，NLP）可以自动提取电子病历自由文本中的关键信息，发挥重要作用[2]。王维笑等人[3]提出了基于自然语言处理与结构化算法的病历信息高精度抽取方法，可以有效实现大段落病历文本分层结构的解析，实现病历文本信息的高精度抽取。同时，深度学习和医疗领域垂直模型的开发，显著提升了多模态数据在电子病历中的应用精度，为临床决策和大数据分析提供了坚实的数据基础[4]。高晓娟等人[5]提出一种基于改进神经网络的医疗大数据智能处理算法，有效解决了计算机难以处理电子病历中大量非结构化数据，而导致无法挖掘其潜在信息的难题。

2. 护理数据采集　护理数据采集和文书记录是医疗护理中不可或缺的部分，对患者的治疗和护理过程起到至关重要的作用。然而，传统的纸质记录方法通常非常耗时且容易出错，分散了护士对患者直接护理的注意力[6]。人工智能的出现为这一长期存在的挑战提供了解决方案。通过自动生成患者基本信息和护理计划，并导入护理高风险评估内容及结果，护士仅需确认内容准确率并保存，系统即可根据设定规则自动生成完整护理文书。通过自然语言处理技术，人工智能可以转录语音注释，护士以语音输入护理数据或文本内容，并生成对应的字段[7]。此外，人工智能系统能自动化数据输入和分析流程，简化文档工作，提升护理效率。例如，生命体征数据自动同步至电子体温单，完成数据填充和自动绘图；液体终端数据自动分析，生成相关护理记录；出入量界面实时统计液体输注量[8]。由此可见，人工智能能够减少人为错误，提高护理文书记录的准确率和效率，让护士将更多时间专注于患者照护，而非烦琐的文书工作。

（二）电子病历数据的跨机构共享与整合

联邦学习框架可以在解决数据孤岛问题的同时，保护用户数据隐私，实现电子病历数据的跨机构共享。医疗机构可以保留其数据所有权和控制权，只需计算并向中央服务器或聚合者分享梯度信息。中央服务器在收集足够模型更新后，会更新全局模型，并将新模型参数发回至各数据持有者，如此循环往复，即使参与者不直接共享数据，也能训练出高质量的机器学习模型[9]。曹林霄等人[10]提出了一种基于联邦学习的ICU内机械通气和镇静药物管理的辅助决策方法，打破了ICU医疗数据隐私的限制和医疗数据孤岛的窘境，同时确保即使数据质量不佳，系统依然能自动去除数据噪声，做出准确决策，该方法决策准确率较现有模型提高了36.75%。

二、人工智能在电子病历运行管理中的应用

（一）电子病历的自动化生成

大语言模型的问世，使人工智能生成内容成为研究热点，并逐步在医疗领域得到应用[11]。然而，在电子病历自动生成方面，尤其是基于大语言模型的落地应用仍欠缺。当前，国内大模型的研发与应用已进入快车道，为大语言模型生成电子病历提供了全新契机。2024年，中山大学肿瘤防治中心成功引入医疗大语言模型，通过数据采集、模型训练和系

统集成,构建电子病历自动生成系统,初步实现了出院小结、鉴别诊断和病程记录的自动生成,大幅提高了临床医师的病历书写效率[12]。

(二)电子病历数据的生成后挖掘与分析

电子病历数据是医学研究的重要资源。目前,医疗领域已开发出多种基于人工智能技术的数据预处理、清洗、挖掘及分析方法,如神经网络、决策树、关联规则挖掘等。这些方法有助于从海量临床数据中提取有用的信息,发现潜在的医疗规律和模式,为疾病诊断和治疗提供科学准确的辅助决策。Young 等人[13]利用自然语言处理技术,基于 2 931 例 ICU内重症患者的人口学特征、临床病案记录、辅助检查结果、治疗信息等电子病历数据,识别重症患者的三类行为障碍表型,分别定义为激动型、非激动型和混合型,为重症患者的预后评估和临床试验设计提供了重要依据。

三、人工智能在电子病历质量控制中的应用

近年来,越来越多的大型现代化医疗机构在无纸化电子病历系统的基础上,建立了人工智能病历质控系统,以"AI+人工"质控的方式逐步取代了传统的人工质控模式,改善了人工质控覆盖率低下和质控流程滞后等问题。新型电子病历质控模式不仅提高了病历书写质量,有效预防因重要医疗文书缺失而导致的医保拒付和经济损失,还能切实缓解病历质控部门的工作压力,全面提高医院病历数据质量和管理水平。利用人工智能技术对电子病历展开持续探索,有助于未来实现医疗机构全方位质控的预判和质控工作的精细化管理。

丁佳丽等人[14]利用人工智能技术构建病历质控系统,对 36 份病历文书进行环节与终末质控,比较人工智能质控与人工质控结果。人工智能质控用时 1 秒,人工质控累计用时44 小时,查全率 73.80%,查准率 90.76%,重合率 83.21%。张瑜等人[15]结合自然语言处理与知识图谱技术,构建了病历质量管理体系,并通过人工核查干预,将机器未识别的问题反馈给医师。系统上线后,病历质控实现全覆盖,甲级病案率从 96.47% 提升至 100%,病案首页合格率与完整率分别提高 3.38% 和 15.05%,缺陷病案占比由 12.37% 降至 0.10%。徐芳等人[16]基于电子病历系统构建自动化病历质控方案,可自动检测、分析与评价运行中的病历,有效提升质控覆盖率与时效性,规范病历书写,提高医疗质量,改善服务并保障医疗安全。

四、人工智能在电子病历建设与管理中的挑战与机遇

人工智能可有效提高电子病历建设效率和准确率,正逐渐成为提升医疗服务质量和优化临床决策的重要工具。然而,人工智能对于电子病历的自动化数据采集、内容生成和质量控制等实际临床应用场景下,仍面临诸多挑战。第一,数据质量与标准化是人工智能应用的核心难题之一。电子病历数据存在异质性,不同医疗机构之间的数据格式和语义标准差异较大,影响了人工智能算法的处理效率与预测准确率。此外,数据缺失、错误标注和信息不完整等问题也可能进一步削弱模型的性能。第二,隐私保护与伦理问题同样是不可忽视的挑战。电子病历记录了大量患者的敏感健康数据,而人工智能模型的训练,特别是深度学习,依赖大规模数据,如何在不侵犯患者隐私的前提下收集、存储和使用这些数据,是人工智能落地的重要难题。要实现技术进步与伦理保护的平衡,必须遵循严格的法律法规,

通过去标识化、数据加密等技术手段保障数据安全。第三,人工智能技术在临床实践中的融合仍面临挑战,尽管其在医学图像识别、疾病预测等方面取得了一定突破,但在实际临床环境中,可解释性和适用性仍有待提升。医护人员的工作流程复杂,人工智能系统需要与现有电子病历平台高度兼容,并符合医师的临床决策习惯,才能真正为医护人员提供精准、高效、易理解的决策支持。

尽管如此,人工智能也为电子病历的智能化建设和管理带来了巨大机遇。第一,人工智能能够自动提取病历中的关键信息,帮助医师快速识别异常情况,预测病情变化,甚至在疾病早期阶段提供精准的干预建议,从而优化临床决策,降低误诊率,并显著提升患者管理与诊疗效率。第二,人工智能在精准医疗领域的潜力巨大。通过分析大规模电子病历、多组学数据及临床研究成果,人工智能可为患者量身定制个性化治疗方案,不仅有助于提升治疗效果,还能减少不必要的医疗资源消耗。第三,人工智能在医疗资源优化与成本控制方面也表现出显著价值,通过数据分析发现医院资源配置中的不合理之处,优化医师排班、病床管理和药品采购,从而降低运营成本,同时提升医疗服务质量和资源利用效率。

五、结语

综上所述,人工智能在电子病历建设与管理中的应用具有巨大潜力,但其普及和应用仍面临技术、伦理及法律等多方面的挑战。未来随着人工智能技术的不断发展,在提升医疗质量、优化病历管理、减轻医护负担、推动精准医疗等方面,人工智能将发挥不可或缺的作用。通过加强技术与法规的完善,人工智能有望成为新时代智能医学的重要支柱。

(张　驰　王旬容)

参考文献

[1]　CHAMOLA V, GOYAL A, SHARMA P, et al. Artificial intelligence-assisted blockchain-based framework for smart and secure EMR management[J]. Neural Comput Appl, 2022, 35(31): 1-11.

[2]　HOSSAIN E, RANA R, HIGGINS N, et al. Natural language processing in electronic health records in relation to healthcare decision-making: A systematic review[J]. Comput Biol Med, 2023, 155: 106649.

[3]　王维笑, 费晓璐, 闫海荣, 等. 基于自然语言处理与结构化算法的病历信息高精度抽取方法研究 [J]. 中国数字医学, 2024, 19(5): 40-48.

[4]　ADEKKANATTU P, FURMANCHUK A, WU Y, et al. Deep learning for identifying personal and family history of suicidal thoughts and behaviors from EHRs[J]. NPJ Digit Med, 2024, 7(1): 260.

[5]　高晓娟, 张爱华, 杨姣. 基于改进神经网络的医疗大数据智能处理算法设计 [J]. 电子设计工程, 2023, 31(9): 34-38.

[6]　YADAV S. Embracing artificial intelligence: Revolutionizing nursing documentation for a better future[J]. Cureus, 2024, 16(4): e57725.

[7] NASHWAN A J, ABUJABER A, AHMED S K. Charting the future: The role of AI in transforming nursing documentation[J]. Cureus, 2024, 16(3): e57304.

[8] RONY M K K, PARVIN M R, FERDOUSI S. Advancing nursing practice with artificial intelligence: Enhancing preparedness for the future[J]. Nurs Open, 2024, 11(1): 10.1002/nop2.2070.

[9] ALI A, AL-RIMY B A S, TIN T T, et al. Empowering precision medicine: Unlocking revolutionary insights through blockchain-enabled federated learning and electronic medical records[J]. Sensors, 2023, 23(17): 7476.

[10] 曹林霄, 刘佳, 朱怡飞, 等. 基于联邦学习的网络化 ICU 呼吸机和镇静剂管理方法 [J]. 计算机科学, 2023, 50(10): 165-175.

[11] 高晓娟, 张爱华, 杨姣. 基于改进神经网络的医疗大数据智能处理算法设计 [J]. 电子设计工程, 2023, 31(9): 34-38.

[12] 刘少堃, 何仲廉, 李彬, 等. 基于大模型的电子病历自动生成系统的设计与应用探讨 [J]. 中国数字医学, 2024, 19(8): 8-13.

[13] YOUNG M, HOLMES N E, KISHORE K, et al. Natural language processing diagnosed behavioral disturbance phenotypes in the intensive care unit: characteristics, prevalence, trajectory, treatment, and outcomes[J]. Critical Care, 2023, 27(1): 425.

[14] 丁佳丽, 史亚香, 焦蕴. 基于人工智能的病历质控系统的设计与应用 [J]. 中国数字医学, 2021, 16(2): 45-48.

[15] 张瑜, 吴青松, 胡和, 等. 基于人工智能的全程病历质控系统的构建与应用 [J]. 中国数字医学, 2022, 17(10): 83-87.

[16] 徐芳, 郝雅斌, 牛宇翔. 自动化病历质控系统应用效果评价 [J]. 中国卫生信息管理杂志, 2024, 21(3): 464-470.

5　人工智能辅助病原微生物快速诊断新技术

人工智能（artificial intelligence, AI）在医疗领域中的价值已得到全球医疗机构的广泛认可。ICU 是医疗环境中最复杂且高风险的科室之一, 患者通常面临严重感染的威胁。随着抗生素耐药性的加剧及医疗资源的紧张, 实现病原微生物的快速、精准诊断尤为关键[1-2]。然而, 传统的病原微生物鉴定方法, 如涂片显微镜检查、分离培养、生化检测等, 存在检测周期长、操作烦琐、灵敏度低、病原体培养困难及依赖大型仪器等局限性, 从而制约了快速、精准的病原体诊断能力[3]。因此, 亟须开发高效、精准的病原菌检测方法, 以满足临床需求。近年来, 研究者们尝试将 AI 与质谱分析、拉曼光谱技术等相结合, 以开发出病原微生物快速诊断的新方法。

一、AI 与质谱技术结合在病原微生物快速诊断中的应用

近年来, AI 与质谱技术的深度融合为病原体快速诊断带来了突破性的进展[4]。AI 强大的数据分析能力与质谱技术高分辨率的特性相结合, 不仅加快了检测过程, 还可提高病

原体分类的准确率。

Christina 等人 [5] 提出了一种基于单细胞基质辅助激光解吸 / 电离 - 气溶胶飞行时间质谱（single-cell matrix-assisted laser desorption/ionization-aerosol time-of-flight mass spectrometry，SC-MALDI-ATOF MS）与深度学习结合的病原体快速诊断方法。研究者针对尿液样本中常见的细菌种类生成了 SC-MALDI-ATOF 质谱，包括表皮葡萄球菌、肺炎克雷伯菌、屎肠球菌、大肠埃希菌和金黄色葡萄球菌。这种 SC-MALDI-ATOF MS 方法，可直接检测气溶胶环境中的病原体颗粒，通过 MALDI 激光解吸 / 电离技术获取单个病原体的高分辨率质谱图谱。之后研究者采用全卷积网络（fully convolutional network，FCN）等深度学习模型，对单细胞质谱数据进行自动特征提取和分类，并通过大规模数据训练，建立了一个高效的病原体分类模型，可以区分上述常见病原体。该方法可在数分钟内完成单细胞水平的病原体鉴定，相较于传统培养方法（需数小时至数天），大幅缩短了检测时间。但该方法预测的平均准确率为 0.85 ± 0.06，仍有待进一步提高。

2023 年，Zhang 等人 [6] 将 MALDI-ATOF 与人工神经网络（artificial neural network，ANN）模型相结合，在无须培养的情况下，数分钟内即可完成对碳青霉烯耐药肺炎克雷伯菌（CRKP）的鉴定。研究首先采用 MALDI-ATOF MS 技术，对临床分离的肺炎克雷伯菌，包括碳青霉烯耐药菌株（carbapenem-resistant *Klebsiella pneumoniae*，CRKP）和碳青霉烯敏感菌株（carbapenem-susceptible *Klebsiella pneumoniae*，CSKP）进行分析，形成质谱峰图，代表菌株的蛋白质特征。之后使用主成分分析（PCA）等方法，筛选出 CRKP 和 CSKP 之间显著差异的特征性质谱峰，用于构建 ANN 模型。结果表明，ANN 模型在检测 CRKP 方面表现优异，其受试者工作特征曲线下面积（area under receiver operating characteristics，AUROC）达到 0.91，精确率 - 召回率曲线下面积（area under precision-recall curve，AUPRC）为 0.90。传统的碳青霉烯耐药表型检测方法（如微量肉汤稀释法、基因 PCR 检测）至少需要 72 小时，而 MALDI-ATOF MS 与 ANN 相结合的方法不依赖培养，仅需 3 ～ 4 分钟即可完成 CRKP 鉴定，有望在院感防控等领域发挥重要作用。

二、AI 与拉曼光谱技术结合在病原微生物快速诊断中的应用

传统的细菌检测方法，如细菌培养，虽然具有较高的准确率，但检测周期长，通常需要数小时至数天，不利于临床特别是 ICU 中的快速诊断。拉曼光谱是一种无标记、非破坏性的光学检测技术，可以提供细菌的特征分子指纹，但由于光谱数据复杂，传统的数据分析方法难以有效分类。将深度学习技术与拉曼光谱技术相结合，利用其强大的特征提取和分类能力，便可很好地解决这一问题。

早在 2019 年，便有研究者将拉曼光谱与深度学习相结合，以实现对病原微生物的快速、准确识别 [7]。2021 年，Ciloglu 等人 [8] 提出了一种结合表面增强拉曼光谱（surface-enhanced Raman spectroscopy，SERS）和深度学习技术的新方法，检测耐甲氧西林金黄色葡萄球菌（methicillin-resistant *Staphylococcus aureus*，MRSA）。SERS 技术采用纳米金属基底增强微生物的分子振动信号，使不同细菌菌株间的拉曼光谱差异得以放大。研究人员对 MRSA 和敏感菌株（methicillin-sensitive *Staphylococcus aureus*，MSSA）分别进行 SERS 检测，并分析二者间的光谱差异，以确定与耐药性相关的特征峰，用于构建深度神经网络

（deep neural network，DNN）模型。DNN 模型通过自动学习细菌耐药性的光谱特征，对细菌耐药性进行二分类（MRSA vs. MSSA）。研究结果表明，SERS 结合 DNN 对细菌耐药性分类的准确率高达 97.66%，AUC 达到 0.99，显著高于 KNN（准确率 94.06%，AUC 0.87）等传统机器学习方法。此外，该方法无须复杂的样品处理，检测时间仅需数分钟，可作为一种高效的 MRSA 筛查工具。

2023 年，有研究将单细胞拉曼光谱（single-cell Raman spectroscopy，SCRS）和人工智能相结合，用于对真菌感染的快速识别和诊断[9]。研究者首先收集了 35 株临床分离的真菌菌株和 30 株临床分离的细菌菌株的单细胞拉曼光谱，通过对真菌和细菌的平均拉曼光谱数据对比、分析、处理，使用线性判别分析（linear discriminant analysis，LDA）构建了二分类模型，对真菌和细菌进行分类。模型的 AUROC 达到 1，表明模型具有完美的分类性能。之后，研究者对涵盖 7 种常见感染性真菌的 94 株临床真菌分离株的拉曼光谱数据进行深入分析，构建了一个集成优化反馈循环的人工智能分类模型，结果显示该模型对真菌分类的准确率达到 100%，且每位患者仅需 5 个单细胞拉曼光谱（每个细胞的采集时间为 2 秒），即可完成精准鉴定。最后，研究者将该模型在 7 例已确诊尿路真菌感染患者的临床尿液标本中进行验证，结果显示，该模型诊断结果与传统培养法及 MALDI-ATOF MS 结果完全一致。且该方法从尿液样本处理到最终诊断可在 1 小时内完成，显著缩短了病原体检测时间。该研究证明了人工智能辅助单细胞拉曼光谱技术能够以快速、高精度的方式实现临床真菌感染的检测，具有重要的临床应用价值。

此外，DOU 等人[10] 提出了一种基于图像拼接技术的拉曼光谱细菌检测方法，以提高检测效率和准确率。传统的拉曼光谱检测通常基于单个视场进行采集，受限于视场范围小，检测效率较低，难以满足大面积细菌样本的分析需求。为了解决这一问题，其研究团队开发了一种图像拼接算法，通过将多个视场的数据进行整合，构建更全面的拉曼光谱信息，以提高细菌检测的覆盖范围和精度。研究者以肺炎克雷伯菌菌株和金黄色葡萄球菌菌株为研究对象，用拉曼光谱显微成像技术分别采集细菌菌落光谱数据，并通过图像拼接算法将多个视场的光谱信息无缝结合，以获得更大范围的细菌分布信息，其在保持光谱精度的同时，显著提升检测效率。此外，研究通过自动对准和特征匹配技术减少拼接误差，并利用深度学习算法优化光谱分类，使这种基于图像拼接技术的拉曼光谱细菌检测准确率达到了 99.8%。该方法的优势在于可以减少单面积视场检测的局限性，实现大面积细菌样本的快速准确检测。

三、AI 辅助快速诊断技术的优势和局限性

人工智能与质谱分析及拉曼光谱技术的融合在病原微生物诊断中体现出前所未有的优势，主要包括以下几方面：①高效的检测与数据处理分析能力。质谱分析（如 MALDI-ATOF MS）和拉曼光谱都可以实现高通量检测，能够在短时间内处理大量样本，而 AI 能够快速解析复杂的光谱或质谱数据，提高诊断效率。通过机器学习算法，可自动识别不同病原微生物的特征模式，加速数据分析流程。②非依赖性培养检测。传统微生物培养方法耗时较长，而质谱和拉曼光谱技术结合 AI 不依赖培养，可缩短诊断时间。这对于 ICU 紧急情况下（如脓毒症）尤为重要，可提高早期干预的可能性。③自动化与标准化。AI 能够实现

数据分析自动化,减少人工误差,从而提高病原微生物检测的标准化程度。

尽管人工智能结合质谱分析、拉曼光谱技术等在病原微生物快速检测方面展现出了巨大的潜力,但目前此类研究主要聚焦于方法的开发和实验室测试,其在复杂多变的临床环境中的应用仍有待进一步证实,且存在一定的局限性[11]。例如,拉曼光谱技术与深度学习结合模型中,由于训练数据多来自实验室培养菌,而真实临床样本的复杂性更高,尿液、血液、唾液等临床样本中含有大量背景物质干扰拉曼信号的采集,AI模型可能难以适应新环境中的光谱数据,从而影响检测结果。此外,AI模型需要大量高质量数据进行训练,而临床病原体种类繁多,尤其是新发耐药菌株、罕见病原体的样本数据可能严重不足,常见菌株数据较多,而罕见菌株数据较少,会导致AI模型可能对高频病原体预测准确,但对低频菌种误判,从而影响其临床应用价值。

随着AI、高分辨率质谱技术和光谱分析技术等的不断发展,未来的病原体检测将不再依赖单一技术,而是需要结合多种检测手段(MALDI-ATOF MS、SERS、PCR、代谢组学等),打造综合诊断平台。AI将整合质谱数据、拉曼光谱数据、基因组学数据、代谢组学数据,形成更全面的病原体表征,实现更快更准的病原微生物识别与诊断。

(张晓艺　王春亭)

参考文献

[1] ZHANG X Y, ZHANG D, ZHANG X F, et al. Artificial intelligence applications in the diagnosis and treatment of bacterial infections[J]. Front Microbiol, 2024, 15: 1449844.

[2] DE CORTE T, VAN HOECKE S, DE WAELE J. Artificial intelligence in infection management in the ICU[J]. Crit Care, 2022, 26(1): 79.

[3] GAO Y, LIU M. Application of machine learning based genome sequence analysis in pathogen identification[J]. Front Microbiol, 2024, 15: 1474078.

[4] ROUX-DALVAI F, GOTTI C, LECLERCQ M, et al. Fast and accurate bacterial species identification in urine specimens using LC-MS/MS mass spectrometry and machine learning[J]. Mol Cell Proteomics, 2019, 18(12): 2492-2505.

[5] PAPAGIANNOPOULOU C, PARCHEN R, RUBBENS P, et al. Fast pathogen identification using single-cell matrix-assisted laser desorption/ionization-aerosol time-of-flight mass spectrometry data and deep learning methods[J]. Anal Chem, 2020, 92(11): 7523-7531.

[6] ZHANG Y M, TSAO M F, CHANG C Y, et al. Rapid identification of carbapenem-resistant Klebsiella pneumoniae based on matrix-assisted laser desorption ionization time-of-flight mass spectrometry and an artificial neural network model[J]. J Biomed Sci, 2023, 30(1): 25.

[7] HO C S, JEAN N, HOGAN C A, et al. Rapid identification of pathogenic bacteria using Raman spectroscopy and deep learning[J]. Nat Commun, 2019, 10(1): 4927.

[8] CILOGLU F U, CALISKAN A, SARIDAG A M, et al. Drug-resistant staphylococcus aureus bacteria detection by combining surface-enhanced Raman spectroscopy (SERS) and deep

learning techniques[J]. Sci Rep, 2021, 11(1): 18444.

[9] XU J, LUO Y, WANG J, et al. Artificial intelligence-aided rapid and accurate identification of clinical fungal infections by single-cell Raman spectroscopy[J]. Front Microbiol, 2023, 14: 1125676.

[10] DOU X, YANG F, WANG N, et al. Rapid detection and analysis of Raman spectra of bacteria in multiple fields of view based on image stitching technique[J]. Front Biosci (Landmark Ed), 2023, 28(10): 249.

[11] VAN DE SANDE D, VAN GENDEREN M E, HUISKENS J, et al. Moving from bytes to bedside: A systematic review on the use of artificial intelligence in the intensive care unit[J]. Intensive Care Med, 2021, 47(7): 750-760.

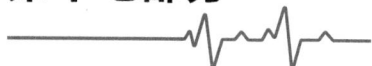

第十七部分

重症护理

1 2024 WHO 血管内导管相关血流感染防控指南（第 1 部分:外周导管）解读

世界卫生组织（WHO）和其他组织的众多报告均指出,医疗相关感染和抗微生物耐药感染的流行负担日益增加,其中最可预防的便是血流感染和其他与血管内导管使用相关的感染。基于此背景,2024 年 WHO 血管内导管相关血流感染防控指南（第 1 部分:外周导管）[1]指出:根据 WHO 指导文件,基于当地健康背景和情况,通过多学科团队合作进行调整的集束化护理方案和多模式改进策略是实施感染预防和控制的有效措施。监测和评估是确保导管管理指南有效实施和持续改进的重要环节,并且该指南还提出了如何进一步研究在不同卫生保健医疗环境中安全操作这些血管内导管的关键问题,总结了成人（≥ 18 岁）、青少年、儿童和新生儿（≤ 1 个月）的外周静脉导管（peripheral intravenous catheter,PIVC）、经外周静脉穿刺中心静脉置管（peripherally inserted central catheter,PICC）以及外周动脉导管（peripheral arterial catheter,PAC）的管理方法。该指南旨在为医疗机构工作人员系统管理患者血管内导管及患者全面了解相关护理实践提供指导和帮助,提升医疗质量和患者安全。指南分为六个与外周血管内导管管理相关的关键部分,现结合国内外相关研究对六个关键部分进行解读。

一、关于教育和手卫生的一般建议

该指南建议所有医务人员均应接受适当的教育与培训,并要对指南相关内容的依从情况定期评估。国家卫生健康委办公厅发布的《血管导管相关感染预防与控制指南（2021版）》[2]也同样强调相关医务人员应当接受各类血管导管使用指征、置管方法、使用与维护、血管导管相关感染预防与控制措施的培训和教育,熟练掌握相关操作规程,并对患者及家属进行相关知识的宣教,同时医务人员应当评估患者发生血管导管相关感染的风险因素,实施预防和控制血管导管相关感染的工作措施。另外,在医疗操作中,手卫生与无菌技术是预防感染的关键防线,指南建议医务人员应当遵循手卫生的五个时刻,并接受手卫生及无菌技术的相关培训。

二、置入

(一)无菌和无菌非接触技术

指南中强调置入 PICC 和 PAC 时应严格遵循无菌操作原则,置入 PIVC 时应使用无菌非接触技术(aseptic non touch technique,ANTT)。无菌非接触技术是一种具体而全面定义的无菌技术,具有独特的理论实践框架,以独创的关键部件和关键部位保护概念为基础,通过将手卫生和个人防护用品等标准预防措施与适当的无菌区管理、非接触技术和无菌物品相结合来实现[3]。外科无菌非接触技术适用于单人操作难以保护关键部件无菌和 / 或持续时间长的侵入性操作,如中心血管导管的置入。标准无菌非接触技术适用于单人操作可以保护关键部件和关键部位无菌和 / 或持续时间短的操作,如血管导管冲管和封管、给药装置准备和更换、静脉给药等。如果关键部件或关键部位需要直接接触,则必须使用无菌手套。

(二)皮肤消毒制剂

指南建议在进行置管操作前应使用足量的皮肤消毒剂且至少干燥 30 秒,才能达到最佳效果。若需要重新接触置管部位,应再次进行皮肤消毒,以避免污染。此外,首选浓度大于 0.5% 的含氯己定消毒制剂,但实际应用时,医护人员还需要充分考虑患者个体的特殊情况,比如患者氯己定过敏的可能,且避免在新生儿中使用浓度大于 2% 的含氯己定消毒制剂。高浓度的氯己定可能会对其皮肤造成刺激,或通过皮肤吸收等途径对新生儿身体产生不良影响。应注意观察皮肤等主要不良反应,实现以最小的浓度达到最大的抑菌效果[4]。

(三)导管置入培训

在该指南中,WHO 建议医务人员无论置入何种外周血管内导管前均应接受正式培训,并且强调这种培训应能证明参培人员置管的实际能力。中华人民共和国卫生行业标准《静脉治疗护理技术操作标准》(WS/T 433—2023)[5]强调 PICC 置管操作应由经过 PICC 专业知识与技能培训、考核合格且有 5 年及以上临床工作经验的操作者完成,导管使用、维护与拔除应由经过培训的医务人员完成。

(四)手套的佩戴

指南将置管时手套佩戴的问题进行了详细说明,其建议在为成人、青少年或儿童置入外周血管导管时应佩戴一次性手套,但为新生儿置管时,医护人员需要综合评估新生儿的具体情况,比如血管条件、置管部位的特殊性以及操作的复杂程度等,权衡佩戴手套带来的无菌防护优势与可能增加的操作难度之间的利弊关系,谨慎地做出是否佩戴手套的决定,力求在保障操作安全无菌的同时,尽可能降低操作难度,确保置管顺利完成。此外,指南对无菌手套与非无菌手套在不同导管类型置入时的使用进行了比较。指南建议为患者置入 PICC 或 PAC 时应选择一次性无菌手套,置入 PIVC 时在严格遵守无菌非接触技术原则的前提下可不使用无菌手套。

(五)耗材

指南建议医务人员应使用标准化的置管包或套件为患者进行 PICC 或 PAC 的导管置入,专用护理包根据临床工作需求配备,包含治疗必需物品,按照维护顺序先后放置,并且保证专人专物专用,可使维护过程标准化和程序化,能够有效防止院内感染的发生,大大提高护理人员的工作效率,降低患者的维护费用[6]。《静脉治疗护理技术操作标准》[5]中同样规定 PICC 穿刺以及维护时,宜使用专用护理包。与此同时,指南中提及若 PIVC 有标准化的置管包也将有助于标准化流程的开展。根据标准 ANTT 量身定制的 PIVC 置管包已有相关研究证实可以支持医务人员提供有效的无菌技术[7],也有研究表明穿针式导管相较于套针式导管可以减少污染的发生[8]。临床上一直采用的关键部分保护策略或可延伸到导管等耗材的本身。

(六)超声引导

该指南与我国相关研究均建议在置入 PICC 导管时,可使用超声等技术辅助定位,同时强调,超声探头在每次使用前后必须进行适当的清洁并避免使用受污染的超声凝胶,尽管不建议常规使用超声引导 PIVC 置管,但对于烧伤、水肿、接受化疗等特殊患者使用超声引导可能有助于解决穿刺困难的问题。目前已有研究表明超声引导下为儿童患者置入 PIVC 的优越性高于传统技术,有利于改善患者预后并降低医疗成本[9]。故而,具体的应用情况需要根据不同的导管类型以及患者的个体特征来综合判断。

(七)置管部位

该指南建议 PIVC 的首选穿刺部位应为远端上肢静脉,而不是近端上肢静脉(肘窝及以上),若遇紧急情况需快速建立静脉通路,可选择肘窝,新生儿初次置入 PIVC 和 PICC 时首选外周、非头皮静脉。美国静脉输液护理学会(Infusion Nurses Society,INS)更新的 2024 版《输液治疗实践标准》[10]中推荐 PIVC 置管尽可能使用非优势侧的前臂静脉,避开屈曲、触痛、皮肤或静脉受损的部位以及可能增加神经损伤风险的区域(如腕部、肘前窝),这也与现有调查结果[11]一致。此外,指南强调手静脉仅适用短期治疗(如 < 24 小时),并限制每位医务人员的 PIVC 置入尝试不应超过 2 次。

(八)敷料

在指南中建议首选封闭、半透性敷料,其易于检查置管部位、提升舒适度和减少工作量,外周静脉导管中使用透明薄膜敷料可以增加导管的留置时间并降低并发症的发生率[12]。但在置管部位有大量渗出时应谨慎使用,并在更换敷料时避免导管移位或脱落,以便在维护导管正常使用、提高舒适度同时,降低导管相关血流感染等并发症的发生风险,确保导管使用的安全与高效。

(九)局部麻醉药物

该指南建议为减轻患者疼痛、改善患者舒适度,对青少年、儿童及新生儿置入 PIVC 或 PICC 时应使用局部麻醉药物,且在应用前充分清洁穿刺部位,避免污染。对于早产儿,由于其皮肤脆弱、未成熟可能需要避免使用局麻药物,在保障置管顺利进行的同时最大限度地保护早产儿的健康安全。

三、维护

该指南对于敷料更换、输液管理以及冲洗操作都强调了应严格遵循无菌"非接触"技术,以最大限度地降低感染风险,保障患者安全。在维护方法的选择上,如持续输液与间歇输液、生理盐水与肝素化生理盐水的冲洗等,均根据患者的具体情况、治疗方案以及导管类型等因素进行个体化决策,体现了医疗实践的灵活性和精准性。

频繁更换敷料会增加导管脱出和感染的风险,而敷料更换间隔时间过长同样会引发细菌感染[13],指南建议所有 PIVC、PICC 和 PAC 的置管部位均应采用无菌敷料进行维护,更换频次未做具体说明,可参照我国相关标准及指南[2-3,5]。因肝素有诱导血小板减少的潜在风险,指南建议用无菌生理盐水冲封 PIVC 和 PICC 导管。

为避免因频繁更换给药装置造成外源性感染侵入,减少给药装置细菌滋生和导管相关感染的发生,指南建议为 PIVC 和 PICC 维护制订定期更换给药装置计划,PICC 可在使用96 小时至 7 天后以及更换 PICC 时更换给药装置;PIVC 应在更换导管时一同更换,使用时间不应超过 7 天;但若输注血液制品、脂质或含脂药物后应更换导管组。既往也有研究表明输液器的使用时间可以安全地延长至 7 天,从而降低成本和工作量[14],与指南建议基本一致。但与我国《静脉治疗护理技术操作标准》[5]规定的输液器 24 小时更换 1 次,怀疑被污染或完整性受损应立即更换;用于输注全血、成分血或生物制剂的输血器宜 4 小时更换一次等相比略有差异。

四、连接

该指南强调了密闭输液系统在安全性和患者结果方面的潜在优势,支持其在医疗实践中用于连接导管的使用。密闭式输液系统是指在输液过程中,整个输液路径从输液容器到患者静脉之间是封闭的,没有空气进入,减少了感染的风险。这种系统通常包括无针输液接头和密闭式输液管路,而开放式输液系统是使用常规输液器或注射器直接连接血管内导管,操作过程呈开放状态,如不严格遵守无菌操作规程,则可能增加血液渗漏或病原体进入的风险。使用密闭接口输液系统可降低针刺伤的风险,可能为医疗工作者在连接 PICC 和PIVC 时提供更大的安全保障。但目前仍缺乏患者特征、治疗环境、医疗资源的可用性等背景因素如何影响导管连接输液系统使用效果的研究。未来可进一步探索以便更好地理解不同环境下封闭式和开放式导管连接效果差异。

五、移除

指南推荐 PIVC 应在留置 72 ～ 96 小时后更换。出现炎症或感染的迹象(如红肿、疼痛、发热等)时,应立即移除。不考虑计划移除时间,至少每天检查所有 PIVC,并让患者参与 PIVC 移除的决策。计划性拔除可以帮助医疗机构制定和遵循标准化的导管管理流程,而临床指征拔除则允许医护人员根据患者的具体情况灵活处理。决定使用计划性拔除系统还是临床指征 PIVC 拔除可能取决于临床背景和资源。由于导管插入可能更加困难,临床指征 PIVC 拔除更常用于儿童和新生儿,计划性 PIVC 拔除在 ICU 患者中更常用。未来可进一步研究计划性 PIVC 拔除的最佳时间或确定在哪些情况下临床指征拔除是安全的,以确保患者安全和资源的有效利用。在不受控或紧急情况下留置导管,WHO 建议应尽快移除或更换,通常在 PIVC 插入后 24 小时内进行移除或更换。评估是否仍需要 PIVC,如仍需要 PIVC,应在移除旧的 PIVC 之前留置新的 PIVC,以确保静脉通路的持续。在不受控或紧急情况下留置的 PIVC 的移除或更换最佳时间需要进一步研究确定(例如,在 8小时、12 小时或 24 小时内)。

六、导管优选提示

(一)单腔 PICC 与多腔 PICC 的使用

指南推荐根据临床需求选择最少管腔数量的 PICC,以降低感染和血栓等并发症的风险。单腔 PICC 结构简单不易形成血栓,维护相对容易,感染风险相对较低[15],适用于大多数需长期静脉输液的患者。与单腔导管相比,多腔导管的导管相关性血流感染(catheter-related bloodstream infection,CRBSI)发生率增多[16],而多腔 PICC 可以同时进行多种药物的输注,避免药物间的配伍禁忌,减少因多次穿刺带来的痛苦和血管损伤,适用于复杂治疗,在需要同时进行化疗和其他药物输注的情况下,多腔 PICC 更为合适。尽管多腔 PICC 在某些情况下有其必要性,但在实际应用中存在过度使用的问题。将减少多腔 PICC 的不必要使用纳入质量改进项目,可提高单腔 PICC 的利用率。

(二)PICC 与中线血管导管

指南建议需要长期静脉通路时,使用 PICC 或中线血管导管(midline vascular catheter,MVC)。PICC 与 MVC 的选择依据取决于专业人员与设备、置管时间、治疗方案的性质、患者个体情况以及医疗资源的可用性等因素。PICC 的置管需要专业人员进行操作,可能需要影像学确定导管尖端位置。MVC 的置管相对简单,更容易操作。MVC 通常用于短期静脉治疗(通常少于 14 天),具有穿刺速度快、安全性较高、维护成本较低等优势,提供了一种经济、安全的静脉输液治疗方式[17]。PICC 则适用于长期静脉治疗,PICC 可减少频繁更换导管带来的风险和不便,对于需要长期或刺激性较强的药物输注(如化疗药物、抗生素等),PICC 由于其导管尖端位于中心静脉,能够更好地保护外周血管,减少药物对血管的刺激和损伤。不同情况下 PICC 和 MVC 的适用性、并发症预防和管理有待进一步研究,以制定更明确的使用指南。

该指南对不同类型外周血管内导管管理全流程的感染预防控制技术要点做了相关建议,并未对 PAC 做专门的指导说明,与国内外相关文献[18-19]对比,血管内导管相关血流感染防控策略基本一致。该指南对外周血管内导管相关血流感染防控如何进一步科学研究和技术改进做出了指引,提示医务人员在遵循指南的基础上,还需深入思考和优化决策,考虑不同地区医疗资源的合理利用和分配,提高导管使用的安全性、有效性和经济性,最终改善患者的治疗体验和预后。血管通路是急危重症患者的生命通路,能够用于快速给药和补液以挽救患者生命,改善患者预后[20]。重症医护人员需根据患者实际情况遵循指南建议为急危重症患者制订更为合理的集束化护理方案和多模式改进策略。

(王　磊)

参考文献

[1]　World Health Organization. Guidelines for the prevention of bloodstream infections and other infections associated with the use of intravascular catheters: Part 1: Peripheral catheters[DB/OL]. Geneva: World Health Organization, 2024. [2025-02-22]. https://iris.who.int/bitstream/handle/10665/376722/9789240093829-eng.pdf?sequence=1&isAllowed=y.

[2] 国家卫生健康委办公厅医政医管局 . 血管导管相关感染预防与控制指南 (2021 版)[J]. 中国感染控制杂志 ,2021,20(4):387-388.

[3] 中华护理学会 . 注射相关感染预防与控制 :T/CNAS 32-2023[S/OL]. 北京 : 中华护理学会 , 2023. [2025-01-29]. http://zjnicc.com/UploadFile/file/20240201/20240201110757_8786.pdf.

[4] 蔡莎莎 , 姚金兰 . 影响氯己定预防危重症病人导管相关血流感染效果的最佳证据总结 [J]. 循证护理 , 2023, 9(2): 234-240.

[5] 中华人民共和国国家卫生健康委员会 . 静脉治疗护理技术操作标准 :WS/T 433—2023[S/ OL]. 北京 : 中华人民共和国国家卫生健康委员会 , 2023. [2025-02-12]. http://www.nhc. gov.cn/cms-search/downFiles/cfbad8865a8440048016c30fd1c13799.pdf.

[6] 聂圣肖 , 王蕾 , 孙红 . 全国部分医院静脉导管维护现状调查 [J]. 中华现代护理杂志 , 2022, 28(15): 1988-1994.

[7] ROWLEY S, CLARE S. ANTT® standardisation facilitates new efficiencies with a novel partially-sterile standard-ANTT PIVC pack[J]. Br J Nurs, 2023, 32(7): S4-S10.

[8] ANSTETT M, BRAINARD R E. The potential role of through the needle PIVC insertion in reducing early catheter contamination[J]. Br J Nurs, 2023, 32(14): S30-S34.

[9] KLEIDON T M, SCHULTS J, RICKARD C, et al. Ultrasound-guided PIVC insertion: A randomised controlled trial protocol[J]. Br J Nurs, 2023, 32(14): S22-S28.

[10] THOMPSON J, STEINHEISER M M, HOTCHKISS J B, et al. Standards of care for peripheral intravenous catheters: Evidence-based expert consensus[J]. Br J Nurs, 2024, 33(21): S32-S46.

[11] DRUGEON B, MARJANOVIC N, BOISSON M, et al. Insertion site and risk of peripheral intravenous catheter colonization and/or local infection: A *post hoc* analysis of the CLEAN 3 study including more than 800 catheters[J]. Antimicrob Resist Infect Control, 2024, 13(1): 57.

[12] ATAY S, YILMAZ K F. Effectiveness of transparent film dressing for peripheral intravenous catheter[J]. J Vasc Access, 2021, 22(1): 135-140.

[13] 王仕伟 , 陈彬 , 刘冬雪 , 等 . 不同敷料预防 PICC 导管相关性血流感染的研究进展 [J]. 全科护理 , 2020, 18(32): 4415-4417.

[14] RICKARD C M, MARSH N M, LARSEN E N, et al. Effect of infusion set replacement intervals on catheter-related bloodstream infections (RSVP): A randomised, controlled, equivalence (central venous access device)-non-inferiority (peripheral arterial catheter) trial[J]. Lancet, 2021, 397(10283): 1447-1458.

[15] 赵玉玲 , 李静 , 梁飞红 , 等 . 肿瘤患者 PICC 导管相关性血流感染危险因素 Logistic 回归分析 [J]. 广西中医药大学学报 ,2018,21(4):104-108.

[16] 王春立 , 吴思婷 , 吴心怡 , 等 . 经外周置入中心静脉导管相关血流感染预防的最佳证据总结 [J]. 中华现代护理杂志 , 2022, 28(31): 7.

[17] 中国研究型医院学会护理分会项目组 . 中等长度静脉导管临床应用专家共识 [J]. 中华护理杂志 , 2020, 55(supplement): 43-50.

[18] REYNOLDS H, GOWARDMAN J, WOODS C. Care bundles and peripheral arterial

catheters[J]. Br J Nurs, 2024, 33(2): S34-S41.

[19] 青岛市护理学会管路护理专业委员会,青岛市护理学会静脉血栓栓塞专业委员会,山东省护理学会疼痛护理专业委员会.成人 ICU 患者外周动脉导管管理专家共识 [J]. 中华现代护理杂志,2024,30(11):1401-1406.

[20] 杜玫洁,张娜,李咪琪,等.急危重症患者外周静脉通路建立相关指南的质量评价及内容分析 [J]. 护理学报,2022,29(13): 7.

2 元宇宙多模态训练在 ICU 患者认知功能障碍康复中的应用

ICU 患者由于手术创伤造成的血流动力学改变、术中麻醉药物的使用、脑内神经递质系统功能障碍等常出现认知功能障碍的问题[1-2]。这种问题不仅影响患者的生活质量,还可能带来长期的健康负担,甚至增加死亡风险。有报道显示 ICU 患者术后认知功能障碍(postoperative cognitive dysfunction,POCD)是一种常见的并发症[3-4],其发生率在出院时可高达 50% ~ 80%,而其中约 20% ~ 50% 的患者在远期仍然存在认知功能的损伤。POCD 是 ICU 患者中需特别关注的一类认知功能障碍,其主要表现为记忆力、注意力、执行功能等方面的下降,这一问题在老年患者群体中尤为突出。这些长期认知功能问题给患者家庭造成沉重的经济和心理压力,也对医疗资源的使用提出了更高的要求。尽管目前临床上药物治疗和物理康复方法在一定程度上能够缓解症状,但由于这些方法的局限性和疗效的个体化差异,寻找更高效且个性化的康复方案成为目前的研究热点。

一、元宇宙多模态训练的概念

随着元宇宙技术的快速发展,以虚拟现实(virtual reality,VR)为代表的数字化康复手段为 ICU 患者的认知功能恢复提供了全新的可能性。虚拟现实技术通过构建沉浸式、多模态的训练环境,能够精准地模拟真实情景并对患者进行个性化康复干预,从而激活神经网络的重塑能力,促进认知功能的恢复。

此外,与传统康复手段相比,元宇宙技术更具有可操作性、可重复性和灵活性。这一新兴领域的探索,不仅为术后认知功能障碍的治疗提供了新的解决思路,也为未来数字医疗的发展奠定了基础。

二、元宇宙技术在认知康复中的作用机制

(一)ICU 患者认知功能障碍的特点及影响因素

ICU 患者的认知功能障碍是临床常见问题,其主要表现为记忆力、注意力、执行功能和思维能力的显著下降[1-2]。这些认知问题不仅会对患者的日常生活能力造成严重影响,还可能延缓整体康复进程,增加住院时间和再入院率。此外,长期认知功能障碍可能进一步恶化,部分患者甚至可能发展为痴呆,从而给个人及其家庭带来沉重的心理和经济负担。

认知功能障碍的发生通常是多种因素共同作用的结果。在 ICU 环境中,手术、镇静镇痛等被认为是重要的诱因。手术过程中可能产生的创伤及术后炎症反应,通过多种复杂机

制对大脑功能产生不利影响,如加剧神经炎症、诱发脑微循环障碍等。此外,长期镇静治疗或机械通气也可能影响大脑认知网络的正常运作,而患者的个体特征,如年龄、基础疾病(如糖尿病、高血压等)以及营养状态等,也在认知功能障碍的发生中扮演了重要角色。尤其是老年患者,其大脑对外界应激反应的敏感性较高,更容易受到手术及治疗相关因素的影响。

目前,针对 POCD 的多因素作用机制,已有学者从神经炎症、氧化应激、线粒体功能障碍等多个角度展开研究 [2]。例如,术后炎症因子(如 IL-6、TNF-α)的升高可能通过血脑屏障影响大脑神经元的功能,而麻醉药物对神经递质的调控失衡可能进一步加剧术后认知功能障碍。此外,心理应激、睡眠剥夺以及 ICU 环境中的过度刺激(如噪声、昼夜节律紊乱)也可能是重要的外部诱因。这些因素往往相互作用,使得 POCD 的发病机制更加复杂。针对这些机制的深入研究,不仅有助于更好地理解认知功能障碍的发生过程,还为制定更加有效的干预策略提供了理论依据。

(二)VR 技术在 ICU 患者认知康复中的作用机制

随着元宇宙技术的不断发展,VR 技术作为其中的重要组成部分,在认知康复领域展现出独特的优势。VR 技术通过高度仿真的虚拟场景,为患者提供了多感官刺激的沉浸式认知训练环境,其应用前景十分广阔 [5]。首先,VR 技术具备高度的可定制化特点,能够根据患者的认知水平、兴趣爱好以及训练需求,设计个性化的训练方案。通过调整虚拟场景的复杂性或任务的多样性,VR 技术能够循序渐进地提高患者的认知能力,满足不同患者的需求。其次,VR 技术还可以实现实时反馈和监测,利用内置的传感器和追踪系统,记录患者在训练过程中的各项表现,例如反应速度、任务完成度和错误率等 [6]。这些数据可以被即时分析,用于动态调整训练内容,为患者提供更加精准的康复干预策略。

相较于传统的康复方式,VR 技术凭借其互动性和趣味性,大大提升了患者的参与度和依从性 [5-6]。虚拟场景的多样化设计帮助患者克服了传统康复过程的单调和枯燥,显著提高了长期训练的坚持度。与此同时,VR 技术提供了安全的训练环境,使患者能够在虚拟情境中进行日常活动的模拟,无须担心现实训练可能带来的跌倒或受伤风险,尤其适合高风险患者的康复需求。

除了 VR 技术本身的优势,将其与其他康复手段的整合进一步拓展了其应用范围,实现了身心同步康复的目标。例如,将 VR 技术与机器人辅助康复或物理治疗结合,能够在患者进行身体活动的同时促进认知功能的恢复。虚拟场景中的运动任务设计既能改善患者的运动能力,又能刺激认知网络的重建,从而达到双重康复的效果。此外,这种多模态训练方案还能够根据患者的实时表现动态调整任务难度,避免过度疲劳或训练不足。通过这种灵活的调整方式,不仅能显著提高训练效果,还能减少患者的挫败感,增强他们的康复信心。

更重要的是,多模态训练方案通过结合人工智能和大数据分析技术,可以在康复过程中采集患者的多维数据,例如运动轨迹、生理参数和脑电活动。这些数据的实时分析不仅为患者的康复进程提供了量化评估,也为精准康复方案的制订提供了科学依据。总之,元宇宙技术通过沉浸式的训练环境和多模态的整合能力,为 ICU 患者的认知康复开辟了新的途径,并为未来数字化康复医学的发展奠定了坚实基础。

三、元宇宙多模态训练在认知功能障碍康复中的应用效果

（一）元宇宙多模态训练临床应用效果

近年来，元宇宙技术，尤其是以 VR 为核心的多模态训练，在认知功能障碍患者的康复中展现了良好的临床应用效果。研究表明，通过 VR 技术进行认知功能训练的患者在多方面获得了显著改善[7]。首先，注意力和执行功能的提升尤为明显，这些认知能力在日常生活中起着至关重要的作用，例如计划和完成任务的能力。VR 训练通过设计复杂的虚拟任务场景，有效刺激了患者的大脑网络活动，从而促进执行功能的恢复。同时，患者的记忆力也得到了显著增强，这体现在短期记忆和长期记忆的全面改善上。此外，空间定向能力的提升是另一大亮点，VR 虚拟场景为患者提供了接近现实的空间模拟，通过反复练习帮助患者重新掌握空间导航和方向感的能力。

不仅在认知功能的恢复方面效果显著，元宇宙技术还显著改善了患者的康复依从性。传统康复方法往往单调乏味，患者难以坚持，而 VR 技术的引入极大地提高了康复训练的趣味性[7]。沉浸式的虚拟场景设计以及互动性任务的设置，能够激发患者的兴趣和参与热情，使患者从被动接受治疗转变为主动参与训练。例如，许多 VR 训练方案设计了游戏化的元素，使得患者在愉快的氛围中完成康复训练，减轻了患者的心理负担。此外，由于训练趣味性的增强，患者的参与度显著提高，主动训练的时间也得以延长，从而进一步增强了康复的整体效果。研究显示，VR 技术的引入不仅帮助患者克服了传统康复中常见的厌倦感，还为长期康复的坚持提供了动力。

（二）实施中的关键问题及解决方案

目前该技术在实施过程中仍然面临设备同步、系统稳定性和数据安全等技术挑战，以及患者选择标准、个性化训练方案设计等临床应用问题。随着技术的不断进步和临床经验的积累，这些问题将逐步得到解决，使元宇宙多模态训练在未来的认知康复领域中发挥更大的作用[8-9]。

四、未来发展方向

随着元宇宙技术在认知康复领域的应用逐渐深入，其未来的发展方向集中在技术优化和临床研究拓展两大方面。这些努力将进一步提升该技术的实用性和科学性，为患者提供更高质量的康复体验。

（一）技术优化

技术的持续优化是推动元宇宙技术广泛应用的基础[10]。首先，设备的便携性提升是未来研发的重要方向。VR 设备体积较大且需要复杂的设置，这在临床环境，尤其是 ICU 等空间有限的场景中使用受到一定限制。通过开发更轻便的硬件设备，例如便携式头戴显示器或无线连接系统，不仅可以提高设备的使用灵活性，还能拓展其在家庭康复中的应用场景。

其次，系统兼容性的增强将是技术优化的另一个关键点。元宇宙技术往往需要多个设备之间的协同运作，包括 VR 设备、传感器、机器人辅助装置等[10]。目前，各设备之间的数据接口和通信协议存在差异，导致兼容性问题。未来需要开发统一的技术标准和通信协议，

确保不同厂商设备之间的无缝对接,从而提升系统运行的效率和稳定性。

此外,人机交互体验的改善是提升患者使用感受的重要方向。现有的 VR 训练方案在交互方式上相对单一,可能难以充分满足患者的需求。通过引入更多自然交互技术(如眼动追踪、语音识别和触觉反馈),可以使训练过程更加直观和真实,从而进一步提高患者的沉浸感和训练效果。

(二)临床研究拓展

除了技术优化,临床研究的进一步拓展对于元宇宙技术的发展具有重要意义[11-12]。首先,开展大样本随机对照研究是评估元宇宙技术疗效的关键。虽然目前已有部分小样本研究表明 VR 技术对认知康复具有积极作用,但这一结论缺乏具有高证据等级的大样本研究支持。未来的 RCT 研究应包括多中心参与,以提高研究结果的普适性和可信度。

其次,长期疗效的评估是研究重点之一。当前的大多数研究集中于短期疗效,而对于认知功能改善的长期效果,如是否能预防认知能力的进一步恶化或发展为痴呆,尚缺乏充分证据。通过建立长期随访的研究设计,可以更全面地评估元宇宙技术在认知康复中的实际价值,并为临床实践提供可靠依据。

最后,标准化评估工具的建立将为研究和应用提供统一的测量框架。目前,不同研究中采用的评估方法和指标存在较大差异,导致结果之间缺乏可比性。未来需要开发基于元宇宙技术特性的标准化工具,用于全面评估认知功能的各个维度,例如注意力、记忆力和执行功能。此外,这些评估工具还应具备良好的可操作性,以便在不同的临床场景中推广使用。

五、结论

元宇宙多模态训练为 ICU 患者认知功能障碍的康复提供了一种全新的治疗手段,凭借个性化、趣味性和安全性等独特优势,逐渐在临床应用中展现出潜力。通过沉浸式虚拟现实技术的支持,这种康复模式能够激发患者的主动参与热情,提高康复效果,同时提供安全可靠的训练环境。然而,为了进一步验证其临床效果并优化应用方案,建议开展更多随机对照研究,尤其是大样本、多中心的研究,以积累高质量的循证医学证据。

六、展望

随着元宇宙技术的快速发展,该技术未来在认知康复领域中将发挥重要作用。首先,通过人工智能和大数据分析的结合,可以设计出更加精准的个性化康复方案,动态调整训练内容以满足不同患者的需求。其次,远程康复指导的普及将打破传统康复的场所限制,使患者即便在家中也能获得专业的康复支持,这不仅提高了康复服务的可及性,还减少了医疗资源的压力。此外,人工智能的辅助能够优化训练方案,例如实时分析患者的训练数据并提出改进建议,从而进一步提升康复效率和效果。最后,多中心协作的大数据分析将为认知康复的研究和应用提供宝贵的洞察力。通过整合来自不同机构的康复数据,可以更全面地探索元宇宙技术在不同患者群体中的疗效,并制定出普适性更强的应用标准。

总体而言,现有的研究和应用实践表明,元宇宙多模态训练在 ICU 患者认知功能康复中具有良好的应用前景。随着技术的不断优化、临床研究的深入以及经验的积累,这一创新性康复模式有望为更多 ICU 患者带来福音。未来,需要进一步开展高质量的临床研究,特别是长期随访研究,以验证其长期疗效,并探索最佳的应用模式和推广策略,从而为推动认知康复领域的进步作出更大贡献。

(周润爽　李尊柱　韩　伟)

参考文献

[1] JIN Z, RAHMAN A, PATTNAIK S, et al. Postoperative delirium: The findings from a multidisciplinary survey[J]. Psychogeriatrics, 2020, 20(4): 495-500.

[2] LA COUR K N, ANDERSEN-RANBERG N C, WEIHE S, et al. Distribution of delirium motor subtypes in the intensive care unit: A systematic scoping review[J]. Crit Care, 2022, 26(1): 53.

[3] ZHANG Z R, LI Y Z, WU X Q, et al. Postoperative cognitive dysfunction in elderly postcardiac surgery patients: Progress in rehabilitation application research[J]. Front Rehabil Sci, 2024, 5: 1525813.

[4] RENGEL K F, HAYHURST C J, JACKSON J C, et al. Motoric subtypes of delirium and long-term functional and mental health outcomes in adults after critical illness[J]. Crit Care Med, 2021, 49(5): e521-e532.

[5] CHENG X P, WANG Z D, ZHOU Y Z, et al. Effect of tDCS combined with virtual reality for post-stroke cognitive impairment: A randomized controlled trial study protocol[J]. BMC Complement Med Ther, 2024, 24(1): 349.

[6] VERAS M, LABBÉ D R, FURLANO J, et al. A framework for equitable virtual rehabilitation in the metaverse era: Challenges and opportunities[J]. Front Rehabil Sci, 2023, 4: 1241020.

[7] PARCO C, KREUELS V, KELM M, et al. Robotic-assisted early mobilization and virtual reality: A perspective on innovative support strategies for critically ill patients[J]. Intensive Care Med Exp, 2023, 11(1): 86.

[8] OH G S, KIM J, JEONG W, et al. Development and effectiveness verification of metaverse cognitive therapy contents for MCI patients[J]. Sensors (Basel), 2023, 23(13): 6010.

[9] CALABRÒ R S, CERASA A, CIANCARELLI I, et al. The arrival of the metaverse in neurorehabilitation: Fact, fake or vision? [J]. Biomedicines, 2022, 10(10): 2602.

[10] ELKE B, CAROLA S, SABRINA M, et al. Digital health interventions supporting recovery for intensive care patients and their family members: A scoping review[J]. Mayo Clin Proc Digital Health, 2025, 3(1): 100185.

[11] PRATS-BISBE A, LÓPEZ-CARBALLO J, GARCÍA-MOLINA A, et al. Virtual reality-based neurorehabilitation support tool for people with cognitive impairments resulting from an acquired brain injury: Usability and feasibility study[J]. JMIR Neurotech, 2024, 3: e50538.

[12] TARASOVA I V, TRUBNIKOVA O A. Postoperative cognitive dysfunction and virtual reality

for cognitive rehabilitation in cardiac surgery patients: A short review[J]. OBM Neurobiology, 2024, 8(1): 1-13.

3　ICU 患者睡眠障碍管理:改善环境

睡眠障碍是一种以睡眠质量和时长显著下降、睡眠剥夺为主要特征的睡眠 - 觉醒功能紊乱。在 ICU 患者中,睡眠障碍的发生率为 50% ～ 66%,主要表现为入睡潜伏期延长、睡眠片段化、频繁觉醒和昼夜节律失调[1-2]。研究表明,睡眠障碍不仅损害患者的免疫功能与认知能力,显著增加谵妄发生的风险,延缓康复进程,而且与更高的病死率相关[3]。睡眠障碍的诱因复杂,主要涉及环境、个体及治疗相关因素。其中,环境因素作为最易人为干预调整的因素,有着经济、无创、便于实施且效果较好的特点,已成为改善睡眠质量的重要突破口[4]。本文旨在综述 ICU 环境因素对患者睡眠障碍的影响,并总结基于改善环境的睡眠干预方法,为临床护理提供科学依据。

一、影响 ICU 患者睡眠障碍的主要环境因素

ICU 患者的睡眠障碍与多种环境因素密切相关,包括光照、噪声、医护活动等。这些因素通过直接或间接的方式干扰患者的睡眠结构,延长入睡时间、减少深睡期比例或增加夜间觉醒次数,最终对患者的身心健康产生不良影响。

光照是 ICU 中导致睡眠紊乱的关键因素之一,主要通过影响患者昼夜节律来打破睡眠 - 觉醒周期,造成睡眠障碍[5]。光照刺激的持续时间、强度和波长能够调节大脑皮质活动和昼夜节律,ICU 中因治疗环境的特殊性,光照呈持续性,几乎没有昼夜变化。自然状态下,日光可提供 10 000lx 的光照强度,夜晚仅有 0.1lx,而 ICU 白天光照强度在 100 ～ 300lx,夜晚在 7lx 左右[6]。尽管患者大多都是闭眼或镇静状态,但光线仍然可以通过视网膜以非视觉途径对昼夜节律造成影响。

噪声可能对患者产生心理和生理上的影响,是 ICU 中睡眠干扰的重要环境因素,尤其是在患者恢复期或意识较为清醒时[7]。ICU 中环境噪声大且来源复杂,各种噪声此起彼伏,变化快且无规律。一项针对 5 个 ICU 的调查显示,平均声级始终超过 45dB,高于世界卫生组织 35 ～ 40dB 的控制峰值,研究者还发现患者的睡眠中断主要发生在噪声从低水平向峰值的变化过程,而不仅仅是峰值本身[8]。噪声暴露会影响下丘脑 - 垂体 - 肾上腺轴的稳态系统,导致血浆皮质醇水平增加,内源性儿茶酚胺释放,即使在噪声停止 90 分钟后仍保持较高水平,进而增强分解代谢、耗氧量和血管收缩,影响神经系统,使患者感到烦躁,难以入睡[9]。

ICU 患者由于需要不间断地接受治疗和监护,经常被频繁的护理操作打断,难以获得连续、不被干扰的睡眠时间。研究表明,医护活动是导致 ICU 患者睡眠中断的重要因素之一,大约 43% 的患者表示其夜间睡眠受到频繁护理操作的干扰[10]。ICU 患者提供的夜间护理干预频繁且多种多样,最常见的夜间干预是生命体征监测。特别是在深夜时段,护理操作常常需要在不打扰患者的情况下完成,因此如何平衡必要的护理与患者的睡眠需求,成为临床护理中的一大挑战。

病床的舒适度、病房的通风状况以及温度和湿度控制也是影响 ICU 患者睡眠质量的重要环境因素。硬度不适、压力分布不均或缺乏良好支撑的床垫,可能增加患者的身体不适感,从而导致睡眠质量下降[11]。ICU 相较普通病房更加封闭,如果通风状况不佳,空气中异味将不易及时消散,这不仅会带来不愉悦的感官体验,还可能加重患者的焦虑情绪,进一步干扰睡眠[12]。

二、基于环境因素的 ICU 睡眠障碍干预方式

光照作为调控昼夜节律的重要授时因子,针对光照进行优化在恢复 ICU 患者昼夜节律紊乱方面具有较大的潜在价值,其研究重点主要集中在建立正常的昼夜光照节律。内源性褪黑素的分泌与昼夜节律相同步,白天光线强,褪黑素浓度较低,而夜间则达到较高水平。因此,室内照明系统应具备动态性:早晨时提供较强的光照和较高的色温,以唤醒患者;随后逐渐减弱光照强度;入睡前 3 小时降至 10lx,夜间入睡时降至 1lx,并尽可能使用暖色光,以促进褪黑素分泌[13]。研究表明,动态光照可以改善患者睡眠满意度,但对谵妄发生率或昼夜节律恢复的效果尚不显著[14]。这一结果提示,未来研究应将动态光照作为 ICU 多维环境干预中的一部分,重点是确保光照强度和光谱特性能够有效激活昼夜节律系统,从而对患者结局产生更显著的影响[15]。此外,标准化的光疗应用和评估方法是未来研究的关键。近期发布的多国共识指南 ENLIGHT,为临床试验中涉及各种形式光疗法的定义和命名提供了框架[16]。标准化指南为探索光照干预及其在模拟昼夜循环中的应用提供了新起点,为进一步验证光照干预在 ICU 患者中的疗效奠定了基础。

针对噪声的干预主要分为控制噪声源、阻止噪声传播和听觉掩蔽三种方式。一项比较不同 ICU 声音水平和来源的观察性研究表明,64% 的噪声源于监护设备警报和与护理无关的对话[17]。在这些监护设备警报中,85% 为不可操作的"假阳性"警报[18]。因此,通过优化报警系统以减少冗余警报,以及避免夜间不必要的对话,可以有效降低噪声对患者睡眠的干扰。阻止噪声传播的主要途径是通过使用耳塞或耳罩减少噪声对患者的影响。美国重症医学会的 PADIS 指南建议将减少夜间噪声和光线的策略纳入一套协议化、非药物的多组分干预方法,以提升 ICU 患者的睡眠质量并降低谵妄的发生风险[19]。在这些策略中,使用耳塞和眼罩因其低成本、易操作性以及在 ICU 复杂环境中的良好适用性,成为应用最广泛的干预措施[2]。耳塞与眼罩在临床常联合使用,其干预效果较为显著,已被多项研究证实可作为 ICU 患者睡眠质量的有效干预策略[20]。一项基于声音和黑暗干预的网状荟萃分析纳入了 24 项随机对照试验后发现,耳塞、眼罩与音乐联合干预的效果优于耳塞和眼罩、仅眼罩、仅音乐这三种干预方式。研究还提到,佩戴降噪耳机可能比常规耳机具有更好的效果[21]。在实践中,患者对耳塞和眼罩的依从性和耐受性对干预的成功至关重要。部分患者反馈耳塞佩戴时会引发耳道不适甚至疼痛,且不能完全隔绝噪声;另有少数患者因佩戴眼罩感到紧张而拒绝使用[22]。在实施此类干预前,医护人员应评估患者耳部敏感性、解剖结构的个体差异及其对防护装置的接受程度。为确保干预效果,护士需掌握正确的使用方法并为患者提供充分的指导和支持。此外,吸音和隔音材料的使用也能显著降低噪声传播。然而,在选择此类材料时,需要综合考虑医院的感染控制要求,确保材料表面能够防止细菌和病毒的长时间附着[23]。

听觉掩蔽是一种通过播放背景音减少患者对环境噪声感知的干预方式。背景音根据频率特性分为白噪声、粉红噪声和棕色噪声，它们在频谱分布和听觉感知上有所不同。白噪声因其平滑的频谱分布，在听觉掩蔽中应用最为广泛。印度的一项研究为 ICU 患者佩戴降噪耳机，连续三晚分别播放白噪声、粉红噪声和棕色噪声，其中白噪声模拟空调嗡嗡声，粉红噪声类似海浪声，棕色噪声如稳定的降雨声。结果显示，三种噪声均可显著改善患者睡眠质量，但研究未进一步探讨它们在疗效上的差异[24]。这提示，在未来研究中，可针对不同背景音对睡眠改善的机制与效果进行深入比较，为临床应用提供更多依据。轻松的音乐也能够降低患者对环境噪声的感知水平，并且更重要的是转移患者对病房环境的注意力，进而带来持续的放松感。一项研究显示，使用轻松的音乐干预可使患者的睡眠质量提高约27.1%[25]。由 Su 等人[26]进行的研究在夜间为患者提供 45 分钟的镇静音乐，通过多导睡眠仪测量发现，干预在夜间前两小时有效缩短了浅睡期，并延长了深睡期。尽管这些研究初步表明轻松音乐对改善 ICU 患者睡眠质量具有积极作用，但综合分析几项研究的结果表明，GRADE 质量评级为中等，且存在一定的发表偏倚，研究的可靠性和干预效果的普适性仍有待进一步验证[25]。

安静时间干预是一种通过在一定时间内减少医患双方活动、控制噪声和光线水平、降低环境刺激，为患者提供一段安静睡眠时间的策略。目前的趋势是更科学地规划护理活动，将必要的干预措施集中处理，并尽量减少夜间特别是凌晨 2—4 时的干扰，以确保患者至少获得一个完整的不间断睡眠周期（约 90 分钟）[27]。研究证实，只要为患者夜间提供 2 小时不被打扰的睡眠时间就可以显著提升睡眠质量[4]。安静时间干预通过优化环境，可有效提供患者休息的机会，提高入睡可能性，缩短入睡时间；减少睡眠中断，改善整体睡眠质量；增加快速眼动睡眠比例，并调整异常睡眠模式[28]。这一策略不仅具有成本低、易于实施的优点，还可结合其他干预措施协同作用，为患者提供全面的睡眠质量提升方案。

良好的通风设备在 ICU 环境中具有多重意义，不仅有助于降低病原体的传播风险，还直接改善患者的嗅觉体验。优化通风设计能够有效清除病房内的大小呼吸颗粒，改善空气质量，配合芳香疗法，将能大大提升患者的舒适感。芳香疗法通过按摩、吸入、涂抹或沐浴等方式，将从不同植物部位提取的高浓度精油用于患者，以创造舒适、放松的氛围。约84.62% 的患者通过吸入方式接受芳香疗法，吸入的精油通过嗅球直接作用于边缘系统，触发神经递质（如血清素和内啡肽）的释放，激活副交感神经，降低皮质醇水平并提高褪黑激素水平，从而促进放松、缓解疼痛并改善睡眠质量[29-30]。一项网状荟萃分析比较了临床常用的几种芳香剂对睡眠质量的改善效果，发现薰衣草、母菊和橙花精油的组合（比例为6∶2∶0.5）效果最佳[29]。尽管目前芳香疗法的相关研究样本量有限，证据等级相对较低，但吸入式芳香疗法因其相对安全和操作简便的特点，依然具有在临床实践中推广的潜力，尤其是在结合其他干预措施的情况下，其疗效可能得到进一步增强。

舒适的多功能病床可以为患者提供全面的身体支撑，显著减轻局部压力，并通过倾斜角度调节、局部温度调节和振动按摩等功能，进一步提升舒适度。这些改进不仅显著提高了患者对睡眠环境的满意度，还有效促进了慢波睡眠的增加和睡眠的连续性[11]。动态温湿度调控系统能够根据昼夜节律变化灵活调整环境参数，为患者提供适宜的体感温度和湿度。这种精准调节不仅能显著延长深睡期，还能有效减少夜间觉醒次数，从而改善整体睡眠质量。结合多方面环境优化措施,ICU 患者的睡眠障碍干预将更为全面和高效。

三、未来创建睡眠友好型 ICU 环境

未来,优化 ICU 的睡眠环境需要综合多方面的创新设计和科学管理。首先,应加强基于患者需求的环境个性化调整,例如通过智能系统实现光照、温度、湿度、通风、噪声等环境参数的动态调控,以更好地适应患者的昼夜节律变化。其次,引入更多以人为本的设计,例如改良床垫、病床及其他设施,提高患者的整体舒适感。此外,应探索并推广多种非药物干预手段的联合应用,如结合动态光照调控的改良通风系统,可以在白天模拟日光变化,引入清新空气以提升患者的觉醒水平;夜间通过减小气流、噪声和光源,同时配合芳香疗法和音乐疗法,为患者营造安静舒适的睡眠环境,有助于恢复昼夜节律,改善睡眠质量。

从管理角度看,需通过协议化护理流程,减少夜间不必要的干扰,将集中护理干预与安静时间干预相结合,让患者拥有不被打扰的连续睡眠周期。同时,利用知信行理论,推进对护理人员的培训,提高其对环境因素与患者睡眠质量相关性的认知,从而在临床工作中积极配合打造患者睡眠友好型 ICU 环境。

综上所述,针对 ICU 患者的睡眠障碍,改善环境因素的综合性护理措施正在被越来越多的研究所验证实施。通过科学合理的干预,不仅可以改善患者的睡眠质量,还可能降低谵妄发生率、缩短 ICU 住院时间,从而进一步提升整体治疗效果。然而,大多数研究采用主观量表测量患者的睡眠质量,较少有研究使用多导睡眠监测仪等客观数据展开研究,对于机制和效果的研究不够深入。此外,如何在临床实践中高效实施这些措施并保证护理质量仍然是一个挑战。未来的研究需要进一步探索环境干预的优化组合,同时结合客观睡眠监测指标,完善护理管理模式,为 ICU 患者提供更加精准和优质的睡眠护理干预。

(钱淑媛　张宗豪)

参考文献

[1] SHIH C Y, WANG A Y, CHANG K M, et al. Dynamic prevalence of sleep disturbance among critically ill patients in intensive care units and after hospitalisation: A systematic review and meta-analysis[J]. Intensive Crit Care Nurs, 2023, 75: 103349.

[2] EEHYE J, KAPELLA M C, HERSHBERGER P E. Non-pharmacological sleep interventions for adult patients in intensive care units: A systematic review[J]. Intensive Crit Care Nurs, 2021, 67: 103124.

[3] WILCOX M E, BURRY L, ENGLESAKIS M, et al. Intensive care unit interventions to promote sleep and circadian biology in reducing incident delirium: A scoping review[J]. Thorax, 2024, 79(10): 988-997.

[4] 李洋,熊莉娟,齐玲. ICU 患者睡眠障碍影响因素及非药物干预的研究进展[J]. 护理学杂志, 2020, 35(1): 93-96.

[5] KNAUERT M P, AYAS N T, BOSMA K J, et al. Causes, consequences, and treatments of sleep and circadian disruption in the ICU: An official American thoracic society research

statement[J]. Am J Respir Crit Care Med, 2023, 207(7): e49-e68.

[6]　LUSCZEK E R, KNAUERT M P. Light levels in ICU patient rooms: Dimming of daytime light in occupied rooms[J]. J Patient Exp, 2021, 8: 23743735211033104.

[7]　ELISA M, DANIELIS M, VENUTI L, et al. Sleep deprivation determinants as perceived by intensive care unit patients: Findings from a systematic review, meta-summary and meta-synthesis[J]. Intensive Crit Care Nurs, 2019, 53: 43-53.

[8]　DARBYSHIRE J L, YOUNG J D. An investigation of sound levels on intensive care units with reference to the WHO guidelines[J]. Critical care (London, England), 2013, 17(5): R187.

[9]　LORI D, LITTON E, VAN HAREN F. The effectiveness of noise interventions in the ICU[J]. Curr Opin Anaesthesiol, 2019, 32(2): 144-149.

[10]　AHN Y H, LEE H Y, LEE S M, et al. Factors influencing sleep quality in the intensive care unit: A descriptive pilot study in Korea[J]. Acute Crit Care, 2023, 38(3): 278-285.

[11]　CAGGIARI G, TALESA G R, TORO G, et al. What type of mattress should be chosen to avoid back pain and improve sleep quality?[J]. J Orthop Traumatol, 2021, 22(1): 51.

[12]　TIAN Y. A review on factors related to patient comfort experience in hospitals[J]. J Health Popul Nutr, 2023, 42(1): 125.

[13]　BROWN T M, BRAINARD G C, CAJOCHEN C, et al. Recommendations for daytime, evening, and nighttime indoor light exposure to best support physiology, sleep, and wakefulness in healthy adults[J]. PLoS Biol, 2022, 20(3): e3001571.

[14]　SIMONS K S, LAHEIJ R J F, VAN DEN BOOGAARD M, et al. Dynamic light application therapy to reduce the incidence and duration of delirium in intensive-care patients: A randomised controlled trial[J]. Lancet Respir Med, 2016, 4(3): 194-202.

[15]　PERRY H, ALIGHT A, WILCOX M E. Light, sleep and circadian rhythm in critical illness[J]. Curr Opin Crit Care, 2024, 30(4): 283-289.

[16]　SPITSCHAN M, KERVEZEE L, LOK R, et al. ENLIGHT: A consensus checklist for reporting laboratory-based studies on the non-visual effects of light in humans[J]. EBioMedicine, 2023, 98: 104889.

[17]　TEGNESTEDT C, GÜNTHER A, REICHARD A, et al. Levels and sources of sound in the intensive care unit: An observational study of three room types[J]. Acta Anaesthesiol Scand, 2013, 57(8): 1041-1050.

[18]　RUPPEL H, DE VAUX L, COOPER D, et al. Testing physiologic monitor alarm customization software to reduce alarm rates and improve nurses' experience of alarms in a medical intensive care unit[J]. PLoS One, 2018, 13(10): e0205901.

[19]　DEVLIN J W, SKROBIK Y, GÉLINAS C, et al. Clinical practice guidelines for the prevention and management of pain, agitation/sedation, delirium, immobility, and sleep disruption in adult patients in the ICU[J]. Crit Care Med, 2018, 46(9): e825-e873.

[20]　FANG C S, WANG H H, WANG R H, et al. Effect of earplugs and eye masks on the sleep quality of intensive care unit patients: A systematic review and meta-analysis[J]. J Adv Nurs,

2021, 77(11): 4321-4331.

[21] FANG C S, TU Y K, CHANG S L, et al. Effectiveness of sound and darkness interventions for critically ill patients' sleep quality: A systematic review and component network meta-analysis[J]. Nurs Crit Care, 2024, 29(1): 134-143.

[22] HU R F, JIANG X Y, HEGADOREN K M, et al. Effects of earplugs and eye masks combined with relaxing music on sleep, melatonin and cortisol levels in ICU patients: A randomized controlled trial[J]. Critical care (London, England), 2015, 19(1): 115.

[23] TRONSTAD O, FLAWS D, PATTERSON S, et al. Creating the ICU of the future: Patient-centred design to optimise recovery[J]. Critical care (London, England), 2023, 27(1): 402.

[24] WARJRI E, DSILVA F, SANAL T S, et al. Impact of a white noise app on sleep quality among critically ill patients[J]. Nurs Crit Care, 2022, 27(6): 815-823.

[25] KAKAR E , VENEMA E, JEEKEL J, et al. Music intervention for sleep quality in critically ill and surgical patients: A meta-analysis[J]. BMJ open, 2021, 11(5): e42510.

[26] SU C P, LAI H L, CHANG E T, et al. A randomized controlled trial of the effects of listening to non-commercial music on quality of nocturnal sleep and relaxation indices in patients in medical intensive care unit[J]. J Adv Nurs, 2013, 69(6): 1377-1389.

[27] LOCIHOVÁ H , AXMANN K, ŽIAKOVÁ K. Sleep-disrupting effects of nocturnal nursing interventions in intensive care unit patients: A systematic review[J]. J Sleep Res, 2021, 30(4): e13223.

[28] 李雪科, 史崇清. 安静时间干预改善 ICU 患者睡眠质量的研究进展 [J]. 中国实用护理杂志, 2022, 38(29): 2310-2315.

[29] FANG C S, TU Y K, CHOU F H, et al. Effect of inhaled aromatherapy on sleep quality in critically ill patients: A systematic review and network meta-analysis[J]. J Clin Nurs, 2025, 34(3): 1000-1012.

[30] TOPRAK Ç, ERGIN O P, DEMIRBOLAT İ, et al. The effect of lavender and bergamot oil applied via inhalation on the anxiety level and sleep quality of surgical intensive care unit patients[J]. Explore (NY), 2024, 20(5): 102991.

第十八部分

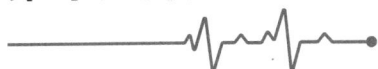

重症儿科

1 基于 Phoenix 脓毒症评分的儿童脓毒症 2024 新诊断标准

鉴于脓毒症复杂的病理生理机制及以器官功能障碍为核心的临床特征,SIRS 标准不能准确定义脓毒症,2016 年《第三版脓毒症与脓毒症休克定义国际共识》[1]将成人脓毒症定义修订为"感染引起的机体反应失调导致的危及生命的器官功能障碍",并以序贯器官衰竭(sequential organ failure assessment,SOFA)评分 ≥ 2 分作为诊断脓毒症的新标准。然而,由于儿童处于生长发育阶段,成人标准不完全适用于儿童,而原儿童 SIRS 标准[2]也同样不能准确预测儿童脓毒症的不良预后[3],因此美国重症医学会在 2024 年推出了基于 Phoenix 脓毒症评分的儿童脓毒症新诊断标准(以下简称新标准)。

一、新标准的制定过程和具体内容

2019 年美国重症医学会组建了一个由 6 大洲 12 个国家的 35 名医师和护士专家组成的工作组,开展了数据驱动的三项工作。①通过对来自 6 个地区 2 835 名儿科医师进行全球调查(14% 来自低收入地区),达成共识同意脓毒症 3.0 关于脓毒症的定义,脓毒症休克定义为脓毒症导致的心血管功能障碍[4];②通过系统综述和荟萃分析,证实了器官功能障碍评分与脓毒症发展或不良结局风险增加的关联性,因此达成一致意见,需要用器官功能评价来制定儿童脓毒症和脓毒症休克的标准[5];③专家组通过在不同资源地区建立国际多中心回顾性队列,收集 2010—2019 年 5 个国家 10 个不同资源地区医疗机构的数据(6 个发达地区监测点均在美国,4 个资源有限地区监测点包括孟加拉国、中国、哥伦比亚、肯尼亚),以住院病死率为主要结局,建立堆叠回归模型,将其分为推导数集和验证数集,疑似或确诊感染的患儿(< 18 岁,包括急诊、住院及 PICU 患儿)推导集 175 000 例,验证集 50 000 例,以现有 5 个器官功能评估系统为基础(IPSCC、PELOD-2、PODIUM、pSOFA、Proulx),建立新的包括呼吸、循环、神经、凝血、免疫、肾脏、肝脏、内分泌 8 个系统的儿童器官功能障碍评分系统,预测可疑感染儿童的预后(病死率)。通过比较分析,最终将 8 个系统模型简化为包含了心血管、呼吸、神经和凝血 4 个系统的功能障碍评估,并将其转化为基于整数的评分,即 Phoenix 脓毒症评分(Phoenix sepsis score,PSS)[6]。疑似感染的儿童 PSS ≥ 2 分诊断为脓毒症;脓毒症儿童 PSS 心血管评分 ≥ 1 分,诊断为脓毒症休克[7],即需在脓毒症基础上满足低血压、高乳酸血症或使用血管活性药中任意一条及以上。相比于既往标准,新标

准预测病死率的阳性预测值较高,灵敏度也更高或相似。

二、新标准与既往标准的主要异同 [8-9]

(一)新标准不再适用于新生儿

基于围产期感染的特殊性、新生儿免疫功能的特点及潜在的宫内感染风险,新标准在2005 年排除早产儿的基础上,进一步排除了围产期住院的新生儿。

(二)新标准聚焦于器官功能障碍

新标准诊断的核心就是 PSS ≥ 2 分,采用 4 个系统的评分,0 ~ 3 分的 4 个等级。呼吸系统评分除了 PaO_2/FiO_2 外,引入了 SpO_2/FiO_2,这是基于儿童人群对有创动脉血标本相对获取困难的特点。心血管系统评分包括血管活性药物、血乳酸值和平均动脉压,这也与既往有较大差别,特别是血乳酸 ≥ 5mmol/L 和平均动脉压,这两项在不同年龄段阈值的引入。凝血评分在既往血小板计数的基础上,增加了国际标准化比值、D- 二聚体和纤维蛋白原,某种程度上符合脓毒症凝血变化的规律,需要更关注脓毒症相关的凝血病。神经系统采用格拉斯哥昏迷评分和瞳孔对光反射,缺血缺氧所导致的意识状态改变有了相对量化的标准。

器官功能障碍可以局限于原发感染部位,如肺炎患儿出现孤立性呼吸功能障碍,也可表现为远离原发感染部位,如脑膜炎患儿出现呼吸功能障碍。值得关注的是,器官功能障碍远离原发感染部位的脓毒症患儿,包括脓毒症休克和多器官功能障碍,占脓毒症病例的85.2%,存在更高的死亡风险,在高资源和低资源环境中,此类患儿病死率分别为 8.0% 和32.3%,而 PSS ≥ 2 分且器官功能障碍仅限于原发感染的患儿病死率分别为 1.7% 和 6.1%[6-7]。这也表明脓毒症的疾病进程是危及生命且全身累及的。

(三)新标准对脓毒症休克的修订

PSS 心血管评分至少为 1 分的脓毒症可以确定为脓毒症休克,与既往相比未强调 1 小时内补充液体 40 ~ 60ml 后再判断有无休克,也未强调血管活性药剂量,而强调了高乳酸、低血压及是否使用血管活性药,这点与成人脓毒症休克诊断标准类似,更强调结果,未强调过程,而既往儿童标准则同时包含了早期的一些低灌注表现及晚期的低血压,有利于早期诊断。

(四)新标准兼顾不同资源地区

2005 年儿童脓毒症定义基于高资源环境中的医师专家意见和临床研究结果,而新标准的制定考虑了不同资源地区的情况。工作组纳入了来自低资源环境的专业人员意见,包括在这些环境中脓毒症负担最重的医院。在推导队列中证实了高资源地区与低资源地区的差异,24 小时内脓毒症病死率分别为 7.1% 和 28.5%,脓毒症休克病死率为 10.8% 和33.5%;而脓毒症儿童 PSS 中位数则均为 3 分。新标准在不同资源地区的阳性预测值和灵敏度更高。

三、新标准的局限性与思考

(一)新标准不能作为脓毒症筛查预警工具

新标准基于可疑感染患儿的住院后 24 小时内病死率建立回归模型得出,可作为诊断标准,PSS 的目的是帮助临床医师识别危及生命的器官功能障碍的感染儿童。特别需要注意的是,PSS 不是为了筛查脓毒症风险或早期识别疑似脓毒症的患儿而设计的,不应被误解为早期预警工具。因此,仍需要开发脓毒症筛查和早期预警工具,识别发生脓毒症高风险人群,以利于早期干预、降低发病率和病死率。

(二)新标准是否适合院内感染尚需观察

新标准基于患儿入院 24 小时内结果推断,对于院内感染患者是否适合尚不明确。

(三)新标准在低资源地区尚需临床验证

在新标准验证集中,只有 3.1% 队列来自资源匮乏地区的监测点,限制了其准确率。PSS 在其中 1 个低资源地区显示出较以往标准低的灵敏度(23% vs. 77%)[6],这也说明在低资源地区广泛实施新标准之前还需要进行额外的研究。此外,作为制定评分起点的全球调查主要是在医院工作的医师看法 [5],特别是儿科重症监护病房的医师占了 57%,只有 15% 的医师是在急诊科。所有低资源验证中心都是拥有电子健康记录的机构,并且大多数设有 PICU,这也不能充分反映大多数低资源环境中的普遍情况,这些因素会造成明显选择偏倚,这可能限制了非 PICU 和非医院机构情境下新标准的普遍适用性。另一个具体实施障碍,即在评分中需要测定血清乳酸和凝血参数,这些指标在许多医疗资源匮乏的地区并不容易获得。

(四)新标准不能涵盖脓毒症定义所有内容

脓毒症作为一个综合征存在异质性,包括机体反应、感染部位(原发、远离原发感染部位的器官)、不同病原、不同的器官功能障碍表型及疾病的不同阶段、治疗的及时与否等,需要准确判断以指导精准治疗。目前我们对失调的机体反应还不能精准定义,新标准简化了儿童脓毒症的复杂生物过程,没有代表宿主反应失调的特定标志物,也没有验证更高生物学分辨率的数据集(如多组学数据)。

(五)疑似感染的不确定性

新标准没有排除脓毒症诊断中最主观的部分,即"疑似感染"的不确定性。临床医师在处理疑似脓毒症的儿童时必须考虑到这点,要注意除外一些非感染因素。

儿童脓毒症新诊断标准的出台对儿童脓毒症管理、临床研究、预后改善等方面具有重要意义。但新标准仍存在一定局限性,期待未来的深入研究,推动儿童脓毒症和脓毒症休克定义、诊治的发展,同时也需要大规模流行病学研究验证其在中国儿童人群中的临床价值。

(刘春峰)

参考文献

[1]　SINGER M, DEUTSCHMAN C S, SEYMOUR C W, et al. The third international consensus definitions for sepsis and septic shock (sepsis-3)[J]. JAMA, 2016, 315(8): 801-810.

[2]　GOLDSTEIN B, GIROIR B, RANDOLPH A, et al. International pediatric sepsis consensus conference: Definitions for sepsis and organ dysfunction in pediatrics[J]. Pediatr Crit Care Med, 2005, 6: 2-8.

[3] SCHLAPBACH L J, STRANEY L, BELLOMO R, et al. Prognostic accuracy of age-adapted SOFA, SIRS, PELOD-2, and qSOFA for in-hospital mortality among children with suspected infection admitted to the intensive care unit[J]. Intensive Care Med, 2018, 44(2): 179-188.

[4] MORIN L, HALL M, DE SOUZA D, et al. The current and future state of pediatric sepsis definitions[J]. Pediatrics, 2022, 149(6): e2021052565.

[5] MENON K, SCHLAPBACH L J, AKECH S, et al. Criteria for pediatric sepsis: A systematic review and meta-analysis by the pediatric sepsis definition taskforce[J]. Crit Care Med, 2022, 50(1): 21-36.

[6] SANCHEZ-PINTO L N, BENNETT T D, DEWITT P E, et al. Development and validation of the phoenix criteria for pediatric sepsis and septic shock[J]. JAMA, 2024, 331(8): 675-686.

[7] SCHLAPBACH L J, WATSON R S, SORCE L R, et al. International consensus criteria for pediatric sepsis and septic shock[J]. JAMA, 2024, 331(8): 665-674.

[8] JABORNISKY R, KUPPERMANN N, GONZÁLEZ-DAMBRAUSKAS S. Transitioning from SIRS to Phoenix with the updated pediatric sepsis criteria: The difficult task of simplifying the complex[J]. JAMA, 2024, 331(8): 650-651.

[9] CARLTON E F, PERRY-EADDY M A, PRESCOTT H C. Context and implications of the new pediatric sepsis criteria[J]. JAMA, 2024, 331(8): 646-649.

2　尼塞韦单抗预防婴幼儿重症呼吸道合胞病毒感染的新进展

呼吸道合胞病毒(respiratory syncytial virus, RSV)是婴幼儿毛细支气管炎的主要病原体,所致年住院人次高达 300 万,部分患儿病情危重以致需要 ICU 监护治疗甚至有创机械通气[1-2]。尼塞韦单抗是靶向 RSV F 糖蛋白融合前构象的单克隆抗体,半衰期长,中和活性强,注射一剂可为婴幼儿提供至少 5 个月的保护,近 2 年已在欧盟地区及加拿大、美国等国家获批用于 RSV 预防。*The New England Journal of Medicine* 等也在近期发表了多项相关研究,证明尼塞韦单抗可减少 RSV 所致下呼吸道感染患儿的就诊率和住院率,或将改变未来婴幼儿 RSV 预防策略及疾病负担。目前尼塞韦单抗适用人群为 8 个月以下的所有婴儿及 8 ～ 19 个月的重症 RSV 风险婴幼儿(如合并支气管肺发育不良、囊性纤维化、免疫缺陷等)。本文重点介绍近 2 年的主要研究结果。

2023 年 *The New England Journal of Medicine* 上发表题为"尼塞韦预防足月和晚期早产儿 RSV 感染"的通信文章[3],共纳入 35 周以上的健康新生儿 3 012 例,并以 2:1 随机分配进入尼塞韦单抗组和安慰剂组。研究发现,注射尼塞韦单抗预防小婴儿在出生后第一个 RSV 流行季节内因 RSV 相关下呼吸道感染(lower respiratory tract infection, LRTI)住院的效度为 76.8%,预防重症 RSV-LRTI 的效度为 78.6%。预防需要就诊的 RSV-LRTI 的效度则为 76.4%,且按照年龄、种族、地域、出生体重分层分析后依然有效,效度在用药后 150 天无衰减。该研究预测注射尼塞韦单抗可减少每千名婴儿 57 个全因下呼吸道感染住院日。

2023 年, *The New England Journal of Medicine* 发表了尼塞韦单抗预防健康婴幼儿因 RSV-LRTI 住院的论著研究[4]。这项研究在法国、德国和英国开展,纳入孕 29 周后出生,且在 12 月龄以下进入第一个 RSV 流行季的健康婴儿,按 1:1 的比例随机分入干预组和对照组。干预组在 RSV 流行季节前或期间接受单次肌内注射尼塞韦单抗,对照组则接受常规医疗。主要研究指标为 RSV-LRTI 所致住院情况,次要观察指标则是经皮氧饱和度 < 90% 且需要吸氧的 RSV-LRTI 情况。研究共纳入 8 058 例患儿,干预组 11 例(0.3%)发生 RSV-LRTI,对照组则为 60 例(1.5%)发生 RSV-LRTI,匹配尼塞韦单抗有效率 83.2%。干预组重症 RSV-LRTI 5 例(0.1%),对照组重症 RSV-LRTI 则为 19 例(0.5%),匹配有效率 75.7%。尼塞韦单抗预防婴儿 RSV 流行季节内全因 LRTI 住院有效率为 58.0%。研究认为尼塞韦单抗在接近真实世界的场景内,可有效预防婴儿 RSV-LRTI 和重症 RSV-LRTI。同时研究也未发现与尼塞韦单抗明确相关的严重不良反应。一例患儿在注射尼塞韦单抗 23 天后发生婴儿痉挛症,然而该事件是药物所致还是背景事件并不能明确。在该研究中,6 个月以上婴儿 RSV-LRTI 发病率较低,或将从成本效益角度影响预防策略制定。

2024 年,美国 *Morbidity And Mortality Weekly Report* 杂志发表了一项尼塞韦单抗引入后的有效性评估,评估了其在 2023-10-01 至 2024-02-29 间首次经历 RSV 流行季的婴儿中预防 RSV-LRTI 所致住院的有效性[5]。共 699 例因急性呼吸道疾病住院的婴儿中,59 例(8%)在症状出现前至少 7 天注射尼塞韦单抗,其预防 RSV-LRTI 相关住院的有效率为 90%。

2024 年,*The New England Journal of Medicine* 发表了尼塞韦单抗预防 RSV 细支气管炎所致住院的上市后真实世界研究[6]。该研究是一项前瞻性、多中心、病例匹配对照研究,分析尼塞韦单抗预防 12 个月以下婴儿 RSV 相关毛细支气管炎住院的有效性。病例组为 2023-10-15 至 2023-12-10 间因 RSV 相关性毛细支气管炎住院的婴儿,对照组则为因与 RSV 感染无关的情况到相同医院就诊的婴儿。两组患儿依据年龄、住院日期和研究中心按 2:1 的比例进行匹配。通过校正混杂因素的多变量条件 logistic 回归模型,计算尼塞韦单抗对 RSV 相关毛细支气管炎住院的预防效度。研究共纳入 1 035 例患儿,其中病例组 690 例,对照组 345 例。病例组 60 例(8.7%),对照组 97 例(28.1%)患儿在入院前注射过尼塞韦单抗。尼塞韦单抗预防 RSV 相关毛细支气管炎住院的校正效度为 83.0%,敏感性分析得出的结果与初步分析的结果相似。尼塞韦单抗预防需要重症监护的 RSV 相关毛细支气管炎的效度是 69.6%,预防需要机械通气的 RSV 相关毛细支气管炎的效度是 67.2%。该研究认为在真实世界中,尼塞韦单抗有效降低了 RSV 相关毛细支气管炎患儿的住院风险,但因是观察性研究,所得结论需要进一步验证。

上述研究均支持尼塞韦单抗对于婴儿 RSV-LRTI 具有预防作用,目前全球也已有 16 个国家和地区批准尼塞韦单抗用于婴儿 RSV-LRTI 预防,2024 年 1 月 2 日其也在我国上市。然而,疫苗推广使用受多种因素影响,尼塞韦单抗的使用及有效性有待更多研究证实[1]。

（方伯梁　钱素云）

参考文献

[1] PECENKA C, SPARROW E, FEIKIN D R, et al. Respiratory syncytial virus vaccination and immunoprophylaxis: Realising the potential for protection of young children[J]. Lancet, 2024, 404(10458): 1157-1170.

[2] DALZIEL S R, HASKELL L, O'BRIEN S, et al. Bronchiolitis[J]. Lancet, 2022, 400(10349): 392-406.

[3] MULLER W J, MADHI S A, SEOANE NUÑEZ B, et al. Nirsevimab for prevention of RSV in term and late-preterm infants[J]. N Engl J Med, 2023, 388(16): 1533-1534.

[4] DRYSDALE S B, CATHIE K, FLAMEIN F, et al. Nirsevimab for prevention of hospitalizations due to RSV in infants[J]. N Engl J Med, 2023, 389(26): 2425-2435.

[5] MOLINE H L, TANNIS A, TOEPFER A P, et al. Early estimate of nirsevimab effectiveness for prevention of respiratory syncytial virus-associated hospitalization among infants entering their first respiratory syncytial virus season-new vaccine surveillance Network, October 2023-February 2024[J]. MMWR Morb Mortal Wkly Rep, 2024, 73(9): 209-214.

[6] ASSAD Z, ROMAIN A S, AUPIAIS C, et al. Nirsevimab and hospitalization for RSV bronchiolitis[J]. N Engl J Med, 2024, 391(2): 144-154.

3 保守氧疗目标或更有利于 PICU 患儿预后

保守氧疗的目标是在确保不发生低氧血症的前提下,通过降低吸入氧浓度(fraction of inspiration O_2, FiO_2)来维持动脉血氧分压(partial pressure of oxygen in arterial blood, PaO_2)和血氧饱和度(pulse oxygen saturation, SpO_2)在相对较低的水平,即 SpO_2 88% ~ 92%,以减少高氧损伤的风险。在儿童重症监护病房(pediatric intensive care unit, PICU)中,对保守氧疗与其他氧疗策略的比较研究尚不充分。本文将对近期关于保守氧疗的临床研究成果进行深入分析和对比,探讨在 PICU 中应用保守氧疗策略的潜在益处和可能面临的限制。

一、高氧血症及其潜在危害

当前临床实践对高氧血症尚缺乏统一定义标准,通常将 $PaO_2 \geqslant 100mmHg$ 或 $SpO_2 \geqslant 98\%$ 作为警示阈值[1-2]。开放氧疗的阈值($SpO_2 \geqslant 94\%$)普遍低于高氧血症的界定标准。在临床实践中,医务人员对高氧危害的认知局限,导致 ICU 中高氧暴露现象普遍存在[3]。

高氧血症的病理损害源于机体抗氧化防御机制的局限性。当血红蛋白氧合达饱和状态后,超生理水平的氧分压可引发多系统损伤:呼吸系统表现为肺泡上皮氧化损伤与肺顺应性下降;循环系统则可能出现全身及冠脉局部血流动力学紊乱;神经系统和肠道更易遭受氧化应激介导的细胞损伤。在 ARDS、脓毒症、急性脑损伤等危重病症中,过高氧分压与器官功能障碍存在显著相关性[1,4-6]。

保守氧疗策略的提出基于对高氧暴露危害认识的提升。在确保组织氧合安全的前提下,通过严格控制吸入氧浓度,保持动脉血氧饱和度和动脉氧分压于相对较低水平,从而平衡缺氧风险与高氧损伤的防治需求。

二、PICU 患儿采用保守氧疗目标的临床依据

2024 年 *Lancet* 发表的一项临床研究——Oxy-PICU 是重症儿科领域规模最大的多中心随机对照试验,旨在评估保守氧疗策略(SpO$_2$ 88% ～ 92%)对比自由氧疗(SpO$_2$ > 94%)对危重患儿的疗效[7]。该研究纳入英国 15 家 PICU 的 2 040 例急诊入院患儿(校正胎龄 > 38 周且年龄 < 16 岁),均需有创机械通气和供氧。通过最小化分层随机法分为保守组(*n*=939)与自由组(*n*=933),最终 1 872 例纳入意向治疗分析。

主要终点指标为 30 天内器官支持时间或死亡的复合结局(死亡计为 31 天)。结果显示,保守组显著优于自由组(概率指数 0.53,95% *CI* 0.50 ～ 0.55;调整后 *OR*=0.84,*P*=0.04)。虽然概率指数仅略高于 0.5(> 0.5 提示保守组更优),但因样本量大,微小差异仍可能具有实际意义,尤其是对需长期器官支持的患儿。次要终点指标中,保守组机械通气时间更短(*HR*=1.11,*P*=0.03)、医疗成本更低(平均节省 2 143 英镑)(1 英镑约合人民币 9 元),且不良事件更少(3% vs. 4%),如严重乳酸酸中毒发生率更低(< 1% vs. 1%),但两组 30 天病死率(2.4% vs. 3.0%)、生存者器官支持天数及住院时间无显著差异。中间数据表明,SpO$_2$ 中位数保守组 94% vs. 自由组 97%,FiO$_2$ 中位数保守组 0.27 vs. 自由组 0.35,但依从性仍有提升空间(26% 时间内达标)。保守氧疗或可广泛适用于在 PICU 接受有创通气或氧疗的非心脏／脑损伤的危重症儿童。

Oxy-PICU 研究小组进一步分析了保守氧疗与自由氧疗目标对 PICU 患儿长期生存、生活质量以及医疗成本的影响[8]。研究发现,两组在 1 年后的健康相关生活质量(health-related quality of life,HRQoL)、质量调整生命年(quality adjusted life year,QALY)和医疗保健成本等关键指标上没有显著差异。具体而言,1 年后,保守组的病死率为 5.5%(52/937),自由组的病死率为 7.1%(66/930),调整后的风险比(*aHR*)为 0.77(95% *CI* 0.53 ～ 1.10)。在 1 年时,两组的平均 HRQoL、生命年和 QALY 相似,且保守氧疗策略相对于自由氧疗策略的调整增量成本为 -£879(95% *CI* -£9 036 ～ £7 278),增量 QALY 差异为 0.001(95% *CI* -0.010 ～ 0.011)。这些结果表明,采用保守氧疗策略并不增加长期生存率或降低生存质量,亦不会显著影响医疗成本。

在 Oxy-PICU 试验中嵌套的机制性子研究进一步探讨了保守氧疗与自由氧疗目标对氧化应激反应的影响[9]。研究结果显示,随机分配后 24 小时内,保守组的缺氧诱导因子 1α(hypoxia-inducible factor1-alpha,HIF-1α) mRNA 表达显著高于自由组,增加了 6 倍(*P*=0.032),这表明保守氧疗目标可能引发早期缺氧反应。而在 72 小时,自由组的总尿硝酸盐／亚硝酸盐水平显著高于保守组(中位差异为 32.6μmol/mmol 尿肌酐,95% *CI* 13.7 ～ 93.6μmol/mmol 尿肌酐;*P* < 0.002),这表明自由氧疗目标可能导致更高的氧化应激反应。综合来看,这些结果提示保守氧疗目标可能与降低机体氧化应激水平及早期缺氧反应有关。

结合 Oxy-PICU 研究的主要结论,即与自由氧疗相比,保守氧疗在 30 天时导致更好的患者结果,这些发现均支持在危重儿童治疗中采用保守氧疗策略。根据 Oxy-PICU 研究的结果,所有在 PICU 接受氧疗的患儿均有可能从保守氧疗策略中获益。但该研究没有深入

探讨患者的基础疾病状况、PICU 危重评分及氧疗目标的依从性等因素。因此,某些特定疾病患者的潜在风险和获益可能被整体结果所掩盖。尽管研究样本量大,总体结果上显示出获益,但保守氧疗策略是否更适用于某些特定疾病仍需进一步研究。

三、关于 PICU 保守氧疗策略的思考

Oxy-PICU 研究作为目前少数探讨 PICU 氧疗策略的大型随机对照试验,其结论仍需审慎解读。该研究的局限性主要体现在以下方面。第一,人群普适性受限。研究排除了先天性心脏病、急性脑病等关键亚群,且实际入组病例组合与常规 PICU 患者存在差异,如低比例的下呼吸道感染患儿,可能削弱结论的代表性。第二,外部验证不足。研究仅在英国专科 PICU 开展,未纳入混合型 ICU 或资源有限地区的医疗场景,限制了结论对其他医疗环境的适用性。第三,干预依从性与目标界定待优化。保守组中,患者 SpO₂ 仍较多超出目标范围(可能与基线高吸入氧浓度相关),可能低估干预效果;同时未探索中间目标(如 SpO_2 92% ～ 95%)或更严格保守目标的潜在影响。第四,数据完整性缺陷。未记录基线功能状态(如儿童整体表现量表评分),难以评估氧疗对神经功能预后的具体作用。第五,获益机制尚未明确。保守氧疗的临床优势可能源于生物学效应(减少氧化损伤)或操作因素(加速撤氧),需通过生物标志物分析或机制研究进一步验证。

鉴于不同 PICU 患儿在基础疾病、病理特征及预后风险等方面的异质性,个体化氧疗目标可能成为优化治疗效果的关键。临床实践中,需结合患儿原发疾病进程、器官功能状态及动态评估指标,对氧疗策略进行精准调整,其中保守氧疗策略可能对特定亚组患者更具临床价值。当前亟须通过多中心随机对照试验构建高质量证据体系,为个体化氧疗提供循证依据。

（殷　凡　任　宏）

参考文献

[1] SINGER M, YOUNG P J, LAFFEY J G, et al. Dangers of hyperoxia[J]. Critical care, 2021, 25(1): 440.

[2] SIX S, ROUZÉ A, POULY O, et al. Impact of hyperoxemia on mortality in critically ill patients with ventilator-associated pneumonia[J]. Ann Transl Med, 2018, 6(21): 417.

[3] LI X Y, DAI B, HOU H J, et al. Conservative versus liberal oxygen therapy for intensive care unit patients: Meta-analysis of randomized controlled trials[J]. Ann Intensive Care, 2024, 14(1): 68.

[4] MOKRÁ D. Acute lung injury: From pathophysiology to treatment[J]. Physiol Res, 2020, 69(Suppl 3): S353-S366.

[5] KÖHLER D, VOSHAAR T, STAIS P, et al. Hypoxic, anemic and cardiac hypoxemia: When does tissue hypoxia begin?[J]. Dtsch Med Wochenschr, 2023, 148(8): 475-482.

[6] DAI N, GU J, LUO Y, et al. Impact of hyperoxia on the gut during critical illnesses[J]. Crit Care, 2024, 28(1): 66.

[7]　SHEIN S L, KARSIES T. Conservative versus liberal oxygenation targets for children admitted to PICU[J]. Lancet, 2024, 403(10424): 326-327.

[8]　MOLER-ZAPATA S, PETERS M J, GOULD D W, et al. Longer-term survival, quality of life, and cost-effectiveness of conservative versus liberal oxygenation targets in critically ill children: A pre-specified analysis from Oxy-PICU, a multicentre, open, parallel-group, randomised controlled trial [J]. Lancet Child Adolesc Health, 2025, 9(1): 16-24.

[9]　JONES G A L, EATON S, ORFORD M, et al. Randomization to a liberal versus conservative oxygenation target: Redox responses in critically ill children [J]. Pediatr Crit Care Med, 2023, 24(3): e137-e146.

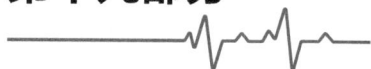

第十九部分

重症产科

1 孕产妇合并肺动脉高压的急性右心衰竭预警及多模态干预策略

肺动脉高压（pulmonary hypertension，PAH）是一种以肺血管负荷增加、血管重塑，导致右室肥厚及重塑的临床综合征[1]。孕产妇合并 PAH 患者有三分之一孕前明确诊断 PAH，三分之二孕期首次诊断 PAH。先天性心脏病、风湿性心脏病及特发性 PAH 是孕产妇 PAH 的主要原因[2]。随着 PAH 相关药物及非药物治疗的进展，对于 PAH 女性能否妊娠的建议有所改变，从既往不建议所有 PAH 女性妊娠变为目前的部分轻症患者可在肺动脉高压救治中心的严密监测下进行孕产[3]。如不进行规范而合理的干预治疗，孕产妇合并 PAH 病死率极高。孕期及围产期的多种因素可导致肺动脉压的进一步升高，继而出现右心功能的恶化，导致组织灌注不足，甚至死亡。因此早期识别高危患者、及时控制急性右心衰竭的可能诱因及有效的多模态治疗手段是保证这类患者安全的重要环节。

一、孕期的监测及右心衰竭高危患者识别

孕期首次发现及诊断 PAH 的患者，需多学科评估以判断母胎的安全性，确定是否继续妊娠。孕期于 PAH 中心进行规律监测。孕早期及中期，每 6 ～ 12 周复查评估，孕晚期增加监测频率至每 2 ～ 4 周复查。评估内容除常规项目外，重点关注孕妇超声心动图、B 型利钠肽前体检查，对于重度 PAH 或 PAH 进展的患者，需进行体外膜氧合（extracorporeal membrane oxygenation，ECMO）宣教及肺移植相关检查[2]，以应对难治性急性右心衰竭。

PAH 的诊断基于右心导管或心脏超声检查，右心导管测得平均肺动脉压 ≥ 20mmHg 或心脏超声测得静息状态下三尖瓣反流速度 ≥ 2.74m/s，右房室压差 ≥ 30mmHg 可诊断 PAH[1]。既往的研究认为肺动脉收缩压大于 50mmHg、合并艾森门格综合征以及活动耐量差提示病情严重，孕产妇预后差[4]。我国学者根据肺动脉收缩压水平，将这类患者分为轻、中、重度 PAH，轻度为 30 ～ 49mmHg，中度为 50 ～ 79mmHg，重度为 ≥ 80mmHg。对于重度 PAH，孕期及围产期右心衰竭的发生率为 21.6%，孕产妇病死率高达 11.2%；对于中度 PAH，在孕期及围产期密切监测及规律治疗下，右心衰竭的发生率为 8.8%，孕产妇病死率为 0.3%；对于轻度 PAH，右心衰竭的发生率为 5.1%，孕产妇病死率为 0[5]。PAH 程度越重，孕期及围产期的挑战越大。陈会文教授[6]团队进行的一项关于 729 例 PAH 孕妇的多中心回顾性研究显示，中重度 PAH 患者的病死率及心力衰竭发生率较轻度患者显著增加。

此外 B 型利钠肽＞ 100ng/L 及 NYHA 心功能分级Ⅲ～Ⅳ级与孕妇出现不良心脏事件独立相关。

因此肺动脉压水平、B 型利钠肽水平、活动耐量以及是否合并艾森门格综合征是预测不良预后的重要指标。对于高危人群，根据患者情况及当地医疗条件综合判断，以确定是否继续妊娠。

二、围产期急性右心衰竭诱因控制

目前缺乏关于妊娠合并 PAH 患者最佳分娩方式的研究，但现有的研究及专家共识建议通过剖宫产方式进行分娩。此外，此类患者早产比例较高，PAH 程度越重，早产比例越高。有研究显示轻、中、重度 PAH 孕妇分娩期分别是 34 ～ 37 周、31 ～ 34 周及 28 ～ 30 周。因此对于不同程度的 PAH 孕妇，需规律监测肺动脉压及右心功能变化，尤其是孕晚期。尽早发现右心衰竭的迹象，及时入住有 PAH 团队的医院，做好应对分娩的准备。对于重度 PAH、急性右心衰竭高危患者，分娩前需考虑置入肺动脉导管、备 ECMO，甚至提前置入 ECMO 管路，以应对围手术期急性右心衰竭。

围产期诸多因素可加重肺动脉高压、诱发急性右心衰竭，需要充分了解围产期药物、操作对血流动力学的影响，尤其是对肺动脉及右心功能的影响。①缩宫素常用于分娩后促进子宫平滑肌收缩，以减少因子宫收缩不良导致的出血，但其可导致肺血管阻力升高、肺动脉压升高；②低氧血症会加重肺动脉高压[7]；③容量过负荷加重右心前负荷，容量不足会导致心输出量不足；④急性失血会导致氧输送不足，机体反射性增加心输出量以维持正常的氧输送，因此急性失血增加心脏负担；⑤突然停用静脉或吸入前列环素类药物、突然停止吸入一氧化氮会导致反跳性肺动脉高压；⑥呼吸机设置中呼气末正压过高、气道压过高会增加肺动脉压。以上因素是围产期可能遇到的情况，均应提前预防、密切监测、及时处理，避免急性右心衰竭。

三、急性右心衰竭的多模态干预

中重度 PAH 产妇产后需转入 ICU 密切监护，尤其需要持续监测肺动脉压。此类患者产后短期内可能面临病情的恶化，尤其是产后 12 小时内[2]。德国一项关于 PAH 孕产妇孕期及产后右心功能变化的回顾性研究，共纳入 21 例 25 次孕产病例，其中包括 6 次复杂病例（因肺动脉高压导致的临床恶化，需要升级治疗方案）和 19 次非复杂病例。该研究显示非复杂病例的整个孕期右心功能是稳定的，而产后 24 小时内会出现右心功能的恶化，包括肺动脉压进一步升高、右室收缩功能下降、右房右室扩张、左室减小，但其机制尚未明确[8]。因此这类患者分娩前需将肺动脉压控制到最佳状态，以应对产后肺动脉压反弹及右心功能恶化。

针对围产期急性右心衰竭，需要以肺动脉压为导向的综合治疗方法。除优化容量状态外，血管活性药物的应用、降肺动脉压药物的合理使用、机械辅助装置的启用及肺移植是维持患者循环稳定的重要方法。

一氧化氮吸入可选择性扩张肺血管、降低肺动脉压，且不会导致全身血管扩张及严重的低血压。对于右心衰竭、循环不稳定的 PAH 患者，其副作用较小。建议进行血管反应试验,以确定其是否适用。一氧化氮吸入初始浓度可设置为$(10 \sim 20) \times 10^{-6}$,根据肺动脉压目标调节剂量,可增加至$40 \times 10^{-6}$。使用过程中需逐渐减量,不可突然停用,以免诱发通气血流不匹配或肺动脉压反跳性升高,进而出现严重低氧血症或循环紊乱[9]。

若患者剖宫产前使用静脉/吸入前列环素类药物,围产期避免突然停药,以免出现肺动脉压反弹。产后如出现肺动脉压升高,可在监测肺动脉压及体循环压力的情况下,将静脉前列环素药物加量,以期在体循环压力可控情况下,达到最佳降肺动脉压的效果[2]。

血管活性药物的选择需权衡其对肺动脉压、体循环压力、心率及心律的综合影响。当心输出量因右心收缩能力下降而降低时,可考虑使用正性肌力药,多巴胺在小剂量时$[< 5\mu g/(kg \cdot min)]$不增加肺血管阻力,可考虑应用,但需监测心率变化,避免心率过快。去甲肾上腺素增加外周血管阻力、提高血压,有利于改善冠脉灌注,但大剂量的去甲肾上腺素会增加肺循环阻力,增加右心后负荷,需谨慎加量。维持窦性心律对于改善右室功能是非常重要的,房顶收缩占右室充盈的40%,此类患者应积极使用胺碘酮或电复律恢复窦性心律[7]。

急性右心衰竭在给予血管活性药物、降肺动脉压药物及循环容量优化后,心源性休克缓解不明显时,需积极给予ECMO辅助。目前关于孕产妇PAH应用ECMO辅助的循证医学证据尚不足,现有的证据提示ECMO辅助难以改善患者预后,此类患者需考虑肺移植[10-11]。

孕产妇合并PAH是需要医师及患者本人高度重视的一种临床情况。及早识别高危患者、合理控制围手术期加重肺动脉压及右心负荷的诱因是避免患者出现急性右心衰竭的重要环节。药物、非药物及机械辅助等综合治疗方法是挽救PAH所致急性右心衰竭患者的重要手段。

（马军宇　段　军）

参考文献

[1] SIMONNEAU G, MONTANI D, CELERMAJER D S, et al. Haemodynamic definitions and updated clinical classification of pulmonary hypertension[J]. Eur Respir J, 2019, 53(1): 1801913.

[2] PRESTON I R, HOWARD L S, LANGLEBEN D, et al. Management of pulmonary hypertension in special conditions[J]. Eur Respir J, 2024, 64(4): 2401180.

[3] HUMBERT M, KOVACS G, HOEPER M M, et al. 2022 ESC/ERS guidelines for the diagnosis and treatment of pulmonary hypertension[J]. Eur Heart J, 2022, 43(38): 3618-3731.

[4] LOW T T, GURON N, DUCAS R, et al. Pulmonary arterial hypertension in pregnancy: A systematic review of outcomes in the modern era[J]. Pulm Circ, 2021, 11(2): 20458940211013671.

[5] FAN C, LIU X, LIU R, et al. Pregnancy conditions and outcomes of Chinese women with mild, moderate and severe pulmonary arterial hypertension[J]. Hypertens Res, 2024, 47(9): 2561-2573.

[6] ZHANG Q, ZHU F, SHI G, et al. Maternal outcomes among pregnant women with congenital heart disease-associated pulmonary hypertension[J]. Circulation, 2023, 147(7): 549-561.

[7] ASAKAGE A, BÆKGAARD J, MEBAZAA A, et al. Management of acute right ventricular failure[J]. Curr Heart Fail Rep, 2023, 20(3): 218-229.

[8] OLSSON K M, FUGE J, PARK D H, et al. Right heart function during and after pregnancy in women with pulmonary arterial hypertension[J]. Eur Respir J, 2024, 64(1): 2400179.

[9] Respiratory Care Group of Chinese Thoracic Society; Respiratory Therapist Working Group of Respiratory Career Development Committee, Chinese Association of ChestPhysician. Expert consensus on clinical application of inhaled nitric oxide therapy (2024 edition)[J]. Zhonghua Yi Xue Za Zhi, 2024, 104(26): 2386-2400.

[10] KAMP J C, VON KAISENBERG C, GREVE S, et al. Pregnancy in pulmonary arterial hypertension: Midterm outcomes of mothers and offspring [J]. J Heart Lung Transplant, 2021, 40(3): 229-233.

[11] TOKGÖZ H C, AKBAL Ö Y, KARAGÖZ A, et al. Maternal and fetal outcomes in pregnant women with pulmonary arterial hypertension: A single-center experience and review of current literature [J]. Anatol J Cardiol, 2022, 26(12): 902-913.

2　围产期心肌病的抗催乳素治疗

围产期心肌病（pericardium cardiomyopathy，PPCM）是一种在围产期首次发生的特异性心肌病。目前公认的诊断标准包括以下三个方面：①妊娠晚期或分娩后数月内出现心力衰竭；②排除其他引起心力衰竭的原因；③左心室收缩功能障碍［通常左心室射血分数（left ventricular ejection fraction，LVEF）＜ 45%］，伴或不伴心室扩张[1-2]。PPCM 是一种全球性疾病，但发病率存在显著的地区差异，非裔女性患病的风险更高[3]。我国尚无 PPCM 注册登记研究，但近年来 PPCM 病例明显增多，提示发病率呈上升趋势，这与晚婚晚育，基于现代生殖技术的多胎妊娠增加，以及对 PPCM 诊断能力的提高有关[2]。未经治疗的 PPCM 患者病死率在 9% ～ 50%，是中国孕产妇除产科因素外的主要死亡原因[2]。

PPCM 的治疗与其他成人射血分数降低型心力衰竭（heart failure with reduced ejection fraction，HFrEF）相似，包括控制容量状态，抑制过度激活的神经内分泌系统，预防血栓和心律失常等并发症。此外，部分欧洲专家建议用溴隐亭治疗 PPCM，其被认为是除标准的心力衰竭治疗药物外，最具特异性的治疗 PPCM 的药物[1-4]。2019 年在欧洲心脏病学会发布的围产期心肌病专家共识中提出了联合用药的"BORAD"方案，即：B——溴隐亭（bromocriptine）、O——口服抗心力衰竭治疗（oral heart failure therapies）、R——血管扩张剂（vaso-relaxing agents）、A——抗凝药物（anticoagulants）和 D——利尿剂（diuretics）[1]。本文拟对近年来有关溴隐亭及抗催乳素治疗 PPCM 的临床研究进行分析和比较，旨在对 PPCM 患者临床使用溴隐亭或抗催乳素治疗是否获益展开讨论。

一、溴隐亭或抗催乳素治疗 PPCM 的生理学依据

研究表明催乳素（prolactin，PRL）与 PPCM 的发病机制有关。催乳素在妊娠晚期和哺乳期分泌水平增加，其能通过诱导内皮细胞 miRNA-146a 表达，引起内皮损伤和心肌功能障碍[3,5-7]。在小鼠模型中研究发现，PRL 可被心肌细胞分泌的组织蛋白酶 D（cathepsin D，CathD）转化为血管抑制素，该抑制素作用于尿激酶型纤溶酶原激活物受体（urokinase-type plasminogen activator receptor，uPAR），抑制血管功能并促进含有 miRNA-146a 的囊泡分泌[3,6-7]。这些囊泡转导心肌细胞抑制 Erb-B$_2$ 受体酪氨酸激酶 4（receptor tyrosine-protein kinase erbB-4，ERBB4）的生存信号[3]。当其被心肌细胞摄取后，导致心肌缺氧和细胞凋亡[3,5]。小鼠研究表明信号转导和转录激活因子 3（signal transducer and activator of transcription 3 gene，STAT3）减少会增加催乳素的水平，从而诱发 PPCM，而抑制催乳素的产生可防止 PPCM 的发生[6]。因此，目前催乳素相关级联反应被认为是 PPCM 治疗的特异性靶点之一。

二、溴隐亭治疗 PPCM 的临床研究依据

尽管催乳素参与了 PPCM 的发病过程，动物实验也表明使用药物抑制催乳素分泌能够防止 PPCM 发生，但是目前抗催乳素治疗在国际上的临床应用争议较大。由于孕产妇属于特殊群体，目前鲜有大样本的随机对照试验（randomized control trail，RCT），研究仅局限于样本数有限的单中心队列研究，因此，抗催乳素治疗 PPCM 临床疗效的证据仍然有限。

目前临床研究最多的抗催乳素治疗的药物是溴隐亭。溴隐亭是一种多巴胺 D$_2$ 受体激动剂，可抑制垂体分泌催乳素，理论上能够通过阻断氧化应激 - 组织蛋白酶 D-16kDa 催乳素的级联反应，达到抑制心肌损害和心肌重构的作用[4-7]。初步数据显示溴隐亭对 PPCM 患者有益，但其安全性和疗效有待进一步试验阐明。南非一项前瞻性单中心、随机开放性研究将 20 例 PPCM 患者随机分为标准治疗 + 溴隐亭组（n=10）和单用标准治疗组（n=10）。研究结果发现，相比单用标准治疗组，接受溴隐亭治疗的患者在 6 个月时的 LVEF 改善更大（从 27% 提高到 58%，单用标准治疗组 LVEF 从 27% 提高到 36%），达到复合终点的患者更少（死亡、NYHA 心功能分级 Ⅲ / Ⅳ 级或 6 个月时 LVEF < 35%）[8]。另一项非洲地区开展的前瞻性单中心研究中纳入了 96 例 PPCM 患者，随机分为标准治疗 + 溴隐亭组（n=48）和单用标准治疗组（n=48）。入组时 LVEF 相似，但在 2 周、3 个月、6 个月和 12 个月时，溴隐亭组的 LVEF 显著改善。但两组 6 个月时的病死率仍较高（16.6% vs. 29.1%），相比之下，溴隐亭组显著低于单用标准治疗组（P=0.000 1）[9]。上述两项研究由于样本量较小，并且非洲地区 PPCM 的特征与其他地区有差异，尚不确定研究结果的普适性。一项德国的多中心随机研究，观察 2 种不同的溴隐亭给药方案（27 例患者 1 周，31 例患者 8 周）对 PPCM 患者的治疗效果，研究结果提示溴隐亭治疗与良好临床预后之间存在关联[10]。但由于该研究缺乏未接受溴隐亭的对照组而受到限制。近期一项基于欧洲心脏观察研究计划 PPCM 注册数据库的分析显示，在 552 例 PPCM 患者中 85 例接受了溴隐亭治疗，经过多重插补法和逆概率加权模型矫正混杂后，溴隐亭治疗与降低不良母婴结局相关（OR=0.47；95% CI 0.31 ～ 0.70；P < 0.001）。同时，溴隐亭组和标准治疗组的血栓栓塞事件发生率相似（6.0% vs.

5.6%，$P=0.900$）[11]。可见，尽管临床证据有限，当与心力衰竭药物联合使用时，溴隐亭可改善 PPCM 患者的左心功能，使全心脏恢复率更高、总体临床结果更好。因此，欧洲心脏病学会指南及 2021 中国专家共识均建议使用溴隐亭来治疗 PPCM[1-2]。然而，美国心脏协会 / 美国心脏病学会指南尚未批准在 PPCM 治疗中使用溴隐亭，因为它在美国仍被视为试验性用药[3-5]。目前正在开展大型多中心试验来评估溴隐亭对 PPCM 的治疗作用[3-5]。

值得注意的是，使用溴隐亭治疗的 PPCM 患者需要接受至少预防剂量的抗凝治疗，以减少血栓栓塞风险。

三、其他抗催乳素治疗 PPCM 的临床依据

另一种选择性多巴胺 D_2 受体激动剂卡麦角林在 PPCM 患者中使用的研究程度远低于溴隐亭。研究发现，STAT3 缺陷的小鼠在接受卡麦角林治疗后，心脏缩短分数显著提高（34.5% vs. 22.1%，$P < 0.05$），并能有效防止心脏肥大和左心室纤维化，并减少炎症细胞浸润。此外，卡麦角林还能抑制 PPCM 的生物标志物纤溶酶原激活剂抑制剂 -1（plasminogen activator inhibitor-1，PAI-1）和 miRNA-146a 的上调，其治疗效果与溴隐亭相当。3 例 PPCM 患者在接受卡麦角林治疗后，催乳素水平得到抑制，LVEF 在 3 个月和 6 个月随访时显著提高（分别为 51% ± 4% 和 56% ± 2%），且未发生不良事件[12]。因此，卡麦角林可能成为溴隐亭的一种有前景的替代药物[12-13]。2019 年欧洲心力衰竭协会 PPCM 研究组立场声明建议，如果无法使用溴隐亭，可使用卡麦角林替代治疗[1]。由于支持该治疗的数据仅来自小样本的观察性研究和病例报告，目前需要在更大规模的临床试验中进一步验证。

综上所述，溴隐亭或抗催乳素治疗已被建议作为 PPCM 的特异性治疗方法。由于目前的研究样本量较小，且临床获益不确切，存在血栓风险等，溴隐亭在 PPCM 治疗中的推荐级别为 IIb[1-2,14]。国际上对溴隐亭的临床应用差别也较大，美国很少使用，而德国和参加"PPCM 全球注册研究"的非欧盟国家使用广泛[3,14]。迄今尚无溴隐亭或抗催乳素治疗 PPCM 的大型 RCT，且由于对照组患者在不使用溴隐亭的情况下仍会泌乳，难以实现真正的安慰剂对照和盲法试验[2]。目前观点认为，严重或急性 PPCM 患者在标准抗心力衰竭治疗的基础上加用溴隐亭有助于改善预后，特别是对于左心室射血分数低于 35% 的 PPCM 患者，可考虑使用该药物[2-5,14]。

（郭　丰　苏　伟）

参考文献

[1]　BAUERSACHS J, KÖNIG T, VAN DER MEER P, et al. Pathophysiology, diagnosis and management of peripartum cardiomyopathy: A position statement from the Heart Failure Association of the European Society of Cardiology Study Group on peripartum cardiomyopathy[J]. Eur J Heart Fail, 2019, 21(7): 827-843.

[2]　中国医师协会心力衰竭专业委员会，国家心血管病专家委员会心力衰竭专业委员会，中华心力衰竭和心肌病杂志编委会. 围生期心肌病诊断和治疗中国专家共识 2021[J]. 中华心力衰竭和心肌病杂志，2021, 5(1)：3-16.

[3] ARANY Z. Peripartum cardiomyopathy[J]. N Engl J Med, 2024, 390(2): 154-164.

[4] SIGAUKE F R, NTSINJANA H, TSABEDZE N. Peripartum cardiomyopathy: A comprehensive and contemporary review[J]. Heart Fail Rev, 2024, 29(6): 1261-1278.

[5] CALLENDER K, BRIGGS L A. Peripartum cardiomyopathy in the twenty-first century: A review of the pathophysiology and clinical trials for novel disease-specific therapeutics[J]. Heart Fail Rev, 2025, 30(2): 443-451.

[6] HILFIKER-KLEINER D, KAMINSKI K, PODEWSKI E, et al. A cathepsin D-cleaved 16 kDa form of prolactin mediates postpartum cardiomyopathy[J]. Cell, 2007, 128(3): 589-600.

[7] HALKEIN J, TABRUYN S P, RICKE-HOCH M, et al. MicroRNA-146a is a therapeutic target and biomarker for peripartum cardiomyopathy[J]. J Clin Invest, 2013, 123(5): 2143-2154.

[8] SLIWA K, BLAUWET L, TIBAZARWA K, et al. Evaluation of bromocriptine in the treatment of acute severe peripartum cardiomyopathy: A proof-of-concept pilot study[J]. Circulation, 2010, 121(13): 1465-1473.

[9] YAMÉOGO N V, KAGAMBÈGA L J, SEGHDA A, et al. Bromocriptine in management of peripartum cardiomyopathy: A randomized study on 96 women in Burkina Faso[J]. J Cardiol Clin Res, 2017, 5(2): 1098.

[10] HILFIKER-KLEINER D, HAGHIKIA A, BERLINER D, et al. Bromocriptine for the treatment of peripartum cardiomyopathy: A multicentre randomized study[J]. Eur Heart J, 2017, 38(35): 2671-2679.

[11] VAN DER MEER P, VAN ESSEN B, VILJOEN C, et al. Bromocriptine treatment and outcomes in peripartum cardiomyopathy: The EORP PPCM registry[J]. Eur Heart J, 2024, 2: ehae559.

[12] PFEFFER T J, MUELLER J H, HAEBEL L, et al. Cabergoline treatment promotes myocardial recovery in peripartum cardiomyopathy[J]. ESC Heart Fail, 2023, 10(1): 465-477.

[13] PAPAPANOU M, VAIDAKIS D, PARASKEVAS T, et al. Pharmacological interventions for peripartum cardiomyopathy[J]. Cochrane Database Syst Rev, 2024, 10(10): CD014851.

[14] KOZIOL K J, ARONOW W S. Peripartum cardiomyopathy: Current understanding of pathophysiology, diagnostic workup, management, and outcomes[J]. Curr Probl Cardiol, 2023, 48(8): 101716.

3　omSOFA 评分在诊断围产期脓毒症中的应用

围产期脓毒症是妊娠相关死亡的最主要原因之一，围产期脓毒症引起的不良预后通常与诊断不及时、临床治疗不恰当有关[1-2]，已成为一个重大的公共卫生问题。本文拟对产科改良序贯器官衰竭评估（obstetrically modified sequential organ failure assessment, omSOFA）评分诊断围产期脓毒症进行讨论。

一、围产期脓毒症

WHO 将围产期脓毒症定义为"一种危及生命的疾病，包括妊娠、分娩、流产后或产后感染导致的器官功能障碍"[3]。围产期脓毒症是妊娠相关死亡的最主要原因之一,并且是孕产妇死亡的可预防原因[4]。围产期脓毒症导致的孕产妇死亡占所有孕产妇死亡的14.5% ～ 48.8%[4-5],并且使得每10 000名活产婴儿中大约4 ～ 10名患上脓毒症[6]。围产期脓毒症可能发生在产前、产时、产后的任何时间,与严重的围产期并发症相关,如胎盘功能障碍、胎儿感染、早产、缺氧、酸中毒和死产[7-13],围产期脓毒症引起的不良预后通常与诊断不及时、临床治疗不恰当有关[1-2]。

孕产妇在围产期出现下列症状或体征应引起医务人员对围产期脓毒症的怀疑,包括伴有或不伴有寒战的发热、腹痛、腹泻、呕吐、体温过低、心动过速、呼吸急促、皮疹、剖宫产瘢痕感染的迹象、子宫复旧延迟、恶露过多、乳房肿胀、阴道分泌物难闻、咳痰、泌尿系统症状、低氧、低血压、少尿、意识障碍以及对治疗无反应[2,4,14]。

同时需要关注的是,正常妊娠是一种血浆容量增加、心输出量增加和外周血管扩张的状态[4]。正常妊娠的生理变化与脓毒症有类似改变,可能会导致脓毒症诊断假阳性率提高。Bauer ME等人将正常的产妇生理参数与脓毒症诊断标准进行比较,结果显示,妊娠、分娩和/或产褥期孕产妇的呼吸频率、心率、二氧化碳分压和白细胞计数与脓毒症诊断标准有重叠[15]。此外,由于产科医师已经习惯了正常妊娠过程中出现一定程度的心动过速或白细胞增多,他们可能对围产期脓毒症警觉性不够,导致诊断不及时[15]。

二、omSOFA评分诊断围产期脓毒症

美国母胎医学会(the Society for Maternal-Fetal Medicine,SMFM)及澳大利亚和新西兰产科医学会(the Society of Obstetric Medicine of Australia and New Zealand,SOMANZ)近期的指南建议对于妊娠至产后一周的孕产妇,使用omSOFA评分来诊断围产期脓毒症[2,4],不推荐使用SOFA评分用于诊断围产期脓毒症。omSOFA评分细则见表19-3-1。

表 19-3-1　omSOFA 评分细则

系统及器官	指标	分层	评分 / 分
呼吸系统	PaO_2/FiO_2	≥ 400mmHg	0
		300 ～ < 400mmHg	1
		< 300mmHg	2
凝血系统	血小板计数	≥ 150×10⁹/L	0
		(100 ～ < 150)×10⁹/L	1
		< 100×10⁹/L	2
肝脏	胆红素	≤ 20μmol/L	0
		> 20 ～ 32μmol/L	1
		> 32μmol/L	2
心血管系统	平均动脉压	≥ 70mmHg	0
		< 70mmHg	1
		需要血管加压药	2

续表

系统及器官	指标	分层	评分／分
中枢神经系统	意识水平	灵敏,警觉的	0
		声音唤醒	1
		疼痛唤醒	2
肾脏	肌酐	< 90μmol/L	0
		90 ～ 120μmol/L	1
		> 120μmol/L	2

如果没有预先存在的器官功能障碍,omSOFA 评分的基线通常假定为 0 分。omSOFA 评分相较于 SOFA 评分有几项修改。①为了便于评分,每个系统类别中的 3 分项和 4 分项被删除。因为要证明多器官功能障碍的存在,只需要评分增加 ≥ 2 分。②妊娠期间,由于肾血管扩张和肾血流量增加,肾小球滤过率(GFR)增加,血清肌酐水平显著降低,正常范围为 35 ～ 80μmol/L[16]。结合临床实践,评分为 0 分、1 分或 2 分的血清肌酐临界值分别调整为 < 90μmol/L、90 ～ 120μmol/L 或 > 120μmol/L[17]。③格拉斯哥昏迷量表(Glasgow coma scale,GCS)不是产科的常规评估项目,因此将中枢神经系统类别更改为警觉为 0 分,声音唤醒为 1 分,仅疼痛唤醒为 2 分,以此来反映产妇的意识水平。

三、omSOFA 评分诊断的灵敏度及特异度有待验证

虽然指南推荐 omSOFA 评分用于诊断围产期脓毒症,但目前尚无对于 omSOFA 评分诊断灵敏度与特异度的高质量临床研究,这可能与孕产妇人群的特殊性有关,在临床研究设计时存在伦理问题。仅有的相关文献主要探讨了其与围产期脓毒症不良结局之间的关系。

2025 年 1 月,Chimwaza Y 等人[18] 在 *eClinicalMedicine* 在线发表了一篇关于 WHO 全球孕产妇脓毒症研究的再分析,探讨了早期预警系统(early warning system,EWS)在预测脓毒症相关孕产妇不良结局风险中的应用。筛选 2024 年 4 月前 EWS 的临床应用文献,最终纳入 46 个国家的 2 560 例疑似或确诊脓毒症的孕产妇进行分析,结果发现 omSOFA 评分对识别孕产妇脓毒症相关严重不良结局具有高特异度(90.4% ～ 100%),高于其他评分工具,但灵敏度不如其他评分,如 NICE 风险分层工具(NICE risk stratification tool,NICE-RST)、改良休克指数(modified shock index,MSI)、孕产妇全身炎症反应综合征(maternity systemic inflammatory response syndrome,mSIRS)和早期孕产妇感染提示评分(early maternal infection prompts scores,EMIP)。

综上所述,正常妊娠的生理变化与脓毒症有类似改变,导致围产期脓毒症诊断困难。目前指南推荐 omSOFA 评分诊断围产期脓毒症,与 SOFA 评分相比,omSOFA 评分基于妊娠的生理变化作出了部分调整,其灵敏度和特异度有待验证。

(杨 润 皋 源)

参考文献

[1]　GIOULEKA S, BOUREKA E, TSAKIRIDIS I, et al. Sepsis in pregnancy and the puerperium: A comparative review of major guidelines[J]. Obstet Gynecol Surv, 2023, 78(4): 237-248.

[2]　BOWYER L, CUTTS B A, BARRETT H L, et al. SOMANZ position statement for the investigation and management of sepsis in pregnancy 2023[J]. Aust N Z J Obstet Gynaecol, 2024.

[3]　SINGER M, DEUTSCHMAN C S, SEYMOUR C W, et al. The third international consensus definitions for sepsis and septic shock (sepsis-3)[J]. JAMA. 2016;315(8):801-810.

[4]　Society for Maternal-Fetal Medicine, PLANTE L A, PACHECO L D, et al. SMFM consult series #47: Sepsis during pregnancy and the puerperium[J]. Am J Obstet Gynecol, 2019, 220: B2-B10.

[5]　Centers for Disease Control and Prevention. Pregnancy mortality surveillance system[DB/OL]. (2022-01-06) [2024-11-14]. https://www.cdc.gov/reproductivehealth/maternal-mortality/pregnancy-mortalitysurveillance-system.html.

[6]　ACOSTA C D, KNIGHT M, LEE H C, et al. The continuum of maternal sepsis severity: Incidence and risk factors in a population-based cohort study[J]. PLoS One, 2013, 8(7): e67175.

[7]　BLAUVELT C A, NGUYEN K C, CASSIDY A G, et al. Perinatal outcomes among patients with sepsis during pregnancy[J]. JAMA Netw Open, 2021, 4(9): e2124109.

[8]　BAGUIYA A, BONET M, CECATTI J G, et al. Perinatal outcomes among births to women with infection during pregnancy[J]. Arch Dis Child, 2021, 106: 946-953.

[9]　GIOULEKA S, TSAKIRIDIS I, KOSTAKIS N, et al. Preterm labor: a comprehensive review of guidelines on diagnosis, management, prediction and prevention[J]. Obstet Gynecol Surv, 2022, 77: 302-317.

[10]　TSAKIRIDIS I, GIOULEKA S, MAMOPOULOS A, et al. Investigation and management of stillbirth: A descriptive review of major guidelines[J]. J Perinat Med, 2022, 50: 796-813.

[11]　STEPHENS A J, CHAUHAN S P, BARTON J R, et al. Maternal sepsis: a review of national and international guidelines[J]. Am J Perinatol, 2023, 40(7): 718-730.

[12]　ESCOBAR M F, ECHAVARRÍA M P, ZAMBRANO M A, et al. Maternal sepsis[J]. Am J Obstet Gynecol MFM, 2020, 2(3): 100149.

[13]　BAUER M E, HOUSEY M, BAUER S T, et al. Risk factors, etiologies, and screening tools for sepsis in pregnant women: A multicenter case-control study[J]. Anesth Analg, 2019, 129(6): 1613-1620.

[14]　LISSAUER D, MORGAN M, BANERJEE A, et al. Identification and management of maternal sepsis during and following pregnancy: Green-top guideline No. 64[J]. BJOG, 2025, 132(4): e61-e85.

[15]　BAUER M E, BAUER S T, RAJALA B, et al. Maternal physiologic parameters in relationship to systemic inflammatory response syndrome criteria: A systematic review and

meta-analysis[J]. Obstet Gynecol, 2014, 124(3): 535-541.

[16] ABBASSI-GHANAVATI M, GREER L G, CUNNINGHAM F G. Pregnancy and laboratory studies: A reference table for clinicians[J]. Obstet Gynecol, 2009, 114(6): 1326-1331.

[17] LARSSON A, PALM M, HANSSON L O, et al. Reference values for clinical chemistry tests during normal pregnancy[J]. BJOG, 2008, 115(7): 874-881.

[18] CHIMWAZA Y, HUNT A, OLIVEIRA-CIABATI L, et al. Early warning systems for identifying severe maternal outcomes: findings from the WHO global maternal sepsis study[J]. EClinicalMedicine, 2024, 79: 102981.

4 床旁超声在羊水栓塞中的诊断与预后价值

羊水栓塞（amniotic fluid embolism，AFE）是一种罕见但极其致命的产科急症，其病死率高达 60% 以上，是发达国家孕产妇死亡的主要原因之一[1]。AFE 的临床特点为分娩期间或产后突然出现急性心肺衰竭和弥散性血管内凝血（disseminated intravascular coagulation，DIC），病情进展迅速，常在发病后数小时内即可导致多器官功能衰竭，及时、准确的诊断和有效的复苏治疗对于挽救患者生命至关重要[2]。

近年来，床旁超声（point-of-care ultrasound，POCUS）在 AFE 的诊断和监测中发挥着日益突出的作用[3]。与传统影像学检查相比，POCUS 具有无创、实时、可重复等诸多优势。首先，POCUS 可在床旁快速完成，无须将危重患者转运至影像科，从而降低了转运风险。其次，POCUS 检查可随时进行，能够动态监测病情变化，为临床决策提供实时信息。再次，POCUS 能同时评估多个器官系统，获得全面的病情资料，有助于全局性地把握患者状况。最后，重复进行 POCUS 检查不会增加辐射暴露，适用于连续监测病情和评估治疗效果[4-5]。

本文将重点探讨 AFE 发病机制的超声表现，及 POCUS 在 AFE 诊断和预后价值，以期为临床实践提供参考。

一、AFE 的发病机制与超声诊断价值

（一）急性肺动脉高压与右心功能障碍

AFE 发病早期最显著的病理生理改变是急性肺动脉高压（acute pulmonary hypertension，aPH）和右心功能障碍。当羊水成分进入母体循环后，通过多重机制引发肺循环功能障碍：首先是肺血管痉挛和机械性阻塞导致肺血管阻力急剧升高，其次是炎症因子介导的内皮损伤加重肺循环障碍，最终导致急性肺动脉高压。这些改变迅速引起右心室负荷加重，继而发生右心功能障碍甚至右心衰竭[1]。

超声检查在 AFE 早期诊断中发挥着关键作用。系统研究显示，67% 以上的 AFE 患者可出现右心室功能障碍，这一比例远高于其他类型的产科急症。POCUS 作为一种快速筛查工具，可在数分钟内识别 AFE 的特征性改变，为早期诊断提供重要线索[6]。这些表现包括右心室显著扩张，右心室与左心室比值超过 0.6；三尖瓣环运动减弱，三尖瓣环收缩期位移（tricuspid annular plane systolic excursion，TAPSE）低于 16mm，提示右心收缩功能受损；特征性的"D 形征"——室间隔向左偏移，是右心室压力负荷过重的重要标志[7]。研究发现，

右心功能障碍的程度与患者预后密切相关,此类患者发生心搏骤停的风险是心功能正常患者的 4 倍[8]。

经食管超声心动图(transesophageal echocardiography,TEE)因其更高的图像分辨率和稳定性,在 AFE 相关右心衰竭的诊断中具有独特优势。TEE 尤其适用于机械通气或围手术期患者,可避免经胸超声受胸壁或肺气体干扰的限制。通过 TEE 可以精确评估右心室大小、功能和血流动力学改变,为急性肺动脉高压的管理提供指导[9]。此外,TEE 与 POCUS 的联合应用可显著提高 AFE 的早期识别率。

超声诊断 AFE 的另一个独特价值在于可能直接观察到下腔静脉和心腔内的羊水颗粒。研究报道了通过超声在下腔静脉和右心腔内发现多发高回声颗粒的案例,其中较大的颗粒可引发肺栓塞及血管阻塞[10]。这些高回声颗粒通常呈点状或团状,呈不规则形态,随血流漂浮移动,在右心房、右心室及肺动脉主干中最易观察到。尽管直接观察到羊水颗粒的可能性不高,但在某些高度疑似 AFE 的病例中,这一发现具有重要的诊断价值。

(二)左心功能抑制

随着 AFE 病情进展,左心功能抑制成为另一个重要的病理生理改变。这一阶段的发生机制主要涉及两个方面:一是炎症介质(如前列腺素、白三烯等)的大量释放导致心肌收缩力受损,二是微循环障碍引起心肌灌注不足[2]。超声检查能够及时发现这些改变,为临床治疗提供重要指导。

左室射血分数降低是最直观的表现,通常低于 45%。更为重要的是,通过心肌应变分析技术,可以在传统超声指标改变之前发现心肌功能障碍。其中,左心室整体纵向应变小于 -16% 是心肌损伤的敏感指标,这一指标的异常往往预示着心功能的进一步恶化[11]。

在 AFE 早期阶段,左心室功能虽然通常无明显受损,但全面评估左心室功能仍有助于排除合并的心肌功能障碍或双心室受累的可能性。标准化的左心功能评估应包括射血分数、每搏输出量、心输出量以及各心腔大小的测量。这些指标的异常变化可能提示 AFE 并发左心功能受损,需要引起临床医师的重视。

二、超声在 AFE 预后评估中的应用

在 AFE 患者的临床治疗过程中,动态超声监测对预后评估具有重要价值。通过综合评估心功能恢复情况、血流动力学状态以及肺部病变,超声可以为判断病情严重程度和指导治疗决策提供客观依据。

心功能评估方面,右心室功能的恢复情况是 AFE 预后的关键决定因素。研究表明,右心室扩张指数持续大于 0.6 提示心功能恢复困难,TAPSE 持续小于 16mm 提示右心收缩功能受损[6]。此外,右心室纵向应变(RV-GLS)和左心室整体纵向应变(LV-GLS)的动态变化也能敏感反映心功能的恢复程度。RV-GLS 和 LV-GLS 的逐渐改善往往预示着良好的预后,而持续异常则提示心肌损伤难以恢复[12]。

在血流动力学监测和容量管理方面,超声也发挥着不可替代的作用[4]。下腔静脉的评估可用于判断患者的容量状态和液体反应性,从而指导液体治疗。下腔静脉直径 < 1.0cm 提示容量不足,而下腔静脉直径 > 2.5cm 则提示容量过负荷。通过动态监测下腔静脉的变化,可以优化液体管理策略,避免容量负荷过重加重心力衰竭[13]。

左心室流出道速度 - 时间积分（LVOT-VTI）是评估心输出量的可靠指标，其动态变化可反映血流动力学状态。对于使用血管活性药物的 AFE 患者，LVOT-VTI 的监测有助于评估药物疗效并调整剂量。结合每搏量变异度等其他血流动力学指标，可以更全面地评估心脏泵功能和容量状态，为临床决策提供参考[14]。

肺部评估是 AFE 预后判断的另一个关键环节。肺动脉收缩压持续高于 50mmHg 提示肺循环压力显著升高，往往与较高的病死率相关。肺部超声通过观察 B 线的密度和分布，可以早期发现并定量评估肺水肿的严重程度[15]。B 线数量越多、分布越弥漫，提示肺水肿越严重，预后越差。同时，肺部局部固定的 B 线可能提示肺不张或肺实变等并发症，需要引起重视[16]。

总之，超声在 AFE 的诊断和预后评估中发挥着不可替代的作用。POCUS 能够快速识别 AFE 早期的特征性改变，包括右心室功能障碍、急性肺动脉高压以及左心功能抑制等，为早期诊断和及时治疗提供重要线索。动态超声监测在 AFE 患者的临床治疗过程中具有重要价值，通过评估心功能恢复情况、血流动力学状态和肺部病变，为患者的风险分层和精准治疗奠定基础。未来需要开展更多研究，进一步探索超声新技术在 AFE 诊疗中的应用价值，以期为改善 AFE 患者的预后作出更大贡献。

（钟　鸣　贺簧裕）

参考文献

[1] CONDE-AGUDELO A, ROMERO R. Amniotic fluid embolism: An evidence-based review[J]. Am J Obstet Gynecol, 2009, 201(5): 445.e1-e13.

[2] BENSON M D. Current concepts of immunology and diagnosis in amniotic fluid embolism[J]. Clin Dev Immunol, 2012, 2012: 946576.

[3] BLANCO P, ABDO-CUZA A. Point-of-care ultrasound in the critically ill pregnant or postpartum patient: What every intensivist should know[J]. Intensive Care Med, 2019, 45(8): 1123-1126.

[4] COLLINS K, COLLINS C, KOTHARI A. Point-of-care ultrasound in obstetrics[J]. Australas J Ultrasound Med, 2019, 22(1): 32-39.

[5] SJAUS A, YOUNG L V. Diagnostic point-of-care ultrasound in obstetric anesthesia and critical care: A scoping review protocol[J]. Syst Rev, 2024, 13(1): 268.

[6] WISEMAN D, SIMARD C, YANG S S, et al. Echocardiography findings in amniotic fluid embolism: A systematic review of the literature[J]. Can J Anaesth, 2023, 70(1): 151-160.

[7] KANAYAMA N, TAMURA N. Amniotic fluid embolism: Pathophysiology and new strategies for management[J]. J Obstet Gynaecol Res, 2014, 40(6): 1507-1517.

[8] SULTAN P, SELIGMAN K, CARVALHO B. Amniotic fluid embolism: Update and review[J]. Curr Opin Anaesthesiol, 2016, 29(3): 288-296.

[9] STANTEN R D, IVERSON L I, DAUGHARTY T M, et al. Amniotic fluid embolism causing catastrophic pulmonary vasoconstriction: Diagnosis by transesophageal echocardiogram and

treatment by cardiopulmonary bypass[J]. Obstet Gynecol, 2003, 102(3): 496-498.

[10] SHAIKH N, ALHAMMAD M F, NAHID S, et al. Amniotic fluid embolism causing multiorgan embolisms and reinforces the need for point-of-care ultrasound[J]. Qatar Med J, 2023, 2023(1): 13.

[11] LANG R M, BADANO L P, MOR-AVI V, et al. Recommendations for cardiac chamber quantification by echocardiography in adults: An update from the American Society of Echocardiography and the European Association of Cardiovascular Imaging[J]. J Am Soc Echocardiogr, 2015, 28(1): 1-39.

[12] LI Y, WANG T, HAINES P, et al. Prognostic value of right ventricular two-Dimensional and three-Dimensional speckle-tracking strain in pulmonary arterial hypertension: Superiority of longitudinal strain over circumferential and radial strain[J]. J Am Soc Echocardiogr, 2020, 33(8): 985-994.

[13] MARTINS J G, WALLER J, HORGAN R, et al. Point-of-Care ultrasound in critical care obstetrics: A scoping review of the current evidence[J]. J Ultrasound Med, 2024, 43(5): 951-965.

[14] MILLER A, MANDEVILLE J. Predicting and measuring fluid responsiveness with echocardiography[J]. Echo Res Pract, 2016, 3(2): G1-G12.

[15] VOLPICELLI G, ELBARBARY M, BLAIVAS M, et al. International evidence-based recommendations for point-of-care lung ultrasound[J]. Intensive Care Med, 2012, 38(4): 577-591.

[16] MOJOLI F, BOUHEMAD B, MONGODI S, et al. Lung ultrasound for critically ill patients[J]. Am J Respir Crit Care Med, 2019, 199(6): 701-714.

第二十部分

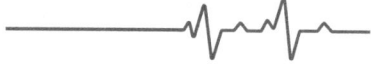

重症免疫缺陷治疗

1 免疫功能抑制合并呼吸衰竭患者:避免延迟插管!

随着临床医学的不断进步,包括血液系统恶性肿瘤、中性粒细胞缺乏、长期糖皮质激素或其他免疫抑制剂治疗和实体器官移植等免疫功能抑制患者的生存时间明显延长(表20-1-1)。然而,在20世纪末,免疫功能抑制患者一旦出现急性呼吸衰竭收入ICU后,尽管将近80%的患者接受有创机械通气治疗,但病死率仍高达90%。因此,传统观点认为,免疫功能抑制患者一旦出现器官功能障碍(如呼吸衰竭或休克),即使采取积极的器官支持治疗(如有创机械通气或升压药物),仍然难以改变临床预后,且显著增加继发感染如呼吸机相关性肺炎的风险[1]。

表 20-1-1 免疫功能抑制的患者

血液系统肿瘤(活动期或缓解不超过5年)
同种异体造血干细胞移植不超过5年
实体肿瘤活动期
化疗后白细胞缺乏($< 1.0×10^9$/L)或中性粒细胞缺乏($< 0.5×10^9$/L)
实体器官移植
获得性免疫缺陷综合征
使用全身糖皮质激素治疗[泼尼松等效剂量$\geqslant 0.5$mg/(kg·d),疗程至少3周]等免疫抑制剂或免疫调节药物

一、免疫功能抑制合并呼吸衰竭的患者 ICU 预后显著改善

近10年的多项研究提示,合并急性呼吸衰竭的免疫功能抑制患者临床预后较前有显著改善。LUNG SAFE研究显示,在2 813例急性呼吸窘迫综合征患者中,免疫功能抑制患者超过20%。尽管限制生命支持治疗的决策在这些患者中更为普遍,但仍有约半数患者存活出院[2]。一项荟萃分析纳入了1995年至2017年间最终需要有创机械通气的11 087例免疫功能抑制患者[3]。结果显示,1995年校正后病死率为65%,2017年时下降至45%($OR=0.96$,95% CI 0.95 ~ 0.97)。对2011年至2019年间巴西92个ICU收治的32 096例肿瘤重症患者进行的回顾性分析表明[4],住院病死率从2011—2012年的33%逐渐下降至

2018—2019 年的 17.7%，校正后病死率下降 9.2%。其中，无需器官功能支持患者（9.6%）以及仅需要机械通气支持的患者（11%）病死率下降最为明显。

除肿瘤治疗领域的技术进步外，重症医学的治疗理念以及 ICU 收治标准和策略的变化也是导致临床结局改善的可能原因[5-6]。对于合并呼吸衰竭的肿瘤患者，其临床诊疗策略发生了显著变化，包括无创机械通气与支气管镜检查的使用、早期气管插管、感染病原学诊断技术的普及等。在重症医学领域，接受有创机械通气的患者潮气量逐步降低，呼气末正压水平明显升高，提示肺保护性通气策略在临床的应用日益普遍，这也可能是肿瘤重症患者预后改善的原因之一。

二、无创 / 高流量氧疗失败后延迟气管插管与病死率升高密切相关

对于合并呼吸衰竭的免疫功能抑制患者，在无创机械通气或高流量鼻导管氧疗治疗有效时，可以避免气管插管和有创机械通气，并显著降低病死率[7-8]。然而，上述呼吸支持治疗一旦失败，患者病死率甚至超过初始即接受有创机械通气治疗的患者。导致病死率增加的原因可能与无创机械通气或高流量鼻导管氧疗治疗期间病情未能改善甚至恶化有关，也可能与病情恶化状况下气管插管等操作伴随心搏骤停的风险增加有关。此外，呼吸驱动较高的患者接受无创机械通气可能增加气压伤的风险。

对 LUNG SAFE 研究进行的二次分析发现，免疫功能抑制患者接受无创机械通气的失败率为 48%，且无创机械通气失败患者的住院病死率为 63%[2]。在法国的一项多中心随机对照试验中，研究者纳入 776 例合并急性低氧血症型呼吸衰竭的免疫功能抑制患者并随机分组，分别接受高流量鼻导管氧疗或标准氧疗。结果发现，两组患者 28 天病死率并无显著差异（35.6% vs. 36.1%）。同时，高流量鼻导管氧疗组患者中 38.7% 需要接受有创机械通气，与标准氧疗组相比（43.8%）并无显著差异[7]。另一项法国多中心随机对照试验中，共有 299 例合并急性呼吸衰竭的免疫功能抑制患者被随机分为单纯高流量鼻导管氧疗组或无创机械通气与高流量鼻导管氧疗交替治疗组。两组患者 28 天病死率无显著差异（36% vs. 35%），且分别有 51% 和 46% 的患者需要接受有创机械通气。值得关注的是，低强度呼吸支持治疗失败的患者 ICU 病死率为 57%，且两组间差异无统计学意义[8]。

如前所述，与既往高达 90% 的病死率相比，接受有创机械通气的免疫功能抑制患者病死率呈现逐年降低的趋势。因此，对此类患者避免气管插管已经不是治疗的主要目的。

荟萃分析显示，接受有创机械通气的免疫功能抑制患者中，约有 70% 在入住 ICU 最初 24 小时内接受机械通气，其病死率显著低于延迟插管的患者（OR=0.83，95% CI 0.72～0.96）。进一步分析表明，这些患者入住 ICU 后气管插管每延迟一天，患者死亡风险将增加 38%[3]。与此相似，一项单中心回顾性研究纳入了高流量鼻导管氧疗失败后接受有创机械通气的 175 例患者，其中 130 例患者 48 小时内接受气管插管，其 ICU 病死率显著低于延迟插管组（39% vs. 67%）。

我们对国家医疗服务数据中心的住院患者病历首页数据库进行回顾性分析，共纳入了 36 187 例合并脓毒症的成年免疫功能抑制患者[9]。在首先接受无创机械通气治疗的 9 042 例患者中，7 657 例患者未接受有创机械通气治疗，另有 708 例、310 例、233 例和 134 例患者分别在无创机械通气治疗 1 天内、2～3 天内、4～7 天内以及 7 天以后转换为有创机械

通气,其死亡风险依次增加,对应的死亡风险比分别为 1.66、1.80、2.12 和 2.51,呈现明显的量效关系。

这些研究结果表明,对于合并急性呼吸衰竭的免疫功能抑制患者,在应用高流量鼻导管氧疗或无创机械通气期间,应当动态评价与监测治疗效果,以便及时发现治疗失败的患者,避免延误治疗。

为此,需要明确气管插管的指征或标准。对于合并多器官功能衰竭的免疫功能抑制患者,做出气管插管的决定可能并不困难。然而,对于没有明确气管插管指征的患者,临床医师可能难以抉择,不同医师和医院之间的差异巨大。

另外,尽管无创机械通气已经在临床应用多年,但由于临床医师可能出于不同原因判断治疗失败,包括无创机械通气无效或不安全(如患者无法保护气道)、氧合进行性恶化或呼吸做功过高等,因此尚缺乏统一的判断标准。相比之下,临床医师可根据呼吸频率、脉搏氧饱和度(SpO_2)和吸入氧浓度(FiO_2)计算 ROX 指数,用于早期鉴别高流量鼻导管氧疗失败患者[10]。

$$ROX \text{ 指数} = \frac{SpO_2}{FiO_2 \times \text{呼吸频率}}$$

当 ROX 指数 ≥ 4.88 时,提示气管插管风险较低。然而,有限的证据表明,这一指数用于免疫功能抑制患者时判断准确性下降[11]。

三、有创机械通气对呼吸衰竭的免疫功能抑制患者的获益

对于合并呼吸衰竭的免疫功能抑制患者应用有创机械通气,除纠正低氧血症和缓解呼吸做功外,还有助于尽快确定呼吸衰竭的原因。受到不同种类免疫功能抑制的影响,众多病因均可导致急性呼吸衰竭,这对临床诊断造成了困难(表 20-1-2)[5]。除器官功能衰竭或低氧血症严重程度外,无法明确病因(约占 12% ～ 15%)是此类患者死亡的独立危险因素。因此,需要优化诊断策略以避免这种情况的出现。

特异性的疾病与治疗常常与特殊病原微生物的感染相关[5]。例如,多发骨髓瘤常常伴随肺炎链球菌感染,化疗后中性粒细胞缺乏往往伴随细菌感染,而糖皮质激素治疗则会增加卡氏肺孢菌感染的风险。从发病时间上看,迅速起病(数分钟)需怀疑心源性肺水肿,一周左右起病提示卡氏肺孢菌感染,而数周病程则更可能为药物引发的肺毒性。要重视体格检查,咯血需警惕曲霉菌感染,湿啰音多提示细菌感染,哮鸣音则需怀疑曲霉菌气管支气管炎。肺外表现也可能对病因有所提示。皮肤受累需要考虑真菌感染或毒性,神经系统受累可能与诺卡菌感染有关,自身免疫病可以引起肾衰竭。不同病原微生物引起肺部感染时,CT 影像可能出现特异性表现。如,卡氏肺孢菌感染多呈现磨玻璃样改变,真菌感染则表现为结节样病变,肺炎链球菌感染更多引起肺泡病变。

然而,免疫功能抑制患者的复杂性使得很多临床表现缺乏特异性。因此,通过建立人工气道取得下呼吸道标本(肺泡支气管灌洗液或气管内吸取物),可以进行涂片、培养、特殊染色或细胞学检查,也可进行抗原和核酸检测,从而有助于尽快确定病原学[12]。

总之,在 ICU 治疗理念和技术不断革新的推动下,免疫功能抑制合并呼吸衰竭患者病死率已有明显下降。虽然无创机械通气和高流量鼻导管氧疗在早期治疗中具有一定优势,

但其失败后延迟气管插管会显著提高患者死亡风险。因此,早期识别治疗无效并及时转为有创机械通气至关重要,及时有创机械通气不仅有助于改善低氧血症,还为快速明确病因提供了有力支持,是提高免疫抑制患者预后和降低病死率的关键。

表 20-1-2　不同类型的血液系统肿瘤或治疗常伴随的致病微生物

免疫功能抑制	中性粒细胞	单核细胞 / 树突状细胞 / 巨噬细胞	B 淋巴细胞	T 淋巴细胞	体液免疫
疾病	急性白血病;骨髓异常增生综合征;再生障碍性贫血;化疗或药物相关中性粒细胞缺乏	毛细胞白血病;再生障碍性贫血;同种异体骨髓移植;恶性组织细胞增生症;急性髓系白血病;慢性髓系白血病;实体肿瘤;噬血细胞综合征	多发骨髓瘤;B细胞淋巴瘤;慢性淋巴细胞白血病	T 淋巴细胞白血病;T细胞淋巴瘤;霍奇金病	多发骨髓瘤;慢性淋巴细胞白血病
治疗	化疗引起的中性粒细胞缺乏	皮质激素;巴利昔单抗;抗胸腺细胞球蛋白;他克莫司;吗替麦考酚酯;贝拉西普	化疗;糖皮质激素;无脾症;利妥昔单抗	糖皮质激素;他克莫司;氟达拉滨;环磷酰胺;甲氨蝶呤;硫唑嘌呤;阿仑单抗;吗替麦考酚酯;环孢素;mTOR抑制剂(西罗莫司);2-氯脱氧腺苷;达雷妥尤单抗	伊布替尼;利妥昔单抗;达雷妥尤单抗;环磷酰胺
最常见的感染	革兰氏阴性菌、革兰氏阳性菌、念珠菌、曲霉菌、诺卡菌	非结核分枝杆菌、沙门菌、李斯特菌、军团菌、组织胞浆菌、布鲁氏菌、单纯疱疹病毒、水痘-带状疱疹病毒、副流感病毒、呼吸道合胞病毒、近平滑念珠菌、金黄色葡萄球菌、粪肠球菌、铜绿假单胞菌	荚膜细菌(肺炎链球菌、化脓性链球菌、流感嗜血杆菌)、蓝氏贾第鞭毛虫、弯曲菌、沙门菌、支原体、肠道病毒、复发性感染	单纯疱疹病毒、巨细胞病毒、EB病毒、卡氏肺孢菌、曲霉菌、隐球菌、分枝杆菌、皮肤念珠菌、腹泻相关感染(轮状病毒、腺病毒、隐孢子虫、微孢子虫等)、JC病毒	荚膜细菌(肺炎链球菌、化脓性链球菌、流感嗜血杆菌)、支原体、解脲支原体及与T细胞缺陷相关的其他感染

(杜　斌)

参考文献

[1] ROCHWERG B, BROCHARD L, ELLIOT M W, et al. Official ERS/ATS clinical practice guidelines: Noninvasive ventilation for acute respiratory failure[J]. Eur Respir J, 2017, 50: 1602426.

[2] CORTEGIANI A, MADOTTO F, GREGORETTI C, et al. Immunocompromised patients with acute respiratory distress syndrome: Secondary analysis of the LUNG SAFE database[J]. Crit Care, 2018, 22: 157.

[3] ZAMPIERI F G, ROMANO T G, SALLUH J F, et al. Trends in clinical profiles, organ support use and outcomes of patients with cancer requiring unplanned ICU admission: A multicenter cohort study[J]. Intensive Care Med, 2021, 47: 170-179.

[4] AZOULAY E, LEMIALE V, MOKART D, et al. Effect of high-flow nasal oxygen vs standard oxygen on 28-day mortality in immunocompromised patients with acute respiratory failure: The HIGH randomized clinical trial[J]. JAMA, 2018, 320: 2099-2107.

[5] COUDRY R, FRAT J P, EHRMANN S, et al. High-flow nasal oxygen alone or alternating with non-invasive ventilation in critically ill immunocompromised patients with acute respiratory failure: A randomised controlled trial[J]. Lancet Respir Med, 2022, 10: 641-649.

[6] DUMAS G, LEMIALE V, RATHI N, et al. Survival in immunocompromised patients ultimately requiring invasive mechanical ventilation: A pooled individual patient data analysis[J]. Am J Respir Crit Care Med, 2021, 204: 187-196.

[7] AZOULAY E, WOKART D, KOUATCHET A, et al. Acute respiratory failure in immunocompromised adults[J]. Lancet Respir Med, 2019, 7: 173-186.

[8] XU Y, WANG Y F, LIU Y W, et al. The impact of delayed transition from noninvasive to invasive mechanical ventilation on hospital mortality in immunocompromised patients with sepsis[J]. Crit Care Med, 2024, 52: 1739-1749.

[9] DUAN J, HAN X, BAI L, et al. Assessment of heart rate, acidosis, consciousness, oxygenation, and respiratory rate to predict noninvasive ventilation failure in hypoxemic patients[J]. Intensive Care Med, 2017, 43: 192-199.

[10] ROCA O, CARALT B, MESSIKA J, et al. An index combining respiratory rate and oxygenation to predict outcome of nasal high-flow therapy[J]. Am J Respir Crit Care Med, 2019, 199(11):1368-1376.

[11] LEMIALE V, YVIN E, KOUATCHET A, et al. Oxygenation strategy during acute respiratory failure in immunocompromised patients[J]. J Intensive Med, 2021, 1: 81-89.

[12] AZOULAY E, MOKART D, LAMBERT J, et al. Diagnostic strategy for hematology and oncology patients with acute respiratory failure: Randomized controlled trial[J]. Am J Respir Crit Care Med, 2010, 182: 1038-1046.

2　造血干细胞移植重症患者：哪些能从 ICU 救治获益？

随着医学技术的不断进步，异基因造血干细胞移植（allogeneic hematopoietic stem cell transplantation, allo-HSCT）已成为治疗多种血液系统恶性疾病（如白血病、淋巴瘤）的重要手段。尽管这类患者的总体生存率有所提升，但异基因造血干细胞移植过程中伴随的严重并发症，如免疫抑制及移植物抗宿主病（graft versus host disease, GVHD）等可导致多器官功能衰竭，严重影响患者的生存率及生活质量。因此，当 allo-HSCT 患者出现严重并发症时，是否应该进入 ICU 进行治疗，成为一个复杂且备受争议的问题。本文将基于现有的研究成果，探讨哪些 allo-HSCT 重症患者能够从 ICU 的救治中更多获益，如何评估这些患者入住 ICU 的适应证，并结合临床实际情况提出更优化的策略。

一、allo-HSCT 重症患者的特点

allo-HSCT 是治疗血液系统恶性疾病的重要手段，然而，该类患者必须面对预处理阶段（包括清髓性化疗/放疗）免疫抑制药物的应用，以及免疫重建的延迟等[1]。与其他血液系统肿瘤患者相比，allo-HSCT 患者主要有三个特点。首先，对于病情危重的血液系统恶性肿瘤患者，allo-HSCT 患者的病死率显著高于其他血液病患者[1-2]。其次，尽管 allo-HSCT 患者与其他血液病患者存在预后不佳的共同高危因素，但急性移植物抗宿主病（acute graft versus host disease, aGVHD）与患者短期和长期预后密切相关，尤其 aGVHD 对糖皮质激素及其他免疫抑制药物治疗无效时，患者病死率显著升高（无 aGVHD 患者的 1 年总生存率约为 85%，Ⅱ度 aGVHD 患者 1 年总生存率约为 70%，Ⅲ～Ⅳ度 aGVHD 患者的 1 年总生存率为 40%）[2-4]。最后，allo-HSCT 患者具有高感染风险、aGVHD 以及预处理方案毒性等特点，allo-HSCT 患者被视为 ICU 管理的高风险群体。因此，血液科与重症医学科专家共同致力于建立精准的评估标准，以明确哪些患者可能通过 ICU 救治获益[5]。

二、评估 allo-HSCT 重症患者是否从 ICU 救治获益

allo-HSCT 重症患者转入 ICU 救治是否能带来显著获益，关键在于如何评估患者的预后和治疗效果。2024 年，Lafarge 等人发表在 *American Journal of Respiratory and Critical Care Medicine* 上的一项在法国 14 个 ICU 进行的多中心回顾性研究，纳入 1 164 例 allo-HSCT 重症患者，结果显示入 ICU 时 765 例（66%）患者表现出多器官功能障碍，461 例（40%）出现急性呼吸衰竭。此外，438 例（38%）需要有创机械通气，221 例（19%）需要肾脏替代治疗，468 例（41%）需要使用升压药。ICU 内病死率为 26%（302 例死亡），90 天、1 年和 3 年的病死率分别为 48%、63% 和 70%。多变量分析显示，年龄、移植后转入 ICU 时间、是否为糖皮质激素难治性 GVHD、是否使用升压药物以及机械通气与患者 90 天病死率独立相关。因此，对于 allo-HSCT 患者，上述几个因素在判断是否适宜转入 ICU 治疗至关重要。

（一）年龄与全身功能状态

年龄是影响此类患者预后的独立危险因素。Lafarge 等人研究显示，年龄＞56 岁是 90 天病死率的独立危险因素（$OR=2.0$, 95% CI 1.53～2.60, $P<0.001$）。但需要注意，单纯年

龄阈值不足以全面评估患者预后,还应注意患者全身器官功能状态,SOFA 评分动态变化更具预测价值[6]。该研究队列中,初始 SOFA 评分中位数为 6 分(IQR 4 ~ 8 分),其 24 小时内 SOFA 评分下降 ≥ 2 分与病死率降低独立相关($P < 0.01$)[1]。此外,患者的衰弱状态对于患者预后也有重要影响,尽管该研究未直接纳入衰弱评估,但同期发表的针对该研究的评论指出,allo-HSCT 患者移植前衰弱程度(如握力下降、步速减慢)可进一步区分同年龄段患者的预后差异。因此,对于高龄(> 56 岁)患者,建议早期多学科讨论治疗目标,避免非获益性器官支持。此外,建议对患者 SOFA 评分进行动态监测,若入 ICU 后 48 小时无改善(ΔSOFA 下降 ≤ 0 分),需重新评估治疗强度。

(二)移植后时间

移植后不同阶段的免疫状态和并发症类型直接影响 ICU 治疗结局,早期和晚期患者的病理生理特征及生存率存在显著差异。在 Lafarge 等人研究中,将患者从移植到入住 ICU 的时间分为三个亚组:< 30 天、30 ~ 90 天、> 90 天。其中,< 30 天的患者占 35.1%(408/1 164),30 ~ 90 天内入住 ICU 的患者占 16.5%(192/1 164),> 90 天的患者占 48.4%(564/1 164)。该研究首次发现移植后 30 ~ 90 天转入 ICU 是 90 天病死率的独立风险($OR=1.68$,95% CI 1.17 ~ 2.40,$P=0.005$),其机制与免疫抑制峰值及 GVHD 发生密切相关。在移植的早期阶段(< 30 天),患者多因预处理毒性或中性粒细胞减少相关感染转入 ICU,此时 allo-HSCT 患者大多数未合并多器官功能衰竭,其在 ICU 的生存率可达 60%[7]。但是,在移植的晚期阶段(30 ~ 90 天),患者处于免疫抑制高峰期,发生 GVHD 和耐药菌感染的风险显著增加[8]。Lafarge 等人研究指出,晚期患者常合并糖皮质激素难治性 GVHD(发生率为 20.8%)与多重耐药菌感染(铜绿假单胞菌、耐碳青霉烯类肠杆菌占 42%),使得患者治疗难度显著增加[1]。Claire Pichereau 团队研究发现,allo-HSCT 后 GVHD 的发病率高达 68%(130/191),发病时间中位数为 21 天(IQR 11 ~ 39 天),未控制 GVHD 患者 90 天病死率高达 74.2%[4]。因此,对于早期 allo-HSCT 患者,若尚未合并多器官功能衰竭,可能从积极 ICU 干预中获益,而晚期 allo-HSCT 患者需警惕糖皮质激素难治性 GVHD 与多重耐药菌感染的双重风险[1]。

(三)急性移植物抗宿主病

aGVHD 是影响 allo-HSCT 患者预后的重要因素,也影响患者 ICU 救治成功率。aGVHD 是 allo-HSCT 患者常见的并发症,其病理生理学机制涉及供体 T 细胞对受体组织的免疫攻击,导致多器官损伤。糖皮质激素难治性 aGVHD 表明免疫抑制治疗无效,可能导致更严重的器官功能障碍和更高的病死率。Lafarge 等人的研究队列显示,在 1 164 例 allo-HSCT 患者中,约半数的患者(578/1 164,49.7%)经历了 aGVHD,其中 20.8%(242 例)在 ICU 入院时表现为糖皮质激素难治性 aGVHD。多因素分析显示,糖皮质激素难治性 aGVHD 是此类患者 90 天死亡的独立预测因素($OR=1.63$,95% CI 1.38 ~ 1.93,$P=0.001$)[1]。对于糖皮质激素治疗敏感型 aGVHD 患者,90 天生存率达 70.2%,即使需机械通气者仍有 33.3% 存活。相反,对于糖皮质激素难治性 aGVHD,Lafarge 等人研究提示此类患者 90 天病死率达 74.2%($aHR=1.63$,95% CI 1.38 ~ 1.93),一旦需要使用机械通气,则患者病死率高达 93.7%[1-2,4]。此外,这种高病死率与过度免疫抑制、肠道屏障破坏及继发感染密切相关。因此对于 aGVHD 患者,建议采用 Allo-GRRR-OH 评分系统(包含肠道屏障完整性、感染负荷等参数)进行预后评估,根据 aGVHD 的控制状态动态调整治疗目标:糖皮质激素控制良好的 aGVHD 患者,积极 ICU 干预可能改善预后;糖皮质激素难治性且合并多器官功能衰竭的 aGVHD 患者则需谨慎评估 ICU 救治的获益与风险,避免无效治疗,同时在治疗过程中需密切监测 aGVHD 的轨迹。

(四)器官功能衰竭的数量与类型

多器官功能衰竭是 allo-HSCT 重症患者常见的临床表现,器官功能衰竭的数量和严重程度直接影响 ICU 治疗结局。若患者仅出现单一器官功能衰竭(例如呼吸衰竭),在经过积极治疗后,预后情况可能较为良好。Lafarge 等人研究[1]证实,66%(n=765)的 allo-HSCT 患者出现一个以上器官功能障碍,其中急性肾损伤、休克、神经系统损伤和肝功能障碍发生率分别为 726 例(62.4 %)、490 例(42.1%)、120 例(10.3%)和 161 例(13.8%)。通过对需要接受有创机械通气患者[n=438(37.6%)]的 90 天病死率进行回顾性评估,发现独立危险因素(包括年龄 > 56 岁、使用血管活性药物、移植后 30 ~ 90 天转入 ICU 以及糖皮质激素难治性 aGVHD)的数量与患者病死率之间呈现递增的关系。仅存在一种危险因素的患者,其 90 天内的病死率为 59.7%(n=139,31.7%);而存在两种风险因素的患者,其病死率则上升至73.8%(n=172,39.3%)。如果患者在需要机械通气的同时,合并三个(n=64,14.6%)或四个(n=12,2.74%)风险因素,其 90 天病死率分别为 93.7% 和 100%。因此,ICU 治疗的时长和强度需根据器官功能衰竭的数目及严重程度动态调整,单个器官功能衰竭患者可尝试积极干预,多器官功能衰竭患者则需谨慎评估治疗获益,避免过度医疗[9]。

三、allo-HSCT 重症患者的个体化诊疗

由于 allo-HSCT 重症患者病情相对特殊及复杂,其诊疗策略需考虑个体化治疗及综合评估患者预后因素。对于单器官功能衰竭的患者,尤其是年龄 ≤ 56 岁且没有糖皮质激素难治性 GVHD 的,积极治疗可能带来较好的预后[4,10-12]。然而,对于多器官功能衰竭的患者,特别是那些移植后超过 30 天转入 ICU 或存在糖皮质激素难治性 GVHD 的,预后通常较差[4,7]。因此,血液科与重症医学科多学科协作,联合建立标准化 ICU 转入标准,识别潜在 ICU 救治获益的患者并优化治疗干预的时机,可能有助于提升 allo-HSCT 重症患者救治效率。

综上所述,对于 allo-HSCT 重症患者的 ICU 救治,需要综合考虑移植后的时间、GVHD 状态、器官功能衰竭的数量以及患者的基本情况,进行分层决策。单器官功能衰竭、早期转入 ICU 且无糖皮质激素难治性 GVHD 者可能获益较大,而多器官功能衰竭、年龄 > 56 岁及免疫抑制高峰期患者需审慎评估治疗强度。未来,通过完善及优化风险评分系统,多学科协作、精准医学策略以及综合考虑各种因素,以达到一个既符合伦理原则又符合实际需要的决策结果,期待为更多 allo-HSCT 重症患者争取生存机会。

(向淑麟　熊　滨)

参考文献

[1]　LAFARGE A, DUPONT T, CANET E, et al. Outcomes in critically ill allogeneic

hematopoietic stem-cell transplantation recipients[J]. Am J Respir Crit Care Med, 2024, 210(8): 1017-1024.

[2] AZOULAY E, MOKART D, PÈNE F, et al. Outcomes of critically ill patients with hematologic malignancies: Prospective multicenter data from France and Belgium: A groupe de recherche respiratoire en réanimation onco-hématologique study[J]. J Clin Oncol, 2013, 31(22): 2810-2818.

[3] ORVAIN C, BELONCLE F, HAMEL J F, et al. Allogeneic stem cell transplantation recipients requiring intensive care: Time is of the essence[J]. Ann Hematol, 2018, 97(9): 1601-1609.

[4] PICHEREAU C, LENGLINÉ E, VALADE S, et al. Trajectories of acute graft-versus-host disease and mortality in critically ill allogenei-hematopoietic stem cell recipients: The Allo-GRRR-OH score[J]. Bone Marrow Transplant, 2020, 55(10): 1966-1974.

[5] GARCIA BORREGA J, HEGER J M, KOEHLER P, et al. Allogeneic stem cell transplant recipients admitted to the intensive care unit during the peri-transplant period have unfavorable outcomes-results of a retrospective analysis from a German university hospital[J]. Ann Hematol, 2022, 101(2): 389-395.

[6] DEPUYDT P, KERRE T, NOENS L, et al. Outcome in critically ill patients with allogeneic BM or peripheral haematopoietic SCT: A single-centre experience[J]. Bone Marrow Transplant, 2011, 46(9): 1186-1191.

[7] SAILLARD C, DARMON M, BISBAL M, et al. Critically ill allogenic HSCT patients in the intensive care unit: A systematic review and meta-analysis of prognostic factors of mortality[J]. Bone Marrow Transplant, 2018, 53(10): 1233-1241.

[8] YAN C H, WANG Y, MO X D, et al. Incidence, risk factors, microbiology and outcomes of pre-engraftment bloodstream infection after haploidentical hematopoietic stem cell transplantation and comparison with HLA-identical sibling transplantation[J]. Clin Infect Dis, 2018, 67(suppl_2): S162-S173.

[9] DI NARDO M, MACLAREN G, SCHELLONGOWSKI P, et al. Extracorporeal membrane oxygenation in adults receiving haematopoietic cell transplantation: An international expert statement[J]. Lancet Respir Med, 2023, 11(5): 477-492.

[10] USTUN C, YOUNG J H, PAPANICOLAOU G A, et al. Bacterial blood stream infections (BSIs), particularly post-engraftment BSIs, are associated with increased mortality after allogeneic hematopoietic cell transplantation[J]. Bone Marrow Transplant, 2019, 54(8): 1254-1265.

[11] GARCÍA-DE-ACILU M, MUNSHI L, ROCA O. Paradigm shift in ICU candidacy for allogeneic hematopoietic stem cell transplantation: Who, when, and how long?[J]. Am J Respir Crit Care Med, 2024, 210(8): 971-973.

[12] LENGLINÉ E, CHEVRET S, MOREAU A S, et al. Changes in intensive care for allogeneic hematopoietic stem cell transplant recipients[J]. Bone Marrow Transplant, 2015, 50(6): 840-845.

3　血液系统肿瘤重症患者：过度氧疗有害

氧疗是重症患者最常见的支持措施之一，但重症患者的最佳氧合目标尚不明确[1-4]。若供氧不足，低氧血症可导致组织缺氧甚至细胞死亡。充足的供氧能够纠正低氧并缓解临床症状，但过度氧疗可导致高氧损伤。血液系统肿瘤患者因免疫功能受损及化疗、造血干细胞移植等治疗手段的应用，常伴有严重的感染和急性呼吸衰竭，须入住重症监护病房接受氧疗。研究显示，在吸入氧浓度（fraction of inspiration O_2，FiO_2）超过60%的患者中，长时间的高氧暴露会导致严重的肺损伤[5]，尤其是在血液系统肿瘤患者这一特殊人群中[6]。本文综述了血液系统肿瘤患者氧疗的最新研究进展，探讨过度氧疗对患者预后造成的危害机制，并提供氧疗优化的建议，以期为临床治疗提供参考。

一、血液系统肿瘤重症患者氧疗现状

随着诊疗方法的进步，近年来血液系统肿瘤患者生存率提高，合并急性呼吸衰竭（acute respiratory failure，ARF）发病率也逐渐升高，超过50%的血液系统疾病患者会发生ARF，血液系统肿瘤合并ARF的患者中60%～80%须收入ICU[7]。在一项来自加拿大基于人群的队列研究中，新诊断的血液系统肿瘤成年患者1年入住ICU比例为14%，其中急性髓系白血病、侵袭性非霍奇金淋巴瘤或急性淋巴细胞白血病患者面临的风险最高[8]。观察研究表明，在血液恶性肿瘤中，淋巴增生性疾病（急性淋巴细胞白血病和淋巴瘤）的呼吸事件发生率为8%～18%，而急性髓系白血病和骨髓增生异常综合征的呼吸事件发生率达22%～84%。此外，长期中性粒细胞减少的患者、自体或异体造血干细胞移植受者与其他血液病患者相比，呼吸事件的发生率更高[7]。吸氧流速＞6L/min的血液系统肿瘤重症患者有40%须进行气管插管，病死率高达30%[9]。

二、血液系统肿瘤重症患者过度氧疗的危害

氧疗是纠正低氧血症的重要干预措施，但过度氧疗有潜在的不良作用，可导致高氧血症。高氧血症是指动脉血氧分压（PaO_2）超过100mmHg[10]。过量的氧气会在体内产生大量的活性氧（reactive oxygen species，ROS），包括自由基和其他氧化性分子，可导致氧化应激损伤、炎症、肺泡毛细血管通透性增加[1]。

过度氧疗引起的病理生理变化有以下几点。①氧化应激：高氧环境下ROS产生显著增加。ROS具有极强的氧化能力，能够损伤细胞中的脂质、蛋白质和DNA，最终导致细胞功能障碍甚至死亡。氧化应激还可能引发炎症反应，增加细胞膜的通透性，造成组织损伤[11]。②血管收缩和微循环障碍：氧化应激作用可能损伤血管内皮，导致局部血流减少和组织灌注下降，影响器官和组织的氧供应[12]。③免疫功能抑制：过量的活性氧可能抑制免疫细胞的功能，特别是中性粒细胞的杀菌能力。中性粒细胞在氧化应激状态下可能受损，削弱其吞噬和杀菌的能力，降低机体的抗感染能力[13]。

血液系统肿瘤重症患者常暴露于外源性应激状态（如化疗、放疗等）、中性粒细胞数量和功能改变、脓毒症发生率更高[9]，这些因素可能会诱导血液系统肿瘤重症患者对ROS具

有更高易感性,导致高氧血症,造成损害风险增加。

三、血液系统肿瘤重症患者的氧疗目标

在 2024 年 *Intensive Care Medicine* 上发表的一项观察性研究探讨了血液系统肿瘤重症患者 PaO_2 与病死率之间的关系[6],该研究包含欧洲、加拿大和大洋洲的三个国际队列,纳入 2010—2020 年 11 249 例接受呼吸支持(经鼻高流量氧疗、无创通气和有创通气)的血液系统肿瘤患者。计划内转入 ICU 的患者(如择期手术后)、转入 ICU 与基础病加重无关的患者(如创伤等)被排除在外。主要结局指标是 28 天病死率,主要暴露因素是入住 ICU 当日最差的 PaO_2。次要暴露因素是过度氧疗,定义为 $FiO_2 \geqslant 60\%$ 且 $PaO_2 > 100mmHg$。因自由氧策略的氧分压阈值不确定,该研究使用配对巢式病例对照方法分析暴露在不同氧分压(90mmHg、100mmHg、105mmHg、110mmHg、120mmHg)与病死率的关系。

研究结果表明,在转入 ICU 的第一天,36.3% 患者存在高氧血症($PaO_2 > 100mmHg$),50.8% 患者 PaO_2 正常($60 \sim 100mmHg$),12.9% 为低氧血症($PaO_2 < 60mmHg$)。PaO_2 与 28 天病死率之间存在显著的"U"形关系($P < 0.001$)。这与早期的回顾性研究结论一致[14]。配对巢式病例对照分析显示,与转入 ICU 第一天 PaO_2 正常($60 \sim 100mmHg$)相比,较高的 PaO_2 水平($> 100mmHg$)与 28 天病死率增加相关,且呈剂量效应关系。其中 2 201 例患者(20%)存在过度氧疗($FiO_2 \geqslant 60\%$ 且 $PaO_2 > 100mmHg$)。过度氧疗与 28 天病死率之间也存在显著关联[$aHR=1.11$(95% CI $1.04 \sim 1.19$),$P=0.006$]。亚组分析中,对于神经系统疾病,过高的 PaO_2 水平与较高的病死率相关。与 2020 年发表在 *The New England Journal of Medicine* 上的 ICU-ROX 试验[15]结果相似,在缺血缺氧性脑病亚组患者中,保守氧疗组 28 天无呼吸机天数少于常规组,180 天病死率低于开放氧疗组,提示对于缺血缺氧性脑病人群,保守性氧疗策略可能获益。而对于脓毒症和中性粒细胞减少症患者刚好相反,较高的 PaO_2 水平与较低的病死率相关。需注意的是,只在轻度高氧血症患者中存在这种相关性,而在严重高氧血症患者中也可能与预后不佳相关。敏感性分析显示在有创通气患者、无严重低氧血症患者、无重度 ARDS 患者、排除心搏骤停后患者中,PaO_2 和过度氧疗仍与 28 天病死率之间存在显著相关性。该研究表明 PaO_2 与 28 天病死率之间存在"U"形关系,在接受有创机械通气的患者中这种趋势更明显,表明接受有创通气的血液肿瘤重症患者更可能从避免过高的氧分压中获益。高氧血症可能对血液系统肿瘤重症患者产生不利影响。尤其是在合并神经系统疾病患者中,此类患者接受氧疗应动态监测、精细调整,避免氧疗过度导致预后不佳。基于目前的证据,对于血液系统肿瘤重症患者,$PaO_2 > 100mmHg$ 与病死率增加相关,而 PaO_2 维持在 $60 \sim 100mmHg$ 之间是合理的。但血液系统肿瘤患者最佳氧合目标仍有待后续的随机对照试验提供依据。

综上所述,过度氧疗对血液系统肿瘤重症患者具有潜在危害,个体化的氧合目标可能更加合理。因此,应根据患者的具体情况实施个体化氧疗,避免"以高氧为安全"的误区。在未来,须开展更多针对血液系统肿瘤重症患者的前瞻性研究,以进一步明确氧疗的最佳策略和目标范围。

(张 洁 席 寅)

参考文献

[1] SEMLER M W, CASEY J D, LLOYD B D, et al. Oxygen-saturation targets for critically ill adults receiving mechanical ventilation[J]. N Engl J Med, 2022, 387(19): 1759-1769.

[2] SCHJORRING O L, KLITGAARD T L, PERNER A, et al. Lower or higher oxygenation targets for acute hypoxemic respiratory failure[J]. N Engl J Med, 2021, 384(14): 1301-1311.

[3] Chu D K, Kim L H, Young P J, et al. Mortality and morbidity in acutely ill adults treated with liberal versus conservative oxygen therapy (IOTA): A systematic review and meta-analysis[J]. Lancet, 2018, 391(10131): 1693-1705.

[4] GIRARDIS M, BUSANI S, DAMIANI E, et al. Effect of conservative vs conventional oxygen therapy on mortality among patients in an intensive care unit: The oxygen-ICU randomized clinical trial[J]. JAMA, 2016, 316(15): 1583-1589.

[5] ASFAR P, SINGER M, RADERMACHER P. Understanding the benefits and harms of oxygen therapy[J]. Intensive Care Med, 2015, 41(6): 1118-1121.

[6] DUMAS G, MORRIS I S, HENSMAN T, et al. Association between arterial oxygen and mortality across critically ill patients with hematologic malignancies: Results from an international collaborative network[J]. Intensive Care Med, 2024, 50(5): 697-711.

[7] AZOULAY E, MOKART D, KOUATCHET A, et al. Acute respiratory failure in immunocompromised adults[J]. Lancet Respir Med, 2019, 7(2): 173-186.

[8] FERREYRO B L, SCALES D C, WUNSCH H, et al. Critical illness in patients with hematologic malignancy: A population-based cohort study[J]. Intensive Care Med, 2021, 47(10): 1104-1114.

[9] AZOULAY E, MAERTENS J, LEMIALE V. How I manage acute respiratory failure in patients with hematological malignancies[J]. Blood, 2024, 143(11): 971-982.

[10] SINGER M, YOUNG P J, LAFFEY J G, et al. Dangers of hyperoxia[J]. Crit Care, 2021, 25(1): 440.

[11] VALKO M, LEIBFRITZ D, MONCOL J, et al. Free radicals and antioxidants in normal physiological functions and human disease[J]. Int J Biochem Cell Biol, 2007, 39(1): 44-84.

[12] ATTAYE I, SMULDERS Y M, DE WAARD M C, et al. The effects of hyperoxia on microvascular endothelial cell proliferation and production of vaso-active substances[J]. Intensive Care Med Exp, 2017, 5(1): 22.

[13] SCHONRICH G, RAFTERY M J, SAMSTAG Y. Devilishly radical NETwork in COVID-19: Oxidative stress, neutrophil extracellular traps (NETs), and T cell suppression [J]. Adv Biol Regul, 2020, 77: 100741.

[14] VAN DEN BOOM W, HOY M, SANKARAN J, et al. The search for optimal oxygen saturation targets in critically ill patients: Observational data from large ICU databases[J]. Chest, 2020, 157(3): 566-573.

[15] ICU-ROX Investigators and the Australian and New Zealand Intensive Care Society Clinical

Trials Group; MACKLE D, BELLOMO R, et al. Conservative Oxygen Therapy during Mechanical Ventilation in the ICU[J]. N Engl J Med, 2020, 382(11): 989-998.

4 免疫功能抑制合并心源性休克患者的 V-A ECMO：哪些患者可能获益

体外膜氧合（extracorporeal membrane oxygenation，ECMO）作为挽救性治疗手段，显著改善了常规治疗无效的急性心肺衰竭患者预后。但免疫功能抑制患者因其高感染与出血风险，曾被视为 ECMO 的相对禁忌证。随着 ECMO 技术及重症管理策略的进步，免疫功能抑制患者接受 ECMO 的可行性被重新评估，但其在合并心源性休克（cardiogenic shock，CS）患者中的价值仍不明确。本文系统分析近年研究，探讨免疫功能抑制合并 CS 患者 V-A ECMO 的生存获益以及适宜人群筛选，旨在为临床决策提供依据。

一、免疫功能抑制患者的 V-A ECMO 治疗挑战及现状

随着肿瘤学、血液学及免疫抑制治疗领域的进展，免疫功能抑制患者的生存率逐年改善[1-6]。针对血液系统恶性肿瘤患者的研究表明，其 ICU 出院率和 1 年生存率分别可达 61% 和 43%[7]。尽管如此，当免疫功能抑制患者发生心源性休克时，是否进行 V-A ECMO 治疗临床决策仍面临巨大挑战。一方面，免疫功能抑制患者因基础疾病或治疗（如化疗、造血干细胞移植）导致免疫功能受损，感染、出血及器官衰竭风险显著增加；另一方面，V-A ECMO 本身可能引发凝血功能障碍、肢体缺血、血栓栓塞等并发症。

多项研究提示，与非免疫功能抑制患者相比，免疫功能抑制患者接受 ECMO 治疗的并发症发生率更高，预后更差。一项针对脓毒症休克合并心源性休克患者的国际多中心研究显示，其中免疫功能抑制患者的 90 天病死率高达 67%。Moyon 等人[8] 近期发表在 *Intensive Care Medicine* 上的一项回顾性、倾向匹配研究，共纳入 177 例免疫功能低下并接受 V-A ECMO 治疗的重症患者，发现免疫功能低下的心源性休克患者经 V-A ECMO 治疗后 90 天病死率高达 70%，1 年病死率达 75%，其中接受实体器官移植患者的病死率最高，1 年病死率达到 89%，较同期接受 V-A ECMO 的非免疫功能低下患者 90 天病死率高 32%。免疫功能抑制患者接受 V-A ECMO 治疗最常见的并发症是感染和 ECMO 相关大出血，发生率分别为 54% 和 39%。此外，肾脏替代治疗需求也达到了 75%。总之，目前免疫功能抑制患者行 V-A ECMO 治疗仍然存在较大的挑战，因为其预后结局不尽如人意，并且病死率居高不下。

二、免疫功能抑制合并心源性休克患者 V-A ECMO：如何筛选和决策？

免疫功能抑制合并 CS 患者接受 V-A ECMO 支持的临床决策须基于多维度评估，整合病因可逆性、预后生物标志物及并发症风险。Moyon 等人研究通过倾向评分匹配后与非免疫功能抑制组各 172 例患者的队列分析[8]，发现尽管其 90 天病死率显著高于非免疫功能抑制组（70% vs. 53%，$P=0.003$），但亚组分析提示仍可有部分患者获益。

1.病因分层 可逆性心脏损伤是生存获益的关键。

Moyon 等人研究显示 [8]，免疫功能抑制患者 CS 的病因分布与非免疫功能抑制组显著不同，且不同病因的预后差异极大。其中，急性心肌炎（34%）与化疗相关心肌病（18%）患者的 90 天生存率分别为 55% 与 48%，显著优于脓毒症心肌抑制（22%）及实体器官移植或终末期肿瘤患者（12% ～ 15%）。这一差异源于心肌损伤的可逆性：急性心肌炎患者通过 ECMO 支持可为免疫调节治疗（如糖皮质激素冲击治疗或静脉注射免疫球蛋白）争取时间，而脓毒症或肿瘤进展常伴随不可逆的多器官功能衰竭。研究进一步显示，实体器官移植患者的 1 年病死率高达 89%，且其侵袭性真菌感染发生率（23%）与抗生素暴露时间显著高于其他亚组（$P=0.03$），提示原发病免疫耗竭与感染失控的恶性循环是预后的主要限制因素。因此，对于免疫功能抑制合并急性心肌炎、化疗相关心肌病等可逆性病因患者，应优先考虑启动 V-A ECMO。对于脓毒症心肌抑制患者需在抗感染稳定后重新评估，而对于实体器官移植或终末期肿瘤患者，其生存率低于 15%，启动 V-A ECMO 对于患者获益有限。

2. 预后预测　年龄与乳酸水平是独立危险因素。

在该研究的多变量回归分析表明，年龄每增加 10 岁（$HR=1.23$，95% CI 1.08 ～ 1.41）或乳酸水平每升高 1mmol/L（$HR=1.06$，95% CI 1.02 ～ 1.10）均与 90 天病死率显著相关。分层分析进一步揭示，年龄 ≥ 55 岁或乳酸 > 10mmol/L 患者的 1 年病死率分别为 85% 与 87%，而年龄 < 35 岁且乳酸 < 5mmol/L 患者的病死率降至 65%。这一结果提示，尽管免疫功能抑制患者总体预后不佳，但年轻、低乳酸亚群仍存在生存改善空间。值得注意的是，ECMO 前机械通气 > 48 小时（$HR=2.5$，95% CI 1.3 ～ 4.8）与血小板计数 < 50×10^9/L（$HR=2.1$，95% CI 1.1 ～ 3.9）同样与不良结局相关。此外，在这项研究中的免疫功能低下人群中，接受 ECPR 的患者存活率非常低，因此不鼓励在这种情况下使用 ECMO，但是当有明确定义的桥接策略（如等待心脏移植、短期恢复可能）、较短的插管预期时间和快速实施 V-A ECMO 的条件时，可以考虑使用 ECMO 治疗。HIV 感染或无脾患者 1 年病死率为 58%，在 V-A ECMO 在心源性休克中的作用仍有争议的背景下，也应该考虑这些影响因素 [9-11]。

3. ECMO 并发症管理　感染与出血是主要挑战。

免疫功能抑制患者的 ECMO 相关大出血（39% vs. 28%）与感染（54% vs. 30%）发生率显著高于非免疫功能抑制患者，且侵袭性真菌感染风险增加 3.6 倍（95% CI 1.8 ～ 7.2 倍）。其中，ECMO 出血风险与免疫功能抑制患者血小板减少（32% vs. 15%，$P=0.01$）及免疫抑制剂的使用直接相关，而感染高发则与免疫功能抑制患者淋巴细胞减少（67% 患者淋巴细胞计数 < 0.5×10^9/L）及广谱抗生素暴露相关。对此，Moyon 等建议采用"限制性抗凝"策略（目标活化凝血时间为 160 ～ 180 秒）并将血小板输注阈值提高至 50×10^9/L，同时推荐预防性抗真菌治疗及每日微生物监测以降低感染负荷。

综上，免疫功能抑制合并 CS 患者的 V-A ECMO 决策需以病因可逆性为基石，结合年龄、乳酸及并发症风险进行动态分层。尽管此类人群总体预后严峻，但通过精准筛选（如急性心肌炎、低乳酸、年轻患者）与 V-A ECMO 并发症的管理，仍可使部分亚群的生存率接近非免疫功能抑制人群。未来需前瞻性验证风险预测模型，并探索新型生物标志物，以进一步提升决策精度。

（史　源　秦秉玉）

参考文献

[1] LUECK C, STADLER M, KOENECKE C, et al. Improved short- and long-term outcome of allogeneic stem cell recipients admitted to the intensive care unit: A retrospective longitudinal analysis of 942 patients[J]. Intensive Care Med, 2018, 44(9): 1483-1492.

[2] BENOIT D D, VANDEWOUDE K H, DECRUYENAERE J M, et al. Outcome and early prognostic indicators in patients with a hematologic malignancy admitted to the intensive care unit for a life-threatening complication[J]. Crit Care Med, 2003, 31(1): 104-112.

[3] LARCHÉ J, AZOULAY E, FIEUX F, et al. Improved survival of critically ill cancer patients with septic shock[J]. Intensive Care Med, 2003, 29(10): 1688-1695.

[4] PÈNE F, PERCHERON S, LEMIALE V, et al. Temporal changes in management and outcome of septic shock in patients with malignancies in the intensive care unit[J]. Crit Care Med, 2008, 36(3): 690-696.

[5] OEYEN S G, BENOIT D D, ANNEMANS L, et al. Long-term outcomes and quality of life in critically ill patients with hematological or solid malignancies: A single center study[J]. Intensive Care Med, 2013, 39(5): 889-898.

[6] PRAVIN R R, HUANG B X, SULTANA R, et al. Mortality trends of oncology and hematopoietic stem cell transplant patients supported on extracorporeal membrane oxygenation: A systematic review and meta-analysis[J]. J Intensive Care Med, 2022, 37(4): 555-564.

[7] AZOULAY E, MOKART D, PÈNE F, et al. Outcomes of critically ill patients with hematologic malignancies: Prospective multicenter data from France and Belgium: A groupe de recherche respiratoire en réanimation onco-hématologique study[J]. J Clin Oncol, 2013, 31(22): 2810-2818.

[8] MOYON Q, TRIBOULET F, REUTER J, et al. Venoarterial extracorporeal membrane oxygenation in immunocompromised patients with cardiogenic shock: A cohort study and propensity-weighted analysis[J]. Intensive Care Med, 2024, 50(3): 406-417.

[9] OSTADAL P, ROKYTA R, KARASEK J, et al. Extracorporeal membrane oxygenation in the therapy of cardiogenic shock: Results of the ECMO-CS randomized clinical trial[J]. Circulation, 2023, 147(6): 454-464.

[10] THIELE H, ZEYMER U, AKIN I, et al. Extracorporeal life support in infarct-related cardiogenic shock[J]. N Engl J Med, 2023, 389(14): 1286-1297.

[11] ZEYMER U, FREUND A, HOCHADEL M, et al. Venoarterial extracorporeal membrane oxygenation in patients with infarct-related cardiogenic shock: An individual patient data meta-analysis of randomised trials[J]. Lancet, 2023, 402(10410): 1338-1346.

第二十一部分

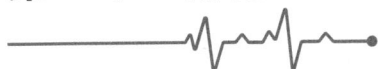

老年重症

1 老年重症患者的肠道菌群改变：影响预后

肠道微生物总数约 $1.0 \times 10^{13} \sim 1.0 \times 10^{14}$，肠道细菌种类估计约 $500 \sim 1\ 000$ 种，90%以上是厚壁菌门和拟杆菌门，其余部分由丰度较低的物种组成。肠道菌群不但为人体提供营养，调节代谢，诱导和调控肠黏膜免疫系统的发育，并且是宿主防御机制的重要组成部分，越来越被视为类似于"器官"的存在。近年来，不仅关于肠道菌群在衰老、慢性疾病中作用的相关研究获得重大突破，而且研究人员还发现肠道菌群与重症疾病之间存在双向关系。深入了解肠道菌群在老年重症患者中的变化，有望为老年重症患者的治疗提供新的诊疗思路和新的治疗靶点。本文主要介绍老年重症患者肠道菌群改变的特点，肠道菌群如何影响患者预后及如何预防肠道菌群紊乱。

一、老年患者肠道微生态改变的特点

（一）肠道菌群多样性减少

大于 70 岁老年人[1]肠道微生物群组成可能会受到消化和营养吸收变化以及免疫活性减弱的影响，饮食习惯的改变（更加单调）也可能削弱肠道微生物群的多样性。

（二）益生菌数量减少、致病菌增多

老年人肠道中双歧杆菌等厌氧菌减少，梭菌和变形菌增加。一项研究纳入 161 例大于 65 岁患者和 9 例年轻对照受试者[2]，对粪便微生物群的 40 000 多个 16S rRNA 基因 V4 区扩增子进行表征分析，发现微生物群在个体间表现独特特征，68% 个体以拟杆菌门为主。老年人微生物群与年轻人有显著差异，老年人拟杆菌属比例更大，梭状芽孢杆菌群的丰度模式也独特。

此外，老年患者中 *Megasphaera*、*Peptoniphilus* 和 *Ezakiella* 等有益菌减少。其中，*Megasphaera* 为革兰氏阴性厌氧菌，属于厚壁菌门，在体外研究中发现它作为膜转运蛋白，在抗生素耐药性、短链脂肪酸（short chain fatty acid，SCFA）产生、维生素和必需氨基酸转运等方面具有潜在能力。*Peptoniphilus* 是一种厌氧革兰氏阳性菌，能够产生丁酸盐。丁酸盐是一种公认的具有抗炎作用的短链脂肪酸。*Peptoniphilus* 是人类阴道和肠道中的共生菌。*Ezakiella* 是一个厌氧革兰氏阳性菌属，包括许多共生菌种以及一些人类病原体，与非工业化社会中高复合碳水化合物饮食有关。

研究报道,老年患者中埃希菌(*Escherichia*)/志贺菌属(*Shigella*)和亨格特菌(*Hungatella*)等有害菌属增加。埃希菌与尿路感染、胃肠道疾病和病理状况有关,志贺菌与腹泻感染过程有关[3],而 *Hungatella* 是从粪便和血液中分离出的厌氧菌,*Hathewayi* 是其种属之一,在菌血症和肝脓肿患者中被发现[4]。另外,在年轻人中发现,革兰氏阳性菌 *Murdochiella* 显著增加。这种细菌已从患者伤口中分离出来,可产生大量乳酸以及乙酸、丁酸和琥珀酸[5]。

(三)肠道屏障功能下降

肠壁上覆盖着疏水黏液,作为屏障防止细菌和毒素进入血液。内脏低灌注的老年重症患者黏液产生和黏液疏水性减少,导致肠上皮细胞损伤,促进细胞凋亡和病原体易位,导致营养物质吸收减少,SCFA 产生减少,加重腹泻等不良反应[6-7]。

(四)短链脂肪酸减少

SCFA 是结肠上皮的主要能量来源,有助于维持功能性细胞间连接。它们还通过调节 T 细胞、抗体和细胞因子,在肠道免疫中发挥抗炎等作用[6]。SCFA 能够促进上皮细胞产生保护性蛋白,有助于应激条件下维持细胞活力[7]。老年重症患者的肠道厌氧菌减少导致 SCFA 浓度降低,与细胞凋亡、吸收不良、腹泻和细菌易位有关。

(五)三甲胺 *N*- 氧化物含量上升

三甲胺 *N*- 氧化物(trimethylamine N-oxide,TMAO)是由肠道微生物群和肝脏共同产生的重要代谢物,菌群失调通常会导致其水平升高。高水平的 TMAO 已被证实与心力衰竭、动脉粥样硬化和血栓形成有关[8]。广谱抗生素抑制了 TMAO 的产生,停药后其水平会恢复。

二、老年肠道微生态对患者预后的影响

(一)共生微生物对预后的影响

超过 90% 的共生微生物在重症疾病的前 6 小时内丢失,促炎细胞因子释放到体循环中会触发肠道紧密连接蛋白的变化,增加肠道屏障通透性,导致细菌易位、免疫系统激活失调、炎症、细胞凋亡加剧,以及微生物组种群向毒性和致病性更强的细菌转移。ICU 中普遍存在的饥饿、抗生素和氧化应激的综合作用可能会完全耗尽共生微生物组的这些生态位。共生微生物改变影响患者的复原力和免疫反应,影响体温调节以及对医院感染和脓毒症的易感性。共生微生物失调会导致肠道屏障功能受损,进而引发细菌易位,激活全身性炎症反应,进而加重脓毒症的病理进程[9]。相反,共生微生物的恢复可能通过促进免疫功能、减少炎症和维持肠道屏障功能来帮助患者恢复。最后,共生微生物还可能通过神经内分泌系统,改变患者的代谢状态和恢复过程。

(二)肠道菌群紊乱与不良结局的相关性

肠道菌群紊乱通过肠 - 器官轴介导的全身炎症反应,直接影响老年重症患者的病情严重程度与预后结局。在一项研究中,肠道菌群 α 多样性指数(用 Shannon 指数表示)与病毒感染的严重程度相关,当 Shannon 指数低于 2.85 时,出现严重病毒感染症状的概率高出 2.25 倍[10]。肠球菌属的相对丰度与 ICU 患者肠道菌群的多样性存在强相关,与患者感染和死亡风险相关。

(三)肠道菌群参与多脏器功能调节

老年重症患者常常合并多脏器功能障碍,而肠道菌群失调可能参与了多个脏器功能的

调节。与健康队列相比,神经重症患者的肠道微生物群组成不但影响病死率,而且与谵妄和脓毒症相关脑病有关[11]。大量屎肠球菌易位产生的菌群失调与接受机械通气患者的病死率有关。提取 ARDS 患者支气管肺泡灌洗液进行分析发现肠道特异性细菌明显存在,通过肠 - 肺轴进入肺部,并通过引发局部炎症反应,导致 ARDS 的发生和加重[12]。

三、肠道菌群改变的预防方法

(一)优化营养支持

膳食纤维可促进短链脂肪酸生成[13],增强肠屏障功能并抑制炎症。但老年重症患者可能存在消化功能减退,需选择对肠道刺激较小的膳食纤维。老年重症患者易出现肌肉萎缩和营养不良,需补充优质蛋白质及维生素等,以支持免疫功能和菌群稳定。

重症患者经常接受肠内营养或肠外营养。肠外营养与严重的菌群失调有关。首先,由于肠外营养缺乏正常的肠道刺激和营养成分,肠道菌群的多样性会显著减少。其次,肠外营养会提高变形菌的水平,变形菌可能通过刺激黏膜的炎症,损害上皮屏障的完整性[14]。相比之下,肠内营养不仅促进共生微生物群的生长,而且通过直接刺激肠道,帮助维持肠道屏障的完整性,减少肠道菌群失调的风险。

(二)药物管理

对于老年重症患者而言,多重用药是十分普遍且难以避免的现况。质子泵抑制剂、非甾体抗炎药、β 受体阻滞剂和胺类药物等均会影响肠道菌群。研究证实,质子泵抑制剂诱导的菌群失调与艰难梭菌感染的风险增加有关[15]。长期使用非甾体抗炎药会改变肠道的 pH 和上皮细胞的功能,使革兰氏阴性菌过度生长,从而增加肠道菌群失衡的风险。β 受体阻滞剂通过减少肠道的血流量和改变肠道的动力学,可能间接影响肠道微生物群。胺类药物影响肠道的运动和分泌功能,从而紊乱肠道菌群平衡。合理联合使用药物,及时寻求老年医学科医师建议,对多重用药进行管理。

重症患者由于感染、免疫力低下等原因,对于抗菌药物使用需求较高。但是抗菌药物可影响 30% 以上肠道菌群的丰度[16],容易引起抗生素相关腹泻,在这方面老年患者恢复更慢。抗菌药物改变共生菌群及其多样性,并可能促进耐药微生物的生长,使宿主更容易感染艰难梭菌等病原体。抗生素还会影响参与碳水化合物代谢和蛋白质合成的功能基因的转录,可能导致 SCFA 产生的下调。须基于药敏结果选择窄谱抗生素,疗程尽量缩短。

(三)调节肠道菌群

双歧杆菌、乳杆菌可改善老年患者便秘及炎症。双歧杆菌通过调节肠道菌群的平衡,从而有效缓解便秘、腹泻等问题。而乳杆菌则能够通过产生乳酸等有机酸,改善肠道环境,降低肠道 pH,从而抑制有害菌的生长,减轻肠道炎症。阿克曼菌不仅特异性降解黏蛋白产生 SCFA,而且可增强黏液层保护,降低肠道通透性,减少有害物质或病原微生物穿透肠壁的机会[17]。益生元与益生菌联用可协同增效,促进益生菌定植并调节宿主免疫功能。但须警惕免疫低下患者,避免使用益生菌引发感染。

(四)基于肠道菌群的潜在治疗策略

选择性消化道去污(selective digestive decontamination,SDD)是一种旨在预防重症患者发生院内感染的干预策略,通过局部应用抗生素选择性清除口咽部和胃肠道的潜在致病菌,以减少细菌易位和感染风险。SDD 有助于减少细菌易位的风险,保护肠道屏障功能,从而减少全身性感染的发生[18]。此外,对于危重症患者而言,采用 SDD 可以有效降低机械通气相关性肺炎。

粪菌移植(fecal microbiota transplantation,FMT)是一种将健康捐赠者的粪便微生物群移植到患者肠道内的治疗方法。其目的是通过恢复患者肠道内正常的微生物群落,改善肠道菌群的多样性和功能,早期 FMT 可显著降低病死率。此外,FMT 可通过肠 - 肺轴增加有益代谢物的水平,改善肺炎克雷伯菌引起的脓毒症小鼠的预后,修复肺泡上皮细胞的屏障功能[19]。

总之,老年重症患者的肠道菌群改变在近年来引起了广泛关注。随着年龄增长和疾病影响,老年重症患者的肠道菌群常出现失衡。菌群失调可能通过影响免疫系统、代谢功能等途径,加重患者的病情。肠道菌群紊乱不仅与感染、炎症、肠道屏障等密切相关,甚至可能影响疾病的恢复和长期健康状态。肠道菌群不仅可能作为老年重症患者的预后指标,而且对其调节可能成为改善老年重症患者预后的一个潜在靶向治疗策略。

(李 莉 沈佳诚)

参考文献

[1] RINNINELLA E, RAOUL P, CINTONI M, et al. What is the healthy gut microbiota composition? A changing ecosystem across age, environment, diet, and diseases[J]. Microorganisms, 2019, 7(1): 14.

[2] CLAESSON M J, CUSACK S, O'SULLIVAN O, et al. Composition, variability, and temporal stability of the intestinal microbiota of the elderly[J]. Proc Natl Acad Sci U S A, 2011, 108 Suppl 1(Suppl 1): 4586-4591.

[3] BANDOY D D R, HUANG B C, WEIMER B C. Misclassification of a whole genome sequence reference defined by the Human Microbiome Project: A detrimental carryover effect to microbiome studies[J]. medRxiv, 2019: 19000489.

[4] ULGER-TOPRAK N, LIU C, SUMMANEN P H, et al. Murdochiella asaccharolytica gen. nov., sp. nov., a Gram-stain-positive, anaerobic coccus isolated from human wound specimens[J]. Int J Syst Evol Microbiol, 2010, 60: 1013-1016.

[5] WOZNIAK H, BECKMANN T S, FRÖHLICH L, et al. The central and biodynamic role of gut microbiota in critically ill patients[J]. Crit Care, 2022, 26(1): 250.

[6] QIN X, CAPUTO F J, XU D Z, et al. Hydrophobicity of mucosal surface and its relationship to gut barrier function[J]. Shock, 2008, 29(3): 372-376.

[7] SHIMIZU K, OGURA H, ASAHARA T, et al. Probiotic/synbiotic therapy for treating critically ill patients from a gut microbiota perspective[J]. Dig Dis Sci, 2013, 58(1): 23-32.

[8] TANG W H, WANG Z, LEVISON B S, et al. Intestinal microbial metabolism of phosphatidylcholine and cardiovascular risk[J]. NEJM, 2013, 368(17): 1575-1584.

[9] LIU Y, XU L, YANG Z, et al. Gut-muscle axis and sepsis-induced myopathy: The potential

role of gut microbiota[J]. Biomed Pharmacother, 2023, 163: 114837.

[10] MOREIRA-ROSÁRIO A, MARQUES C, PINHEIRO H, et al. Gut microbiota diversity and C-reactive protein are predictors of disease severity in COVID-19 patients[J]. Front Microbiol, 2021, 12: 705020.

[11] CORRIERO A, GADALETA R M, PUNTILLO F, et al. The central role of the gut in intensive care[J]. Crit Care, 2022, 26(1): 379.

[12] DICKSON R P, SCHULTZ M J, VAN DER POLL T, et al. Lung microbiota predict clinical outcomes in critically ill patients[J]. Am J Respir Crit Care Med, 2020, 201(5): 555-563.

[13] KOH A, DE VADDER F, KOVATCHEVA-DATCHARY P, et al. From dietary fiber to host physiology: Short-chain fatty acids as key bacterial metabolites[J]. Cell, 2016, 165(6): 1332-1345.

[14] PIERRE J F. Gastrointestinal immune and microbiome changes during parenteral nutrition[J]. Am J Physiol-Gastrointest Liver Physiol, 2017, 312(3): G246-G256.

[15] JUMP R L, PULTZ M J, DONSKEY C J, et al. Vegetative Clostridium difficile survives in room air on moist surfaces and in gastric contents with reduced acidity: A potential mechanism to explain the association between proton pump inhibitors and C. difficile-associated diarrhea?[J]. Antimicrob Agents Chemother, 2007, 51(8): 2883-2887.

[16] DETHLEFSEN L, HUSE S, SOGIN M L, et al. The pervasive effects of an antibiotic on the human gut microbiota, as revealed by deep 16S rRNA sequencing[J]. PLoS Biol, 2008, 6(11): e280.

[17] LIU M J, YANG J Y, YAN Z H, et al. Recent findings in Akkermansia muciniphila-regulated metabolism and its role in intestinal diseases[J]. Clin Nutr, 2022, 41(10): 2333-2344.

[18] DE WAELE J J, LEROUX-ROELS I, DEPUYDT P, et al. Selective digestive decontamination - Pro[J]. Intensive Care Med, 2023, 49(8): 979-981.

[19] TANG Y, CHEN L, YANG J, et al. Gut microbes improve prognosis of Klebsiella pneumoniae pulmonary infection through the lung-gut axis[J]. Front Cell Infect Microbiol, 2024, 14: 1392376.

2　老年重症患者急性肾损伤:需要关注高危因素

急性肾损伤(AKI)在老年人群中尤为常见,其发生与多种因素密切相关。这些因素不仅包括血流动力学改变、肾毒性药物等可预防的触发因素,还与衰老相关的生理变化和肾功能自然下降相关。随着年龄的增长,肾脏经历一系列的生理变化,伴随肾功能的自然衰退,这导致了肾储备功能的下降。老年人群肾脏在面对各种应激因素(如血容量不足、药物、感染等)时,其代偿能力降低。因此,老年患者相较于年轻人群,其AKI的易感性增高。本文通过复习近年的文献研究,对老年重症患者AKI的高危因素展开讨论,旨在呼吁临床提高对老年AKI的关注,从而达到预防AKI的目的。

一、老年重症患者急性肾损伤的高危因素

在 ICU 中,约有超过 50% 的患者经历 AKI,15% 左右的患者需要肾脏替代治疗,而所有这些 AKI 的患者平均年龄超过 65 岁[1-2]。我国医院获得性 AKI 的总体发生率为 0.8% ～ 9.1%,老年人群发生率则超过 11%[3]。我国 2021 年一项大型回顾性研究[4] 中,统计了不同年龄组的 AKI 发病率,可观察到"U"形趋势:AKI 发病率在 50 岁前随着年龄增长而下降,而从 60 岁开始稳步上升,特别是 75 岁及以上老年人的 AKI 发病率与年龄呈正相关。ICU 患者群体年龄较大,且存在更多的合并症,这不仅增加了他们发生 AKI 的风险,而且导致更严重的 AKI 及更差的预后。与年轻患者相比,老年 AKI 患者需要进行肾脏替代治疗的比例更高[5]。我国 2023 年发表的一项多中心回顾性研究[6] 显示,在有 AKI 的危重症患者中,年龄 ≥ 63 岁的患者 30 天肾脏恢复率明显低于年龄 < 63 岁的患者(28.7% vs. 70.0%);583 例患者中有 92 例在 AKI 后 30 天内死亡,≥ 63 岁组的病死率是 < 63 岁组的将近 2 倍。

老年危重症患者患 AKI 的风险增加,不仅由于肾脏衰老的生理变化,而且也反映了相关共病患病率的增加以及慢性肾脏病的增加,导致了 AKI 的易感性增加[7-8]。而老年危重患者一旦发生 AKI,肾功能恢复不良,预后更差。2023 年的多中心回顾性研究[6] 显示,与年龄 < 63 岁的患者相比,≥ 63 岁危重患者 AKI 后肾脏不恢复受多种危险因素的影响更大。除血红蛋白、AKI 分期外,还包括糖尿病、全身麻醉手术、eGFR、APACHE Ⅱ 评分等危险因素。2024 年一项研究[9] 通过机器学习的方法预测了老年危重症 AKI 患者住院期间发生急性肾脏病的风险和预后。结果显示,前 5 个预测急性肾脏病风险的因素是第三天血肌酐、脓毒症、血尿素氮、舒张压和心率;而前 5 个决定住院病死率的因素是年龄、第一天尿素氮、血管收缩药使用、第三天尿素氮和动脉二氧化碳分压。

临床需要关注老年危重患者发生 AKI 及影响 AKI 预后的高危因素,从而实施有效的措施预防 AKI 的发生、进展及避免治疗中的再损伤。

(一)血流动力学改变

在衰老过程中,肾血管的变化导致肾脏灌注发生变化,即老年患者有效肾血浆流量下降,而病变会进一步加剧肾灌注的下降。高血压会引起血管厚度和僵硬度改变,导致血管阻力增加[10-11]。供氧不足(也常见于心力衰竭)导致肾小管缺氧和急性肾小管坏死[12]。在老年心力衰竭和高血压患者中,有效肾血浆流量的降低和过滤分数的增加更为明显。老年患者对乙酰胆碱的血管扩张反应迟钝,但对血管紧张素有完整的血管收缩反应。血管舒张反应减弱而血管收缩反应增强,提示老年患者在低灌注状态下可能更容易发生 AKI。我国 2018 年一项多中心回顾性研究[13] 显示,肾前性因素(53.5%)是老年人群医院获得性 AKI 的主要因素。近年来,有学者提出了老年患者血流动力学虚弱(haemodynamic frailty,HDF)的概念来描述一种疾病易感性增加的状态,其特征是血流动力学储备和适应性血流动力学反应的衰竭或部分限制[14]。无法调节区域灌注和维持循环容量,以应对液体限制或液体丢失等的挑战,这是 HDF 的一个重要原因。因此,脱水和血管内容量丢失造成肾血流减少,成为老年人群 AKI 风险升高的一个重要因素。重症患者特别是老年人群,AKI 发生率增加的另一潜在因素是肾静脉高压导致的肾静脉淤血[12]。这也是心肾综合征的主要血流动

力学机制。在急性或慢性心力衰竭的病例中,心输出量减少、静脉回流压力增加,会导致肾血流减少,肾小球内静水压增加。肾静脉高压引起肾动脉血流降低,血浆肾素活性增加,醛固酮水平升高,最终导致肾小球滤过率降低。

(二)合并症

随着寿命的延长,合并症的发病率也在增加。各种合并症会损害肾功能并增加 AKI 的风险,包括高血压、糖尿病、心力衰竭和慢性肾脏病。糖尿病和高血压可导致慢性肾脏病的发展,而这本身可能是 AKI 的一个危险因素。一项包括超过 100 万例患者(所有年龄)和 16 480 例 AKI 事件的荟萃分析[15]观察到,诊断为糖尿病的患者发生 AKI 的风险更高。一项国际研究[16]也强调了糖尿病患者发生 AKI 的风险增加,并显示老年糖尿病患者的肾脏替代治疗率明显高于非糖尿病患者。前述荟萃分析[15]中的高血压患者中也可见到与糖尿病患者相似的结果。然而,eGFR < 50ml/(min·1.73m²)的高血压患者表现出的风险却低于非高血压患者。这种差异尚未得到明确解释。一个可能的原因是在低 GFR 和高血压的情况下医师的警惕性增强,从而采取肾脏保护措施。另一个可能的原因是血压升高本身维持了危重患者的肾血流。

(三)肾毒性药物

如上所述,随着年龄的增长,高血压、糖尿病、动脉粥样硬化和心力衰竭等慢性疾病的发生率增加,这些疾病往往需要长期药物治疗,从而导致老年人群中多药治疗的问题日益突出。多药治疗增加了不良事件的风险,特别是 AKI 的发生。据估计,20% 的 AKI 病例与肾毒性药物的使用有关,而在老年人群中,这一比例可能高达 66%[17]。心血管药物如利尿剂、血管紧张素转换酶抑制剂 / 血管紧张素受体阻滞剂是可能影响肾功能的药物类别,且在多数心血管病患者中采用了双联甚至三联疗法。随着年龄的增长,β 受体反应性降低,压力反射功能降低,这可能会增加利尿剂和血管扩张剂使用后的低血压发生,从而易发生 AKI。与此同时,因疼痛使用非甾体抗炎药(NSAID)在老年人群中很常见。一项队列研究[18]的数据显示,无论新给药的 NSAID 剂量如何,老年患者发生 AKI 的风险都会增加。在降压治疗中加入 NSAID 会改变血流动力学平衡,导致多达 22% 的患者血压控制失调和发生肾前性 AKI。然而,应该注意的是,NSAID 诱导的 AKI 似乎与先前存在的肾血流动力学损害(如脱水)有关,这种损害也随着年龄的增长而增加,而健康患者发生 AKI 的风险没有增加[19]。

二、老年重症患者急性肾损伤的预防

老年危重患者对 AKI 的易感性增加,发生 AKI 后预后不佳,且目前 AKI 还缺乏特异性的治疗方法,预防显得尤为重要。预防老年患者 AKI 首先应认识到,由于衰老导致的 GFR 自然下降及慢性肾脏病等合并症的作用,他们对 AKI 的易感性增加。在风险识别方面,应首先避免仅依赖血清肌酐作为衡量基础肾功能的指标,而应使用估算公式(MDRD 或 CKD-EPI)计算 eGFR。这样可以识别出血肌酐正常的慢性肾脏病患者,从而识别出他们发生 AKI 的风险增加。一些措施有助于预防 AKI 的发生,包括最大限度地减少接触已知的肾毒性药物(如非甾体抗炎药、氨基糖苷类药物、碘对比剂等),并在可能的情况下,监测血药浓度,以确保使用合适的剂量。由于肾血管与年龄相关的变化,肾血流的维持是值得关注的。相对无法有效维持液体平衡是老年人群血流动力学不稳定的重要因素,老年肾脏对低灌注的耐受性差,使个体对肾前性和肾性 AKI 的易感性增加。维持正常血容量和避免低血压非常重要,并且有可能的话停止可能改变肾内血流动力学的药物,如血管紧张素转换酶抑制剂。当然,维持血容量的同时应始终以平衡的血流动力学为目标,而不至于使患者液体超负荷。因此,对容量状态的准确评估是预防老年危重患者 AKI 的必要条件。当老年患者发生 AKI 后,治疗建议与年轻患者没有区别。

综上所述,AKI 在老年重症患者中发病率高,整体预后不佳。由于肾脏的自然衰老、肾脏储备功能下降、多种慢性合并症、药物等多种高危因素的影响,使老年患者在重症疾病的应激状态下对 AKI 的易感性增加。目前临床管理的重点仍在于预防。因此,对老年重症患者应特别注意识别 AKI 的高危因素,尽可能维持肾脏的血流,谨慎使用肾毒性药物,避免治疗措施对肾脏的再损伤,从而有效预防 AKI 的发生及进展。

（徐　靓　胡伟航）

参考文献

[1] HOSTE E A, BAGSHAW S M, BELLOMO R, et al. Epidemiology of acute kidney injury in critically ill patients: The multinational AKI-EPI study[J]. Intensive Care Med, 2015, 41: 1411-1423.

[2] JIANG L, ZHU Y B, LUO X Y, et al. Epidemiology of acute kidney injury in intensive care units in Beijing: The multi-center BAKIT study[J]. BMC Nephrol, 2019, 20(1): 468.

[3] 国家慢性肾病临床医学研究中心, 中国医师协会肾脏内科医师分会, 中国急性肾损伤临床实践指南专家组. 中国急性肾损伤临床实践指南 [J]. 中华医学杂志, 2023, 103(42): 3332-3366.

[4] XU L B, WU Y H, CHEN Y H, et al. Is acute kidney injury age-dependent in older adults: An observational study in two centers from North China[J]. BMC Geriatr, 2021, 21: 7.

[5] HSU R K, MCCULLOCH C E, DUDLEY R A, et al. Temporal changes in incidence of dialysis-requiring AKI[J]. J Am Soc Nephrol, 2013, 24(1):37-42.

[6] ZHAO X J, LI C J, LU Y W, et al. Characteristics and risk factors for renal recovery after acute kidney injury in critically ill patients in cohorts of elderly and non-elderly: A multicenter retrospective cohort study[J]. Ren Fail, 2023, 45:1, 2166531.

[7] MONICA C P. Acute kidney injury and aging [J]. Pediatr Nephrol, 2021, 36(10): 2997-3006.

[8] PERSCHINKA F, BOYER N, FORNI L G, et al. Renal function in very old critically ill patients[J]. Curr Opin Crit Care, 2023, 29(6): 534-541.

[9] LI M X, HAN S Z, LIANG F, et al. Machine learning for predicting risk and prognosis of acute kidney disease in critically ill elderly patients during hospitalization: Internet-based and interpretable model study[J]. J Med Internet Res, 2024, 26: e51354.

[10] FLISER D, FRANEK E, JOEST M, et al. Renal function in the elderly: Impact of hypertension and cardiac function[J]. Kidney Int, 1997, 51:1196-1204.

[11] HUMPHREY J D. Mechanisms of vascular remodeling in hypertension[J]. Am J Hypertens,

2021, 34: 432-441.

[12] SCHEFOLD J C, FILIPPATOS G, HASENFUSS G, et al. Heart failure and kidney dysfunction: Epidemiology, mechanisms and management[J]. Nat Rev Nephrol, 2016, 12:610-623.

[13] LIU J Q, CAI G Y, LIANG S, et al. Characteristics of and risk factors for death in elderly patients with acute kidney injury: A multicentre retrospective study in China[J]. Postgrad Med J, 2018, 94(1111): 249-253.

[14] DOCHERTY N G, DELLES C, D'HAESE P, et al. Haemodynamic frailty: A risk factor for acute kidney injury in the elderly[J]. Ageing Res Rev, 2021, 70: 101408.

[15] JAMES M T, GRAMS M E, WOODWARD M, et al. A meta-analysis of the association of estimated GFR, albuminuria, diabetes mellitus, and hypertension with acute kidney injury[J]. Am J Kidney Dis, 2015, 66: 602-612.

[16] MAYERHOFER T, KLEIN S, WERNLY B, et al. Diabetes mellitus is associated with 90-day mortality in old critically ill COVID-19 patients: A multicenter prospective observational cohort study[J]. Infection, 2023, 51(5): 1407-1415.

[17] WANG X, BONVENTRE J V, PARRISH A R. The aging kidney: Increased susceptibility to nephrotoxicity[J]. Int J Mol Sci, 2014, 15: 15358-15376.

[18] NASH D M, MAUREEN M R, BRIMBLE K S, et al. Nonsteroidal anti-inflammatory drug use and risk of acute kidney injury and hyperkalemia in older adults: A population-based study[J]. Nephrol Dial Transplant, 2019, 34: 1145-1154.

[19] KLOMJIT N, UNGPRASERT P. Acute kidney injury associated with nonsteroidal anti-inflammatory drugs[J]. Eur J Intern Med, 2022, 101: 21-28.

3 老年重症患者分型与临床治疗决策的关联

随着老龄化趋势的加剧,老年人在重症医学科中的比例不断上升。由于老年人生理功能的退化和多种慢性疾病的共存,其病情复杂性和异质性显著增加。因此,研究老年重症患者的分型,对于优化治疗、康复、护理策略,从而降低病死率、减少并发症和提高生活质量具有重要意义。本文旨在对近年来老年重症患者分型的研究进行总结和概括,并探讨分型与临床治疗决策的关联。

一、老年重症患者的临床特征

老年患者在生理和生物学特征上与非老年患者存在显著差异,这主要是由于随着年龄的增长,人体的生理系统经历了多种年龄特异性变化,包括神经肌肉功能的减弱、氧利用效率的下降及免疫功能的衰退等[1]。这些变化导致老年重症患者常出现与年龄相关的健康问题,如衰弱、认知障碍、功能性残疾、感官功能减退、多种合并症以及多药联用的情况等[2]。因此,在临床诊疗过程中,必须充分考虑老年患者生理储备的减少,以便更准确地评估他们应对急性损伤(如急诊手术、脓毒症休克、急性肾损伤等)的能力[3-4]。Robert 等人进行了一项前瞻性纵向研究,纳入了 328 例成年外科 ICU 的脓毒症患者,并将其分为年轻组（≤ 45 岁）、中年组（46 ～ 64 岁）和老年组（≥ 65 岁）。研究纳入了一般人口统计学及易感因素等指标,主要结局设定为短期（30 天）和长期（1 年）生存率。研究还分别在 3 个月、6 个月及 12 个月时对患者的功能和认知进行了随访。结果显示,与中年组患者相比,老年组患者在发病前有更多的合并症和器官功能障碍,其短期和长期病死率均较高,更多人进展为慢性危重疾病,认知和身体功能受损更难恢复[5]。

近年来,多项研究表明,衰弱、认知功能障碍和失能等与年龄相关的疾病是老年 ICU 患者住院死亡的独立危险因素[6-8]。因此,常见的 ICU 疾病危重程度评分,如序贯器官衰竭评估（sequential organ failure assessment,SOFA）和急性生理与慢性健康（acute physiology and chronic health evaluation,APACHE）Ⅱ 评分,不能完全反映老年重症患者这一高度异质且病情复杂的群体的特点。加拿大健康与老龄化研究所开发的临床虚弱量表（clinical frailty scale,CFS）因其简单易行,已成为 ICU 中最常用的虚弱评估工具。该量表能够综合评估患者的体力活动、功能状态、基础疾病和认知能力。2020 年,Guidet 等人发表了一项前瞻性队列研究,涉及 20 个欧洲国家以及土耳其和利比亚的 242 个 ICU,研究对象均为入住 ICU ≥ 80 岁的患者（下称 VIP2 队列）。该研究发现入住 ICU 前的 CFS 评分是老年患者在 ICU 中 1 个月生存的独立预测因素[9]。因此,在对这一特殊群体进行分型时,应纳入更多老年相关指标。

二、老年重症患者的临床分型

如上所述,老年重症患者具有独特的临床特征,因此在临床分型和精准治疗方面,亦要考虑结合老年患者的特点来具体实施。2022 年 Mousai 等人对 VIP2 队列（$n=1977$）[9]进行了二次分析,构建了老年重症患者亚型,并在另外一个老年重症肺炎队列（$n=280$）中进行验证。纳入的临床指标除了年龄、性别、入 ICU 的原因、SOFA 评分（及每项评分）等一般临床特征外,还纳入了老年相关指标包括 CFS（评估虚弱）、老年人认知功能减退知情者问卷（informant questionnaire on cognitive decline in the elderly,IQCODE）（认知损伤量表）、Katz 量表（评估日常活动）、合并症和多种药物评分（comorbidity and polypharmacy score,CSP）。通过聚类分析方法,建立了 7 种老年重症患者的表型（A ～ G）。表型 F（老年 - 低 SOFA）和 G（老年 - 高 SOFA）被认为是老年相关亚型,这些患者更虚弱（CFS ≥ 5）,日常活动受限（Katz < 5）,并且认知功能障碍（IQCODE ≥ 3.5）,表型 G 的 SOFA 评分显著高于表型 F。相反,表型 A（非老年 - 低 SOFA）无老年相关特征,并且 SOFA 评分最低。其余非老年表型 B ～ E 也各有特点,表型 C（高龄）年龄最大,表型 B（非老年 - 呼吸衰竭）呼吸功能不全,表型 D（非老年 - 中 SOFA）心血管功能障碍,表型 E（非老年 - 肾衰竭）肾功能不全。各表型的病死率存在很大差异,表型 A 患者的病死率最低（ICU 病死率 2%,30 天病死率 3%）;以老年相关障碍（包括衰弱、失能、认知减退等）和高 SOFA 评分为主要特征的表型 G 患者,其 ICU 病死率高达 50%,30 天病死率高达 57%,而最年长但仅有轻微老年相关障碍和低 SOFA 评分的老年患者（表型 C）短期病死率仅为 7%。通过在另一个前瞻性队列研究中进行外部验证,研究者证实了这 7 个表型之间在病死率上存在差异[10]。

三、基于分型的临床决策

对患者进行分型,不仅仅是为了区分病死率,更重要的是希望对临床决策有所帮助,从而达到精准治疗的目的。2023 年,Mousai 等人对上述老年重症表型相关研究进行了再次分析,以评估临床表型对限制生命支持治疗(limiting life-sustaining treatment,LST)决策的作用。该研究同样应用 VIP2 队列数据,其中 1 268 例患者记录了保持或停止 LST 决策,所有患者被分到上述研究所建的 7 种表型中。研究对象中保持或停止 LST 策略的比例分别为 26.5% 和 8.1%。在表型 A、B 和 C 中,决定保持 LST 决策后,患者的 ICU 病死率更高。表型 A～E 的患者在保持 LST 的决策后,30 天病死率更高,而 LST 决策对表型 F 和 G 的30 天病死率则没有影响。老年相关表型 F、G 和高龄表型 C 的患者保持 LST 决策的概率更高,并且差异无统计学意义,因此,以表型 G 为参考。与表型 G 相比,表型 A 的患者保持LST 决策的比例显著降低。表型 D 中接受无创机械通气的患者和表型 B 中接受有创机械通气的患者,与表型 G 相比,保持 LST 决策的比例更低[11]。

研究者进一步比较了基于表型、文化背景(国家)、通气支持以及先前限制 LST 决策的logistic 回归模型在预测 LST 限制方面的预测价值。将表型与国家结合后,预测价值有所提升,进一步加入限制决策后,预测价值最佳。该研究告诉我们老年重症患者入院时的临床表型在文化背景(国家)下能够预测 LST 决策的限制,这些发现可以为进一步研究 LST决策中涉及的偏好提供指导。

Mousai 等人的研究还将已建亚型前瞻性用于研究中治疗决策的指导,使该分类能够得到验证及进一步推广,为老年重症分型及广泛推广提供了新的思路。但也存在一些缺点:①不同中心的电子病历数据异质性大,标准不统一;②除短期生存率外,老年危重症患者的长期生存率以及生活质量等似乎是患者本人及家庭更为重视的结局,这部分数据获取较为困难,相关研究较少;③目前的研究局限于 ICU 内,但许多老年危重症患者因各种因素的作用,从没有被纳入 ICU 中,因此要考虑纳入偏倚的影响;④混杂因素多,分析复杂,除临床指标外,经济、社会、心理等非医学因素往往全程影响这部分人群在治疗上的选择从而影响预后[11]。

综上所述,基于一般临床指标和衰弱指标的临床分型,纳入指标较少,评估简单,且与短期预后相关,并与临床治疗决策有较好的关联性,对判断老年重症患者病情和进一步治疗有一定指导价值。但如果进一步评估老年重症患者的长期生存,则需要结合其他指标或通过长期院内及院外的动态随访来制订老年重症患者的康复和护理计划。未来除了结合多种方法进一步优化老年重症患者的分型外,希望能看到更多来自不同地域的相关研究,不仅有助于丰富该领域的研究数据,还能为不同地区的临床实践提供更具针对性的指导和参考。

(孙　畅　赵慧颖)

参考文献

[1] VALLET H,GUIDET B,BOUMENDIL A,et al. The impact of age-related syndromes on ICU process and outcomes in very old patients[J].Ann Intensive Care,2023,13(1): 68.

[2] IBARZ M,HAAS L,CECCATO A,et al. The critically ill older patient with sepsis: A narrative review[J]. Ann Intensive Care,2024,14(1): 6.

[3] MONTGOMERY C, BAGSHAW S M, et al. Frailty in the age of VIPs (very old intensive care patients)[J]. Intensive Care Med, 2017, 43(12): 1887-1888.

[4] JUNG C, FLAATTEN H, FJOLNER J, et al. The impact of frailty on survival in elderly intensive care patients with COVID-19: The COVIP study[J]. Crit Care, 2021, 25(1): 149.

[5] MANKOWSKI R T, ANTON S D, GHITA G L, et al. Older sepsis survivors suffer persistent disability burden and poor long-term survival[J]. J Am Geriatr Soc, 2020, 68(9): 1962-1969.

[6] DEVLIN J W, SKROBIK Y, GÉLINAS C, et al. Clinical practice guidelines for the prevention and management of pain, agitation/sedation, delirium, immobility, and sleep disruption in adult patients in the ICU[J]. Crit Care Med, 2018, 46(9): e825-e873.

[7] HAAS L, BOUMENDIL A, FLAATTEN H, et al. Frailty is associated with long-term outcome in patients with sepsis who are over 80 years old: Results from an observational study in 241 European ICUs[J]. Age Ageing, 2021, 50(5): 1719-1727.

[8] STEVENS J, TEZEL O, BONNEFIL V, et al. Biological basis of critical illness subclasses: From the bedside to the bench and back again[J]. Crit Care, 2024, 28(1): 186.

[9] GUIDET B, DE LANGE D W, BOUMENDIL A, et al. The contribution of frailty, cognition, activity of daily life and comorbidities on outcome in acutely admitted patients over 80 years in European ICUs: The VIP2 study [J]. Intensive Care Med, 2020, 46(1): 57-69.

[10] MOUSAI O, TAFOUREAU L, YOVELL T, et al. Clustering analysis of geriatric and acute characteristics in a cohort of very old patients on admission to ICU[J]. Intensive Care Med, 2022, 48(12): 1726-1735.

[11] MOUSAI O, TAFOUREAU L, YOVELL T, et al. The role of clinical phenotypes in decisions to limit life-sustaining treatment for very old patients in the ICU[J]. Ann Intensive Care, 2023, 13(1): 40.

4 老年重症患者的宿主反应有何不同？

危重病患的宿主反应涵盖了机体针对严重应激情况（诸如严重感染、创伤或其他威胁生命的应激事件）的全面应答。2021 年，Arina 等人[1]将宿主反应组分划分为免疫、神经、内分泌、代谢及生物能反应五大类。亦有研究者将危重症特有的宿主反应划分为三大核心组分：免疫 - 炎症 - 促凝反应、神经 - 内分泌反应以及代谢 - 生物能反应[2]。对于老年危重症患者而言，深入理解这些机制至关重要，衰老会对各组分产生独特影响，特别是免疫与促凝反应，并可能导致影响疾病的治疗方案及预后。

一、老年重症患者宿主反应的特征

对于老年患者而言，宿主对外界刺激的反应随衰老而发生显著变化，相应的相关宿主反应生物标志物也会发生变化[3]。老年重症患者的免疫改变往往伴随着明显的炎症反应，这种反应的强度和持续性与患者的临床预后密切相关。Lian H 等纳入所有 65 岁及以上入住北京协和医院老年重症监护室的 1 204 例患者[4]，发现 85 岁以上患者的宿主反应生物标志物显著降低。中性粒细胞与淋巴细胞比值（NLR）、血小板与淋巴细胞比值（PLR）、超敏 C 反应蛋白（hsCRP）、白细胞介素 -10（IL-10）、白细胞（WBC）、D- 二聚体和乳酸脱氢酶（LDH）水平较低，而淋巴细胞、血小板（PLT）和纤维蛋白原（Fbg）水平相对较高。PLR 较高则与病死率呈负相关。淋巴细胞计数是病死率的一个显著风险因素。

而另一项 65 岁及以上老年脓毒症患者的研究发现，与年轻人相比，老年脓毒症患者反映炎症、免疫抑制、应激代谢、缺乏合成代谢和抗血管生成的生物标志物表现出更持久的异常。老年患者在 14 天内表现出较高水平的白细胞介素 -6（IL-6）、单核细胞趋化蛋白 -1（MCP-1）和 CRP，以及较低水平的淋巴细胞计数 [5]。研究显示，衰老与免疫衰老、慢性低度炎症及适应性免疫应答减弱相关，这些因素对老年重症患者的宿主反应有关键的影响。

老年重症患者宿主反应的特征如下。

（一）老年重症患者的免疫衰老

Yende 等人研究了住院脓毒症幸存者中的免疫反应轨迹，发现老年重症患者在长期免疫反应中表现出较为显著的免疫抑制状态 [6]。研究者对美国 12 家医院的脓毒症幸存者进行了前瞻性多中心队列研究，研究对象平均年龄为 60.5 岁，分为高炎症和免疫抑制表型（hs-CRP 和 sPD-L1 水平持续升高）及正常表型（hs-CRP 和 sPD-L1 水平正常），研究结果发现大部分脓毒症幸存者在 3 个月、6 个月和 12 个月时炎症和免疫抑制生物标志物水平明显升高，且高炎症和免疫抑制表型与更高的 1 年病死率、6 个月全因再入院或死亡风险相关。

随着年龄的增加，造血干细胞功能逐步下降、造血干细胞微环境逐渐老化，引起免疫功能降低，表现为衰老性贫血（红细胞数量减少，血红蛋白水平降低）、淋巴细胞数量减少、血小板和中性粒细胞数量略有增加（与凝血和炎症反应有关）等特点。同时对比年轻人群，老年患者脂肪细胞数量增加（骨髓脂肪化）、造血细胞谱系偏差（髓系细胞增多，淋巴细胞减少）、骨髓细胞数量减少，与衰老造成免疫细胞数量和功能下降以及慢性低度炎症（炎症衰老）等密切相关 [7-8]。

Wrona 等人提出了免疫衰老、炎症衰老和免疫韧性三者之间的相互作用，指出免疫系统的衰退不仅仅表现为免疫细胞功能的减弱，还包括系统性炎症反应的增加。这些变化共同导致了老年人免疫反应的不协调和疾病易感性 [9]。Saleh 等人指出，随着年龄的增长，免疫细胞的代谢活动同样发生变化，尤其是糖代谢和脂肪代谢的改变导致免疫反应的减弱，可能是免疫衰老和炎症反应过度的一个重要机制 [10]。

（二）老年重症患者的慢性低度炎症反应

Michels 等人 [11] 通过分析 1 952 例脓毒症患者的临床结果、899 例患者的 16 种血浆生物标志物和 488 例患者的血液白细胞转录组数据，将患者按年龄分层进行比较，发现与年轻人相比，老年人即使在非感染状态下也表现出持续的低度炎症状态，如血浆中炎症因子水平（IL-6、CRP 等）升高。同时发现 70 岁及以上脓毒症患者的白细胞转录组表现出固有免疫功能下降和细胞因子在信号转导途径的表达降低，参与止血和内皮细胞激活的基因表达增加。提示老年人免疫系统功能下降，难以有效清除病原体，从而加剧慢性低度炎症状态。

此外，老年重症患者常常表现为慢重症（chronic critical illness，CCI）和持续性炎症、免疫抑制和蛋白质分解代谢综合征（persistent inflammatory，immune suppressive and protein catabolic syndrome,PICS）状态,其发生的主要机制包括:T 淋巴细胞的耗竭和凋亡、骨髓淋巴细胞生成减少、骨髓来源的 T 淋巴细胞抑制、巨噬细胞功能障碍、骨髓来源的抑制细胞（myeloid-derived suppressor cell,MDSC）的增生。而高龄患者造血干细胞更倾向于诱导髓系生成,导致 MDSC 的增生,进一步增加 PICS 的发生率[12]。

（三）老年重症患者的免疫应答减弱

老年人群胸腺逐渐萎缩,新产生的幼稚 T 淋巴细胞数量减少。同时老年人群幼稚 $CD4^+T$ 淋巴细胞中 *DUSP6* 基因表达增加,*miR-181a* 基因表达减少,导致 T 细胞受体（TCR）信号转导减弱,影响 Tfh 和 Tfr 细胞的分化,引起免疫失调[13]。随着年龄的增加,端粒酶活性下降导致端粒缩短限制 T 淋巴细胞的增殖能力、调节性 T 淋巴细胞（Treg 细胞）数量增加抑制免疫反应、T 淋巴细胞中 mTOR 信号通路活性升高导致糖酵解代谢增强,影响细胞增殖和激活,最终造成 T 淋巴细胞数量及功能降低,导致 B 淋巴细胞分化受损,影响抗体产生和免疫记忆形成[13]。Bian 等人[14]研究指出老年肺炎患者 Treg 细胞数量减少,其生物标志物 $Foxp3^+$ 和 $Helios^+$ 细胞表达降低,产生调节性细胞因子（IL-10 和 TGF-β）的能力降低,表达细胞毒性分子（颗粒酶 B 和穿孔素）的能力降低,抑制效应 T 淋巴细胞增殖的能力降低,直接影响了免疫系统对感染的有效应答,并可能导致更加严重的病情。

随着年龄的增长,不仅 T 淋巴细胞受到影响,B 淋巴细胞的功能也会下降[15]。老年人群外周血中成熟 B 淋巴细胞数量减少,且转录因子 E47 及 AID 表达降低引起 B 淋巴细胞中类别转换重组（class switch recombination,CSR）受损,导致无法有效产生具有不同效应功能的抗体,影响了体液免疫的有效性[15]。

随着年龄的增加,淋巴细胞对有丝分裂原的增殖反应降低,引起 IL-2 和 sIL-2R 产生减少,同时老年人群 Th1 细胞因子 IFN-γ 减少,而 Th2 细胞因子 IL-4 和 IL-10 产生增加,引起 Th1/Th2 平衡失调[16]。老年人群白细胞在脂多糖诱导下产生更多的 IL-1、IL-6、IL-8 和 TNF-α,这种变化伴随着免疫细胞代谢能力的下降。代谢紊乱不仅会影响免疫细胞的功能,还可能会导致免疫反应的异常激活或明显抑制[16]。

Harpur 等人[17]研究显示,不同年龄小鼠模型在感染流行性感冒病毒（流感病毒）后,老年小鼠的肺泡巨噬细胞数量及吞噬能力比年轻小鼠降低更明显,且感染流感病毒后老年小鼠巨噬细胞产生更高的 CXCL8（中性粒细胞趋化因子）及促炎因子 IL-6 和 IL-1β。上述改变会导致免疫反应的减弱,并可能使老年小鼠对感染后的免疫反应变得更加低效,最终导致老年小鼠在感染病毒后疾病更严重、病死率更高。

二、老年重症患者不同的宿主反应对临床的借鉴意义

随着年龄的增长,宿主免疫系统经历一系列变化,包括免疫细胞的功能衰退和抗原识别能力的减弱,这些变化使得老年人在面对感染和其他免疫相关疾病时更加脆弱。现有文献表明,诸如免疫调节治疗和代谢支持等常见的 ICU 干预措施在老年患者,尤其是高龄患者中可能效果欠佳,这可能是由于宿主反应机制存在年龄特异性的改变[18]。结合临床评分和免疫标志物的检测,可以帮助早期预测并优化治疗策略。此外,老年群体在免疫治疗中常常需要采用免疫调节剂或抗炎药物,以避免过度的免疫抑制或免疫激活。

目前尚无针对老年重症患者不同宿主反应的特效药,但 Shive 等人[19]研究指出 Treg

细胞上的 ICOS、CTLA-4 和 PD-1 等共刺激分子与 Treg 细胞的功能密切相关,因此可以考虑调节这些分子的表达来改善 Treg 细胞的功能,从而增强细胞免疫,但上述方法的有效性和安全性尚不明确,需要进一步研究和验证。同时肠道菌群亦与炎症和免疫衰老有关,可以考虑调节肠道菌群来改善免疫系统的功能[19]。

综上所述,老年重症患者的宿主反应有其自身特征,其差异性在治疗中的体现多样,影响因素复杂。随着精准医疗的不断发展,基于宿主免疫特征的个性化治疗将成为未来医疗的重要方向。

(翟 傲 常志刚)

参考文献

[1] ARINA P, SINGER M. Pathophysiology of sepsis[J]. Curr Opin Anaesthesiol, 2021, 34(2): 77-84.

[2] HUANG W, LIU D W, ZHANG H M, et al. Focus on host/organ unregulated response: A common cause of critical illness[J]. Chin Med J (Engl), 2023, 136(1): 108-110.

[3] FLAATTEN H, DE LANGE D W, ARTIGAS A, et al. The status of intensive care medicine research and a future agenda for very old patients in the icu[J]. Intensive Care Med, 2017, 43(9): 1319-1328.

[4] LIAN H, WANG G J, ZHANG H M, et al. Host response in critically ill patients aged 65 years or older: A prospective study[J]. Clin Interv Aging, 2024, 19: 1789-1805.

[5] MANKOWSKI R T, ANTON S D, GHITA G L, et al. Older adults demonstrate biomarker evidence of the persistent inflammation, immunosuppression, and catabolism syndrome (pics) after sepsis[J]. J Gerontol A Biol Sci Med Sci, 2022, 77(1): 188-196.

[6] YENDE S, KELLUM J A, TALISA V B, et al. Long-term host immune response trajectories among hospitalized patients with sepsis[J]. JAMA Netw Open, 2019, 2(8): e198686.

[7] YE L, TIAN C, LI Y, et al. Hematopoietic aging: Cellular, molecular, and related mechanisms[J]. Chin Med J (Engl), 2024, 137(11): 1303-1312.

[8] GAUR A, CARR F, WARRINER D. Cardiogeriatrics: The current state of the art[J]. Heart, 2024, 110(14): 933-939.

[9] WRONA M V, GHOSH R, COLL K, et al. The 3 i's of immunity and aging: Immunosenescence, inflammaging, and immune resilience[J]. Front Aging, 2024, 5: 1490302.

[10] SALEH Z, MIRZAZADEH S, MIRZAEI F, et al. Alterations in metabolic pathways: A bridge between aging and weaker innate immune response[J]. Front Aging, 2024, 5: 1358330.

[11] MICHELS E H A, BUTLER J M, REIJNDERS T D Y, et al. Association between age and the host response in critically ill patients with sepsis[J]. Crit Care, 2022, 26(1): 385.

[12] FENNER B P, DARDEN D B, KELLY L S, et al. Immunological endotyping of chronic critical illness after severe sepsis[J]. Front Med (Lausanne), 2020, 7: 616694.

[13] MARTINEZ F, NOVARINO J, MEJIA J E, et al. Ageing of T-dependent B cell responses[J]. Immunol Lett, 2021, 233: 97-103.

[14] BIAN L Q, BI Y, ZHOU S W, et al. T cell responses in senior patients with community-acquired pneumonia related to disease severity[J]. Exp Cell Res, 2017, 361(1): 56-62.

[15] FRASCA D, DIAZ A, ROMERO M, et al. Age effects on B cells and humoral immunity in humans[J]. Ageing Res Rev, 2011, 10(3): 330-335.

[16] RINK L, CAKMAN I, KIRCHNER H. Altered cytokine production in the elderly[J]. Mech Ageing Dev, 1998, 102(2/3): 199-209.

[17] HARPUR C M, LE PAGE M A, TATE M D. Too young to die? How aging affects cellular innate immune responses to influenza virus and disease severity[J]. Virulence, 2021, 12(1): 1629-1646.

[18] BRUNO R R, WERNLY B, MAMANDIPOOR B, et al. Icu-mortality in old and very old patients suffering from sepsis and septic shock[J]. Front Med (Lausanne), 2021, 8: 697884.

[19] SHIVE C, PANDIYAN P. Inflammation, immune senescence, and dysregulated immune regulation in the elderly[J]. Front Aging, 2022, 3: 840827.

第二十二部分

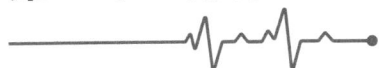

ICU 后综合征

1 ICU 后患者的吞咽功能障碍

ICU 后患者的吞咽功能障碍是指危重患者在 ICU 治疗过程中因抢救、气管插管或气管切开、中枢神经功能受损等因素导致的吞咽障碍。吞咽障碍是 ICU 中一个重要但未被充分认识的临床问题。因此,本文阐述 ICU 后患者吞咽困难的流行现状及相关风险,旨在促进对该疾患的认识和诊治策略。

一、ICU 后患者吞咽功能障碍的流行现状及对预后影响

(一)流行现状

吞咽困难在重症监护病房中很常见。既往研究报告重症监护环境中拔管后吞咽困难(post-extubation dysphagia,PED)的发生率从 3% 到 62% 不等,大多数队列研究报告其发生率超过 20%。据统计,约 29% ~ 47% 的急性老年病房收治的虚弱老年人、高达 78% 的急性卒中患者以及大约 62% 的插管和机械通气危重患者罹患急性吞咽困难[1]。一项基于 ICU 人群大规模前瞻性研究显示,ICU 中 PED 的发生率为 12.4%,吞咽困难的症状大多持续到出院[2]。另一项临床研究共纳入 81 例成人 ICU 患者,应用 Bernese-ICU 吞咽困难评估方法进行系统筛查。结果发现,81 例中的 25 例(30.9%)患者存在PED[3]。

(二)对预后的影响

吞咽困难具有长期和严重的后果,在 PED 患者中,36% 的患者发生沉默性误吸[4]。PED 在大多数 ICU 患者中持续存在,直到出院,90 天病死率增加 9.2%,一年病死率高达25%[5]。PED 与误吸、肺炎风险增加、肠外营养持续时间增加、经口摄入延迟导致营养不良和容量不足、再插管、住院和住 ICU 时间延长、生活质量下降以及死亡风险增加有关,其影响可持续至 ICU 后长达 1 年。这些由吞咽困难带来的不良影响涉及高达 1/3 的危重患者,尤其是卒中患者,最终导致治疗成本升高及医疗资源紧张。

二、ICU 后患者吞咽功能障碍发生的相关机制

(一)神经调控受损

正常的吞咽过程需要多个器官密切协调配合,首先是咀嚼初步加工食物、唾液分泌稀

释食物,并且需要足够的唇部密封以防止食物溢出,舌头和上颚之间的密封也是必不可少的。在舌头和口腔肌肉有效地定位食团后,准确将食物送入食管,此过程前舌、后舌、软腭和口腔底部的一系列收缩高度协同工作,防止食物和液体进入气道。这些精细动作包括杓状软骨与会厌靠拢、真假声带内收闭合、喉上神经和喉返神经正常工作等。而危重患者由于各种原因,如创伤、ICU 获得性衰弱等,并发中枢及外周神经损伤,导致吞咽过程不能顺利完成。

（二）局部损伤因素

研究表明,气管插管时间延长可能导致口咽部和喉部不同程度的黏膜损伤,声带水肿、声带关节闭合障碍、舌和嘴唇力量减弱、吞咽缓慢和吞咽相关肌肉无力,是导致 ICU 患者吞咽困难及误吸的重要原因。2024 年,一项关于 PED 的系统回顾性研究发表,共纳入了 2003—2023 年共 30 项临床研究,总计 6 228 例患者[6]。荟萃分析显示,接受经口气管插管的 ICU 患者 PED 的总体发生率为 36.0%。该发生率与卒中导致吞咽困难的发生率（36.30%）相当,与 ICU 患者中观察到的 PED 发生率（36%）一致[7]。与较短的插管时间相比,延长插管时间可将中度 / 重度吞咽困难的风险升高 12 倍以上,这种影响在老年患者中尤为明显。

三、ICU 后患者吞咽功能障碍的评估

（一）评估对象和时机

1. 评估适用人群　吞咽功能评估主要针对存在吞咽障碍风险或已经出现吞咽问题的患者,建议在危重患者以及高危人群如意识障碍、脑卒中、气管切开、老年虚弱等人群中常规开展评估。其他还包括营养不良或体重异常下降的患者,这类患者可能因身体状况不佳而影响吞咽功能;有面瘫、呛咳等症状的患者、接受口腔或喉部手术治疗的患者;还有接受放疗或化疗的患者也需要接受吞咽功能评估。放疗或化疗可能影响患者的吞咽相关结构,导致吞咽障碍。

2. 评估时机　吞咽功能评估的时机通常取决于患者的具体状况和医疗需求,例如患者存在吞咽困难症状时;或需要改变进食方式时,如从鼻饲转为经口进食;或患者病情变化时。意识变差、发热、脱水等可能影响患者的吞咽功能。对于存在吞咽障碍风险的高危人群,定期进行吞咽功能评估有助于及早发现问题并采取相应的治疗措施。

（二）评估方法

1. 金标准　吞咽功能障碍评估检查的金标准主要包括两种。一种是吞咽造影录像检查（video fluoroscopic swallowing study, VFSS）,是在 X 线透视下,针对口、咽、喉、食管的吞咽运动所进行的造影检查,是目前公认最全面、可靠的吞咽功能检查方法。但造影检查需要患者主动配合,且有射线辐射不能长时间检查,重复性差。另一种是软式喉镜吞咽功能检查,使用软管鼻咽喉镜进入患者口咽部和下咽部直接进行观察。这种方法成像更清晰、直观,能更好地反映解剖结构及分泌物积聚情况,适用于解剖结构异常和分泌物误吸等吞咽功能障碍患者。

2. 常用方法和进展　常用的评估方法包括:①口颜面功能评估,主要观察唇颊部、颌、舌、软腭等口腔器官的运动及感觉功能;②吞咽反射功能评估,包括咽反射、呕吐反射、咳

嗽反射等,以评估患者的吞咽反射是否正常;③喉功能评估,通过观察音质、音量的变化、发音控制、范围,以及刻意咳嗽、喉部的清理,吞唾液是否被呛到,喉上抬等情况来评估喉部功能;④吞咽功能综合评估,如饮水试验、改良 Gugging 吞咽功能评估量表(Gugging swallowing screen,GUSS)、改良容积 - 黏度吞咽测试,以及改良曼恩吞咽能力评估量表等。这些测试量表可对患者意识、认知力、理解力、语言能力、呼吸功能及口咽期吞咽功能等进行评估,确定吞咽困难和误吸风险。

近年来,一些新的技术也被应用于吞咽功能的评估中,如:①表面肌电图,通过表面肌电的波幅和时域分析,能观察到吞咽肌群的异常表现及特征,是直接评估吞咽相关肌肉生物电活动方面的无创检查;②超声检查,普遍用于舌的观察,对口腔期吞咽障碍判断具有优势;③测压检查,舌对上腭压力变化与吞咽呛咳密切相关;④基于压缩感知的动态磁共振等。

四、针对 ICU 后患者吞咽功能障碍的治疗策略

针对不同类型的患者可开展不同的康复治疗方案:①对营养恶病质患者积极改善营养状态;②对口腔分泌物过多的患者可以考虑使用药物来减少口腔分泌物,如东莨菪碱、格隆溴铵等;③对于长期插管的呼吸机通气患者,积极开展脱机训练,争取拔除气管插管,还可进行气囊放气的单向瓣膜训练、套囊上方送气发声、呼吸肌力量训练;④为了增强口咽部肌肉力量,可采用口腔舌运动锻炼、舌咽抗阻力训练、抬头阻力训练等;⑤对神经调控功能障碍伴有吞咽功能障碍的患者可进行咽部电刺激(pharyngeal electrical stimulation,PES)。PES 是一种用于治疗神经源性吞咽困难的新型神经刺激技术,可用于靶向恢复吞咽协调和调节因中枢性(如脑卒中、创伤性脑损伤)或外周(如长时间机械通气后脱敏)损伤而受到抑制的神经信号。令人鼓舞的是,有高水平的证据表明,PES 可加速气管切开的严重吞咽困难卒中患者拔管,显著缩短患者住院时间,PES 已被纳入神经源性吞咽困难和气管切开患者治疗相关医学指南(表 22-1-1)[8]。

表 22-1-1　危重患者吞咽困难治疗策略

治疗策略	具体方法	实施流程	证据级别*	推荐等级*
治疗性饮食、代偿策略和姿势调整	改良饮食 / 液体,改变姿势和体位以及代偿性操作	对于能够耐受不同程度经口摄入的患者,可以考虑例如床头抬高、口腔护理抽吸、通过鼻胃管或其他方式进行肠内喂养、改变吞咽时间或动作等,并采用姿势和体位改变(例如下颌收起、头部转动)和代偿性操作(例如声门上吞咽),以补偿特定的吞咽障碍生理学,以实现足够的安全性和效率。这些行为吞咽干预的实施需要患者的积极参与和持续随访	2-	C
有针对性的康复干预	呼吸肌力量训练	康复行为锻炼,例如呼吸肌力量训练(呼气和吸气肌力量训练),旨在促进咳嗽效果、吞咽结局,以及呼吸机脱机。积极参与呼气或吸气肌力量训练,训练的重复次数和治疗疗程的持续时间和强度很大程度上依赖于患者病情稳定性、认知状况、毅力和耐力	2++	B

续表

治疗策略	具体方法	实施流程	证据级别*	推荐等级*
有针对性的康复干预	吞咽练习/动作	康复行为练习,例如吞咽练习(例如舌强化练习)和操作法(例如声门上吞咽),旨在改善患者的特异性生理损伤。吞咽练习和动作根据患者吞咽障碍个体特点、工具性评估结果进行调整,最终改善短期和长期吞咽功能。积极参与这些活动的能力康复锻炼,包括锻炼类型、数量重复次数和治疗的持续时间在很大程度上取决于患者病情稳定程度、认知状况、毅力和耐力	2-	C
	气管切开脱机(气囊放气和封闭气管切开口),也称为喉部脱机	这些干预措施特定于气管切开患者,并且包括气囊放气和/或人工气道闭塞,其中可能包括手指闭塞人工气道、单向瓣膜放置,或气管切开加盖。气管切开闭塞术的目标是重建流向上气道的气流,以改善吞咽功能,以及嗅觉/味觉和声音/言语	2-	C
	气管切开套囊上发声	这种干预特定于气管切开患者,这些患者无法耐受套囊放气,为了恢复言语感觉,通过管道输送喉咽气流,通过连续或间歇性施加气流通过气管切开插管的声门下端口,允许发声并重建口咽和喉感觉。这个过程需要患者耐心配合,持续调整发声练习	2-	C
介入性吞咽困难治疗	咽部电刺激	咽部电刺激是一种经口或经鼻将导管放入咽腔,在局部施加电流刺激咽部黏膜的神经调控技术。通过悬置在咽部表面的电极导管,将电脉冲传递至咽部黏膜并刺激黏膜内的感觉神经,能促进吞咽相关运动皮质重组及皮质-延髓通路激活,增加与吞咽相关的P物质含量,从而改善吞咽功能	2+	C

注:*证据及推荐等级方法源于文献[9]。

（刘　辉　周飞虎）

参考文献

[1] MCINTYRE M, CHIMUNDA T, KOPPA M, et al. Risk factors for postextubation dysphagia: A systematic review and meta-analysis[J]. Laryngoscope, 2022, 132: 364-374.

[2] SCHEFOLD J C, BERGER D, ZÜRCHER P, et al. Dysphagia in mechanically ventilated ICU patients (DYnAMICS): A prospective observational trial[J]. Crit Care Med, 2017, 45(12): 2061-2069.

[3] ZUERCHER P, LANG B, MOSER M, et al. Dysphagia incidence in intensive care unit patients with coronavirus disease 2019: Retrospective analysis following systematic dysphagia screening[J]. J Laryngol Otol, 2022, 136(12): 1278-1283.

[4] MCINTYRE M, DOELTGEN S, DALTON N, et al. Post-extubation dysphagia incidence in critically ill patients: A systematic review and meta-analysis[J]. Aust Crit Care, 2021, 34(1):

67-75.

[5] ZUERCHER P, MOSER M, WASKOWSKI J, et al. Dysphagia post-extubation affects long-term mortality in mixed adult ICU patients-data from a large prospective observational study with systematic dysphagia screening[J]. Crit Care Explor, 2022, 4(6): e0714.

[6] YU W, DAN L, CAI J, et al. Incidence of post-extubation dysphagia among critical care patients undergoing orotracheal intubation: A systematic review and meta-analysis[J]. Eur J Med Res, 2024, 29(1): 444.

[7] SPRONK P E, SPRONK L, EGEROD I, et al. Dysphagia in intensive care evaluation (DICE): An international cross-sectional survey[J]. Dysphagia, 2022, 37(6):1451-1460.

[8] LIKAR R, AROYO I, BANGERT K, et al. Management of swallowing disorders in ICU patients: A multinational expert opinion[J]. J Crit Care,2024, 79: 154447.

[9] HARBOUR R, MILLER J. A new system for grading recommendations in evidence based guidelines[J]. BMJ, 2001, 323(7308): 334-336.

2 急性肾损伤到慢性肾脏病：预测与阻断

急性肾损伤（acute kidney injury, AKI）不仅增加了患者的短期死亡风险，还显著提高了发展为慢性肾脏病（chronic kidney disease, CKD）或加重 CKD 进展的可能性，对患者的远期预后产生深远影响。明确 AKI 发展为 CKD 的危险因素和机制，有助于早期预测和干预，以改善患者预后。

一、急性肾损伤 - 急性肾脏病 - 慢性肾脏病发展的流行病学

AKI 和急性肾脏病（acute kidney disease, AKD）与长期的肾脏健康密切相关，是 CKD 的一个独立风险因素。一项荟萃分析发现，在 AKI 患者中，CKD 的年发生率为 25.8%。而 AKD 患者进展为 CKD 的风险也很高。一项包含 1 114 012 例 AKD 患者的大型队列荟萃分析表明，这些患者中有 37.2% 可能进展为 CKD[1]。一项荟萃分析表明，AKI 患者的 CKD、终末期肾病（end-stage kidney disease, ESKD）和死亡风险分别约是非 AKI 患者的 9 倍、3 倍和 2 倍[2]。一项来自苏格兰的队列研究，纳入 56 906 例至少发生一次 AKI 的患者，其中 18 773 例（33%）进展为 AKD。在这些进展为 AKD 的患者中，5 059 例（27%）在 AKI 诊断后第 90 天仍未恢复。与早期 AKI 恢复相比，进展为 AKD 与 1 年病死率和新发 CKD 的风险增加相关（1 年病死率 HR=1.20 和新发 CKD HR=2.21）[3]。一项来自我国台湾省的需要肾脏替代治疗的 AKI 患者队列研究发现，22 232 例患者中，3 846 例（57.4% 为男性）患有 AKD，在平均 1.2 年的随访期间，全因病死率和 ESKD 的发生率分别为 28.3% 和 16.7%。在调整已知协变量后，AKD 后肾功能和基线肾功能与全因病死率、主要不良事件发生率、ESKD 的发生率和再入院率独立相关[4]。既往肾功能水平、有无 CKD 也影响了 AKI 的发生发展和预后。一项纳入 2017 年泰国朱拉隆功国王纪念医院 9 800 例年龄 18 岁及以上住院患者的回顾性观察性研究发现，26.1% 患者既往 CKD 病史。与没有肾损伤的患者相比，AKI 合并 CKD、AKD 合并 CKD、CKD 无 AKI/AKD、AKI 和 AKD 无 AKI 的调

整后住院死亡风险比（adjusted hazard ratio, aHR）分别为 7.48、2.50、3.15、4.00 和 1.79，说明 AKD 与短期和长期病死率以及 CKD 进展相关，特别是在既往有 CKD 的个体中[5]。

二、急性肾损伤肾脏康复延迟的机制和危险因素

肾脏从 AKI 到 CKD 的转变是一个复杂的过程，涉及多种病理生理机制。肾脏具有一定的自我修复和再生能力，但当修复过程失调或不适应时，可能导致肾脏功能的持续恶化和纤维化，最终发展为 CKD。近曲小管上皮细胞在 AKI 后的肾脏修复中起着关键作用。它们依赖于线粒体 β 氧化提供 ATP，具有分化和增殖的能力，能够促进肾脏的修复和再生。此外，驻留的成纤维细胞与肾小管上皮细胞相互作用，迁移并在损伤早期促进肾小管再生[6]。

（一）AKI 康复延迟的调节机制

导致 AKI 肾脏细胞修复抑制和功能恢复受损的可能机制包括以下几点。①细胞周期停滞：在 AKI 后，近曲小管上皮细胞可能会经历细胞周期停滞，特别是 G_2/M 期的停滞，可能是为了维持基因组稳定性的一种保护机制，但其持续存在，可能会诱导促纤维化分泌表型，导致纤维化和不可逆损伤。②发育途径的异常再激活：损伤情况下，肾脏可能会异常再激活一些发育途径，进而可能导致肾脏结构和功能的异常重塑，影响正常的修复和再生过程。③内皮细胞损伤：内皮细胞损伤后，可能导致毛细血管的退化和稀疏，影响肾脏的血液供应，进一步加重肾脏损伤和修复障碍。④线粒体功能障碍：线粒体功能障碍会导致活性氧（reactive oxygen species, ROS）的过量产生，这可能会引发氧化应激，损伤细胞结构和功能，阻碍肾脏的修复和再生。⑤吞噬细胞（如中性粒细胞、巨噬细胞）的异常分化和迁移：吞噬细胞在肾脏修复中具有重要作用，当它们的分化和迁移功能出现异常时，可能会导致纤维化和炎症反应的加剧。⑥免疫反应失调：适当的免疫反应有助于清除损伤细胞和促进修复，但过度的炎症反应和抗炎修复反应不足会导致肾脏损伤的持续和纤维化的发展。⑦修复与再生的调控因素失衡：肾脏修复和再生过程受到细胞因子、生长因子、细胞外基质等多种因素的相互作用和调节，影响肾脏细胞的增殖、分化、迁移和凋亡，从而决定肾脏修复和再生的效果和方向[7]。

（二）AKI 康复延迟的危险因素

很多患者本身和疾病及治疗的因素都可能影响 AKI 的康复。导致 AKI 康复延迟的危险因素包括：①患者自身因素，如高龄、慢性合并症（如心力衰竭、糖尿病、心血管疾病等）、基线肾功能差及蛋白尿等，会削弱肾脏的修复能力，增加 AKI 康复延迟风险。基线肾功能较差的患者对肾脏损伤的耐受性和修复能力较弱，蛋白尿的存在也提示肾小球滤过膜完整性受损，进一步增加 AKI 康复延迟的风险。② AKI 本身的严重程度、持续时间和复发情况对康复过程影响显著，严重的 AKI 通常伴随更重的肾小管损伤和间质纤维化，恢复难度和时间显著增加；持续时间越长，肾脏损伤越严重，修复难度越大；AKI 的复发会加重肾脏负担，阻碍修复和恢复过程。③药物使用在 AKI 康复中扮演复杂角色，肾素 - 血管紧张素 - 醛固酮系统（renin-angiotensin-aldosterone system, RAAS）抑制剂、他汀类药物和钠 - 葡萄糖耦联转运体 2（sodium-glucose linked transporter-2, SGLT2）抑制剂等药物在合理使用时可能有助于改善预后，但使用时机和剂量需谨慎考虑，不当使用可能导致肾功能进一步恶化；

非甾体抗炎药的使用与 AKI 和 CKD 风险增加密切相关,尤其是在老年患者或与其他药物联用时,其通过抑制前列腺素合成减少肾脏血流,导致肾脏缺血缺氧,增加 AKI 康复延迟的风险。④此外,种族、民族、贫血和住院期间并发症等其他因素也会对 AKI 康复产生影响。贫血患者常伴有全身缺氧,住院期间的并发症如感染或再次住院会加重肾脏负担。这些因素共同强调了对 AKI 患者进行早期识别和综合管理的重要性,尤其是对具有多重危险因素的患者,应给予更多关注,以降低 AKI 康复延迟的风险,避免进展为长期不良结局 [3,8-9]。

三、急性肾损伤发展为慢性肾脏病的预测

早期识别 AKI 向 CKD 的转变,可能有助于及早识别 AKI 患者并评估其向 CKD 进展的风险,从而指导临床干预和治疗决策。迄今为止仍缺乏有效的相关预测模型,但一些探索性研究开始关注不同的临床表现、治疗决策和生物标志物与 AKI 延迟康复和向 CKD 转变的相关性。

(一)基于临床特征的潜在预测价值

同样的疾病可表现出不同的临床特点,并可能与不同的临床结局相关。一篇近期发表的基于 ProCESS 研究的二次分析 [10],纳入非终末期肾病的 1 090 例脓毒症患者,根据 2019 年 Seymour 等的研究将脓毒症分为 α、β、γ、δ 四种表型,探讨不同表型与 AKI、CKD 或 AKD 之间的关系。发现脓毒症的不同表型之间,AKI 和 AKD 的发生率存在显著差异,δ 表型和 β 表型的发生率最高;β 表型患者中 CKD 的基线水平较高,这可能是 AKI 发生率高的原因之一;而 α 表型和 γ 表型的 AKI 发生率较低,且较少进展为 AKD,提示脓毒症表型与肾脏疾病发生发展存在异质性。未来的研究可以通过早期识别患者的表型,针对性地应用肾脏保护措施或治疗方案,改善脓毒症患者的肾脏预后。另一项研究基于多中心 ELVIS 试验的观察性、回顾性二次研究 [11],发现肾脏替代治疗(renal replacement therapy,RRT)持续时间越长,12 个月内发展为严重 CKD 的风险越高,RRT 时间每增加一天发展为 CKD 的风险增加约 3%;而在 RRT 开始时的高 SOFA 评分与 5 年内发展为严重 CKD 的风险降低相关($OR=0.85$;95% CI 0.77 ~ 0.93;$P<0.01$)(SOFA 评分每增加 1 分)。

(二)生物标志物的潜在预测价值

一些生物标志物通过反映肾小管和肾小球的损伤程度、引发炎症反应、促进肾纤维化等机制,在 AKI 向 CKD 转换中发挥作用,为临床提供预警信息。这些标志物包括:①应激标志物,反映肾脏遭受损伤时的应激反应,如 DKK3、TIMP-2 和 IGFBP-7;②损伤标志物,即肾脏受到损伤时,由受损的肾小管细胞直接释放的分子,可反映肾脏的损伤程度和严重性,如尿中性粒细胞明胶酶相关脂质运载蛋白(neutrophil gelatinase-associated lipocalin,NGAL)、肾损伤分子 -1(kidney injury molecule-1,KIM-1)、肝型脂肪酸结合蛋白(liver-type fatty acid-binding protein,L-FABP)、白细胞介素 -18(interleukin-18,IL-18)和钙卫蛋白(calprotectin);③功能标志物,反映肾脏的滤过、重吸收和分泌功能,有助于评估 AKI 的严重程度和预后,如血清胱抑素 C(cystatin C)、前脑啡肽 -A(proenkephalin A)、尿血管紧张素原(angiotensinogen)等。它们在 AKI 早期出现,有助于早期诊断和风险分层,部分标志物预测 CKD 发展的准确率可达 78% ~ 87%。然而,这些生物标志物在预测 AKI 进展为 CKD 方面的具体价值和阈值仍需进一步探索 [12-14]。

临床特征结合多种生物标志物可能提高诊断和预测 AKI 及其进展为 CKD 的能力。未来的研究应进一步评估这些生物标志物在临床实践中的应用价值。需要更多的大型临床试验来验证多生物标志物模型在预测 AKI 向 CKD 转变中的应用,特别是在不同临床设置和患者群体中的应用。通过动态监测生物标志物的水平变化,评估 AKI 的进展和治疗反应,实现个体化治疗。

四、抑制急性肾损伤到慢性肾脏病的治疗新进展

针对 AKI 发生发展的不同机制,抑制炎症反应,减少损伤和促进损伤肾脏细胞修复,在探索 AKI 治疗新进展的过程中,越来越多的新药和新的治疗方式投入研究,为我们提供了新的视角和可能性。

碱性磷酸酶(alkaline phosphatase,ALP)是一种内源性解毒酶,具有抗炎和组织保护作用。重组人 ALP(ilofotase alfa)在动物模型中显示出减轻炎症和降低病死率的效果,并在 II 期临床试验中显示出改善肾脏功能和降低病死率的潜力。一项国际多中心、随机、双盲、安慰剂对照的 III 期临床试验(REVIVAL)评估了 ilofotase alfa 在脓毒症相关急性肾损伤(SA-AKI)中的疗效。研究发现,ilofotase alfa 组的 90 天主要不良肾脏事件比例为 56.7%,低于安慰剂组的 64.6%(差异 -7.9%;95% CI -15.4% ~ -0.4%;P=0.02),提示 ilofotase alfa 对 AKI 具有潜在的肾保护价值[15]。

Teprasiran 是一种新型的小干扰 RNA,能够暂时抑制 p53 介导的细胞死亡,从而促进细胞修复。一项前瞻性、多中心、双盲、随机、对照的 II 期临床试验纳入了 45 岁及以上、计划接受择期心脏手术且至少有一个 AKI 风险因素的患者。结果显示,Teprasiran 组 AKI 发生率为 37%,安慰剂组为 50%,绝对风险降低 12.8%(OR=0.58;95% CI 0.37 ~ 0.92;P=0.02),Teprasiran 组的 3 级 AKI 的发生率从安慰剂组的 6.7% 降至 2.5%;AKI 发生率从安慰剂组的 13% 降至 7%。两组的不良事件和严重不良事件发生率相似,提示 Teprasiran 能够显著降低高危患者在心脏手术后早期 AKI 的发生率、严重程度和持续时间,且耐受性和安全性好[16]。

一些老药在 AKI 治疗中的作用也被进一步评估和验证。维生素 B_1 作为一种线粒体复苏剂,因其在细胞有氧呼吸中的关键作用,被认为可能有助于减轻脓毒症引起的肾脏损伤。一项多中心、随机、安慰剂对照的 II 期临床试验纳入了 88 例 18 岁以上、脓毒症休克且血清肌酐水平 > 1.0mg/dl 的患者。研究发现,维生素 B_1 有减少 KDIGO 3 级 AKI 发生的趋势(维生素 B_1 组 54.7%,安慰剂组 73.9%,P=0.07),且 24 小时维生素 B_1 组的 NGAL 和胱抑素 C 水平较低。在维生素 B_1 缺乏的患者中(占 27.4%),维生素 B_1 组的肾脏衰竭发生率和病死率低于安慰剂组,但未达到统计学意义[17]。

还有一些研究关注了常规治疗措施对 AKI 患者预后的影响。一项关于 EFFORT 试验的事后分析,评估了高剂量蛋白质摄入在不同 AKI 阶段的危重症患者中的影响。研究纳入了 312 例 AKI 患者,结果显示高剂量蛋白质摄入可能与所有 AKI 阶段的更差结局相关,尤其是在未接受肾脏替代治疗的患者中。尽管高剂量蛋白质摄入与 RRT 的持续时间或发生率没有显著关联,但在未接受 RRT 的患者中,高剂量蛋白质摄入与更长的存活出院时间和更高的 60 天病死率相关[18]。

　　AKI 肾损伤修复与康复可能延迟,进展为 AKD,进一步发展为 CKD,将严重影响重症患者的远期预后。这一过程涉及多种病理生理机制,包括肾小管损伤、炎症反应、氧化应激和细胞周期阻滞等。多种循环和尿液生物标志物在预测 AKI 向 CKD 转变中具有价值,结合患者自身特征、肾损伤程度等临床表征和多种生物标志物可以更全面地评估 AKI 的严重程度和进展风险,但需要未来更多的大型临床试验来验证其预测 AKI 向 CKD 转变中的应用,特别是在不同临床设置和患者群体中的应用。越来越多的临床研究针对减少肾损伤、促进细胞修复的新药物进行了探索和验证。期待未来通过动态监测生物标志物的水平变化,更好地理解 AKI 向 CKD 的转变过程,为早期干预和个性化治疗提供科学依据,实现个体化治疗。

(刘艾然　蔡译萱)

参考文献

[1] SU C C, CHEN J Y, CHEN S Y, et al. Outcomes associated with acute kidney disease: A systematic review and meta-analysis[J]. EClinical Medicine, 2023, 55: 101760.

[2] COCA S G, SINGANAMALA S, PARIKH C R. Chronic kidney disease after acute kidney injury: A systematic review and meta-analysis[J]. Kidney Int, 2012, 81(5): 442-448.

[3] WANG H, LAMBOURG E, GUTHRIE B, et al. Patient outcomes following AKI and AKD: A population-based cohort study[J]. BMC Med, 2022, 20(1): 229.

[4] PAN H C, CHEN H Y, TENG N C, et al. Recovery dynamics and prognosis after dialysis for acute kidney injury[J]. JAMA Netw Open, 2024, 7(3): e240351.

[5] LERTUSSAVAVIVAT T, KULVICHIT W, PEERAPORNRATANA S, et al. The epidemiology and long-term outcomes of acute kidney disease in a resource-limited setting[J]. J Nephrol, 2022, 35(9): 2283-2292.

[6] KURZHAGEN J T, DELLEPIANE S, CANTALUPPI V, et al. AKI: An increasingly recognized risk factor for CKD development and progression[J]. J Nephrol, 2020, 33(6): 1171-1187.

[7] NEYRA J A, CHAWLA L S. Acute kidney disease to chronic kidney disease[J]. Crit Care Clin, 2021, 37(2): 453-474.

[8] GAMEIRO J, MARQUES F, LOPES J A. Long-term consequences of acute kidney injury: A narrative review[J]. Clin Kidney J, 2021, 14(3): 789-804.

[9] SAMONI S, DE ROSA S, RONCO C, et al. Update on persistent acute kidney injury in critical illnesses[J]. Clin Kidney J, 2023, 16(11): 1813-1823.

[10] MOLINARI L, RIO-PERTUZ G D, PRIYANKA P, et al. Distribution of acute and chronic kidney disease across clinical phenotypes for sepsis[J]. Chest, 2024, 166(3): 480-490.

[11] SOUM E, TIMSIT J F, RUCKLY S, et al. Predictive factors for severe long-term chronic kidney disease after acute kidney injury requiring renal replacement therapy in critically ill patients: An ancillary study of the ELVIS randomized controlled trial[J]. Crit Care, 2022,

26(1): 367.

[12] YEH T H, TU K C, WANG H Y, et al. From acute to chronic: Unraveling the pathophysiological mechanisms of the progression from acute kidney injury to acute kidney disease to chronic kidney disease[J]. Int J Mol Sci, 2024, 25(3): 1755.

[13] KOH E S, CHUNG S. Recent update on acute kidney injury-to-chronic kidney disease transition[J]. Yonsei Med J, 2024, 65(5): 247-256.

[14] BEREZIN A E, BEREZINA T A, HOPPE U C, et al. An overview of circulating and urinary biomarkers capable of predicting the transition of acute kidney injury to chronic kidney disease[J]. Expert Rev Mol Diagn, 2024, 24(7): 627-647.

[15] PICKKERS P, ANGUS D C, BASS K, et al. Phase-3 trial of recombinant human alkaline phosphatase for patients with sepsis-associated acute kidney injury (REVIVAL)[J]. Intensive Care Med, 2024, 50(1): 68-78.

[16] THIELMANN M, CORTEVILLE D, SZABO G, et al. Teprasiran, a small interfering RNA, for the prevention of acute kidney injury in high-risk patients undergoing cardiac surgery: A randomized clinical study[J]. Circulation, 2021, 144(14): 1133-1144.

[17] MOSKOWITZ A, BERG K M, GROSSESTREUER A V, et al. Thiamine for renal protection in septic shock (TRPSS): A randomized, placebo-controlled, clinical trial[J]. Am J Respir Crit Care Med, 2023, 208(5): 570-578.

[18] STOPPE C, PATEL J J, ZARBOCK A, et al. The impact of higher protein dosing on outcomes in critically ill patients with acute kidney injury: A post hoc analysis of the EFFORT protein trial[J]. Crit Care, 2023, 27(1): 399.

第二十三部分

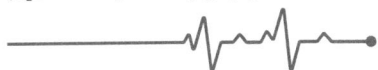

重症人文与教学

1　虚拟现实下的 ICU 人文

当今社会快速发展,数字赋能带给社会新的变革。其中虚拟现实(virtual reality,VR)作为一种特殊的虚拟数字技术,被视为集成电子、计算机和机械控制系统的物理设备,能够不需要直接人类控制而进行感知、推理、学习、决策和任务执行,模仿并执行人类智能的多样化任务。VR 作为一种数字技术得到了迅速发展,变得更加逼真、便携、感官丰富和易于导航。VR 暴露疗法可能是一种有价值的干预措施,这种技术的应用,不仅极大地丰富了治疗手段,也为患者提供了一种更加安全、可控的康复环境。

一、虚拟现实简介

VR 是一种相对较新的创新领域,它主要由计算机生成的交互式界面构成,这些界面通过视觉、听觉以及触觉等多种感官模式的综合运用,能够使患者完全沉浸在一个模拟的、受控的环境之中。通过使用这些先进的 VR 系统,临床医师能够构建出各种虚拟世界,而患者则可以通过各种控制设备与这些虚拟世界进行互动,从而实现治疗和康复过程中的无限适应性和场景可能性。

Bruno 等人 [1]2022 年发表的研究表明,VR 在重症监护中的应用尤为突出。许多患者将 ICU 视为一个"敌对"的环境,原因包括噪声过大、自主性丧失和信息有效沟通不足等,使患者感到压力与焦虑,成为发生谵妄的重要危险因素,而谵妄在机械通气和非机械通气的患者中发生率高达 35% ~ 80%,并与住院时间延长和病死率升高密切相关。药物干预可能会导致严重不良反应,因此非药物疗法在谵妄的预防和治疗中显得尤为重要 [2]。在重症医学领域,VR 展现出了巨大的应用潜力,在患者心理健康、康复、教育、监护以及医护人员的操作辅助、团队沟通等方面较传统方式有独特优势 [3]。

二、虚拟现实在 ICU 中的应用

由于环境的特殊性,ICU 患者在经历危重疾病后,常常遭遇身体、认知及心理健康的长期障碍,这些障碍可持续数月至数年之久。该现象被定义为重症监护后综合征(post-intensive care syndrome,PICS),其症状可通过住院期间实施特定的临床干预措施得到缓解,但通常需要持续的门诊治疗。在数字化时代,新技术成为医学领域的前沿力量,可能是一

种有价值的干预措施,可以支持危重疾病后的患者康复,显著促进了 ICU 医学人文关怀的变革。VR 作为一种能够提升性能、精确度、时间效率并降低成本的数字技术,推动了现代医学的革新与发展,并正被越来越多的医院引进和推广[4]。

(一)综合评估,促进康复

重症患者的预后通常涉及身体残疾,其常见原因包括神经性疾病、神经肌肉疾病以及创伤性损伤等。这些患者的身体功能和认知能力的恢复与活动和探索紧密相关,然而,重症患者在自主活动方面常常表现出局限性,这进一步妨碍了身体功能的正常恢复。康复对于帮助患者恢复或维持与环境的互动功能、提高生活质量和自主性至关重要,且能够降低发展成更严重残疾的风险。与传统疗法相比,VR 疗法能够对重度残疾患者进行广泛训练,减轻治疗师的工作量,并提供对运动功能的定量评估。然而,现有的多种筛查工具在评估结果上存在不一致性,因此迫切需要一个客观、全面、简化且统一的评估工具,以准确诊断和评估这些综合征[5]。其中 KINARM(Kinesiological Instrument for Normal and Altered Reaching Movements)是一种外骨骼脑功能定量评估系统,配备了高精度机器人和实验控制平台,KINARM 包含一个轮椅以及根据患者身体规格定制的上肢外骨骼,能够适应不同患者的需求,旨在评估 ICU 患者的感觉运动、本体感觉和认知脑功能[6]。通过 KINARM,研究人员能够全面采集肩肘关节及手部的运动学数据,并精确评估患者在执行任务时施加的关节特定力量,为 PICS 患者提供了更加科学、客观、个体化的评估手段,帮助医疗专业人员更好地了解患者的状况,并制订有效的治疗计划。

(二)缓解疼痛,对抗焦虑

疼痛是一种复杂的主观感觉反应,与实际或潜在的组织损伤相关联,并伴随着不愉快的情绪体验。该感觉通常通过药物治疗和非药物治疗手段进行控制和缓解。近年来,一些研究指出[7-8],与传统止痛药物相比,VR 技术作为一种新兴的治疗手段,通过创建三维虚拟环境和使用 VR 设备,有助于分散患者注意力,减轻疼痛。患者在虚拟世界中可以体验到各种声音和音乐,还能与虚拟环境互动,使用非药物技术管理疼痛,降低血压,缓解焦虑。国际上已有许多研究正在进行[9],评估 VR 在多种疼痛管理场景中的有效性,涵盖慢性腰痛、分娩疼痛、术后疼痛、癌症疼痛和胰胆管疾病疼痛等。目前证据显示,患者对 VR 治疗反应积极,阿片类药物使用量呈下降趋势。

中度至重度心理健康问题增加了心血管事件风险。抑郁症常见于心脏疾病患者,约 30% 患者在心脏事件后出现抑郁症状。心血管风险因素恶化导致患者治疗依从性降低、病死率上升和生活质量下降。焦虑和抑郁高度共病,焦虑可激活下丘脑 - 垂体 - 肾上腺轴和交感神经系统,增加儿茶酚胺释放和内皮功能损伤,可能引发心功能进一步恶化[10]。VR 设备构建虚拟环境已被证明能够有效缓解患者的心理压力并对抗焦虑。一项系统评价揭示[11],相较于传统心脏康复程序,基于 VR 的心脏康复在缓解焦虑、抑郁及压力状态方面展现出显著优势。这显示 VR 辅助放松疗法可作为传统心脏康复的有效补充。虚拟现实设备提供的沉浸式体验有助于减轻压力对心理健康的负面影响。环境心理学研究者认为,虚拟环境能补充和恢复心理资源,改善认知功能和焦虑状况[12]。

(三)电子探视,安抚心灵

ICU 提供高级医疗护理和器官支持,但因病情危重限制了探视,影响患者与家属沟通,还对康复构成挑战。为满足情感需求和优化资源,VR 技术支持下的探视平台搭建成功。2021 年,首个 5G+ 医疗机器人 +VR 探视系统在四川大学华西医院的 ICU 病房正式启用[13]。该系统使家属能够在配备有匹配 VR 眼镜的指定医院地点进行远程探视,通过双向通信实时与 ICU 中的患者互动,使家属能够在床旁进行沉浸式的探视体验。在接收到指令后,机器人会自动前往被指定探视的患者床边。5G 网络的高速和低延迟传输特性(速度为 10 ~ 30 Gbps)传输回实时的 8K(分辨率高达 7 680 像素 ×4 320 像素)超高清全动态视频,使家属能够"亲临"患者床旁。此外,该系统还允许家属通过 VR 设备体验到仿佛真的在患者床边的沉浸式感受,从而在心理上给予患者更多的支持和安慰。这种创新技术的应用,不仅提高了患者和家属的满意度,还为医疗行业带来了新的可能性,尤其是在保证医疗安全的同时,提供更加人性化的医疗服务。

三、虚拟现实的未来及展望

VR 的应用为重症医学专业诊疗及护理模式提供新的解决方案。随着数据传输速度的提高,更多应用随之出现,如远程治疗和护理,这可能使人们在无法获得专业指导的偏远地区能够获得独立的、高质量的诊疗服务。我们相信 VR 有可能很快成为全球 ICU 的主流现实。VR 技术的不断革新与拓展也为临床工作者和患者带来更加广阔的前景。

在临床实践中,VR 技术有望实现多方面的突破性进展:借助三维全息投影系统,医师能够跨越 ICU 的界限,进行虚拟会诊,实时"接触"患者的影像学数据。通过 VR 设备,超越探视限制,使医师和家属在虚拟病房中与处于重症监护状态的患者建立情感联系。斯坦福大学已经启动了针对 ICU 患者的 VR 认知干预研究,通过定制化的自然场景帮助处于谵妄状态的患者重建对时间和空间的感知。技术的不断进步还带来了战略性的变革。如基于 VR 的 ICU 模拟训练系统,能够使年轻医师在虚拟的复杂场景中,如脓毒症休克、急性呼吸窘迫综合征等,反复磨炼其决策技能。结合脑机接口技术,我们甚至有望解读昏迷患者的神经电信号,并通过 VR 技术构建起意识沟通的桥梁。

除 VR 之外,近些年依托 VR 的迭代技术的发展同样迅速,用户能够直接与这些数字图像进行交互,这种体验被称为混合现实(mixed reality,MR),即虚拟现实技术的进一步发展。该技术通过在虚拟环境中引入现实场景信息,在虚拟世界、现实世界和用户之间搭起一个交互反馈的信息回路,以增强用户体验的真实感。MR 技术在医学人文领域的应用前景广阔,其潜力令人振奋。在心理治疗领域,MR 技术显著提高了焦虑症、恐惧症、创伤后应激障碍等病症的治疗效率和康复信心,同时减轻患者疼痛感、增进医患理解、提供社交互动,并促进物理治疗和认知训练。MR 技术在医疗领域的应用,不仅为患者提供更智能化、便携化的就医体验,还极大提高了医疗质量和服务效率,推动医院数字化转型和管理水平的提高[1]。

在数字化转型的浪潮中,我们应坚守医学的人文关怀——科技始终服务于"挽救生命"的核心使命。随着 VR 技术在 ICU 中的应用,危重症救治的方式将随时代发生改变,但医师对生命的敬畏之心应始终如一。

(李　颖　刘　艳　宋云林)

参考文献

[1] BRUNO R R, WOLFF G, WERNLY B, et al. Virtual and augmented reality in critical care medicine: The patient's, clinician's, and researcher's perspective[J]. Crit Care, 2022, 25, 26(1): 326.

[2] LI M, RACE M, HUANG F, et al. The role of virtual reality to promote mobilization in the critical care setting: A narrative review[J]. Am J Phys Med Rehabil, 2024.

[3] MCKENDRICK M, YANG S, MCLEOD G A. The use of artificial intelligence and robotics in regional anaesthesia[J]. Anaesthesia, 2021, 76(Suppl 1): 171-181.

[4] JAVAID M, HALEEM A, VAISHYA R, et al. Industry 4.0 technologies and their applications in fighting COVID-19 pandemic[J]. Diabetes Metab Syndr, 2020, 14(4): 419-422.

[5] PETRINEC A B, MARTIN B R. Post-intensive care syndrome symptoms and health-related quality of life in family decision-makers of critically ill patients[J]. Palliat Support Care, 2018, 16(6): 719-724.

[6] LI Y, WANG M, WANG L, et al. Advances in the application of ai robots in critical care: Scoping review[J]. J Med Internet Res, 2024, 26: e54095.

[7] DEWI I S, HANDAYANI E, MASITHOH R F, et al. Pain management with virtual reality in burn patients: A literature review[J]. Br J Community Nurs, 2024, 29(Sup12): S22-S28.

[8] LURTZ J, C SAUTER T, JACOB C. Factors impacting the adoption and potential reimbursement of a virtual reality tool for pain management in Switzerland: Qualitative case study[J]. JMIR Hum Factors, 2024, 11: e59073.

[9] WEATHERLY S, MCKENNA T, WAHBA S, et al. Effectiveness of digital health interventions (DHI) in chronic pain management: A scoping review of current evidence and emerging trends[J]. Cureus, 2024, 16(10): e72562.

[10] KRITTANAWONG C, MAITRA N S, QADEER Y K, et al. Association of depression and cardiovascular disease[J]. Am J Med, 2023, 136: 881-895.

[11] BASHIR Z, MISQUITH C, SHAHAB A, et al. The impact of virtual reality on anxiety and functional capacity in cardiac rehabilitation: A systematic review and meta-analysis[J]. Curr Probl Cardiol, 2023, 48: 101628.

[12] LI H, DONG W, WANG Z, et al. Effect of a virtual reality-based restorative environment on the emotional and cognitive recovery of individuals with mild-to-moderate anxiety and depression[J]. Int J Environ Res Public Health, 2021, 18: 905.

[13] 中国新闻网. 四川首个 "5G+ 医疗机器人 +VR" 探视系统正式启用 [OL].(2023-06-10)[2025-02-12]. https://www.chinanews.com.cn/jk/2021/02-08/9408104.shtml.

2 趣味化教学在重症医学教育实践中的应用

无论是初始教育还是继续教育,均是临床医师专业发展和实践的基础。理论知识与实践之间产生脱节,是目前大多数医学生进入临床后面临的难题。实践能力是医学教育的一个重点,对于重症医学专业的执业人员来说更是重中之重。趣味化教学可能是一种更普遍适用的方法,将多种有趣、生动的元素引入教学情境中,这些元素可引发广泛吸引力,对临床医师获取、接受和实践的方式产生影响。本文拟对趣味化教学在重症医学教育实践中的应用展开讨论,评价重症医学教育实践中趣味化教学的应用前景。

一、趣味化教学

重症医学教育培训是一个具有挑战性的过程,需要获得并保持复杂的知识和技能,以提供最佳的患者治疗。传统的重症医学培训方法缺乏参与度,无法提供沉浸式学习。趣味化教学旨在通过增加教学内容的趣味性来提高学生及年轻医师的学习兴趣和参与度,利用视觉、认知和听觉线索的方法,用一种促进友好竞争、竞争式反馈和奖励系统,更好地实现教学目标。趣味化教学在各种教育环境和主要学科领域都得到有效应用,但在重症医学教育实践的培训中应用较少。研究表明趣味化教学可以显著提高医学教育中的知识保留动机和学习成果[1]。此外,趣味化教学可以为学习者在现实场景中实践和应用知识提供一个安全可控的环境,而不会对患者造成伤害,从而补充基于模拟的培训[2-3]。同时研究表明趣味化教学直接涉及动机行为改变、自主/自我决定以及团队的社会影响等概念,这些因素会影响持久的行为改变[4]。

目前趣味化教学实践策略主要包括以下几种:①趣味化学习。将游戏元素和游戏设计思维应用于学习过程,以提高学生的参与度和动机[5]。如应用角色扮演、故事讲述、情境模拟来理解学习基本理论、基本技能及医患沟通方法。②互动式学习及多媒体教学。利用技术工具,如互动白板、平板电脑和在线平台,结合使用视频、音频和图像等多媒体资源使教学内容更加生动和吸引人。利用混合现实(mixed reality,MR)/增强现实(augmented reality,AR)/虚拟现实(virtual reality,VR)技术,增强培训教学现实感和理解度。③竞赛和挑战。通过组织竞赛和挑战来激发学生的好胜心和团队精神。④跨学科学习。结合不同学科的知识,让学生从多角度理解同一个主题。⑤反馈和激励。给予学生积极的反馈和奖励,如,为完成挑战的学生提供小奖品和表扬,挑战形式如密室逃脱、模拟竞赛、排行榜等。

二、趣味化教学在重症医学教育实践中的应用

趣味化教学目前被应用于多个学科领域,以引入新知识、强化现有知识、学习新技术及其应用、决策制定以及程序性指导,逐渐扩展到各个领域[6-10]。

趣味化教学是协作性的,SimWars 是一种基于竞赛的趣味化教学方法的软件,用于培训学员,特别关注学习者的决策[11]。团队在模拟环境中相互竞争,解决患者紧急情况,并在观众面前展示。这种体验式学习方法重视团队合作准确评估、正确决策,呈现不同的模拟学习环境,使参与者和观察者一起学习。

SonoGames 是另一种基于竞赛的趣味化教学培训工具,最初急诊医学学会在其年会上使用[12]。它有多轮淘汰赛,并侧重于床旁即时超声,在应用过程中参与者扩充了他们的超声知识储备和应用热情,增加了这种模态的临床应用[13]。

基于趣味化教学在急诊医学方面的应用,这种方法在重症医学教育实践中的应用是可行的且具有很好的前景[5]。互动式学习方法,利用技术工具,互动白板、电脑和在线平台,

通过虚拟急救场景让学生将所学的重症医学技能应用于危重患者的抢救中,增加了学生学习的趣味性,提高了学生对重症医学技能的灵活应用能力;通过讲述一个病例的故事来引入疾病的诊疗,帮助学生沉浸式了解疾病的发生、进展及好转或恶化的过程,通过故事情节的吸引增强理论知识的理解。

随着 MR/AR/VR 技术的不断更新,这些高科技手段为重症医学教育实践提供了一种新的教学模式,可以更好地帮助学生理解和掌握知识要点,更有益于学生思维能力的锻炼。VR 教学具有安全性、趣味性及可重复性等优势,研究认为 VR 在重症医学教学领域将有更广泛的应用前景[14]。MR 通过空间定位技术、全息投影技术、人机交互技术、传感技术,提供"实中有虚"的半沉浸式环境体验,是 VR 和 AR 的进一步发展,近年来在医学教育中展现出巨大的潜力。其通过虚实结合、实时交互和精确匹配的特点,为重症医学教育带来了全新的教学模式和高效的学习体验。

此外 MR/VR/AR 技术可以帮助执行对 ICU 医护人员技能培训和基本操作的培训,如心肺复苏、血管穿刺、气管插管或经皮扩张气管切开术等。Wolff 等[15]开发了一套 VR 训练环境,通过 VR 手柄完成 ECMO 治疗中的各项操作,受训者可以重复演练这一难度较高的临床技能,有效避免真实情景中的危险;Aksoy[16]对比了可交互的 VR 系统与传统培训模式在心肺复苏教学中的效果,结果发现与传统培训组相比,VR 培训组的考核成绩更高。现在已有一些教育机构开发了虚拟仿真系统,建立了虚拟仿真培训教学实训基地,既能够用于对学生进行教学,也可用于患者健康教育。虚拟 ICU 教学软件分为学生版和患者版,可以让用户分别从护理角色和患者角色对医院的 ICU 工作进行学习和认知。随着科技的不断发展,MR/AR/VR 技术将在重症监护教育的实践中扮演越来越重要的角色。

三、趣味化教学在重症医学教育实践中应用的局限性

趣味化教学在重症医学教育实践中虽然有许多积极的效果,但也存在一些局限性。第一,趣味化教学虽然能够提高学生的学习积极性和效果,但在实践中可能会遇到时间和内容掌控的挑战,一些游戏和活动虽然有趣,但可能会占用过多时间,影响学习进程;同时,游戏和活动的主题不可能总能与教学内容紧密结合,需要教师根据实际情况进行调整和优化,例如在采用竞争方法的趣味化教学模式下,存在过度竞争的可能性,这可能会破坏原本理想的人际关系。第二,MR/AR/VR 在教学中的应用虽然可以提高学习兴趣,但目前仍处在初级应用阶段,技术瓶颈、资源开发不足是主要问题,例如 VR 设备应用中的眩晕问题,以及软硬件设施不完备、开发人员技术力量不足,导致许多学校未配备 MR/AR/VR 设备,并且并非趣味化教学的所有方面都适用于所有场景。一些虚拟现实教育平台,可能只重视形式而不重视内容,导致教与学完全脱节。第三,ICU 现有的课程讲座和操作培训教学存在的主要问题是教学效率和效果均不理想,需要新的基于循证的教学方法来同时确保患者治疗的质量和教学的效果。第四,趣味化教学可能资源密集,需要协调大量的规划、设备、数字资源和人力、资金、时间,这可能使其难以临时实施或在资源受限的环境中实施。

因此,趣味化教学在重症医学教育中虽然有其独特的优势,但也面临着技术、资源、教学内容与形式匹配等方面的挑战和局限性。在未来仍需要相关机构及相关人员不断创新和改进教学方法,以克服这些局限性,提高教学的效率和效果。

综上所述,趣味化教学在重症医学教育实践中具有重要意义,既能够提高学生的学习兴趣和参与度,还能促进理论与实践的结合,培养临床思维和应变能力,激发学习动机和情感态度,提高教育质量和培养技能型人才,具有较好的应用前景。

（陈银银　秦秉玉）

参考文献

[1] 沈科杰,苏晗宇,尚俊杰.游戏化学习方式如何影响知识保留:基于38项实验和准实验研究的元分析[J].现代远程教育研究,2024,36(6):55-68.

[2] VAN GAALEN A, BROUWER J, SCHÖNROCK-ADEMA J, et al. Gamification of health professions education: A systematic review[J]. Adv Health Sci Educ, 2021, 26(2): 683-711.

[3] DAMAŠEVIČIUS R, MASKELIŪNAS R, BLAŽAUSKAS T. Serious games and gamification in healthcare: A meta-review[J]. Information (Basel), 2023, 14 (2): 105.

[4] SAILER M, HENSE J U, MAYR S K, et al. How gamification motivates: An experimental study of the effects of specific game design elements on psychological need satisfaction[J]. Comput Hum Behav, 2017, 69: 371-380.

[5] BASS G A, CHANG C W J, Sorce L R, et al. Gamification in critical care education and practice[J]. Crit Care Explor, 2024, 6(1): e1034.

[6] CHEN T S, HSIEH P L, TUNG C C, et al. Evaluation of registered nurses' interprofessional emergency care competence through the gamification of cardiopulmonary resuscitation training: A cross-sectional study[J]. BMC Med Educ, 2023, 23(1): 359.

[7] LIN D T, PARK J, LIEBERT C A, et al. Validity evidence for surgical improvement of clinical knowledge ops: A novel gaming platform to assess surgical decision making[J]. Am J Surg, 2015, 209(1): 79-85.

[8] CHEN I H, GHAZI A, SRIDHAR A, et al. Evolving robotic surgery training and improving patient safety, with the integration of novel technologies[J]. World J Urol, 2021, 39(8): 2883-2893.

[9] GARETT R, YOUNG S. Health care gamification: A study of game mechanics and elements[J]. Technol Knowl Learn, 2019, 24(3): 341-353.

[10] HOPE D L, GRANT G D, ROGERS G D, et al. Gamification in pharmacy education: A systematic quantitative literature review[J]. Int J Pharm Pract, 2023, 31(1): 15-31.

[11] OKUDA Y, GODWIN SA, JACOBSON L, et al. SimWars[J]. J Emerg Med, 2014, 47(5): 586-593.

[12] LEWISS R E, HAYDEN G E, MURRAY A, et al. SonoGames: AAn innovative approach to emergency medicine resident ultrasound education[J]. J Ultrasound Med, 2014, 33: 1843-1849.

[13] LITEPLO A S, CARMODY K, FIELDS M J, et al. SonoGames: Effect of an innovative competitive game on the education, perception, and use of point-of-care ultrasound[J]. J

Ultrasound Med, 2018, 37(11):2491-2496.

[14] 俞佳萍，季赟，鲁海飞 . 虚拟现实及增强现实在 ICU 中的应用 [J]. 中华急诊医学杂志，2024, 33(6): 849-852.

[15] WOLFF G, BRUNO R R, REITER M, et al. Virtual reality device training for extracorporeal membrane oxygenation[J]. Crit Care, 2020, 24(1): 390.

[16] AKSOY E. Comparing the effects on learning outcomes of tablet-based and virtual reality-based serious gaming modules for basic life support training: Randomized trial[J]. JMIR Serious Games, 2019, 7(2): e13442.

3　重症医师领导力培养

医学教育越来越重视领导力培养,医师的领导力与团队合作能力相结合,可显著改善患者预后[1-2]。世界卫生组织也明确要求,21 世纪的医疗人才应是优秀的卫生管理人才,尽管呼吁加强医师领导力。目前很少有医学院和研究生医学教育专门提供针对医师领导者所需的知识、技能和态度的培训项目。相反,大多数领导者是通过被称为"偶然领导"的方式发展起来的[3]。重症医学作为一门涉及多学科的综合性学科,其专科医师在应对和处理紧急情况时,领导力和多学科团队协作能力显得尤为重要。然而,既往的专科医师培训侧重于临床知识、思维和技能培训,针对临床紧急救治期间领导能力的专门课程却鲜有涉及[4-5]。这使得许多重症医学专科医师在面临危机时,难以发挥出应有的领导作用,从而影响救治效果。随着医疗行业的不断发展,重症医学专科医师的领导力培养越来越受到重视。本文旨在探讨重症医师危机处理和领导力培养的重要性和框架,以及探讨如何在培训中实施有效的领导力教育。

一、重症医学专科医师领导力的内涵

目前对于重症专科医师在紧急救治期间有效的领导行为和能力并没有确切的定义。2024 年一项研究对包括医师、护士、呼吸治疗师在内的多学科重症监护团队的成员进行访谈,定性分析重症团队成员对于重症专科医师领导力的看法,结果发现与临床危急情况期间的领导力最密切的三个能力是掌控力、协作能力和达成共识的能力[6]。

(一)掌控力

掌控力指在多学科团队协作应对危机事件时,重症医学专科医师能够及时确立自己的领导者地位,并领导团队完成医疗任务。这在多学科协作危机处理过程中是最重要的能力。

掌控力包括确立领导者地位、保持冷静、分析情况、制订行动计划、合理分配行动任务并授权责任等行为要素。掌控力允许领导者在临床紧急情况下指挥各种医疗救治,具体表现为面对医疗危机事件时,通过建立并实施一个行动计划领导团队,内容包括对病情的准确判断、制订合理的救治方案并及时调整救治策略。有充足的证据表明,具备掌控力的领导者在危机处理中更能赢得团队成员的信任,提高救治成功率[7-8]。

由于重症医师参与的紧急事件处理常常发生在 ICU 之外,在这种情况下,重症医学专科医师应当更明确地确立自己在团队中的领导者地位。具体做法包括口头表明自己的领导者的身份并站在相应位置,大多数情况下领导者的位置在患者床尾。在领导者确立了自己的角色之后,应当迅速收集必要的信息并对情况进行判断,制订应对方案。在这两个过程中,及时准确地将自己的判断和计划分享给团队所有成员十分必要。分享的内容应该包括具体的行动计划及各项行动的优先级、预期的时间节点以及后续的评估或者治疗计划。随后应当根据团队成员的能力明确地分派任务。大多数医护人员均认为,在危机处理过程中,领导者发出明确到人的任务指令,可以避免混乱及提高工作效率。此外,能够准确辨识团队成员、确保无关人员离场、在场面陷入混乱时及时干预等也被认为属于团队领导者掌控力的范畴。

人格魅力是形成掌控力的重要条件,领导者风格的行为特征,包括感知、情绪、态度和行为,均有可能传播给其追随者。一项在针对政府机构团队成员的研究发现,随着时间的推移,领导者的个人特质确实会向下传递到追随者,追随者在工作处理中会认为领导者更有魅力,形成一种正向反馈,增加领导者的掌控力[9]。

(二)协作能力

协作意味着领导者愿意接纳团队其他成员的意见和贡献。在紧急情况下,虽然大部分沟通应当由领导者发起,但重症医学的救治工作涉及多种疾病和学科,病情复杂多变,信息量庞大,在危机管理中,领导者必须具备出色的协作能力。协作能力包括与本科室及其他科室医护人员的有效沟通、资源的协调以及跨学科力量的整合[10]。协作能力的基础在于领导者能够认识到自己的局限,而不是坚持认为自己拥有绝对和全部的正确认知。团队成员更倾向于跟随一个能够鼓励信息共享的领导者,领导的谦逊有助于团队走得更远。通过倾听他人的意见,领导者展现了对团队成员的尊重,并且集思广益有助于找到更优的解决方案。当团队内部出现分歧时,领导者的协作能力能够帮助解决冲突、预防误解,并减少不必要的争执。

(三)达成共识的能力

在危机处理过程中,重症医学专科医师需要与团队成员达成共识,共同应对挑战。这要求领导者具备一定的沟通技巧,能够倾听团队成员的意见,形成统一的行动方案。达成共识指的是领导者能有效处理团队中的信息流,这反映了领导者管理沟通的能力。这种能力可在团队成员中建立一种共享和合理沟通的思维模式。与协作能力不同的是,协作能力侧重于促进团队合作,而达成共识的能力侧重于传递事实及整合数据。

达成共识的能力一般包括几项要素:大声说出自己的推理、条理清晰地口头传递内容、鼓励团队成员分享观点及闭环沟通。团队领导应该及时向团队成员分享事件进程信息,包括总结已确定的事实、当前患者状态、已完成的干预或治疗等。在交换信息过程中,应当尽量保持条理清晰,专注于事实和判断,避免叙述详尽的分析推理造成信息传递差错。此外团队领导还应当鼓励团队成员分享信息,间断对各方信息进行总结,并及时向所有成员更新事件进展。在事件全程要确保闭环沟通,明确要求团队成员在执行特定任务时进行确认,并对沟通技巧进行指导,确保清晰简洁的沟通方式。

达成共识的能力可以提高决策效率,促进有效沟通,使整个团队工作变得高效、有序。

二、提升重症医学专科医师领导力的培训

(一)情境模拟为基础的领导力课程

情境模拟教学作为一种新兴的教学方法,近年来在临床教学中得到了广泛应用与认

可。它通过模拟真实或接近真实的临床场景，设定特定背景事件，使学习者在安全受控的条件下身临其境地面对各种不同的临床病例、不同的实践技能，进行"实践 - 反思 - 调整 - 再实践"的过程，从而加深对理论知识的理解，锻炼实际操作技能，提升决策能力、沟通能力和团队协作能力。近年来情境模拟课程也被应用于重症医学专业领导力培养[11-12]。通过模拟真实的危机场景，让学员在实际操作中锻炼领导能力。小范围培训实践证明，这种方法可以在不损害患者安全的情况下，对提高重症医学专科医师的领导力具有显著效果。

（二）情景模拟为基础的领导力课程特点

1. 高仿真性 应注重模拟情景的真实性，培训内容上强调临床的实用性，使学员得到最真实的感受和培训效果，同时允许学员在训练中犯错，使学员在一个可控的、有监督的环境中体验团队工作的压力，最终通过这种沉浸式培训方式，获得技能、信心和经验[13]。可以借助模拟人、标准化患者、模拟培训教室等手段提高培训的仿真性。情景模拟的领导力培训具有标准化和可重复性的特点，最终目的是减少理论和实践的差距。

2. 调动主动性 只有充分调动学生学习的主动性，才能达到更好的教学效果。①培训前要让学生了解教学提纲，对于领导力、团队配合、危机处理等进行学习；②在模拟培训中，要充分发挥领导者和协作组的主观能动性，根据不同的角色进入工作状态，减少教师和工作人员的引导，保证团队工作的独立性。③在模拟培训的最后阶段，需要学员主动反馈，导师对学生进行引导，让学生主动回顾思考自己培训过程中的优点和不足，并点评其他学生，达到知识的融会贯通，培养学员在危机处理中的沟通、协作和决策能力。

3. 团队建设 领导力培训的师资和团队建设也尤为重要。教学的前提是培养相应的教师队伍，以及建立理论知识 + 案例教学的模块化教学设置，使学员有相应的理论基础。情境模拟方面，可以借鉴"专家引导的团队训练"，由教师提供一个训练案例和情境，组织 3～5 名学生认领不同角色，在规定时间内完成任务，增强学员的团队协作意识和凝聚力并通过自我评价、学生互评和教师点评等信息来源对训练效果进行评估[14]。

重症医学专科医师的领导力培养对于危机处理具有重要意义。通过情境模拟为基础的课程，可以有效提高重症医学专科医师的领导力。在此基础上，加强领导力培养课程的实施和评估，有助于为我国重症医学领域培养更多具备优秀领导力的专业人才。

（刁世童 胡小芸）

参考文献

[1] COCHRAN J, KAPLAN G S, NESSE R E. Physician leadership in changing times[J]. Healthc (Amst), 2014, 2(1): 19-21.

[2] FORD K, MENCHINE M, BURNER E, et al. Leadership and teamwork in trauma and resuscitation[J]. West J Emerg Med, 2016, 17(5): 549-556.

[3] JOSHUA D H, CLIFTON E Y, BRIAN M C, et al. Moving beyond accidental leadership: A graduate medical education leadership curriculum needs assessment[J]. Mil Med, 2017, 182(7): 1815-1822.

[4] TRUE M W, FOLARON I, COLBURN J, et al. Leadership training in graduate medical

education: Time for a requirement?[J]. Mil Med, 2020, 185(1/2): e11-e16.

[5]　STEINBACH T C, ADAMSON R, CARLOS W G, et al. Leadership training in pulmonary and critical care: A national survey of fellowship program directors[J]. Ann Am Thorac Soc, 2020, 17(2): 243-246.

[6]　STEINBACH T C, JENNERICH A L, ÇORUH B. Effective behaviors of leaders during clinical emergencies: A qualitative study of followers' perspectives[J]. Chest, 2024, 166(5): 1141-1150.

[7]　YEUNG J H, ONG G J, DAVIES R P. Factors affecting team leadership skills and their relationship with quality of cardiopulmonary resuscitation[J]. Crit Care Med, 2012, 40(9): 2617-2621.

[8]　GREGG S C, HEFFERNAN D S, CONNOLLY M D, et al. Teaching leadership in trauma resuscitation: Immediate feedback from a real-time, competency-based evaluation tool shows long-term improvement in resident performance[J]. J Trauma Acute Care Surg, 2016, 81(4): 729-734.

[9]　KATZ-NAVON T, DELEGACH M, HAIM E. Contagious charisma: The flow of charisma from leader to followers and the role of followers' self-monitoring[J]. Front Psychol, 2023, 14: 1239974.

[10]　LEE T H. Turning doctors into leaders[J]. Harv Bus Rev, 2010, 88(4): 50-58.

[11]　SINHA T, STINEHART K, MOORER C, et al. Cardiopulmonary arrest and resuscitation in the prone patient：An adult simulation case for internal medicine residents[J]. Med EdPORTAL, 2021(17): 11081.

[12]　ABE Y, KAWAHARA C, YAMASHINA A, et al. Repeated scenario simulation to improve competency in critical care: A new approach for nursing education[J]. Am J Crit Care, 2013, 22(1): 33-40.

[13]　GLANVILLE C S, BRINDLE M E, SPENCE T, et al. Evaluating the introduction of extracorporeal life support technology to a tertiary-care pediatric institution: Smoothing the learning curve through interprofessional simulation training[J]. J Pediatr Surg, 2015, 50(5): 798-804.

[14]　SEMLER M W, KERIWALA R D, CLUNE J K, et al. A randomized trial comparing didactics, demonstration, and simulation for teaching teamwork to medical residents[J]. Ann Am Thorac Soc, 2015, 12(4): 512-519.

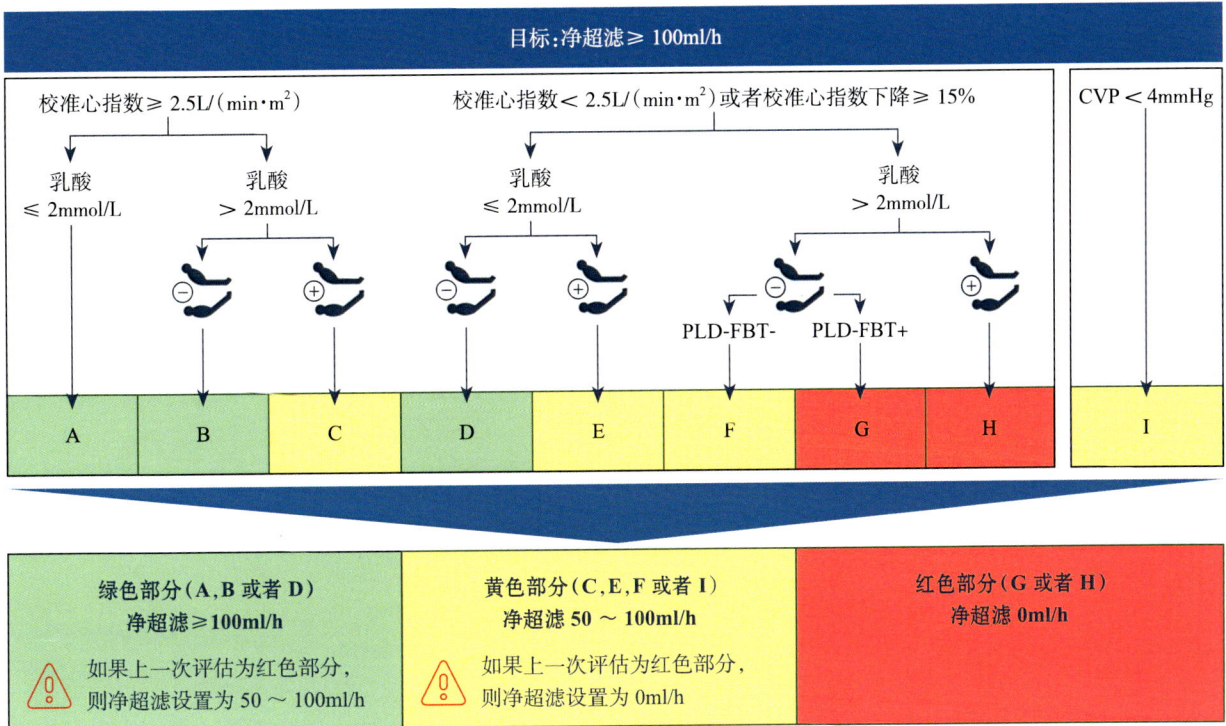

图 11-7-1　GO NEUTRAL 研究干预组患者的血流动力学监测和净超滤实施方案

CVP. 中心静脉压；PLD-FBT. 液体复苏后容量反应性。

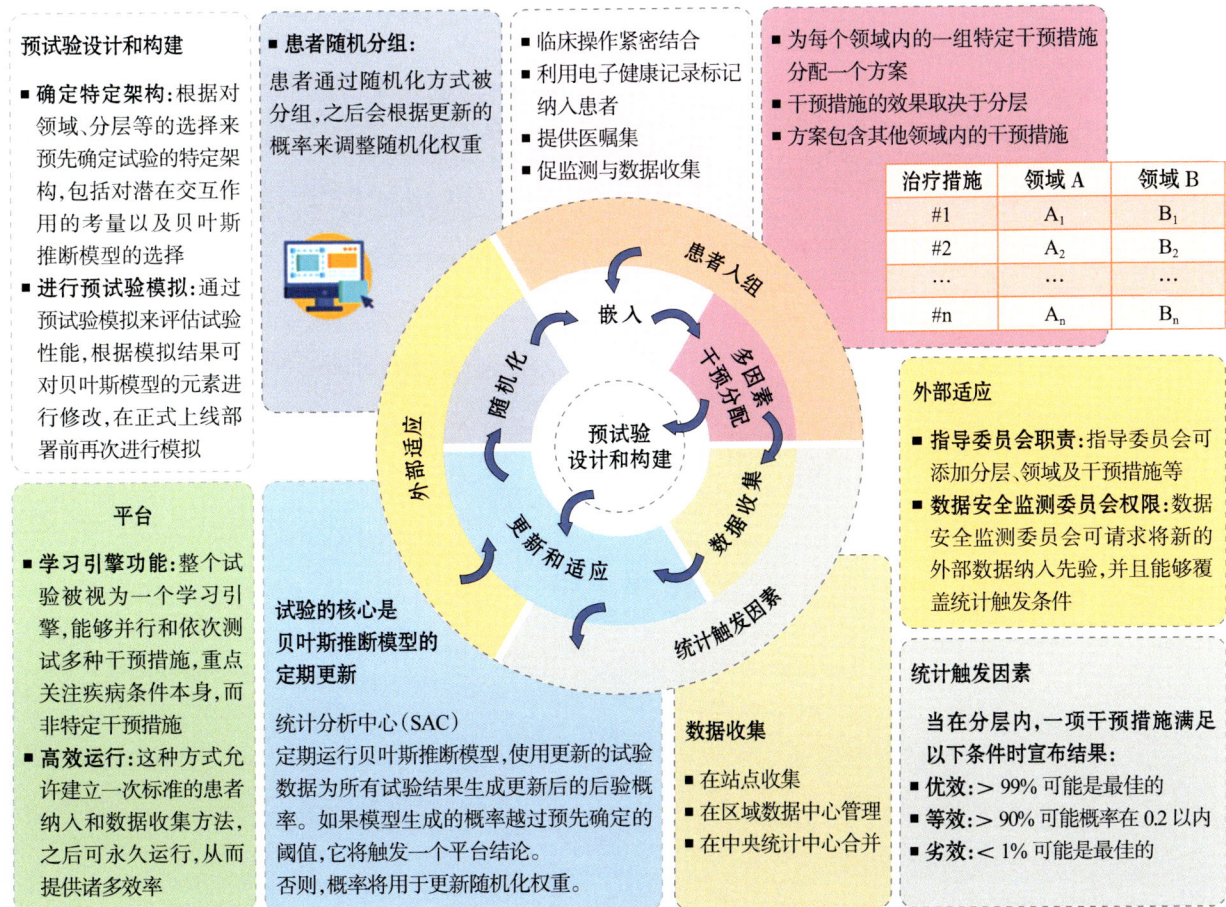

图 15-5-1　APT 流程和关键要素